# 放射医学"三基"训练——医师分册

主　编　　刘建滨　谭长连　张亚林　喻奇志

副主编　　毛志群　于小平　钟　正　曾伟华

主　审　　谭力强　周顺科

科学技术文献出版社
SCIENTIFIC AND TECHNICAL DOCUMENTATION PRESS

·北京·

**图书在版编目（CIP）数据**

放射医学"三基"训练．医师分册／刘建滨等主编．— 北京：科学技术文献出版社，2020.6

ISBN 978-7-5189-6357-7

Ⅰ．①放⋯　Ⅱ．①刘⋯　Ⅲ．①放射医学—技术培训—教材　Ⅳ．① R81

中国版本图书馆 CIP 数据核字（2019）第 297981 号

放射医学"三基"训练——医师分册

策划编辑：张宪安　　责任编辑：薛士滨　周可欣　　责任校对：王瑞瑞　　责任出版：张志平

| | | |
|---|---|---|
| 出　版　者 | 科学技术文献出版社 |
| 地　　　址 | 北京市复兴路15号　邮编　100038 |
| 编　务　部 | （010）58882938，58882087（传真） |
| 发　行　部 | （010）58882868，58882870（传真） |
| 邮　购　部 | （010）58882873 |
| 官 方 网 址 | www.stdp.com.cn |
| 发　行　者 | 科学技术文献出版社发行　全国各地新华书店经销 |
| 印　刷　者 | 长沙鸿发印务实业有限公司 |
| 版　　　次 | 2020年6月第1版　2020年6月第1次印刷 |
| 开　　　本 | 787×1092　1/16 |
| 字　　　数 | 874千 |
| 印　　　张 | 43.25 |
| 书　　　号 | ISBN　978-7-5189-6357-7 |
| 定　　　价 | 132.00元 |

# 放射医学"三基"训练
## 编委作者名单

| | | |
|---|---|---|
| 编委会主任 | 刘建滨 | 湖南省人民医院 |
| | 谭长连 | 中南大学湘雅二医院 |
| | 谭力强 | 长沙市第一医院 |
| | 唐陶富 | 永州职业技术学院 |
| | 张亚林 | 长沙市中心医院 |
| | 曾广成 | 湖南南洋专修学院 |
| 编委会副主任 | 胡鹏志 | 中南大学湘雅三医院 |
| | 喻奇志 | 长沙市第一医院 |
| | 杨 军 | 湖南省儿童医院 |
| | 毛志群 | 湖南省人民医院 |
| | 伍光春 | 湖南省儿童医院 |
| | 李 平 | 湖南中医药大学第一附属医院 |
| | 于小平 | 湖南省肿瘤医院 |
| | 曾伟华 | 湘潭市中心医院 |
| 编 委（按姓氏笔划排序） | | |
| | 王贵良 | 湖南省人民医院 |
| | 王诗斌 | 长沙县第一人民医院 |
| | 方向军 | 南华大学附属第二医院 |
| | 文建荣 | 南华大学附属南华医院 |
| | 邓日全 | 浏阳市中医院 |
| | 刘进才 | 南华大学附属第一医院 |
| | 刘均喜 | 邵阳市中心医院 |
| | 刘经武 | 张家界市人民医院 |
| | 李一辉 | 株洲市中心医院 |
| | 李盛祥 | 衡阳市中心医院 |
| | 李 庆 | 湘南学院附属医院 |
| | 张 伟 | 湖南省第二人民医院 |
| | 杨民正 | 永州市中心医院 |
| | 汪珍元 | 湖南中医药大学第二附属医院 |
| | 肖寄余 | 宁乡市人民医院 |
| | 易文中 | 怀化市第一人民医院 |
| | 罗永超 | 浏阳市人民医院 |

金　科　湖南省儿童医院
周文明　岳阳市一人民医院
周海军　郴州市第一人民医院
郑海军　郴州市第一人民医院
夏黎明　常德市第一人民医院
龚光文　湘西自治州人民医院
傅飞先　益阳市中心医院
曾秋华　娄底市中心医院
谭大林　常德市第二人民医院

# 医师分册

主　　　编　刘建滨　湖南省人民医院
　　　　　　谭长连　中南大学湘雅二医院
　　　　　　张亚林　长沙市中心医院
　　　　　　喻奇志　长沙市第一医院
主　　　审　谭力强　长沙市第一医院
　　　　　　周顺科　中南大学湘雅二医院
副　主　编　毛志群　湖南省人民医院
　　　　　　于小平　湖南省肿瘤医院
　　　　　　钟　正　长沙市第一医院
　　　　　　曾伟华　湘潭市中心医院
　　　　　　刘　鹏　湖南省人民医院
作　　者（按姓氏笔划排序）
　　　　　　万　仞　湖南省人民医院
　　　　　　于小平　湖南省肿瘤医院
　　　　　　王　敏　中南大学湘雅二医院
　　　　　　王天宇　中南大学湘雅二医院
　　　　　　王黎明　湘潭市中心医院
　　　　　　毛志群　湖南省人民医院
　　　　　　毛珍妮　中南大学湘雅二医院
　　　　　　文　露　湖南省肿瘤医院
　　　　　　艾昭东　湖南省肿瘤医院
　　　　　　刘　宇　湖南省人民医院
　　　　　　刘　芳　湖南省人民医院
　　　　　　刘　鹏　湖南省人民医院
　　　　　　刘建滨　湖南省人民医院
　　　　　　刘思雨　中南大学湘雅二医院
　　　　　　李　鹏　长沙市第一医院
　　　　　　李泽达　湖南省人民医院
　　　　　　李海兰　湖南省人民医院
　　　　　　张　亭　湖南省人民医院
　　　　　　张亚林　长沙市中心医院
　　　　　　欧阳欣　湘潭市中心医院
　　　　　　房文皓　长沙市中心医院

胡　达　长沙市第一医院

钟　正　长沙市第一医院

侯伟伟　湖南省肿瘤医院

贺亚琼　湖南省人民医院

夏喜斌　湖南省肿瘤医院

资宇姮　中南大学湘雅二医院

黄　巍　长沙市第一医院

康友根　湘潭市中心医院

喻奇志　长沙市第一医院

曾　瑛　湘潭市中心医院

曾伟华　湘潭市中心医院

曾艳峰　湖南省人民医院

谢　安　湖南省人民医院

谭力强　长沙市第一医院

谭长连　中南大学湘雅二医院

颜　彬　湖南省人民医院

# 内容简介

本书依据"十二五"普通高等本科国家级规划教材《医学影像诊断学（第四版）》《医学影像检查技术学》和全国卫生专业技术资格考试指导《放射医学》《放射医学技术》考试大纲的基本内容，对放射医学专业医师、技师必须掌握的基本理论、基本知识、基本技能采用问答题、选择题等变换题型的方式编写，分为医师分册和技师分册。

医师分册分为X线成像的基础、数字化X线成像基础、CT成像基础、磁共振成像基础、影像诊断常用对比剂、介入放射影像学、神经系统及头颈部疾病影像学、胸部疾病影像学、消化系统疾病影像学、泌尿生殖系统疾病影像学、骨与关节疾病影像学等共十三章，每章有问答题、自测试题和自测试题答案。

技师分册分为人体解剖学与生理学、医学物理与X线摄影基础、X线物理与防护、数字X线成像基础、人体影像解剖、CTMR影像诊断基础、医学影像设备、PACS技术等共十六章，每章有问答题、自测试题和自测试题答案。

本书以放射医学"三基"训练为核心，将放射医学新理论、新知识、新技术与"三基"训练融为一体，附录有模拟试题与答案以及全国卫生专业技术资格考试放射医学考试大纲，有利于放射医学专业技术人员"三基"训练，有利于在"三基"训练过程中复习、现固、强化和检验复习训练效果、及时查缺补漏，以便提高放射医学理论知识技术水平、分析问题和解决问题的能力。

本书可作为放射科医师和技师岗位培训和放射医学科管理用书，供各级医院放射专业技术人员"三基"训练和医学院校放射医学专业在校学生"三基"训练和考试、考核使用，亦可作为国家执业放射医师、技师资格考试和职称晋升考试复习应试指导用书。

# 序

  加强对医务人员进行医学基础理论、基本知识和基本技能（简称"三基"）的强化训练，是医学继续教育的主要内容，是提高医务人员业务素质和医疗质量的基本途径，是加强医院管理的重要举措。

  放射科是医院的重要科室，加强放射医师、技师的基本理论、基本知识、基本技能训练，加强放射科的业务建设非常重要，十分必要。由湖南省中医药学会医学影像专业委员会主任委员刘建滨主任医师等组织专家编写的《放射医学"三基"训练—医师分册》和《放射医学"三基"训练—技师分册》具有科学、先进、规范、实用等特点，可操作性强，可作为放射医学专业人员继续医学教育的培训教材，是放射医学执业医师资格考试和专业技术职称考试复习应试指导用书。

  放射影像是临床医学的重要组成部分，放射影像检查是临床医师诊断疾病的慧眼，是发现疾病、治疗疾病的重要手段，加强放射医学工作者的三基训练，不断地提高业务能力和技术水平迫在眉睫、任重道远。

  让我们携起手来，努力学习，迎来放射医学创新发展的明天。

湖南省卫生健康委员会副主任 祝益民

# 题型介绍

由于目前全国卫生专业技术资格考题，国家执业医师资格考试都采用客观选择题型。本书各章自测试题和附录模拟试卷也都采用客观选择题形式，分为Ⅰ型题、Ⅱ型题、Ⅲ型题和Ⅳ型题4大类。

Ⅰ单选题（A1、A2型题）

由一个题干和五个备选答案组成，题干在前，选项在后。选项A、B、C、D、E中只有1个为正确答案，其余均为干扰答案。干扰答案可以部分正确或完全不正确，考生在回答本题型时需对备选答案进行比较，找出最佳的备选答案，排除似是而非的选项。

Ⅱ共用题干单选题（A3、A4型题）

以叙述一个以单一病人为中心的临床情景，提出2~6个相互独立的问题，问题可随病情的发展逐步增加部分新信息，每个问题只有1个正确答案，以考查临床综合能力。答题过程是不可逆的，即进入下一问后不能再返回修改所有前面的答案。

Ⅲ共用备选答案单选题（B型题）

由2~3个题干和5个备选答案组成，选项在前，题干在后。一组题干共用上述5个备选答案，且每个题干对应一个正确的备选答案，备选答案可以重复选择或不选。

Ⅳ案例分析题（临床医学各专业"专业实践能力"科目特有题型）

案例分析题是一种模拟临床情境的串型不定项选择题，用以考查考生在临床工作中所应该具备的知识、技能、思维方式和对知识的综合应用能力。侧重考查考生对病情的分析、判断及其处理能力，还涉及对循证医学的了解情况。考生的答题情况在很大程度上与临床实践中的积累有关。

试题由一个病例和多个问题组成。开始提供一个模拟临床情境的病例，内容包括:患者的性别、年龄（诊断需要时包括患者的职业背景）、就诊时间点、主诉、现病史、既往疾病史和有关的家族史。其中主要症状不包括需体格检查或实验室检查才可得到的信息。随后的问题根据临床工作的思维方式，针对不同情况应该进行的临床任务提出。问题之间根据提供的信息可以具有一定的逻辑关系，随着病程的进展，不断提供新的信息，之后提出相应的问题每道案例分析题至少3~12问。每问的备选答案至少6个，最多12个，正确答案及错误答案的个数不定≥1。考生每选对一个正确答案给1个得分点，选错一个扣1个得分点，直至扣至本问得分为0，即不含得负分。案例分析题的答题过程是不可逆的，即进入下一问后不能再回修改所有前面的答案。

# 放射医学"三基"训练-医师分册
## （负责人和审校分工）

**第一章　X线成像基础**
　　负责人：钟　正　长沙市第一医院
　　审　校：周海军　郴州市第一人民医院
　　　　　　李盛祥　衡阳市中心医院

**第二章　数字化X线成像基础**
　　负责人：喻奇志　长沙市第一医院
　　审　校：傅飞先　益阳市中心医院
　　　　　　李　平　湖南中医药大学第一附属医院

**第三章　CT成像基础**
　　负责人：喻奇志　长沙市第一医院
　　审　校：夏黎明　常德市第一人民医院
　　　　　　王贵良　湖南省人民医院

**第四章　磁共振成像基础**
　　负责人：喻奇志　长沙市第一医院
　　审　校：刘进才　南华大学附属第一医院
　　　　　　方向军　南华大学附属第二医院
　　　　　　李　庆　湘南学院附属医院

**第五章　影像诊断常用对比剂**
　　负责人：贺亚琼　湖南省人民医院
　　审　校：罗永超　浏阳市人民医院
　　　　　　谭力强　长沙市第一医院

**第六章　介入放射学**
　　负责人：曾伟华　湘潭市中心医院
　　审　校：张　伟　湖南省第二人民医院
　　　　　　李一辉　株洲市中心医院
　　　　　　邓日全　浏阳市中医院

第七章　影像解剖

　　负责人：刘　宇　湖南省人民医院

　　审　校：汪珍元　湖南中医药大学第二附属医院

　　　　　　金　科　湖南省儿童医院

　　　　　　刘经武　张家界市人民医院

第八章　神经系统及头颈部影像

　　负责人：谭长连　中南大学湘雅二医院

　　审　校：杨民正　永州市中心医院

　　　　　　郑海军　郴州市第一人民医院

第九章　胸部影像

　　负责人：张亚林　长沙市中心医院

　　审　校：周文明　岳阳市一人民医院

　　　　　　肖寄余　宁乡市人民医院

第十章　消化系统疾病影像

　　负责人：李泽达　湖南省人民医院

　　审　校：龚光文　湘西自治州人民医院

　　　　　　谭大林　常德市第二人民医院

第十一章　泌尿生殖系统疾病影像

　　负责人：于小平　湖南省肿瘤医院

　　审　校：易文中　怀化市第一人民医院

　　　　　　文建荣　南华大学附属南华医院

　　　　　　王诗斌　长沙县第一人民医院

第十二章　骨与关节影像

　　负责人：喻奇志　长沙市第一医院

　　审　校：刘均喜　邵阳市中心医院

　　　　　　曾秋华　娄底市中心医院

第十三章　数字减影血管造影（DSA）成像理论

　　负责人：刘　芳　湖南省人民医院

　　审　校：刘建滨　湖南省人民医院

　　　　　　毛志群　湖南省人民医院

# 目　录

# 第一章　X线成像基础

## 第一节　X线成像基础问答

### 一、X线成像的基本原理

#### （一）X线的产生原理

X线的发生过程是向X线管灯丝供电、加热，在阴极附近产生自由电子，当向X线管两极提供高压电时，阴极与阳极间的电势差陡增，电子成束以高速由阴极向阳极行进，轰击阳极靶而发生能量转换，其中1%以下的能量转换为X线，主要由X线管窗口发射；99%以上转换为热能，由散热装置散发。

#### （二）X线有哪些特性?

1. X线属于电磁波波长范围为$0.0006 \sim 50nm$。用于X线成像的波长为$0.0080 \sim 0.031nm$（相当于$40 \sim 150kV$时）。在电磁辐射谱中，居$\gamma$射线与紫外线之间，比可见光的波长短，肉眼看不见。

2. 穿透性　X线的穿透力与X线管电压密切相关，电压愈高，所产生的X线波长愈短，能量愈高，穿透力也愈强；反之则弱。X线穿透物体的程度与物体的密度和厚度相关。密度高、厚度大的物体吸收的多，X线通过的少。X线穿透性是X线成像的基础。

3. 荧光效应　X线激发荧光物质，如硫化锌镉及钨酸钙等，使波长短的X线转换成波长长的可见荧光，这种转换称为荧光效应。荧光效应是透视检查的基础。

4. 感光效应　涂有溴化银的胶片经X线照射后，感光而产生潜影，经显影、定影处理，感光的溴化银中的银离子（$Ag^+$）被还原成金属银（$Ag$），并沉积于胶片的胶膜内，在胶片上呈黑色。而未感光的溴化银，在定影及冲洗过程中，从X线胶片上被洗掉，因而显出胶片片基的透明本色。依金属银沉积的多少，便产生了黑至白的影像。感光效应是X线摄影的基础。

5. 电离效应　X线通过任何物质都可产生电离效应。空气的电离程度与空气所吸收X线的量成正比，因而通过测量空气电离的程度可测得X线的量，此为放射剂量学的基础。X线射入人体，也产生电离效应，可引起生物学方面的改变，即生物效应，是放射治疗的基础，也是进行X线检查时需要注意防护的原因。

#### （三）试述X线成像的基本原理

X线之所以能使人体组织在荧屏上或胶片上形成影像，一方面是基于X线的穿透性、荧光效应和感光效应；另一方面是基于人体组织之间有密度和厚度的差别。当X

线透过人体不同组织结构时，被吸收的程度不同，所以到达荧屏或胶片上的X线量产生差异。这样，在荧屏或X线片上就形成明暗或黑白对比不同的影像。

### （四）X线影像的形成要具有哪三个基本条件？

X线影像的形成，要具有以下三个基本条件：

1. X线具有一定的穿透力，能穿透人体的组织结构。

2. 被穿透的组织结构，存在着密度和厚度的差异，X线在穿透过程中被吸收的量不同，以致剩余下来的X线量有差别。

3. 有差别的剩余X线，是不可见的，由于X线的荧光效应和感光效应，经过显像过程，就能在荧光板或胶片上获得具有黑白对比、层次差异的X线影像。

人体组织结构由不同元素组成，依各种组织单位体积内各元素量总和的大小而有不同的密度。这样不同的组织器官天然形成了不同的X线衰减的差别，这也是人体X线成像的基础。

### （五）X线图像有哪些特点？

1. 灰阶图像　X线图像是由从黑到白不同灰度的影像所组成。这些不同灰度的影像是以密度来反映人体组织结构的解剖及病理状态。

人体组织结构的密度与X线图像上影像的密度是两个不同的概念。前者是指人体组织中单位体积内物质的质量，而后者则指X线图像上所示影像的灰度。但是物质密度与其本身的比重成正比，物质的密度高，比重大，吸收的X线量多，在影像上呈高亮度。反之，物质的密度低，比重小，吸收的X线量少，在影像上呈低亮度。因此，图像上的亮度差别，虽然也与物体的厚度有关，但主要是反映物质密度的高低。

2. 重叠图像　X线图像是X线束穿透某一部位的不同密度和厚度组织结构后的投影总和，是该穿透路径上各个结构影像相互叠加在一起的影像。例如，正位X线投影中，既有前部，又有中部和后部的组织结构。

3. 锥形X线束对图像的影响　X线束是从X线管向人体作锥形投射的，因此，X线影像有一定程度的放大和使被照体原来的形状失真，并产生伴影的问题。伴影使X线影像的清晰度减低。

## 二、X线检查技术

### （一）什么是自然对比，什么是人工对比？

人体组织结构的密度不同，这种组织结构密度上的差别，是产生X线影像对比的基础，称之为自然对比。对于缺乏自然对比的组织或器官，可人为地引一定量的在密度上高于或低于它的物质，使之产生对比，称之为人工对比。自然对比和人工对比是X线检查的基础。

### （二）普通X线检查包括哪些内容？

普通检查包括荧光透视和X线摄影，荧光透视简称透视。一般需在暗室内进行，透视前需对视力行暗适应。采用影像增强电视系统，影像亮度明显增强，效果好。透视可转动患者体位，改变方向进行观察；了解器官的动态变化，如心、大血管搏动，膈运动及胃肠蠕动等；操作方便；费用低；可立即得出结论。但影像对比度及清晰度较差，难于观察密度与厚度差别小的器官，以及密度与厚度较大的部位缺乏客观记录也是一个缺点。

X线摄影是应用最广泛的影像检查方法。空间分辨力和密度分辨力均明显优于荧光透视，而且胶片就是很好的客观记录。不仅使密度、厚度差别较大的组织显影，也能使密度、厚度差别较小的病变显影。

### （三）X线特殊检查包括哪些？

1. 体层摄影　普通X线片上，一部分影像因与其前、后影像重叠，而不能显示。体层摄影则可获得某一选定层面上结构的影像，而选定层面以外的结构则在投影过程中被模糊掉。体层摄影常用于明确平片难于显示、重叠较多和处于较深部位的病变，用于了解病变内部结构有无破坏、空洞或钙化、边缘是否锐利，以及病变的确切部位和范围等。

2. 软线摄影　40kV以下管电压产生的X线能量低，穿透力较弱，故称为软X线，通常由钼靶产生，故又称为钼靶摄影。常用于检查软组织，特别是乳腺的检查。

3. 高千伏摄影　是用120kV以上管电压产生穿透力较强的X线，获得在较小的密度值范围内能显示层次丰富的光密度影像照片的一种检查方法。由于穿透力强，主要用途是显示那些在常规摄影中被高密度组织或病变遮挡的正常组织或病理改变。如可将被骨骼、纵隔或者大量的胸腔积液遮盖的肺内病灶显示出来，同时还可显示体层摄片不能清晰显示的小病灶。高千伏摄影可缩短曝光时间，减少X线管负荷和减少患者皮肤照射量。

### （四）什么是造影检查？

造影检查的目的是增加不同组织之间、正常组织与病理组织之间的密度差别。主要用于更好地显示那些缺乏自然对比的不同组织结构或病理改变，可将密度高于或低于该组织的一种物质引入组织内或其周围间隙，使之产生密度差别而在影像上被识别，称为造影检查。引入的物质称为对比剂（旧称造影剂）。详见影像诊断常用对比剂一章。

### （五）怎样选择X线检查方法？

X线检查方法的选择，应该在了解各种X线检查方法的适应证、禁忌证和优缺点的基础上，根据临床初步诊断和诊断需要来决定。一般应当选择安全、准确、简便而又经济的方法。应首先用普通检查，再考虑造影检查。但也非绝对，如对于某些先天性心脏病，准备手术治疗的患者，不仅需要胸部平片，还需作心血管造影。对于可能发生一定反应和有一定危险的检查方法，选择时更应严格掌握适应证，不可滥用，以免给患者带来损伤。

## 三、X线分析与诊断

### （一）X线分析与诊断中应遵循的原则、步骤和应注意的问题

1. 观察分析X线图像时，首先应注意投照技术条件。例如，摄影位置是否准确，摄影条件是否恰当，即照片质量是否满足X线诊断需要。

2. 应按一定顺序，全面而系统地进行观察。例如，分析胸片时，应注意胸廓、肺、纵隔、膈及胸膜，并应结合临床，着重对其中某一方面的观察。在分析肺部时，应从肺尖到肺底、从肺门到肺周依次进行观察。在分析骨关节时，应依次观察骨骼、关节及软组织。在分析骨骼时，则应注意骨皮质、骨松质及骨髓腔等。否则很易被引人注目的部分所吸引，忘记或忽略观察其他部分，而这部分恰好是更重要而必须观察的部分。

3. 在观察分析时，应注意区分正常与异常。为此，应熟悉正常解剖和变异的X线表现。这是判断病变X线表现的基础。

4. 观察异常X线表现，应注意观察受检器官或结构的形态和密度变化。发现病变，应注意分析下列要点：

（1）病变的位置和分布；

（2）病变的数目；

（3）病变的形状；

（4）病变的边缘；

（5）病变的密度；

（6）邻近器官和组织的改变；

（7）器官功能的改变。

在分析判断时，需找出一个或一些有关键意义的X线表现，并提出一个或几个疾病来解释这些表现，也就是提出初步的X线诊断。

5. 提出初步的X线诊断还必须结合临床资料进行综合分析。因为病变具有特征性X线改变者不多，多数情况，X线表现并无特征，同样的X线影像可以在不同的疾病中出现，即所谓"异病同影"，如在胸部照片上，肺炎和浸润性肺结核均为渗出性病变，呈密度高、边缘模糊的片状影，两者表现相同。另外，同一疾病也可因发展阶段不同或类型不同而出现不同的X线表现，即所谓"同病异影"，例如肺癌多呈肿块状影，但可因坏死而出现空洞导致表现不同。如不紧密结合临床，即容易贻误诊断。

6. X线诊断与临床结合，除应了解病史、体征和治疗经过外，还应注意以下要点：

（1）年龄：年龄对疾病性质的判断有一定帮助，如肺门淋巴结增大是儿童原发性肺结核的典型表现，但老年人则常为肺癌的X线征象；

（2）性别：有些疾病的发生率常有性别上的差别，如胃癌的发生，男性多于女性；

（3）职业史和接触史：职业史与接触史是诊断职业病的主要依据，如硅沉着病（矽肺）、工业性氟骨症的诊断，均应具备特殊的职业史和接触史；

（4）生长和居住地区：这对诊断地方病时有重要价值，如棘球蚴病多发生于西北牧区；而血吸虫病则以华东和中南湖区一带较常见；

（5）结合其他重要检查：如生化检查、病理组织检查等。

**（二）X线诊断结果分哪几种？**

1. 肯定性诊断，即经过X线检查，可以确诊。

2. 否定性诊断，即经过X线检查，排除了某些疾病。但应注意它有一定限度，因病变从发生到出现X线表现需要一定时间，在该时间内X线检查可以是阴性；病变与其所在器官组织间的自然对比也会影响X线征象的显示。因此，要正确评价否定性诊断的意义。

3. 可能性诊断，即经过X线检查，发现了某些X线征象，但不能确定病变性质，因而列出几个可能性。遇到这种情况，根据需要可进行别的影像学检查；其他的临床实验室、内镜和活检等检查；随诊观察；试验性治疗，即经过治疗来观察疾病演变情况。

## 四、X线检查中的防护

### （一）X线防护的意义

X线穿透人体将产生一定的生物效应。若接触的X线量超过容许辐射量，就可能产生放射反应，甚至放射损害。但是，如果X线辐射量在允许范围内，一般则少有影响。因此，不应对X线检查产生疑虑或恐惧，而应重视防护，如控制X线检查中的辐射量并采取有效的防护措施，合理使用X线检查，避免不必要的X线辐射，以保护患者和工作人员的健康。要特别重视孕妇、小儿患者的防护。

### （二）放射防护有哪些方法和措施？

1. 放射防护的方法包括主动防护与被动防护。

主动防护的目的是尽量减少X线的发射剂量。措施包括选择恰当的X线摄影参数，应用影像增强技术、高速增感屏和快速X线感光胶片。限制每次检查的照射次数，除诊治需要外不要在短期内作多次重复检查。

被动防护的目的是使受检者尽可能少接受射线剂量。具体措施可以采取屏蔽防护和距离防护原则。前者使用原子序数较高的物质，常用铅或含铅的物质，作为屏障以阻挡不必要的X线，通常采用X线管壳、遮光筒和光圈、滤过板。

2. 患者方面，在投照时，应当限制照射范围。对照射野相邻的性腺，应用铅橡皮加以遮盖。

3. 放射线工作者方面，注意利用荧屏后的铅玻璃、铅屏、铅橡皮围裙、铅橡皮手套作为防护。墙壁主要是防止X线对室外人的伤害等。

# 第二节 X线成像基础自测试题

一、以下每一道题下面有A、B、C、D、E五个备选答案，请从中选择一个最佳答案。

### A1型题

1. 透视的缺点是（　　）
   A. 不可转动患者体位　　B. 缺乏客观记录　　C. 不能了解器官的动态改变
   D. 操作不便　　E. 费用昂贵

2. 依据人体在X线影像上的密度下列组织中密度最低的是（　　）
   A. 钙化　　B. 体液　　C. 神经组织
   D. 脂肪　　E. 软骨

3. X线胶片的基本结构，不包括（　　）
   A. 乳剂层　　B. 片基　　C. 荧光层
   D. 底层　　E. 保护层

4. 下列各项中内容正确的是（　　）
   A. X线摄影时用增感屏是为了缩短曝光时间
   B. X线透视时只要荧光板够亮，无须暗适应
   C. 透视检查，即使长时间检查，也不会引起"X线烧伤"
   D. 一般断层摄影一次摄一张片就够了
   E. 腹部单纯摄影仅用于发现各种结石和异物

5. 下列两组织间产生最大X线对比度的是（　　）
   A. 肌肉与脂肪　　B. 肌肉与空气　　C. 骨与脂肪
   D. 骨与空气　　E. 骨与肌肉

6. 关于水溶性有机碘对比剂所产生的副作用，以下症状属于特异质型副反应的是（　　）
   A. 恶心呕吐　　B. 面色苍白、潮红　　C. 心慌胸闷
   D. 血管源性水肿　　E. 头晕头痛

7. 根据对比剂对X线吸收程度的不同，可将其分为两种（　　）
   A. 离子型和非离子型　　B. 碘制剂和非碘制剂
   C. 血管内对比剂和血管外对比剂　　D. 细胞内对比剂和细胞外对比剂
   E. 阴性对比剂和阳性对比剂

8. 关于CR摄影系统的影像板，以下说法不正确的是（　　）
   A. 影像板上的图像信息经计算机处理后可永久保存
   B. 影像板上记录的信号为模拟信号
   C. 自影像板上读出的信息为数字信息
   D. 影像板可反复使用
   E. 影像板代替胶片保存X线影像信息

9. 下列常用的临床检查方法中无电离辐射的是（　　）

    A. CT和PET　　　　　　B. 超声和CT　　　　　C. 超声和MRI

    D. CT和MRI　　　　　　E. PET和MRI

10. 关于放射防护，下列说法错误的是（　　）

    A. 主动防护的目的是尽量减少X线的发射剂量

    B. 使用原子序数较高的物质材料阻挡X线属于屏蔽防护

    C. 限制照射范围，减少辐射量

    D. 原发射线比继发射线的能量大，对放射工作者的影响也大

    E. 放射工作者最简易的防护措施是距离防护

11. X线信息影像传递过程中，作为信息源的是（　　）

    A. X线　　　　　　　　B. 被照体　　　　　　C. 增感屏

    D. 胶片　　　　　　　　E. 照片

12. 腹部X线摄影能显示肾轮廓的原因，与之有关的组织是（　　）

    A. 尿　　　　　　　　　B. 空气　　　　　　　C. 血液

    D. 肌肉　　　　　　　　E. 脂肪

13. 碘化油不可用于哪项造影检查（　　）

    A. 瘘管造影　　　　　　B. 瘘道造影　　　　　　C. 心血管造影

    D. 支气管造影　　　　　E. 输卵管造影

14. CR摄影和DR摄影相比（　　）

    A. 时间分辨力和空间分辨力俱佳　　　B. 时间分辨力好，空间分辨力不足

    C. 空间分辨力好，时间分辨力不足　　　D. 时间分辨力和空间分辨力均不足

    E. 以上都不是

15. 不能发现透光性肾盂结石的检查方法为（　　）

    A. B超　　　　　　　　B. CT　　　　　　　　C. 透视

    D. IVP　　　　　　　　E. MRI

16. 摄影时，可以人为控制的运动模糊是（　　）

    A. 呼吸　　　　　　　　B. 痉挛　　　　　　　C. 胃蠕动

    D. 肠蠕动　　　　　　　E. 心脏搏动

17. 下列说法错误的是（　　）

    A. 电压越高，产生的X线波长越短，穿透力越强

    B. X线是在真空管内高速行进成束的电子流撞击钨靶时而产生的

    C. X线管产生的X线仅占总能量的10%左右

    D. X线波长短，具有强穿透力，能穿透可见光不能穿透的物体

    E. X线通过任何物质都能产生电离效应

18. 影响X线穿透力最重要的因素是（　　）

    A. 管电流　　　　　　　B. 管电压　　　　　　C. 曝光时间

    D. 焦片距　　　　　　　E. 以上都不是

19. 与散射线量产生无关的因素是（　　　）

    A. 被照体厚度　　　　B. 被照体密度　　　　　C. 被照体姿势

    D. 照射野面积　　　　E. 被照体体积

20. 影响散射线因素的叙述，错误的是（　　　）

    A. 物体越厚，产生散射线越少　　　　B. 管电压越高，产生散射线越多

    C. 物体受照面越大，产生散射线越多　　D. X线波长越短，产生散射线越多

    E. 被造物体越厚，产生散射线越多

21. 关于胸部摄影，下列说法错误的是（　　　）

    A. 肺及膈上肋骨摄影时应深吸气后屏气曝光

    B. 心脏摄影应取平静呼吸下屏气曝光

    C. 心脏摄影比肺脏摄影条件需增加$5 \sim 10kV$

    D. 胸骨正位摄影应采用高千伏、低毫安、近距离短时间曝光

    E. 取下照射野范围内的各种金属物

22. X线照片上相邻两点之间的密度差是（　　　）

    A. 密度　　　　　　　B. 对比度　　　　　　　C. 清晰度

    D. 锐利度　　　　　　E. 失真度

23. 胸部DR摄影时为显示被肋骨遮蔽而观察不到的肺部病变，应选用的后处理方法是（　　　）

    A. 灰阶处理　　　　　B. 窗位处理　　　　　　C. 时间减影法

    D. 能量减影法　　　　E. 放大摄影

24. 有关高千伏摄影，下列说法错误的是（　　　）

    A. 电压120千伏以上　　B. 小焦点的X线管　　　C. 可以无滤线器

    D. 计时器装置　　　　E. 须有高比值隔板配合

25. 减小运动模糊的叙述，错误的是（　　　）

    A. 需固定肢体　　　　B. 缩短曝光时间　　　　C. 尽量缩短焦–片距

    D. 将肢体尽量移近胶片　　　　　　　　E. 选择运动小的机会曝光

26. 使用增感屏摄影的论述，错误的是（　　　）

    A. 影像颗粒性变差　　B. 增加影像的清晰度　　C. 增加影像的对比度

    D. 减少X线照射量　　E. 降低影像的清晰度

27. X线影像的转换介质，不包括（　　　）

    A. 屏–片系统　　　　B. 影像增强器　　　　　C. 成像板

    D. 荧光屏　　　　　　E. 滤线栅

28. 数字成像较模拟成像的优势错误的是（　　　）

    A. 进行高保真的存储和传输　　　　　　B. 高保真地调阅

    C. 图像后处理　　　　　　　　　　　　D. 空间分辨力好

    E. 密度分辨率高

29. 有关X线诊断的描述，下列说法错误的是（　　　）

A. X线影像反映的是正常与大体病理的解剖特点

B. 观察分析X线片时，首先应注意投照技术条件

C. 分析X线片时，结合临床的重要性区别"同病异影""异病同影"

D. 为了不遗漏重要X线征象，应按一定顺序，全面而系统地进行观察

E. X线诊断是依靠对临床资料，包括病史、症状、体征及其他临床检查资料进行分析推理得出的

30. 关于X线检查的防护，说法错误的是（　　　　）

A. X线穿透人体将产生一定的生物效应

B. 接触的X线量超过容许的辐射量，就将发生放射损害

C. 合理使用X线，避免不必要的检查，特别是重视孕妇及小儿患者的检查

D. 主动防护的目的是尽量减少X线的发射剂量，选择适当的摄像参数

E. 被动防护的目的是使受检者尽可能地少接受射线剂量

31. 构成照片影像的几何因素是（　　　　）

    A. 失真度     B. 对比度     C. 颗粒度

    D. 锐利度     E. 密度

32. X线照片影像的物理因素，不包括（　　　　）

    A. 密度     B. 对比度     C. 锐利度

    D. 颗粒度     E. 失真度

33. 为了消除IP板上的残留信息，必须采用（　　　　）

    A. 弱光照射     B. X线照射     C. 强光照射

    D. 紫外线照射     E. 红光照射

34. X线透视主要利用X线特性的（　　　　）

    A. 穿透性与荧光作用     B. 穿透性与电离作用

    C. 穿透性与胶片感光作用     D. 荧光作用和电离作用

    E. 穿透性与生物效应

35. 关于乳腺摄影的叙述，错误的是（　　　　）

    A. 通常使用钼靶X线机     B. 常摄取侧位和轴位片

    C. 用40kV以上的管电压     D. 屏气曝光

    E. 焦-片距为40～50cm

36. 体层摄影最常用于（　　　　）

    A. 骨骼     B. 腹部     C. 头颅

    D. 气管、支气管、肺     E. 四肢及关节

37. 关于放射防护，下列哪种说法是错误的（　　　　）

A. 主动防护的目的是尽量减少X线的发射剂量

B. 使用原子序数较高的物质材料阻挡X线属于屏蔽防护

C. 限制照射范围，减少辐射量

D. 原发射线比继发射线的能量大，对放射工作者的影响也大

E. 放射工作者最简易的防护措施是距离防护

38. 下列防护物资中，最理想的防护物是（　　　）

A. 铁          B. 铅          C. 铜

D. 铝          E. 建筑材料

39. 关于X线产生的叙述，错误的是（　　　）

A. 必须有高速电子流由阴极向阳极行进

B. 必须向X线管两极提供高电压

C. 乳腺X线管的靶面由钨制成

D. 由靶面接受高速电子的能量

E. X线管产生的X线仅占总能量的1%左右

40. X线管内高速电子的动能取决于（　　　）

A. X线管灯丝加热电压          B. 阴极与阳极间的电势差

C. 靶物质的原子序数          D. 管电流

E. 阴极灯丝焦点大小

41. 人体对X线衰减的叙述，错误的是（　　　）

A. 骨组织对X线衰减最大          B. 空气对X线衰减最小

C. 骨对X线衰减相当于铅          D. 密度高，X线衰减大

E. 不同组织结构对X线衰减形成影像对比

42. 放射线照射急性损伤在早期反复出现的症状，可能性最大的是（　　　）

A. 白细胞数减少          B. 皮肤烧伤          C. 肺纤维化

D. 脱发          E. 口腔炎

43. X线检查程序可以简化为（　　　）

A. X线→被照物→信号→检测→图像形成

B. 被照物→X线→信号→检测→图像形成

C. X线→被照物→检测→图像形成→信号

D. 被照物→X线→检测→信号→图像形成

E. X线→被照物→检测→信号→图像形成

44. 诊断X线机装置的组成包括（　　　）

A. 控制装置          B. 专用机械装置          C. 影像装置

D. 高压发生装置          E. 以上都是

45. X线随距离增加而减弱，也可在穿过物体时被吸收或产生散射线而减弱。下列说法正确的是（　　　）

A. X线吸收与距离成正比

B. X线的吸收与波长成正比

C. X线的吸收与物体的厚度成反比

D. X线的吸收与该物质的原子序数的立方成反比

E. X线的吸收与物体的密度成正比

46. 对于透视及摄影的说法，下列说法正确的是（　　　）

    A. 对脊柱，骨盆的观察不受限

    B. X线透视时只要荧光板够亮，无须暗适应

    C. 透视影像的空间分辨率更高

    D. 可动态观察心脏、大血管搏动

    E. X线摄影时用增感屏，可增加辐射剂量

47. 不属于X线摄影条件选择参数的是（　　　）

    A. kV值　　　　　　　B. 被照体形态　　　　　C. 焦-片距

    D. 曝光时间　　　　　E. mA值

48. 以下论述正确的是（　　　）

    A. X线线衰减后的强度与入射X线强度成反比，与所穿过物质的密度及厚度成反比

    B. X线衰减后的强度与入射X线强度成反比，与所穿过物质的密度及厚度成正比

    C. X线衰减后的强度与入射X线强度成正比，与所穿过物质的密度及厚度成正比

    D. X线衰减后的强度与入射X线强度成正比，与所穿过物质的密度及厚度成反比

    E. X线衰减后的强度与入射X线的强度成反比，与所穿过物质的密度成正比、与厚度成反比

49. 关于高千伏摄影，下列描述不正确的是（　　　）

    A. 高千伏摄影是采用120kV以上的电压进行摄片

    B. 必须有小焦点的X线管

    C. 可获得小感光密度值范围内显示层次丰富的X线摄片影像

    D. 高千伏摄影可缩短曝光时间，减小X线管负荷，减小患者照射量

    E. 高千伏摄影使对比度增强，影像层次丰富

50. 减小运动模糊的叙述，错误的是（　　　）

    A. 需固定肢体　　　　B. 缩短曝光时间　　　　C. 尽量缩短焦-片距

    D. 将肢体尽量移近胶片　　　　　　　　E. 选择运动小的机会曝光

51. 以下对X线图像的特点描述不正确的是（　　　）

    A. 灰阶图像

    B. 人体组织结构的密度与X线图像上影像的密度这两个概念有相关性

    C. 重叠图像

    D. 图像无失真现象

    E. 失真图像

52. X线照片上相邻两点之间的密度差是（　　　）

    A. 密度　　　　　　　B. 对比度　　　　　　　C. 清晰度

D. 锐利度　　　　　　　　E. 失真度

53. 关于X线产生的叙述，错误的是（　　　　）

A. 必须有高速电子流由阴极向阳极行进

B. 必须向X线管两极提供高电压

C. 乳腺X线管的靶面由钨制成

D. 由靶面接受高速电子的能量

E. X线管产生的X线仅占总能量的1%左右

54. 最常用的阴性造影剂是（　　　　）

A. 氧气　　　　　　　　B. 二氧化碳　　　　　　C. 空气

D. 氮气　　　　　　　　E. 氦气

55. 关于软X射线的说法错误的是（　　　　）

A. 60kV以下的管电压产生的X射线　　　B. 也称软组织摄影

C. 波长较长　　　　　　　　　　　　D. 多用于乳腺、阴茎、喉侧位等

E. 成像基础主要以光电吸收为主

56. 下述关于摄影条件与照片质量的叙述，错误的是（　　　　）

A. 物–片距大，可减少散射线　　　　B. 管电压上升，照片对比度下降

C. 滤过板增厚，照片对比度提高

D. X线倾斜射入屏–片系统时，锐角度低下

E. 距离变化1/2，摄影时间变化1/4

二、以下提供若干组考题，每组考题共用在考题前列出的A、B、C、D、E五个备选
答案。请从中选择一个与考题关系最密切的答案，每个备选答案可能被选择一
次，多次或不被选择。

B型题

（57 ~ 61题共用备选答案）

A. 穿透性　　　　　　　B. 荧光效应　　　　　　C. 感光效应

D. 电离效应　　　　　　E. 生物效应

57. X线摄影基础（　　　　）

58. X线成像基础（　　　　）

59. 透视基础（　　　　）

60. X线损伤基础（　　　　）

61. 放射治疗的基础（　　　　）

（62 ~ 65题共用备选答案）

A. 利用透过人体的X线，直接使胶片感光的成像方法

B. 利用透过人体的X线，首先记录于影像板上，然后经激光读取影像板上的
潜影，经计算机处理后获得数字化图像的成像方法

C. 利用透过人体的X线，在荧光成像基础上进行缩微摄片的成像方法

D. 利用透过人体的X线，首先由弧形排列的探测器取得信息，经计算机处理

而获得的重建断层图像的成像方法

  E. 利用透过人体的X线，直接用平板探测器等类似的电子暗盒取得信息，经计算机处理后获得数字化图像的成像方法

62. CR是（  ）

63. DR是（  ）

64. CT是（  ）

65. 荧光摄影是（  ）

（66～70题共用备选答案）

  A. 放大摄影    B. 软线摄影    C. 荧光摄影

  D. 高千伏摄影   E. 体层摄影

66. 了解心脏搏动（  ）

67. 微焦点（  ）

68. 减少照射量（  ）

69. 了解乳腺（  ）

70. 了解病变内部结构（  ）

（71～74题共用备选答案）

  A. 造影检查    B. 软线摄影    C. 荧光摄影

  D. 高电压摄影   E. 放大摄影

71. 乳腺检查（  ）

72. 显示缺乏自然对比的组织（  ）

73. 细微病变（  ）

74. 显示被高密度组织或病变遮挡的组织（  ）

# 第三节　自测试题答案

**A1型题**

1. B 2. D 3. D 4. A 5. D 6. D 7. E 8. C 9. C 10. D 11. B 12. E
13. C 14. D 15. C 16. A 17. C 18. B 19. C 20. A 21. D 22. B 23. D 24. C
25. C 26. B 27. E 28. D 29. E 30. B 31. A 32. E 33. C 34. A 35. C 36. D
37. D 38. B 39. C 40. E 41. D 42. A 43. A 44. E 45. E 46. D 47. B 48. D
49. E 50. C 51. D 52. B 53. C 54. C 55. A 56. C

**B型题**

57. C 58. A 59. B 60. D 61. D 62. B 63. E 64. D 65. C 66. C 67. A
68. D 69. B 70. E 71. B 72. A 73. E 74. D

（喻奇志　钟　正）

# 第二章　数字化X线成像基础

## 第一节　数字化X线成像基础问答

### 一、CR、DR成像原理

#### （一）简述CR系统的构成

CR系统使用IP为探测器，利用现有的X线设备进行X线信息的采集来实现图像的获取。它主要由影像板、影像阅读器、影像处理工作站、影像存储系统组成。

#### （二）简述CR成像板（Imaging Plate，IP）的构造

IP是CR成像系统的关键元器件，是采集或记录图像信息的载体，并代替了传统的屏/片系统。它适用于各种类型的X线机，具有很大的灵活性和广泛的用途。IP外观像一块单面增感屏，由表面保护层、光激励发光物质层、基板层和背面保护层组成。

#### （三）CR图像的采集与显示的过程

当X线照射到成像板的光激励荧光体时，其晶体结构中"陷阱"部位吸收并存储了X线能量。在光激励发光过程中，它在附加的适当波长的激光能量的激励下，将这种俘获的能量释放出来。这一过程就是CR影像的采集和显示，其过程可以归纳为5个步骤：X线曝光、图像阅读、图像缩放、图像记录和CR图像显示。

#### （四）简述数字影像获取的方式

X线数字影像可通过五种方式获取或转换：胶片数字化仪、计算机X线摄影（Computed Radiography，CR）、电荷耦合器技术、碘化铯/非晶硅平板探测器（a-Si）、非晶硒平板探测器（a-Se）。从所获得的图像性质来讲，无论是CR、CCD、碘化铯/非晶硅平板探测器还是非晶硒平板探测器所获得的图像系统均属于数字X线摄影（Digital Radiography，DR）。然而，由于数字X线摄影发展历程所致，人们已经习惯将计算机X线摄影提出来称之为"CR"，而将CCD、碘化铯/非晶硅和非晶硒平板探测器所获得的图像均称为"DR"。

#### （五）CR的图像处理包括哪些？

由于是数字图像，CR影像可以根据不同的临床需求在一定范围内调节图像。主要包括：灰阶处理、窗位处理、数字时间减影处理、能量减影处理等。

#### （六）简述CR的优点和缺点

优点：

1.实现常规X线摄影信息数字化储存、调阅和传输；

2. 提高图像的密度分辨率；

3. 通过后处理技术，可以分别显示不同层次的影像信息；

4. 辐射剂量降低。

缺点：时间分辨率较差，空间分辨率不足。

**（七）与CR相比，DR有哪些优势和不足？**

优势：空间分辨率进一步提高，信噪比高，成像速度快，辐射剂量进一步降低，探测器寿命更长。

不足：CR可以与任何一种常规X线设备匹配，DR则难以与原X线设备匹配；对于一些特殊位置的投照，不如CR灵活。

# 第二节　数字化X线成像基础自测试题

**一、以下每一道题下面有A、B、C、D、E五个备选答案，请从中选择一个最佳答案。**

**A1型题**

1. CR的影像载体是（　　　）

  A. FPD                  B. PSL                C. CCD

  D. IP                   E. II

2. DR的影像载体是（　　　）

  A. FPD                  B. IP                D. PSL

  C. CCD               E. II

3. X线信息影像转换成可见密度影像，转换介质不含（　　　）

  A. 增感屏-胶片系统     B. 影像增强器系统     C. 电影胶片

  D. 荧光屏               E. 观片灯

4. CR经X线照射后在影像板存留的是（　　　）

  A. 彩色影像          B. 数字影像         C. 黑白影像

  D. 模拟影像          E. 电信号

5. CR是利用_____进行成像（　　　）

  A. 光电倍增管        B. 稀土           C. 非晶硒等光电转换晶体

  D. 影像增强器        E. 光激励存储荧光体

6. CR的工作流程不包括（　　　）

  A. 信息存储与输出     B. 信息采集       C. 消息转化

  D. 信息处理          E. 信息预处理

7. CR成像过程中，IP将X线转化为（　　　）

  A. 电信号            B. 数字信号        C. 可见光

  D. 高能射线          E. 银离子

8. 不是CR特点的是（　　　）

    A. 数字成像　　　　　　B. 动态成像　　　　　　C. 可使用普通X线机球管

    D. 可进行数字图像处理　　　　　　　　　　　E. 成像载体可重复使用

9. CR中光激励发光的波长为（　　　）

    A. 100～200nm　　　　B. 200～300nm　　　　C. 290～390nm

    D. 390～490nm　　　　E. 190～290nm

10. 光激励荧光体中，常掺入_____以改变荧光体的结构和物理特性（　　　）

    A. $Al^{3+}$　　　　　　　B. $Eu^{2+}$　　　　　　C. $Cu^{2+}$

    D. $Tl^{2+}$　　　　　　　E. $Se^{2+}$

11. CR成像时，将光信号转化为电信号的是（　　　）

    A. IP　　　　　　　　　B. FPD　　　　　　　　C. 非晶硒

    D. 摄像机　　　　　　　E. 光电倍增管

12. CR四象限理论中，第四象限对应的曲线为（　　　）

    A. IP特性曲线　　　　　B. 增感屏特性曲线　　　C. 照片特性曲线

    D. 光激励荧光物的特性曲线　　　　　　　　　E. FPD特性曲线

13. IP曝光后，应在_____内进行信号读取（　　　）

    A. 1分钟　　　　　　　B. 0.5小时　　　　　　C. 8小时

    D. 12小时　　　　　　　E. 24小时

14. FPD的中文全称为（　　　）

    A. 光敏照相机　　　　　B. 平板探测器　　　　　C. 影像板

    D. 平面回波序列　　　　E. 直接数字X线摄影

15. 下列器件哪个不能将光信号转化为电信号（　　　）

    A. CCD相机　　　　　　B. 非晶硅　　　　　　　C. 非晶硒

    D. 光电二极管　　　　　E. 闪烁体

16. 非晶硒FPD的优点不包括（　　　）

    A. 成像环节少　　　　　B. 无电离辐射　　　　　C. 灵敏度高

    D. 量子检出效率高　　　E. 吸收率高

17. DR相比于CR（　　　）

    A. 成像时间短　　　　　B. 系统成本高　　　　　C. 图像质量好

    D. X线利用效率高　　　E. 以上都是

18. FPD可用于DSA的根本原因是（　　　）

    A. 对比度好　　　　　　B. 视野大　　　　　　　C. 成像速度慢

    D. 可以动态成像　　　　E. 分辨率高

19. 关于平板探测器的叙述，错误的是（　　　）

    A. 有直接转换型和间接转换型　　　　B. 其极限分辨率比屏/片系统低

    C. 其MTF比屏/片系统低　　　　　　D. 其DQE比屏/片系统高

    E. DQE比CR系统高

20. CR 与 DR 系统应用比较，相同点是（　　　）

　　A. 成像方式　　　　　　　B. 与常规X线设备匹配　C. 可应用于常规摄影

　　D. 床旁摄影　　　　　　　E. 操作方式

21. 间接DR中，位于FPD顶层的是（　　　）

　　A. 非晶硒　　　　　　B. CCD　　　　　　　　C. 钨酸钙

　　D. 非晶硅　　　　　　E. 碘化铯

22. 应用非晶硒和薄膜晶体管阵列技术制成的探测器是（　　　）

　　A. 硒鼓检测器　　　　B. IP成像转换器　　　　C. 直接转换平板探测器

　　D. 间接转换平板探测器　　　　　　　　　　　E. 多丝正比室检测器

23. 直接平板探测器的线性度范围是（　　　）

　　A. 1：10　　　　　　　B. 1：100　　　　　　C. 1：1000

　　D. 1：10000　　　　　　E. 1：100000

24. CR摄影和常规X线摄影不同之处在于（　　　）

　　A. 人体X线吸收系数不同　　　　　B. X线发生器不同

　　C. 使用影像板代替胶片　　　　　　D. 将已摄影的X线胶片数字化

　　E. 对CR图像的观察与分析不同

25. CR图像处理不包括（　　　）

　　A. 灰阶处理　　　　　　B. 窗位处理　　　　　C. 数字减影处理

　　D. 伪彩处理　　　　　　E. X线吸收率减影处理

26. CR的缺点有（　　　）

　　A. 降低X线的辐射量　　　　　　　B. 图像分辨率、显示力高

　　C. 常规X线摄影信息数字化　　　　D. 时间、空间分辨力不足

　　E. 实现X线信息的数字化储存、再现及传输

27. 直接数字化X射线摄影，硒物质直接转换技术X射线的吸收率高于间接转换技术（　　　）

　　A. 1～2倍　　　　　　　B. 6～8倍　　　　　　C. 5～9倍

　　D. 3～4倍　　　　　　　E. 以上都不是

28. 间接FPD的信号转化过程是（　　　）

　　A. X线-可见光-电信号-数字图像　　　B. X线-电信号-数字图像

　　C. X线-电信号-荧光屏-数字图像　　　D. X线-电信号-荧光屏-模拟图像

　　E. X线-可见光-电信号-模拟图像

29. 数字化X射线成像系统的量子检测率可达（　　　）

　　A. 60%以上　　　　　　B. 50%以上　　　　　C. 40%以上

　　D. 30%以上　　　　　　E. 20%以上

30. 关于CR摄影系统的影像板，以下说法不正确的是（　　　）

　　A. 影像板可反复使用　　　　　　　B. 影像板上的信息为模拟信号

　　C. 影像板上的信息可永久保存　　　D. 影像板代替胶片保存X线影像

　　E. 影像板信息未读取时呈潜影状态

二、以下提供若干组考题，每组考题共用在考题前列出的A、B、C、D、E五个备选答案。请从中选择一个与考题关系最密切的答案，每个备选答案可能被选择一次，多次或不被选择。

B型题

（31～32题共用备选答案）

    A. 平板探测器      B. 影像增强器      C. 影像板（IP）

    D. 光电管      E. 电离室

31. DR使用的检测装置是（      ）

32. CR系统中，直接记录X线影像信息的载体是（      ）

（33～34题共用备选答案）

    A. 数字X线摄影      B. 直接X线摄影      C. 计算机X线摄影

    D. 计算机断层成像      E. 数字断层成像

33. CR的中文全称为（      ）

34. DR的中文全称为（      ）

（35～36题共用备选答案）

    A. 第一象限      B. 第二象限      C. 第三象限

    D. 第四象限      E. 以上都不是

35. 在CR的四象限理论中，对图像进行放大处理，对应在（      ）

36. 根据IP上影像信息自动选择图像读出条件，对应在（      ）

# 第三节　自测试题答案

A1型题

1. D   2. A   3. E   4. D   5. E   6. E   7. C   8. C   9. D   10. B   11. E

12. C   13. C   14. B   15. E   16. B   17. E   18. D   19. C   20. C   21. E   22. C

23. D   24. C   25. D   26. D   27. D   28. A   29. A   30. C

B型题

31. A   32. C   33. C   34. A   35. C   36. B

（胡　达　谭力强）

# 第三章　CT成像基础

## 第一节　CT成像基础问答

### 一、CT成像原理与设备

#### （一）试述CT成像的基本原理

CT是用X线束对检查部位一定厚度的层面进行扫描，由探测器接收透过该层的X线，转换为电信号，再经过模/数转换输入计算机，通过计算机处理后得到扫描层面的组织衰减系数的数字矩阵，再经过数/模转换把数字矩阵中的每个数字转换为由黑到白不等灰度的小方块（体素），并按矩阵排列，即构成CT图像。

#### （二）CT图像重建运算方法有哪些？其中哪种方法使用最多？

CT图像的重建主要有以下三种运算方法：

1. 反投影法（back projection），亦称综合法（summation method）；

2. 迭代法（interactive methods），包括代数重建法（algebraic reconstruction）、逐线校正法（ray by ray correction）、逐点校正法（point by point correction）；

3. 解析法（analytic methods），包括二维傅立叶转换法（two dimensional fourier analysis）、滤波反投影法（filtered back-projection）和褶积反投影法（convoluted back-projection）。其中，解析法使用最多。

#### （三）CT设备包括哪些部分？

1. 扫描部分

（1）高压发生器：它的作用是为X线球管产生X线提供稳定的直流高压；

（2）X线球管：作用是发射X线；

（3）准直器：准直器是位于球管前方，通过可调节窗口决定X线宽度的装置；

（4）探测器：它的作用是接收衰减后的X线并将其转化成为电信号；

（5）扫描架和扫描床。

2. 计算机部分

CT机具有两个计算机系统，一是主计算机系统，二是阵列处理器。

3. 图像显示及存储部分

（1）显示器：用于CT图像的显示；

（2）存储器：现在多用磁光盘或小型磁带作为永久存储。

4. 操作控制部分

（1）在控制台上可以进行扫描范围的确定，各种扫描条件（层厚、间隔、kV、

MAS及视野）和扫描模式（常规或螺旋）的选择。

（2）图像后处理，包括图像的调阅及图像的后处理，可以将图像传输到独立工作站去处理，独立工作站具有另一台图像处理计算机，可以独立进行各种图像后处理，不会影响扫描。

（3）照相系统。

### （四）多层螺旋CT有哪些优势？

1. 降低球管消耗　常规和单层螺旋CT球管旋转一周仅能获得一幅图像。多层螺旋CT球管发射同等量的X射线，可以获得2～320层图像，使得X线的利用率提高到单层扫描的2～320倍。

2. 覆盖范围更长　由于探测器侧具有4～320个数据采集通道，使用同样的层厚、同样的扫描时间，使在一次屏息内完成更长范围的扫描成为可能。

3. 检查时间更短　多层螺旋则使扫描时间又进一步缩短。在保持原来的层厚，覆盖原来一样的长度，相当于同样螺距的条件下，扫描时间明显缩短。

4. 扫描层厚更薄　由于具有4～320个数据采集通道，可以在一次屏息扫描中，同样的扫描时间，保持原来覆盖长度的条件下，采用更薄的层厚完成检查，大大提高了Z轴方向的空间分辨力。

5. 图像后处理功能更强　多层CT多采用更薄的层厚进行检查，增加了Z轴方向的空间分辨力，可以达到各向同性扫描。使我们在扫描后的图像后处理工作中获得空间分辨力明显提高的各种重组或重建图像。

## 二、CT图像特点

### （一）与常规X线摄影比较，CT图像有哪些优势？

1. 断层显示解剖　常规X线摄影是重叠成像，很多低密度的结构被高密度的结构所遮盖，许多厚度低的结构被厚度大的结构所遮挡，而无法分辨。CT是断层图像，可以把常规X线摄影所遮挡的解剖或病理结构显示得非常清晰，所以被称为影像学发展史上的一次革命。

2. 高软组织分辨力　模拟成像的X线胶片密度分辨力仅仅有26灰阶，数字成像的密度分辨力可达210～212灰阶。而且可通过窗宽窗位的调整，使全部灰阶通过分段得到充分的显示，弥补了人肉眼观察分辨灰阶的限制。可以显示许多密度差别很小的结构，这样对不同正常组织间的分辨力和正常组织与病理组织之间的分辨能力明显提高。有利于分清各种正常解剖结构、病理组织和正常组织。

3. 建立了数字化标准　常规X线摄影胶片中的密度差别，只能依靠读片医生的经验以及与邻近组织结构的对照，没有一个数字化的标准。由于是数字成像，CT值的测量使我们在诊断过程中有了相对统一的标准，我们可以通过组织的绝对CT值和CT值的动态变化认定组织的性质，从而大大提高了诊断的准确程度。

### （二）何谓窗口技术？

窗口技术是指在所有灰度等级的全量程中显示某部分的灰阶，用以增强观察者感兴趣的那部分灰阶的对比度。所有数字图像都有此功能，如CR、DR、DSA、CT以及MRI等。它是通过调节窗宽和窗位来实现的。

窗宽越大，图像层次越丰富；窗宽越小，图像层次越少，对比度增加。最亮设为2000Hu，最暗设为0Hu，窗宽是2000Hu；最亮设1000Hu，最暗设为–1000Hu，窗宽也是2000Hu。窗位是指窗宽上限所代表CT值与下限所代表CT值的中心值。如窗宽设为100Hu，上限为75Hu，下限为–25Hu，窗位就是25Hu；上限是100Hu，下限为0Hu，窗位就是50Hu。换句话说，窗宽确定所观察图像中CT值变化的跨度，窗位则决定观察变化的区域。

## 三、CT基本概念

### （一）什么是CT值？

CT值表示的是一种相对密度，它以某种物质的衰减系数与另一种参考物质（水）的衰减系数相比较而得出，单位为亨氏单位（Hu）。规定以水的CT值为0Hu，骨皮质最高，为1000Hu，空气最低，为–1000Hu。

### （二）简述矩阵、像素与体素的概念

矩阵表示一个纵横排列的数字列阵，将受检层面分割为若干个小立方体，这些小立方体即为体素。像素实际上是体素在成像时的表现。在视野不变时，矩阵越大，像素尺寸就越小，图像的空间分辨率就越高，但密度分辨率会逐渐下降。

### （三）简述准直宽度与层厚的概念

准直宽度是指X线束的宽度，层厚是指CT断层图像所代表的实际解剖厚度。在常规断层扫描中，层厚就等于准直宽度（X线束的厚度），也就是X线束穿过人体的厚度。在螺旋扫描中实际图像代表的层厚可以与准直宽度（X线束的宽度）不一致。这是由于在螺旋扫描中球管和扫描床的同时移动，造成实际层厚要大于准直宽度。在多层螺旋CT中，准直宽度是覆盖多个探测器的整个X线束的宽度，不是指针对每一个探测器的X线宽度。

### （四）简述螺距的定义

在螺旋扫描中，与常规方式扫描的一个不同是产生了一个新概念：螺距（pitch），它是球管旋转一周扫描床移动距离与准直器宽度之间的比，具体公式为：螺距=球管旋转360° 床移动距离（mm）/准直器宽度（mm）。

### （五）简述重建间隔的定义

当螺旋扫描的容积采样结束后，二维图像可以从任何一点开始重建，而且数据可以反复使用。这样就出现了一个新的概念：重建间隔，其定义是每两层重建图像之间的间隔。例如，扫描范围为100mm，准直宽度为10mm，如果重建间隔为10mm，

将获得类似常规断层扫描的10幅图像，如果重建间隔为5mm，将获得20幅10mm层厚图像，产生数据交叉重叠的图像。

## 四、常规扫描技术

### （一）简述高分辨力扫描的概念及其应用范围

着重提高空间分辨力的扫描方式。具体条件是应用高mAs、薄层厚（12mm）、大矩阵（≥512×512）及骨重建算法。这样条件扫描出的图像较常规扫描的空间分辨力明显提高，组织边缘勾画锐利。HRCT主要用于：

1. 观察骨的细微结构，如显示颞骨岩部内半规管、耳蜗、听小骨等结构；

2. 观察肺内微细结构及微小病灶结构，如显示早期小叶间隔的改变或各种小气道改变。

### （二）简述靶扫描的定义及应用

靶扫描（target scan）是指感兴趣区的放大扫描，即先设定感兴趣区作为扫描视野，然后扫描，可明显提高空间分辨力。主要用于肺小结节、内耳、垂体及肾上腺等小病灶或小器官的检查。

### （三）什么是重叠扫描？

扫描是设置层距小于层厚，使相邻扫描层面有部分重叠，可减少部分容积效应，避免遗漏小的病灶。但重叠越多，患者接受的X线剂量越大。

### （四）简述增强扫描的定义及分类

增强扫描即血管内注射对比剂后的扫描。包括：

1. 常规增强扫描　常用于常规颅脑扫描，即注射完毕对比剂后进行扫描。不适合对增强时相要求严格的扫描。对对比剂注射速率、延迟时间要求不是非常严格。

2. 时相扫描　由于不同脏器、不同病理组织的血流动力学方式不同，根据这些不同进行不同延迟时间的扫描就称为时相扫描。例如，在肝动脉供血的时相内扫描称为肝动脉期扫描，在胰腺动脉血供最高的时相扫描称为胰腺期扫描。不同的时相需要不同的延迟时间，如何确定好延迟时间是时相扫描成功的关键。当然，也要设定合适的对比剂注射速率，才能发挥好时相扫描的优势。

## 五、特殊扫描

### （一）什么是CT血管成像？

血管内注射对比剂后，在靶血管内对比剂充盈最佳的时间内进行螺旋扫描，然后利用图像后处理技术重组出二维或三维的血管影像，称为CT血管成像或称CT血管造影（CT angiography，CTA）。CTA可清楚地显示较大血管主干和分支的形态、走形；清晰的显示肿瘤与血管的关系；从不同角度观察动脉瘤的形态、大小和位置等；为疾病的诊断提供更多依据。

### （二）简述灌注扫描的方法及临床应用

1. 方法

经静脉高速注射对比剂后，对选定层面进行连续快速扫描，用固定层面的动态数据记录对比剂首次通过受检组织的过程。然后利用灌注软件进行后处理，得出从不同角度反映血流灌注情况的参数，根据这些不同的参数组合，组成新的数字矩阵，最后通过数模转换用灰阶或伪彩色（大多应用伪彩色）形成反映不同侧面的CT灌注图像。主要有组织血流量（cerebral blood flow，CBF）、组织血容量（cerebral blood volume，CBV）、平均通过时间（mean transit time，MTT）、峰值时间（time to peak，TTP）等测量指标。每一种图像可以从一个侧面反映灌注情况。

2. 临床应用

（1）超急性期脑梗死的诊断：脑灌注CT成像可在急性脑梗死的超早期（<2小时），在其引起形态学改变之前，就能发现明显的脑组织血液灌注障碍，清楚地显示出缺血性病灶的范围、程度；

（2）肿瘤灌注：通过对肿瘤血流灌注的评价，可以观察肿瘤血液供应的特点，从这些血流动力学的改变中寻找规律，为肿瘤的定性分析、恶性程度的判断、治疗方案的制订提供重要信息。还可以用于肿瘤放、化疗的疗效评价；

（3）肝肾功能的评价：利用CT灌注成像，可以观察不同时相中脏器的血流灌注情况，从而评价它们的功能。例如，主动脉夹层的假腔累及一侧肾动脉时，灌注成像可以评价肾动脉供血障碍的程度；

（4）心肌灌注：心肌灌注扫描可以评价心肌本身的血供情况，有助于诊断早期的心肌缺血，确认心肌缺血的部位与范围。

### （三）简述CT透视的概念及应用

CT透视是对确定层面进行连续扫描，用部分替代扫描与重建的方式来完成不同时间图像的快速成像方法。主要应用于CT引导下穿刺，可以使操作者随时观察到穿刺针的位置，以便随时调整穿刺针的方向和深度，使其准确到达病灶部位。

## 六、图像后处理

### （一）简述多方位重组的概念与方法

螺旋扫描以后，常规进行的是横断图像重建，把横断图像的像素叠加起来回到三维容积排列上，然后根据需要组成不同方位（常规是冠状、矢状、斜位）的重新组合的断层图像，这种方法称为多方位重组（multiple planar reformation，MPR）。如果是曲线走行，所得的图像称为曲面重组（curved planar reformation，CPR）。

### （二）简述表面遮蔽显示的概念与方法及其临床应用

1. 概念与方法　表面遮蔽显示（surface shaded disply，SSD）是将像素值大于某个确定域值的所有像素连接起来的一个三维的表面数学模型，然后用一个电子模拟光源在三维图像上发光，通过阴影体现深度关系。SSD图像能较好地描绘出复杂的三维结构，尤其有重叠结构的区域。

2. 临床应用　可用于胸腹大血管、肺门及肺内血管、肠系膜血管、肾血管及骨与关节的三维显示。例如，将髋臼和股骨头分别进行SSD重建，可以避免重建在一起既无法直接观察髋臼，也无法直接观察股骨头的缺点。对髋臼和股骨头分别进行不同角度的观察，为诊断髋关节病变以及拟定手术方案提供详细的信息。

### （三）简述最大密度投影的概念与方法及其临床应用

1. 概念与方法　最大密度投影（aximum intensity projection，MIP）是把扫描后的若干层图像叠加起来，把其中的高密度部分做一投影，低密度部分则删掉，形成这些高密度部分三维结构的二维投影，可从任意角度做投影，亦可做连续角度的多幅图像在监视器上连续放送，给视者以立体感。

2. 临床应用　多用于血管成像，如脑血管、肾血管等血管成像。MIP处理后血管径线的测量相对最可靠，目前多以此为标准来衡量血管的扩张或狭窄，而且由于能显示不同层次的密度，可以同时观察到血管及血管壁的钙化，缺点是二维显示缺乏立体概念。

### （四）简述容积演示的概念与方法及其临床应用

1. 概念与方法　容积演示（volume rendering，VR）是三维显示技术之一，首先确定扫描容积内的像素密度直方图，以直方图的不同峰值代表不同组织，然后计算每个像素中的不同组织百分比，继而换算成不同的灰阶，以不同的灰阶（或色彩）及不同的透明度三维显示扫描容积内的各种结构。现在已经设计出智能化的VR软件，操作者只需选择不同例图，就可以自动重建出需要显示的图像。

2. 临床应用　可以用于血管成像，骨骼与关节以及尿路、支气管树、肌束的三维显示。由于三维立体空间关系显示良好，而且简便容易操作，所以目前的应用越来越广泛。

### （五）简述CT仿真内镜的概念与方法及其临床应用

1. 概念与方法　CT仿真内镜（CT virtual endoscopy，CTVE）是用计算机软件功能，将螺旋扫描所获得的容积数据进行后处理，重建出空腔器官内表面的立体图像，以三维角度模拟内镜观察管腔结构的内壁。首先，利用螺旋扫描所得的三维数据重建出三维立体图像。以此为基础，调整阈值和透明度，使不需要观察的组织完全透明，需要观察的组织完全不透明，再选择合适的伪彩色，作为所观察组织的内壁颜色。然后，利用计算机远景投影功能不断调整视屏距、物屏距及假想光源的方向，以腔内为视角，依次调整物屏距（被观察物体与荧光屏的距离即调整Z轴），产生被观察物体不断靠近模拟视点并逐渐放大的若干图像，将这些图像连续回放，在动态观察中产生类似真正内镜观察的效果。

2. 临床应用　主要用于胃肠道的内壁、血管和气管内壁、膀胱内壁甚至鼻道和鼻旁窦内腔的观察。目前新的血管CT仿真内镜已能从图像上分别将血管壁与钙化着伪彩色，可以分辨钙化性和非钙化性血管狭窄。

## 七、影响图像质量的因素

### （一）什么是空间分辨力？其影响因素有哪些？

空间分辨力（spatial resolution）指在保证一定密度差前提下，显示待分辨组织几何形态的能力，用线对数（lp/cm）表示。线对数越高，表明空间分辨力越强，目前高档CT的空间分辨力已达到24lp/cm。也可用可辨别物体的最小直径（mm）来表示，可辨别直径越小，即空间分辨力越高。矩阵（matrix）是影响空间分辨力的重要因素，同样大小的扫描野，矩阵越大，像素就越小，空间分辨力就越高。视野（field of view，FOV）的大小同样通过影响像素的大小影响空间分辨力。同样的矩阵，视野越大，像素尺寸就越大；反之，则像素尺寸越小。

影响空间分辨力的因素主要还有：

1. 探测器的大小；

2. 探测器排列的紧密程度（即探测器之间的间隙）；

3. 采集的原始数据总量，这又取决于扫描时间、取样频率及每次扫描参与取样的探测器数目；

4. 重建算法。对于同一台CT，空间分辨力的提高很大程度上取决于矩阵的大小和层厚的厚薄，矩阵越大、层厚越薄，空间分辨力越高。但是同一台CT，同样的kV和mAs，空间分辨力的提高会降低密度分辨力，因为其他条件不变，像素越小（矩阵越大），每个像素成像的信息量就越少，这样就会降低密度分辨力。

### （二）什么是部分容积效应？

部分容积效应是指在同一扫描层面内，含有两种或以上不同密度的组织时，其测得的CT值是它们的平均值，而不能真实地反映其中任何一种组织的真实CT值。可以通过减薄层厚来减轻部分容积效应。

### （三）什么是密度分辨力？其影响因素有哪些？

密度分辨力（density resolution）又称低对比分辨力（low contrast resolution）即图像对组织密度差别的分辨能力。通常用百分比来表示，如某CT机的密度分辨力为0.5%，即说明当两种组织的密度差大于0.5%的时候，CT图像可将它们分辨出来。

影响密度分辨力的重要因素是噪声和信噪比，而降低噪声提高信噪比的重要条件是提高探测器的效率及X射线剂量。空间分辨力的高低也是影响密度分辨力的重要因素，像素越大，密度分辨力也会越高。因此，考虑图像密度分辨力的时候，不仅要看百分比这个指标，而且一定同时考虑物体的大小和X射线的剂量。故密度分辨力恰当的表示方法是：密度分辨力、物体直径、接受剂量。对于同一台CT，密度分辨力的提高与矩阵（即像素大小）、层厚、kV及mAs几个因素有关。像素越大，层厚越厚，kV及mAs越大，每个像素获得的光子量越多，密度分辨力就越高，但像素的增大、层厚的加厚，则会降低空间分辨力。所以对同一台CT来讲，要想获得一幅质量高的图像，要调整好空间分辨力与密度分辨力的关系。否则过分强调任何一方，都是不适当的，要根据想要观察的组织选择合适的矩阵和层厚，以得到优秀图像。如欲观察中耳，要特别强调空间分辨力，可以选择大矩阵，薄层厚（可以用亚毫米）；在观察脑实质内病灶时，层厚则不宜太薄（一般选4～5mm），太薄会因密度分辨力的降低反而影响病灶的真实反映。

### （四）什么是噪声和信噪比？降低噪声的措施有哪些？

**1. 定义** 噪声（noise）指采样过程中接收到的一些干扰正常信号的信息，表现为均匀物体影像中各像素的CT值参差不齐，图像呈颗粒状，使密度分辨率下降。包括扫描噪声和组织噪声。信噪比即组织的CT值与噪声的比值，是客观评价图像质量的指标之一。噪声的大小与单位体素间光子量的多少有关，单位体素内接收的光子量越多，体素间的光子分布相对越均衡，噪声就越小。所以，在相同扫描条件下，噪声与体素的大小有着直接的关系，体素越大，接收光子越多，各体素间光子分布的均匀度越高，量子噪声就越小。反之则量子噪声增加，就会降低密度分辨力。

**2. 降低噪声的措施** 单位体积内光子接收量增加，噪声就会降低。相同扫描时间内，mAs直接影响X线束发射的光子数目，所以mAs的增加与量子噪声成反比。增加mAs就是增加了光子量的输出，所以可降低噪声，反之，减少mAs则会增加噪声。当然，量子噪声的消除不能单单依靠增加mAs，所有影响到达探测器光子数量的成像因素都会影响量子噪声。例如准直宽度（X线束宽度）等。kV的大小也会影响到噪声，因为kV的大小反映了X线束能量的大小，高能量的X线束能够提高穿透力，从而使更多的光子到达探测器，减少了量子噪声。

# 第二节　CT成像基础自测试题

**一、以下每一道题下面有A、B、C、D、E五个备选答案，请从中选择一个最佳答案。**

A1型题

1. 部分容积效应是指（　　　）

　A. 在同一扫描层面内含两种以上不同密度的物质，所测CT值是它们的平均值，不能如实反映其中任何一种物质的CT值

　B. 扫描或信息处理过程中，由于某一种或几种原因而出现的人体并不存在而在图像中显示出来的各种不同类型的影像

　C. 采样过程中接收到的干扰正常信号的信息

　D. 患者体内不规则的高密度结构和异物所致

　E. 低档CT在相邻两种组织密度差别大时出现

2. CT设备的扫描部分不包括（　　　）

　A. 高压发生器　　　　　B. X线球管　　　　　C. 准直器

　D. 主计算机系统　　　　E. 扫描架及扫描床

3. 哪一个不是图像后理技术（　　　　）

  A. MPR        B. MRA        C. SSD

  D. MIP        E. VR

4. 下列哪种原因引起的伪影在头颅CT检查中可以忽略（　　　　）

  A. 心跳和呼吸      B. 岩骨       C. 头部金属固定器

  D. 患者躁动      E. 义齿

5. 降低噪声的措施不包括（　　　　）

  A. 增加MAS      B. 减少MAS      C. 增加准直宽度

  D. 提高KV       E. 增大单位体素内光子量

6. 螺旋扫描最重要的应用基础是（　　　　）

  A. 探测器的进步     B. 滑环技术      C. 图像后处理技术

  D. 计算机系统的进步    E. 其他

7. CT中WL代表（　　　　）

  A. 窗宽        B. 窗位        C. 层厚

  D. 像素        E. CT值

8. 螺旋CT与常规断层扫描相比，最明显的两大优势是（　　　　）

  A. 扫描速度快及容积扫描      B. 扫描速度快及图像后处理

  C. 计算机系统的改变及容积扫描    D. 探测器的改进及扫描速度快

  E. 容积扫描及图像后处理

9. 下列哪项不是多层螺旋CT的特点（　　　　）

  A. 增加球管消耗     B. 覆盖范围更长     C. 检查时间更短

  D. 扫描层面更薄     E. 图像后处理功能更强

10. HRCT扫描主要优点是（　　　　）

  A. 图像边缘模糊     B. 密度分辨率提高     C. 噪声小

  D. 空间分辨率提高     E. 以上都是

11. 关于CT，下列说法错误的是（　　　　）

  A. 断层显示解剖        B. 高软组织分辨力

  C. 密度差别建立了数字化标准     D. 螺旋CT的多轴、多排探测器

  E. 扫描速度快及容积扫描是螺旋CT最明显的优势

12. 螺旋CT扫描与传统CT扫描相比最重要的优势是（　　　　）

  A. 扫描速度快     B. 二维或三维成像效果好     C. 重建速度快

  D. 容积扫描      E. 单层或多连续扫描

13. 螺距小于1是指（　　　　）

  A. 准直器宽度大于床的移动距离     B. 准直器宽度小于床的移动距离

  C. 准直器宽度等于床的移动距离     D. 准直器宽度与床的移动距离无相关性

  E. 以上都不是

14. 与平片相比，下列哪一项不是CT的优势（　　）

    A. 密度分辨率高　　　　　　　　　B. 空间分辨率高

    C. 解剖分辨率高　　　　　　　　　D. 增强扫描有利于病变定性

    E. 可进行多方位重建

15. 不同CT值范围提示不同成分，下列叙述中错误的是（　　）

    A. 3～18Hu提示为液体　　　　　　B. −1000Hu提示为空气

    C. 20～80Hu提示为脂肪　　　　　D. 80～300Hu提示为钙化

    E. >400Hu提示为骨骼

16. 关于CT的临床应用，错误的是（　　）

    A. 是眶内异物的首选检查方法

    B. 密度分辨力显著提高

    C. CTA已成为四肢血管疾病的重要检查手段之一

    D. 可提高骨骼的细微病变的检出

    E. 应逐渐将CT视为常规检查及诊断手段

17. 颅内血肿的CT值（　　）

    A. −100～−30Hu　　　B. 0～10Hu　　　　　　C. 100～200Hu

    D. 40～80Hu　　　　　E. −1000Hu

18. 下列CT影像空间分辨率最高的是（　　）

    A. 显示野25cm，重建矩阵512×512

    B. 显示野25cm，重建矩阵320×320

    C. 显示野12.5cm，重建矩阵512×512

    D. 显示野12.5cm，重建矩阵320×320

    E. 显示野12.5cm，重建矩阵320×512

19. 下列哪种方法可以减少影像的部分容积效应（　　）

    A. 提高扫描条件（kV值，mA值）　　B. 缩短扫描时间

    C. 减小扫描层厚　　　　　　　　　D. 改变重建方法

    E. 选择适当的窗宽窗位

20. 不属于CT特殊扫描的是（　　）

    A. CTA　　　　　　　B. 灌注扫描　　　　　C. CT透视

    D. 靶扫描　　　　　　E. 胃肠充气扫描

21. 目前，使用最多的CT图像后处理是（　　）

    A. 多方位重组　　　　B. 表面遮蔽技术　　　C. 最大密度投影

    D. 容积再现　　　　　E. CT仿真内镜

22. 下列用于减少CT影像运动伪影的方法，错误的是（　　）

    A. 检查前训练患者呼吸　　　　　　B. 减少或不做吞咽动作

    C. 儿科患者服用镇静剂　　　　　　D. 提高扫描速度

    E. 降低X线扫描剂量

23. EBCT是指（　　　　）

 A. 多层螺旋CT　　　　　　　　B. 多源CT

 C. 电子束CT　　　　　　　　　D. 正电子发射断层显影术

 E. 单光子发射断层显影术

24. 根据CT工作原理，X线穿过人体后首先被下列哪一部分接收（　　　　）

 A. 计算机　　　　　B. 阵列处理机　　　　　C. 探测器

 D.磁盘　　　　　　E. 照相机

25. 与MRI相比，下列哪一项是CT的优势（　　　　）

 A. 直接多轴面成像　　B.化学成像，信息量大　C.密度分辨率高

 D. 空间分辨率高　　　E. 无碘过敏危险

26. 下述螺旋CT扫描优点，哪项不正确（　　　　）

 A. 缩短扫描时间　　　　B. 明显提高空间分辨率 C. 减少患者接受X线剂量

 D. 容积扫描　　　　　　E. 减少图像的运动伪影

27. 在扫描过程中，扫描部位随意和不随意的运动，可产生（　　　　）

 A. 条纹伪影　　　　　B. 杯状伪影　　　　　　C. 环状伪影

 D. 帽状伪影　　　　　E. 以上都可以

28. 下列属高分辨力扫描的是（　　　　）

 A. 高mAs、薄层厚、大矩阵及骨算法

 B. 低mAs、薄层厚、大矩阵及骨算法

 C. 高mAs、薄层厚、小矩阵及骨算法

 D. 高mAs、薄层厚、大矩阵及标准算法

 E. 高mAs、薄层厚、小矩阵及标准算法

29. 关于CT增强扫描，说法错误的是（　　　　）

 A. 常规增强扫描常用于颅脑的扫描，对对比剂的注射速率要求严格

 B. 肝动脉供血的时相扫描称为肝动脉期扫描

 C. 不同的时相扫描需要设定不同的扫描时间

 D. 小剂量试验常用于寻求造影剂的峰值时间，寻找最佳延迟时间

 E. CT值监测激发扫描能保证精确的扫描延迟时间

30. 对CT图像密度分辨率影响最小的因素是（　　　　）

 A. 信噪比　　　　　B. 待检物体形状　　　　C. 待检物体密度

 D. 噪声　　　　　　E. X射线的剂量

31. CT扫描使影像诊断的范围扩大的根本原因是（　　　　）

 A. 密度分辨力高　　　B. 显示的范围大　　　C. 患者接受X线少

 D. 可获得冠状面、矢状面图像　　　　　E. 空间分辨力高

32. CT图像显示技术中，应用多而且最重要的技术是（　　　　）

 A. 窗口放大　　　　　B. PACS　　　　　　C. 窗口技术

 D. 旋转方向成像　　　E. 三维重建

33. CT图像的质量参数不包括（　　　　）

    A. 操作人员技术依赖性　　　　　　　B. 部分容积效应

    C. 空间分辨力和密度分辨力　　　　　D. 噪声与伪影

    E. 周围间隙现象

34. 体素是（　　　　）

    A. 代表一定厚度的三维体积单元　　　B. 构成数字图像矩阵的基本单元

    C. 代表一定宽度的二维平面单元　　　D. 正立方体单元

    E. 是像素的体现

35. 像素是（　　　　）

    A. 代表一定厚度的三维体积单元　　　B. 构成数字图像矩阵的基本单元

    C. 各向同性图像　　　　　　　　　　D. 由矩阵构成

    E. 构成体素的空间矩阵

36. 矩阵是（　　　　）

    A. 表示一个横成行纵成列的数字阵列　B. 代表一定厚度的三维体积单元

    C. 构成数字图像像素的基本单元　　　D. 正立方体单元

    E. 各向同性图像

37. 关于重建间隔描述哪一项是不正确的（　　　　）

    A. 表示每两层重建图像之间的间隔

    B. 扫描范围为100mm，准直宽度为10mm，重建间隔为5mm，将获得层厚

      10mm图像20幅

    C. 螺旋CT重建间隔减少将增加辐射量

    D. 常规CT重建间隔减少将增加辐射量

    E. 重建间隔减少可以改善图像质量

38. 颅脑扫描技术不包括（　　　　）

    A. 扫描前将发夹、义齿等异物取掉

    B. 常用横断扫描，层厚5～10mm

    C. 扫描基线有眶耳线、听眶上线、听眶下线等

    D. 鞍区病变常用冠位

    E. 脑窗技术WW-1000～2000，WL-200～400

39. 下面哪项与胸部扫描技术无关（　　　　）

    A. 口服碘水造影剂　　　　　　　　　B. 扫描范围由肺尖到肺底

    C. 发现肿瘤扫描范围应包括肾上腺　　D. 观察肺间质改变用HRCT

    E. 螺旋扫描，层厚不得超过5mm

40. 下面哪项与上腹部扫描技术无关（　　　　）

    A. 口服碘水造影剂

    B. 肝脏要进行肝动脉和门静脉两期扫描

    C. 胰腺要进行胰腺期和门静脉两期扫描

    D. 扫描前禁食4～6小时

E. 急诊为节省时间上腹部扫描可不做增强

41. 下面哪项与泌尿生殖系统扫描技术无关（　　　）

　　A. 平扫时不要做对比剂试验，以免把肾盂内的对比剂当成结石

　　B. 血尿患者必须延长到肾盂内及膀胱内充满对比剂

　　C. 前列腺扫描需充盈膀胱

　　D. 采用双膝屈曲位

　　E. 螺旋扫描，层厚不宜超过5 mm

42. 高分辨力扫描是（　　　）

　　A. 应用高mAS、薄层厚（1～2 mm）、大矩阵（≥512×512）及骨重建算法

　　B. 应用高mAS、薄层厚（5～10 mm）、大矩阵（≥1024×1024）及骨重建算法

　　C. 应用高kV、薄层厚（5～10 mm）、大矩阵（≥1024×1024）及骨重建算法

　　D. 应用高kV、薄层厚（1～2 mm）、大视野及骨重建算法

　　E. 应用高mAS、薄层厚（1～2 mm）、大视野及骨重建算法

43. 靶扫描是（　　　）

　　A. 感兴趣区的放大扫描　　　　　　B. 感兴趣区的扫描后放大

　　C. 对感兴趣区进行小间隔重建　　　D. 对感兴趣区进行高密度投影

　　E. 感兴趣区高密度分辨力扫描

44. 常规增强扫描与时相扫描说法正确的是（　　　）

　　A. 常规扫描为注射完对比剂后即扫描，对时相要求不高；时相扫描根据靶器官血流动力学特点进行不同延迟时间扫描

　　B. 常规增强扫描与时相扫描都无须考虑个体差异

　　C. 小剂量试验有助找到常规增强扫描的最佳延迟时间

　　D. CT值监测激发扫描可以精确常规增强扫描的最佳延迟时间

　　E. 常规增强扫描与时相扫描都采用标准时间延迟

45. CTA是（　　　）

　　A. 通过外周静脉内注射对比剂扫描后，采用三维成像诊断血管性疾病的方法

　　B. 注射对比剂后，对选定层面进行快速扫描，观察对应体素CT值的动态变化，利用反映灌注情况的参数通过数模转换成灰阶或伪彩图像

　　C. 对确定层位进行连续扫描，用部分替代扫描与重建的方式来完成的不同时间图像的快速成像方法

　　D. 仿真内镜

　　E. 容积演示

46. 多方位重组是（　　　）

　　A. 在靶血管内对比剂充盈最佳的时间进行螺旋扫描，然后利用图像后处理技术建立二维或三维的血管影像

　　B. 对确定层位进行连续扫描，用部分替代扫描与重建的方式来完成的不同时间图像的快速成像方法

C. 注射对比剂后，对选定层面进行快速扫描，观察对应体素CT值的动态变化，利用反映灌注情况的参数通过数模转换成灰阶或伪彩图像

D. 螺旋扫描后根据需要组成不同方位（常规是冠位、矢状、斜位）的重新组合的断层图像

E. 将像素大于某个确定域值的所有像素连接起来的一个三维的表面数学模型，然后用一个电子模拟光源在三维图像上发光，通过阴影体现深度关系

47. 表面遮蔽显示（　　　）

A. 对确定层位进行连续扫描，用部分替代扫描与重建的方式来完成的不同时间图像的快速成像方法

B. 螺旋扫描后根据需要组成不同方位（常规是冠位、矢状、斜位）的重新组合的断层图像

C. 在靶血管内对比剂充盈最佳的时间进行螺旋扫描，然后利用图像后处理技术建立二维或三维的血管影像

D. 将像素大于某个确定域值的所有像素连接起来的一个三维的表面数学模型，然后用一个电子模拟光源在三维图像上发光，通过阴影体现深度关系

E. 把扫描后的图像叠加起来，把其中的高密度部分做一投影，低密度部分删掉，形成这些高密度部分三维结构的二维投影

48. CT的分析与诊断不正确的说法是（　　　）

A. 应先了解扫描的技术与方法，是平扫还是增强扫描

B. 须应用窗技术，分别调节窗位和窗宽，使观察组织显示更为清楚

C. 发现病变要分析病变的位置、大小、形状、数目和边缘，病变密度及强化，还要观察邻近器官的受压、移位和浸润、破坏

D. 结合临床资料可对病变病理性质做出诊断

E. 良好的解剖影像背景是CT的显影特点，也是诊断的主要依据

49. CT在中枢神经系统的应用不包括（　　　）

A. 颅内肿瘤　　　　　　　B. 颅内感染　　　　　　　C. 颅脑外伤

D. 脑卒中的区分，脑灌注扫描已经被用于诊断超早期（<6小时）脑梗死，优于MR

E. 脑功能的评价

50. 容积演示是（　　　）

A. 将像素大于某个确定域值的所有像素连接起来的一个三维的表面数学模型，然后用一个电子模拟光源在三维图像上发光，通过阴影体现深度关系

B. 把扫描后的图像叠加起来，把其中的高密度部分做一投影，低密度部分删掉，形成这些高密度部分三维结构的二维投影

C. 螺旋扫描后根据需要组成不同方位（常规是冠位、矢状、斜位）的重新组合的断层图像

D. 先确定扫描容积内的像素密度直方图，以直方图的不同峰值代表不同组织

百分比，换算成不同的灰阶（或彩色）以不同的透明度三维显示扫描容积内的各种结构

    E. 将螺旋扫描所获得的容积数据进行后处理，重建出空腔器官表面的立体图像，以三维角度模拟内镜观察空腔结构的内壁

51. 与空间分辨率关系最为密切的因素是（　　　　）

    A. 重建算法　　　　　　B. 信噪比　　　　　　　C. 像素大小

    D. 扫描剂量　　　　　　E. CT值

52. 下列哪一种病用CT平扫无法明确诊断（　　　　）

    A. 超急性期脑梗死　　　B. 脑出血急性期　　　　C. 脑挫裂伤亚急性期

    D. 脑积水引流术后　　　E. 脑白质水肿伴大脑镰下疝

53. 以下哪一种情况CT颅脑平扫可以是阴性结果（　　　　）

    A. 脑出血　　　　　　　B. 硬膜外血肿　　　　　C. 脑积水

    D. 超急性期脑梗死　　　E. 脑萎缩

54. 下面对于CT窗口技术描述错误的是（　　　　）

    A. 窗宽越窄，空间分辨力越大

    B. 窗宽越窄，密度分辨力越大

    C. 肝窗一般为窗宽120～150Hu/窗位35～45Hu

    D. 适当的窗宽、窗位因机器和所要观察目标而异

    E. 窗位大小取决于所要观察目标的平均CT值

55. CT基本设备不包括（　　　　）

    A. 扫描架、扫描床和X线发生系统　　　B. 计算机和数据采集、阵列处理系统

    C. 操作台和图像显示系统　　　　　　　D. 独立诊断台和独立计算机设备系统

    E. 照相机和其他用于资料的存储设备

56. CT矩阵与像素大小的关系（　　　　）

    A. 扫描野÷矩阵=像素大小

    B. 重建显示野直径÷矩阵=像素大小

    C. 设备最小空间分辨率×矩阵=像素大小

    D. 设备最小空间分辨率÷矩阵=像素大小

    E. 以上都不对

57. 多层螺旋CT与单层螺旋CT不同的是（　　　　）

    A. X线束为锥形　　　　　　　B. 可获得人体的容积数据

    C. 使用滑环技术　　　　　　　D. 扫描框架采用短几何结构

    E. 可进行连续数据采集

58. CT与常规X线比较的优势。下列哪项正确（　　　　）

    A. 断层显示解剖　　　B. 高软组织分辨力　　　C. 建立了数字化标准

    D. 以上都是　　　　　E. 以上都不是

59. 以下哪项不是骨关节创伤CT检查的目的（　　　　）

A. 明确诊断　　　　　B. 了解有无软组织血肿

C. 了解有无韧带损伤　　　　　D. 为手术提供方案

E. X线平片无法检查和观察不清楚时，了解创伤情况

60. 多排螺旋CT是指（　　　）

A. 可同时重建多个层面图像的CT设备

B. 可同时采集多个层面数据的CT设备

C. 可同时显示多个层面影像的CT设备

D. 可同时存储多个层面影像数据的CT设备

E. 可同时处理多个层面影像数据的CT设备

61. 多层螺旋CT与单排比较的优势（　　　）

A. 降低了球管的消耗　　　　　B. 检查时间缩短　　　　　C. 层厚更薄

D. 图像后处理能力更强　　　　　E. 以上都是

62. 下列哪种病变或组织增强CT扫描无强化

A. 动静脉畸形　　　　　B. 炎症　　　　　C. 囊变

D. 肿瘤　　　　　E. 正常软组织

63. 下列关于多层螺旋CT的优点，错误的是（　　　）

A. 有较大的覆盖范围　　　　　B. 一次扫描可采集多层数据信息

C. 可提高时间分辨率　　　　　D. 可提高密度分辨率

E. 图像后处理功能更强

64. 当窗宽为250，窗位为50时，其CT值显示范围为（　　　）

A. 50 ~ 250　　　　　B. −75 ~ 175　　　　　C. −125 ~ 125

D. 0 ~ 250　　　　　E. 50 ~ 300

65. 关于空间分辨率，下面哪一组提法是正确的：①CT鉴别物体空间大小的能力；②通常以百分比来表示；③通常以线对数来表示；④图像重建的算法是一重要因素；⑤密度差别小的组织其空间分辨率相应增高（　　　）

A. ①②⑤　　　　　B. ①③④　　　　　C. ②④⑤

D. ③④⑤　　　　　E. ②③④

66. 下列哪种伪影是由致密结构或金属引起的（　　　）

A. 环状伪影　　　　　B. 条纹状伪影　　　　　C. 放射状伪影

D. 图像杂乱伪影　　　　　E. 以上都不是

67. CT准直器位于X线管前端的X线出口处，其宽度决定（　　　）

A. 扫描的范围　　　　　B. 相邻两个扫描层面的距离

C. 扫描层面的厚度　　　　　D. X线管焦点距离

E. 以上都不是

68. 下面对于CT螺旋扫描的描述哪一项是正确的（　　　）

A. 滑环运动是螺旋的　　　　　B. 探测器运动是螺旋的

C. X线球管运动是螺旋的　　　　　D. 检查床运动是匀速螺旋的

E. X线球管和检查床的合运动是螺旋的

69. CT值的定义是以下列哪种物质的衰减系数为标准来计算各种组织的CT值（　　）

    A. 空气　　　　　　　　B. 骨　　　　　　　C. 水

    D. 脑组织　　　　　　　E. 以上都不是

70. 螺距是指（　　）

    A. 球管螺旋扫描一周起点和终点之间的距离

    B. 球管旋转360度床移动的距离

    C. 2倍扫描的层厚

    D. 球管旋转360度床移动距离/准直器宽度

    E. 螺旋扫描一周起点和终点之间的距离/2倍准直器宽度

71. 人裸眼能分辨的灰阶数（　　）

    A. 12　　　　　　　　　B. 16　　　　　　　C. 24

    D. 8　　　　　　　　　　E. 18

72. 密度分辨力最高的是（　　）

    A. CT　　　　　　　　　B. 普通平片　　　　C. MR

    D. 彩超　　　　　　　　E. EBCT

73. 多方位多参数成像的是（　　）

    A. CT　　　　　　　　　B. 普通平片　　　　C. MR

    D. 彩超　　　　　　　　E. EBCT

74. 属于常规检查的是（　　）

    A. CT　　　　　　　　　B. 普通平片　　　　C. MR

    D. 彩超　　　　　　　　E. EBCT

75. 与脑水肿密度相近的是（　　）

    A. 脑梗死　　　　　　　B. 钙化　　　　　　C. 脑软化灶

    D. 脑脓肿　　　　　　　E. 以上均不是

76. 比脑组织密度高的是（　　）

    A. 脑梗死　　　　　　　B. 钙化　　　　　　C. 脑软化灶

    D. 脑脓肿　　　　　　　E. 以上均不是

77. 与脑脊液密度相近的是（　　）

    A. 脑梗死　　　　　　　B. 钙化　　　　　　C. 脑软化灶

    D. 脑脓肿　　　　　　　E. 以上均不是

78. 属于离子型造影剂的是（　　）

    A. 碘海醇　　　　　　　B. 泛影葡胺　　　　C. $^{125}I$

    D. $^{131}I$　　　　　　　　E. $^{18}FDG$

79. 属于非离子型造影剂的是（　　）

    A. 碘海醇　　　　　　　B. 泛影葡胺　　　　C. $^{125}I$

    D. $^{131}I$　　　　　　　　E. $^{18}FDG$

80. 目前CT常用的造影剂是（　　　）

A. 碘海醇　　　　　　　B. 泛影葡胺　　　　　　C. $^{125}$I

D. $^{131}$I　　　　　　　　E. $^{18}$FDG

81. 宜采用CT平扫，X线平片意义不大的是（　　　）

A. 听骨和内耳迷路检查　　　B. 鼻咽癌　　　　　　C. 胆脂瘤

D. 二尖瓣病变　　　　　　E. 脑功能定位

82. 需CT平扫+增强的是（　　　）

A. 鼻咽癌　　　　　　　B. 胆脂瘤　　　　　　C. 二尖瓣病变

D. 脑功能定位　　　　　E. 听骨和内耳迷路检查

83. 一般用X线平片可诊断的是（　　　）

A. 鼻咽癌　　　　　　　B. 胆脂瘤　　　　　　C. 二尖瓣病变

D. 脑功能定位　　　　　E. 听骨和内耳迷路检查

84. CT检查时不宜使用造影剂的是（　　　）

A. 肾功能不全患者　　　B. 脂肪肝患者　　　　C. 昏迷患者

D. 常规体检患者　　　　E. 心功能不全呼吸困难患者

85. CT检查时不宜使用镇静剂的是（　　　）

A. 肾功能不全患者　　　B. 脂肪肝患者　　　　C. 昏迷患者

D. 常规体检患者　　　　E. 心功能不全呼吸困难患者

86. 目前不宜CT检查，需控制病情后再检查的是（　　　）

A. 肾功能不全患者　　　B. 脂肪肝患者　　　　C. 昏迷患者

D. 常规体检患者　　　　E. 心功能不全呼吸困难患者

87. 空气CT值（　　　）

A. CT值-1000　　　　　B. CT值-40　　　　　C. CT值2000

D. CT值80　　　　　　E. CT值200

88. 钙化CT值（　　　）

A. CT值-1500　　　　　B. CT值-40　　　　　C. CT值2000

D. CT值80　　　　　　E. CT值200

89. 脂肪CT值（　　　）

A. CT值-1500　　　　　B. CT值-40　　　　　C. CT值2000

D. CT值80　　　　　　E. CT值200

90. CT仿真内镜英文缩写是（　　　）

A. MPR　　　　　　　　B. SSD　　　　　　　C. MIP

D. VR　　　　　　　　E. CTE

91. 表面遮蔽显示英文缩写是（　　　）

A. MPR　　　　　　　　B. SSD　　　　　　　C. MIP

D. VR　　　　　　　　E. CTE

92. 多方位重组英文缩写是（　　　）

　　A. MPR　　　　　　　　B. SSD　　　　　　　　C. MIP

　　D. VR　　　　　　　　　E. CTE

93. 不属于CT特殊扫描的是（　　　）

　　A. CT透视　　　　　　　B. 靶扫描　　　　　　　C. 血管成像扫描

　　D. 灌注扫描　　　　　　E. MPR

94. 属于CT图像后处理的是（　　　）

　　A. CT透视　　　　　　　B. 靶扫描　　　　　　　C. 血管成像扫描

　　D. 灌注扫描　　　　　　E. MPR

95. 用于提高CT感兴趣区空间分辨力的是（　　　）

　　A. CT透视　　　　　　　B. 靶扫描　　　　　　　C. 血管成像扫描

　　D. 灌注扫描　　　　　　E. MPR

96. X线经过厚度内的组织密度不均时引起的组织CT值失真的是下列哪一项？

　　A. 部分容积效应　　　　B. 噪声　　　　　　　　C. 伪影

　　D. 信噪比　　　　　　　E. 化学位移

97. 干扰CT正常信号的信息的是下列哪一项？（　　　）

　　A. 部分容积效应　　　　B. 噪声　　　　　　　　C. 伪影

　　D. 信噪比　　　　　　　E. 化学位移

98. 扫描物体中并不存在而在图像中出现的影像是下列哪一项？（　　　）

　　A. 部分容积效应　　　　B. 噪声　　　　　　　　C. 伪影

　　D. 信噪比　　　　　　　E. 化学位移

99. 观察肿块性病变的长轴应选择（　　　）

　　A. 多方位重组　　　　　B. 表面遮蔽技术　　　　C. 最大密度投影

　　D. 容积再现　　　　　　E. CT仿真内镜

100. 观察胃肠道内壁、气管内壁应选择（　　　）

　　A. 多方位重组　　　　　B. 表面遮蔽技术　　　　C. 最大密度投影

　　D. 容积再现　　　　　　E. CT仿真内镜

101. 尿路、支气管树的显示应选择（　　　）

　　A. 多方位重组　　　　　B. 表面遮蔽技术　　　　C. 最大密度投影

　　D. 容积再现　　　　　　E. CT仿真内镜

102. 血管成像应选择

　　A. 多方位重组　　　　　B. 表面遮蔽技术　　　　C. 最大密度投影

　　D. 容积再现　　　　　　E. CT仿真内镜

103. 骨关节的三维显示应选择（　　　）

　　A. 多方位重组　　　　　B. 表面遮蔽技术　　　　C. 最大密度投影

　　D. 容积再现　　　　　　E. CT仿真内镜

二、以下提供若干组考题，每组考题共用在考题前列出的A、B、C、D、E五个备选答案。请从中选择一个与考题关系最密切的答案，每个备选答案可能被选择一次，多次或不被选择。

B型题

（104~106题共用备选答案）

    A. CT             B. 普通平片         C. MR

    D. 彩超            E. EBCT

104. 密度分辨力最高的是（     ）

105. 多方位多参数成像的是（     ）

106. 属于常规检查的是（     ）

（107~109题共用备选答案）

    A. 扫描方式         B. 扫描视野         C. 重建矩阵

    D. 显示矩阵         E. 探测器数目

107. 能否进行多平面重建主要取决于（     ）

108. 决定空间分辨率的最主要因素是（     ）

109. 与靶扫描相关的主要是（     ）

（110~112题共用备选答案）

    A. 碘海醇          B. 泛影葡胺        C. $^{131}$I

    D. $^{18}$FDG         E. 注射用六氟化硫微泡（声诺维）

110. 属于离子型造影剂的是（     ）

111. 属于非离子型造影剂的是（     ）

112. 目前CT常用的造影剂是（     ）

（113~115题共用备选答案）

    A. 鼻咽癌          B. 胆脂瘤        C. 二尖瓣病变

    D. 脑功能定位       E. 听骨和内耳迷路检查

113. 宜采用CT平扫，X线平片意义不大的是（     ）

114. 需CT平扫+增强的是（     ）

115. 一般用X线平片可诊断的是（     ）

（116~118题共用备选答案）

    A. 肾功能不全患者    B. 脂肪肝患者      C. 昏迷患者

    D. 常规体检患者     E. 心功能不全呼吸困难患者

116. CT检查时不宜使用造影剂的是（     ）

117. CT检查时不宜使用镇静剂的是（     ）

118. 目前不宜CT检查，需控制病情后再检查的是（     ）

（119~121题共用备选答案）

    A. CT值为−1000HU   B. CT值为−30~−120HU  C. CT值为2000HU

    D. CT值为60~80HU   E. CT值为80~300HU

119. 空气（　　　）

120. 脂肪（　　　）

121. 钙化（　　　）

（122～124题共用备选答案）

    A. MPR              B. SSD            C. MIP

    D. VR               E. CTVE

122. CT仿真内镜（　　　）

123. 表面遮蔽显示（　　　）

124. 多方位重组（　　　）

（125～127题共用备选答案）

    A. CT透视          B. 靶扫描          C. 血管成像扫描

    D. 灌注扫描         E. MPR

125. 不属于特殊扫描的是（　　　）

126. 属于图像后处理的是（　　　）

127. 用于提高感兴趣区空间分辨力的是（　　　）

（128～130题共用备选答案）

    A. 部分容积效应      B. 噪声          C. 伪影

    D. 信噪比         E. 化学位移

128. X线经过厚度内的组织密度不均时引起的组织CT值失真（　　　）

129. 干扰正常信号的信息（　　　）

130. 扫描物体中并不存在而在图像中出现的影像（　　　）

（131～135题共用备选答案）

    A. 多方位重组      B. 表面遮蔽技术     C. 最大密度投影

    D. 容积再现        E. CT仿真内镜

131. 观察肿块性病变的长轴应选择（　　　）

132. 观察胃肠道内壁、气管内壁应选择（　　　）

133. 尿路、支气管树的显示应选择（　　　）

134. 血管成像应选择（　　　）

135. 骨关节的三维显示应选择（　　　）

# 第三节　自测试题答案

A1型题

| 1. A | 2. D | 3. B | 4. A | 5. B | 6. B | 7. B | 8. A | 9. A | 10. D | 11. D |
|---|---|---|---|---|---|---|---|---|---|---|
| 12. D | 13. A | 14. B | 15. C | 16. E | 17. D | 18. C | 19. C | 20. D | 21. A | 22. E |
| 23. C | 24. C | 25. C | 26. B | 27. A | 28. A | 29. A | 30. C | 31. A | 32. C | 33. A |

34. A  35. B  36. A  37. C  38. E  39. A  40. E  41. D  42. A  43. A  44. A
45. A  46. D  47. D  48. D  49. E  50. C  51. C  52. A  53. D  54. A  55. D
56. A  57. A  58. D  59. D  60. B  61. E  62. C  63. D  64. B  65. B  66. C
67. C  68. E  69. C  70. D  71. B  72. A  73. C  74. B  75. A  76. B  77. C
78. B  79. A  80. A  81. A  82. B  83. C  84. A  85. C  86. E  87. A  88. E
89. B  90. E  91. B  92. A  93. E  94. E  95. B  96. A  97. B  98. C  99. A
100. E  101. D  102. C  103. B

B型题

104. A  105. C  106. B  107. A  108. C  109. B  110. B  111. A  112. A

113. A  114. B  115. C  116. A  117. C  118. E  119. A  120. B  121. E

122. E  123. B  124. A  125. B  126. E  127. B  128. A  129. B  130. C

131. A  132. E  133. D  134. C  135. B

（喻奇志  黄  巍  李  鹏）

# 第四章　磁共振成像基础

## 第一节　磁共振成像基础问答

### 一、MRI技术的产生与基本原理

#### （一）简述MRI技术产生的基本原理

磁共振成像（magnetic resonance imaging，MRI）检查技术是在物理学领域发现磁共振现象的基础上，于20世纪70年代继CT之后，借助电子计算机技术和图像重建数学的进展和成果而发展起来的一种新型医学影像检查技术。

在讲述磁共振检查（magnetic resonance，MR）的原理之前我们首先需要了解一下电磁波的特性，包括可见光、X射线、微波以及无线电波都属于电磁波。它们具有以下的共同特点：

1. 都以光速进行传播。

2. 具有相互垂直的两个分量，电场$E$和磁场$B$，二者相互垂直频率相同，二者间的相位差是90°。在磁共振的成像原理中我们关心的是磁场分量$B$，而电场分量$E$会产生热量。

MRI是通过对主磁体内静磁场（即外磁场）中的人体施加某种特定频率的射频脉冲（radio frequency pulse duration，RF脉冲），使人体组织中的氢核（即质子）受到激励而发生磁共振现象；当终止RF脉冲后，质子在弛豫过程中感应出MR信号；经过对MR信号的接收、空间编码和图像重建等处理过程产生出MR图像。MR图像是数字化图像。人体内氢核丰富，而且用它进行MRI的成像效果最好，因此目前MRI常规用氢核来成像。

#### （二）什么是质子的磁化和纵向磁化？

带电粒子自旋可以产生电磁场，这个磁场分量就使得某些原子核产生了小磁棒的效果，即由S极发出到N极的磁场。如果原子核内有偶数个质子，每个质子都会配对排列，一个磁场向上的自旋的质子都会有一个磁场方向向下自旋的质子与之匹配，这些配对的磁场相互抵消，总的净磁场则为0。原子核具有奇数个质子时，总会剩下一个未配对的质子产生一个净磁场。氢质子中，一个质子具有两个能态，两个能态的方向相反。我们选择氢质子进行MR成像是基于它的丰富性，人体大约60%都是水，而水（$H_2O$）和脂肪（$-CH_2-$）都含有丰富的氢质子。

所有的物质放入磁场中都会被磁化，仅仅是程度不同而已。这种程度的大小我们用磁化率来表示。在MR成像中主要涉及3种不同磁化率类型的物质：抗磁性物质、顺磁性物质和铁磁性物质。人体的绝大部分组织是抗磁性的，这些物质没有未成对的轨道电子，但它进入主磁场$B_0$时会产生一个与主磁场方向相反的小磁场，有效磁场就被减小了。顺磁性物质具有未成对的轨道电子，在主磁场$B_0$中会被磁化，去除外加磁场又会去磁化。他们磁化时产生的磁场与主磁场相同，这样导致了有效磁场的增加，由于偶极-偶极作用导致T1时间缩短。稀土元素钆（Gd）具有7个未成对的电子，是一种顺磁性物质。血红蛋白的某些代谢产物如脱氧血红蛋白，正铁血红蛋白分别具有4个和5个未成对的电子所以也具有顺磁性。铁磁性物质会被磁场所吸引，去掉外加磁场后会被永久磁化。现在已知的铁磁性物质是铁、钴、镍。

氢原子核内的质子每个都有一个自己的小磁场，同时围绕自己的轴自旋，每一个这样的小磁场称为磁偶极矩（magnetic dipole moment，MDM）。在没有外加磁场的情况下，磁偶极矩的轴随机排列，彼此相互抵消，此时产生的净磁场等于0。如果我们施加一个外加磁场$B_0$将会发生什么呢？每一个磁偶极矩会像在地磁场作用下的指南针一样方向重新排列。但是并非所有的磁偶极矩都与外加磁场$B_0$的方向一致，大约一半指向S极，一半多一点指向N极，产生一个与外加磁场$B_0$方向一致的净磁化矢量，称为纵向磁化。然而净磁化矢量并不是物体进入外加磁场的一瞬间产生的，它随时间呈指数变化，经历若干时间后净磁化矢量逐渐达到极值。

### （三）试述质子的进动频率与 Larmor 公式？

在无外磁场时，质子围绕自身的轴进行自旋，它会产生一个小磁场（磁偶极矩）。当我们开启外加磁场$B_0$时，质子会像陀螺一样在自身旋转的同时围绕重力轴行进转动。质子不仅绕自身的轴进行自旋，还围绕外加磁场方向的轴进行转动叫进动。质子的自旋频率要比它的进动频率快得多。质子围绕外磁场进动的速度（角频率）可以通过拉莫方程来计算Larmor公式：$\omega_0 = \gamma \cdot \beta_0$ 其中 $\omega_0$：进动频率（Hz）；$\gamma$：旋磁比；$\beta_0$：外磁场强度，场强单位为特斯拉（tesla，T）。其频率即每秒进动的次数取决于质子的性质，以及它所处的外加磁场场强。场强越强，进动频率越快。例如，氢质子在场强1.0T时进动频率为42.58MHz，1.5T时则为63.87MHz。

### （四）磁共振现象是如何发生的？

共振是一种物理现象，指当一种物体暴露于与其自身固有的振动频率接近的某一振荡扰动环境时发生的能量传递。当一个原子核暴露于与其自身运动频率类似的外部振荡环境时，该原子核将从外部的振荡能量中获取能量。如果外部能量的频率与原子核的进动频率完全一致，该原子核就将获取足够的能量，即发生共振。为了能够使处于外磁场（$B_0$）中的某种原子核发生共振，传送能量的RF脉冲频率必须与该原子核的进动频率（Larmor频率）完全一致。除氢原子核外，人体内其他MR活性原子核的磁矩也沿着$B_0$方向排列，但由于他们的进动频率与氢原子核不同，故不发生共振，也不产生MR信号。射频脉冲具有两个参数特性：强度（$B_1$）和频率（$\omega_1$）。

### （五）什么是质子的弛豫？什么是T1弛豫时间和T2弛豫时间？

当磁共振现象发生时，纵向磁化强度减少，产生横向磁化量，处于不平衡状态。终止RF脉冲后，质子将会重新沿$B_0$场排列并释放出它们所有的多余能量，这个过程称为弛豫。根据热力学原理所有的系统都会趋向于自己最低的能态，关闭射频脉冲后将会发生两种情况：

1. 自旋的质子将回复到最低能态。

2. 自旋的质子彼此之间将不同相位。这两个过程同时发生又相互独立，即Mxy轴的磁化分量很快地减少，Mz的磁化分量逐渐地增加。弛豫可以分为两种：纵向磁化恢复到原来状态，其过程称为纵向弛豫；横向磁化逐渐消失，其过程称为横向弛豫。

纵向磁化由零恢复到原来数值的63%所需时间为纵向弛豫时间，简称T1。横向磁化由最大减小到最大值的37%所需的时间为横向弛豫时间，简称T2。T1与T2是反映物质特征的时间常数。T2的衰减速度要比T1的恢复速度快5～10倍，这主要是失相位造成的。质子自旋之间的相互作用和外加磁场的不均匀性都会造成失相位。

### （六）MR信号及MR图像是怎样产生的？

众所周知照相时，被拍摄物体发射了光线被相机内的胶片或感光元件接受形成影像；X线穿透人体被成像板或探测器接受产生X线或CT的影像。MR中，是由于低频的无线电波（RF脉冲）穿透组织，然后由物体内磁化的自旋反射回来，这就是我们要检测的MR信号。

弛豫过程是磁力线不断变化的过程，可以感应邻近的接收线圈出现电信号。弛豫的速度决定了电信号的强弱。由于氢质子在不同组织中的环境不一致，影响了它弛豫的速度，使得人体正常组织之间、正常组织与病理组织之间在弛豫时间产生差别，这是形成磁共振影像对比的基础。不同组织间弛豫时间有差别时的信号强度也产生差别，这些信号强度的差别表现在图像中灰度的不同，这样组成的图像就是磁共振图像。

### （七）什么是重复时间（TR）和回波时间（TE）？

两次RF激励脉冲之间的间隔时间称重复时间（repetition time，TR）。以90°射频脉冲为例，在连续施加90°射频脉冲以后可以得到一系列磁化矢量尚未完全恢复的指数曲线，此时我们接收到的信号是一系列的自由感应衰减。如果我们不考虑组织的TR和T1因素，则组织中可移动的质子越多接收到的信号也越多。TR的长短决定着在MR图像上能否显示出组织间在T1上的差别，即TR决定T1信号加权。TR越短，T1信号对比越强；而使用长TR时则不能获得这种信号对比。

在脉冲序列中，从RF激励脉冲开始至采集回波的时间间隔称为回波时间（echo time，TE）。射频脉冲关闭后我们需要等待一小段时间再进行信号检测，而不是射频脉冲关闭后立刻进行（虽然此时的信号强度最大），这是由于磁共振扫描仪的电子系统需要一定的响应时间不允许我们立刻进行信号的检测。等待的这一小段时间就是TE时间。TE的长短决定着在MR图像上能否显示出组织间在T2上的差别，即决定T2信号加权。TE时间越长，T2信号对比越强，使用短TE时则不能获得这种信号对比。

### （八）什么是T1加权像、T2加权像、质子密度加权像？

当存在两种或两种以上的组织时，我们如果能够区分出不同组织各自的T1时间，在磁共振的图像上就区分出了不同组织。不同组织的T1时间在长TR时间时还是短TR时间时的差别更大呢？回忆一下组织的T1曲线就可以知道在短TR时间点不同组织的T1时间差距最大。采用短TR，可以根据不同的T1值区别不同的组织，也就是短TR时可以得到组织的T1对比。采用较长的TR可以减低组织T1时间的影响，在实际工作中可以通过很长的TR时间来去除T1的作用。考虑不同组织的T2组织对比，通过组织的T2时间曲线可以知道，长的TE时间将产生更大的T2组织对比（虽然此时信号衰减更明显，信噪比会减低但提高了组织对比度）。总的来说，长TR降低了组织的T1效应，短TR增加了组织的T1效应；短TE降低了T2效应，长TE增加了组织的T2效应。

不同的组织具有不同的T1特征和T2特征。特定组织T1时间的长短与质子把它们的能量释放到周围的晶格，或从周围晶格吸收能量的快慢有关。当氢质子的自然运动频率与拉莫频率接近时这种能量传递的过程最快。比如水分子中的氢质子具有很快的自然运动频率，而固体中的氢质子具有很慢的自然运动频率。在这两种物体中的氢质子的自然运动频率与拉莫频率都有很大的差距，能量转移的过程就很慢，所有这两种组织就具有很长的T1时间。而在脂肪分子中的氢质子自然运动频率与MR扫描仪中所使用的拉莫频率比较接近，脂肪分子中的氢质子与周围晶格之间的能量转换就很快，所致脂肪组织的T1时间很短。人体中的水并非以纯水的方式存在，它们总是和亲水性的蛋白质相结合形成结合水。这些结合水就失去了部分运动自由，结果是水分子的自然运动频率减慢更接近拉莫频率，结合水中的氢质子与周围晶格间的能量转移加快造成T1时间缩短。所以在临床工作中含蛋白的液体具有更短的T1时间，在T1加权图像中信号增高。组织中的T2特性取决于该组织内的氢质子失相位的速度。水分子的结构（H–O–H）及空间分布的稀疏，水分子中氢质子的自旋–自旋相互作用很小，水分子失相位发生的速度很慢。所以水的T2时间很长，在T2WI中水的信号很高。固体的分子结构非常紧密，固体分子中氢质子的相互作用就非常多。这些大量的自旋–自旋作用就造成很快的失相位过程，所以固体组织的T2值很短。脂肪和蛋白质的失相位的过程介于水和固体之间所以它们具有中等的T2值。

自旋回波（spin echo，SE）脉冲序列是临床最常用的脉冲序列之一。在SE序列中，选用短TR（通常小于50ms）、短TE（通常小于30ms）所获图像的影像对比主要由T1信号对比决定，此种图像称为T1加权像（T1WI）。选用长TR（通常大于1500ms）、长TE（通常大于80ms）所获图像的影像对比主要由T2信号对比决定，此种图像称为T2加权像（T2WI）。选用长TR短TE所获图像的影像对比，既不由T1信号对比所决定，也不由T2信号对比所决定，而主要由组织间质子密度差别所决定，此种图像称为质子密度加权像（proton density weighted image，PDWI）。

**（九）磁共振图像如何进行层面选择？以及什么是K空间？**

没有层面选择就没有可供临床应用的磁共振图像。人体在均匀的外加磁场中接受和释放的电磁波信息没有特殊的空间信息，我们就不能确定每个分量的起源点。为了获得各个方向上的空间信息，需要在x，y，z三个方向上各施加一个梯度磁场。

梯度就是随位置变化而变化的磁场，一般是线性方式变化。根据不同的功能分别是层面选择梯度，频率编码梯度，相位编码梯度。层面选择：人为造成主磁场B0场的不均匀，使得磁场强度随位置的变化而变化，头侧磁场强度最大足侧最低。向被检者发射一个单一频率的射频脉冲，我们将会接受到来自于被检者体内，以该频率进动的相应磁场水平位置的信号，此时它是一个无限薄的层面。如果发射具有一定频率范围（带宽）的射频脉冲就可以得到具有一定层厚的特定层面的组织信号，所以射频脉冲的带宽可以决定层面的厚度。另外改变主磁场B0场的梯度斜率也可以改变层厚。所以在层面选择方向降低层厚可以通过减少射频脉冲的带宽和增加层面选择的梯度两种方法实现。频率编码：在得到了层面的信息后还需要知道同一层面内每一个点（体素）的各自信息才能重建图像。在x轴方向上施加频率编码梯度，则层面内每一列体素的自旋频率都不一样，频率与位置具有一一对应的关系。空间位置的左右差别通过不同的频率值反映出来，这就是频率编码。相位编码：一般来说在施加频率编码之前就会在y方向上施加一个相位编码梯度，目的是使同一层面内每一行的不同体素内的氢质子具有不同的相位。空间位置上的上下差别通过不同的相位值反映出来，这就是相位编码。

为什么进行相位编码需要较长的时间？因为为了区分层面内的每一行体素，需要分别对它们进行编码。例如需要区分256行，就需要进行256次相位编码。每次相位编码都需要一个不同的TR，每进行一次相位编码就需要一个完整的TR周期。每次相位编码以后都会有一次频率编码，得到的信息会被填充到K空间内，K空间内的数据通过傅里叶变换就得到了我们需要的MR图像。

K空间就是数据空间，磁共振的回波信号被储存在这个数据空间内，K空间具有共轭对称性。K空间的中心数据具有最大的振幅，也就是最大的信噪比。K空间的外周部分数据决定了图像的清晰和细致程度以及和邻近结构界面的清晰度信息。

## 二、MRI设备

### （一）MRI设备主要包括哪些？

主要包括主磁体、梯度线圈、射频系统、模拟转换器、计算机、磁盘与磁带机等。

1. 磁体类型　主磁体主要用于提供静磁场，场强单位为特斯拉（T）。通常用主磁体类型来表示MRI设备的类型。主磁体可被分为以下三种：

（1）永久磁体：永久带有磁性物质制作，运作时不耗能，但热稳定性差，场强低（一般低于0.3T），重量大。

（2）阻抗磁体：也称常导磁体或电磁体。只有当线圈通过电流时才有磁性，耗费大量电能。电流通过线圈时因阻力而生热，必须冷却。场强一般也不高。

（3）超导磁体：主线圈由超导材料制成，利用低温环境保持材料的超导性能。只要通一次电电流就持久地在线圈内流动并产生一个恒定磁场，耗费极低的电能。

超导磁体的优点是场强高而且均匀。但是需要保持内部的低温状态。

2. 梯度线圈　梯度线圈用于产生梯度场，在MR成像中用于选层和信号的空间定位。

3. 射频系统　射频系统用于发射RF脉冲以激励体内质子产生MR信号，在接收MR信号时又用作MR信号的接收器。

4. 其他系统　包括模拟转换器、计算机、磁盘与磁带机等，用于数据处理、图像重建、显示与储存。

## 三、MRI图像特点

### MR图像特点有哪些?

1. 多参数成像　MRI是多参数成像，其成像参数主要包括T1、T2和质子密度等。在MRI检查中，可分别获取同一解剖部位或层面的T1WI、T2WI、PDWI等多种图像，从而有利于显示正常组织与病变组织。而包括CT在内的X线成像只有密度一个参数，仅能获得密度对比一种图像。

2. 多方位成像　MRI不必调整受检者的体位，仅仅改变不同梯度线圈的作用，就可以分别获得人体横断面（轴位）、冠状面、矢状面及任意倾斜层面图像，有利于解剖结构和病变的三维显示和定位。

3. 流动效应　体内流动液体中的质子与周围处于静止状态的质子相比，在MR图像上表现出特殊的信号特征，称流动效应。血管内快速流动的血液，在MR成像过程中虽受到RF脉冲激励，但由于终止RF脉冲后与采集信号之间存在着时间差，使得当采集信号时，受激励的血液已经流出成像层面，因而接收不到该部分血液的信号，使流动的血液无论在T1WI还是T2WI上都表现为无信号的低亮度。这一现象称为流空现象。血液的流空现象使血管在磁共振图像上更加容易确认。

## 四、MRI检查技术

### （一）MR成像中常用的序列有哪些?

在MR成像中常用的脉冲序列有自旋回波序列（spin echo，SE）序列、梯度回波（conventional gradient echo，GRE）脉冲序列、反转恢复（inversion recovery，IR）脉冲序列等。其中SE序列最常用。

### （二）什么是饱和、饱和脉冲、饱和带?

在MR成像中，在施加正式的SE或GRE脉冲序列前，MRI系统可以发射一个额外的90°射频脉冲，使目标区域Z轴的纵向磁化矢量完全被翻转到X-Y平面，此时（Mz=0），如果对目标区域发射一个激发脉冲，将不发生共振，也不产生MR信号，这就是饱和（saturation）。这个在SE或GRE脉冲序列前发射的90°脉冲，称为饱和脉冲（saturation pulse）。饱和靶向的区域成为饱和带（saturation band）。

## （三）什么是空间饱和？什么是化学饱和？

在执行某个MRI扫描序列前，提前在兴趣区外周设置1个至数个饱和带。MRI系统接受指令后，将对饱和带内的组织发射饱和脉冲，消除这些区域内所有组织的MR信号，在被饱和的解剖区域，任何组织都不能产生MR信号。根据饱和带与兴趣区的空间关系，饱和带可设置在上下左右前后6个方向，可单独或联合应用，也可任意角度调整饱和带。因此，这种饱和脉冲又称空间饱和（spatial saturation）脉冲。MR血管成像时，在靠近兴趣区的血液流入侧设置一个饱和带，能够选择性地抑制流入血液的MR信号，从而达到在SE序列强化流空效应，或在GRE成像时抑制特定血流信号的目的，并且可以抑制血管搏动伪影。

与空间饱和脉冲对应的是化学饱和（chemical saturation）脉冲。后者因与频率选择有关，故又称频率饱和脉冲。空间饱和是对组织信号进行非选择性抑制，而化学饱和更侧重于对特定组织信号进行抑制。例如，通过施加化学饱和脉冲，可以选择性抑制兴趣区内脂肪或水的MR信号，形成脂肪抑制或水抑制图像。化学饱和的基础是化学位移现象。因此又称化学位移选择性脉冲（chemical shift elective pulse，CHESS），其作用是选择性饱和脂肪（或水）的Mz，进而有效抑制脂肪（或水）的MR信号。

## （四）什么是脂肪抑制？能够抑制脂肪信号的MRI技术有哪些？

脂肪抑制（fat suppression，FS）是指通过应用特殊技术，使MR图像中的脂肪组织表现为低信号。FS既可在T1WI（如Gd对比剂增强扫描），也可在T2WI（如区别水与脂肪的高信号）实现。FS不仅可以用来确认脂肪成分的存在，还可以显示那些被脂肪高信号遮盖的组织成分，更好地显示出病灶。

能够抑制脂肪信号的MRI技术有：

1. 反相位成像（Dixon技术）；

2. 频率选择性脂肪抑制，常用的技术有CHEMSAT（通用电气）、FATSAT（西门子）、SPIR和SPAIR（飞利浦），前二者常被称为CHESS；

3. T1恢复时间依赖脂肪抑制，又称短时反转恢复（short time inversion recovery，STIR）；

4. 其他，包括选择性水激励成像（3D-FATS，Proset，Quick Fatsat）、层面选择梯度反转技术以及一些将脉冲序列混合应用的成像技术。

## （五）什么是磁共振血管成像？常用的技术有哪些？

磁共振血管成像（MR angiography，MRA）是使血管成像的MRI技术，早期它无需向血管内注入对比剂即可使血管显影，检查过程简单、安全，属于无创性检查。常用的技术有时间飞跃（TOF）法、相位对比（PC）法，主要是利用血液有方向性的流动这一特点使血管内流动的血液显示为高信号，周围静止的组织显示为极低信号，然后通过图像后处理显示血管树。但这种MRA技术的空间分辨力有限，对显示小的血管病变不够满意，而且容易受血流方向、速度、湍流的影响出现某些假象。目前，新的应用对比剂的快速增强MRA（CEMRA）已经实现，用对比剂充盈的方法使血管内血流显示为高信号，可以避免血流速度和方向改变对显示血管形态的影响，而且空间分辨力也有明显提高。

### （六）简述MR水成像及其应用

MR水成像是采用长TE技术获取重T2WI，合用脂肪抑制技术、流动补偿等技术，使水呈高信号，并经三维重建显示含水器官。

目前MR水成像技术主要应用包括：MR胰胆管造影、MR尿路造影、MR脊髓造影、MR内耳迷路成像、MR涎腺成像等。其优点是无创、简单、影像较清楚。只要有软件，在中、低场强MRI机上也可完成。

### （七）什么是磁共振功能成像？主要包括哪些？

应用不同的扫描技术，用图像来评价器官的功能状态，揭示生物体内的生理学信息，称为磁共振功能成像。主要包括弥散加权成像、灌注加权成像、血氧水平依赖成像、磁共振波谱成像及心脏运动和灌注实时成像等。

### （八）简述弥散加权成像的基本原理及其临床应用

弥散加权成像是一种基于显示细胞水平水分子运动状态的技术，人体组织中水分子在体内呈布朗运动，DWI就是在常规MRI序列的基础上，在x、y、z三个互相垂直的方向上施加弥散敏感梯度，从而获得体内水分子弥散运动状况的MR图像。

主要在诊断早期缺血性脑卒中、鉴别新鲜与陈旧梗死、判断囊液的成分、肿瘤性质的鉴别等方面有其优越性。

### （九）什么是磁共振灌注加权成像？

磁共振灌注加权成像是静脉快速注入Gd-DTPA后进行动态MR扫描，借以评价毛细血管床的状态与功能。临床上主要用于肿瘤、心、脑缺血性病变的诊断。主要评价参数：

1. PT；
2. MTT；
3. CBV；
4. CBF。

### （十）什么是血氧水平依赖成像？

BOLD是根据局部脑活动可以改变局部脑组织血液中含氧血红蛋白和脱氧血红蛋白的比例，利用这个差别形成信号，来标记正在活动的那部分脑组织。目前可以判断不同脑功能的解剖位置，如听觉、视觉、认知等方面的定位研究。

### （十一）什么是磁共振波谱成像？

磁共振波谱成像是利用MR中的化学位移来测定分子组成及空间构型的检测方法，可检测细胞内许多与生化代谢有关的化合物，提供细胞内化学代谢的信息。1H-MRS主要用于观察脑的代谢情况；31P-MRS主要用于观察心肌和前列腺的代谢情况。

### （十二）磁共振图像的常见伪影及处理对策

MR成像过程中和其他的成像方式一样也会产生各种伪影。在日常工作中识别、消除或将它们减少到最低程度是十分重要的。磁共振中的伪影来源不尽相同，它们包括：

1. 图像处理伪影

（1）混叠（卷褶伪影），处理对策包括使用表面线圈，增大视野，使用过采样，使用饱和脉冲，使用3D序列进行扫描。

（2）化学位移伪影，处理对策包括使用脂肪抑制技术，FOV不变增大体素（代价是牺牲空间分辨力），增大带宽（代价是降低信噪比），互换频率编码与相位编码的方向（只能改变化学位移的方向），使用较长的TE时间（脂肪的信号下降）。

（3）截断伪影，出现在高对比的界面比如脑/颅骨，脊髓/脑脊液，半月板/关节液，会造成交替的亮带与暗带有可能误认为病变。主要是由取样次数和时间的不足造成。处理对策包括增加取样时间，降低体素大小。

2. 患者相关的伪影

（1）运动伪影，患者自主或不自主的运动，造成的伪影只出现在相位编码方向。组织器官周期性的运动，如心脏、大血管、脑脊液。处理对策包括使用预饱和脉冲使流入的液体被饱和而减少伪影，增大TR、Ny或NEX（相当增加了扫描时间）从而增加了伪影之间的间隔；互换频率编码与相位编码方向（鉴别伪影与病变）；使用心电门控；使用流动补偿。

（2）魔角伪影，在关节成像中如果肌腱相对于主磁场的方向呈一个特定的角度（55°），肌腱在T1WI及质子加权图像中会表现高信号可能误认为病变，在T2WI中表现正常。

3. 射频相关伪影

（1）串扰，对策包括在相邻的层面之间插入一定的间隔；采用隔行扫描；延长射频脉冲。

（2）射频拉链伪影，沿频率编码方向0相位处出现的明暗交替的断点状伪影。处理对策包括：增加TE时间，增加层厚，采用毁损梯度。

4. 外磁场伪影　$B_0$场不均匀导致，处理对策是选择恰当的均匀磁场。

5. 磁化率伪影　处理对策用快速自旋回波或自旋回波代替梯度回波。

### （十三）MRI的禁忌证有哪些?

由于MRI是利用磁场与特定原子核的磁共振作用所产生信号来成像的，MRI系统的强磁场和射频场有可能使心脏起搏器失灵，也容易使各种体内金属性植入物移位，在激励电磁波作用下，体内的金属还会因为发热而造成伤害。因此MR检查具有绝对禁忌证及相对禁忌证。

绝对禁忌证：

1. 装有心脏起搏器者；

2. 装有铁磁性或电子耳蜗者;

3. 中枢神经系统的金属止血夹。

相对禁忌证:

1. 体内有金属置入物,如心脏金属瓣膜、人工关节、固定钢板、止血夹、金属义齿等;

2. 带有呼吸机及心电监护设备的危重患者;

3. 体内有胰岛素泵等神经刺激器患者;

4. 妊娠3个月以内的早孕患者。

### (十四)在进行MR检查前应做哪些准备?

1. 认真核对MRI检查申请单,了解病情,明确检查目的和要求。对检查目的要求不清的申请单,应与临床申请医师核准确认。

2. 确认病人没有禁忌证。并嘱病人认真阅读检查注意事项,按要求准备。凡体内装有金属置入物(如心脏起搏器、金属关节固定钢板、钢针、电子耳蜗等)的患者,应谨慎做此检查。

3. 进入扫描室前嘱患者及陪同家属除去随身携带的任何金属物品(如手机、手表、刀具、硬币、钥匙、发卡别针、磁卡、推床轮椅等)并妥善保管,严禁将其带入检查室。

4. 给患者讲述检查过程,消除恐惧心理,争取检查时的合作。告知患者所需检查时间,扫描时机器会发出较大噪声,嘱患者在扫描过程中不得随意运动,按检查部位要求训练患者呼吸、闭气或平静呼吸,告知患者若有不适,可通过配备的通信工具与工作人员联系。

5. 婴幼儿、烦躁不安及幽闭恐惧症患者,应给适量的镇静剂或麻醉药物(由麻醉师用药并陪同),提高检查成功率。

6. 急危重患者,必须做MRI检查时,应由临床医师陪同观察,所有抢救器械、药品必须在扫描室外齐备。

### (十五)与CT相比,MRI有哪些优缺点?

优点:

1. 没有电离辐射损害;

2. 软组织分辨力更高;

3. 可行轴、冠、矢及任意倾斜层面的多方位成像;

4. 多参数成像,对检出病变、鉴别病变性质更敏感;

5. 除能显示形态学的改变外,还可进行生物化学和代谢功能方面的研究。

缺点:

1. 对带有心脏起搏器或体内带有铁磁性物质的患者不能进行检查,正在进行生命监护的危重患者不能进行检查;

2. 对钙化的显示远不如CT;

3. 对质子密度低的结构如肺、骨皮质显示不佳；

4. 扫描信号采集时间较长；

5. 设备成本昂贵，检查费用较高。

# 第二节 磁共振成像基础自测试题

一、以下每一道题下面有A、B、C、D、E五个备选答案，请从中选择一个最佳答案。

## A1型题

1. SE序列，两个90°脉冲之间的时间为（　　　）

   A. TE　　　　　　　　B. T1　　　　　　　　C. 2T1

   D. T2　　　　　　　　E. TR

2. 关于于SE序列T1加权像的叙述，错误的是（　　　）

   A. T1加权像就是组织T1差异形成的图像

   B. T1加权像的信号对比主要由组织的T1值决定

   C. 短TR时，长T1组织的信号弱

   D. 短TE可减少T2影响，突出T1

   E. 长TR、长TE可获得T1加权像

3. SE序列MR检查时，扫描层数的多少是由哪个参数来决定的（　　　）

   A. 由TR和最大回波时间TE　　　　　B. 扫描野的大小

   C. 梯度场强度　　　　　　　　　　　D. 频率编码方向

   E. 相位编码方向

4. 横向弛豫时间是指横向磁化由最大减少到最大值的（　　　）

   A. 100%　　　　　　　B. 83%　　　　　　　C. 63%

   D. 50%　　　　　　　E. 37%

5. 下列说法正确的是（　　　）

   A. 正常组织的MR信号80%来源于细胞内

   B. 水对MR信号形成贡献最大

   C. 自由水的T1明显延长

   D. 结合水的T1较自由水的有缩短

   E. 以上均对

6. 为得到一帧二维MRI，使氢原子出现不同倾倒角度的磁化矢量（　　　）

   A. 倾倒角度不同的射频脉冲　　　　　B. 不同位置的接收线圈

   C. 相位编码梯度磁场　　　　　　　　D. 频率编码梯度磁场

   E. 层面选择梯度磁场

7. Gd-DTPA增强主要是因为（　　　）

   A. 缩短T1弛豫时间　　　　　　　　　B. 信噪比下降

C. 空间分辨率下降             D. 对比度下降

E. 信号均匀度下降

8. GRE序列采用小角度激发的优点不包括（      ）

    A. 可选用较短的TR，从而加快成像速度

    B. 射频冲能量较小，SAR值降低

    C. 产生的横向磁化矢量大于90° 脉冲

    D. 产生横向磁化矢量的效率较高

    E. 图像具有较高的信噪比

9. 发生共振现象要求供应者和接受者哪种参数一致（      ）

    A. 形状             B. 重量             C. 体积

    D. 频率             E. 密度

10. MR波谱分析的基本原理是（      ）

    A. 利用相位对比进行MR谱扫描，分析生化物质结构及含量的MR技术

    B. 利用时间飞跃进行MR谱扫描，分析生化物质结构及含量的MR技术

    C. 利用预置饱和进行MR谱扫描，分析生化物质结构及含量的MR技术

    D. 利用化学位移进行MR谱扫描，分析生化物质结构及含量的MR技术

    E. 利用组织对比增强进行MR谱扫描，分析生化物质结构及含量的MR技术

11. IR代表（      ）

    A. 自旋回波序列          B. 反转恢复序列          C. 部分饱和序列

    D. 梯度回波序列          E. 快速梯度序列

12. 梯度磁场的目的是（      ）

    A. 增加磁场强度          B. 帮助空间定位          C. 增加磁场均匀性

    D. 减少磁场强度          E. 减少噪音

13. 梯度回波序列的主要优点是（      ）

    A. 提高图像信噪比        B. 提高空间分辨率        C. 增加磁场均匀性

    D. 提高成像速度          E. 减少噪音

14. 对血流信号影响不大的因素是（      ）

    A. 血流速度            B. 血流方向            C. 血流性质

    D. 血氧浓度            E. 脉冲序列

15. Gd–DTPA的不良反应可包括（      ）

    A. 头晕             B. 头痛             C. 恶心

    D. 心前区不适          E. 以上均是

16. MRI检查的禁忌证为（      ）

    A. 装有心脏起搏器                    B. 眼球内金属异物

    C. 钢制人工关节                     D. 动脉瘤用银夹结扎术后

    E. 以上都是

17. 下面不影响MR图像对比度的是（    ）

    A. 组织密度　　　　　　B. 脉冲序列　　　　　　C. 脉冲参数：T1、翻转角

    D. 脉冲参数：TR、TE E. 对比剂

18. 关于化学位移伪影描述错误的是（    ）

    A. 仅发生在相位编码方向上

    B. 脂肪与水的进动频率存在差异造成

    C. 在肾脏与肾周脂肪囊交接区表现突出

    D. 在图像上表现为脂肪与水的界面上出现黑色和白色条状或月牙状阴影

    E. 严重程度与主磁场场强成正比

19. 关于截断伪影的叙述错误的是（    ）

    A. 表现为颈髓内出现低信号线影

    B. 截断伪影系因数据采集不足所致

    C. 颈椎矢状位T1WI上这种伪影比较常见

    D. 在图像中高、低信号差别大的交界区信号强度失准

    E. 仅发生在频率编码方向上

20. 下列有关MRI图像截断伪影的扫描，错误的是（    ）

    A. 截断伪影通常出现在高对比组织的界面

    B. 截断伪影通常表现为交替的亮带与暗带状伪影

    C. 在傅里叶变换前对信号滤过，可减少截断伪影

    D. 增大矩阵可减少截断伪影

    E. 增大FOV能减少截断伪影

21. 用于乳腺检查的影像学技术通常不包括（    ）

    A. 超声　　　　　　　　B. MRI　　　　　　　　C. 红外线

    D. 核医学　　　　　　　E. 钼靶X线摄影

22. 鉴别脂肪或出血，应该用（    ）

    A. STIR　　　　　　　　B. SE T1WI　　　　　　C. FSE T2WI

    D. FLAIR　　　　　　　E. GRE

23. 心脏MRI检查的绝对禁忌证是（    ）

    A. 安装心脏起搏器的患者　　　　　　　B. 长期卧床的老年患者

    C. 下腔静脉植入金属支架的患者　　　　D. 体内置有金属节育环的患者

    E. 装有义齿的患者

24. 下列有关弛豫的表述，正确的是（    ）

    A. 射频脉冲关闭后，宏观横向磁化矢量指数式衰减被称为横向弛豫

    B. 横向弛豫的原因是同相进动的质子失相位

    C. 同一组织的纵向弛豫速度快于横向弛豫

    D. 纵向弛豫越快的组织T1值越长

E. T2值越长，说明组织横向弛豫越快

25. 典型的反转恢复IR脉冲序列中，RF的时序为（　　）

    A. 180° −90° −180°　　B. 90° −90° −180°　　　C. 90° −180° −180°

    D. 90° −180° −90　　　E. 180° −90° −90°

26. 关于MRI对比剂的说法，下列错误的是（　　）

    A. MRI对比剂与X线检查使用的碘对比剂作用机制和功能相同

    B. MRI对比剂可缩短T1及T2弛豫，其中以T1弛豫为主

    C. 某些金属离子如Fe、Gd、Mn具有顺磁性，可缩短T1弛豫时间

    D. MRI对比剂按生物分布性可分为细胞内、外对比剂两类

    E. 普美显属于细胞内对比剂

27. 使用MRI对比剂的目的主要是（　　）

    A. 增加各组织之间及组织与病变之间的信号强度对比

    B. 降低病灶的信号强度

    C. 提高图像的信噪比和对比噪声比，有利于病灶的检出

    D. 减少图像伪影

    E. 用于CT增强未能检出的病灶

28. 最常用的脑部MRA序列是（　　）

    A. 3D−PC−MRA　　　B. 2D−TOF−MRA　　　C. 2D−PC−MRA

    D. 3D−TOF−MRA　　　E. CE−MRA

29. MRA与其他一些临床血管造影检查方法相比，所具有的优点不包括（　　）

    A. 可全部替代有创伤性的血管造影检查

    B. 是一种无损伤的检查技术

    C. 可作三维空间成像，也能以不同角度成像，360° 旋转观察

    D. 患者无须注射对比剂

    E. MRA费用低且检查时间短

30. 扩散加权成像技术的叙述错误的是（　　）

    A. 物质的扩散特性通常以扩散系数D来描述

    B. 扩散成像，又称弥散成像

    C. 在均匀介质中，任何方向的D（扩散系数）值都相等

    D. 是利用对扩散运动敏感的脉冲序列检测组织的水分子扩散运动状态，并用
      图像的方式显示出来

    E. 在扩散加权图像上，扩散系数越高，MR信号越高

31. 有关含蛋白质液体的描述不正确的是（　　）

    A. T1时间短于脑脊液　　　　　　　B. T1加权像上信号高于脑脊液

    C. T2时间大于脑脊液　　　　　　　D. T2加权像上信号低于脑脊液

    E. 信号强度随蛋白质含量的高低而改变

32. 目前能够进行活体组织内化学物质无创性检测的方法是（　　）

    A. PWI　　　　　　　　　B. DWI　　　　　　　　　C. MR波谱分析

D. MR动态增强　　　　E. MRA

33. 图像质量与成像参数的关系，下列错误的是（　　　）

A. 降低接收带宽，可使TE时间延迟，化学位移伪影加重

B. 层厚越大，空间分辨率下降，信噪比增高

C. FOV越大，空间分辨率下降，但信噪比提高

D. 矩阵越大，信噪比越高，空间分辨率也越高

E. NEX增多，信噪比提高，但扫描时间增加

34. MR水成像采用的序列常为（　　　）

A. IR　　　　　　　B. SE　　　　　　　C. GRE

D.FSE/TSE　　　　　E. EPI

35. 下列有关核磁现象的表述，正确的是（　　　）

A. 任何原子核自旋都可以产生核磁

B. MRI成像时，射频脉冲频率必须与质子自旋频率一致

C. 质子的自旋频率与磁场场强成正比

D. 质子的进动频率明显低于其自旋频率

E. 在场强一定的前提下，原子核的自旋频率与其磁旋比成正比

36. 在MR仪的主要硬件中，对成像速度影响最大的是（　　　）

A. 主磁体　　　　　B. 激发线圈　　　　C. 梯度线圈

D. 接收线圈　　　　E. 计算机系统

37. 下列有关弛豫的表述，正确的是（　　　）

A. 射频脉冲关闭后，宏观横向磁化矢量指数式衰减被称为横向弛豫

B. 横向弛豫的原因是同相进动的质子失相位

C. 同一组织的纵向弛豫速度快于横向弛豫

D. 纵向弛豫越快的组织T1值越长

E. T2值越长，说明组织横向弛豫越快

38. 在其他条件不变的情况下，提高NEX，以下哪个参数可以得到显著提高（　　　）

A. 组织密度比　　　　B. 对比度　　　　C. 图像均匀度

D. 空间分辨度　　　　E. 信噪比

39. 实现层面选择应用的方法是（　　　）

A. 改变射频脉冲频率　B. 使用表面线圈　　　C. 提高信噪比

D. 改变主磁场强度　　E. 使用梯度磁场

40. 下列MRI扫描参数中，不直接影响采集时间的是（　　　）

A. TR　　　　　　　B. 回波链长度（ETL）　C. TE

D. 激励次数　　　　E. 矩阵

41. STIR的技术优点在于（　　　）

A. 信号抑制的选择性较高

B. 由于TR缩短，扫描时间较短

C. 场强依赖性低，对磁场均匀度的要求也较低

D. 用于增强扫描可增加强化效果

E. 小的FOV扫描可取得好的脂肪抑制效果

42. GRE序列采用小角度激发的优点不包括（　　　）

    A. 可选用较短的TR，从而加快成像速度

    B. 体内能量沉积减少

    C. 产生的横向磁化矢量大于90°脉冲

    D. 射频脉冲能量较小

    E. 产生横向磁化矢量的效率较高

43. 内耳成像属于（　　　）

    A. IN-OUT Phase　　　　B. 水成像　　　　　　C. DWI

    D. MRS　　　　　　　　E. DTI

44. 为了减少心脏搏动伪影　对心脏大血管MRI图像的影响，一般采用心电门控技术，应用本法的TR时间决定于（　　　）

    A. R-R间期　　　　　　B. P-R间期　　　　　　C. R-P间期

    D. 2R-R间期　　　　　E. 2P-R间期

45. 舒张期伪门控产生动脉高信号，其TR为1000ms，则心率为（　　　）

    A. 50次/分　　　　　　B. 60次/分　　　　　　C. 70次/分

    D. 80次/分　　　　　　E. 90次/分

46. 下列不属于磁共振功能成像的是（　　　）

    A. DWI　　　　　　　　B. PWI　　　　　　　　C. MRA

    D. MRS　　　　　　　　E. BOLD

47. MRI诊断关节疾病的优势主要是（　　　）

    A. 时间分辨率高　　　B. 密度分辨率高　　　　C. 软组织对比分辨率高

    D. 多参数成像　　　　E. 多方向扫描

48. 人体组织中的水有自由水和结合水之分，自由水是指（　　　）

    A. 分子游离而不与其他组织分子相结合的水

    B. 存在于细胞内的水

    C. 存在于细胞外间隙中的水

    D. 存在于血浆中的水

    E. 自然运动频率低的水

49. 低场机能取得良好的脂肪抑制效果，但缺乏特异性，其方法是（　　　）

    A. 脂肪饱和法　　　　B. STIR技术　　　　　　C. 化学位移技术

    D. DIXON法　　　　　E. 以上都不是

50. MR水成像的优点不包括（　　　）

    A. 适应证广　　　　　　　　　　　　B. 为无创性技术

    C. 获得多层面、多方位成像　　　　　D. 安全，不用对比剂，无对比剂副反应

E. 成像时间短

51. 时间飞跃法MR血管成像的理论是（　　）

    A. 组织信号差别的增强效应

    B. 基于流体饱和效应中的相位增强效应

    C. 对比剂的增强效应

    D. 基于流体饱和效应中的流入相关增强效应

    E. 拉莫尔频率差的增强效应

52. 下列有关Gd-DTPA的临床应用，错误的是（　　）

    A. 常规临床用量为0.1mmol/kg　　　　　　B. 怀疑脑转移病变时可加大剂量2～3倍

    C. 只限于中枢神经系统疾患的应用　　　　D. 常规临床用量为0.2mL/kg

    E. 用于关节造影时应稀释

53. 下列影像方法可行任意方位断层的是（　　）

    A. 螺旋CT　　　　　　B. 电子枪CT　　　　　　C. MRI

    D. SPECT　　　　　　E. PET

54. MRA对下列血管病变显示最好的是（　　）

    A. 动静脉畸形　　　　B. 急性期出血　　　　　C. 蛛网膜下腔出血

    D. 亚急性期出血　　　E. 海绵状血管瘤

55. 反转恢复脉冲序列，施加的第一个脉冲是（　　）

    A. 180°　　　　　　B. 90°　　　　　　C. 270°

    D. 50　　　　　　　E. 25°

56. 薄层扫描需具备的条件是（　　）

    A. 梯度磁场场强高　　　　　　B. 梯度磁场场强低

    C. 射频带宽要宽　　　　　　　D. 射频编码大的步码数

    E. 相位编码大的步码数

57. 对于K空间的基本概念与特征，以下说法不正确的是（　　）

    A. K空间是一个数学的概念

    B. K空间是MR信号原始数据的填充空间

    C. K空间填充中心区的原始数据决定图像的对比度

    D. K空间填充中心区的原始数据信号最强

    E. K空间是指患者的检查区域

58. 1H-MRS的工作原理是依据（　　）

    A. 不同部位的水分子的相位变化不同

    B. 不同分子结构中质子的进动频率不同

    C. 不同组织结构的相位干扰不一样

    D. 不同相位的信号填充不同的K空间

    E. 不同的代谢产物的相位不同，在K空间的位置不同

59. MR最常选择H作为成像的元素，主要原因是（　　）

A. 1H原子结构简单　　　　　　　　B. 对1H物理学特性研究较多

C. 1H容易发生共振　　　　　　　　D. 其他原子不能发生核磁现象

E. 1H磁化率高，在生物组织中原子数量最多

60. 若于两种组织交界处见到"化学位移"伪影，则这两种组织（　　　）

A. 水及脂质含量相似　　　　　　　B. 水及脂质含量相差很大

C. 水含量相似　　　　　　　　　　D. 血液含量相似

E. 血液含量相差很大

61. MRI水成像的技术不包括（　　　）

A. T2较短的实质器官及流动的血液表现为低信号

B. MR水成像又称液体成像

C. 在重T2WI上泪水等流动缓慢或相对静止的液体均呈高信号

D. 对体内所有含液体的结构成像

E. 可代替诊断性的MRCP、PTC、IVP、X线涎管造影和泪道造影等

62. 大蛋白质分子的共振频率为（　　　）

A. 显著高于拉摩尔共振频率　　　　B. 显著低于拉摩尔共振频率

C. 接近拉摩尔共振频率　　　　　　D. 亿万Hz

E. 6 ~ 65Hz

63. 正铁血红蛋白（　　　）

A. 顺磁性降低，使血肿的T1值增加　　B. 顺磁性不均匀，使血肿的T1值增加

C. 一般从血肿中央向周边逐渐发展　　D. 使血肿的T2值缩短

E. 具有较强的顺磁性，使血肿的T1值缩短

64. MRI的特性，描述错误的是（　　　）

A. 有一定的电离辐射　　　　　　　B. 软组织分辨力极佳

C. 可行任意平面的多方位成像　　　D. 多参数成像，对显示解剖和病变敏感

E. 除能显示形态学的改变外，还可进行生物化学及代谢功能方面的研究

65. MR造影剂的增强机理为（　　　）

A. 改变局部组织的磁环境直接成像　　B. 改变局部组织的磁环境间接成像

C. 增加了氢质子的个数　　　　　　D. 减少了氢质子的浓度

E. 增加了水的比重

66. 在MR上下列肿瘤看不见化学位移伪影的是（　　　）

A. 皮样囊肿　　　　B. 脂肪瘤　　　　　　C. 畸胎瘤

D. 神经鞘瘤　　　　E. 胆脂瘤

67. 梯度回波序列血流产生高信号，下列描述不正确的是（　　　）

A. 静止质子信号低，与血流对比明显

B. 垂直于切面的血管为高信号

C. 平行于切面的血管亦为高信号

D. 流动快的血流即使离开切层，也呈高信号

E. 动脉与静脉可同时表现为高信号

68. 下列说法正确的是（　　　）

    A. 自由水的自然运动频率高

    B. 结合水依附在大分子上，其自然运动频率降低

    C. 自由水运动频率明显高于拉摩尔共振频率

    D. 结合水运动频率介于自由水与较大分子之间

    E. 以上均对

69. 下列说法正确的是（　　　）

    A. 高浓度铁蛋白缩短T2时间

    B. 高浓度铁蛋白在T2加权像上显低信号

    C. 正常脑组织中也存在铁

    D. 细胞内的铁具有高磁化率

    E. 以上均对

70. 施加90°脉冲后，关于质子宏观磁化矢量M的描述错误的是（　　　）

    A. M在xy平面上    B. M与B0平行    C. M与B0垂直

    D. Mxy最大    E. Mz为零

71. 目前磁共振成像使用时的放射性核素不包括（　　　）

    A. $^{1}H$    B. $^{13}C$    C. $^{131}I$

    D. $^{31}P$    E. $^{23}Na$

72. 实现层面选择应用的方法是（　　　）

    A. 改变射频脉冲频率    B. 使用表面线圈    C. 提高信噪比

    D. 改变主磁场强度    E. 使用梯度磁场

73. 与化学位移现象或技术无关的是（　　　）

    A. MR波谱分析        B. 化学位移伪影

    C. 分子环境不同产生共振频率差异    D. CHESS法得到纯脂肪图像

    E. 弥散加权像

74. 下列有关梯度回波序列特点的描述正确的是（　　　）

    A. 反映T2弛豫信息

    B. 固有信噪比高

    C. 对磁场的不均匀性敏感

    D. 梯度回波序列图像中血流呈流空信号

    E. 只需利用梯度场方向的切换来产生回波，无须射频脉冲

75. MRI的优点（　　　）

    A. 空间分辨率高    B. 软组织分辨率高    C. 灰度分辨率高

    D. 密度分辨率高    E. 密度对比分辨率高

76. 假设单一因素改变，下列因素的变化可致使信噪比降低的是（　　　）

    A. FOV增大    B. NEX增加    C. 主磁场场强升高

D. TR延长      E. 矩阵增大

77. 与空间定位无关的技术是应（     ）

  A. Gx          B. Gy          C. Gz

  D. $B_0$          E. 傅里叶变换

78. 关于纵向弛豫的描述，正确的是（     ）

  A. 又称自旋–晶格弛豫

  B. 纵向磁化矢量由最大值恢复到零

  C. 横向磁化矢量由零恢复到最大值

  D. 与物质密度有关

  E. 与FOV大小有关

79. 关于横向弛豫的描述，正确的是（     ）

  A. 又称自旋–自旋弛豫          B. 纵向磁化矢量由最大值恢复到零

  C. 横向磁化矢量由零恢复到最大值      D. 与物质密度有关

  E. 与FOV大小有关

80. 下列组织T1值最短的是（     ）

  A. 水          B. 皮质骨          C. 肌肉

  D. 脂肪          E. 脑白质

81. 产生黑色流空信号最典型的是（     ）

  A. 湍流          B. 层流          C. 垂直于切层的血流

  D. 平行于切层的血流      E. 有病变的血管内血流

82. 有关磁共振信号强度的描述，错误的是（     ）

  A. T1值越大，信号强度越大          B. T2值越大，信号强度越大

  C. TR越长，信号强度越大          D. TE越短，信号强度越大

  E. 质子密度越大，信号强度越大

83. SE序列相位重聚是指（     ）

  A. 90°脉冲激励时          B. 90°脉冲激励后

  C. 180°脉冲激励时          D. 使离散相位又一致

  E. 横向宏观磁化矢量变小

84. SE序列相位一致是指（     ）

  A. 180°脉冲激励时

  B. 180°脉冲激励后

  C. 质子群所有质子在同一方向，同步自旋

  D. 质子群所有质子在同一方向，不同步自旋

  E. 质子群所有质子在不同方向，不同步自旋

85. 心脏MRI不适用于（     ）

  A. 室间隔缺损          B. 房间隔缺损          C. 频发室性期前收缩

  D. 单心室          E. 完全性大动脉转位

86. 由于细胞内正铁血红蛋白具有较强的顺磁性，使（　　　）

    A. 血肿的T1值缩短　　B. 血肿的T2值缩短　　C. 血肿的T1值增加

    D. 血肿的T2值增加　　E. 血肿的质子密度增加

87. 原子核的自旋可形成电流环路，从而产生具有一定大小和方向的磁化矢量，这是因为原子核内（　　　）

    A. 中子带有正电荷　　B. 质子带有正电荷　　C. 电子带有负电荷

    D. 中子带有负电荷　　E. 质子带有负电荷

88. 避免金属伪影的对策有（　　　）

    A. 使用钛合金制造的金属植入物　　　　B. 嘱患者控制身体活动

    C. 金属植入物尽量做小一点　　　　　　D. 使用金属抑制序列

    E. 延长扫描时间

89. MR图像上金属伪影一般出现在（　　　）

    A. 金属植入物上方　　　　　　　　　　B. 金属植入物对侧

    C. 金属植入物周围　　　　　　　　　　D. 金属植入物内部

    E. 整个MRI图像上满布伪影

90. 有关磁共振成像预饱和技术的描述，错误的是（　　　）

    A. 是一种典型的脂肪抑制技术

    B. 饱和带越多，伪影抑制效果越好

    C. 饱和带越多，扫描时间可能越长

    D. 饱和带越多，可能需要相应减少扫描层数

    E. 饱和带越靠近兴趣区，伪影抑制效果越好

91. 剔除了主磁场不均匀的影响，质子周围其他磁性原子核的随机运动引起的宏观横向磁化矢量的衰减称为（　　　）

    A. 自由感应衰减　　　B. T2弛豫　　　　　C. 纵向弛豫

    D. 自旋-自旋弛豫　　　E. 自旋-晶格弛豫

92. 关于MR信号空间定位的描述，下列哪项正确（　　　）

    A. MR信号的空间定位主要依赖梯度场来完成

    B. MR信号的空间定位主要依赖主磁场完成

    C. MR信号的空间定位主要依赖自旋回波完成

    D. MR信号的空间定位主要依赖定位尺完成

    E. MR信号的空间定位主要依赖测量Larmor频率完成

93. 扩散加权成像和灌注成像主要的临床应用是（　　　）

    A. 脑外伤　　　　　　B. 脑肿瘤　　　　　C. 急性脑梗死

    D. 脑出血　　　　　　E. 脑炎

94. 下列哪项不是PC-MRA的适应证（　　　）

    A. 显示脑动脉瘤　　　B. 心脏血流分析　　C. 静脉病变检查

    D. 门静脉血流分析　　E. 下肢血管

95. 两个相邻区域信号强度的相对差别是（　　　）

    A. 对比度　　　　　　B. 信噪比　　　　　　　C. 对比噪声比

    D. 空间分辨率　　　　E. 以上都不是

96. MR成像过程中，金属产生伪影是因为（　　　）

    A. 干扰主磁场的均匀性　　　　　　B. 部分容积效应

    C. 产生热量　　　　　　　　　　　D. 电阻大

    E. 密度大

97. 不属于in-out phase序列信号特点的是（　　　）

    A. 勾边效应　　　　　　　　　　　B. 含脂肿瘤组织信号明显降低

    C. 皮下脂肪组织信号减低　　　　　D. 正常实质脏器信号不改变

    E. 纯水呈低信号

98. 梯度回波脉冲序列应使用（　　　）

    A. 180° 射频脉冲　　　　　　　　　B. >180° 射频脉冲

    C. 90° +180° 射频脉冲　　　　　　D. >90° 射频脉冲

    E. <90° 射频脉冲

99. $T2^*$值（　　　）

    A. 短于T2　　　　　　B. 等于T2　　　　　　　C. 长于T2

    D. 等于T1　　　　　　E. 长于T1

100. 同一种原子核处在大小不同的外磁场$B_0$中，其旋磁比 γ 大小（　　　）

    A. 将发生变化

    B. 随外磁场$B_0$增大而增大

    C. 随外磁场$B_0$增大而减小

    D. 与外磁场$B_0$无关，仅与原子核自身性质有关

    E. 约为42

101. 以下是超顺磁性对比剂的是（　　　）

    A. 钆喷酸葡胺　　　　B. 钆双胺　　　　　　　C. 钆贝葡胺

    D. 氧化铁　　　　　　E. 锰福地匹三钠

102. 下列有关肝脏磁共振对比剂的说法，错误的是（　　　）

    A. 选用肝细胞选择性对比剂（如Mn-DPDP等）进行强化扫描时，不含肝细胞的肿瘤常表现为低信号

    B. SPIO主要为T1弛豫增强对比剂，表现为在T1WI上降低含网状内皮细胞的肝组织的信号强度

    C. Gd-DTPA为非特异性细胞外间隙对比剂

    D. USPIO是兼有早期血池效应及晚期网状内皮细胞选择性的对比剂

    E. Gd-BOPTA是兼有细胞外液分布特性及晚期肝细胞选择特性的对比剂，在延迟期（45分钟至2小时）图像有助于判别肿瘤是否含有正常功能的肝细胞

103. 亚急性出血正铁血红蛋白细胞外期的MR表现是（    ）

    A. T1WI低信号、T2WI高信号        B. T1WI高信号、T2WI高信号

    C. T1WI高信号、T2WI低信号        D. T1WI低信号、T2WI低信号

    E. T1WI等信号、T2WI等信号

104. 90°脉冲激发后，磁共振信号以指数曲线衰减，称为（    ）

    A. 纵向弛豫        B. 横向弛豫        D. 进动

    D. 自旋        E. 自由感应衰减

105. 一般不进行MR检查的患者是（    ）

    A. 急性脑梗死患者        B. 幽闭恐惧症患者

    C. 钛合金股骨头置换术后患者        D. CT未发现高密度异物的眼球外伤患者

    E. 配合的低龄高热患者

106. 鉴别肝硬化结节与肝细胞性肝癌最有意义的对比剂是（    ）

    A. 超顺磁性氧化铁    B. 血池对比剂        C. 钆螯合剂

    D. 碘对比剂        E. 口服对比剂

107. True-FISP序列的优点不包括（    ）

    A. 成像速度快        B. 软组织对比良好

    C. 含水结构与软组织的对比良好        D. 可用于心脏的检查

    E. 可用于水成像

108. 扫描野不变时，采集矩阵的行和列同时增大对信噪比、空间分辨率和扫描时间的影响是（    ）

    A. 增加信噪比、提高分辨率、增加扫描时间

    B. 降低信噪比、提高分辨率、增加扫描时间

    C. 增加信噪比、降低分辨率、增加扫描时间

    D. 降低信噪比、降低分辨率、增加扫描时间

    E. 降低信噪比、提高分辨率、缩短扫描时间

109. 关于MRI中血液信号丢失的重要原因叙述中，不正确的是（    ）

    A. 血管的搏动        B. 层流流速差别造成失相位

    C. 扫描层面的质子群位置变动        D. 湍流中血流方向和速度无规律

    E. 层流中引起分子旋转造成的失相位

110. MR水成像不包括（    ）

    A. MRA        B. MRCP        C. MRU

    D. MRM        E. MR涎腺成像

111. 化学饱和法脂肪抑制技术，正确的是（    ）

    A. 不受磁场均匀性的影响

    B. 磁场均匀性影响脂肪抑制效果

    C. 不仅抑制脂肪，同时也抑制与脂肪T1值相同的组织

    D. 使用时不增加扫描时间

    E. 是一种不经常使用的脂肪抑制技术

112. TOF血管成像原理，说法正确的是（　　　）

  A. 团注顺磁性对比剂，血液的T1弛豫时间会极度缩短

  B. 双极梯度对流动编码　　　　　　C. 流入增强

  D. 饱和现象　　　　　　　　　　　E. 以上均对

113. 自由水的运动频率（　　　）

  A. 显著高于拉摩尔共振频率　　　　B. 显著低于拉摩尔共振频率

  C. 接近拉摩尔共振频率　　　　　　D. 数万Hz以下

  E. 6 ~ 65Hz

114. 核磁弛豫的概念及宏观磁化矢量的变化如下（　　　）

  A. 出现90°射频脉冲之前　　　　　B. 出现90°射频脉冲之中

  C. Mxy由最大恢复到平衡状态的过程　D. Mxy最小

  E. Mz最大

115. 在GRE脉冲序列中，翻转角（小于90°角）越大所获图像越接近于（　　　）

  A. T1加权像　　　　　B. T2加权像　　　　　　C. 质子密度加权像

  D. 以上均是　　　　　E. 以上均不是

116. 最易显示顶枕沟的扫描方向为（　　　）

  A. 横轴位　　　　　　B. 矢状位　　　　　　　C. 冠状位

  D. 斜冠状位　　　　　E. 斜位

117. 关于脂肪抑制序列上脂肪信号的特点，说法正确的是（　　　）

  A. 脂肪在T1低信号抑制后仍为低信号

  B. 脂肪在T1高信号抑制后仍为高信号

  C. 脂肪在T2高信号抑制后变为高信号

  D. 脂肪在T2高信号抑制后变为低信号

  E. 脂肪在T2低信号抑制后仍为低信号

118. 有关MRI优点的表述，错误的是（　　　）

  A. 无辐射损伤，无骨伪影　　　　　B. 软组织分辨力高

  C. 多参数成像提供更多的诊断信息　D. MRS提供组织代谢信息

  E. 不能直接进行多方位成像

119. 快速自旋回波序列与SE序列，不同的是（　　　）

  A. 采用多次90°脉冲激发后采集回波

  B. 采用多次90°脉冲激发后，用180°脉冲产生回波

  C. 采用多次90°脉冲后多个180°脉冲产生回波

  D. 采用2次90°脉冲后多个180°脉冲产生回波

  E. 采用一次90°脉冲后多个180°脉冲产生回波

120. PWI反映（　　　）

  A. 活体组织的化学成分

  B. 含氧血红蛋白与脱氧血红蛋白的比例

  C. 正常组织与病理组织之间水弥散程度和方向的差别

  D. 微循环

  E. 以上均不是

121. 装有心脏起搏器的患者不能进行（　　　）

  A. MRI       B. CT        C. X线平片

  D. SPECT      E. PET

122. 为了增加T1加权扫描层数，将TR由400ms改为600ms时，图像如何改变（　　　）

  A. 降低了图像对比度       B. 提高了图像对比度

  C. 提高图像空间分辨力      D. 降低了图像的空间分辨力

  E. 减少运动伪影

123. 无须对比剂可进行血管成像的检查有（　　　）

  A. DSA       B. CT        C. CE-MRA

  D. CTA       E. PC法MRA

124. MR水成像技术应用的是（　　　）

  A. 重T1WI序列     B. 轻T1WI序列     C. 轻T2WI序列

  D. 重T2WI序列     E. 质子加权成像序列

125. SE序列中，血流表现为低信号的原因为（　　　）

  A. 垂直扫描层面的血流出现流空现象

  B. 平行扫描层面的血流受磁场不均匀性的影响

  C. 层流造成的失相位

  D. 湍流造成的失相位

  E. 以上都是

126. 下列关于MRI检查临床应用的描述中，正确的是（　　　）

  A. MR1检查对呼吸系统疾病的应用价值大于X线平片

  B. MRI易检出较小的病灶，例如胃肠道黏膜较小的病变

  C. MRI通常不适用检查呼吸系统疾病

  D. MR具有高的组织分辨力，因此对所检出的病变均能做出准确诊断

  E. MRI具有电离辐射，不能用于小儿和孕妇检查

127. 三维TOF（时间飞跃法）MRA目前主要存在问题是（　　　）

  A. 空间分辨力低

  B. 体素较大

  C. 流动失相位明显

  D. 容积内血流饱和较为明显，抑制背景组织的效果相对较差

  E. 后处理重建图像的质量较差

128. 与SE序列相比，FSE序列的优点是（　　　）

  A. 成像速度加快    B. 图像对比度增加    C. 脂肪信号增高

  D. 能量沉积减少    E. 图像模糊效应减轻

129. 有关MRI的限度，说法错误的是（　　　）

　　A. 体内带铁磁性物质的患者不能进行检查

　　B. 进行生命监护的危重患者不能进行检查

　　C. 对钙化的显示不如CT

　　D. 对肺、骨的观察不如CT

　　E. 对脑组织解剖及病变显示不如CT敏感

130. 下面关于伪影的叙述错误的是（　　　）

　　A. 认识伪影与消除伪影没有多大关系

　　B. 伪影是正常图像以外的有害影像

　　C. 有些伪影可以消除

　　D. 设备伪影是指机器设备所产生的伪影

　　E. 技师在消除伪影中起着重要作用

131. 造成卷褶伪影主要是因为（　　　）

　　A. 视场的范围超出被检物体　　　　　　B. 被检物体超出视场的范围

　　C. TR过大　　　　　　　　　　　　　　D. TE过大

　　E. 扫描时间过长

132. 控制截断伪影的措施不包括（　　　）

　　A. 变换相位和频率编码方向　　　　　　B. 缩小采集矩阵

　　C. 过滤原始资料　　　　　　　　　　　D. 减小FOV

　　E. 改变图像重建方法

133. 根据人体各部位制成形状、大小不一致的线圈的最重要目的是（　　　　）

　　A. 减少检查时间　　　　　　　　　　　B. 获得最佳图像质量

　　C. 方便检查　　　　　　　　　　　　　D. 受检者比较满意

　　E. 射频频率不一致

134. 与MR图像信噪比无关的是（　　　）

　　A. 回波时间　　　　　　　　　　　　　B. 磁场强度

　　C. 重复时间　　　　　　　　　　　　　D. 像素大小

　　E. 病人体格大小

135. MRI图像上卷褶伪影一般出现在（　　　　）

　　A. FOV大于受检部位　　　　　　　　　B. 相位编码上

　　C. 相位编码前后方向设置时　　　　　　D. 频率编码方向上

　　E. 增加采集时间的情况下

136. 提高信噪比可通过下列哪种方法来实现（　　　）

　　A. 降低信号的强度和提高噪声的强度

　　B. 保持信号强度不变，提高噪声强度

　　C. 提高信号的强度和降低噪声的强度

　　D. 保持噪声强度不变，降低信号强度

　　E. 以上都不是

137. MRI检查的禁忌证不包括（　　　　）

    A. 体内有陶瓷置入物　　　　　　　　B. 装有心脏起搏器者

    C. 中枢神经系统有金属止血夹者　　　D. 装有铁磁性或电子耳蜗者

    E. 体内有胰岛素泵者

二、以下提供若干组考题，每组开题共用在考题前列出的A、B、C、D、E五个备选
　　答案。每个备选答案可能被选择一次，多次或不被选择。

    B型题

    （138 ~ 142题共用备选答案）

    A. MRA　　　　　　　B. 水成像　　　　　　　C. DWI

    D. MRS　　　　　　　E. DTI

138. 显示神经纤维束的走行（　　　　）

139. 显示血管（　　　　）

140. 脑肿瘤代谢物的测定（　　　　）

141. 急性期脑梗死的诊断（　　　　）

142. 内耳成像（　　　　）

    （143 ~ 145题共用备选答案）

    A. 脂肪饱和法　　　　B. STIR技术　　　　　C. 化学位移技术

    D. Dixon法　　　　　E. 以上都不是

143. 对脂肪组织抑制具有可靠特异性的是（　　　　）

144. 抑制脂肪含量较少的病变组织（　　　　）

145. 低场机能取得良好的脂肪抑制效果，但缺乏特异性（　　　　）

    （146 ~ 150题共用备选答案）

    A. TOF-MRA　　　　　B. PC-MRA　　　　　C. CE-MRA

    D. BOLD　　　　　　　E. DWI

146. 用于流速较快的动脉血管成像（　　　　）

147. 用于显示需极短时间内成像的病变（　　　　）

148. 用于显示急性期脑梗死（　　　　）

149. 用于功能皮层中枢的定位（　　　　）

150. 对很宽的流速敏感，可显示动脉与静脉（　　　　）

三、以下每一道题下面有A、B、C、D、E五个备选答案，从中选择一个或多个正确
　　答案。

    X型题

151. MRI扩散加权成像技术的临床应用叙述正确的有（　　　　）

    A. 扩散系数在T1、T2加权成像变化很大

    B. 扩散加权成像在脑梗死检测中具有重要临床价值

    C. 脑组织在超急性梗死期，在扩散加权像上表现为高信号区

D. 脑组织在超急性梗死期，扩散系数显著下降

E. 在白质区，水分子的扩散系数在空间各个方向是相同的

152. 血流呈现高信号的原因包括（　　　　）

A. 质子流动失相位　　　　　　　　　B. 流入增强效应

C. 采用自旋回波序列　　　　　　　　D. 偶回波效应

E. 对比剂增强效应

153. 下面是脂肪抑制成像技术的有（　　　　）

A. 化学位移成像技术　　　　　　　　B. 化学位移频率选择饱和技术

C. 幅度选择饱和技术　　　　　　　　D. 化学位移水-脂反相位饱和成像技术

E. 水激励技术

154. 心脏快速MRI成像序列的优点包括（　　　　）

A. 能鉴别是血管结构还是含气空腔　　B. 能鉴别是血流还是血栓

C. 能观察瓣膜的功能状况　　　　　　D. 对周围组织分辨清晰

E. 能测定心肌组织能量代谢

155. 关于磁共振伪影，下列说法正确的是（　　　　）

A. 拉链伪影最常见的原因是其他射频脉冲的干扰

B. 使用较短的TE或SE脉冲序列可减轻磁敏感伪影

C. 截断伪影多系数据采样不足，常见于频率编码方向上

D. 化学位移伪影可通过增加接收带宽或采用预饱和技术进行补偿

E. 包裹伪影可以通过扩大FOV完全消除

156. 下面能控制生理性运动伪影的措施有（　　　　）

A. 预饱和技术　　　　　　　　　　　B. 心电门控技术

C. 缩短检查时间　　　　　　　　　　D. 呼吸门控技术

E. 增加对比剂剂量

157. 下列属于MRI检查禁忌证的有哪些（　　　　）

A. 避孕环　　　　　　　　　　　　　B. 体内有心脏金属瓣膜

C. 装有电子耳蜗　　　　　　　　　　D. 体内有胰岛素泵

E. 妊娠6个月

158. 与CT相比，MRI的局限性有（　　　　）

A. 对带有心脏起搏器或体内带有铁磁性物质的患者不能进行检查

B. 对钙化的显示不如CT

C. 对质子密度低的结构如肺、骨皮质显示不佳

D. 扫描信号采集时间较长

E. 设备成本昂贵，检查费用较高

# 第三节　自测试题答案

A1型题

1. E　　2. E　　3. A　　4. E　　5. E　　6. A　　7. A　　8. C　　9. D　　10. D　　11. B
12. B　　13. D　　14. D　　15. E　　16. E　　17. A　　18. A　　19. E　　20. E　　21. D　　22. E
23. A　　24. A　　25. A　　26. A　　27. A　　28. D　　29. A　　30. E　　31. C　　32. C　　33. D
34. D　　35. D　　36. A　　37. A　　38. E　　39. E　　40. E　　41. C　　42. C　　43. B　　44. A
45. B　　46. C　　47. C　　48. A　　49. B　　50. E　　51. D　　52. C　　53. C　　54. A　　55. A
56. A　　57. E　　58. B　　59. E　　60. B　　61. D　　62. B　　63. D　　64. A　　65. B　　66. D
67. A　　68. E　　69. E　　70. B　　71. C　　72. E　　73. E　　74. C　　75. B　　76. A　　77. D
78. A　　79. A　　80. D　　81. A　　82. A　　83. D　　84. D　　85. C　　86. A　　87. B　　88. A
89. C　　90. A　　91. D　　92. A　　93. C　　94. E　　95. A　　96. A　　97. C　　98. E　　99. A
100. D　101. D　102. B　103. B　104. C　105. B　106. A　107. B　108. B　109. A　110. A
111. B　112. C　113. A　114. C　115. A　116. B　117. D　118. E　119. E　120. D　121. A
122. A　123. E　124. D　125. A　126. C　127. D　128. A　129. E　130. A　131. B　132. B
133. B　134. E　135. B　136. C　137. A

B型题

138. E　　139. A　　140. D　　141. C　　142. B　　143. A　　144. C　　145. B　　146. A

147. B　　148. E　　149. D　　150. C

X型题

151. BCD　　152. BDE　　153. BCDE　　154. ABCD

155. ABDE　　156. ABCD　　157. ABCD　　158. ABCDE

（喻奇志　黄　巍　李　鹏）

# 第五章 影像诊断常用对比剂

## 第一节 对比剂基础知识

### 一、X线对比剂

#### （一）X线对比剂的增强机制和引入方式有哪些？

人工将某种物质导入体内，提高病灶与正常组织或器官的对比度，以显示其形态和功能的方法，在X线检查中称为造影检查。所采用的提高对比度的物质称为对比剂。CT血管内注射对比剂后的扫描则称为增强扫描。对比剂的引入方式分为两种：

1. 直接引入法　其中包括口服法，如食管、胃、肠的造影法；灌注法，如直肠、结肠灌注造影；直接注入法，如逆行泌尿道造影、窦道造影等。CT还包括椎管造影（CTM）、CT导引下人工气胸、CT导引下胸膜腔内成像、CT导引下肝内胆管成像等。

2. 间接引入法　对比剂经不同途径引入体内，经吸收或聚集，增加不同组织间的对比度。如静脉肾盂造影、排泄性胆道造影等。CT静脉注射对比剂进行增强扫描也是属于间接引入法。

#### （二）简述X线对比剂的种类及特点

对比剂的分类方法有多种，大体可以有以下几种：

1. 根据对X线吸收程度分类　以对比剂对X线吸收程度的不同分为两种：

（1）阴性对比剂：这类对比剂是一类密度低、吸收X线少、原子序数低、比重小的物质。X线照片上显示为密度低或黑色的影像。常用的有空气、氧气、二氧化碳等。其中以空气应用最多、最方便、费用最低。

CT为了使空腔脏器充盈，也常常使用阴性对比剂，例如可以用气体、水、乳化剂、脂类液体充盈胃肠道。

（2）阳性对比剂：这类对比剂是一类密度高、吸收X线多、原子序数高、比重大的物质。X线照片上显示为高密度。常用的对比剂有硫酸钡、碘化合物。CT的静脉注射用含碘对比剂、口服或灌肠用的低浓度含碘对比剂也属于阳性对比剂。

2. 根据应用途径分类

（1）血管内用对比剂：属于阳性对比剂，目前是指水溶性碘制剂。例如CT用的血管内对比剂全部是有机水溶碘化合物制剂。可以经肾排泄，例如常规用CT对比剂，也可以经胆排泄，例如静脉用胆影葡胺。

（2）椎管内用对比剂：属于阳性对比剂，分为无机碘制剂（碘化油为代表）和水溶性有机碘化合物，均用于椎管造影，前者基本淘汰，由于MR的广泛应用，水溶性椎管用对比剂也已经很少在临床应用。

（3）腔内用对比剂：可以是阳性对比剂，如硫酸钡、水溶性有机碘化合物；也可以是阴性对比剂，如水、气体、乳制品、脂类溶剂等。

**（三）简述常规X线检查常用对比剂的特性及用法**

1. 硫酸钡　医用硫酸钡是纯净的硫酸钡粉末，白色无臭，性质稳定，耐热，不溶于水或酸碱性水溶液中，在消化道内不被吸收，无毒副反应，服用安全。内服后在消化道内的排空时间与食物大致相同，多用于食管、胃、肠管、膀胱、窦道及瘘管检查。用法是根据需要将其制成不同浓度（通常用重量/体积来表示浓度）的混悬剂，采用不同方法导入体内。配制方法如下：

根据检查目的，可调制成不同的浓度。大致分为三类：

（1）稠钡剂，硫酸钡与水之重量比约为3：1～4：1，呈糊状，用以检查食管；

（2）钡餐用混悬液，硫酸钡与水之重量比约为1：2～1：1，可另加适量辅剂如胶粉、糖浆等搅拌而成，用于口服检查胃肠道；

（3）钡灌肠用混悬液，硫酸钡与水之重量比约为1：4。胃肠双重对比造影用硫酸钡制剂的配置必须达到下列要求：

1）高浓度；

2）低黏度；

3）细颗粒；

4）与胃液混合后不易沉淀和凝集；

5）黏附性强。

其用于不同部位的浓度和用量，大致如下：食管浓度200%左右，口服量10～30mL；胃和十二指肠浓度160%～200%，口服量50～250mL；小肠和结肠浓度60%～120%，灌肠150～300mL。因其不被吸收，故剂量不受限制。须注意非医用硫酸钡往往含有氯化钡等有毒物质，绝不可服用。

2. 碘化油　碘化油是无机碘制剂，为植物油与碘的结合剂。呈透明的淡黄色的油液，似有蒜味。用于瘘管、子宫输卵管造影检查。用法为直接注入检查部位。注意不要使其误入血管。碘化油吸收慢，因此造影完毕后，应尽量将其吸出。碘化油的含碘浓度为40%。

**（四）简述CT用碘制剂的不同分类方法及其特点**

1. 根据是否有离子状态存在于溶液中分为离子型和非离子型两类。例如，泛影葡胺是离子型，碘普罗胺（优维显）属于非离子型。非离子型对比剂由于生物安全性高，不良反应率低且轻，越来越受到重视。

2. 根据分子结构不同分为单体与二聚体又称双体两类。例如，碘帕醇（碘必乐）是单体，碘曲伦（伊索显）则是二聚体。

3. 根据渗透压的差异，分为高渗对比剂、次高渗对比剂（相对高渗对比剂以往称为次高渗对比剂，其实际渗透压约血浆渗透压2倍左右）和等渗对比剂三类。例如，泛影葡胺（离子型单体）属于高渗对比剂。碘海醇或碘克酸则属于次高渗对比剂，威视派克（碘克沙醇）则属于等渗对比剂。等渗对比剂的渗透压与人体渗透压基本一样，次高渗对比剂大概是等渗对比剂的两倍，高渗对比剂一般约为次高渗对比剂的两倍。

4. 根据浓度的不同分为高浓度对比剂与常规浓度对比剂两类。当前业界以350mg I/mL为界，等于或高于这个浓度的（如370mg I/mL、400mg I/mL）归类于高浓对比剂，低于这个浓度的归类于常规浓度对比剂（如300mg I/mL，320mg I/mL）（表5-1）。

表5-1　常用对比剂的分类和理化性质

| 结构与分类 | 通用名 | 常用商品名 | 生产厂家 | 分子质量 | 碘含量（mg I/mL） | 渗透压（mOsm/kg·H$_2$O） |
|---|---|---|---|---|---|---|
| 第一代高渗离子型单体 | 泛影葡胺 | 安期格纳芬 | 先灵（广州）药业有限公司 | 809 | 306 | 1530 |
| 第二代次高渗非离子型单体 | 碘海醇 | 欧乃派克 | 美国通用电气药业有限公司 | 821 | 300、350 | 680、830 |
| | 碘帕醇 | 碘必乐 | 意大利博莱科信谊药业有限公司 | 777 | 300、370 | 616、796 |
| | 碘普胺 | 优维显 | 德国拜耳医药保健有限公司 | 791 | 300、370 | 590、770 |
| | 碘佛醇 | 安射力 | 泰科公司 | 807 | 320、350 | 710、790 |
| | 碘美普尔 | 典迈伦 | 意大利博莱科信谊药业有限公司 | 777 | 300、400 | 521、726 |
| 次高渗离子型二聚体 | 碘克酸 | 海赛显 | 法显Guerbet公司 | 1270 | 320 | 600 |
| 第三代等渗非离子型二聚体 | 碘克沙醇 | 威视派克 | 美国通用电气药业有限公司 | 1550 | 320 | 290 |

**（五）CT对比剂的临床实际分类（综合分类）方法有哪些？**

1. 离子型单体对比剂，主要产品为泛影葡胺，属于高渗对比剂。

2. 离子型二聚体对比剂，例如碘克酸，属于次高渗对比剂。

3. 非离子型单体对比剂，是目前最常用的CT增强对比剂，例如，碘普罗胺、碘海醇（欧乃派克）、碘帕醇、碘佛醇等，属于次高渗对比剂。

4. 非离子型二聚体对比剂，目前上市的有两种：碘克沙醇和碘曲伦。属于等渗对比剂（表5-1）。

目前，水溶性含碘对比剂主要用于CT血管注射，部分可以用于蛛网膜下腔。要注意，椎管内注射时一定要确认药物说明书上标明有可以用于蛛网膜下腔的说明，否则不能用于椎管造影。

**（六）增强扫描的相关参数对CT增强效果有哪些影响？**

多层螺旋CT的扫描时间明显缩短，相关参数对CT增强效果的影响就更加突出，因此应当加以强调。

1. 对比剂注射流率对增强效果的影响　CT动脉期的强化效果取决于血管内碘的流量，因此要想提高增强效果，必须提高扫描时血管内碘的浓度（流量），可取的方法之一就是提高注射流率。

增加对比剂注射流率可以提高强化峰值。高流率能够提高增强效果的根本是增加了碘流率，其计算单位为gI/s（每秒克碘）。以300mg I/mL为例，当流率从1mL/s分别增加到3mL/s和5mL/s时，碘流率分别从0.3gI/s增加到0.9gI/s和1.5gI/s。

提高注射流率的另一个结果是峰值时间也相应地提前。有文献研究结果表明，用浓度300mg I/mL的对比剂，容量90mL，当流率从3mL/s提高到5mL/s时，峰值时间从（32±2.8）秒提前到（28±2.8）秒。

2. 对比剂浓度对增强效果的影响　为了提高强化效果，可以采取提高注射流率的方法，但是注射流率的提高，有一定的限度，过快会导致对比剂外渗等不良反应的发生。如果用大剂量低浓度对比剂还会有导致水肿的危险。高浓度对比剂的应用不仅可提高血管内碘的浓度、降低注射速度，还可以减少对比剂的总注射剂量，使应用低剂量的对比剂进行成像成为可能。高浓度对比剂是指浓度大于等于350mg I/mL的对比剂。

在相同碘含量、相同注射流率的前提下，高浓度对比剂可以提高增强效果。因为增加对比剂的浓度，可以使强化峰值明显升高。同时，对比剂浓度越高，到达峰值的时间也越短。

高浓度对比剂的黏稠度要比常规浓度对比剂高得多。例如20℃时，300mg I/mL碘海醇的黏稠度为11.8（cP）[+]，400mg I/mL的碘美普尔则高达27.5（cP）[+]。后者由于黏稠度太高不仅注射起来比较困难，注射进血管后，也会由于难以混匀而产生血管内密度不均匀的现象。所以，在注射前一定要加温到37℃，此时黏稠度会大大降低，例如，400mg I/mL的碘美普尔会降低到12.6（cP）[+]。

3. 对比剂总量对增强效果的影响　对比剂总量的改变可以影响到峰值、峰值时间和峰值持续时间三个方面。

即使是用同样的注射流率，当总量差别较大的时候，峰值和峰值时间都会有差别。增加对比剂剂量不仅可以提高峰值，使强化效果更加明显，同时峰值时间也在推迟。后一种现象在多层螺旋扫描中尤其应当引起注意。

对比剂总剂量还决定了峰值持续时间的长短，这个结果对于指导多层螺旋CT增强扫描程序的设定有重要意义。多层螺旋CT可以在短时间内用亚毫米层厚扫描一个较长的范围，这样与单层螺旋CT比较，即使适当减少对比剂的用量，只要延迟时间把握准确，同样能够获得优秀的强化效果。对比剂总量的减少，不仅可以减少对比剂副反应的发生概率，而且可以减少对比剂肾病的发生概率。

## 二、碘对比剂使用指南

### （一）使用碘对比剂前的准备工作有哪些？

1. 碘过敏试验　无须碘过敏试验，除非产品说明书注明特别要求。有研究结果显示，小剂量碘过敏试验无助于预测离子型和非离子型碘对比剂是否发生不良反应。

2. 签署知情同意书　使用碘对比剂前，应向患者或其监护人告知对比剂使用的适应证、禁忌证、可能发生的不良反应和注意事项。建议签署《碘对比剂使用患者知情同意书》。碘对比剂使用前，医生或护士需要：

（1）告知患者或其监护人关于对比剂使用的适应证、禁忌证，以及可能发生的不良反应和注意事项。

（2）询问患者或监护人，了解患者既往有无碘对比剂使用史，是否有中、重度不良反应史；有无使用肾毒性药物或其他影响肾小球滤过率的药物及疾病；有无脱水、充血性心力衰竭。

（3）需要高度关注的相关疾病：

1）甲状腺功能亢进：甲状腺功能亢进尚未治愈为使用碘对比剂的禁忌证；

2）糖尿病肾病：使用碘对比剂需要咨询内分泌专科医师和肾脏病专科医师。

3. 对比剂准备　碘对比剂存放条件必须符合产品说明书要求；使用前建议加温至37℃。

4. 患者水化　建议在使用碘对比剂前6～12h至使用后24h内，对患者给予水化。

**（二）使用碘对比剂时患者水化的机制和方法是什么？**

1. 水化机制　使用碘对比剂时，对患者进行水化，可以增加肾血流量；降低肾素血管紧张素系统的活性；降低对比剂相关的血液黏滞度和渗透性；等渗性生理盐水可扩充血管内容积；用碳酸氢钠可使肾小管内液体碱性化，可降低肾小管损害。

2. 水化的方法　动脉内用药者推荐对比剂注射前6～12h静脉内补充生理盐水，或5%葡萄糖加154mmol/L碳酸氢钠溶液，滴注液流率≥100mL/h；注射对比剂后连续静脉补液≥100mL/h，持续24h；提倡联合应用静脉补液与口服补液以提高预防对比剂肾病效果。静脉内用药者推荐口服补液方式，注射对比剂前4～6h开始，持续到使用对比剂后24h，口服清水或生理盐水，使用量100mL/h；条件允许者，建议采用与动脉内用药相同的水化方法。

**（三）使用碘对比剂原则有哪些？**

1. 使用剂量和适应证　遵循产品说明书中规定的剂量和适应证范围。注意事项：尽量避免短时间内重复使用诊断剂量的碘对比剂。如果确有必要重复使用，建议2次碘对比剂重复使用间隔时间≥7d。

2. 使用方式　给药途径包括静脉和动脉内推注、口服、经自然或人工或病理通道输入。对比剂经血管外各种通道输入，有可能被吸收进入血液循环，产生与血管内用药相同的不良反应或过敏反应。

3. 血管内使用碘对比剂注意事项　给患者补充足够的液体，给患者水化；天气炎热或气温较高的环境下，根据患者液体额外丢失量的多少，适当增加液体摄入量。关于补液量，在特殊情况下（如心功能不全等），建议咨询相关临床医师。有使用肾毒性相关药物者，需停用肾毒性药物至少24h再使用碘对比剂；严重肾功能不全者，尽量选用不需要含碘对比剂的影像检查方法或可以提供足够诊断信息的非影像检查方法；尽量避免使用高渗对比剂及离子型对比剂；如果确实需要使用碘对比剂，建议使用能达到诊断目的最小剂量；避免短时间内重复使用诊断剂量碘对比剂。如果确有必要重复使用，建议2次使用碘对比剂间隔时间≥14d；避免使用甘露醇和利尿剂，尤其是髓袢利尿剂。

4. 下列情况应择期检查

（1）已知血清肌酐水平异常者；

（2）需经动脉注射碘对比剂者。

对于择期检查的患者，应当在检查前7d内查血清肌酐；血清肌酐升高者，必须在检查前24h内给予预防肾脏损害的措施；严重肾功能不全者，如有可能，考虑其他不需要使用含碘对比剂的影像检查方法；使用肾毒性相关药物者，如果必须使用碘对比剂，应该停用肾毒性药物至少24h，并且必须给患者补充足够液体。

5. 急诊检查　不立即进行检查就会对患者造成危害的紧急情况下，可在不进行血清肌酐检查的情况下行急诊增强影像检查。

6. 使用碘对比剂建议　尽量选择非离子型对比剂；使用等渗或次高渗对比剂，尽量避免使用高渗对比剂。

7. 使用碘对比剂与透析的关系　使用碘对比剂后，无须针对碘对比剂进行透析；不建议将使用碘对比剂与血液透析和/或腹膜透析时间关联。

8. 糖尿病患者使用碘对比剂注意事项　尽可能择期行碘对比剂相关检查，使用碘对比剂前、后查血清肌酐；在碘对比剂使用前48h必须停用双胍类药物；碘对比剂使用后至少48h且肾功能恢复正常或恢复到基线水平后才能再次使用双胍类药物。

### （四）使用碘对比剂禁忌证有哪些？

1. 绝对禁忌证　甲状腺功能亢进未治愈患者不能使用含碘对比剂。使用碘对比剂前，一定要明确患者是否有甲状腺功能亢进。甲状腺功能亢进正在治疗康复的患者，应咨询内分泌科医师是否可以使用含碘对比剂。如果内分泌科医师确认可以使用碘对比剂，建议使用能满足诊断需要的最小剂量，并且在使用碘对比剂后仍然需要密切观察患者的情况。注射含碘对比剂后2个月内应当避免甲状腺核素碘成像检查。

2. 应慎用碘对比剂的情况

（1）肺及心脏疾病：肺动脉高压；支气管哮喘；心力衰竭。

（2）妊娠和哺乳期妇女：孕妇可以使用含碘对比剂；妊娠期间母亲使用对比剂，胎儿出生后应注意其甲状腺功能；目前资料显示碘对比剂极少分泌到乳汁中，因此使用对比剂不影响哺乳。

（3）骨髓瘤和副球蛋白血症：容易发生肾功能不全。

（4）高胱氨酸尿：可引发高胱氨酸尿患者血栓形成和栓塞。

建议：使用等渗碘对比剂或次高渗碘对比剂；避免大剂量或短期内重复使用碘对比剂；充分水化。

**（五）使用碘对比剂的不良反应有哪些？应如何预防和处理？**

1. 对比剂肾病（contrast-induced nephropathy，CIN）

（1）CIN概念：CIN是指排除其他引起血清肌酐升高原因，血管内途径应用碘对比剂后2～3 d内血清肌酐升高至少44 μmol/L或超过基础值25%。

（2）发生机制：碘对比剂肾毒性包括化学毒性（离子性、含碘物质），渗透毒性及黏滞度相关毒性。但目前尚无足够证据达成共识。

（3）基础肾功能评估：肾功能不全者，在使用碘对比剂前，建议采用。肾脏病饮食调整研究公式（MDRD公式）计算肾小球滤过率。紧急时，可在没有评估肾功能情况下使用碘对比剂。

（4）对比剂肾病的危险分层：

1）危险因素：高龄（≥75岁）；原有肾功能不全；糖尿病；血容量不足；心力衰竭；使用肾毒性药物；非甾体类药物和血管紧张素转换酶抑制剂类药物；低蛋白血症、低血红蛋白血症；低钾血症；单克隆免疫球蛋白病；大剂量使用碘对比剂；不完全水化。

2）危险因子积分预测：危险因素与CIN风险和透析风险的关系见表5-2、表5-3。

表5-2　对比剂肾病危险因素风险评分（分）

| 危险因素 | 评分 |
| --- | --- |
| 高血压 | 5 |
| 主动脉内球囊 | 5 |
| 充分性心力衰竭 | 5 |
| 年龄≥75岁 | 4 |
| 贫血 | 3 |
| 糖尿病 | 3 |
| 对比剂用量（每100mL） | 1 |
| 血肌酐浓度＞1.5mg/dl（1mg/dl）=88.4μmol/L　肾小球滤过率[ mL（min·1.73m²）] | 4 |
| 41～60 | 2 |
| 20～40 | 4 |
| ＜20 | 6 |

表5-3　对比剂肾病风险评分与对比剂肾病和透析风险的关系

| 风险评分（分） | 对比剂肾病风险（%） | 透析风险（%） |
|---|---|---|
| ≤5 | 7.5 | 0.04 |
| 6~10 | 14.0 | 0.12 |
| 11~16 | 26.1 | 1.09 |
| ≥16 | 57.3 | 12.60 |

（5）渗透压及黏滞度在CIN发生中的作用：

1）渗透压：渗透压高于血液渗透压的对比剂会导致肾血管收缩、渗透性利尿、肾性贫血。

2）黏滞度：黏滞度较高的对比剂与血液混合，可引起微循环的血流一过性减慢；肾小管阻力增加引起肾间质压力增加，导致髓质血流降低。

（6）最大对比剂用量公式：推荐最大对比剂用量=5 mL×体质量（kg）/基础血清肌酐（mg/dl）。

（7）给药方式对肾脏功能的影响：经动脉途径给药比经静脉途径给药发生CIN的危险更高；经肾动脉和腹主动脉注射对比剂，损伤肾脏可能性更大。

（8）对比剂使用时间间隔对肾功能的影响：重复使用碘对比剂造影，每次给予诊断剂量，是CIN发生的危险因素；72h内重复应用诊断剂量对比剂是发生CIN的独立危险因素。建议：两次对比剂应用间隔时间最好≥14d。

（9）对比剂肾病的预防：

1）询问病史：肾脏疾病、肾脏手术史、糖尿病、高血压、痛风以及近期应用肾毒性药物或其他影响肾小球滤过率药物。根据病史，选择用药剂量及给药方法；

2）水化：使用碘对比剂前，按前述方法对患者进行水化；

3）关于药物：目前尚无任何一种药物经过权威机构验证可以降低CIN的发生；

4）血液滤过：血液滤过预防CIN的作用有待进一步证明，临床试验中，血液滤过本身影响研究的终点。

（10）CIN的预后：通常为一过性，血清肌酐在给药后3d达峰值，约10d恢复到基线水平；如果给药后24h内血清肌酐水平增加不超过5mg/dl，发生可察觉的CIN倾向不大；转归与原有肾功能减退程度及患者的状况有关，肾功能严重障碍者使用碘对比剂可造成不可逆性肾功能损害。

2. 碘对比剂血管外渗

（1）碘对比剂血管外渗的原因：

1）与技术相关的原因：使用高压注射器；注射流率过高。

2）与患者有关的原因：不能进行有效沟通配合；被穿刺血管情况不佳，如下肢和远端小静脉，或化疗、老年、糖尿病患者血管硬化等；淋巴和/或静脉引流受损。

（2）预防对比剂血管外渗的措施：

1）静脉穿刺选择合适的血管，细致操作；

2）使用高压注射器时，选用与注射流率匹配的穿刺针头和导管；

3）对穿刺针头进行恰当固定；

4）与患者沟通，取得配合。

（3）碘对比剂血管外渗的处理：

1）轻度外渗：多数损伤轻微，无须处理；嘱咐患者注意观察，如外渗加重，应及时就诊；对个别疼痛明显者，局部给予普通冷湿敷。

2）中、重度外渗：可能造成外渗局部组织肿胀、皮肤溃疡、软组织坏死和间隔综合征。处理包括：

①抬高患肢，促进血液回流。

②早期使用50%硫酸镁保湿冷敷，24h后改硫酸镁保湿热敷；或者用黏多糖软膏等外敷；或者用0.05%的地塞米松局部湿敷。

③碘对比剂外渗严重者，在外用药物基础上口服地塞米松5mg/次，3次/天，连用3d。

④必要时，咨询临床医师用药。

3. 碘对比剂全身不良反应

（1）引起全身不良反应的危险因素：既往有使用碘对比剂全身不良反应病史，症状包括荨麻疹、支气管痉挛、明显的血压降低、抽搐、肺水肿等；哮喘；与治疗现疾病有关药物引起的过敏反应。

（2）碘对比剂注射室（CT检查室）必须常备的抢救用品

1）必备器械：装有复苏药物（必须定期更换）和器械的抢救车；必须备有医用氧气管道或氧气瓶或氧气袋；血压计、吸痰设备、简易呼吸器等。

2）必备紧急用药：1∶1000肾上腺素；组胺H1受体阻滞剂（抗组胺药，如异丙嗪、苯海拉明）；地塞米松；阿托品；生理盐水或林格氏液；抗惊厥药（如地西泮等）。

（3）预防碘对比剂不良反应

1）一般性预防：建议使用非离子型碘对比剂；不推荐预防性用药；对比剂使用前加温到37℃；患者注射对比剂后需留观30min才能离开检查室。

2）建立抢救应急通道：建议建立与急诊室或其他临床相关科室针对碘对比剂不良反应抢救的应急快速增援机制，确保不良反应发生后，需要的情况下，临床医师能够及时赶到抢救现场进行抢救。

（4）不良反应的处理措施

1）急性不良反应：为对比剂注射后1h内出现的不良反应。

①恶心、呕吐：症状呈一过性。采用支持疗法；症状为重度、持续时间长的应考虑采用适当的止吐药物。

②荨麻疹：散发的、一过性荨麻疹建议采用包括观察在内的支持性治疗；散发的、持续时间长的：应考虑采用适当的肌内或静脉注射H1受体拮抗剂，但用药后可能会发生嗜睡和/或低血压；严重的荨麻疹考虑使用肾上腺素（1∶1000），成人

0.1~0.3mL（0.1~0.3mg）肌内注射；6~12岁患儿注射1/2成人剂量；6岁以下患儿注射1/4成人剂量。必要时重复给药。

③支气管痉挛：氧气面罩吸氧（6~10L/min）；定量吸入B2受体激动剂气雾剂（深吸2~3次）；给予肾上腺素：血压正常时肌内注射1：1000的肾上腺素0.1~0.3mL（0.1~0.3mg），有冠状动脉疾病或老年患者使用较小的剂量；患儿用量0.01mg/kg，最多不超过0.3mg。血压降低时肌内注射1：1000的肾上腺素0.5mL（0.5mg），6~12岁患儿采用0.3mL（0.3mg）肌内注射；6岁以下患儿肌内注射0.15mL（0.15mg）。

④喉头水肿：氧气面罩吸氧（6~10L/min）；肌内注射1：1000肾上腺素，成人剂量为0.5mL（0.5mg），必要时重复给药；6~12岁患儿肌内注射0.3mL（0.3mg）；6岁以下患儿肌内注射0.15mL（0.15mg）。

⑤低血压：单纯性低血压：抬高患者双下肢，氧气面罩吸氧（6~10L/rain）。用普通生理盐水或林格乳酸盐快速静脉补液，无效时肌内注射1：1000肾上腺素，成人剂量为0.5mL（0.5mg），必要时重复给药；6~12岁患儿肌内注射0.3mL（0.3mg）；6岁以下患儿肌内注射0.15mL（0.15mg）。迷走神经反应（低血压和心动过缓）：抬高患者双下肢，经氧气面罩吸氧（6~10L/min）。静脉注射阿托品0.6~1.0mg，必要时于3~5min后重复用药，成人总剂量可达3mg（0.04mg/kg）；患儿剂量0.02mg/kg（每次最大剂量0.6mg），必要时重复给药，总量不超过2mg。用普通生理盐水或林格乳酸盐快速静脉内补液。

⑥全身过敏样反应：求助复苏小组；必要时，气道吸引；出现低血压时抬高患者的双腿；氧气面罩吸氧（6~10L/min）；肌肉注射肾上腺素（1：1000），成人0.5mL（0.5mg），必要时重复给药。儿童患者：6~12岁：0.3mL（0.3mg）肌肉注射；6岁以下：0.15mL（0.15mg）肌肉注射；静脉补液（如：普通生理盐水，林格氏乳酸盐）；H1受体阻滞剂，如：苯海拉明25~50mg静脉给药。

2）迟发性不良反应：

①定义：对比剂注射后1h至1周内出现的不良反应。对比剂给药后可出现各种迟发性症状（如恶心、呕吐、头痛、骨骼肌肉疼痛、发热），但许多症状与对比剂应用无关，临床须注意鉴别；与其他药疹类似的皮肤反应是真正的迟发性不良反应，通常为轻度至中度，并且为自限性。

②迟发性不良反应处理措施：对症治疗，方法与其他药物引起的皮肤反应治疗相似。

3）晚迟发性不良反应：为通常在对比剂注射1周后出现的不良反应，或可引起甲状腺功能亢进，偶见于未经治疗的Graves病或结节性甲状腺肿患者、年老和/或缺碘者。

**（六）碘对比剂血管外使用的临床应用有哪些？有哪些禁忌证？如何处理其不良反应？**

1.使用途径　窦道或瘘管造影；其他体腔造影，如关节腔造影、子宫输卵管造影、间接淋巴管造影、胆道T管造影（T-tube）、逆行胰胆管造影（ERCP）、经皮肝脏穿刺胆道造影（PTC）、消化道口服造影等。

2. 禁忌证

（1）既往对碘对比剂有严重过敏反应者；

（2）甲状腺功能亢进患者；

3. 不良反应及处理措施

（1）不良反应：碘对比剂血管外应用可能被吸收，产生与血管内给药相同的不良反应；

（2）处理措施：轻微症状可以在数天内自动消失，可不予以处理；反应严重者，处理措施同血管内用药。

## 三、钡类对比剂

### （一）钡类对比剂的适应证有哪些？

1. X线检查　食管、胃、十二指肠、小肠及结肠的单对比和气钡双对比造影检查。

2. CT检查　胃肠道CT检查（需要产品说明书标注本适应证）。

### （二）钡类对比剂的禁忌证有哪些？

1. 禁用口服钡剂胃肠道检查的情况

（1）有使用钡剂不良反应的既往史；

（2）急性胃肠道穿孔；

（3）食管气管瘘；

（4）疑有先天性食管闭锁；

（5）近期内有食管静脉破裂大出血；

（6）咽麻痹；

（7）有明确肠道梗阻。有以上禁忌证的患者，可以考虑使用水溶性碘对比剂。

2. 慎用口服钡剂胃肠道检查的情况

（1）急性胃、十二指肠出血；

（2）习惯性便秘。

3. 慎用钡剂灌肠检查的情况

（1）结肠梗阻；

（2）习惯性便秘；

（3）巨结肠；

（4）重症溃疡性结肠炎；

（5）老年患者（如必须检查，建议检查后，将肠道钡剂灌洗清除）。

4. 慎用钡剂的情况

（1）孕妇及哺乳期妇女（用药安全性尚缺乏资料）；

（2）新生儿及儿童，应减少用量（根据产品说明书标出的安全剂量）。

**（三）钡类对比剂有哪些并发症？如何处理？**

1. 有禁忌证患者　建议用水溶性碘对比剂。

2. 不良反应及处理

（1）胃肠道活动能力下降，鼓励患者口服补液；

（2）误吸，大量误吸需要立即经支气管镜清洗，同时胸部理疗并预防性应用抗生素；

（3）静脉内渗，注射对比剂时应密切观察注射部位，早期识别并仔细观察。如出现此种情况，应用抗生素及静脉补液，同时紧急对症处理。

## 四、MRI对比剂

**（一）MRI对比剂的增强机制是什么？**

MRI对比剂虽与X线检查用碘对比剂的应用目的相同，但作用机制和功能则完全不同。MRI对比剂本身不显示MR信号，只对邻近质子产生影响和效应，这种特性受到对比剂浓度、对比剂积聚处组织弛豫性、对比剂在组织内相对弛豫性及MR扫描序列参数等多种因素的影响，从而造成MR信号强度的改变。

在MRI成像中，质子所产生的MR信号及其弛豫时间T1和T2决定着不同组织在MRI图像上的对比，MRI对比剂与质子相互作用来影响T1和T2弛豫时间，一般是使T1和T2时间都缩短，但程度不同，二者中有一种为主。

某些金属离子如铁（Fe）、钆（Gd）、锰（Mn）具有顺磁性，其原子具有几个不成对的电子，弛豫时间长，有较大的磁矩。在磁共振过程中，这些顺磁性物质有利于在所激励的质子之间或由质子向周围环境传递能量时，使质子弛豫时间缩短。Gd-DTPA临床应用中主要利用其缩短T1效应。

铁磁性物质，如超顺磁性氧化铁含有不成对的电子，产生磁环境。置于外加强磁场时，相邻磁环境相互作用，造成磁场不均，加速共振质子去相位，使T2缩短，其缩短T1效应较弱。

**（二）MRI对比剂的种类及特点**

根据对比剂在体内分布、磁特性、对组织T1或T2的主要影响和所产生MR信号强度的差异分类，目前有两种分类法：

1. 生物分布性分细胞内、外对比剂两类。

细胞外对比剂：目前临床广泛应用的钆制剂属此类。它在体内非特异性分布，可在血管内与细胞外间隙自由通过。因此需掌握好时机，方可获得良好的组织强化对比。

细胞内对比剂：以体内某一组织或器官的一些细胞作为靶来分布，如网织内皮系统对比剂和肝细胞对比剂。此类对比剂注入静脉后，立即从血中廓清并与相关组织结合。其优点是使摄取对比剂组织和不摄取的组织之间产生对比。

2.依照磁特性分为顺磁性、超顺磁性和铁磁性三类。

顺磁性对比剂由顺磁性金属元素组成，如Gd、Mn。对比剂浓度低时，主要使T1缩短并使信号增强；浓度高时，则组织T2缩短超过T1效应，使MR信号降低。常用其T1效应作为T1加权像中的阳性对比剂。

铁磁性及超顺磁性对比剂由氧化铁组成，为不同大小微晶金属粒子。二者均影响局部磁场均匀性且产生磁化率效应，使质子失相位加速，T2弛豫时间缩短。

### （三）MRI对比剂的应用原理

1.钆螯合物是以Gd为基础的MRI对比剂。常规作为非特异性细胞外对比剂。分离子型和非离子型。最常用的Gd-DTPA为离子型对比剂。主要应用于中枢神经系统MRI检查，可使某些正常结构强化，如垂体、静脉窦等。也使病变强化，如脑瘤、梗死、感染、急性脑脱髓鞘病变，以及脊髓肿瘤、炎症病变的强化等。它有助于小病变检出，如转移瘤强化后发现病灶数目明显增多。也用于腹部、乳腺、肌骨系统病变增强检查。

2.超顺磁性氧化铁为颗粒物质，经静脉被肝脏的网状内皮系统Kupffer细胞吞噬，主要作为网状内皮系统定向肝对比剂，用于肝恶性肿瘤诊断。因肝恶性肿瘤缺乏Kupffer细胞，因此增强后与正常肝形成对比。

3.肝细胞特异对比剂为肝细胞靶对比剂，即在Gd对比剂中加入芳香环，增加其亲脂性以便与肝细胞结合。

4.血池对比剂为缩短T1的对比剂。由于血液循环有相对长的时间，可从稳态中获取高分辨力和较高的信噪比。目前利用超顺磁性氧化铁粒子。

5.口服对比剂阳性对比剂用Gd-DTPA与甘露醇配合，服用后肠道显示高信号。阴性对比剂为口服超顺磁性氧化铁剂，它使肠道内对比剂聚集处信号消失。口服对比剂主要用于区分肠道与周围正常、病理的器官或组织，使胃肠道管壁显示清晰。

### （四）钆对比剂使用指南

1.使用钆对比剂前的准备有哪些？

（1）钆对比剂过敏试验：如产品说明书无特别要求，无须过敏试验。

（2）建议签署知情同意书：签署知情同意书之前，医师和护士应当：

1）向患者或其监护人详细告知对比剂使用的适应证、禁忌证、可能发生的不良反应和注意事项。

2）询问患者是否有使用钆剂出现重度不良反应及与现疾病治疗有关的用药过敏病史。

3）需要高度关注的相关疾病：①肾功能不全，肾功能不全患者，使用钆对比剂需要谨慎和采取必要措施；②糖尿病肾病，糖尿病患者是否可以注射钆对比剂需要咨询内分泌专科医师。

2.钆对比剂不良反应及处理

（1）一般不良反应：出现不良反应者极少，并且绝大多数症状轻微。常见症状有头痛、恶心、发热感、味觉改变等，可自行缓解。严重不良反应罕见，症状包括寒战、惊厥、低血压、喉头水肿、休克等。处理参照碘过敏处理措施。

（2）钆对比剂与肾源性系统性纤维化（NSF）：NSF是肾功能不全患者中发生的一种广泛的以组织纤维化为特征的系统性疾病，通常会引起四肢皮肤的增厚和硬化，最后常常造成关节固定和挛缩，甚至可导致死亡。钆对比剂NSF的高危因素有：

1）急慢性肾功能不全（GFR<30 mL/min·1.73m$^2$）。

2）肝肾综合征及肝移植手术期导致的急性肾功能不全。

3）超剂量或重复使用钆对比剂。

（3）不良反应的预防

1）严重肾功能不全患者应慎用钆对比剂，如果不用增强MRI就可以提供足够的诊断信息，应避免增强，只进行平扫即可；

2）使用剂量不能超过对比剂产品说明书推荐的剂量；

3）避免短期内重复使用；

4）患者诊断为NSF或者临床怀疑NSF，不主张使用任何钆类对比剂；

5）孕妇不要使用钆对比剂；

6）注射对比剂时，尽量避免药液外渗。

（4）钆对比剂外渗的处理

1）轻度渗漏：多数损伤轻微，无须处理，但需要嘱咐患者注意观察，如果有加重，应及时就诊。对个别疼痛较为敏感者，局部给予普通冷湿敷。

2）中、重度渗漏：可能引起局部组织肿胀、皮肤溃疡、软组织坏死和间隔综合征。处理措施：

①抬高患肢，促进血液的回流。

②早期使用50%硫酸镁保湿冷敷，24h后改为硫酸镁保湿热敷，或者黏多糖软膏等外敷；也可以用0.05%地塞米松局部湿敷。

③对比剂外渗严重者，在外用药物基础上口服地塞米松5毫克/次，3次/天，连续服用3天。

④必要时，咨询临床医师用药。

3. 正常肾功能患者使用钆对比剂方法

（1）适应证：

1）中枢神经（脑及脊髓）、腹部、胸部、盆腔、四肢等人体脏器和组织增强扫描；

2）增强MR血管成像（MRA）；

3）灌注成像。不推荐使用钆对比剂代替碘对比剂进行X线检查。

（2）禁忌证：对钆对比剂过敏者。

（3）钆对比剂使用剂量：建议按照产品说明书确定使用剂量。

4. 肾功能不全患者使用钆对比剂注意事项

（1）肾功能不全的判断标准

1）GFR≤30min·1.73m$^2$（建议按照C-G公式或MDRD公式估算肾功能）；

2）需要透析者。

（2）肾功能不全患者使用钆对比剂原则

1）肾功能不全患者只有权衡利弊后，在确有必要的情况下才能使用钆类对比剂。

2）尽量选择其他替代的影像检查方法，或者选择能够提供临床诊断所必须信息且潜在危险比较小的非影像检查方法。

3）如果必须使用钆对比剂进行MR检查，建议使用能达到诊断需求的最低剂量。

4）建议与患者或其监护人签署知情同意书的内容除了常规外，还应包括使用钆对比剂的价值、危险性和可能的替代检查方法，如果出现可能与钆对比剂有关的异常反应，及时与相关的医师联系。GFR在15～30min·1.73m$^2$之间的患者，可以谨慎地进行血液透析（目前还没有足够的证据支持肾功能不全患者进行透析可以预防或治疗NSF）。

（3）钆对比剂与透析：建议需要血液透析维持的患者，使用钆对比剂3h内行血液透析，在临床安全允许条件下24h内行第2次血液透析。

# 第二节　对比剂基础自测试题

**一、以下每一道题下面有A、B、C、D、E五个备选答案，请从中选择一个最佳答案。**

**A1型题**

1. 人工将某种物质导入体内，提高病灶和正常组织和器官的对比度，以显示其形态和功能的方法，在X线检查中称为（　　）

    A. 对比检查　　　　　B. 造影检查　　　　　C. 上消化道钡餐

    D. 灌肠　　　　　　　E. 增强检查

2. X线造影检查所采用提高对比度的物质称为（　　）

    A. 对比剂　　　　　　B. 显影剂　　　　　　C. 感光乳剂

    D. 增感剂　　　　　　E. 定影剂

3. CT血管内注射对比剂后的扫描称为（　　）

    A. 透视检查　　　　　B. CT检查　　　　　　C. X线检查

    D. 增强扫描　　　　　E. DSA

4. 下列不属于对比剂直接引入法的是（　　）

    A. 上消化道造影　　　B. 灌肠　　　　　　　C. 逆行泌尿道造影

    D. 窦道造影检查　　　E. CT增强扫描

5. 下列属于对比剂直接引入法的是（　　）

    A. 静脉肾盂造影　　　B. 排泄性胆道造影　　C. CT增强扫描

    D. 上消化道造影　　　E. CT椎管造影

6. 下列属于对比剂间接引入法的是（　　　　）

　　A. 静脉肾盂造影　　　　　　　　　　　B. CT引导下人工气胸

　　C. CT引导下胸膜腔内成像　　　　　　　D. CT引导下肝内胆管成像

　　E. CT椎管造影

7. 下列不属于对比剂间接引入法的是（　　　　）

　　A. 静脉肾盂造影　　　　B. 排泄性胆道造影　　　C. CT增强扫描

　　D. 上消化道造影　　　　E. MRI增强扫描

8. 下列不属于X线阴性对比剂的是（　　　　）

　　A. 硫酸钡　　　　　　　B. 气体　　　　　　　　C. 水

　　D. 乳化剂　　　　　　　E. 脂类液体

9. 下列属于X线阴性对比剂的是（　　　　）

　　A. $CO_2$　　　　　　　B. $BaSO_4$　　　　　　C. 钆塞酸二钠

　　D. 钆喷酸葡胺　　　　　E. 碘海醇

10. 下列不属于X线阳性对比剂的是（　　　　）

　　A. 乳化剂　　　　　　　B. $BaSO_4$　　　　　　C. 碘水

　　D. 碘海醇　　　　　　　E. 碘氟醇

11. 下列属于X线阳性对比剂的是（　　　　）

　　A. 钆喷酸葡胺　　　　　B. 碘海醇　　　　　　　C. 乳化剂

　　D. $MgSO_4$　　　　　　E. $CaCO_3$

12. 下列属于血管内用X线对比剂（　　　　）

　　A. 胆影葡胺　　　　　　B. 碘化油　　　　　　　C. 超顺磁氧化铁

　　D. 硫酸钡　　　　　　　E. 普美显

13. 下列属于椎管内用X线对比剂（　　　　）

　　A. 胆影葡胺　　　　　　B. 碘化油　　　　　　　C. 超顺磁氧化铁

　　D. 硫酸钡　　　　　　　E. 普美显

14. 下列属于腔内用X线阳性对比剂的是（　　　　）

　　A. 钆喷酸葡胺　　　　　B. 碘海醇　　　　　　　C. 乳化剂

　　D. $MgSO_4$　　　　　　E. $CaCO_3$

15. 关于BaSO4说法错误的是（　　　　）

　　A. 纯净粉末，无色无味　　　　　　　　B. 性质稳定

　　C. 耐热　　　　　　　　　　　　　　　D. 不溶于水

　　E. 不溶于酸碱溶液

16. 关于普通检查用BaSO4调制说法错误的是（　　　　）

　　A. 可根据检查目的，调制成不同浓度，大致分为三类

　　B. 稠钡剂，与水按比重约3∶1混合，呈糊状，用以检查胃

　　C. 钡餐用混悬液，与水按比重1∶2混合，用于小肠检查

　　D. 钡灌肠用混悬液，与水比重约1∶4

E. 调制后，硫酸钡制剂和食物排空时间大致相同，无毒副反应

17. 关于胃肠双重对比造影用制剂要求，说法错误的是（　　　　）

    A. 高浓度　　　　　　　B. 低黏度　　　　　　　C. 细颗粒

    D. 黏附性强　　　　　　E. 与胃液混合后易沉淀和凝集

18. 属于离子型CT对比剂的是（　　　　）

    A. 泛影葡胺　　　　　　B. 碘普罗胺　　　　　　C. 碘海醇

    D. 优维显　　　　　　　E. 欧乃派克

19. 属于非离子型CT对比剂的是（　　　　）

    A. 碘克酸钠　　　　　　B. 优路芬　　　　　　　C. 泛影葡胺

    D. 安其格纳芬　　　　　E. 碘克沙醇

20. 关于CT碘制剂不同分类方法及其特点说法错误的是（　　　　）

    A. 根据是否有离子状态存在于溶液中分为离子型和非离子型

    B. 根据分子结构不同分为单体和双体

    C. 根据渗透压差异分为高渗、次高渗和等渗对比剂

    D. 根据浓度不同分为高浓度对比剂与常规浓度对比剂

    E. 根据是否显影分为阳性对比剂和阴性对比剂

21. 关于增强扫描的相关参数对CT增强效果的影响，下列说法错误的是（　　　　）

    A. CT动脉期的强化效果取决于血管内碘的流量

    B. 要想提高增强效果，必须提高扫描时血管内碘的浓度

    C. 增强对比剂注射流率不可以提高强化峰值

    D. 高流率能够提高增强效果的根本是增加了点流率

    E. 提高注射流率的另一个结果是在提高了峰值的同时，峰值时间也相应提前

22. 关于对比剂浓度对增强效果的影响，错误的是（　　　　）

    A. 为了提高强化效果，可以采取提高注射流率的方法

    B. 注射流率的提高，有一定的限度，过快会导致对比剂外渗等不良反应

    C. 若用大剂量高浓度对比剂还会有导致水肿的风险

    D. 在相同碘含量、相同注射流率的前提下，高浓度对比剂可以提高增强效果

    E. 增加对比剂浓度，可以使强化峰值明显升高

23. 关于对比剂总量对增强效果的影响，错误的是（　　　　）

    A. 对比剂总量的改变可以影响到峰值、峰值时间和峰值持续时间

    B. 即使是用同样的注射流率，当总量差别较大的时候，峰值和峰值时间都会有差别

    C. 增加对比剂剂量不仅可以提高峰值，使强化效果更加明显，同时强化峰值时间也提前

    D. 对比剂总量还决定了峰值持续时间的长短

    E. 对比剂总量的减少，不仅减少对比剂副反应，而且减少对比剂肾病的发生

24. 下列哪一项不属于碘对比剂不良反应（　　　　）

    A. 对比剂毒性作用　　　B. 对比剂免疫反应　　　C. 过敏反应

D. 血管内血栓形成　　E. 血压升高

25. 下列哪一项不属于碘对比剂的渗透压毒性（　　　）
    A. 疼痛　　　　　　B. 血管扩张　　　　　　C. 血压下降
    D. 血液黏稠度改变　E. 室颤

26. 关于碘对比剂毒性作用说法错误的是（　　　）
    A. 毒性作用包括分子的化学毒性、渗透毒性、离子失衡等
    B. 小剂量进入细胞内的对比剂对细胞器和酶系统的作用属于分子的化学毒性
    C. 对比剂的次高渗性可产生疼痛、血管扩张、血压下降等反应
    D. 当对比剂在血管中以一定比例替代血液流过时，由于不同离子浓度比的差别，可产生某些不良反应，如室颤
    E. 对比剂毒性所产生的不良反应程度与对比剂的用量有一定关系

27. 关于对比剂对肝肾功能的影响错误的是（　　　）
    A. 除特异性对比剂外，CT常规血管内用对比剂，90%以上经肾脏排泄
    B. 对肾功能正常患者来讲，很少因对比剂应用产生不良反应
    C. 对于那些本来就有肾损害的患者，可能产生对比剂肾中毒
    D. 肝脏是对比剂主要排泄途径
    E. 若患者肝功能不全，对比剂可能造成肝损害

28. 关于对比剂对凝血机制的影响，说法错误的是（　　　）
    A. 血管内皮可以被高渗溶液损伤
    B. 受损血管内皮可导致血管内血栓形成
    C. 这种影响在静脉注射高渗对比剂时尤为明显，因为此时对比剂与血管内皮接触时间较短
    D. 离子型对比剂在血管内抗凝作用强于非离子型对比剂
    E. 次高渗对比剂对血管内皮细胞损伤小于高渗对比剂

29. 下列对离子型和非离子型对比剂不良反应的对比，说法错误的是（　　　）
    A. 离子型对比剂结构内含有羧基，使它对血浆蛋白的结合力明显高于非离子型对比剂
    B. 非离子型对比剂与血清钙的结合甚少，不含钠盐，其化学毒性高于离子型
    C. 渗透毒性高低取决于渗透压高低，并不取决于有无离子存在
    D. 非离子二聚体的渗透压为等渗，所以渗透压毒性最低
    E. 非离子型对比剂不含离子，应用时不会产生因离子失衡导致的不良反应

30. 下列对离子型和非离子型对比剂不良反应的对比，说法错误的是（　　　）
    A. 对比剂不良反应的发生及程度与对比剂的用量无关
    B. 非离子对比剂发生假过敏反应的危险性小于离子型对比剂
    C. 多数文献认为对肝的影响，非离子型小于离子型
    D. 离子型对比剂抗凝作用强于非离子型对比剂

E. 比率高的对比剂比比率低的对比剂，造成血栓形成的风险要低

31. 下列不属于对比剂不良反应临床表现的是（        ）

    A. 局部或全身发热    B. 局部疼痛        C. 喷嚏

    D. 恶性           E. 血压升高

32. 下列属于对比剂不良反应的轻度临床表现的是（        ）

    A. 荨麻疹        B. 喉头水肿       C. 休克

    D. 血压降低      E. 支气管痉挛

33. 下列属于对比剂不良反应的重度临床表现的是（        ）

    A. 荨麻疹        B. 结膜充血      C. 支气管痉挛

    D. 发热          E. 呕吐

34. 下列不属于对比剂不良反应的重度临床表现的是（        ）

    A. 血压减低      B. 抽搐        C. 肺水肿

    D. 腹痛         E. 昏迷

35. 关于对比剂不良反应处理错误的是（        ）

    A. 轻度：无须处理，很快恢复正常

    B. 中度：需要治疗，用药后恢复正常，但无须监护

    C. 重度：危及生命要立即采取抢救措施

    D. 轻度：无须处理，不必要留观

    E. 中度及重度需要立即停止注射对比剂

36. 关于对比剂不良反应的预防正确的是（        ）

    A. CT室必须装备必要的各种抢救用药品

    B. CT室需配备氧气瓶、吸痰器

    C. 如遇严重反应，在抢救的同时要尽快通知有关科室前来协助抢救

    D. 增强检查前要详细了解有关病史、药物过敏史

    E. 上述全正确

37. 下列哪项不是对比剂高危因素（        ）

    A. 肝肾功能不全    B. 心肺功能不全    C. 过敏史患者

    D. 糖尿病        E. 甲减

38. 对比剂反应处理原则，正确的是（        ）

    A. 轻度反应不必采取措施，但需留观，以免加重

    B. 中度反应可继续注射对比剂，完成检查

    C. 重度反应者需马上停止注射对比剂，待患者缓解后继续注射对比剂完成检查

    D. 重度反应者需保持静脉通道

    E. ACD均正确

39. 对比剂肾病说法错误的是（        ）

    A. 需排除其他原因的导致的肾功能减低

    B. 满足A的前提下，血管内途径应用对比剂后肾功能与应用对比剂前相比明

　　显减低

　　C. 满足A和B，且肾功能减低需发生在注射对比剂4天内

　　D. ABC均正确

　　E. ABC均错误

40. 关于磁共振对比剂说法错误的是（　　　　）

　　A. MRI对比剂和X线检查用对比剂的应用目的相同

　　B. MRI对比剂和X线对比剂作用机制和功能完全不同

　　C. MRI对比剂本身不显示MR信号，只对邻近质子产生影响

　　D. MRI对比剂通过影响T1和T2时间，达到增强目的

　　E. ACD正确

41. 关于MRI对比剂说法错误的是（　　　　）

　　A. 临床应用的Gd-DTPA主要缩短T1效应

　　B. 铁磁性对比剂如超顺磁氧化铁主要缩短T2

　　C. 临床应用钆制剂属于细胞内对比剂

　　D. 顺磁性对比剂由顺磁性金属元素组成，如Gd、Mn

　　E. 铁磁性和超顺磁性对比剂由氧化铁组成，缩短T2

42. 关于MRI对比剂钆螯合剂说法错误的是（　　　　）

　　A. 非特异性细胞外对比剂　　　　　　B. Gd-DTPA为离子型对比剂

　　C. 亲水性、低分子量复合物　　　　　D. 粒子小，易通过血脑屏障

　　E. 生物学分布非特异性

43. 关于超顺磁氧化铁说法错误的是（　　　　）

　　A. 颗粒物质　　　　　　　　　　　　B. 经静脉被肝脏网状内皮系统细胞吞噬

　　C. 延迟30～60分钟扫描为宜　　　　　D. 主要缩短T1

　　E. 增强后恶性肿瘤呈高信号

44. 使用碘对比剂的注意事项错误的是（　　　　）

　　A. 无须碘过敏试验，除非产品说明书注明特别要求

　　B. 使用碘对比剂前，应向患者或其监护人告知对比剂使用的适应证、禁忌
　　　证、可能发生的不良反应和注意事项

　　C. 碘对比剂存放条件必须符合产品说明书要求，使用前建议加温至37℃

　　D. 建议在使用碘对比剂前两天至使用后三天内，对患者给予水化

　　E. 糖尿病患者使用碘对比剂需要咨询内分泌专科医师和肾脏病专科医师

45. 血管内使用碘对比剂注意事项，错误的是（　　　　）

　　A. 给患者补充足够的液体，使用对比剂前后使患者水化

　　B. 天气炎热或气温较高的环境下，根据患者液体额外丢失量的多少，适当增
　　　加液体摄入量

　　C. 关于补液量，在特殊情况下（如心功能不全等），建议咨询相关临床医师

　　D. 有使用肾毒性相关药物者，需停用肾毒性药物至少24小时再使用碘对比剂

E. 严重肾功能不全者，尽量选用需要含碘对比剂的影像检查方法或可以提供足够诊断信息的非影像检查方法

46. 关于血管内使用对比剂错误的是（　　　）

    A. 尽量避免使用次高渗对比剂及离子型对比剂

    B. 如果确实需要使用碘对比剂，建议使用能达到诊断目的最小剂量

    C. 避免短时间内重复使用诊断剂量碘对比剂

    D. 如果确有必要重复使用对比剂，建议2次使用碘对比剂间隔时间≥14天

    E. 避免使用甘露醇和利尿剂，尤其是髓袢利尿剂

47. 对于择期检查的患者（　　　）

    A. 应当在检查前7天内查血清肌酐

    B. 血清肌酐升高者，必须在检查前24小时内给予预防肾脏损害的措施

    C. 严重肾功能不全者，如有可能，考虑其他不需要使用含碘对比剂的影像检查方法

    D. 使用肾毒性相关药物者，如果必需使用碘对比剂，应该停用肾毒性药物至少24小时，并且必须给患者补充足够液体

    E. 上述均正确

48. 碘对比剂血管外渗的原因无关的是（　　　）

    A. 使用高压注射器注射流率过高

    B. 不能进行有效沟通配合

    C. 被穿刺血管情况不佳，如下肢和远端小静脉，或化疗、老年、糖尿病患者血管硬化等

    D. 淋巴和/或静脉引流受损

    E. 检查主磁场对留置针头吸附，使得针头位置移位

49. 预防对比剂血管外渗的措施，错误的是（　　　）

    A. 静脉穿刺选择合适的血管，细致操作

    B. 使用高压注射器时，选用与注射流率匹配的穿刺针头和导管

    C. 对穿刺针头进行恰当固定

    D. 与患者沟通，取得配合

    E. 使用高流率注射对比剂，缩短检查时间

50. 碘对比剂血管外渗的处理，正确的是（　　　）

    A. 轻度外渗：多数损伤轻微，无须处理

    B. 嘱咐患者注意观察，如外渗加重，应及时就诊

    C. 对个别疼痛明显者，局部给予普通冷湿敷

    D. 中、重度外渗：这可能造成外渗局部组织肿胀、皮肤溃疡、软组织坏死和间隔综合征

    E. 上述均正确

51. 对于中、重度外渗患者的处理措施，错误的是（　　　）

A. 抬高患肢，促进血液回流

B. 早期使用50%硫酸镁保湿热敷，24小时后改硫酸镁保湿冷敷；或者用黏多糖软膏等外敷；或者用0.05%的地塞米松局部湿敷

C. 碘对比剂外渗严重者，在外用药物基础上口服地塞米松5mg/次，3次/天，连用3天

D. 必要时，咨询临床医师用药

E. 中、重度外渗：这可能造成外渗局部组织肿胀、皮肤溃疡、软组织坏死和间隔综合征

52. 检查室中必须备有的紧急用药，除（　　　）外

A. 1∶1000肾上腺素

B. 组胺H1受体阻滞剂（抗组胺药，如异丙嗪、苯海拉明）

C. 地塞米松

D. 普美显

E. 生理盐水或林格氏液，抗惊厥药（如地西泮等）

53. 检查室中必须准备的器械，除（　　　）外

A. 装有复苏药物（必须定期更换）和器械的抢救车

B. 必须备有医用氧气管道或氧气瓶或氧气袋

C. 血压计及血糖计

D. 吸痰设备

E. 简易呼吸器等

54. 碘对比剂使用后出现迷走神经反应（低血压和心动过缓），应该（　　　　）

A. 抬高患者的双腿，氧气面罩吸氧（6～10L/min）

B. 压迫颈总动脉分叉处的压力感受器

C. 静脉注射阿托品0.6～1.0mg，必要时于3～5分钟后重复给药，成人总剂量可达3mg（0.04mg/kg）

D. 儿童患者静脉注射0.02mg/kg（每次最大剂量0.6mg），必要时重复给药，总量可达2mg

E. 静脉内补液：快速，普通生理盐水或林格氏乳酸盐

55. 关于碘对比剂禁忌证，下列描述错误的是（　　　　）

A. 甲状腺功能亢进未治愈患者不能使用含碘对比剂

B. 使用碘对比剂前，一定要明确患者是否有甲状腺功能亢进

C. 甲状腺功能亢进正在治疗康复的患者，应咨询内分泌科医师是否可以使用含碘对比剂

D. 如果内分泌科医师确认可以使用碘对比剂，建议使用能满足诊断需要的最大剂量，并且在使用碘对比剂后仍然需要密切观察患者的情况

E. 注射含碘对比剂后2个月内应当避免甲状腺核素碘成像检查

56. 应慎用碘对比剂的情况是（　　　）

A. 肺动脉高压，支气管哮喘，心力衰竭

B. 孕妇可以使用含碘对比剂，妊娠期间母亲使用对比剂，胎儿出生后应注意其甲状腺功能

C. 目前资料显示碘对比剂极少分泌到乳汁中，因此使用对比剂不影响哺乳

D. 骨髓瘤和副球蛋白血症、高胱氨酸尿

E. ABCD均正确

二、以下提供若干组考题，每组考题共用在考题前列出的备选答案。请从中选择一个与考题关系最密切的答案，每一个备选答案可能被选择一次，多次或不被选择。

B型题

（57～63题共用备选答案）

    A. 对比剂直接引入法　　　　B. 对比剂间接引入法

57. 上消化道造影（　　　）

58. 排泄性胆道造影（　　　）

59. 灌肠（　　　）

60. CT椎管造影（　　　）

61. 静脉肾盂造影（　　　）

62. 逆行泌尿道造影（　　　）

63. CT增强（　　　）

（64～68题共用备选答案）

    A. 阴性对比剂　　　　B. 阳性对比剂

以下对比剂分别属于何种类型：

64. 气体（　　　）

65. 硫酸钡（　　　）

66. 乳化剂（　　　）

67. 碘化合物（　　　）

68. 脂类液体（　　　）

（69～72题共用备选答案）

    A. 血管内用对比剂　　　　B. 椎管内用对比剂　　　　C. 腔内用对比剂

    D. 口服胆囊对比剂　　　　E. MRI对比剂

以下对比剂分别属于何种类型：

69. 泛影葡胺（　　　）

70. 碘化油（　　　）

71. 硫酸钡（　　　）

72. 碘番酸（　　　）

（73～77题共用备选答案）

    A. 离子型单体　　　　B. 非离子型单体　　　　C. 离子型二聚体

D. 非离子型二聚体　　　　　　E. 离子型三聚体

以下对比剂分别属于何种类型：

73. 泛影葡胺（　　　）

74. 碘克酸（　　　）

75. 碘海醇（　　　）

76. 碘佛醇（　　　）

77. 碘克沙醇（　　　）

（78～82题共用备选答案）

A. 一过性的：支持疗法；重度的、持续时间长的：应考虑适当的止吐药物。

B. 散发的、一过性的：包括观察在内的支持性治疗；散发的、持续时间长的：应考虑适当的组胺H1受体阻滞剂肌肉内或静脉内注射

C. 氧气面罩吸氧（6～10L/min），β2受体激动剂定量吸入剂（深吸2～3次）；肾上腺素肌肉注射

D. 氧气面罩吸氧（6～10L/min）；肌肉注射肾上腺素（1∶1000）

E. 氧气面罩吸氧（6～10L/min）；静脉补液：快速，普通生理盐水或林格氏乳酸盐；如果无效：肌肉注射1∶1000肾上腺素

发生以下对比剂不良反应时，应采取何种措施？

78. 恶心/呕吐（　　　）

79. 低血压（　　　）

80. 荨麻疹（　　　）

81. 支气管痉挛（　　　）

82. 喉头水肿（　　　）

三、多选题，以下每道题下面有A、B、C、D、E五个备选答案，请选择一个以上最佳答案。

X型题

83. 关于碘对比剂不良反应的处理，描述正确的是（　　　）

A. 对于轻微的不良反应，根据情况给予对症治疗

B. 保证患者呼吸道通畅

C. 如果患者心跳停止，应迅速进行体外人工心脏按压，并根据具体情况，适当给予急救药品

D. 对于出现气管、支气管痉挛，喉头水肿或休克等症状者应立刻通知临床医师参与抢救

E. 水化治疗不能预防对比剂肾病的发生

84. 关于$CO_2$对比剂的使用，描述正确的是（　　　）

A. 适用于膈肌以上部位的DSA检查

B. 有严重的肺功能不全或吸氧后血氧饱和度仍不能维持正常者禁忌使用

C. 右向左分流的先天性心脏疾病患者禁忌使用

D. 血管内注射$CO_2$后可出现一过性血氧饱和度降低，可让患者暂时休息或予以吸氧

E. 腹腔脏器造影过程中可有一过性腹部不适，短暂休息可缓解

85. 关于碘对比剂，描述正确的是（　　　）

A. 严重甲状腺功能亢进患者也可使用碘对比剂

B. 对比剂肾病是指排除其他原因的情况下，血管内途径应用对比剂后3天内肾功能较应用对比剂前明显降低

C. 对比剂肾病判断标准为血清肌酐升高大于44mmol/L（5g/L）或超过基础值25%

D. 肾功能不全、糖尿病肾病、高龄（年龄＞70岁）为发生对比剂肾病的高危因素

E. 便用离子型对比剂比非离子型对比剂导致对比剂肾病发生的危险度小

86. 关于碘对比剂的叙述，正确的是（　　　）

A. 离子型对比剂属阳性对比剂　　　　　B. 泛影葡胺属于无机碘对比剂
C. 非离子对比剂常用于心血管　　　　　D. 复方泛影葡胺属于碘对比剂
E. 碘对比剂均属于阳性对比剂

87. 造影增强在磁共振检查中有哪些作用？（　　　）

A. 提高图像的信噪比核对比噪声比，有利于病灶的检出

B. 通过病灶的不同增强方式和类型，帮助病灶的定性

C. 提高MRI血管成像的质量

D. 利用组织或细胞特异性对比剂获得特异性信息，可提高病灶的检出率和定性诊断的准确率

E. 以上都不是

88. 下列哪些属于直接引入法造影（　　　）

A. 胃肠钡餐造影　　　　B. 钡灌肠造影　　　　C. 逆行肾盂造影
D. 静脉肾盂造影　　　　E. 子宫输卵管造影

89. 碘化油可用于哪些造影检查（　　　）

A. 瘘管造影　　　　B. 椎管造影　　　　C. 心血管造影
D. 支气管造影　　　　E. 输卵管造影

90. 关于阴性对比剂的叙述，正确的是（　　　）

A. 空气是阴性对比剂　　　　　　　　B. 空气在器官内吸收较快
C. 空气易产生气体栓塞　　　　　　　D. 二氧化碳的溶解度较大
E. 二氧化碳不易产生气体栓塞

91. 关于阳性对比剂的叙述，正确的是（　　　）

A. 对比剂充盈处光学密度值小　　　　B. 与周围组织相比X线减弱系数小
C. 阳性对比剂不易被X线透过　　　　D. 碘剂和钡剂均为阳性对比剂
E. 非离子型对比剂毒性较小

92. 下列不属生理排泄法的造影检查是（　　　）

  A. 钡灌肠造影   B. 逆行肾盂造影   C. 口服胆囊造影

  D. 子宫输卵管造影  E. 冠状动脉造影

93. 关于MRI对比剂的叙述，以下正确的是（　　　）

  A. 血池性对比剂不易透过毛细血管基膜，适用于灌注加权成像和对比增强MRA

  B. 肝细胞特异性对比剂主要用于提高肝脏肿瘤的检出率，对鉴别肿瘤是否来源于肝细胞无价值

  C. Mn-DPDP能产生很强的缩短T1效应

  D. SPIO可产生很强的缩短T2效应

  E. 非离子型细胞外液对比剂渗透压低，安全性进一步提高

94. MRI增强常用的对比剂不包括（　　　）

  A. 泛影葡胺   B. 碘海醇   C. 优维显

  D. 碘曲仑   E. Gd-D.TPA.

95. 有关胃肠双重造影对比用硫酸钡制剂，下列说法正确的是（　　　）

  A. 高浓度   B. 低黏度   C. 粗颗粒

  D. 黏附性强   E. 不易沉淀

96. 关于对比剂硫酸钡，以下正确的是（　　　）

  A. 是难溶性固体对比剂   B. 不被胃肠道吸收

  C. 以原形从粪便中排出   D. 可进行静脉注射

  E. 其混悬剂可涂布于胃肠道黏膜上

97. 关于对比剂的试验，下列正确的有（　　　）

  A. 胆影葡胺——胆道造影   B. 泛影葡胺——尿路造影

  C. 碘化油——心血管造影   D. 医用硫酸钡——消化道造影

  E. 空气——脑室造影

98. 碘制对比剂可发生过敏反应，下列哪些属于轻度反应（　　　）

  A. 恶心、呕吐  B. 气喘、呼吸困难  C. 荨麻疹

  D. 头昏、头痛  E. 面色潮红

99. 磁共振对比剂有哪些（　　　）

  A. 普美显   B. 钆喷酸葡胺   C. 多它灵

  D. 莫迪司   E. 优维显

100. CT增强中最常用的对比剂是（　　　）

  A. 硫酸钡   B. 离子型碘剂   C. 非离子型碘剂

  D. 氧气   E. 碘油

101. 对比剂过敏反应包括（　　　）

  A. 喷嚏   B. 发痒   C. 荨麻疹

  D. 水肿   E. 气管痉挛

102. 为了达到理想的增强效果，应设置（　　　）

A. 对比剂注入的总量　　　　　　B. 对比剂注入的速度

C. 对比剂注入时间　　　　　　　D. 开始扫描的时间

E. 扫描的方式

# 第三节　自测试题答案

**A1型题**

1. B　2. A　3. D　4. E　5. D　6. A　7. D　8. A　9. A　10. A　11. B

12. A　13. B　14. B　15. A　16. B　17. D　18. A　19. E　20. E　21. C　22. C

23. C　24. E　25. E　26. C　27. D　28. C　29. B　30. C　31. E　32 A　33. C

34. D　35. D　36. E　37. E　38. A　39. C　40. E　41. C　42. D　43. D　44. D

45. E　46. A　47. E　48. E　49. E　50. E　51. B　52. D　53. C　54. B　55. D

56. E

**B型题**

57. A　58. B　59. A　60. A　61. B　62. A　63. B　64. A　65. B　66. A　67. B

68. A　69. A　70. B　71. C　72. D　73. A　74. C　75. B　76. B　77. D　78. A

79. E　80. B　81. C　82. D

**X型题**

83. ABCD　84. BCDE　85. BCD　86. ACDE　87. ABCD　88. ABCE

89. ABDE　90. ACDE　91. ACDE　92. ABDE　93. ACDE　94. ABCD

95. ABDE　96. ABCE　97. ABDE　98. ACDE　99. ABCD　100. BC

101. ABCDE　102. ABCDE

（贺亚琼　谢　安　颜　彬　曾艳峰）

# 第六章　介入放射学

## 第一节　介入放射学问答

### 一、介入放射学的概念及范畴

#### （一）什么是介入放射学？

介入放射学（interventional radiology，IVR or IR）是以影像诊断学为基础，在医学影像诊断设备的引导下，利用穿刺针、导管及其他介入器材，对疾病进行治疗或采集组织学、细菌学及生理、生化资料进行诊断的学科。

#### （二）简述介入放射学按照治疗领域分类分为哪几类？

介入放射学按照入路途径可分为血管性介入和非血管性介入技术两大类。前者是指血管内进行的治疗和诊断性操作，也称为介入血管造影或治疗性血管造影，如血管内栓塞以控制大出血；血管成形术。后者是指在血管以外进行的治疗和诊断性操作，如利用穿刺术采取组织、病理学标本及非血管腔内成形术。

介入放射学按病变部位和病种，又可分为神经介入、心脏介入和外周介入。后者亦可细分为肿瘤介入、血管介入、消化道介入、妇产科介入、骨关节介入等。

#### （三）介入放射学有哪些特点？

1. 具有微创性　仅通过皮肤穿刺插管或通过生理或手术孔道插管即可进行诊断和治疗；

2. 可重复性强　在一次治疗不彻底或病变复发时，可经同样的途径重复、多次地进行治疗；

3. 定位准确　由于所有操作均在医学影像设备导向下进行，使穿刺、插管准确到位，诊断和治疗具有较少的盲目性；

4. 疗效高、见效快　对于出血性病变、血管狭窄和其他管腔狭窄等病变，一旦介入技术成功，功效立即可见，如出血立即停止，管腔即刻开通，伴随症状马上消失。对于一些内、外科治疗棘手的病变，如动静脉畸形、肝癌等中晚期肿瘤，介入治疗优于传统治疗；

5. 并发症发生率低　基于上述特点，介入技术造成的并发症发生率低，致命性和致残的严重并发症较少见；

6. 多种技术的联合应用　对于某些病变需要多种方法，同时或序贯才能取得较好疗效，多种介入技术简便易行，而且互相干扰少，协同作用强。

### （四）Seldinger穿刺法的操作要点

Seldinger穿刺法是1953年Seldinger首先采用的经皮穿刺血管插管技术。Seldinger穿刺法的基本操作是：以带针芯的穿刺针经皮肤、皮下组织穿透血管前、后壁，退出针芯后，缓慢向后退针，退至有血液从穿刺针尾端喷出时，即引入导丝，退出穿刺针，再沿导丝插入导管，并将导管插至靶血管，进行造影或介入治疗。

### （五）简述Seldinger改良法的操作要点

1974年Driscoll提出Seldinger改良法，他用不带针芯的穿刺针经皮穿刺血管，当针尖穿刺血管前壁，进入血管腔时，即有血液自针尾喷出，停止进针，然后插入导丝进行操作。改良穿刺法因不穿破血管后壁，发生血肿等并发症的机会就更少，所以被愈来愈多的人采用。

### （六）可用于穿刺插管的路径有哪些？股动脉、肱动脉、股静脉、颈内静脉穿刺点如何选择？

1. 动脉穿刺插管路径　股动脉、肱动脉、腋动脉、锁骨下动脉及颈动脉。

动脉穿刺最常用的部位是股动脉，成功率高，安全，并发症少。髂前上棘与耻骨联合的连线为腹股沟韧带所在处，皮肤穿刺点常选择在腹股沟韧带下方2~3cm，通常相当于腹股沟皮肤皱褶下方1cm以内。如进行顺行穿刺，皮肤穿刺点应在腹股沟韧带上方，血管进针点则位于腹股沟韧带稍下方。肱动脉穿刺也较常用，穿刺点一般选择在肘部皮肤皱褶线的稍上方、肱二头肌腱内侧搏动最明显处。

2. 静脉穿刺插管路径　股静脉、颈静脉、锁骨下静脉及肘静脉。

静脉穿刺最常用的部位是股静脉，穿刺点应在股动脉穿刺点的稍内侧。颈内静脉穿刺也较常用，穿刺点位于锁骨上5~6cm，相当于甲状软骨水平胸锁乳突肌外缘。

### （七）介入放射学影像监视设备及其优缺点（表6-1）

表6-1　介入放射学影像监视设备

| 监视设备 | 优点 | 缺点 |
| --- | --- | --- |
| X线透视（包括DSA） | 实时显像 | 重叠影像，多需要对比剂，有放射损伤 |
| 超声 | 实时、多方位显像，使用方便，无放射损伤 | 断层影像，整体感差，易受骨质、气体因素影响，有"盲区" |
| CT | 断层影像，显示病变清晰 | 除CT透视外，难以实时成像，放射损伤较大 |
| MRI | 断层、多方位成像，无放射损伤 | 需要专用器材，价格昂贵，成像时间长 |

## （八）介入放射学的常用器材有哪些？各有何种用途？（表6-2）

表6-2　介入放射学的常用器材

| 器材 | 用途 |
|---|---|
| 穿刺针（needle） | 用于建立操作通道 |
| 导管（catheter） | 根据用途可分为造影导管、引流导管、球囊扩张导管等 |
| 导管鞘（sheath） | 用于导管交接、引导导管进入血管，避免导管反复出入组织或管壁对局部造成的损伤。 |
| 导丝（guide wire） | 引入导管或引导导管选择性插管，使用物理特性不同分为超滑导丝、超硬导丝、超长的交换导丝。 |
| 扩张管 | 用于扩张导管进入血管的通路、减轻血管损伤、利于导管进入血管 |
| 支架（stent） | 支撑狭窄管腔以达到恢复管腔流通。广义上包括用于内涵管和金属支架；狭义的支架仅指金属支架。 |
| 特殊器材 | 种类多，用途广泛，如：用于防止下腔静脉血栓脱落造成肺栓塞的下腔静脉滤器，用于取异物或结石的网篮，用于肿瘤穿刺治疗用的激光、微波、冷冻、射频等器材。 |

## （九）常用的栓塞剂有哪些？（表6-3）

表6-3　常用的栓塞剂

| 分类 | 名称 | 作用时间 | 主要用途 |
|---|---|---|---|
| 短期栓塞物质 | 自体血凝块 | 6-24小时 | 目前很少用 |
| 中期栓塞物质 | 明胶海绵 | 数周，14-19天开始吸收 | 止血、良恶性肿瘤的术前和姑息性栓塞 |
| | 碘油 | 数天、数周至数月 | 恶性肿瘤、肝海绵状血管瘤 |
| 长期栓塞物质 | 无水乙醇 | 永久 | 恶性肿瘤、动静脉畸形和静脉曲张 |
| | 医用胶 | 永久 | 动静脉畸形 |
| | 聚乙烯醇颗粒 | 永久 | 良恶性肿瘤、动静脉畸形 |
| | 金属弹簧圈 | 永久 | 较大血管、动脉瘤和肿瘤 |
| | 可脱落球囊 | 永久 | 动静脉瘘 |

## （十）介入放射学常用药物（表6-4）

表6-4　介入放射学常用药物

| 种类 | 名称 | 临床应用 | 用法用量 |
|---|---|---|---|
| 麻醉镇痛药 | 利多卡因 | 皮肤穿刺点麻醉；周围神经阻滞；动脉造影时与对比剂混合以减轻疼痛 | 皮下浸润麻醉，应避免注入血管；与对比剂混合，应配制为0.2%的浓度；最大量为4mg/kg |

续表

| 种类 | 名称 | 临床应用 | 用法用量 |
|------|------|---------|---------|
| 镇静药 | 安定 | 镇静；治疗癫痫 | 术前用药：5~10mg口服或2~3mg静脉注射，老年人酌减 |
| 血管收缩药 | 肾上腺素 | 药物性血管造影，主要用于肾脏和胰腺血管造影 | 肾动脉造影前经动脉注入3~6μg，胰动脉造影前，在腹腔动脉、肠系膜上动脉注入5~8μg |
| | 加压素 | 主要用于控制消化道出血 | 0.1~0.2U/min持续灌注，最大0.4U/min |
| 血管扩张药 | 罂粟碱 | 扩张血管，解除动脉痉挛 | 肌注/静注，每次30~60mg/次，24小时不超过300mg |
| | 前列地尔 | 扩张血管、解除血管痉挛 | 静注/静滴，成人1次/日，1mL（前列地尔5~10μg）+10mL生理盐水（或5%GS） |
| | 妥拉唑林 | 改善动脉造影及动脉性门脉造影的显影质量 | 口服25mg，3~4次/天；肌注/皮下注射：25mg/次 |
| 止血药 | 氨甲苯酸（止血芳酸） | 用于出血的全身治疗和穿刺等操作造成的出血的治疗 | 0.1~0.3g/次，每日最大量0.6g |
| | 凝血酶 | 消化道出血及穿刺局部出血 | 喷雾或灌注创面，消化道出血口服500~20000U/次，每1~6小时1次 |
| | 鱼精蛋白 | 中和肝素 | 40~50mg可中和5000U肝素 |
| | 酚磺乙胺（止血敏） | 防治各种手术前后的出血 | 0.25~0.5g肌注/静注或口服0.5~1.0g/次，2次/天 |
| 抗凝药 | 肝素 | 抗凝，延缓或阻止血液凝固 | 用于导管冲洗、术中肝素化和术后抗凝 |
| | 华法林 | 治疗血栓栓塞性疾病及溶栓、成形术后抗凝 | 成人首剂15~20mg，次日5~10mg，3日后可维持量2.5~5mg/d，并根据凝血酶原时间进行个体调整 |
| | 阿司匹林 | 抗血小板药，主要用于血管成形术后抗凝 | 口服40~100mg/d |
| | 氯吡格雷 | 血小板聚集抑制剂，主要用于血管成形术后抗凝 | 口服75mg/d |
| 溶栓药物 | 链激酶 | 溶栓，主要用于急性血栓栓塞疾病 | 首剂5万U团注，继以2500~5000U/h静脉维持 |
| | 尿激酶 | 溶栓，比链激酶副作用小，最常用 | 首剂3万~6万U团注，继以25万~50万U入500mL生理盐水中静滴 |
| | 组织纤溶酶原激活剂 | 促进纤溶酶原转化为纤溶酶，特异性溶解血栓 | 首剂5~10mg，继以0.5~1.0mg/h动脉内灌注，总量一般最大为50mg |

### （十一）经导管血管栓塞术

1. 什么是经导管血管栓塞术？

经导管血管栓塞术（transcatheter arterial embolization，TAE，简称栓塞术），是介入放射学的最重要的基本技术之一，是在DSA监视下经导管向靶血管内注入或送入栓塞物质，使之闭塞从而达到预期治疗目的的技术。临床主要应用于出血、血管性病变、富血供肿瘤栓塞。

2. 按照栓塞水平，栓塞可分为哪几类？

栓塞水平是指栓塞剂到达或闭塞血管的位置，按照栓塞水平可分为5类，具体如下：

（1）毛细血管栓塞又称末梢式栓塞，直径＜1mm的血管被栓塞；

（2）小动脉栓塞：直径1～2mm的动脉被栓塞剂栓塞；

（3）主干栓塞：器官供血动脉的主干或主支被栓塞物栓塞；

（4）广泛栓塞：又称完全性栓塞，靶血管支配范围内的毛细血管、小动脉和主干均被栓塞的情况，可造成靶器官的广泛坏死；

（5）静脉栓塞：主要适用于对静脉疾病的治疗，如静脉曲张。

3. 什么是血管门残留现象？

血管门残留现象是指对靶器官或病变进行完全栓塞过程中或术后随访过程中，发现位于血管门区的组织不能被有效栓塞或仍有活组织和肿瘤复发。残留现象主要见于实体脏器和其他较大的实体瘤的栓塞治疗中，如块状型肝癌。

4. 什么是栓塞反应？

栓塞反应是指靶器官栓塞后出现的、预料中的症状和体征，多为自然过程，重者可出现疼痛、发热、消化道不适，如恶心、呕吐、食欲下降和腹胀等反应，也称为栓塞后综合征，对症处理后可康复。其表现及程度与使用栓塞剂的种类、栓塞水平和程度，不同靶器官有关。

5. 简述经导管血管栓塞术的适应证和禁忌证。

（1）适应证

1）异常血流动力学的纠正和恢复：AVM；动静脉瘘；静脉曲张，主要有食管胃底静脉曲张和精索静脉曲张；填塞异常血管腔，如囊状动脉瘤。

2）止血：包括动脉性和静脉性止血。

3）血流重分布：对正常的动脉血供进行栓塞，使之血供由其他动脉供给，而达到某种治疗目的。

4）治疗肿瘤：①恶性肿瘤主要有肝癌、多发性肝转移瘤、肾癌、肾上腺癌、盆腔各种富血供恶性肿瘤、颌面部恶性肿瘤、四肢、脊柱和骨盆恶性肿瘤等。对恶性肿瘤的栓塞常与化疗药物的局部灌注合并进行，称之为化疗性栓塞。②良性肿瘤适于栓塞治疗的有：脑膜瘤、鼻咽血管纤维瘤、颈动脉球瘤、肾巨大血管平滑肌脂肪瘤、骨盆巨大骨巨细胞瘤、椎体动脉瘤样骨囊肿和血管瘤、症状性子宫肌瘤、肝海绵状血管瘤等。

5）内科性器官切除：适于栓塞治疗的主要有脾功能亢进和巨脾。异位妊娠可通过动脉栓塞术并甲氨蝶呤灌注而终止。

（2）禁忌证

仅列出一般原则。

1）难以恢复的肝、肾衰竭和恶病质患者。

2）导管难以深入靶动脉，在栓塞过程中随时有退出可能者。

3）导管端部前方有重要的非靶血管不能避开，可能发生严重并发症者。

6. 栓塞的并发症主要有哪些（表6-5）？

表6-5　栓塞的并发症

| 栓塞并发症 | 形成原因 | 处理措施 |
| --- | --- | --- |
| 过度栓塞 | 栓塞程度明显超过预期范围 | 栓塞期间不断造影复查，了解栓塞程度 |
| 反流性误栓 | 栓塞剂注入压力大、速度快或靶血管前端已阻塞，再注入 | 动作轻柔，仔细栓塞 |
| 顺流性误栓 | 栓塞剂直径小于靶血管直径或注入压力大，栓塞剂越过靶血管 | 合理选择栓塞剂大小，动作轻柔 |
| 感染 | 栓塞剂污染或手术室消毒不彻底 | 严格按照无菌操作、手术室消毒彻底 |

### （十二）经导管动脉内药物灌注术

1. 什么是经导管动脉内药物灌注术？

经导管动脉内药物灌注术（transcatheter intraarterial infusion，TAI）是指通过经皮穿刺的方法建立由体表到达靶动脉的通道（导管），再由该通道注入药物达到局部治疗的一种方法。其目的在于提高病变区域的药物浓度，延长药物与病变组织的接触时间，减低外周血最大药物浓度和减少浓度–时间曲线下降面积，从而达到提高药物疗效、减轻全身不良反应的目的。

2. 什么是层流现象？

由于药液的比重与血液不同，通常比重较小，当药液进入血液后并不能很快与血液混合，特别在卧位给药时，药液常在血柱的上层，优先进入向人体腹侧开口的血管或优先分布于靶器官的腹侧部分，即为层流现象。

3. 什么是血流重分布技术？

血流重分布技术是TAI的常用配套技术。即当导管不能或不适宜超选择性插入肿瘤供血动脉和肿瘤有多重血供时，先将非靶血管或多余的肿瘤供血动脉栓塞，使肿瘤血供由单一血管提供并防止药物灌入非靶器官，以提高药物灌注效果和减少并发症。

### （十三）经皮经腔血管成形术

1. 简述什么是经皮经腔血管成形术？

经皮经腔血管成形术（percutaneous trarsluminal angiography，PTA）是采用导管

技术扩张或再通动脉粥样硬化或其他原因所致血管狭窄或闭塞性疾病的方法。主要包括球囊血管扩张术和血管支架置入术两种方法。

2. 简述经皮经腔血管成形术的适应证。

（1）球囊血管扩张术

1）对大多数动脉、静脉系统的闭塞性病变均可首选球囊血管成形术进行治疗，其最佳适应证是大、中血管局限短段狭窄或闭塞；

2）作为内支架置入术的前期准备。

（2）血管支架置入术

1）PTA无效或失败者或复发狭窄者；

2）PTA后出现并发症，如内膜剥离、严重血管痉挛等导致的急性血管闭塞；

3）长段血管狭窄或闭塞；

4）伴有溃疡性斑块或严重钙化的病变；

5）腔静脉狭窄或闭塞性病变的治疗；

6）对主动脉夹层、主动脉瘤及假性动脉瘤等可植入覆膜支架，对颅内宽颈动脉瘤可在支架成形术基础上进行栓塞治疗。

3. 简述经皮经腔血管成形术的禁忌证。

伴溃疡性斑块，有严重钙化或长段狭窄闭塞性病变为球囊血管成形术的相对禁忌证。广泛性血管狭窄与大动脉炎活动期为血管支架置入术的相对禁忌证。

### （十四）经皮穿刺活检术

1. 简述什么是经皮穿刺活检术？

经皮穿刺活检术是在影像设备的引导下，经皮穿刺器官或组织后取得细胞学或组织学标本以用于辅助诊断的技术。根据穿刺针形态和抽取组织细胞的方式不同，主要分为细针抽吸活检和组织切割活检两种，对骨骼病变还应用旋切活检。

2. 经皮穿刺活检术的适应证及禁忌证主要有哪些？

（1）适应证主要有

1）占位性病变定性不明确者；

2）须取细胞或组织等进行细菌学、生化等检查者。

（2）禁忌证主要有

1）难以纠正的凝血功能障碍；

2）无安全的穿刺路径；

3）患者无法配合者。

3. 简述经皮穿刺活检术有哪些并发症？

常见的并发症有：出血、临近重要器官或组织的损伤、气胸、感染以及肿瘤沿针道种植转移等，而肿瘤沿针道种植转移则相对罕见。

### （十五）经皮穿刺消融术

1. 什么是经皮穿刺消融术？

经皮穿刺消融术是在穿刺病变部位后，通过化学性或物理性等手段对病变组织进行破坏，从而达到治疗目的的技术。

2. 经皮穿刺消融术适应证主要有哪些？

经皮穿刺消融术适应证有：

（1）肿瘤灭活治疗：适用于直径小于3cm或TAE术后残余肿瘤；

（2）囊性病变可行硬化治疗；

（3）体表静脉畸形可行硬化治疗；

（4）腹腔神经丛阻滞止痛；

（5）腰椎间盘突出可行经皮化学性髓核溶解术等。

### （十六）经皮穿刺引流术

1. 什么是经皮穿刺引流术？

经皮穿刺引流术是在DSA、B超、CT等影像设备的引导下，经皮穿刺体内液体潴留处并置入引流管引流的一种介入治疗技术，用于治疗胆道或泌尿道梗阻，或用于全身各部位的脓肿、囊肿和组织间隙积液的引流，以达到减压、消炎与囊肿灭能等作用。

2. 经皮穿刺引流术有哪些临床应用？

（1）由于正常人体管道阻塞而导致的阻塞段以上液体的过量积聚，如梗阻性黄疸或肾积水的姑息性治疗；

（2）体腔内异常积气、积液、积血或积脓，引起脏器受压、功能受损，或有害物质吸收造成的机体损害；

（3）实质脏器（肝、脾、肾等）的脓肿或巨大囊肿。

### （十七）非血管管腔成形术

1. 什么是非血管管腔成形术？

非血管管腔扩张术是将由于外伤、肿瘤及其他原因导致人体内气道、消化道、胆管、尿路以及输卵管等非血管狭窄通道扩大，使之通畅无阻的一种介入技术，主要包括球囊成形术和支架置入术。

2. 简述非血管管腔成形术在临床上可以应用在哪些方面？

（1）先天性，外压性、外伤、术后或放疗后气管支气管狭窄；气管软化和气道塌陷。

（2）先天性食管狭窄、贲门失迟缓症；外压、炎症、放疗、化学性物质灼伤、恶性肿瘤等导致的食管、胃十二指肠及术后吻合口狭窄；食管气管瘘、直肠结肠瘘。

（3）手术、炎症、结石、外伤、外压、恶性肿瘤等造成的胆道狭窄。

（4）肾盂输尿管连接部短段狭窄；输尿管良性狭窄。

（5）输卵管间质部、峡部和壶腹部的阻塞。

（6）泪囊阻塞；泪管阻塞。

## 二、胸部疾病

### （一）咯血

**1.咯血常见的病因有哪些？**

咯血是指呼吸道出血（不包括鼻咽腔）被咳出的临床表现，主要见于支气管扩张症、肺结核、肺癌、肺血管性疾病等。临床上以前三者最为常见。

**2.咯血按照咯血量如何分类？**（表6-6）

表6-6 咯血按照咯血量如何分类

|  | 咯血量 |
| --- | --- |
| 少量咯血 | 咯血量＜100mL/24h |
| 中等量咯血 | 100mL/24h≤咯血量＜500mL/24h |
| 大咯血 | 咯血量≥500mL/24h或一次咯血量超过300mL |

**3.咯血有哪些介入治疗手段以及其适应证与禁忌证？**

向出血部位供血的支气管动脉和NBSA（即责任血管）栓塞是治疗咯血的主要介入手段。

（1）适应证具体如下

1）急性大咯血，内科治疗无效者；

2）反复大咯血，肺部病变广泛或肺功能差，无法做肺切除术；需手术治疗，但暂时不具备手术条件，必须先控制出血；

3）手术后咯血复发；

4）长期、反复中小量咯血药物治疗效果差，对患者生活质量及心理造成影响者。

（2）禁忌证

1）肺淤血；

2）两肺弥漫性小动脉畸形；

3）患者无法配合。

**4.简述支气管动脉栓塞并发症有哪些？**

（1）动脉内膜损伤：与动脉内膜粥样硬化及术者操作不当有关；

（2）脊髓损伤：为严重并发症，术者应熟悉脊髓和神经根供血动脉的解剖和形态，小心鉴别避让；

（3）其他：严重并发症有肋间皮肤坏死和食管—气管瘘，为误栓导致，发生率极低。

### （二）原发性支气管肺癌

1.简述原发性支气管肺癌分型的具体内容。

原发性支气管肺癌简称肺癌，是起源于支气管上皮、支气管黏膜腺体、细支气管及肺泡上皮等。临床上通常以肿瘤发生的部位大体分为中央型、周围型和弥漫性三种类型。组织学上常分为鳞癌、腺癌、未分化癌（分成小细胞癌和大细胞癌）。根据生物学行为分为小细胞肺癌和非小细胞肺癌。

2. 肺癌的主要临床表现有哪些？

早期肺癌特别是周围型肺癌往往无任何临床症状，多在行胸片或胸部CT检查时发现。随着肿瘤的进展，出现不同的症状。临床常见症状包括：

（1）由原发肿瘤引起的症状，如咳嗽、咯血、发热、气促等。

（2）肺癌局部扩展引起的症状，如胸痛、呼吸困难、声嘶、颌面部水肿及Horner综合征等。

（3）肿瘤转移至脑、骨、肝等肺外器官所引起的相应症状。

（4）副癌综合征。

3. 支气管动脉造影异常表现情况有哪些？

（1）支气管动脉迂曲扩张：表现为支气管动脉主干及分支增粗、迂曲，甚至呈现动脉瘤样改变，并可见支气管动脉与纵隔内或肋间动脉的吻合支扩张，表示支气管动脉供血增加。见于支气管扩张、原发性肺癌、肺部化脓性感染等。

（2）血管增生：在肺野某一范围内血管较正常增多，小分支扩张，分布紊乱呈网状、丛状或簇状增生。见于肺部恶性肿瘤、咯血及支气管动脉蔓状血管瘤等。

（3）对比剂外渗：是诊断咯血的直接征象，但少见。

（4）支气管动脉与肺循环分流（B-P分流）：正常情况下，支气管动脉与肺循环间虽有毛细血管前吻合，但支气管动脉造影则不能显示。在某些病理情况下，这些小的吻合支扩张可形成新的吻合支，造影时则可显示分流。支气管动脉与肺循环分流可发生于肺动脉或肺静脉。前者支气管动脉显影的同时肺动脉分支显影；后者支气管动脉显影的同时肺静脉早期显影。可见于支气管扩张、结核、炎症的患者，或肺癌患者及某些先天性心脏病患者。

（5）其他：支气管动脉瘤，为支气管动脉呈瘤样扩张。肺纤维化病变可使支气管动脉分支受牵拉、聚拢等。肺部恶性肿瘤对血管的侵蚀破坏可出现血管狭窄、闭塞、僵直及肿瘤包绕等征象。

4. 肺癌动脉造影主要有哪些表现情况？

（1）肿瘤血管及肿瘤染色：肿瘤供血血管明显增粗、迂曲，新生血管增多，呈网状、丝状或簇状增生，分布紊乱，粗细不均。肿瘤染色的程度与血供多少密切相关，富血供肿瘤染色明显，乏血供肿瘤染色较淡。

（2）肿瘤血管的侵蚀破坏：可表现为肿瘤血管的狭窄、闭塞、僵直及肿瘤包绕征。

（3）纵隔和肺门淋巴结转移：可见淋巴结区域有丰富的动脉供血，呈网状或丛状，淋巴结明显染色。

5. 肺癌介入治疗的主要适应证有哪些？

（1）已失去外科手术机会的中晚期肺癌。

（2）拒绝行手术切除治疗者。

（3）病灶较大，手术切除困难，可先行介入治疗待病灶缩小后再行手术治疗者。

（4）外科手术切除后复发或转移者。

（5）手术前局部化疗以提高疗效。

6. 肺癌介入治疗主要的禁忌证有哪些？

（1）严重出血倾向及对比剂应用过敏者。

（2）恶病质或心、肺、肝、肾功能衰竭。

（3）高热、严重感染或外周血白细胞计数明显低于正常值（白细胞计数低于 $3 \times 10^9/L$）

7. 肺癌经动脉灌注化疗术主要不良反应或并发症有哪些？

（1）胸背部皮肤损伤：主要表现为局部疼痛、皮肤红斑，严重者出现皮肤溃疡。常见于胸廓内动脉和/或肋间动脉灌注化疗。适当稀释化疗药的浓度和降低灌注速度有助于减轻该不良反应。

（2）支气管和食管黏膜溃疡：由化疗药物对食管黏膜和支气管黏膜的刺激作用所致。

（3）脊髓损伤，此类并发症最为严重，常发生于右支气管动脉与脊髓动脉共干时。多发生在术后24小时内，表现为逐渐出现横断性截瘫症状，伴感染障碍、尿潴留等。如支气管动脉造影时发现与脊髓动脉共干，提倡使用微导管超选择插管，以避开脊髓动脉。

### （三）食管狭窄

1. 食管狭窄行内支架置入术的适应证与禁忌证

内支架植入术的适应证主要适用于食管癌引起的食管狭窄而造成严重进食障碍和食管支气管瘘，也适用于部分良性食管狭窄。

禁忌证：食管灼伤后的急性炎症期；食管手术后3周以内。

2. 食管狭窄行内支架置入术主要相关并发症有哪些？

（1）疼痛、异物感。

（2）食管破裂多为经假道扩张食管或用过大球囊扩张食管所致。患者常感剧烈胸痛，严重的后果为合并纵隔脓肿或血肿，甚至引起死亡。

（3）支架放置失误或术后移位。

（4）支架再狭窄：瘢痕组织回缩、术后瘢痕再形成以及肿瘤继续侵犯均可引起再狭窄发生。

### （四）气管和主气管狭窄

1. 引起气管和主气管狭窄主要原因有哪些？

气管和主气管狭窄分为腔内性、腔外性和腔内外性狭窄。腔内性狭窄主要是指器质性狭窄,其主要原因有良恶性肿瘤、结核、气管软化、手术后、放疗后及先天性狭窄等。外压性狭窄最常见的原因是淋巴结增大及肿瘤压迫。

2.气管和主气管狭窄介入治疗主要适应证及禁忌证有哪些?

适应证:

(1)由气管狭窄或软化造成严重呼吸困难而不能接受或不宜手术治疗者。

(2)气道狭窄虽然未导致严重呼吸困难,但预计局部放疗、灌注化疗后可能出现严重呼吸困难者可预先放置支架。

(3)食管-气管瘘。

禁忌证:气道活动性炎症;距离声门5cm以内的高位气道狭窄;婴幼儿气道狭窄。

## 三、腹部疾病

### (一)消化道出血

1.简述消化道出血造影主要有哪些表现?

消化道出血造影表现主要包括出血的直接征象及间接征象。直接征象为对比剂外溢于空腔脏器内,并经久不散;其显示率与单位时间出血量有关。出血的间接征象为原发病的血管造影表现,如局部血管密集、粗细不均;小静脉及毛细血管迂曲、扩张;肿瘤血管及肿瘤染色;畸形血管团及动脉瘤等。

2.消化道出血的经动脉栓塞术/灌注术主要适应证及禁忌证有哪些?

适应证:无论各种原因所致的消化道出血,经内科保守治疗无效者;急性消化道大出血,部位不明,原因不详,病情危重,无法耐受外科手术者。

禁忌证:出血性休克需急诊手术治疗抢救生命者;严重的全身性感染发热者;严重的心肝肾功能障碍者;有严重的凝血功能障碍者。

3.经动脉栓塞治疗消化道出血并发症有哪些?

经导管栓塞治疗消化道出血除穿刺插管及对比剂引起的并发症外,栓塞治疗的并发症主要是栓塞后缺血和意外栓塞、疼痛和感染。疼痛由缺血引起。由于缺血,抗感染能力下降,如栓塞物质带有细菌,可能引起有关脏器发生感染,最后出现脓肿如肝脾脓肿等。误栓是由于栓塞物流入到不该栓塞的血管内,使相应器官缺血并出现梗死;这是栓塞造成的最严重的并发症,常见有下肢动脉、肠动脉、肾动脉和脊髓动脉栓塞。

### (二)胃肠道狭窄

1.简述引起胃肠道狭窄的原因有哪些?

胃肠道狭窄是指 器质性胃肠道管腔缩小,且伴有胃肠道完全性或不完全性梗阻。根据引起狭窄病变的原因可分为胃肠道良性狭窄和恶性狭窄。引起良性狭窄主要病因有化学性灼伤、术后吻合口狭窄、外伤、异物引起的损伤、贲门失弛缓症以及炎性病变和特发性病变,如肠结核、克罗恩病及胃肠道溃疡等。恶性狭窄主要是因胃肠道原发肿瘤及转移瘤等恶性病变引起的狭窄。

2. 简述消化道成形术的适应证。

（1）幽门梗阻主要指十二指肠球部，球后部溃疡或幽门部溃疡愈合后的瘢痕狭窄所引起的梗阻。

（2）胃肠道吻合术后吻合口狭窄包括食管胃吻合口狭窄，食管-空肠吻合口狭窄，结肠代食管的吻合口狭窄，胃十二指肠或胃-空肠吻合口狭窄等。

（3）贲门失弛缓症是功能性的狭窄，应以手术治疗为好。但对不适合手术的患者或术后又由于瘢痕引起狭窄者，仍是此项介入技术的适应证。

（4）晚期食管癌或治疗后复发患者的治疗短期内缓解进食困难，也可考虑扩张治疗。但应谨慎从事，特别注意防止发生穿孔。

（5）结肠狭窄。

3. 简述消化道成形术的禁忌证。

（1）消化道手术后3周以内；

（2）距离食管上括约肌2cm或距离直肠齿状线2cm以内的狭窄；

（3）消化道局部有严重的出血或坏死性病变；

（4）广泛的肠粘连并多处小肠梗阻。

4. 简述消化道成形术的并发症有哪些？

（1）疼痛及异物感：术后均可有不同程度的撕裂样疼痛。若置入支架，可有异物感。

（2）出血：成形术中，为病变组织撕裂所致。

（3）破裂、穿孔：导丝误入假道表现导丝偏离胃肠道的正常解剖路径，此情况发生时，患者感觉疼痛难忍。应立即停止操作，密切观察患者，必要时请外科医生会诊。只要操作谨慎，穿孔并发症极少发生。

（4）再狭窄：瘢痕组织回缩、肿瘤继续侵犯均可发生再狭窄。

**（三）胆道梗阻**

1. 什么是PTCD术？

PTCD术即经皮肝穿刺胆道引流术，即在DSA或B超引导下，利用特制穿刺针经皮经肝穿入肝内胆管，再将造影剂直径注入胆道而使肝内胆管迅速显影，可了解胆管内病变部位、程度及范围，同时将胆汁引流至体外或体内（十二指肠）的一系列技术，主要用于各类胆道梗阻的治疗。临床上通常按引流方式分为外引流和内引流。

2. 怎么判断PTCD成功穿刺胆道？

成功穿刺胆道其显影的标志为一管道持续显影，并缓慢流动形成树枝状管道。若刺中肝静脉则显示对比剂向第二肝门迅速排空，提示穿刺层面偏背侧。若刺中肝动脉和门静脉，显示对比剂较快速流向肝内并消失，提示肝管在其附近，可将穿刺层面略偏向背侧或腹侧。肝外和包膜下穿刺则显示条状或片状密度增高影。肝实质或肿瘤内穿刺可显示小团状影，弥散缓慢。应注意胆管内不可过多注入对比剂，以免胆管内压突然增高，使感染的胆汁逆行入血造成菌血症。若注入的剂量不足以明确诊断，可先行引流管植入，待引流24小时后再行胆管造影。

3. 简述PTCD术主要的适应证与禁忌证有哪些？

适应证：

（1）无法手术切除的原发性和转移性恶性肿瘤所致的黄疸；

（2）良性狭窄，尤其是胆肠吻合处的狭窄；

（3）胆道梗阻导致的败血症；

（4）黄疸患者术前的胆道减压；

（5）作为其他治疗的一种辅助治疗措施。

禁忌证：

（1）凝血功能障碍；

（2）脓毒血症及败血症是相对禁忌证；

（3）大量腹水。

4. 简述PTCD主要并发症及原因。

（1）胆管出血：主要与穿刺次数、操作时间和器械不合适有关。如肝门区的癌肿在穿刺中易导致出血。

（2）胆汁漏：胆汁漏可漏入腹腔或经穿刺点漏出腹壁外。一般随着时间的推移，漏出现象可自行消除，极少需特殊处理。胆汁漏出的原因主要有：

1）扩张的通道粗于引流导管；

2）引流管不够深入，部分侧孔漏于肝实质，甚至肝外；

3）引流管引流不畅。可行经引流管造影，明确原因并做针对性处理。

（3）逆行胆管感染：造影时造成胆道内压力过高，感染的胆汁入血，形成脓毒败血症和迟发的逆行胆管感染。

（4）胆心反射：胆心反射为本术的严重并发症，特别是发生在老年患者可以致死。

（5）导管堵塞和脱位：导管堵塞和脱位是造成引流失败和继发胆管感染的重要原因。

其他胸腔并发症主要有胆管胸腔瘘、气胸和血胸等，由穿刺插管时穿过胸膜腔引起。

**（四）肠梗阻**

1. 简述肠梗阻介入治疗的作用原理。

肠梗阻分为小肠梗阻和大肠梗阻，治疗肠梗阻可采用肠梗阻导管介入治疗。肠梗阻导管可分为经鼻插入型和经肛门插入型两种。其作用原理是把导管一直送到梗阻部位，将肠内容物引出，减少梗阻以上肠管内液体和气体的积聚，降低肠管内压力，改变局部血液循环，减轻肠管水肿，最终解除肠梗阻，为改善患者全身状况赢得时间。

2. 简述肠梗阻导管主要的适应证及禁忌证。

适应证：单纯性粘连性肠梗阻（约80%是腹部手术后所致，特别是术后早期的肠梗阻）。

绝对禁忌证：绞窄性肠梗阻和肠系膜血栓形成的所致运障碍者。

相对禁忌证：食管狭窄、幽门狭窄；广泛性肠粘连并有多处小肠梗阻；活动性消化道出血期；严重的出血倾向或凝血功能障碍；严重的心、肺功能衰竭。

### （五）肝脏创伤出血

1.简述急诊肝动脉造影适应证与禁忌证。

适应证：

（1）腹部或肝脏创伤而有休克表现者；

（2）需确定是否为多处损伤；

（3）疑有继发性第二次肝破裂。

禁忌证：无绝对禁忌证，但出现以下情况需慎重考虑介入治疗。

（1）合并腹腔内空腔脏器损伤及腹膜炎而需急诊开腹手术者；

（2）明确有腔静脉或门静脉系统大出血者。

2.简述肝脏创伤出血行肝动脉造影主要有哪几种表现？

（1）造影剂外渗：造影可见造影剂在肝实质内渗出，或向肝包膜下、腹腔渗出。

（2）损伤动脉分支中断、痉挛狭窄或受压移位，肝外侧间隙增宽。

（3）肝外侧间隙增大，外缘清晰。

（4）肝实质内假性动脉瘤形成。

（5）肝动脉–胆管瘘。

3.简述肝外伤急诊肝动脉栓塞治疗适应证。

肝动脉造影确定有肝动脉破裂的表现，均可行肝动脉栓塞止血：肝动脉及其分支断裂或破裂引起的出血或出血性休克；肝破裂手术治疗后复发性出血者；创伤性胆道出血；假性动脉瘤形成；肝动静脉瘘或动脉门静脉瘘；医源性肝动脉损伤。

### （六）原发性肝癌

1.原发性肝癌具体可分为哪几类？

原发性肝癌按照大体病理可分为：结节型、巨块型及弥漫型。根据肿瘤大小可分为：微小肝癌（直径≤1cm）、小肝癌（直径1～3cm）、中肝癌（直径3～5cm）、大肝癌（直径＞5cm）。根据病理组织分类：肝细胞癌（hepatocellular car cinoma，HCC）、胆管细胞癌（cholang iocarcinoma，CC）和两者并存为混合细胞型肝癌（combined hepatocellular and cholangiocarcinoma，cHCC–CC），其中HCC占85%～90%，因而以下"肝癌"特指HCC。

2.原发性肝癌的临床表现主要有哪些？

肝癌发病隐匿，早期缺乏典型症状，中晚期肝癌主要临床表现：肝区疼痛、食欲减退、乏力、消瘦、腹胀等全身和消化道症状。如发生肺、骨、脑转移，可产生相应症状。少数患者可伴有低血糖、红细胞增多症等副癌综合征。

3. 原发性肝癌按照临床诊断标准如何确诊？

临床诊断标准：

2017年版原发性肝癌诊疗规范首先强调肝癌早期诊断应该特别重视具有肝病背景（包括慢性肝病和肝硬化）的患者，建议每 6 个月作 1 次包括甲胎蛋白和彩色超声的体检。其次，影像学检查是肝癌早期发现的主要手段，对于肝内病灶直径≤2 cm 的患者，需要 MRI、螺旋 CT、增强超声或钆塞酸二钠（商品名: 普美显 ） MRI 中≥2 个检查显示肝癌典型表现可诊断肝癌; 而对于 ＞2 cm 的占位，只需要 1 种影像学检查显示出肝癌典型表现，即可确定原发性肝癌的诊断。

4. 原发性肝癌的介入治疗有哪些？

肝癌的介入治疗主要包括经皮血管介入治疗方法与经皮非血管介入治疗方法。经皮血管介入治疗方法主要为: 经皮经血管内化疗栓塞术、经皮经血管内化疗灌注术、化疗泵留置导管化疗栓塞。

经皮非血管介入治疗方法有:

（1）化学药物注射法，如无水乙醇、50%醋酸等;

（2）局部消融治疗：射频消融、微波消融、冷冻治疗、高功率超声聚焦消融等;

（3）碘125粒子植入等。

5. 原发性肝癌动脉造影主要有哪几种分型？

肝癌动脉造影分型的意义在于加强对肿瘤血供的认识，提高诊断水平，并对介入治疗方法的选择和评估预后有极大的帮助，主要有以下5种分型，分别为:

（1）少血型：指与一般的肝癌相比，造影时无明确或仅见少量的新生血管，供血动脉稍增粗，可见血管包绕和侵蚀，肿瘤染色浅淡且不规则，非超选择插管注入碘油化疗乳剂后，肿瘤内碘油存积不良。本型组织学检查常为低分化癌或部分为胆管细胞癌与肝细胞癌并存。

（2）临床小癌型是指单个病灶或相邻两病灶之和≤3cm。造影多显示为肿瘤供血动脉增粗，肿瘤染色。

（3）多发结节型是指分散分布的两个或两个以上病灶，各病灶直径均＜5cm，部分成融合状。造影多显示为肿瘤染色，如病灶位于一叶或段内，则显示该叶或段供血动脉增粗。

（4）块状型是指病灶直径＞5cm，可分单个或多个及其融合。造影表现有血管推移等明显的占位征象为其特点，除显示供血动脉增粗和肿瘤染色外，常见大量的新生血管、血窦等征象。

（5）弥漫型是指由于病灶与正常组织互相间杂，造影显示无血管推移等占位征象，可见弥漫的新生血管和肿瘤染色，间杂有充盈缺损。

（6）动静脉分流型是指以动脉造影显示以动静脉分流为主要表现的肝癌，其原发病灶可以是弥漫型或巨块型，有些甚至难以显示原发病灶的具体形态。

6. 原发性肝癌肿瘤血管在血管造影中的表现有哪些？

（1）肝动脉扭曲、变形、移位;

（2）肝动脉血管增多；

（3）新生肿瘤血管：表现为大量紊乱，交织呈网状的异常血管；

（4）肿瘤染色：表现为实质期瘤内毛细血管不规则大量充盈；

（5）动静脉瘘：静脉早显，一般门静脉较多见，也可见于肝静脉；

（6）动脉包绕征：表现为血管直径与走行发生突然变化；

（7）对比剂潴留：形成不规则池状，一般消失较快；

（8）血管湖：形态表现较为规则，大小不一，消失较慢；

（9）门静脉瘤栓：表现为门静脉分支内充盈缺损，远端血管不显影；

（10）线样征或条纹征：表现为动脉期见细小血管沿门静脉走行与之并行，为供应门静脉瘤栓的细小滋养动脉。

以上各项在典型HCC均可出现，但并非特异性表现。动静脉瘘是HCC较具特异性的表现。门静脉瘤栓、线样征或条纹征的出现更具诊断意义。

7. 简述TACE治疗原发性肝癌的适应证与禁忌证主要有哪些？

适应证：

（1）由于各种原因无法手术切除或患者不接受手术治疗者；

（2）术前治疗，目的在于使肿瘤缩小以进行二期手术，并减少术中出血及扩散；

（3）HCC术后复发；

（4）控制肿瘤破裂出血或肝动脉–门静脉分流造成门静脉高压出血；

（5）肝癌占据肝脏的70%以下，门静脉主干未完全阻塞；

（6）肝功能Child A或B级。

禁忌证：

（1）肝硬化明显，肝功能严重受损，包括黄疸，肝性脑病、难治性腹腔积液或肝肾综合征；

（2）凝血功能严重减退，且无法纠正；

（3）门静脉主干完全被癌栓栓塞，且侧支血管形成少；

（4）合并活动性肝炎或严重感染且不能同时治疗者；

（5）肿瘤远处广泛转移，估计生存期<3个月者；

（6）恶病质或多器官功能衰竭者；

（7）肿瘤占全干比例≥70%癌灶（如果肝功能基本正常，可考虑采用少量碘油乳剂分次栓塞）；

（8）外周血白细胞和血小板显著减少，白细胞$<3.0 \times 10^9$/L（非绝对禁忌，如脾功能亢进者，与化疗性白细胞减少有所不同），血小板$<50 \times 10^9$/L；

（9）肾功能障碍:肌酐（Cr）$>176.8\mu$mol/L（2mg/dL）或者肌酐清除率（CCr）$<30$ml/min。

8. TACE治疗肝癌主要有哪些并发症？

（1）栓塞后综合征这是栓塞治疗后常出现的并发症。主要表现为栓塞术后出现恶心、呕吐、高热，腹痛、麻痹性肠郁张，称为栓塞后综合征。

（2）直接与操作有关的并发症：其一是导管插入途径中的血管并发症，如穿刺部位血肿、下肢动脉血栓形成、血管内膜损伤、动脉穿破；其二是由操作引起的感染。

（3）骨髓抑制：表现为化疗药物所致的白细胞、血小板或全血细胞减少。

（4）术中胆心反射：这是由于化疗栓塞导致患者肝区缺氧、疼痛，刺激胆道血管丛的迷走神经所引起的一种严重不良反应，患者表现为严重胸闷、心率减慢、心律不齐、血压下降，严重者可导致死亡。

（5）上消化道出血：为应激性溃疡出血或门静脉高压性出血。

（6）异位栓塞：与操作不当有关，也与肝癌所致潜在动静脉瘘有关。

（7）肝功能损伤：是TACE术后最常见的并发症。对肝功能储备差及门静脉癌栓的患者需慎重。

### （七）肝血管瘤

1.肝血管瘤主要的介入治疗方法有哪些？

目前，肝血管瘤介入治疗方式主要包括选择性肝动脉栓塞术、经皮穿刺瘤内药物注射。

2.肝血管瘤介入治疗的适应证及禁忌证有哪些？

适应证：

（1）大于5cm血管瘤，邻近器官受压移位，引起明显压迫症状者；

（2）肿瘤较大，引起肝脏包膜紧张导致疼痛者；

（3）肿瘤邻近肝包膜，有破裂风险及肿瘤破裂出血者；

（4）不能手术切除或不愿接受手术治疗者；

（5）肿瘤虽小，但一般治疗对疼痛效果不佳者。

禁忌证：

（1）严重的出血倾向者；

（2）严重的肝肾功能不全者。

### （八）子宫肌瘤

简述子宫肌瘤子宫动脉栓塞术介入治疗的适应证与禁忌证。

适应证：

（1）育龄期妇女，绝经期之前，希望保留生育功能或子宫；

（2）子宫肌瘤所引起的经血过多或压迫症状明显；

（3）保守治疗（包括药物治疗及肌瘤局部切除术）无效或复发者；

（4）无症状，但有心理影响者；

（5）体弱或合并严重内科疾病不能耐受手术者；

（6）巨大子宫肌瘤子宫手术切除前辅助性栓塞治疗。

禁忌证：

（1）严重心脑血管疾病；

（2）严重肝肾功能障碍；

（3）凝血功能障碍；

（4）带蒂的浆膜下肌瘤、阔韧带肌瘤。

## （九）门静脉高压症

1. 请简述门静脉高压症概念、主要临床表现及主要的介入治疗方法。

门静脉高压症是指各种原因引起的门静脉包括其主要分支的压力增高，引起的一系列临床症候群。临床表现以脾大脾功能亢进、食管胃底静脉曲张、呕血、黑便和腹水，以及并发的门静脉高压性胃病、肝功能不全、肝性脑病等症状。治疗门静脉高压症的介入方法有经颈静脉肝内门-腔静脉分流术、经皮经肝食管胃底曲张静脉栓塞联合脾动脉栓塞术以及球囊导管逆行性静脉栓塞术。

2. 什么是经颈静脉肝内门-腔静脉分流术？

经颈静脉肝内门-腔静脉分流术（transjugular intrahepatic portosystemics shunt，TIPS）是治疗肝硬化、门静脉高压症、食管胃底静脉曲张破裂出血的一项介入放射学治疗技术。它是以颈内静脉为穿刺入口，将导管经颈静脉、上腔静脉、右心房、下腔静脉，插入肝静脉并在DSA导向下由肝静脉穿刺进入肝内门静脉内，在扩张两者间肝实质通道后，植入支架在肝静脉与门静脉之间建立人工分流通道，使门静脉血流直接分流至下腔静脉，从而降低门静脉压力，达到治疗静脉曲张破裂出血、顽固性腹水等门静脉高压症的目的。

3. 经颈静脉肝内门-腔静脉分流术适应证有哪些？

（1）急性静脉曲张破裂出血，经保守治疗或内窥镜下注射硬化剂治疗无效；

（2）反复静脉曲张大出血，不论有无硬化剂治疗史；

（3）门脉高压性胃病；

（4）肝硬化所致的顽固性腹水；

（5）顽固性肝性胸水；

（6）Budd-Chiari综合征或肝静脉阻塞性病变；

（7）外科门腔静脉分流术后通道狭窄；

（8）肝移植患者在等待肝移植供体期间发生食管胃底静脉曲张破裂大出血或顽固性腹水者。

4. 经颈静脉肝内门-腔静脉分流术禁忌证有哪些？

（1）心、肝、肺、肾等脏器功能衰竭；

（2）严重的或难以纠正的肝性脑病；

（3）难以纠正的凝血功能异常；

（4）无法控制的全身性感染及败血症；

（5）门静脉狭窄或阻塞性病变；

（6）多囊性肝病；

（7）肝癌患者为相对禁忌证。若肝癌病变未侵及肝内大血管，不在拟穿刺管径上，发生门静脉高压性大出血，可急诊行TIPS治疗。

5. 经颈静脉肝内门-腔静脉分流术后并发症有哪些？

（1）颈静脉穿刺并发症：包括血肿、感染、颈动脉损伤、气胸等；

（2）肝裂伤、包膜下血肿；

（3）心包填塞；

（4）腹腔内出血；

（5）胆道系统损伤；

（6）动-静脉瘘；

（7）术后感染：以胆系及肺部感染多见，强调围术期抗生素的应用；

（8）支架分流道血栓形成、狭窄或闭塞；

（9）肝性脑病。

6. 什么是经皮经肝食管胃底曲张静脉栓塞联合脾动脉栓塞术？

经皮经肝食管胃底曲张静脉栓塞术（percutaneous transhepatic varices embolization，PTVE）是通过经皮穿刺肝内门静脉分支、插管栓塞食管胃底曲张静脉来治疗门静脉高压胃食管曲张静脉破裂出血的一种方法。部分脾动脉栓塞术（partial splenic embolization，PSE）是通过股动脉插管至脾动脉或其分支，并释放栓塞物质致脾血流减少，在保留正常脾功能的基础上消除患者亢进的功能，已成为公认的治疗脾功能亢进的首选方法。

7. 经皮经肝食管胃底曲张静脉栓塞术的适应证有哪些？

（1）肝硬化门静脉高压症伴食管胃底静脉曲张破裂急性大出血者；

（2）经药物或内镜等止血无效或再发出血；

（3）肝硬化门静脉高压症患者有食管胃底静脉曲张破裂出血史；

（4）肝硬化门静脉高压症伴脾功能亢进和中度以上的食管胃静脉曲张，而无出血史的患者；

（5）不能或不愿接受外科手术治疗，或者外科手术后再发出血的患者。

8. 经皮经肝食管胃底曲张静脉栓塞术禁忌证有哪些？

（1）严重的心、脑、肺、肝、肾功能不全者；

（2）严重的出凝血功能异常难以纠正者；

（3）顽固性大量腹水难以消退者；

（4）肝硬化伴肝右叶较大的占位性病变，如肝癌、肝血管瘤等；

（5）严重的肝萎缩。

9. 脾动脉栓塞术的适应证有哪些？

（1）肝硬化门静脉高压所致脾功能亢进；

（2）门静脉高压，曲张静脉出血；

（3）儿童脾功能亢进；

（4）胃曲张静脉出血后脾静脉血栓形成；

（5）Gauchers病；

（6）重症地中海贫血需要长期反复输血；

（7）慢性血小板减少性紫癜；

（8）淋巴瘤；

（9）肝癌或病毒性肝炎：因脾功能亢进血象异常不能进行抗癌药物或免疫治疗；

（10）外伤后脾出血。

10. 脾动脉栓塞术的禁忌证有哪些？

（1）全身感染、脓毒血症可能在栓塞后引起脾脓肿，是脾动脉栓塞的绝对禁忌证；

（2）严重肝功能不全伴发黄疸和腹水者栓塞治疗预后差，是治疗的相对禁忌证。此时的低蛋白血症和门静脉高压造成的门静脉至脾静脉逆流均易导致脾脓肿并发症。介入治疗应在内科治疗改善症状后择期进行；

（3）全身衰竭、严重出血倾向和碘过敏反应等不能进行血管造影的情况也是脾动脉栓塞的禁忌证。

11. 脾动脉栓塞术并发症有哪些？

（1）栓塞后综合征：表现为发热、左上腹疼痛、恶心呕吐，为脾栓塞后常见反应；

（2）脾脓肿：一般认为与脾栓塞后脾静脉血流缓慢，肠道细菌逆流进入脾组织内或术中未能严格无菌操作有关；

（3）脾假性囊肿和脾破裂；

（4）异位栓塞；

（5）门静脉血栓形成：主要是由于脾栓塞后血小板过度升高所致，应及时予以抗凝、溶栓治疗。

12. 球囊导管逆行性静脉栓塞术的概念。

球囊导管逆行性静脉栓塞术（balloonoccluded retrogracle transvenous obhteration，BRTO）通过自发性分流道（如胃肾分流或脾肾分流等）栓塞曲张的胃底静脉。主要适用于以胃底静脉曲张为主，存在影像学检查可以清晰显示的自发性脾肾或胃肾分流道的门静脉高压症患者。

13. 球囊导管逆行性静脉栓塞术的适应证有哪些？

在影像学资料显示存在经自发性脾肾或胃肾分流道的前提下，适应证主要有：

（1）确诊为食管胃底静脉曲张破裂出血，而以胃底静脉曲张为主者；

（2）有既往出血史，经血管造影或内镜检查有再出血的危险者；

（3）门静脉高压症食管胃底静脉曲张破裂出血，经血管加压素（或垂体后叶素）治疗、三腔气囊压迫等常规内科治疗失败者；

（4）手术后或内镜硬化剂注射止血治疗后再出血者；

（5）不能耐受紧急手术治疗的出血者；

（6）TIPS术中同时以球囊闭塞分流道远端后，对胃冠状静脉、胃短静脉进行栓塞，避免了栓塞物质经自发分流道进入肾静脉造成误栓之虑，可使栓塞更为彻底。

14. 球囊导管逆行性静脉栓塞术的禁忌证有哪些？

（1）肝功能严重损害；

（2）大量腹水；

（3）有出血倾向；

（4）败血症或肝脓肿。

### （十）布-加综合征

1. 什么是布-加综合征？

布-加综合征（Budd-Chiari syndrome，BCS），是指由于肝静脉和/或肝段下腔静脉阻塞导致肝静脉和/或下腔静脉回流障碍而产生的门脉高压和/或下腔静脉高压的一系列临床症状和体征。本症过去以手术治疗为主，目前介入治疗已几乎完全取代了外科手术治疗。介入治疗主要包括球囊扩张术及支架植入术。

2. 布-加综合征介入治疗的适应证和禁忌证主要有哪些？

适应证：

（1）肝段下腔静脉膜性或节段性狭窄或闭塞，伴或不伴有血栓形成；

（2）伴肝静脉阻塞的下腔静脉膜性或节段性阻塞，肝静脉支架成形术的最佳适应证是肝静脉入口处膜性或小于3cm的短段阻塞；

（3）PTA疗效不佳或再狭窄病例；

（4）下腔静脉癌性狭窄或闭塞。

禁忌证：

（1）下腔静脉长段完全性闭塞；

（2）肝静脉弥漫性闭塞；

（3）患者极度衰竭、恶病质者。

3. 布-加综合征介入治疗的并发症有哪些？

（1）误穿心包及心包填塞：由于误穿后纵隔或心包腔主要发生在破膜穿刺时，所以穿刺时要在正侧位交替透视下进入右心房。在破膜穿刺后，无论成功与否，透视观察心影大小和心尖冲动有无改变是发现有无心包腔内出血的有效方法之一。

（2）肺栓塞与肺梗死：加强抗凝，注意全身肝素化。一旦出现肺栓塞，应尽快给予抗凝和大剂量或超大剂量尿激酶溶栓治疗。

（3）心律失常：术中导丝经腔静脉入右心房时，导丝易进入右心室引起心律失常。这时迅速将导丝退回右心房一般均能消除，必要时可给予利多卡因、维拉帕米等。

（4）血管破裂：大出血下腔静脉节段性闭塞，穿刺时务必行上下对端穿刺插管且两端在一条连线上，正侧位均要一致。边穿刺边注入对比剂，一旦发现对比剂偏离血管或异常滞留，即停止穿刺，分析原因，防止意外。

（5）肝穿刺道出血：注意需在将血管鞘撤至快出肝表面时，向内注入少量凝血块或明胶海绵，以防穿刺道出血。

（6）支架移位及脱落：释放支架时一定要将其定位于狭窄段血管，缓慢释放，防止移位。

（7）支架阻塞：常为血栓形成所致。坚持术后抗凝，定期复查为其防治必要手段。

（8）其他少见并发症如心包填塞，支架折断等。

### （十一）肝脓肿

1. 简述肝脓肿穿刺置管引流术的优点有哪些？

影像引导下的经皮穿刺及置管引流，成功率高，可避开重要的脏器和大血管，减少了并发症。抽取的脓液可做细菌培养及药物敏感试验，有助于病因学的诊断及指导临床用药。

2. 简述肝脓肿穿刺置管引流术的适应证与禁忌证。

适应证：

（1）已有液化区的肝内脓肿、体积较大，并有明显症状与体征者。

（2）临床应用于全身各部位脓肿和使用药物后效果欠佳的脓肿。

禁忌证：凝血功能异常者；大量腹水；穿刺途径有重要脏器。

### （十二）肾囊肿

1. 肾囊肿穿刺适应证。

（1）疑为炎性囊肿或脓肿；

（2）影像学不易确诊的囊性病变；

（3）疑为恶性囊性病变，外科不宜手术探查者。

2. 肾囊肿硬化治疗适应证

（1）囊肿体积大于5cm者；

（2）引起临床症状者；

（3）引起明显肾盂肾盏积水，肾实质大量丧失者；

（4）引起肾性高血压者；

（5）与收集尿系统不交通者。

3. 肾囊肿穿刺引流术的并发症主要有哪些？

（1）腰部疼痛：10%的患者硬化治疗时有腰部疼痛，休息后症状可渐消失；

（2）出现镜下血尿及发热等，一般可自行消失；

（3）其他：严重并发症少见有报道出现气胸、动静脉瘘、感染、胆汁性腹膜炎、肾破裂、肾周围脓肿、肾盂肾盏通道、尿路感染等，对症治疗有效。应严格遵守适应证，严格遵守操作规程及注意事项，避免并发症发生。

### （十三）泌尿系梗阻

1. 什么是经皮肾盂穿刺造瘘术？

经皮肾盂穿刺造瘘术是采用经皮穿刺的方法将引流管送入肾盂内，将尿液引出体外的一种介入治疗技术。主要用于解除尿路梗阻所致的肾盂肾盏和上段输尿管扩张。

2. 经皮穿刺肾造瘘术的适应证

（1）各种原因导致的肾盂输尿管积水或肾盂积脓引流；

（2）输尿管漏或输尿管狭窄术前引流；

（3）药物滴注治疗输尿管肿瘤；

（4）外伤致肾盂或输尿管瘘；

（5）为肾盂输尿管病变下一步治疗建立通道，如肾盂和近段输尿管的取石和成形。

3. 经皮肾盂造瘘术的禁忌证

（1）出血性与凝血机制障碍性疾病经治疗未能改善者；

（2）严重高血压、糖尿病或心脏疾患；

（3）肾结核、肾周脓肿、肾肿瘤；

（4）其他如肝脾肿大明显、过度肥胖、异位肾、游走肾、严重脊柱侧弯及妊娠妇女。

4. 经皮肾造瘘术的并发症有哪些？

（1）出血：一般量少，采用下极后外侧经肾实质穿刺，可减少肾动脉损伤的机会。少量出血定期冲洗，以免血块堵塞；静脉渗血也可采用夹闭引流导管15分钟使收集系统内形成血块，起填塞作用而止血。

（2）肾盂积脓或肾脏感染：可用1：1000新霉素溶液，0.5%～1%醋酸按肾盂容量每日做3～4次定期冲洗。

（3）应记录尿量定期测定肾功能与电解质在梗阻解除后，如发生多尿，则更应密切观察肾功能、电解质，及时补充液体及电解质。

（4）大出血：慢性肾感染和以前有过手术史者易出血，安置造瘘引流管后仍可采取夹闭导管封闭止血，也可放置球囊导管膨胀压迫止血，亦可进行血管栓塞术止血，如均无效，应及时手术止血。

（5）上尿路肾脏肾盂损伤穿孔：无重要临床意义，仍可安置造瘘管引流，通常1～2天可封闭。

（6）发热：20%～70%的患者术后出现，一般48小时内自行消退。

（7）穿刺或扩张至邻近器官损伤少见，严格遵守操作规程可避免。

（8）败血症：多是感染肾脏的肾盂积液行顺行肾盂造影、造瘘术时所致，可在引流术后即行全身抗生素治疗。

## （十四）胃癌

1. 简述胃癌化疗药物灌注术的优势。

胃癌动脉内化疗药物灌注术可明显提高肿瘤区域化疗药物浓度，其肿瘤细胞杀死指数（药物浓度×作用时间）明显高于其他部位。由于药物主要作用于瘤体本身，因而全身的不良反应和并发症明显减少。

2. 简述胃癌栓塞术/灌注术的适应证与禁忌证有哪些？

适应证：

（1）不能外科切除的胃癌患者；

（2）高龄或拒绝手术患者；

（3）胃癌伴远处转移患者；

（4）胃癌术后复发患者；

（5）胃癌根治术后预防性动脉化学治疗患者。

禁忌证：

（1）心、肝、肺、肾功能不全患者或多器官衰竭者；

（2）严重出、凝血功能障碍患者；

（3）全身广泛转移患者。

### （十五）肾癌

1. 简述肾癌有哪些相关介入治疗及肾动脉栓塞术有哪些优势？

肾癌的介入治疗亦分为肾动脉灌注化疗术、肾动脉栓塞术。栓塞在肾癌的治疗中意义较大。主要有以下几点：

（1）提高了肾癌手术的切除率，尤其是I期切除失败后行栓塞术，仍有延期肾切除可能；

（2）栓塞后肾与肿瘤周围出现水肿层，易于手术剥离，容易结扎，出血减少，转移机会减少；

（3）不能切除的晚期肾癌，栓塞可作为姑息治疗方法，阻断瘤体血供，致瘤组织坏死、液化，达到减轻症状和延长生命的治疗作用。

2. 肾动脉栓塞术有哪些并发症？

（1）栓塞后综合征：患侧疼痛、发热、恶心、呕吐等，应积极对症处理；

（2）肾脓肿和败血症：多因操作中消毒不严，栓塞剂有菌或患肾感染造成。应严格无菌操作，术后预防性使用抗生素；

（3）肾外非靶器官栓塞：为栓塞物质反流造成，应尽力避免，根据病变血供选择适宜栓塞剂，不断调整注射速度和多次复查造影是防止意外栓塞的重要方法；

（4）一过性高血压，可自行恢复。

### （十六）膀胱癌

1. 简述膀胱癌的介入治疗相关适应证。

（1）凡准备手术切除的病例，术前均可介入治疗；

（2）手术不能切除的膀胱癌；

（3）手术后复发的膀胱癌；

（4）膀胱癌并发不可控制的出血。

2. 简述下膀胱癌的介入治疗相关禁忌证。

（1）恶病质患者；

（2）严重心脑血管疾病；

（3）严重肝肾功能障碍；

（4）严重凝血功能障碍。

## 四、血管性疾病

### （一）颅内动脉瘤

1. 颅内动脉瘤概述及主要危害

颅内动脉瘤（intracranial aneurysm，ICA）是脑动脉系统有破裂倾向的局限性病理扩张，通常根据其形状及其假定的病因进行分类，如：囊状动脉瘤、梭形动脉瘤；先天性动脉瘤、感染性动脉瘤、外伤性动脉瘤等，是一种较常见的脑血管疾病。其主要危害是破裂出血，动脉瘤破裂引起的蛛网膜下腔出血占全部自发性蛛网膜下腔出血的70%～80%。

2. 简述颅内动脉瘤介入治疗的适应证与禁忌证。

适应证：

（1）动脉瘤破裂出血急性期，一经造影确诊即可行栓塞治疗；

（2）手术风险及难度较大的椎-基动脉系统动脉瘤；

（3）出血后危重病人（Hunt-HessIV-V级），不能耐受开颅手术者；

（4）巨大型动脉瘤，手术夹闭困难者；

（5）高龄病人，全身状况差、难以耐受开颅手术的病人；

（6）开颅手术夹闭瘤颈或第一次栓塞治疗后复发的动脉瘤。

禁忌证：

（1）不可纠正的出血性疾病或出血倾向为绝对禁忌证；

（2）血管迂曲严重，或入路动脉管径过于狭窄，或动脉瘤过小，导管无法进入；

（3）全身状况不能耐受麻醉；

（4）肝素过敏、造影剂过敏的患者。

### （二）脑动静脉畸形

简述脑静动脉畸形介入治疗适应证及禁忌证。

适应证：

（1）病变广泛深在，不适宜直接外科手术；

（2）病变位于重要功能区，语言功能区，脑干等，开颅手术后将产生严重并发症或后遗症者；

（3）高血流病变盗血严重，病灶巨大，直径超过3cm，手术切除可能导致过度灌注综合征，可以分期栓塞，使病变缩小后，再行手术切除；

（4）供血动脉较少，畸形团较小的终末型AVM，单独用血管内栓塞治疗，有望完全治愈。

禁忌证：

（1）病变为低血流，供血动脉纤细，微导管无法到达血管畸形团内，或不能避开供应正常脑组织的穿支动脉；

（2）病灶为穿支供血，区域性功能闭塞实验产生相应神经功能症状缺失者；

（3）全身衰竭状态，不能耐受治疗或不同意治疗者。

**（三）主动脉夹层**

1. 如何区分主动脉夹层、穿透性溃疡和主动脉壁间血肿？

主动脉夹层（aortic dissection，AD）是由于主动脉壁局部内膜破损导致中层撕裂，并且在撕裂的内膜和中层之间有流动或凝固的血液。典型AD在CTA可见破口及"真假双腔"结构。

主动脉壁间血肿（aortic intramural hematoma，AIH）是由主动脉壁内出血或主动脉壁内局限血肿形成，是一种特殊类型的主动脉夹层。AIH为没有内膜破口。最常见的原因是中层囊性坏死和滋养血管破裂或"主动脉壁梗死"，血液溢出至中膜外层靠近外膜的部分，另一可能原因是斑块破裂。

主动脉穿透性溃疡（penetrating atherosclirosis ulcer，PAU）是指主动脉粥样硬化斑块穿透内膜，并在主动脉壁中层形成血肿的主动脉病变，属于急性主动脉综合征（acute aortic syndrome，AAS）的一种。CT表现主动脉局限性节段扩张，局部溃疡，壁内可见血肿，还可出现假性动脉瘤，夹层和破裂。

2. 主动脉夹层分型方案有哪些及其具体内容？

传统的主动脉夹层分型方法中应用最为广泛的是Stanford分型和Debakey分型。Debakey分型将主动脉夹层分为三型：I型主动脉夹层起源于升主动脉并累及腹主动脉；II型主动脉夹层局限于升主动脉；III型主动脉夹层起源于胸降主动脉，向下未累及腹主动脉者称为IIIA，累及腹主动脉者称为IIIB。Stanford分型将主动脉夹层分为两型，Stanford A型相对于Debakey I+II型，Stanford B型相当于Debakey III型。

3. 简述主动脉夹层腔内治疗手术适应证。

主动脉夹层腔内治疗一般适用于Standford B型，内膜破口距左锁骨下动脉开口1.5cm以上者，有多脏器分支缺血症状，经内科治疗后患者持续性疼痛，影像学检查提示有破裂风险。随着技术的进步，特别是开窗技术的发展，内膜破坏距左锁骨下动脉开口<1.5cm行腔内治疗得以实现。

**（四）胸主动脉瘤**

1. 简述胸主动脉瘤概念

各种原因所致局部主动脉壁扩张及膨出，达到正常管径1.5倍以上，即称为主动脉瘤（aortic aneurysm）。胸主动脉瘤的血管腔内修复术具有创伤小、快速康复，减少并发症和禁忌证的优点，近年来得到广泛应用。

2. 简述胸主动脉瘤的血管腔内修复术适应证和禁忌证：

适应证：难治性胸痛、动脉瘤已有渗漏或即将发生破裂、CT扫描显示进行性增大者。患者必须能够接受全麻和气管插管。

禁忌证：败血症、凝血功能不全、感染性动脉瘤、换气储备极差、碘过敏。

**（五）腹主动脉瘤**

1. 简述腹主动脉瘤的定义及危险因素。

腹主动脉瘤（abdominal aortic aneurysm，AAA）主要是因动脉硬化和高血压引起腹主动脉壁的局部薄弱，继而扩张、膨出形成的，通常直径增大50%以上定义为动脉瘤。AAA按病理可分为真性、假性和夹层三型。

2. 腹主动脉瘤的血管腔内修复术适应证和禁忌证。

适应证：肾动脉平面以下的腹主动脉瘤其瘤体直径＞5cm；瘤体直径为4～5cm，但动脉瘤有破裂倾向者（伴高血压、瘤壁厚薄不等或有子瘤）以及疼痛症状，动脉瘤压迫邻近组织或形成夹层者，以及近期动脉瘤直径有增加者。

禁忌证：动脉瘤上缘距肾动脉开口的距离＜1cm；双侧髂内动脉病变，乙状结肠仅靠肠系膜下动脉供血；肠系膜上动脉严重狭窄或肠系膜下动脉主要有Riolan弓供血以及临床状态较差或动脉异常迂曲为治疗的相对禁忌证。

### （六）主动脉狭窄

简述主动脉狭窄成形术的适应证与禁忌证

1. 球囊血管成形术的适应证：

（1）单纯型先天性主动脉缩窄（脉压差＞30mmHg）；

（2）主动脉局限、短段狭窄；

（3）主动脉手术后再狭窄。

2. 球囊血管成形术的禁忌证：

（1）复杂型先天性主动脉缩窄；

（2）主动脉长段狭窄；

（3）弥漫性狭窄；

（4）主动脉完全闭塞；

（5）大动脉炎活动期；

（6）主动脉峡部发育不良。

3. 支架的适应证：

（1）单纯型先天性主动脉缩窄；

（2）术后再狭窄；

（3）大动脉炎和动脉粥样硬化性闭塞；

（4）完全闭塞后再通病例。

4. 支架的禁忌证：

（1）大动脉炎活动期；

（2）复杂型先天性主动脉缩窄；

（3）未成年人。

### （七）肾动脉狭窄

1. 简述肾动脉狭窄PTA适应证与禁忌证。

适应证：

（1）临床表现有高血压或肾功能受损，内科系统治疗无效，或需多种抗高血压药物联合应用，才能奏效者；

（2）静脉法取血证明患侧肾素分泌明显增高，而对侧相对被抑制；

（3）系列影像检查发现肾体积逐渐减少者；

（4）当造影发现狭窄征象不明显时，肾动脉和主动脉收缩压差大于1.33kPa时；

（5）移植动脉或外科手术后的肾动脉狭窄。

禁忌证：

（1）患者一般状况较差；

（2）尽管造影发现狭窄存在，但无临床症状者；

（3）较长段的完全闭塞性病变。

2.肾动脉支架置入的适应证与禁忌证。

除前述PTA适应证外，下述情况亦可考虑：

（1）单纯PTA后，管壁弹性回缩、残留狭窄大于30%或出现夹层动脉瘤；

（2）PTA后再发狭窄；

（3）肾动脉开口处狭窄和高度偏心性狭窄；

（4）既往外科手术（肾移植术和血管架桥术）后的血管再狭窄。

肾动脉内支架植入的禁忌证：

（1）PTA导致血管损伤；

（2）非顺应性病变，球囊无法扩张者；

（3）肾内小血管（直径小于4mm）狭窄者或弥漫性肾血管病变；

（4）当病变长度大于2cm、狭窄位于肾动脉分支处时为相对适应证，需谨慎实施支架植入。

### （八）髂动脉狭窄

1.简述髂动脉狭窄PTA治疗的适应证与禁忌证。

适应证：

（1）由于血管狭窄，导致肢体缺血而出现严重的间歇性跛行，并影响工作与生活。

（2）肢体静息痛、肢体形成溃疡或坏疽者。

（3）外科架桥术后出现再狭窄。

此外，当有下述情况出现时，可综合考虑PTA可能为患者带来的益处、潜在的风险及技术失败的可能性，酌情对待：

1）较长段的多发性病变。

2）多发、较长的闭塞性病变。

3）狭窄部位有大量的不同路段的血栓，PTA前溶栓治疗难以奏效者。

4）腘动脉远端的病变。

5）严重钙化，特别是偏心性钙化者。

PTA治疗的禁忌证：患者一般状况欠佳；血管狭窄但无血流动力学意义者；狭窄附近存在动脉瘤者。

2. 简述髂动脉内支架植入主要适应证

（1）PTA术后残留狭窄大于30%，狭窄两端压力差大于1.33kPa。

（2）PTA术后导致局部出现夹层动脉瘤者。

（3）高度的偏心性狭窄，估计单纯PTA效果不佳。

（4）PTA术后再发狭窄者。

（5）闭塞性病变，一般单纯PTA难以奏效者。

3. 简述髂动脉内支架植入主要禁忌证

（1）成功的PTA治疗，血流动力学和临床症状均有改善者。

（2）非顺应性病变，强力扩张有可能造成血管破裂者。

（3）局部或邻近合并有动脉瘤者。

（4）PTA后对比剂出现外溢者。

（5）病变较长而血管直径又偏小者。

## （九）下肢动脉硬化闭塞症

1. 简述下肢动脉硬化闭塞症概念。

下肢动脉硬化闭塞症（arterioscl erosis obliterans，ASO）是由于动脉硬化造成的下肢供血动脉内膜增厚、管腔狭窄或闭塞，病变肢体血流供应不足，引起下肢间歇性跛行、皮温减低、疼痛，乃至发生溃疡或坏死等临床表现的慢性进展性疾病。常为全身性动脉硬化血管病变在下肢动脉的表现。

2. 下肢动脉硬化闭塞症的典型临床症状有哪些？

（1）间歇性跛行：间歇性跛行是下肢ASO的典型症状之一，是一种由运动诱发的症状，指下肢运动后产生的疲乏、痉挛或疼痛，常发生在小腿后方，导致行走受限，短暂休息后（常少于10min）疼痛和不适感可以缓解，再次运动后又出现。跛行距离可以提示缺血的程度。

（2）缺血性静息痛：患肢在静息状态下出现的持续性疼痛，是下肢ASO引起肢体严重缺血的临床表现之一，预示肢体存在近期缺血坏死风险，已经存在有组织坏疽的患肢往往伴有严重的静息痛。

（3）严重肢体缺血：指患ASO的肢体处于严重缺血阶段。典型性临床症状包括静息痛（持续2周以上）、溃疡、坏疽，踝收缩压<50mmHg或趾收缩压<30mmHg。

3. 什么是糖尿病足？

发生在糖尿病患者的，与下肢远端神经异常和不同程度的周围血管病变相关的足部感染、溃疡和/或深层组织破坏。

4. 简述踝肱指数的定义及临床意义。

踝肱指数（ankle brachial index，ABI）是指踝部动脉收缩压（胫后动脉或胫前动脉）与上臂（肱动脉）收缩压的比值，通过肢体的节段性压力测量获得，为无损伤动脉供血状态评估方法，该比值有助于对缺血程度的判断。正常值为1.00～1.40，0.91～0.99为临界值。ABI≤0.90可诊断为下肢缺血。

5. 下肢动脉硬化闭塞症的病因及危险因素有哪些？

下肢ASO的主要病因是动脉粥样硬化。发病率随年龄增长而上升，70岁以上人群的发病率在15%～20%。男性发病率略高于女性。危险因素主要有吸烟、糖尿病、高血压、高脂血症、高同型半胱氨酸血症、慢性肾功能不全、炎性指标等因素。

6. 下肢动脉硬化闭塞症腔内治疗的适应证与禁忌证

适应证：血管狭窄同时伴有临床症状是治疗的适应证：狭窄程度＞50%；患者有下肢缺血症状，如间歇性跛行、静息痛，甚至下肢溃疡等；血管搭桥术后吻合口或搭桥血管的狭窄，合并缺血症状。

禁忌证是相对的，主要有长段、弥漫性髂股动脉狭窄，尤其当病变长度＞20cm者，置入支架的再狭窄率较高。

### （十）下肢深静脉血栓形成

1. 下肢深静脉血栓形成定义及有哪些介入治疗方法？

下肢深静脉血栓形成（lower extremity deep venous thrombosis，LEDVT）是指血液在下肢深静脉腔内不正常凝结引起的疾病，血栓脱落可引起肺栓塞。介入治疗主要包括介入性溶栓取栓术、静脉腔内成形术与支架植入术。

2. 介入溶栓取栓术适应证与禁忌证。

适应证包括急性期LEDVT、亚急性LEDVT和LEDVT慢性期或后遗症急性发作。禁忌证包括伴有脑出血、消化道及其他内脏出血者，患肢伴有较严重感染，急性期髂-股静脉或全下肢深静脉血栓形成，血管腔内有大量游离血栓而未作下腔静脉滤器植入术者。

3. 简述静脉腔内成形术与支架植入术适应证与禁忌证。

（1）PTA的适应证：不伴有血栓的髂股静脉重度受压；经介入性溶栓取栓后遗留的髂静脉重度狭窄、闭塞（常为植入支架作准备）；股静脉形态、血流正常时的股总静脉重度狭窄；DVT慢性期短段股静脉重度狭窄。

（2）PTA的禁忌证：股静脉长段狭窄、闭塞；不准备植入支架的髂静脉狭窄、闭塞。

（3）支架植入术的适应证：髂静脉中等程度以上受压；髂静脉重度受压PTA术后；髂静脉重度狭窄、闭塞行PTA后；股总静脉重度狭窄行PTA术后（需选择可跨关节使用的支架）。

（4）支架植入术后的禁忌证：LEDVT后遗症期；股静脉狭窄或闭塞者。

### （十一）肺动脉栓塞

1. 肺动脉栓塞主要原因以及治疗手段？

肺动脉栓塞指内源性栓子阻塞肺动脉或其分支引起的肺循环障碍的临床病理生理综合征；多为静脉中形成的血栓或右心附壁血栓脱落进入肺动脉引起的疾患，多数是由盆腔和下肢静脉血栓引起的。肺动脉栓塞现有治疗手段有内科抗凝、溶栓治疗、外科手术切除和经导管血栓清除。介入治疗的方法是经导管取栓、溶栓疗法和下腔静脉滤器植入。

2. 简述经导管溶栓治疗的禁忌证。

（1）有出血和易出血的病变；

（2）1年内发生过缺血性脑卒中或脑血管事件；

（3）近期（2~4周）有活动性出血；近期（<3周）外科大手术；近期（<2周）曾有在不能压迫部位的大血管行穿刺术；可疑主动脉夹层；妊娠；活动性消化性溃疡；

（4）严重高血压、肝肾功能不全或血液系统病变。

3. 简述下腔静脉滤器的作用、适应证、禁忌证及并发症。

主要作用是预防和治疗下肢、盆部静脉脱落血栓造成的肺栓塞。

（1）下腔静脉滤器适应证：

1）患易引起肺动脉栓塞的各种疾病者，如下腔静脉、髂及下肢等静脉内有游离血栓，并抗凝治疗无效或不能接受抗凝治疗者；

2）复发性肺栓塞无论能否抗凝治疗；

3）盆腔及下肢外科手术前，疑有深部静脉血栓形成者，可放置临时性下腔静脉滤器。

（2）下腔静脉滤器的禁忌证：

1）心、肝、肾等脏器严重障碍者；

2）下腔静脉发育畸形或已阻塞者；

3）下腔静脉以上水平静脉内血栓所引起的肺栓塞；

4）患有严重而难治性凝血疾病。

（3）下腔静脉滤器术后的并发症：

1）误放和移动；

2）大静脉穿孔或动静脉瘘；

3）再发肺动脉栓塞；

4）滤器未打开或非对称性打开。

## （十二）下肢静脉曲张

简述治疗下肢静脉曲张微创方法并介绍其原理。

下肢静脉曲张传统治疗方法是大隐静脉高位结扎剥脱术，目前微创治疗方法主要有泡沫硬化疗法、静脉腔内射频闭合术和静脉腔内激光闭合术。

（1）泡沫硬化疗法——向靶静脉内注入硬化剂，使曲张静脉血管管壁发生非感染性炎症，可成功地引起靶血管内膜的损伤而逐渐形成肉芽组织，继而发生纤维化并且在静脉腔内增生重塑，最终形成不可压缩条索状纤维组织，达到治疗下肢曲张静脉的目的。绝对禁忌证：硬化剂过敏、急性深静脉血栓和/或肺栓塞、局部注射区域感染或严重全身感染、长期卧床、症状性右向左分流。相对禁忌证:妊娠期、哺乳期、严重周围动脉阻塞性疾病、一般情况差、过敏体质。

（2）静脉腔内激光闭合术——是用激光损毁大隐静脉内膜，加压包扎使静脉粘连而闭塞，从而消除反流。绝对禁忌证：急性深静脉血栓和/或肺栓塞、手术区域感染或严重全身感染、严重凝血功能障碍。相对禁忌证：妊娠期、哺乳期、严重周围动脉阻塞性疾病、一般情况差。术后不良反应有局部皮肤麻木，皮下瘀斑，术后2~3周沿闭塞的静脉走行可触及硬结，血栓性静脉炎等。

（3）静脉腔内射频闭合术——通过热量传导，使血管内皮及整个血管壁迅速发生挛缩，一定时间后，整个静脉完全纤维化，静脉管腔永久闭合。禁忌证同静脉腔内激光闭合术。

## 五、骨骼肌肉系统

### （一）腰椎间盘突出症

1.简述腰椎间盘突出症定义及有哪些介入治疗手段。

腰椎间盘突出症（lumbar disk herniation）是指纤维环断裂及髓核突出使椎间盘组织局限性移位而压迫邻近的韧带和神经根导致腰痛及下肢疼痛，是严重影响患者劳动力和生活质量的常见病。腰椎间盘突出症的传统治疗方法为保守治疗与手术治疗。手术治疗包括外科手术与介入治疗两大类。介入治疗主要包括经皮腰椎间盘摘除术（percutaneous lumber diskectomy，PLD）、经皮腰椎间盘化学溶解术（chemonudeolysis，CN）和经皮腰椎间盘激光汽化术（percutaneous laser disc decompression，PLDD）以及经皮腰椎间盘内臭氧消融术。

2.简述经皮腰椎间盘摘除术的适应证。

适应证：经皮腰椎间盘摘除术的适应证需满足以下三个条件，尤其重要的是CT和MRI表现：

（1）腰椎间盘突出症病史超过3个月，经保守治疗8周以上效果不佳者，或病史超过半年，经保守治疗有效，但经常复发且疼痛较重者；

（2）首次发作的腰椎间盘突出症疼痛剧烈，尤以下肢症状明显，患者疼痛而难以行动入睡，被迫处于屈髋屈膝侧卧位者；

（3）经CT或MRI等影像学确诊为包容性或单纯性椎间盘突出，并且影像学表现与临床症状体征相一致。

3.简述经皮腰椎间盘摘除术禁忌证主要有哪些？

相对禁忌证：

（1）椎间盘突出伴明显钙化；

（2）合并有马尾压迫麻痹或单根神经麻痹者；

（3）椎间盘明显狭窄，提示严重退行性变者；

（4）合并椎管狭窄。侧隐窝狭窄等；

（5）纤维环及韧带破裂，髓核组织脱入椎管内游离者；

（6）突出物大，压迫硬膜囊＞50%；

（7）椎间盘突出致侧隐窝填塞嵌顿者；

（8）合并椎体滑脱＞Ⅰ°者；

（9）合并椎管内肿瘤、椎体转移性肿瘤等者。

绝对禁忌证：

（1）椎间盘穿刺通路周围感染；

（2）临近椎体结核；

（3）严重的凝血功能障碍；

（4）心、脑、肝、肾衰竭。

4.简述经皮腰椎间盘摘除术后处理及并发症

术后处理：

（1）术后6小时内监测血压、脉搏1次/小时；

（2）术后5天静滴抗生素以预防感染；

（3）术后1周内应卧床休息为主，出院后继续卧床休息2～4周，减少腰部活动。

并发症：

（1）腰肌血肿；

（2）神经损伤；

（3）腹腔脏器损伤：后位结肠是最可能的损伤器官；

（4）椎间盘感染。

### （二）经皮椎体成形术

简述经皮椎体成形术的适应证与禁忌证。

适应证：

（1）骨质疏松症性椎体压缩骨折。

（2）椎体转移瘤破坏椎体引起局部剧烈疼痛；或并有椎体病理性压缩骨折；或无症状性溶骨型椎体转移瘤者，为防止椎体塌陷，可行预防性PVP。

（3）椎体骨髓瘤、椎体血管瘤，其适应证选择同椎体性转移瘤。

禁忌证：绝对禁忌证为椎体感染性病变或结核。下列情况可视为相对禁忌证：

（1）椎体骨折线超过椎体后缘或椎体后缘骨质破坏广泛、较大范围不完整者；

（2）椎体压缩程度超过75%者；

（3）出凝血功能障碍，有出血倾向者；

（4）体质极度虚弱，不能耐受手术者。

# 第二节　介入放射学自测试题

一、以下每一道题下面有A、B、C、D、E五个备选答案，请从中选择一个最佳答案。

A1型题

1.按照阻塞血管时间的长短，明胶海绵属于哪类栓塞剂（　　）

　　A. 长期　　　　　　　　B. 中长期　　　　　　　　C. 中期

D. 中短期　　　　　　E. 短期

2. 以下不属于血管内介入治疗技术的是（　　　）

　　A. 动静脉血管畸形栓塞治疗

　　B. 实体良、恶性肿瘤的术前栓塞或姑息治疗

　　C. 经口食管胃肠道狭窄扩张术

　　D. 内科性内脏器官消除功能治疗

　　E. 肝脏动门脉瘘栓塞治疗

3. 下列不属于非血管内介入治疗技术的是（　　　）

　　A. 经皮穿刺胆道引流术　　　　　　　B. 肝肾囊肿硬化治疗

　　C. 经皮肾穿引流术及输尿管成形术　　D. 球囊血管成形术

　　E. 取石术

4. 最常用的动脉穿刺部位是（　　　）

　　A. 肱动脉　　　　　　B. 股动脉　　　　　　C. 颈动脉

　　D. 腋动脉　　　　　　E. 腘动脉

5. 下列关于明胶海绵的特点，说法错误的是（　　　）

　　A. 不可吸收　　　　　B. 中期栓塞材料　　　C. 能快速形成血栓

　　D. 无抗原性　　　　　E. 闭塞血管安全有效

6. 关于Seldinger技术描述正确的是（　　　）

　　A. 经皮穿刺大血管通过导丝和导管交换的方式把导管送入血管内

　　B. 一种经血管栓塞技术

　　C. 经皮穿刺管腔，通过导丝和导管交换的方式把导管送入人体管腔的技术

　　D. 一种动脉内药物灌注技术

　　E. 即血管介入技术

7. 介入治疗中应用DSA的优点不包括（　　　）

　　A. 实时成像　　　　　B. 可绘制血管路径图　　C. 增加碘对比剂的用量

　　D. 影像后处理　　　　E. 突出微小的密度差别

8. 以下哪项不是介入放射学技术（　　　）

　　A. PTC+溶石　　　　　　　　　　　　B. 内镜下十二指肠乳头成形术

　　C. 经皮穿刺置放导管脓肿引流　　　　D. 透视下经皮穿刺活检

　　E. 食管狭窄球囊支架成形术

9. 属于长效栓塞剂的是（　　　）

　　A. 自体血凝块　　　　B. 自体肌肉块　　　　C. 皮下脂肪

　　D. 明胶海绵　　　　　E. 聚乙烯醇

10. 血管内治疗脑动静脉畸形可选用（　　　）

　　A. 自体血凝块　　　　B. 明胶海绵　　　　　C. 碘化油

　　D. 微弹簧圈　　　　　E. 鱼肝油酸钠

11. 经导管栓塞术常见的适应证（　　　）

    A. 控制出血　　　　　　B. 治疗血管性疾病　　　C. 治疗肿瘤

    D. 消除病变器官的功能　E. 以上都是

12. 鱼精蛋白硫酸盐可与体内肝素结合而使肝素失去抗凝血能力，适用于肝素过量而引起的出血1mg鱼精蛋白硫酸盐可中和肝素（　　　）

    A. 10U　　　　　　　　B. 50U　　　　　　　　C. 100U

    D. 1000U　　　　　　　E. 1mL

13. 股骨下端病变活检术，需选用哪类活检针（　　　）

    A. 抽吸针　　　　　　　B. 切割针　　　　　　　C. 环钻针

    D. Turner针　　　　　　E. Rotex针

14. 关于介入放射学的描述，哪项不恰当（　　　）

    A. 属微创医学

    B. 以Seldinger技术为基础发展而来

    C. DSA是唯一的导向设备

    D. 按治疗途径不同可分为血管性和非血管性介入技术

    E. 目前已成为和内科、外科并列的三大治疗学科之一

15. 不能经微导管输送的栓塞物是（　　　）

    A. 超液态碘化油　　　　B. NBCA　　　　　　　C. PVA

    D. 明胶海绵颗粒　　　　E. 标准螺圈

16. 纵隔旁肺内孤立性结节针刺活检术，应选用的导向方法为（　　　）

    A. X线　　　　　　　　B. 超声　　　　　　　　C. CT

    D. DRI　　　　　　　　E. DSA

17. Seldinger技术发明于（　　　）

    A. 1933年　　　　　　　B. 1943年　　　　　　　C. 1953年

    D. 1963年　　　　　　　E. 1973年

18. 下列哪种疾病不宜行动脉栓塞治疗（　　　）

    A. 脾破裂　　　　　　　　　　　B. 门脉高压，静脉曲张大出血

    C. 脾大，脾功能亢进　　　　　　D. 脾肿瘤

    E. 脾脓肿

19. 介入治疗中，血管内给予罂粟碱的意义是（　　　）

    A. 扩血管　　　　　　　B. 抗肿瘤　　　　　　　C. 缩血管、止血

    D. 溶栓　　　　　　　　E. 降低血液黏度

20. 不属于介入导向设备的是（　　　）

    A. DSA　　　　　　　　B. 超声检查仪　　　　　C. 透视

    D. CT　　　　　　　　　E. 心电图

21. 胃肠道疾病，哪项不是介入治疗的适应证（　　　）

    A. 食管狭窄　　　　　　　　　　B. 幽门梗阻

C.贲门失弛缓症　　　　　　　　　　D.吻合术后吻合口狭窄

E.食管灼伤急性期

22.关于气管支架叙述错误的是（　　　　）

　　A.治疗气管/主支气管狭窄　　　　　B.治疗气管软化

　　C.治疗小气道塌陷　　　　　　　　D.气管直径与支架直径之比为1∶1.2

　　E.支架长度应超过狭窄段两端各1cm左右

23.关于支气管动脉栓塞治疗大咯血的适应证错误的是（　　　　）

　　A.急性大咯血而缺乏手术条件者

　　B.反复较大量咯血经内科久治无效而肺部病变广泛和肺功能低下者

　　C.大量咯血手术后复发者

　　D.大咯血患者肺切除术前应用

　　E.患者拒绝手术者

24.哪种病变应首选覆膜支架治疗（　　　　）

　　A.食管炎性狭窄　　　　　　　　　B.幽门良性梗阻

　　C.食管癌术后吻合口狭窄　　　　　D.贲门失弛缓症

　　E.不宜手术治疗的食管癌造成的食管狭窄且并发气管瘘

25.间歇性跛行患者最常见的受累血管为（　　　　）

　　A.髂总动脉　　　　　B.股总动脉　　　　　C.髂外动脉

　　D.腹主动脉　　　　　E.股浅动脉及近段腘动脉

26.球囊扩张成形术治疗贲门失弛缓症，应选用的球囊直径为（　　　　）

　　A.<1.0cm　　　　　B.1~1.5cm　　　　　C.1.5~2cm

　　D.3~4cm　　　　　E.>4.0cm

27.哪种疾病的球囊扩张治疗中最易发生食管破裂（　　　　）

　　A.食管酸性物质灼伤后狭窄　　　　B.碱性物质烧伤造成的食管狭窄

　　C.食管　　　　　　　　　　　　　D.术后吻合口狭窄

　　E.贲门失弛缓症

28.气管支架的选择原则是（　　　　）

　　A.支架直径与正常气管直径一致

　　B.支架直径小于正常气管直径1~2mm

　　C.支架直径大于最狭窄处直径1~2mm

　　D.支架直径较正常气管直径稍大，一般是1.2∶1，长度应超出狭窄段上下两

　　　端各1.0cm左右

　　E.支架直径与最狭窄处直径一致

29.胸壁出血应采取哪种措施（　　　　）

　　A.颈外动脉栓塞　　　　B.支气管动脉栓塞　　　　C.髂内动脉栓塞

　　D.颌内动脉栓塞　　　　E.内乳动脉栓塞

30.肺癌伴咯血应采取哪种措施（　　　　）

A. 颈外动脉栓塞　　　　B. 支气管动脉栓塞　　　C. 髂内动脉栓塞

D. 颌内动脉栓塞　　　　E. 内乳动脉栓塞

31. 除哪个外，以下肿瘤手术前多采取介入栓塞治疗以取得良好疗效（　　　）

A. 富血管性肾癌　　　　B. 食管癌　　　　　　　C. 鼻咽部纤维血管瘤

D. 脑膜瘤　　　　　　　E. 盆腔内肿瘤

32. 下列哪项不是胃癌介入治疗的禁忌证（　　　）

A. 心、肝、肺、肾功能不全患者　　　B. 高龄患者

C. 全身广泛转移患者　　　　　　　　D. 出、凝血功能障碍患者

E. 全身衰竭患者

33. 仍可作为肝细胞癌化疗栓塞适应证是（　　　）

A. 恶病质　　　　　　　　　　　　　B. 严重肝肾功能不良

C. 肝肿瘤体积占全肝的70%以上　　　D. 伴肝海绵状血管瘤

E. 凝血酶原时间明显延长

34. 不适用于血管内栓塞治疗的外伤性出血（　　　）

A. 外伤性脾破裂性出血　　　　　　　B. 骨盆骨折所致的直肠破裂出血

C. 外伤性肾破裂出血　　　　　　　　D. 骨盆骨折所致的盆腔大出血

E. 外伤性肝破裂出血

35. 胃肠道疾病，哪项不是介入治疗的适应证（　　　）

A. 食管狭窄　　　　　　　　　　　　B. 幽门梗阻

C. 贲门失弛缓症　　　　　　　　　　D. 吻合术后吻合口狭窄

E. 食管灼伤急性期

36. 哪项是经皮穿刺肾造瘘术的禁忌证（　　　）

A. 肾周脓肿　　　　　　　　　　　　B. 尿液改道

C. 上尿路结石的处理　　　　　　　　D. 肾盂输尿管的动力学检查

E. 肾后梗阻的引流与减压

37. 不适合于血管内栓塞术控制的出血为（　　　）

A. 外伤性出血　　　　　　　　　　　B. 肿瘤出血

C. 胃十二指肠溃疡出血　　　　　　　D. 胃食管静脉曲张出血

E. 脑出血

38. 关于内科性脾切除叙述不正确的是（　　　）

A. 通过导管技术消除脾功能

B. 可用于治疗不同原因引起的脾大、脾功能亢进

C. 现多用于部分脾动脉栓塞术

D. 栓塞脾下极较栓塞脾上极安全性大

E. 不适用于特发性血小板减少性紫癜

39. 内科性肾切除适应证不包括（　　　）

A. 不宜行手术和血管成形术的肾动脉狭窄所致的高血压

B. 恶性高血压的晚期肾衰患者　　　　C. 肾病所致的严重蛋白尿

D. 不明原因的大量血尿　　　　E. 肾分泌生物活性物质功能丧失

40. 应用金属支架治疗恶性胆管狭窄，叙述不正确的是（　　　）

A. 金属支架适应证不同于永久性内涵管

B. 超声下引导优于X线透视监视

C. 支架长度以两端超过1cm左右为宜

D. 支架直径与胆管直径之比为1.1∶1

E. 肿瘤生长阻塞支架后仍可采用介入方法使支架再通

41. 经皮穿刺肾造瘘术适应证不包括（　　　）

A. 肾后梗阻的引流和减压

B. 尿液改道

C. 经皮肾、输尿管镜检活检术的术前术后

D. 输尿管狭窄扩张或置入内支架内引流术前后

E. 肾肿瘤

42. 布-加综合征造影表现有（　　　）

A. 膜状狭窄及闭塞　　　　B. 阶段性狭窄及闭塞　　　　C. 下腔静脉瘤

D. 肝静脉阻塞　　　　E. 以上全是

43. 肾动脉内支架置入适应证不包括（　　　）

A. PTA后再发狭窄

B. 肾动脉开口处狭窄和高度偏心性狭窄

C. 肾移植术和血管架桥术后的血管再狭窄

D. 临床表现有高血压，内科治疗无效者

E. PTA导致血管损伤

44. 关于TAE栓塞后综合征叙述错误的是（　　　）

A. 是栓塞治疗后常见的并发症

B. 主要表现为恶心、呕吐、高热、腹痛、麻痹性肠郁张

C. 发生与栓塞剂无关

D. 发生与TAE方法有关

E. 有自限性

45. 治疗肾动脉狭窄的方法中，首选的是（　　　）

A. 肾动脉成形术　　　　B. 药物治疗　　　　C. 肾血流重建术

D. 肾移植术　　　　E. 肾切除术

46. 关于经皮肝穿刺胆道引流术，下列叙述不正确的是（　　　）

A. 胰腺癌所致胆道梗阻伴严重黄疸者，外科手术前应用减少并发症

B. 胰腺癌所致胆道梗阻不能外科手术者

C. 可用于急性梗阻性化脓性胆管炎的急救减低胆管内压.改善临床症状

D. 良性胆管狭窄均不采用此术

E. 胆道结石所致梗阻者引流减压后可经导管将结石取出

47. 关于经皮肝穿刺胆道引流术的术前准备，叙述错误的是（　　　）

　　A. 常规行肝功能及B型超声检查

　　B. 测定出、凝血时间和部分凝血酶原时间

　　C. 术前常规应用维生素K

　　D. 术前半小时给予镇痛剂和镇静剂

　　E. 经皮肝穿刺胆道引流术为非血管内操作，术前亦可不禁食

48. 治疗消化道出血较为理想的栓塞剂是（　　　）

　　A. 自体血凝块　　　　　B. 明胶海绵　　　　　C. PVA

　　D. 钢圈　　　　　　　　E. 氧化纤维素

49. TIPS适应证不包括（　　　）

　　A. 肝硬化门静脉高压，近期发生过食管胃底静脉曲张破裂大出血者

　　B. 患者经内科治疗效果欠佳，Child-Pugh肝功能分级又难以接受外科治疗者

　　C. 外科治疗后再出血者

　　D. 有难治性腹水者

　　E. 严重的门脉狭窄、阻塞性病变

50. 介入断流术中部分性脾动脉栓塞术的并发症一般不包括（　　　）

　　A. 腹腔出血　　　　　　　B. 门静脉血栓形成

　　C. 脾脓肿　　　　　　　　D. 肺炎、肺不张和胸腔积液

　　E. 腹水

51. 血管内栓塞治疗可控制体内多种原因引起的出血，但不适用于（　　　）

　　A. 外伤性脾破裂出血　　　　B. 肾活检术后出血

　　C. 肝癌破裂出血　　　　　　D. 外伤性十二指肠破裂出血

　　E. 胃十二指肠溃疡出血

52. 胃底食管静脉曲张破裂大出血的最优治疗方法是（　　　）

　　A. 单纯药物治疗　　　　　　B. 胃冠状静脉栓塞术

　　C. 胃左动脉栓塞术　　　　　D. 外科分流术

　　E. 胃底静脉结扎术

53. 手术难以切除，经栓塞治疗后病情改善，肿瘤缩小，从而转变成能手术切除。这一现象最有可能发生于哪种肿瘤的治疗过程中（　　　）

　　A. 原发性肝细胞肝癌　　　B. 肝转移瘤　　　　　C. 胆囊癌

　　D. 卵巢癌　　　　　　　　E. 宫颈癌

54. 关于TIPS技术成功的标准，下列不正确的是（　　　）

　　A. 肝内门静脉血流较前增多　　B. 管腔内支架释放准确并达到预期展开程度

　　C. 分流道通畅　　　　　　　　D. 肝内分流道成功建立

E. 无严重并发症

55. 经皮经肝胆道内引流较外引流最突出的优点是（　　　）

　　A. 内引流管柔软性好，创伤小　B. 内引流管价格低廉

　　C. 内引流不易引发胆管炎　　　　D. 内引流管不易发生阻塞

　　E. 内引流避免了胆汁丧失的弊病

56. 因输尿管梗阻行经皮顺行肾盂造影时，细针穿刺进入肾盂后，首先应（　　　）

　　A. 注入对比剂，观察尿路梗阻的部位与原因

　　B. 抽吸积蓄的尿液，并行化验检查　　C. 行输尿管灌注试验

　　D. 肾组织针刺活检　　　　　　　　　　E. 进行经皮肾盂造口术

57. 主动脉夹层在主动脉血管造影中的直接表现为（　　　）

　　A. 双腔改变影像　　　　B. 主动脉壁增厚　　　　C. 溃疡样充盈缺损

　　D. 多发真腔　　　　　　E. 主动脉瓣关闭不全

58. 胃冠状静脉栓塞术适用于（　　　）

　　A. 肝外伤破裂出血　　　　　　　　B. 保守治疗无效的顽固性鼻出血

　　C. 前胸壁出血　　　　　　　　　　D. 肺癌伴咯血

　　E. 胃底食管静脉曲张出血

59. TAE治疗HCC，与栓塞剂无关的并发症的是（　　　）

　　A. 血肿　　　　　　　B. 下肢动脉血栓形成　　　C. 胆囊坏死

　　D. 肾衰竭　　　　　　E. 肝衰竭

60. 空肠大面积出血性炎症患者，行肠系膜上动脉选择性插管灌注加压素后，较为常见的并发症是（　　　）

　　A. 痉挛性腹痛　　　　B. 心肌梗死　　　　　　　C. 高血压

　　D. 肠缺血坏死　　　　E. 外周血管缺血

61. 最常用的动脉穿刺部位是（　　　）

　　A. 肱动脉　　　　　　B. 股动脉　　　　　　　　C. 颈动脉

　　D. 腋动脉　　　　　　E. 腘动脉

62. 下列哪项是髂动脉狭窄PTA术的禁忌证（　　　）

　　A. 肢体溃疡者　　　　　　　　　　B. 外科架桥术后出现狭窄

　　C. 狭窄附近存在动脉瘤者　　　　　D. 较长段的多发性病变

　　E. 偏心性钙化

63. 血管内治疗脑动静脉畸形可选用（　　　）

　　A. 自体血凝块　　　　B. 明胶海绵　　　　　　　C. 碘化油

　　D. 微弹簧圈　　　　　E. 鱼肝油酸钠

64. 下列哪项不是下腔静脉滤器植入的适应证（　　　）

　　A. 复发性肺栓塞

　　B. 胡桃夹综合征

　　C. 盆部静脉内有自由漂浮的血栓

　　D. 某些手术有可能导致肺栓塞，术前预防放置

E. 禁忌抗凝治疗或抗凝治疗有严重并发症的肺栓塞

65. 关于动脉内溶栓，叙述不正确的是（　　　）

A. 脑动脉内溶栓治疗是病史超过6小时脑梗死患者的绝对适应证

B. 再通率明显高于静脉内溶栓

C. 动脉内溶栓治疗失败时，可借溶栓通路应用血管内支架治疗

D. 原则上，病史在3个月以内的四肢动脉栓塞均可采用动脉内溶栓治疗

E. 已知出血倾向者是动脉内溶栓禁忌证

66. 主动脉造影在诊断方面可以解决的问题中，不正确的是（　　　）

A. 先天性主动脉异常　　　　　　　B. 创伤性主动脉穿孔及主动脉夹层

C. 不明原因的心脏杂音　　　　　　D. 主动脉瓣反流程度

E. 先天性心脏病的常规检查

67. 以下哪种情况不是肝脏穿刺活检的适应证（　　　）

A. 肝硬化　　　　　B. 肝粟粒状结核　　　　C. 血吸虫肝病

D. 慢性肝炎　　　　E. 肝包虫病

68. 主动脉瘤在主动脉造影时的表现不符合的是（　　　）

A. 双腔改变影像

B. 主动脉局限性扩张

C. 主动脉增宽、延长、迂曲，梅毒性动脉瘤多见

D. 升主动脉根部动脉瘤可伴主动脉瓣关闭不全

E. 真性动脉瘤表现为囊状、梭形或混合扩张

69. 下腔静脉滤器置入适应证（　　　）

A. 复发性肺栓塞

B. 禁忌抗凝治疗或抗凝治疗有严重并发症的肺栓塞

C. 盆部静脉内有自由漂浮的血栓病例

D. 某些手术可能导致肺栓塞，术前放置预防用

E. 以上全是

70. 肺动脉造影时肺栓塞的主要表现哪项不正确（　　　）

A. 肺动脉一支或分支内有充盈缺损　　B. 某一支肺动脉分支完全阻断

C. 肺动脉主干有扩张　　　　　　　　D. 某一局部肺动脉延迟充盈

E. 肺动脉局部有狭窄

71. 主动脉夹层在主动脉血管造影直接征象是（　　　）

A. 主动脉壁增厚　　　B. 双腔改变影像　　　C. 溃疡样充盈缺损

D. 多发真腔　　　　　E. 主动脉瓣关闭不全

72. 以下用来表示穿刺针、切割针或活检枪的粗细且管径最粗的是（　　　）

A. 8F　　　　　　　　B. 12F　　　　　　　　C. 21G

D. 18G　　　　　　　E. 16G

73. 贲门失迟缓症可选择哪种治疗方式（　　　）

A. 球囊成形术　　　　B. 普通支架成形术　　　C. 覆膜支架成形术

D. 防反流支架成形术　E. 引流术

74. 球囊血管成形术禁忌证不正确的是（　　　）

　　A. 肢体血管局限性狭窄

　　B. 肢体闭塞段血管长度超过10cm

　　C. 肢体血管钙化性狭窄

　　D. 冠状动脉多支病变，病程在3个月内的动脉内血栓栓塞

　　E. 冠状动脉多支病变，病程在3个月内的动脉内溃疡性狭窄

75. 无水乙醇的特点是（　　　）

　　A. 不溶于水　　　　　　　　　　　B. 破坏血管内皮细胞、持久栓塞

　　C. 有抗原性　　　　　　　　　　　D. 短期栓塞剂

　　E. 固体

76. 以下最适合PTA或支架置入治疗术的是（　　　）

　　A. 髂、股动脉重度不规则狭窄，长度＞15cm

　　B. 重症糖尿病，股、腘动脉狭窄合并胫后动脉闭塞

　　C. 发病2个月的多发性、多支冠状动脉狭窄

　　D. 大动脉炎活动期的肾动脉狭窄

　　E. 手术后局限性肾动脉狭窄

77. 哪一部位的狭窄性病变较少采用支架成形术治疗（　　　）

　　A. 髂动脉　　　　　　B. 冠状动脉　　　　　　C. 肾动脉

　　D. 腘窝以下动脉　　　E. 股动脉

78. DVT患者放置滤器预防肺栓塞，滤器一般应置于（　　　）

　　A. 上腔静脉内　　　　　　　　　　B. 肾静脉开口水平以上的下腔静脉内

　　C. 髂总静脉内　　　　　　　　　　D. 肾静脉内

　　E. 肾静脉开口水平以下的下腔静脉内

79. 下列疾病中，不适合于进行DSA检查的是（　　　）

　　A. 主动脉夹层　　　　B. 先天性心脏病　　　　C. 血管狭窄

　　D. 脑膜炎症　　　　　C. 脑血管畸形

80. 治疗动静脉畸形宜使用（　　　）

　　A. PTA　　　　　　　　　　　　　B. 经导管血管栓塞术

　　C. 经导管动脉内药物灌注术　　　　D. 经皮穿刺体腔减压术

　　E. 经皮针刺活检术

81. 椎体成形术最严重的并发症（　　　）

　　A. 骨水泥渗漏　　　　B. 肺动脉栓塞　　　　C. 肋骨骨折

　　D. 出血　　　　　　　E. 过敏

82. 椎间盘介入治疗术后处理不包括（　　　）

　　A. 抗炎　　　　　　　B. 随诊观察　　　　　C. 长期卧床休息

　　D. 术后卧床休息1周　E. 术后监测生命征

83. 哪项不是椎体成形术的适应证（　　　）
　　A. 椎体活动性结核　　　　　　　　B. 外伤性椎体压缩骨折
　　C. 病理性椎体压缩骨折　　　　　　D. 骨质疏松椎体压缩骨折
　　E. 溶骨型椎体椎体破坏

84. 下列哪项属于非血管性介入技术（　　　）
　　A. TAE　　　　　　　B. 椎体成形术　　　　　C. TAI
　　D. PICC　　　　　　E. PTA

85. 下列哪项可行椎体成形术（　　　）
　　A. 腰椎椎体滑脱症　　B. 腰椎椎弓根骨折　　C. 腰椎椎体压缩骨折
　　D. 腰椎横突骨折　　　E. 腰椎骨质增生症

二、以下提供若干组考题，每组考题共用在考题前列出的A、B、C、D、E五个备选
答案。请从中选择一个与考题关系最密切的答案，每个备选答案可能被选择一
次，多次或不被选择。

B型题
（86～90题共用备选答案）
　　A. 尿激酶　　　　　　　B. 酚磺乙胺　　　　　　C. 氯吡格雷
　　D. 罂粟碱　　　　　　　E. 肾上腺素

86. 血管扩张药（　　　）

87. 血管收缩药（　　　）

88. 止血药（　　　）

89. 溶栓药物（　　　）

90. 抗血小板药物（　　　）

（91～94题共用备选答案）
　　A. 碘油　　　　　　　　B. 弹簧圈　　　　　　　C. 明胶海绵
　　D. 可脱球囊　　　　　　E. 自体血凝块

91. 短期栓塞剂（　　　）

92. 中期栓塞剂（　　　）

93. 液体栓塞剂（　　　）

94. 可作为造影剂（　　　）

（95～97题共用备选答案）
　　A. 咯血量＜100mL/24h
　　B. 100mL/24h≤咯血量＜1000mL/24h
　　C. 100mL/24h≤咯血量＜500mL/24h
　　D. 咯血量≥500mL/24h或一次咯血量超过300mL
　　E. 一次咯血量超过100mL

95. 少量咯血（　　　）

96. 中等量咯血（　　　）

97. 大咯血（　　）

（98～100题共用备选答案）

　　A. 椎体成形术　　　　B. 经皮腰椎间盘摘除术　C. 经皮穿刺活检术

　　D. PTCD　　　　　　　E. PTA

98. 腰椎间盘突出症（　　　）

99. 腰椎椎体占位病变（　　　）

100. 腰椎病理性压缩骨折（　　　）

（101～105题共用备选答案）

　　A. PTA　　　　　　　B. TIPS　　　　　　　　　　C. 肝动脉栓塞术

　　D. 肾动脉栓塞术　　　E. PTCD

101. 肝硬化合并食管胃底静脉破裂出血（　　　）

102. 肾动脉狭窄（　　　）

103. 肾挫裂伤（　　　）

104. 肝挫裂伤（　　　）

105. 梗阻性黄疸（　　　）

（106～110题共用备选答案）

　　A. PTA　　　　　　　　　　　B. 经导管血管栓内动脉瘤塞术

　　C. 经导管静脉内药物灌注术　　D. 经皮针刺活检术

　　E. 经皮穿刺引流硬化术

106. 颅内动脉瘤宜使用（　　　）

107. 急性下肢深静脉血栓形成宜使用（　　　）

108. 肾囊肿宜使用（　　　）

109. 腹腔占位病变宜使用（　　　）

110. 肾动脉狭窄宜使用（　　　）

# 第三节　自测试题答案

**A1型题**

1. C　2. C　3. D　4. B　5. A　6. C　7. C　8. B　9. E　10. D　11. E　12. C　13. C

14. C　15. E　16. C　17. C　18. E　19. A　20. E　21. E　22. C　23. D　24. E

25. E　26. D　27. D　28. D　29. E　30. B　31. B　32. B　33. D　34. B　35. E

36. A　37. E　38. E　39. E　40. B　41. E　42. E　43. E　44. C　45. A　46. D

47. E　48. B　49. E　50. A　51. D　52. B　53. A　54. A　55. E　56. B　57. A

58. E　59. A　60. A　61. B　62. C　63. D　64. B　65. E　66. C　67. E　68. A

69. E　70. D　71. B　72. E　73. A　74. A　75. B　76. E　77. D　78. E　79. D

80. B　81. B　82. C　83. A　84. B　85. C

B型题

86. D　87. E　88. B　89. A　90. C　91. E　92. C　93. A　94. A　95. A　96. C
97. D　98. B　99. C　100. A　101. B　102. A　103. D　104. C　105. E　106. B
107. C　108. E　109. D　110. A

（曾伟华　欧阳欣　曾　瑛　康友根　王黎明）

# 第七章　影像解剖

## 第一节　影像解剖问答

### 一、神经系统影像解剖

#### （一）试述颅骨的组成

颅骨由23块骨组成，分为脑颅骨及面颅骨。脑颅骨围成颅腔，容纳、支持和保护脑。面颅骨构成眼眶、鼻腔和口腔的骨性支架。

#### （二）简述脑颅骨的组成

脑颅骨包括成对的顶骨和颞骨，不成对的额骨、蝶骨、枕骨和筛骨，共8块。

#### （三）简述面颅骨的组成

面颅骨包含成对的上颌骨、颧骨、鼻骨、泪骨、腭骨及鼻甲骨，不成对的犁骨、下颌骨、舌骨，共15块。

#### （四）颅内常见生理性钙化有哪些？

（1）松果体钙化：钙化斑多呈点状或点状聚集，形成类圆形致密影，少数呈环状；

（2）脉络丛钙化：多见于侧脑室三角区；

（3）大脑镰钙化：最常见的部位是大脑镰前部。

#### （五）颅盖骨颅缝有哪些？并简述其位置。

颅缝有冠状缝、矢状缝、人字缝等。冠状缝自颅穹隆前中1/3交界处下行至前、中颅凹交界处。矢状缝位于颅骨左右顶骨相连处。人字缝自枕内粗隆上方数厘米处向前下方延伸。

#### （六）简述脑的组成

脑分为端脑、间脑、中脑、脑桥、延髓和小脑六部分，通常将中脑、脑桥和延髓合称为脑干。端脑以中央沟、外侧沟和顶枕沟将大脑半球分为额叶、顶叶、枕叶、颞叶和岛叶。岛叶表面的脑组织为岛盖，分为额盖、顶盖和颞盖。端脑底部白质中的基底核有尾状核、豆状核、屏状核和杏仁体，屏状核与豆状核之间的髓质为外囊，屏状核与岛叶皮质之间的髓质为最外囊。端脑髓质的连合纤维有胼胝体、前连合和穹隆，胼胝体可分为胼胝体嘴、膝、干和压部；投射纤维较集中地经过尾状核、背侧丘脑与豆状核之间的内囊，内囊可分为内囊前肢、膝和后肢；大部分投射纤维呈辐射状投射至大脑皮质，在端脑内形成较宽阔的白质区为辐射冠。在横断层上的大脑半球内，呈半卵圆形的白质区为半卵圆中心，主要由胼胝体的辐射纤维和经过内囊的投射纤维等组成；大脑半球的髓质除在其中央部形成集中区域外，还向外周延伸出一些条索状的突起结构为髓突，常作为辨认脑回的标志。

间脑分为背侧丘脑、下丘脑、底丘脑、上丘脑和后丘脑。背侧丘脑呈卵圆形的灰质团块，构成第三脑室外侧壁，左、右背侧丘脑以丘脑间黏合相连。上丘脑的松果体位于胼胝体下方的四叠体池内，其钙化后常作为颅腔内占位性病变的诊断标志。

小脑借小脑上中、下脚与脑干相连，小脑下面两侧的隆起为小脑扁桃体，放置于枕骨大孔边缘。小脑髓质内埋藏有齿状核等核团。

脑干分为中脑、脑桥和延髓，脑桥和延髓背侧面形成菱形窝参与围成第四脑室。

**（七）基底核包括哪些结构？**

基底核包括尾状核、豆状核、屏状核及杏仁体。

**（八）脑室系统和脑池包括哪些结构？**

脑室系统包括侧脑室、第三脑室、第四脑室以及连通脑室的室间孔和中脑水管。部分人可见到发育变异的第五、六脑室。侧脑室的形状不规则，可分为侧脑室前角、中央部、后角和下角，分别位于大脑半球的额叶、顶叶、枕叶和颞叶内。侧脑室后角的内侧壁上有2个纵行隆起，即后角球和禽距，禽距由距状沟前部的皮质陷入脑室形成。侧脑室下角的底壁上也有2个隆起，即海马和侧副隆起，海马由海马沟底的皮质陷入脑室形成，侧副隆起由侧副沟的皮质陷入脑室形成。侧脑室脉络丛位于中央部、三角区和下角，是产生脑脊液的主要部位，并经室间与第三脑室脉络丛相连。

第三脑室位于两侧背侧丘脑和下丘脑之间，呈正中矢状位的窄隙，向前下方延伸形成视隐窝和漏斗隐窝，向后方延伸形成松果体隐窝和松果体上隐窝。

第四脑室位于脑桥、延髓与小脑之间，底为菱形窝，顶的前部为小脑上脚和上髓帆，后部是下髓帆和第四脑室脉络组织。

第五脑室，又称为透明隔腔，为脑发育变异，位于两侧透明隔之间，前为胼胝体膝，后界是穹隆柱，上界为胼胝体干，下界是胼胝体嘴和前连合。

第六脑室，又称为穹隆室，亦为脑发育变异，位于第五脑室后方的穹隆连合与胼胝体之间，呈水平裂隙状，借穹隆柱与第五脑室相分隔。

脑膜分为硬脑膜、蛛网膜和软脑膜。硬脑膜向内突起形成大脑镰、小脑幕、小脑镰和鞍膈，蛛网膜与软脑膜之间围成蛛网膜下隙。蛛网膜下隙在脑沟、脑裂等处扩大形成蛛网膜下池，简称为脑池，常见的脑池有小脑延髓池、脑桥小脑角池、脚间池、环池、四叠体池、大脑大静脉池、帆间池、鞍上池、桥池、大脑外侧窝池和交叉池、大脑纵裂池、小脑上池、延池等。脚间池、环池和四叠体池环绕于中脑周围，向上与大脑大静脉池、帆间池相连通，向下与桥池、延池等相连通。鞍上池位于蝶鞍上方，是交叉池、脚间池或桥池的共同显影，在轴位扫描时可呈六角形、五角形或四角形。六角形鞍上池由交叉池和脚间池组成，其前角连通大脑纵裂池，前外侧角连通大脑外侧窝池，后外侧角连通环池，后角为脚间池；五角形的鞍上池由交叉池和桥池组成，四角形的鞍上池由交叉池和脚间池组成，环池不显影。

### （九）试述硬脑膜窦的组成

硬脑膜窦是颅内静脉的一部分，由分开的两层硬脑膜衬以内皮细胞构成。主要由上矢状窦、下矢状窦、直窦、横窦、乙状窦、窦汇、海绵窦等组成。

### （十）简述脑动脉的分支及分布

脑动脉供应以顶枕沟为界，大脑半球前2/3由颈内动脉供应，大脑半球后1/3由椎-基底动脉供应。颈内动脉的主要分支有大脑前动脉、大脑中动脉、脉络丛前动脉和后交通动脉。大脑前动脉的主要分支有皮质支和中央支，皮质支分布于额前区、中央前回上部、中央后回上部、中央旁小叶、楔前叶和楔叶，中央支又称为内侧豆纹动脉，分布于壳、尾状核前部、内囊前肢下部和下丘脑等。大脑中动脉的主要分支有中央支和皮质支，皮质支分布于大脑半球上外侧面和岛叶，中央支又称为外侧豆纹动脉，分布于壳、尾状核头及体、内囊前肢上部、内囊膝和内囊后肢上2/3等，且易破裂出血。脉络丛前动脉的皮质支分布于海马和钩，中央支分布于内囊后肢下部和苍白球等，由于其中央支的行程长且管径细，易发生栓塞。后交通动脉与大脑后动脉相吻合，中央支分布于内囊后肢、背侧丘脑腹侧和下丘脑等，动脉瘤易压迫动眼神经导致眼球运动障碍等。

椎动脉的主要分支有脊髓前、后动脉和小脑下后动脉等，分布于脊髓、延髓和部分小脑等。左、右椎动脉向上汇合成基底动脉，基底动脉的主要分支有大脑后动脉、小脑上动脉、小脑下前动脉、脑桥动脉和迷路动脉等。大脑后动脉的主要分支有皮质支和中央支，皮质支分布于枕叶和颞叶底面及内侧面，中央支又称为丘纹动脉，分布于脑干和大部分间脑。

### （十一）简述脑神经组成及出颅位置

12对脑神经是嗅神经、视神经、动眼神经、滑车神经、三叉神经、外展神经、面神经、听神经、舌咽神经、迷走神经、副神经和舌下神经。

1. 嗅神经　穿过筛板入颅前窝，连于大脑腹侧的嗅球。

2. 视神经　由眶内经视神经管入颅中窝，续于视交叉。

3. 动眼神经　为运动神经，自中脑腹侧离脑，穿硬脑膜入海绵窦外侧壁继续前行，经眶上裂入眶。动眼神经含一般体躯和一般内脏运动纤维。前者支配大部分眼外肌，后者即动眼神经的副交感节前纤维，至眶内睫状神经节，节细胞发起之节后纤维至眼球，支配瞳孔括约肌和睫状肌。

4. 滑车神经　为躯体运动神经于中脑背侧前髓帆处出脑，绕大脑脚向前穿入海绵窦外侧壁，在动眼神经下方继续前行，经动眼神经外上方穿眶上裂入眶，支配上斜肌。滑车神经和动眼神经亦含本体感觉纤维。

5. 三叉神经　为脑神经之最大者，是头面部主要的感觉神经，也是咀嚼肌的运动神经。躯体感觉纤维大部分起源于三叉神经节。三叉神经节位于颞骨岩部尖端的三叉神经压迹处，由节的前外缘分出3大支：

（1）眼神经：是感觉神经，最小，向前穿入海绵窦外侧壁，居滑车神经下方，继经眶上裂入眶。

（2）上颌神经：较大，亦为感觉神经，向前穿入海绵窦外侧壁下部，继续水平向前，经圆孔出颅进入翼腭窝，再由眶下裂入眶，续为眶下神经。

（3）下颌神经：最大，为混合神经，经卵圆孔至颞下窝。

6. 外展神经　是躯体运动神经，于脑桥延髓之间正中线两旁离脑，在鞍背外侧方穿硬脑膜进入海绵窦内，在颈内动脉外侧行向前出海绵窦，继而经眶上裂内端入眶，至外直肌。

7. 面神经　是混合神经，于延髓脑桥沟的外侧部附于脑，经内耳门入内耳道，穿过颞骨岩部骨质内弯曲的面神经管，最后出茎乳孔离颅。面神经含：

（1）特殊内脏传出纤维主要支配表情肌；

（2）一般内脏传出纤维；

（3）特殊内脏传入纤维；

（4）一般内脏传入纤维；

（5）一般躯体感觉纤维。

8. 位听神经　由传导位置平衡感觉冲动的前庭神经和传导听觉冲动的蜗神经组成。前庭神经节位于内耳道底。蜗神经节位于内耳蜗轴螺旋管内。两神经从内耳道底起始，经延髓脑桥外侧端、面神经的外侧入脑。

9. 舌咽神经　是混合神经，由连于延髓外侧面的许多根丝集合成神经，经颈静脉孔出颅腔。神经含：

（1）特殊内脏传出纤维支配咽肌和喉肌；

（2）一般内脏传出纤维分布于腮腺；

（3）特殊内脏传入纤维（味觉）；

（4）一般内脏传入纤维；

（5）一般躯体感觉纤维分布于耳甲和外耳道部分皮肤。

10. 迷走神经　是混合神经，在舌咽神经的下方由许多附于延髓的根丝集合成干。经颈静脉孔颅腔。神经含：

（1）特殊内脏传出纤维支配咽缩肌和颈突咽肌；

（2）一般内脏传出纤维分布于腮腺；

（3）特殊内脏传入纤维（味觉）；

（4）一般内脏传入纤维；

（5）一般躯体感觉纤维分布于耳甲和外耳道部分皮肤。

11. 副神经　是特殊内脏运动神经，由延髓根和脊髓根构成。

**（十二）鞍周神经有哪些**

鞍周神经有视神经、视交叉、视束、动眼神经、滑车神经、三叉神经及展神经。

**（十三）眼眶X线解剖**

1. 后前位　眶口近似圆形，左右对称，眶腔密度较正常上颌窦密度稍高。在眶内，上内侧可见眶下裂影，为一斜行倒逗点形透亮区。眶上裂上界为蝶骨小翼，下界为蝶骨大翼阴影，内侧为蝶骨体。眶上裂分开眶顶与外侧壁。眼眶外上缘有新月形稍高密度区，其上缘为泪腺窝顶，下缘为眶上缘。在眼眶外侧可见颧弓。

2. 侧位　眼眶呈锥体形，底朝前，尖朝后。在眼眶前部，鼻骨部分显影，在鼻骨后下方的眶内缘，可见上颌骨额突。眶的中部有一弧形致密影，为左右颧骨的额突。眶的后部一较细的前凸弧形致密线，为颅中窝前壁的投影。

### （十四）下颌骨及颞下颌关节X线解剖

1. 正位　下颌骨呈马蹄状，分下颌体和下颌支。中间联合部为下颌体，两侧后方为下颌支。体部两侧有圆形小孔为颏孔，自颏孔向外上行走之细管状阴影为下颌管。下颌体与下颌支交界处为下颌角。下颌支髁突与冠突部分重叠。

2. 侧位　可完整显示一侧下颌体和下颌支。下颌体上有牙槽突，下颌体前部为颏部，其后方可见颏孔，相当于第2前磨牙下方，颏孔向后上方弧形管状影为下颌管，连于下颌支内面的下颌孔。下颌体下缘与下颌支交界处为下颌角，呈钝角。下颌支上有两个突出，前方为冠突，后方为髁状突，两突间有下颌切迹。髁状突与颞骨形成关节。

### （十五）如何在横断层面上识别中央沟？

1. 沟的深度　中央沟较深，自外侧向内侧延伸，并可有一条沟（中央后沟）或两条沟（中央前、后沟）与之伴行；

2. 中央前、后回的厚度　中央前回较后回宽厚，两者之间的沟即为中央沟；

3. 沟的位置　以眶耳线为基线的横断层面上，中央沟均位于大脑半球上外侧面的前2/5与后3/5交界处。

### （十六）简述经顶枕沟下份的横断层面解剖

1. 前部　位于胼胝体膝以前的位置。

2. 中部　位于胼胝体膝与胼胝体压部之间。正中线上可见连于胼胝体膝后方的透明隔，有时可见透明隔腔；透明隔后方为穹窿。侧脑室前角的外侧壁出现尾状核头，穹窿两侧为背侧丘脑。尾状核头和背侧丘脑的外侧为内囊，内囊与岛盖之间自内向外依次为豆状核壳、外囊、屏状核、最外囊和岛叶。

3. 后部　位于胼胝体压部以后的部位。

### （十七）简述经鞍上池的横断层面解剖

前部两侧为额叶，其间被大脑纵裂分开。鞍上池呈星形，其前角通大脑纵裂池，两前外侧角通大脑侧裂池，两后外侧角连环池，如后方为脑桥则呈"五角"形，如后方为脚间池则呈"六角"形。鞍上池有六条边，前面是两侧额叶后缘，外侧边为颞叶钩回，后两条边为大脑脚。鞍上池内有视交叉、视束、垂体柄、颈内动脉（C7终末段）、基底动脉等。

### （十八）简述经视交叉的横断层面解剖

此层面以视交叉和小脑幕为界，分为前、中、后部和左右侧部。中部主要显示鞍上池的结构：鞍上池位于蝶鞍上方，由前方的交叉池和后方的脚间池组成，内有视交叉、颈内动脉、大脑中动脉和后交通动脉。在视交叉和脑桥基底部之间自前向后依次有漏斗、乳头体、鞍背、基底动脉和动眼神经等。

### （十九）简述经眼球层面的横断层面解剖

前方为锥形的眶腔，眼球边缘呈圆环状，称眼环；眼球后面有束状软组织条索通向眶尖，为视神经。两侧眶腔之间为筛窦，后邻蝶窦。大脑颞叶位居颞骨岩部前方颅中窝内。

### （二十）简述经四叠体池层面的横断层面解剖

前部额叶为纵裂池隔开，第三脑室两侧邻接丘脑，连接左、右丘脑的丘脑间黏合位于第三脑室中部。第三脑室后端常见松果体钙化影，后邻四叠体池。

### （二十一）简述经松果体层面的横断层面解剖

在该层面中部可见两侧基底核和丘脑，由外侧向内侧依次为外侧沟、岛叶、最外囊、屏状核、外囊、豆状核和内囊。内囊呈"＜"形，分为前肢、膝和后肢，前肢内侧是尾状核从大脑半球表面延伸至岛叶后端。新生儿左侧的外侧沟常较宽大，并且左侧的颞平面大于右侧。

### （二十二）简述颅脑正中矢状面解剖结构

在此层面上大脑半球断面分上下两缘，上缘自前向后依次为额上回、旁中央小叶、楔前叶和楔叶；下缘前部为直回，后部为舌回。上缘的脑回借扣带沟与扣带回相邻。扣带回下方是胼胝体断面，胼胝体下方稍偏前为侧脑室体部。下方的第三脑室借穹隆与前上方的侧脑室体部分开。第三脑室中央可见卵圆形的丘脑间黏合，其前方为室间孔，下方经终板连于视交叉；第三脑室底为中脑上端，其后为中脑水管，该管后上方为顶盖、松果体及松果体隐窝。脑干的正中矢状断面自上而下为中脑、脑桥、延髓向下移行于脊髓。中脑水管向后下斜行通第四脑室，下方经延髓的中央管连通脊髓的中央管。

### （二十三）简述经垂体的冠状层面解剖结构

在此层面上中线结构从上向下主要为大脑镰、胼胝体干、穹隆柱、第三脑室、垂体及垂体柄、蝶窦。侧脑室的外上方为尾状核和内囊膝部。第三脑室两侧为丘脑，丘脑向外侧依次为内囊后肢、豆状核、外囊、屏状核、岛叶、外侧沟及岛盖。外侧沟的上、下方分别为额叶和颞叶。

### （二十四）简述颈椎X线解剖特点

1. 正位　寰、枢椎以下椎体形态相似，呈扁长方形。椎体上缘两侧斜向外上方的致密小突起为钩突，与相邻椎体后外下缘构成钩椎关节。椎弓根呈环形致密影，位于椎体阴影内两侧，其上、下、外侧方致密性突起分别为上、下关节突及横突。横突两侧对称，棘突呈倒"人"字形致密影投影于中线上。

2. 侧位　各椎体顺序排列呈稍前凸的颈曲。椎体前后缘连线光滑椎体呈四方形，其下缘分别形成的前后唇缘突向下方，相邻椎体上、下缘之间透亮间隙为椎间盘。椎体后上缘向后延续为椎号根及上、下关节突，相邻椎体的上、下关节突构成椎间关节，关节间隙表现为关节突稍下方的短条状透亮影。两侧椎板汇成棘突，其周围致密，中央较透亮；第2颈椎棘突粗大，向下呈钩突状，第7颈椎棘突最长。椎间孔由相邻椎体的后缘、椎骨上、下切迹围成，呈纵向长卵圆形透光区。

### （二十五）简述胸椎X线解剖特点

1. 正位　胸椎椎体呈四方形，椎体上下面平坦，椎间隙宽度均匀，椎弓根投影于椎体阴影内两侧，呈环形致密影。棘突呈叠瓦状投影于中线上，呈水滴状致密影。椎弓根与棘突间斜方形稍致密影为椎板，两侧椎板上缘共同形成一凹面向上的弧形阴影，上关节突在此弧形两侧外上缘于椎弓根上方形成致密影。下关节突在椎板下方椎体下角处形成突出的致密影。椎体两侧水平伸出的圆钝状阴影为横突。上8个椎体两侧与两对肋骨构成关节，下4个椎体两侧仅与一对肋骨构成关节；上10个胸椎的每一个横突均与肋骨构成关节，分别称为肋椎关节与肋横突关节。

2. 侧位　胸椎顺序排列稍后突形成胸曲，椎体呈长方形，第12胸椎略呈楔形，椎体后缘略凹。椎体附件除横突外均可显示。

### （二十六）简述腰椎X线解剖特点

1. 正位　腰椎椎体呈长方形，椎弓根投影于椎体阴影内两侧，呈纵向卵圆形环状致密影。椎板上缘于椎弓根上方形成的致密突起阴影为上关节突，椎板向外下方形成的致密突起阴影为下关节突。相邻椎体的上、下关节突形成椎间关节，由于椎间关节面呈矢状位，所以关节间隙表现为垂直透亮影。由椎体两侧向外水平伸出的圆钝状致密影为横突，棘突呈水滴状致密阴影。

2. 侧位　腰椎顺序排列稍前突形成腰曲。椎体呈四方形。第5腰椎与骶骨间隙稍窄，第4椎间隙略宽，其余各椎间隙大小相等。椎间孔大而清晰，椎弓根向上方突起的致密阴影为下关节上缘突，横突呈轴位投影于上下关节突间的椎板阴影中，椎板后方向后下延伸的斜方形略致密阴影为棘突。

### （二十七）简述骶、尾椎X线解剖特点

骶椎共5个，从18～25岁，自下而上逐渐骨性融合形成骶骨。骶骨呈倒置的三角形，由中间的骶骨体及两侧骶翼组成。中间部分可见纵行致密阴影为骶正中管，两侧翼部可见4条成对横行致密线影及4对透亮的骶前孔影。翼部的耳状面与髂骨构成骶髂关节。骶骨下端连接尾骨，18岁后尾骨由4个尾椎组成，各尾椎间由软骨连接，约40岁后才消失，除第1尾椎由椎体、尾骨角及外侧突组成外，余尾椎仅留椎体部分。

放射医学"三基"训练—医师分册

### （二十八）简述经寰枢关节层面断层解剖

可见寰椎呈环状，分为前弓、后弓和两侧的侧块。前弓的后方有枢椎的齿状突。齿状突呈圆柱形，其前缘稍平，与前弓后面的关节面构成寰枢正中关节；齿状突后方为寰椎横韧带；两侧为翼状韧带。侧块上下方的关节面分别与枕骨和枢椎相关节，侧块外侧方的骨结构为横突。第1颈椎的横突较其他颈椎的横突长且粗，内有横突孔，孔内有椎动脉、椎静脉等通过。

### （二十九）简述经T8椎体层面断层解剖

椎体呈心形，其前缘凸出与纵隔相邻，后缘呈凹陷状，椎体横径与前后径相似。椎体内见Y形的椎体静脉影。椎弓根自椎体上部垂直向后伸出，与椎板相连椎板短而宽，向内后方斜行，于中线处汇合，汇合向后伸出第8胸椎棘突。横突自关节块向后外方伸出，与第9肋骨并行，横突末端的前外侧面有肋凹，与肋骨的肋结节形成肋横突关节。胸椎椎管近似圆形，胸髓断面呈圆形，位于蛛网膜下腔正中稍偏前。脊髓两侧可见脊神经的前根和后根。硬膜外隙前方有椎内静脉。

### （三十）简述经L1椎体层面断层解剖

椎管呈完整的环状骨结构。椎体外形较大，前缘圆隆，后缘平滑微凹，椎体内见Y形椎体静脉影。椎体侧后方与椎弓根相连，在椎弓根与椎板相连处见横突伸向外方，两椎板汇合处见棘突伸向后方。

### （三十一）简述经L4/5腰椎间盘层面断层解剖

椎间盘的形态与相邻椎体一致，后缘微凹。椎间盘侧后方为椎间管，管内见硬膜外静脉丛和脂肪，管的外侧见第4腰神经斜向前外侧行走。椎管后方与可见腰4~5椎间关节，关节面呈浅弧形，从前内斜向后外方。关节前部为腰4上关节突，后为腰4下关节突。下关节突与椎板相延续，椎板前方见条状的黄韧带附着。

### （三十二）简述经L4/5腰椎间管上部断面解剖

该层面显示第4、5腰椎间管的上部。椎管呈不完全的管状结构。椎体呈椭圆形，后缘平滑微凹。椎体后外侧与第4腰椎下关节突之间为椎间管，内见第4腰神经的后根、脊神经节，神经节的内侧为硬膜外静脉。第4腰椎下关节突前方有黄韧带附着，后方与椎板相延续。两侧椎板在中线汇合处后方见棘突。硬膜囊前缘平直，囊内见散在点状的马尾位于终丝周围。硬膜外脂肪在椎间孔处和硬膜囊前、后方最为丰富。椎体前方见下腔静脉和髂总动脉，两侧有粗大的腰大肌。

### （三十三）简述经第5颈椎弓板断面解剖

椎管由前方的椎体、侧方的椎弓根和后方的椎板围成，呈尖端向后的三角形。上、下关节突构成椎间关节，连接椎弓根与椎板。两侧椎板在中线处呈钝角相连接。可见第5颈椎棘突斜向后下方，呈分叉状。椎体与关节突关节的外侧为横突，其根部有横突孔，内有椎动脉、椎静脉通过。

· 150 ·

### （三十四）简述脊柱区正中矢状断面解剖

可见脊柱的4个生理弯曲，颈曲和腰曲凸向前，胸曲和骶曲凸向后。椎体呈矩形，在椎体后缘中部有条状凹陷，为正常椎体静脉所在。第1颈椎前弓和后弓的断面均呈圆形，前弓的后方为枢椎齿状突。从枢椎至骶骨，相邻椎体间夹有椎间盘的断面。椎体前后覆有前纵、后纵韧带。椎体的后方为椎管，各段椎管的大小不尽相同。脊髓上端与延髓相连，下端为脊髓圆锥，终止于第1腰椎的下缘。颈膨大自颈髓第四节到胸髓第一节段，腰膨大位于脊髓自第九胸椎向下连续与脊髓圆锥的粗壮膨大区域。蛛网膜下腔环绕在脊髓周围。

### （三十五）简述经椎体正中冠状面解剖

胸、腰椎椎体呈矩形，左右径大于上下径。椎体由上而下逐渐增大，椎体上、下缘及左、右缘稍凹陷。在椎体左右缘的凹陷内，胸椎体两侧有肋间动脉的断面，腰椎两侧有腰动脉的断面。两相邻椎体之间为椎间盘，椎间盘中央为髓核，外围为纤维环。

### （三十六）简述经脊髓中央冠状面解剖

显示脊髓位于椎管中央，横径约10mm，两侧的蛛网膜下隙等宽对称。颈椎4～胸1椎体平面，脊髓增粗，其横径达12mm左右，此处为颈膨大。在腰骶膨大向下变细延续为脊髓圆锥，其周围由马尾环绕。硬脊膜外侧为横突断面。胸椎横突断面的外侧可见圆形的肋骨断面。

### （三十七）简述颅底内面有哪些裂孔？

颅底有以下裂孔：盲孔、筛孔、圆孔、卵圆孔、棘孔、破裂孔、颈静脉孔、枕骨大孔、眶上裂等。

### （三十八）鼻腔外侧壁由哪些结构？鼻旁窦分别开口于何处？

鼻腔外侧壁自上而下有朝向鼻腔的上鼻甲，中鼻甲和下鼻甲。额窦：开口于中鼻道前部的筛漏斗处；筛窦：前中群开口于中鼻道，后群开口于上鼻道；蝶窦：向前开口于蝶筛隐窝；上颌窦：内侧壁即鼻腔外侧壁，上颌窦的开口通入中鼻道半月裂孔。

### （三十九）椎间盘的构造有何特点？为什么椎间盘易向后外侧突出？

椎间盘由两个部分组成，中央部为髓核，周围部是纤维环。椎间盘既坚韧又富有弹性，承受压力时被压缩，除去压力后又复原，具有"弹性垫"样作用，可缓冲外力对脊柱的震动，也可增加脊柱的运动幅度。椎间盘薄厚各不相同，以中胸部较薄，颈部较厚，而腰部最厚。椎间盘后外侧纤维环比较薄，髓核容易向后外侧脱出。

### （四十）脊柱是如何组成的？有何形态特点？能做哪些运动？

脊柱是由24块椎骨、1块骶骨和1块尾骨连接而成的，可屈伸，侧屈、旋转和环转运动；脊柱的前面观：可见脊柱的椎体自上而下逐渐增大，从骶骨耳状面以下又逐渐减小，椎体大小的变化与脊柱承受重力有关。侧面观：可见脊柱有四个生理弯曲，即颈曲腰曲凸向前，胸曲骶曲凸向后。后面观：可见棘突纵行排列成一条直线。

## 二、骨骼系统影像解剖

### （一）简述人体骨的数量及其分类

人骨共有206块。按其所在部位分为颅骨、躯干骨、上肢骨和下肢骨。按外形分为长骨、短骨、扁骨和不规则骨。

### （二）简述肩关节的构成和X线解剖

肩关节由肩胛骨的关节盂与肱骨头组成。关节盂小而浅，肱骨头大呈半球状，外下方为解剖颈。正位上，关节盂皮质呈纵向环状线影，前缘在内，后缘在外，后缘与肱骨头内侧部分重叠。

### （三）简述肘关节的构成和X线解剖

肘关节由肱桡、肱尺、桡尺近侧三组关节组成。在伸肘前后位上，肱骨内上髁较突出，而外上髁则为平坦。鹰嘴窝和冠突窝相互重叠形成一个滑车上方的卵圆形或圆形的相对透亮区，鹰嘴重叠于肱骨下端。

### （四）简述桡腕关节的构成和X线解剖

在近侧由桡骨远端关节面与手舟骨、月骨及三角骨构成桡腕关节，或称腕关节。由第2～5掌骨底与小多角骨、头状骨、钩骨构成腕掌关节。两列腕骨之间形成横S形腕骨间关节。

### （五）简述髋关节的构成和X线解剖

髋关节由髋臼和股骨头构成。髋臼口朝外下方，其前方直径约3.5cm，窝内有半月形的关节面称月状面，髋臼中心对着小骨盆的髂耻线。髋臼后缘投影成一条致密线，横过股骨头。股骨头大部分套在髋臼之内，股骨头表面光滑，股骨颈的大部在髋关节囊内，股骨颈外上方为大转子，内下方偏后为小转子。

### （六）简述膝关节的构成和X线解剖

膝关节由股骨下端、胫骨上端和髌骨组成。前后位上，关节间隙较宽，髁间隆起使局部间隙稍窄，关节间隙应该是双侧等宽、对称、光滑。髌骨与股骨下端重叠。侧位上股骨下端、胫骨上端、髌骨均显影，股骨内、外侧髁重叠。在股骨下端的前面，清晰显示髌骨呈四边形阴影。膝关节的关节囊极为宽大和致密，与髌骨上方的髌上囊均表现为低密度影。

### （七）简述踝关节的构成和X线解剖

踝关节由胫腓骨下端关节面与距骨上关节面构成。前后位上，踝关节间隙呈"八"字形，顶部横行，中部微凹，两侧呈斜形，分别为内、外踝关节间隙。呈倒U形，均匀等宽。腓骨部分重叠在胫骨上，腓骨与距骨之间的间隙不清楚，外踝与距骨重叠。侧位上，关节间隙呈前后走行并向上凸的弧形线，轮廓清楚平整，内外踝部分重叠，整个关节间隙相连不中断，对应关节面相互平行。

### （八）简述肩关节横断面解剖

此平面通过第2胸椎、肱骨头和关节盂的肩关节间隙。喙突在内侧，喙突和肱骨头间有肱二头肌长头腱。肱骨头的前外方有宽大的三角肌。肱骨头和肩胛骨的后方有冈上肌、冈下肌，肩胛骨前方有肩胛下肌。肩胛下肌、冈上肌、冈下肌及其下方的小圆肌，分别经过肩关节的前、上、后方，紧贴肩关节囊形成"旋转肌袖"，也称肩袖。

### （九）简述肘关节横断面解剖

在肱骨髁间层面肱骨下端向两侧增宽、前后变扁。肱骨滑车后关节面和其后的鹰嘴前面的关节面构成关节间隙。肱骨前方覆以肱肌。肱肌的外侧为肱桡肌，两肌间有桡神经。肱肌前为肱二头肌，前内侧为旋前圆肌，三肌间有肱动脉、肱静脉和正中神经肱骨下端外侧有桡侧腕长、短伸肌，在肱骨下端、鹰嘴的后缘有肱三头肌腱和尺侧腕伸肌。

### （十）简述桡腕关节横断面解剖

在远侧列腕骨层面手腕背侧面由桡侧至尺侧依次可见大、小多角骨、头状骨及钩骨，连成一个凹向掌侧的弧形。大多角骨和钩骨之间前面的空隙为腕管，腕管内有拇长屈肌腱、指浅屈肌腱、深屈肌腱，正中神经在诸腱的前方。大多角骨和腕管的前面是拇指对掌肌和拇短展肌。钩骨的外侧是小指展肌，腕管和钩骨钩的前面是尺动脉、尺神经掌浅支。腕背侧，钩骨的背侧是尺侧腕伸肌腱、小指伸肌，头、钩骨的背侧有5条指总伸肌腱，小多角骨背侧有桡侧腕长、短伸肌腱，大多角骨背侧是拇长伸肌腱，其外侧为拇短伸肌腱，其间有桡动脉、桡神经浅支。

### （十一）简述髋关节横断面解剖

此层面通过髋臼中心，股骨头呈球形，与髋臼形成月牙形的关节间隙。股骨头表面光滑，骨小梁粗大分散呈星芒状称"星芒征"。髋臼中部表面凹陷为髋臼窝，其与小骨盆腔间以薄层骨壁相隔。

### （十二）简述膝关节横断面解剖

在髁间隆起层面上，最前部是髌韧带的断面影。髌韧带的深面为髌下脂肪垫影。在两半月板间，靠近内侧半月板的是前、后髁间结节，靠近外侧半月板的是髁间隆起的断面影。内侧半月板包绕着股骨内侧髁关节面的断面。内侧半月板的内侧见胫侧副韧带，外侧半月板的外侧为腓侧副韧带及股二头肌腱。内侧半月板的后方有半膜肌腱及缝匠肌，外侧半月板后方为腘肌。后方为腓肠肌内、外侧头。

### （十三）简述肩关节冠状断面解剖

冈上肌腱的上内方分别为肩峰、肩锁关节和远侧锁骨。冈上肌和肩峰间可见潜在的肩峰下三角肌滑液囊，肱二头肌长头腱通过关节囊面附着于盂上结节，关节囊滑液层随肌腱延伸，在肱骨上端的结节间沟内形成双层的滑液鞘。冈上肌的外下方为冈下肌，其下面为小圆肌。肩关节外侧有三角肌附着，三角肌包绕肱骨头的上方和外侧。肩胛下肌在肩胛盂下方的肩胛窝内。

### （十四）简述膝关节冠状断面解剖

通过胫骨髁间隆起断面可见股骨内、外侧髁及其两侧股骨、胫骨髁之间的股内、外侧肌。股骨、胫骨髁之间可见内、外侧半月板，半月板外缘较厚，附着于关节囊。胫侧副韧带位于膝关节内侧。腓侧副韧带位于膝关节外侧。在髁间隆起处可见前、后交叉韧带。膝关节髁间隆起前方断面可见股骨内、外侧髁及其两侧的股内、外侧肌，股中间肌紧贴骨面。在股骨和胫骨两髁关节面之间有外、内侧半月板，在内、外侧半月板上、下方可见关节腔。在内侧半月板内侧缘有胫侧副韧带、关节囊和内侧半月板紧密相连。在两半月板中间可见前交叉韧带（在外侧）和后交叉韧带（在内侧）的断面。

### （十五）简述膝关节正中矢状面解剖

在此层面上股四头肌位于股骨的前方。髌骨位于膝关节的前方。髌韧带位于髌骨的下方。髌上囊突出于髌底上方6~7cm，囊前壁与股四头肌腱相贴，囊后壁借脂肪组织与股骨前面相对。膝关节腔中部可见与髁间窝前缘相连的髌下滑膜襞、髌韧带深侧的髌下脂体和突向关节腔的翼状襞。前、后交叉韧带皆被切断。在附近层面上可见前交叉韧带起于胫骨髁间隆起的前方，向后上外行，呈扇形止于股骨外侧髁的内侧面，较后交叉韧带略薄，由两束独立的纤维构成，有时可分别显示。后交叉韧带起于胫骨髁间隆起的后方，向前上内往上止于股骨内侧髁外侧面后部。

### （十六）胸廓是如何组成的？有何形态特点？能做哪些运动？

胸廓是由1块胸骨、12对肋和12块胸椎连接而成的。它上窄、下宽，前后扁平，由于胸椎椎体前凸，水平切面上呈肾形。成人胸廓近似圆锥形，容纳胸腔脏器。胸廓有上、下两口和前、后、外侧壁；胸廓上口较小，胸廓下口宽而不整，胸廓前壁最短，后壁较长，外侧壁最长。胸廓除了保护、支持功能外，主要参与呼吸运动。

### （十七）简述肩关节、膝关节组成、结构特点及运动。

肩关节是由肱骨头和关节盂组成，是球窝关节，关节窝浅、囊薄松弛是全身最灵活，可做屈伸收展旋转运动；膝关节由髌骨、胫骨上端和股骨下端构成，是人体结构最复杂的关节，有内外侧半月板、囊内外韧带，可做屈伸运动。

### （十八）简述骨盆的组成、分布及性别差异。

骨盆由两侧髋骨和骶骨尾骨连接而成，其分部是以界线为界分为大骨盆和小骨盆。界线由骶岬弓状线耻骨梳耻骨结节耻骨联合上缘围成。男女骨盆最大的区别在于小骨盆的形状，男性小骨盆的形状较小，形状似倒置的圆台，即上大下小，而女性则比男性的宽大似圆桶。

（十九）简述膈的位置、裂孔及作用。

膈为向上膨隆呈穹隆形的扁薄阔肌，位于胸腹腔之间，构成胸腔的底和腹腔的顶是重要的呼吸肌；膈肌上有三个裂孔：

1. 主动脉裂孔　主动脉和胸导管从中通过；

2. 食管裂孔　食管和迷走神经从中通过；

3. 腔静脉孔　下腔静脉通过。

## 三、胸部影像解剖

### （一）试述胸膜腔解剖特点

胸膜可分壁层和脏层。脏层紧贴肺的表面，并伸入斜裂和右肺的水平裂。壁层衬于胸壁的内面、膈的上面及纵隔的两侧，按其所在部位可分为四部：

1. 肋胸膜　衬贴于肋及肋间肌的内面；

2. 膈胸膜　贴在膈肌的上面；

3. 纵隔胸膜　贴在纵隔的两侧；

4. 胸膜顶　在肺尖之上，与肺尖一起突入颈根部。胸膜的壁层和脏层在肺根处互相延续，形成两个封闭的胸膜腔。在壁层胸膜各部互相转折处形成胸膜隐窝，窝内无肺组织。由肋胸膜和膈胸膜返折形成肋膈隐窝，是胸膜腔位置最低的部分。左侧肋胸膜与纵隔胸膜返折处有肋纵隔隐窝。

### （二）膈的X线解剖特点

膈高度一般位于第5或第6前肋间水平，左膈穹由于心脏偏左而低于右膈穹。后前位胸片显示两膈穹上缘为膈胸膜影，呈清晰锐利凸面向上的弧形影。膈的顶部呈圆形，其最高点即为膈顶，后前位时最高点稍偏外。肋膈角是锐角，即使在深吸气时也是锐角，侧位上膈的前端与前胸壁形成前肋膈角，圆顶的后部与后胸壁构成后肋膈角，后肋膈角是全膈的最低点。

### （三）简述肺大体解剖特点

肺分为尖、底、肋面和纵隔面。肺尖在锁骨内侧1/3段的后方，伸入颈根部。肺底凹，位于膈穹顶部上方。肋面外凸，与肋和肋软骨相适应。纵隔面可分为前后两部，前部与纵隔相邻，后部与胸椎相邻。右肺分三叶，左肺分两叶。右上叶分为尖段、前段、后段，中叶分为内、外侧段，下叶分为背段、前底段、后底段、内底段和外底段。左肺上叶分为尖后段前段、上舌段和下舌段，左肺下叶分为背段、内前底段、外侧底段、后底段。

### （四）简述胸骨角的意义

1. 上、下纵隔的分界平面；

2. 后方平对第4胸椎体下缘；

3. 平对主动脉弓的起、止端；

4. 气管叉平面；

5. 主动脉肺窗平面；

6. 两侧为第2胸肋关节及第2肋，是计数肋的标志；

7. 奇静脉弓在此平面以上跨越右肺根上方，向前汇入上腔静脉；

8. 食管在此平面以下与左主支气管相交叉，形成食管的第2个狭窄；

9. 胸导管在此平面以下由脊柱右侧转向左侧上行；

10. 肺动脉分叉位于此平面以下。

### （五）肺X线解剖有什么特点？

气管由颈部正中向下延伸至第5、6胸椎水平，分为左、右主支气管。右主支气管与体轴成20°～30°角；左主支气管与体轴成40°～55°角。右肺上叶支气管呈直角从右主支气管发出。中间支气管，为右主支气管的直接延续，向外后下方走行于右下肺动脉干的内侧。右中叶支气管开口于中间支气管下端前壁，分出内、外两支段支气管。右肺下叶支气管是中间支气管的延续。

胸廓内及纵隔两旁含气肺组织在X线上显示的透亮区域称为肺野。临床上将一侧肺野纵向分为三等份，即内、中、外带。又分别以第2、4前肋端下缘作水平线将一侧肺野分为上、中、下三个肺野。左肺分上下两叶，右肺分上、中、下三叶。每个肺叶含有2～5个肺段，其间无胸膜分隔。每个肺段与相应的段支气管同名。肺段的形态多呈楔形，尖端指向肺门，底朝向肺外围。

肺血管包括肺循环系的肺动、静脉和体循环系的支气管动、静脉。肺动脉主干起自右心室出口，在主动脉弓下方分为左、右肺动脉。左肺动脉干较短，分出后即向外上行至左主支气管上缘急转向后、外、下行走，形成弓状，即左肺动脉弓，于弓顶直接发出左上肺动脉尖后支和前支。舌段肺动脉自左下肺动脉前壁发出，靠近左舌段支气管下方由后向前向内行走。左下肺动脉是左肺动脉弓的延续，在左下叶支气管后外侧行走，于舌段肺动脉开口水平对侧壁发出下叶背段肺动脉，接着分支伴随下叶各基底段支气管的外侧，并分布于相应的基底段。右肺动脉干，略向右下穿行于升主动脉后、右主支气管前，在纵隔内即发出右上及右下肺动脉。右上肺动脉在右上叶支气管前分出尖、前支肺动脉。右下肺动脉自发出后回归动脉后，超过中间支气管，到中叶支气管水平分出中叶内、外两支肺动脉。然后，右下肺动脉转向下叶支气管后外侧分出背段动脉，接着在各基底段支气管外侧发出同名的动脉支，分布于各基底段。支气管动脉大多发自胸主动脉侧壁，通常右侧多为1支、左侧2支。两侧支气管动脉出纵隔后，沿各支气管分支进入肺内。肺门X线解剖：在两肺的内侧面，肺动脉、肺静脉、主支气管、神经、淋巴管出入肺的部位称之肺门。两侧肺门均可分为上、下两部分。右肺门上部由上肺动、静脉和后回归动脉构成。其外缘多数情况下是肺上叶的下后静脉干，少数是后回归动脉。右肺门下部主要是右下肺动脉干构成。上下两部分相交形成一钝角，即肺门角。左肺门上部为左肺动脉弓，下部为左下肺动脉及分支构成。侧位上，双侧肺门不完全重叠。在气管影下端前方的椭圆形致密阴影为右上肺静脉干侧位投影。右下肺动脉干投影于气管影之下，左肺动脉弓呈逗点状投影于左支气管轴位投影的椭圆形透亮影之上，左下肺动脉的分支居于相应右肺动脉的后上方。

### （六）纵隔间隙

1. 气管前间隙　位于气管、上腔静脉和主动脉弓之间，为三角形间隙；

2. 气管后间隙　位于气管与脊柱之间，右侧为右肺，左侧上部为左肺，左侧下部为主动脉弓；

3. 血管前间隙　位于胸骨柄后方、两侧壁胸膜前反折线之间及大血管以前的间隙；

4. 主动脉肺动脉窗　上有主动脉弓，下方为左肺动脉，右侧为气管下段和食管，左侧为左肺；

5. 气管杈下间隙　从气管杈开始向下至右肺动脉下缘，前为右肺动脉，后为食管和奇静脉。

### （七）层解剖的特点

在此于右侧肺门上部、右主支气管外侧可见上叶尖段的尖段动脉，其外后方为后段静脉。左肺门上部可段动脉伴行，外侧为尖段静脉。后段的后内方为后。

右肺门可见右主支气管、右肺上叶支气管及其分出的前、后段支气管。右肺上叶支气管前方为右肺动脉。左肺门可见尖后段支气管的断面，其前方为肺动脉分支，其后内方为左肺动脉。

### （八）纵隔的九分法以什么为依据？

纵隔被分为9个区。胸骨之后，心脏、升主动脉和气管之前的较透亮的倒置狭长三角形区域为前纵隔，其中主要有胸腺和前纵隔淋巴结。食管为中、后纵隔的分界线，食管及食管以后的后纵隔，主要包含食管、降主动脉、胸导管中下段、奇静脉、半奇静脉、交感神经干及后纵隔淋巴结。前、后纵隔之间即为中纵隔，主要为心脏、主动脉弓、气管和肺门占据。自胸骨角至第4胸椎体下缘之横线为上、中纵隔分界线，通过第8胸椎下缘的水平线为中、下纵隔之分界线。

### （九）简述纵隔X线解剖特点

纵隔位于两纵隔胸膜之间，其范围上起胸廓上口，下至膈，为心脏、大血管、气管、食管、胸骨及胸椎等重叠在一起的高密度影。纵隔右缘自膈面向上，依次为右心房、上腔静脉和右头臂静脉。升主动脉部分地组成右侧纵隔阴影。纵隔左缘自膈面向上依次由左心室、左心耳、肺动脉主干和主动脉弓等组成。胸腺位于前纵隔上部，胸骨之后，气管、心脏及大血管之前。奇静脉于气管与右主支气管交界处投影，呈小椭圆形致密影。正常成人横径为3~7mm。

1. 胸椎旁线　为左侧纵隔胸膜反折到降主动脉内侧所形成，位于降主动脉左缘与胸椎左缘之间，平行于脊柱椎体外缘；

2. 前纵隔线　为左、右两肺壁、脏层胸膜在胸骨后接近所形成；

3. 后纵隔线 为两肺脏、壁层胸膜在食管后方相互靠近所形成，可分为主动脉弓上段与下纵隔段；弓上段起于锁骨下方，止于主动脉弓上缘，呈凸面向左的弧状细线；下纵隔段重叠于心影内，呈凸面向右的细线，终于膈顶；

4. 食管胸膜线 为右肺胸膜与充气的食管右壁形成，呈凸面向左的线条影；

5. 右气管旁线 为气管右壁与右肺之间的纵行带状阴影。

### （十）请简述经颈静脉切迹层面纵隔横断层解剖特点

前方见两侧锁骨的胸骨端，气管居中线，位于胸椎前方。气管前方可见甲状腺下极，气管的左后方为食管。气管两旁可见3对血管断面，气管两旁偏前可见双侧颈总动脉，颈总动脉的前外侧为头臂静脉，颈总动脉后外侧为锁骨下动脉。

### （十一）请简述经胸锁关节层面纵隔横断层解剖特点

前方是胸骨柄。气管仍居中，气管左后缘邻接食管。气管前方为头臂干，气管左侧为左颈总动脉，其后外方为左锁骨下动脉。头臂干及左颈总动脉的前外方分别为左、右头臂静脉。

### （十二）请简述经主动脉弓层面纵隔横断层解剖特点

主动脉弓自气管前方沿气管左壁斜向左后方，弓部左缘微凸，右缘微凹。小儿血管前间隙内能见到胸腺。

### （十三）请简述主动脉肺动脉窗层面纵隔横断层解剖的特点

气管右前方为升主动脉，气管左后方、椎体左缘为降主动脉升、降主动脉两者之间到纵隔左缘为一低密度空隙，称主动脉肺动脉窗。奇静脉弓自椎体前方绕气管右侧壁前行，连于上腔静脉后壁。气管右侧为上腔静脉，后方为食管。

### （十四）经左肺动脉层纵隔横断层解剖有什么特点？

右主支气管和右肺上叶支气管可呈水平方向走出纵隔右缘进入右肺。右主支气管的后方为奇静脉食管隐窝。左主支气管的前外侧见左肺动脉。左肺动脉的右前方是升主动脉。升主动脉后方偏右为上腔静脉。

### （十五）简述经右肺动脉层纵隔横断层解剖的特点

肺动脉干位于升主动脉的左前方，分出右肺动脉绕升主动脉的左后壁呈弧形向后再向右行走，穿行于上腔静脉和中间支气管之间，出纵隔到右肺门。中间支气管的后方为奇静脉食管隐窝；右肺动脉前外侧可见右上肺静脉；左主支气管前方为左上肺静脉。

### （十六）主动脉根部层面纵隔横断层解剖有什么特点？

升主动脉根部已位于纵隔中央，左前方为肺动脉干。右心房构成纵隔右缘前部；主动脉根部的后方是左心房；在左房上部平面的图像上，可见两侧上肺静脉，在右心房、右心室中部平面可见两侧下肺静脉。

### （十七）简述心脏大体解剖特点

心脏位于中纵隔，为心包所包绕。心尖朝向左前下方，底向右后上方心底即心的附着面朝向后上方，主要由左心房组成，一部分右心房及一小部分出入心脏的大血管也组成心底。心脏的面可分为胸肋面、膈面和肺面，三者汇于心尖。胸肋面在心的前方，含大部分右心室及一小部分左心室；膈面在心的后下方，含大部分左心室及一小部分右心室；肺面主要为左心室，位于底及胸肋面之间。冠状沟环绕心脏并分隔心房及心室，也称房室沟。左右心室之间为前室间沟，它上起自冠状沟，向下绕过锐缘，与后室间沟相接。

心包腔由浆膜性心包脏、壁二层转折而成，在心底部有许多大血管出入心包，该处浆翼壁层反转到脏层，形成两个心包窦，即心包横窦和心包斜窦。心包横窦在主动脉、肺动脉之后，其下界为左右上肺静脉附着处，上界为心包壁层反转到主、肺动脉处，后壁为左心房及上腔静脉。心包斜窦被四个肺静脉开口和下腔静脉所围绕。正常心包腔内有少量浆液，起润滑作用。

### （十八）简述心脏X线的解剖特点

1. 后前位　心脏大血管阴影右缘可分为上、下两个扁平的弓部。上弓起于右锁骨胸骨端的下方，垂直下行，在幼年和青年人中此弓主要为上腔静脉的边缘，成年人则主要由升主动脉右缘构成。下弓由右心房构成。心影左缘由4个弓组成，第1弓由主动脉弓远端及降主动脉起始段形成；第2弓由肺动脉干左缘和左肺动脉构成；第3弓为左心耳；第4弓主要由左心室流出道的前壁构成。后前位胸片上心脏各瓣膜的位置标志如下：主动脉瓣位于心影的中央或正中线左侧，平第4后肋或第3前肋间水平；肺动脉瓣在主动脉瓣的上方，约平第3前肋端水平；二尖瓣位于主动脉瓣的左下方，约在第4肋软骨与胸骨左缘连接处；三尖瓣位置最低且在中线右侧，相当于第5肋软骨与胸骨右缘连接处。

2. 右前斜位　在此位置上，心脏大血管阴影的后缘轮廓自上而下依次由上腔静脉、降主动脉上部、左心房、右心房、下腔静脉及右膈组成。右心房仅占心后缘下部的一小部分。左心房后缘略后凸。心脏大血管阴影的前缘自下而上依次由左心室前下壁、右心室前壁一部分、右心室漏斗部、肺动脉、主动脉升部和弓部构成。肺动脉参与漏斗部连成微向前凸的弧线。

3. 左前斜位　左前斜位片上，心脏大血管阴影前缘的最上部为升主动脉，往下则是右心房段最下部分为右心室。心前间隙呈不规则四边形。心脏大血管阴影后缘上部为左心房，下部为左心室。左前斜位是显示主动脉弓的最佳位置。主动脉弓下方的透亮区称主动脉窗，下界为左心房上缘，上界为主动脉弓下缘，前界为升主动脉和肺动脉干后缘，后界为降主动脉前缘。主动脉窗内有气管、左主支气管、右主支气管和肺动脉影。

4. 左侧位　心影前缘上部为升主动脉前壁，行一短段后折向后，移行到主动脉弓部。下部为右心室流出道。约在第4前肋水平以下的心前缘与胸骨阴影紧密相接，此处心前缘为右心室前壁。心影后缘起于气管隆嵴下水平，通常为右肺动脉降支的后缘，向下由左心房段和左心室段组成。左心室后下缘呈弧形弯向前部膈顶形成锐利的后心膈角，下腔静脉可显示于此间隙内。

### （十九）简述正常冠状动脉解剖特点

左冠状动脉起源于左冠状窦外侧壁，随后分成前降支和旋支。

1. 前降支　为左冠状动脉主干的延续，沿心脏左前缘于前室间沟内下行至心尖。有以下分支：

（1）斜角支，1~5支，供应左室前侧壁，较大且呈斜角走行者为最大而恒定的分支，斜角支如开口于前降支与旋支之间则称为对角支；

（2）前（室）间隔支，非常细小；

（3）右室支。

2. 旋支　为左冠状动脉的第2分支。旋支分成两组分支：

（1）左边缘支，左边缘支以钝缘支而恒定；

（2）心房旋支，到心房后分为心房前、后支。

3. 右冠状动脉　发自右冠状窦外侧壁，在肺动脉干和右心耳之间沿右房室沟行走。右冠状动脉有以下主要分支：

（1）右圆锥支：走向左前方，供应右心室流出道及肺动脉根部，为第1分支；

（2）窦房结支：通常为第2分支，为供应心脏传导系统的重要动脉；

（3）心室支：自主干与心尖方向平行分布，其中以锐缘动脉恒定而发达；

（4）后降支：在U形弯曲处发出1短支，行走于后室间沟内，与前降支的隔支相对应；

（5）房室结支：在U形弯曲顶端直向上发出短支，供应房室结；

（6）左室后支：在U形弯曲之后，供应左心室后面。

### （二十）简述正常冠状静脉解剖特点

心脏的静脉血主要由冠状窦收集回流到右心房。冠状窦的主要属支是心大静脉、心中静脉和心小静脉。

1. 心大静脉　引流左心室及左心房的前外侧壁，右心室前壁的小部、左心耳以及大静脉根部的血液。心大静脉多数起自心尖或前室间沟的下1/3，循前室间沟伴左冠状动脉前降支向上行进，多数越过前降支或其属支左心室前支的浅面。在左冠状沟内，心大静脉沿左冠状动脉旋支的上方走行，后延续成冠状。

2. 心中静脉　起自心尖之前，下行一段再转入后室间沟，上行在房室交点附近注入冠状窦。

3. 心小静脉　变异较多，5%的心脏有一支，45%的心脏该支缺如。冠状窦为心大静脉的延续膨大部分，位于心膈面左房室沟内，经冠状窦口开口于右心房。

### （二十一）请简述主动脉根部层面心脏横断层解剖特点

相当于心腰下部，范围从左心房上部到右房、右室上部水平。升主动脉根部已位于纵隔中央，左前方为肺动脉干，构成纵隔左前缘。右心房构成纵隔右缘前部主动脉根部的后方是左心房，食管紧贴左心房后部，食管后侧方为奇静脉。降主动脉位于食管的左后部，椎体左缘。此外，在左心房上部平面的图像上，可见两侧上肺静脉，在右心房、右心室中部平面可见两侧下肺静脉。

### （二十二）请简述心室层面心脏横断层解剖的CT及MRI特点

相当于膈上水平。此层面上纵隔主要由左、右心室构成。左、右心室之间前缘有小切迹，为前室间沟。左、右心室之间的室间隔在增强CT上显示较清楚，呈相对低度影，在MRI上显示更佳，与心肌信号相近。心脏前缘的心包呈1～2mm粗的细线状，在心包外及心肌外脂肪的衬托下可显示。食管、奇静脉及降主动脉等形态及位置同上层面。二尖瓣及三尖瓣口在MRI上可显示。

### （二十三）请简述右膈穹层面心脏横断层解剖特点

此层面可见肝脏上部，下腔静脉位于肝脏的后内缘。胸椎前方见奇静脉，左侧有半奇静脉及降主动脉。食管位于降主动脉右前方。

## 四、盆、腹部影像解剖

### （一）请简述咽及食管X线解剖表现

咽钡餐造影后前位：上方正中透亮区为会厌，两旁充钡的小囊为会厌谷，下为喉。喉充钡的空腔为梨状隐窝，中央圆形透亮区为喉腔所在。侧位观察：自上而下可以看到舌根、会厌谷、梨状隐窝、咽后壁和甲状软骨等结构。食管及其钡餐造影：食管分为颈、胸和腹三段。食管上口与膈食管裂孔处为其生理狭窄处，而主动脉弓、左支气管与左心房对食管的压迹则构成三个生理压迹。钡餐造影：

1. 充盈相　吞钡使食管充盈扩张，管腔边缘光滑，管壁柔软，可见自然弯曲度；

2. 黏膜相　管腔内显示出2～5条纵行平行的细条状透亮影，即黏膜皱襞，其宽度不超过2mm；

3. 蠕动　分两种：第1蠕动波系由吞咽动作激发，使钡剂迅速下行，数秒钟内进入胃；第2蠕动波又名继发蠕动波，由食物团对食管壁的压力引起，常始于主动脉弓水平，向下推进。所谓"第3收缩波"是食管环状肌的局限性不规则收缩性运动造成波浪状或锯齿状边缘，出现突然，消失迅速，多发生于食管下段，常见于老年和食管贲门失弛缓症患者。深吸气时膈顶下降，食管裂孔收缩，常使钡剂于膈上方停顿，形成食管下段膈上一小段长4～5cm的一过性扩张，称为膈壶腹，呼气时消失。

### （二）请简述胃的X线形态分类？

胃的形态一般分为4种类型：牛角型、无力型、钩型、瀑布型。

### （三）请简述胃的断面解剖特点？

胃底：前方和肝左叶、后方和脾关系密切。

胃体：胃体前方邻接肝左叶，后方邻接胰体和左肾，左后方是脾，有时是结肠脾曲。

胃窦：胃窦位置偏前，并横过中线到右侧，连于十二指肠上部。胰体仍在胃窦后面。胰头在十二指肠降部的左侧，也在胃窦远侧的后方。

### （四）十二指肠X线解剖特点有哪些？

十二指肠是起自幽门与空肠相连的肠管，全长25cm左右，呈C型包绕胰头，称为十二指肠肠曲。根据形态和位置，可分为上部、降部、水平部和升部4个部分。十二指肠低张造影后，十二指肠增宽，管径可为原来的2倍，达6～7cm，蠕动消失。降部内侧缘的中部可见肩样突起，称之为岬部。在岬部以下肠管变宽，扩张肠管内缘平直，无锯齿状横形皱襞，此为平直段。平直段的内侧能见到一条纵行皱襞，这是由胆总管和胰管形成的共同管道（Vater壶腹）穿行在肠壁内形成。因而纵行皱襞止于十二指肠乳头上方；后者表现为卵圆形透亮区。

### （五）空、回肠X线解剖有何特点？

小肠X线分为6组（Cole法）。第一组为十二指肠；第二组为上段空肠，起自屈氏韧带，向左达胃大弯的左下方，位于左上腹；第三组为下段空肠，位于第二组下方，常达左髂窝，横行走向，位于左中腹；第四组为上段回肠，在右中腹呈垂直排列；第五组为中段回肠，位于右中下腹，亦是纵行排列；第六组为下段回肠，位于盆腔，互相重叠，向后向右上方行走，止于回盲瓣。

### （六）结肠与直肠X线解剖特点有哪些？

结肠全长约1.5m，起于右髂窝的盲肠部，沿右侧肋腹部上升到肝下缘即升结肠，由肝曲转向横结肠，再由脾曲从左肋腹部下行为降结肠，经盆腔乙状结肠，最终到达直肠。结肠袋自盲肠至乙状结肠由大变小，切迹由深变浅，到达乙状结肠时逐渐消失。结肠的某些部位可以经常处于收缩状态，形成局限性的狭窄收缩环。这些收缩环常见的部位有：

1. 盲肠、升结肠交界处；

2. 升结肠中段；

3. 横结肠中段；

4. 脾曲；

5. 降结肠、乙状结肠交界处；

6. 乙状结肠中段；

7. 乙状结肠、直肠连接部。应注意与病理性狭窄相鉴别。

### （七）简述肝、胆、胰、脾、肾上腺解剖及影像特点

1. 肝　位于右季肋区和腹上区，有上、下两面，前后、左右四缘，由镰状韧带分为左、右两份，但并非左、右两叶的分界标志。肝上面称膈面，肝的下面为脏面。此面有两条纵沟和一条横沟，呈H状，左纵沟内有肝圆韧带和静脉韧带，右纵

沟的前部为胆囊，后部为下腔静脉。横沟即肝门，其内有肝门静脉、肝固有动脉和肝管等结构出入。正中裂将肝分为左半肝、右半肝。肝圆韧带裂，呈矢状位，将左半肝分为左内叶和左外叶。左段间静脉，基本上呈冠状位，将左外叶分为段Ⅱ和段Ⅲ。上部有肝左静脉通过。肝右静脉也基本上呈冠状位，将右半肝分成右前叶和右后叶。背裂呈冠状位，偏于肝的后份，背裂内含有肝左、中、右静脉的根部。背裂的后方为尾状叶。

2. 胆囊及胆道　胆囊呈梨形，分为四个部分：胆囊底、胆囊体、胆囊颈、胆囊管。胆囊长7～10cm，宽3～4cm，壁厚2～3mm。胆囊位于肝右叶下面的胆囊窝内。胆道系统由一系列管道组成，与胃肠道一样，同周围组织缺乏自然对比，常规X线检查不能显示，只有通过造影才能观察其形态。肝左、右管在肝门下3～4cm处合成肝总管，肝右管垂直下行，肝左管斜向左上方行走，两者呈V形于肝门处相连合。肝左、右管长2.5～3.5cm，直径0.3cm，肝总管长3～4cm，直径0.5～0.6cm，肝总管延续于胆总管处发出胆囊管，长3～4cm，直径0.2～0.3cm，与肝总管夹角多为锐角。胆总管长7～8cm，直径0.5～0.8cm。胆总管分为：十二指肠上段、后段、胰腺段、十二指肠壁内段。十二指肠壁内段即胆总管末段，最短，仅数毫米，管径变细，和主胰管汇合成Vater壶腹，开口于十二指肠大乳头，此口部有Odi括约肌。

3. 胰　胰是腹部实质性器官，因同周围组织器官缺乏天然对比，所以主要应用间接检查的方法或造影的方法来了解胰的解剖及功能状况。胰位于上腹部，横跨于第1～2腰椎前方，有时低至第3腰椎水平，除胰尾外，胰属于腹膜后器官，位于肾前间隙内。分为头、颈、体和尾四个部分。胰中央有主胰管。主胰管和胆总管末端，有65%的人先连合成共同管道，即Nater壶腹部，再开口到十二指肠大乳头。胰偶有副胰管，较短细，多位于胰头部。副胰管可通过主胰管，也可以不通过。副胰管总是单独开口于十二指肠副乳头，较小，位于乳头上方1～2cm处。

4. 脾　腹部平片上显示的脾为密度均匀的软组织影，位于左上腹第9～11后肋处，长轴与左第10后肋一致，呈新月形，边缘锐利，尤以下缘最为清晰。脾下缘邻接结肠脾曲。脾上缘偏内，离脊柱左缘约2cm。脾和左肾上1/3前缘相连接。一般人脾下极平第2腰椎。

5. 肾上腺　肾上腺位于肾的上方，两者之间有部分重叠。右肾上腺多呈三角形，左肾上腺多呈半月形或"人"字形，也可呈三角形。

### （八）简述经肝门静脉左支角部层面解剖特点

此层面上，肝脏占据整个右腹部，肝的前缘及右后缘常显示圆隆光滑，左后缘则呈波浪状。在腹主动脉的右侧，肝后缘有一凹窝，其内为下腔静脉。其前面的尾状叶呈狭长或圆钝的突起，延伸到正中线。以下腔静脉右缘为界，在它左侧的尾状叶左段属于左半肝，在它右侧的尾状叶右段属于右半肝。尾状叶前面的空隙称横裂，横裂分隔开前方的左叶和后方的尾叶。横裂前方为纵裂，纵裂内有圆韧带和肝门静脉左支，左肝动脉也在其内。纵裂分隔左半肝为左内叶和左外叶。

### （九）经肝门层面解剖有什么特点？

相当于第11胸椎下部的层面。肝显示同上层面。显示纵裂和横裂，横裂能见到肝门结构。肝门内有三大结构：以肝门静脉为基准，左前方有肝固有动脉，右有胆总管和胆囊的上部。尾状叶后方仍是下腔静脉，下腔静脉后面的腹膜后筋膜把右肾上腺与肝右叶分隔开。肝左叶邻接胃窦右前壁。在左后腹部，胃底与脾门之间可见弯曲的脾动脉。脾动脉和脾均邻接后方的腹膜后筋膜。腹膜后筋膜的后方是胰腺，再后是膈脚后间隙，其内可见强化的腹主动脉及其右侧的奇静脉。

### （十）经胆囊体层面解剖有何特点？

相当于第12胸椎上中部层面，这一层面位于肝门下方2~4cm。肝占据的范围大致同上层面，纵裂很清晰，前方见肝圆韧带。从横裂到肝左内叶的右缘见长椭圆形低密度影即胆囊。尾状叶的后方仍是下腔静脉和右肾上腺。尾状叶的前外方是胆囊体，它们的左侧邻接十二指肠上曲或降部上段的右缘。十二指肠降部左缘和胃窦后缘之间见胰体。胰体先横行向左，再向后，又向左为胰尾达脾门。整个胰腺体尾部呈横S形。胰腺以脂肪组织和后方的腹主动脉分开。胰腺的右端后部见强化的门静脉影，右侧邻近十二指肠降部，后方和下腔静脉相对。胰体中央后方和腹主动脉之间，见腹腔干，在胰体后缘分为肝总动脉向右、脾动脉向左，分叉处呈Y形。脾动脉在胰体左方前缘出现，向后越过胰体，然后沿胰尾后缘到脾门。双侧肾上腺同时显示。右侧呈新月形，在下腔静脉的后方，已是下部，不如上一层面大左侧肾上腺呈"人"字形，邻接胰尾的后缘，在腹主动脉的左后方。

### （十一）经脾静脉层面解剖有何特点？

主要是肝右叶及尾状叶的右段，左半肝只见边缘小部分。还可见到胆囊底。肝右叶内有强化的门静脉影。胆囊仍为低密度的椭圆形。肝脏的内后方开始见到位于肾脂肪囊内的右肾上极。下腔静脉和胃窦、十二指肠降部之间见胰头。胰头呈略膨大的卵形，向左移行于胰颈体、尾部。胰颈后方对着肠系膜上动脉。胰体在胰颈左方，弯曲向后，得向左到胰尾，终止于脾门。在胰体、颈、头后缘见脾静脉右行，连到稍膨大的肠系膜上静脉然后成为门静脉。在肠系膜上静脉及胰头右缘见胆总管。

### （十二）经肠系膜上动脉层面解剖有哪些特点？

胰头位于十二指肠曲内，大致呈椭圆形，也有呈浅分叶状。其后方为下腔静脉，前方为胃窦，少数人胰头右侧邻接胆囊和横结肠。当胰头内部含脂肪组织较少时，易和宽大的下腔静脉连成一体，会造成胰头肿大的假象。胆总管包埋于胰头右边缘部内。胰头左缘中部见肠系膜上静脉和细长横行的脾静脉连接，形如"蝌蚪"。这一层面上见腹主动脉前壁发出肠系膜上动脉。

### （十三）经胰钩突层面解剖特点有哪些？

在肾前间隙内，十二指肠降部呈断面影像，它的左方胰头下部呈尖朝左前方的三角形，此即钩突。钩突是胰头的最低部分。钩突左前方见并列的肠系膜上动、静脉，肠系膜上静脉居右，粗于动脉。位于钩突前面的这两条血管是它的定位标志之一。钩突的后方为下腔静脉，见左肾静脉越过腹主动脉接近下腔静脉。

### （十四）经十二指肠横部层面解剖有何特点？

相当于第2腰椎下部层面。此层面主要为肾影。肝影已很少，脾影已消失。这一层面于肾前间隙内，出现充盈造影剂的十二指肠水平段影，走行方向及形态很像胰腺钩突，前方也并列着肠系膜上动、静脉影，后方也是下腔静脉和腹主动脉。

### （十五）经肾上腺层面解剖有何特点？

肾上腺在肾筋膜两层之间，位于肾上部周围的脂肪内。右肾上腺位于右肾上极内上方，下腔静脉后外侧，右肾上腺分内外两支，外支较短，常与肝右叶相重叠。右肾上腺CT形态多呈自下腔静脉背侧缘向后行的长条形，极少数呈小三角形。左肾上腺绝大部分与胰尾同层，在左肾上极内前方、脾血管后方。左肾上腺的形态以"人"字形居多，小三角形较少。

### （十六）简述泌尿生殖系统X线解剖表现

静脉肾盂造影时肾实质首先显影，肾小盏、肾大盏、肾盂相继显影。一般每侧肾有7~8个肾小盏，2~3个肾小盏合并形成1个肾大盏，2~3个肾大盏合并形成肾盂。肾盂一般呈三角形或漏斗形，有时呈分支形，肾盂上缘外凸，下缘内凹，肾盂向内下方变细移行于输尿管上端。

输尿管：上端约于第2腰椎水平起于肾盂，右侧略低。输尿管先沿腰大肌前面几乎与脊柱平行下行，逐渐向内偏移，超过第3腰椎横突以后沿下位腰椎椎体外缘下行，经骶髂关节内侧入骨盆。输尿管跨过骨盆盆缘后，向外斜行，至坐骨棘附近再转向内前，形成一向外下方之弧形，进入膀胱。

膀胱：正常成人膀胱充满时，一般呈圆形、类圆形或横置卵圆形。女性膀胱横径一般大于矢径，子宫有时压迫膀胱顶部，形成明显压迹，膀胱形如马鞍状。

男性尿道：正常男性尿道长15~20cm，侧位或斜位像呈S形，分前、后两部。后尿道又分为前列腺部和膜部。前尿道即尿道海绵体部。正常成人尿道有三个狭窄区、三个扩张区和两个弯曲。狭窄区为尿道内口、膜部和尿道外口。扩张区为前列腺部尿道中段、尿道球部和舟状部。两个弯曲为耻骨下弯和耻骨前弯。

子宫输卵管：在子宫、输卵管造影正位像上，子宫腔呈倒置三角形，尖端朝下接子宫颈管。底部两面通向输卵管。宫腔密度均匀，腔壁光滑。输卵管峡部呈光滑细线影，横向外行移行于宽大迂曲的壶腹部，输卵管伞部一般不显影。

### （十七）简述经左肾中部层面解剖及CT特点

该层面显示左肾门及右肾上极，右肾上极位于肝后方，腰椎右侧，其表面自内向外被纤维囊、脂肪囊和肾筋膜包绕。下腔静脉位于腰椎右前方，胰头后方及腹主动脉右侧。腹主动脉位于腰椎左前方，腹主动脉左侧壁发出左肾动脉，横行向左，达左肾门入肾，左肾门内肾盂在增强CT上含对比剂，表现为高密度影。肾盂周围为肾窦，CT上为低密度影。

### （十八）简述经第4腰椎体中部层面解剖特点

髂肌位于髂骨内侧的髂窝内，臀中肌位于髂骨的背面，腰大肌位于腰椎两侧。在增强CT上，左、右腰大肌的前内侧缘分别可见含对比剂的小圆点高密度影，为左、右输尿管横断面。下腔静脉位于第4腰椎体右前缘。在此水平，腹主动脉分成左、右髂总动脉。右髂总动脉位于下腔静脉的前方，左髂总动脉位于第4腰椎的左前缘，下腔静脉的左侧。升结肠位于右腹外侧区。降结肠位于左腹外侧区。在该层面还可见小肠肠袢及小阶系膜。腹直肌位于腹前壁正中线的两侧。

输尿管中下段层面：下腔静脉在此层面位于第5腰椎的前面，由左右两侧髂总静脉合成，可见左右两侧髂总静脉位于两侧髂总动脉的后方。腰大肌位于腰椎体的两侧，两侧输尿管位于两侧腰大肌的前内侧缘。

### （十九）简述腹膜后隙解剖特点

腹膜后隙指腹膜壁层后部与腹横筋膜之间的间隙，其内容为左肾、右肾、左肾上腺、右肾上上腺及周围大量的脂肪及血管和神经，包括肾前间隙、肾周间隙、肾后间隙等。肾筋膜后层和腹横筋膜之间为肾后间隙，内仅脂肪组织。肾筋膜前层与腹膜壁层之间形成肾前间隙，内有胰、十二指肠、肝、脾、胰的血管，两旁还含升、降结肠。肾周间隙即肾筋膜囊，内有肾上腺及肾脏，还有大量脂肪组织。

### （二十）简述腹腔干解剖结构

腹腔干三个主要分支：胃左动脉、肝总动脉和脾动脉，胰背动脉有时可为第四分支。胃左动脉与胃网膜左动脉、胃短动脉相吻合。肝总动脉：分为胃十二指肠动脉和肝固有动脉。胃十二指肠动脉经十二指肠球部后方下行，至幽门下缘，分为胰十二指肠上动脉和胃网膜右动脉；胃网膜右动脉在大网膜内沿胃大弯左行，与胃网膜左动脉吻合成胃下动脉弓。肝固有动脉为用肝总动脉的延续，先发出胃右动脉细分支，本干走向右上方，在肝门处分为肝左、右动脉。肝右动脉先分出胆囊动脉至胆囊后分布到肝的右叶。脾动脉：经脾肾韧带到脾门，分为两支或三支，再分支沿脾小梁走行，称为小梁动脉，继而又分支为中央动脉，一般可显示6~7级分支，呈自然弯曲状，伸向脾周边。脾动脉沿途发出许多细支分布于胰腺。此外，脾动脉还发出胃短动脉和胃网膜左动脉。

### （二十一）简述肠系膜上动脉解剖结构

肠系膜上动脉分支有胰十二指肠下动脉，在胰头后方分为胰十二指肠下前和下后动脉，与胃十二指肠动脉的胰十二指肠上前和上后动脉构成前、后动脉弓。肠动脉起于肠系膜上动脉的左侧壁。以回结肠动脉起点为界，上方的小肠动脉支分布于左上、左中腹部，为空肠动脉；下方的小肠动脉分布于左下及下腹部，为回肠动脉；回结肠动脉从肠系膜上动脉末端右壁发出，向右下方斜行，在盲肠附近分为升支和降支。升支分布于升结肠，并与右结肠动脉的降支吻合，降支到回肠末端、盲肠和阑尾。右结肠动脉在回结肠动脉的上方右侧缘发出，横行向右，分为升支和降支，分别与回结肠动脉及中结肠动脉的分支吻合。中结肠动脉在胰十二指肠下动脉的下方向右侧发出，分为左、右两支，分别沿横结肠系膜缘行走。右支与右结肠动脉升支吻合。

### （二十二）简述肠系膜下动脉解剖结构

肠系膜下动脉解剖左结肠动脉横行向左，分为升支和降支。升支与中结肠动脉左支在脾曲附近吻合；降支与乙状结肠的升支吻合，在结肠动脉的边缘支除分布到降结肠外，还和中结肠动脉的边缘支吻合形成动脉弓。乙状结肠动脉斜向左下方，分为升支和降支，互相吻合成动脉弓，其分支除分布于乙状结肠外，最上一个升支与左结肠动脉降支吻合，最下一个降支与直肠上动脉吻合。直肠上动脉为肠系膜下动脉的终末支，分支分布于直肠，与直肠下动脉及肛门动脉的分支相互吻合。

### （二十三）简述肾动脉解剖特点

肾动脉起于腹主动脉第1~2腰椎平面，右侧高于左侧，也长于左侧。肾动脉前干分为上段支和下段支，分别进入相应的肾段，其中上段支又分为上前段支和下前段支肾动脉后干分为上、中、下三支，进入肾后面中间部分。这些分支都是终动脉。

### （二十四）简述髂总动脉解剖

髂总动脉从第4腰椎高度自腹主动脉分出，向外下斜行至骶髂关节的前方附近分为髂内动脉和髂外动脉。髂内动脉下行至坐骨大孔处分成前、后干。前干分支包括脐动脉膀胱下动脉、直肠下动脉、子宫动脉、闭孔动脉、阴部内动脉、臀下动脉。后干分支包括髂腰动脉、骶外动脉、臀上动脉。髂外动脉为髂总动脉的延续，至腹股沟韧带以下成为股动脉。髂外动脉分支有腹壁下动脉及旋髂深动脉。

### （二十五）肝静脉与门静脉在影像上如何鉴别？

1. 肝左、中、右静脉越接近肝的膈面则管径越粗，而肝门静脉越接近第一肝门处管径越粗。

2. 肝左、肝中和肝右静脉走行于相邻肝叶或肝段之间，而肝门静脉分支则出现于肝叶和肝段内。

3. 肝左、肝中和肝右静脉及其属支较直，在横断面上多呈圆形或椭圆形；而肝门静脉多呈弯曲状，断面常呈不规则形。

4. 肝静脉管壁薄，而肝门静脉的管壁较厚。

# 第二节　神经系统及头颈部影像解剖自测试题

一、以下每一道题下面有A、B、C、D、E五个备选答案，请从中选择一个最佳答案。

### A1型题

1. 脑室系统不包括（　　　）
　　A. 中脑导水管　　　　　B. 侧脑室　　　　　　C. 枕大池
　　D. 三脑室　　　　　　　E. 四脑室

2. 侧脑室三角区对应的脑叶是（　　　）
　　A. 额颞顶叶交界区　　　B. 额颞枕叶交界区　　C. 颞顶枕叶交界区
　　D. 颞枕岛叶交界区　　　E. 颞枕叶和小脑半球交界区

3. 在颅脑横断面上，豆状核与屏状核之间的白质区是（　　　）
　　A. 外囊　　　　　　　　B. 内囊　　　　　　　C. 最外囊
　　D. 视辐射　　　　　　　E. 听辐射

4. 连接双侧大脑半球最大的结构是（　　　）
　　A. 大脑镰　　　　　　　B. 透明隔　　　　　　C. 脑干
　　D. 内囊　　　　　　　　E. 胼胝体

5. 下列哪一组神经纤维构成了半卵圆中心（　　　）。
　　A. 投射纤维、联络纤维、连合纤维　　　　B. 投射纤维、联络纤维
　　C. 联络纤维、连合纤维　　　　　　　　　D. 投射纤维、连合纤维
　　E. 以上都不是

6. 正常生理性基底节钙化主要分布于（　　　）
　　A. 尾状核头部　　　　　B. 尾状核体部　　　　C. 壳核
　　D. 红核　　　　　　　　E. 苍白球

7. 正常成年人脑沟宽度为（　　　）
　　A. 小于5mm　　　　　　B. 小于10mm　　　　　C. 小于8mm
　　D. 小于7mm　　　　　　E. 小于15mm

8. 后交通动脉连接于（　　　）
　　A. 大脑中动脉及大脑后动脉　　　　　　　B. 大脑前动脉与大脑后动脉
　　C. 双侧大脑后动脉　　　　　　　　　　　D. 颈内动脉与大脑后动脉
　　E. 双侧小脑后下动脉

9. 关于颅骨血管压迹的描述，正确的哪项（　　　）
　　A. 偶可见到导静脉影
　　B. 脑膜中动脉压迹：星芒状
　　C. 静脉窦压迹：矢状窦居多
　　D. 板障静脉压迹：最常见
　　E. 蛛网膜颗粒压迹：冠状缝两侧5cm范围内

10. 在CT图像上呈相对较高密度影的是（　　　）
    A. 脑室　　　　　　　B. 脑池　　　　　　　C. 内囊
    D. 基底核　　　　　　E. 脑髓质

11. 关于基底节的描述正确的是（　　　）
    A. 基底节是白质结构
    B. 基底节包括尾状核、豆状核、屏状核、杏仁核
    C. 基底节包括丘脑
    D. 基底节又称纹状体
    E. 基底节包括内囊

12. 正常头颅CT轴位鞍上池呈（　　　）
    A. 圆形或椭圆形　　　B. 梯形或双梯形　　　C. 三角形或梭形
    D. 长方形或方形　　　E. 五角或六角形

13. 麦氏孔梗阻引起的脑室扩张是（　　　）
    A. 侧脑室、三脑室、四脑室
    B. 侧脑室、三脑室、四脑室
    C. 侧脑室、三脑室、四脑室、导水管
    D. 侧脑室、三脑室、四脑室、五脑室、六脑室
    E. 三脑室、五脑室、六脑室

14. 大脑半球弓状纤维连接（　　　）
    A. 外囊　　　　　　　B. 相邻脑回　　　　　C. 内囊
    D. 基底节　　　　　　E. 丘脑

15. 正中孔梗阻引起扩张的脑室是（　　　）
    A. 侧脑室、三脑室、四脑室
    B. 侧脑室、三脑室、四脑室、六脑室
    C. 侧脑室、三脑室、五脑室、六脑室
    D. 侧脑室、三脑室、四脑室、五脑室
    E. 侧脑室、三脑室、四脑室、导水管

16. 下列不通过颈静脉孔的结构是（　　　）
    A. V颅神经的第三支　B. IX颅神经　　　　　C. X神经
    D. XI颅神经　　　　　E. 颈内静脉

17. 下丘脑属于（　　　）
    A. 端脑　　　　　　　B. 间脑　　　　　　　C. 丘脑
    D. 中脑　　　　　　　E. 后脑

18. 尾状核末端连接（　　　）
    A. 杏仁核　　　　　　B. 豆状核　　　　　　C. 屏状核
    D. 壳核　　　　　　　E. 红核

19. 内囊后肢的外侧结构是（　　　）

    A. 尾状核头　　　　　　B. 尾状核尾　　　　　　C. 丘脑

    D. 间脑　　　　　　　　E. 豆状核

20. 半卵圆中心的主要组成成分是（　　　）

    A. 投射纤维　　　　　　B. 皮层下灰质　　　　　C. 皮层下纤维

    D. 连合纤维　　　　　　E. 弓形纤维

21. 下面有关大脑半球的描述，正确的为（　　　）

    A. 脑岛位于颞叶深部　　　　　　　　B. 中央前回属于顶叶

    C. 额顶叶以中央旁沟为界　　　　　　D. 半卵圆中心为灰质结构

    E. 扣带回在胼胝体下方

22. 脑干结构不包括（　　　）

    A. 桥脑　　　　　　　　B. 延髓　　　　　　　　C. 颈髓

    D. 中脑　　　　　　　　E. 以上都不是

23. 关于透明隔腔下列哪项描述不对（　　　）

    A. 位于透明隔之间　　　　　　　　　B. 不与脑室相通

    C. 在新生儿CT上几乎均可显示　　　　D. 又称Vergae腔

    E. 其密度与脑脊液相等

24. 在CT图像上，正常双侧内囊对称呈（　　　）

    A. 梭形　　　　　　　　B. 圆形　　　　　　　　C. 方形

    D. "<>"字形　　　　　E. "><"字形

25. 视神经各段中最长的部分是（　　　）

    A. 视神经管内段　　　　B. 眼眶内段　　　　　　C. 颅内段

    D. 肌锥外段　　　　　　E. 视交叉区段

26. 额顶叶的分界为（　　　）

    A. 中央前回　　　　　　B. 中央后回　　　　　　C. 中央沟

    D. 中央前沟　　　　　　E. 中央后沟

27. 后交通动脉瘤易压迫的脑神经是（　　　）

    A. 视神经　　　　　　　B. 滑车神经　　　　　　C. 展神经

    D. 动眼神经　　　　　　E. 三叉神经

28. 下列侧脑室各部位与脑叶的相邻关系正确的是（　　　）

    A. 前角对顶叶　　　　　　　　　　　B. 体部对额叶

    C. 三角区对额、顶、枕叶交界区　　　D. 三角区对顶、颞、枕叶交界区

    E. 三角区对额、顶、颞叶交界区

29. 脑底动脉环（Willis环）不包括下列哪项（　　　）

    A. 颈内动脉　　　　　　B. 大脑前动脉　　　　　C. 大脑后动脉

    D. 大脑中动脉　　　　　E. 后交通动脉

30. 有关间脑结构的正确描述是（　　　）

    A. 双侧丘脑与穹窿相连接　　　　　　　　B. 间脑又称丘脑

    C. 间脑连接大脑半球和小脑　　　　　　　D. 间脑前部有松果体

    E. 间脑包括丘脑、丘脑上部、丘脑底部、丘脑下部

31. 大脑半球纵裂前2/3至侧脑室外侧壁之间的供血动脉为（　　　）

    A. 大脑前动脉　　　　B. 大脑后动脉　　　　C. 大脑中动脉

    D. 大脑前、中动脉　　E. 脉络膜前动脉

32. 正常小儿前囟闭合的年龄是（　　　）

    A. 3～6个月　　　　B. 6个月至1岁　　　　C. 1～1.5岁

    D. 5岁　　　　　　　E. 2岁以后

33. 下列结构中，哪一种结构无"血脑屏障"（　　　）

    A. 中脑　　　　　　　B. 大脑　　　　　　　C. 丘脑

    D. 垂体　　　　　　　E. 小脑

34. 位于中颅窝的孔或裂为（　　　）

    A. 筛孔　　　　　　　B. 舌下神经孔　　　　C. 盲孔

    D. 颈静脉孔　　　　　E. 圆孔

35. 下列哪一种检查方法已不用于规颅脑影像学检查（　　　）

    A. 头颅正侧位　　　　B. 脑血管造影　　　　C. CT

    D. 气脑造影　　　　　E. MRI

36. 下列结构中，除哪一种结构外均有硬脑膜（　　　）

    A. 大脑镰　　　　　　B. 三脑室　　　　　　C. 鞍隔

    D. 小脑幕　　　　　　E. 三叉神经半月腔

37. 分布于颞叶底面的脑血管是（　　　）

    A. 脉络膜前动脉　　　B. 大脑前动脉　　　　C. 大脑中动脉

    D. 大脑后动脉　　　　E. 脉络膜后动脉

38. 中颅窝孔、裂由前至后顺序为（　　　）

    A. 圆孔-棘孔-卵圆孔-破裂孔　　　　　　B. 棘孔-破裂孔-圆孔-卵圆孔

    C. 卵圆孔-圆孔-破裂孔-棘孔　　　　　　D. 破裂孔-棘孔-卵圆孔-圆孔

    E. 圆孔-破裂孔-卵圆孔-棘孔

39. 头颅平片上可见到下列哪些结构的压迹（　　　）

    A. 脑膜中动脉　　　　B. 板障动脉　　　　　C. 蛛网膜颗粒

    D. 导静脉　　　　　　E. 以上均可

40. 成人视神经孔径大小约为（　　　）

    A. 2mm　　　　　　　B. 10mm　　　　　　C. 8mm

    D. 5mm　　　　　　　E. 12mm

41. 位于蝶骨大翼的外部，其内有三叉神的第三支和脑膜副动脉通过的也是（　　）

    A. 圆孔　　　　　　　　B. 卵圆孔　　　　　　　　C. 棘孔

    D. 破裂孔　　　　　　　E. 以上都是

42. 与鞍上池相邻的是（　　）

    A. 前为额叶，侧为颞叶，后为脑桥

    B. 前为眶回，侧为海马，后为中脑

    C. 前为直回，侧为海马，后为中脑

    D. 前为眶回，侧为颞叶，后为脑桥

    E. 前为直回，侧为颞叶，后为延髓

43. 有关神经系统的组合，错误的是（　　）

    A. 中枢神经系统-脊髓　　　　　　　　B. 中枢神经系统-脑

    C. 中枢神经系统-脑神经　　　　　　　D. 周围神经系统-交感神经

    E. 周围神经系统-内脏神经

44. 颅脑外伤、骨折累及鼻窦积液，最常见于（　　）

    A. 上颌窦　　　　　　　B. 额窦　　　　　　　　　C. 筛窦

    D. 蝶窦　　　　　　　　E. 以上都是

45. 颅底是哪种成骨形式（　　）

    A. 膜内化骨　　　　　　B. 混合化骨　　　　　　　C. 软骨内化骨

    D. 直接化骨　　　　　　E. 间接化骨

46. 颅盖骨是哪种化骨（　　）

    A. 软骨内化骨　　　　　B. 膜内化骨　　　　　　　C. 混合化骨

    D. 直接化骨　　　　　　E. 间接化骨

47. 下列脑神经出颅途径描述，哪项是错误的（　　）

    A. 圆孔：三叉神经

    B. 破裂孔：颅内动脉

    C. 颈静脉孔：舌咽神经，迷走神经，副神经

    D. 卵圆孔：三叉神经下颌支

    E. 眶上裂：面神经

48. 头颅经眶位可检查（　　）

    A. 枕大孔　　　　　　　B. 枕骨　　　　　　　　　C. 内听道

    D. 岩骨　　　　　　　　E. 蝶鞍

49. 诊断外伤性"颅缝分离"，是指颅缝宽度超过（　　）

    A. 1mm　　　　　　　　B. 2mm　　　　　　　　　C. 3mm

    D. 4mm　　　　　　　　E. 5mm

50. X线平片上，松果体生理性钙化其直径不就能超过（　　）

    A. 50mm　　　　　　　　B. 7.5mm　　　　　　　　C. 100mm

    D. 120mm　　　　　　　E. 16mm

51. 颅咽管瘤的X线表现是（　　　）
    A. 鞍背骨质破坏　　　B. 蝶鞍球形扩大　　　C. 鞍上钙化斑
    D. 脑池变形　　　E. 以上都是

52. 颅骨侧位片从颅中窝迂曲上行、在冠状缝后分为两支的血管压迹是（　　　）
    A. 脑膜中静脉压谱　　B. 板障静脉压迹　　C. 导静脉压迹
    D. 脑膜中动脉压迹　　E. 板障动脉压迹

53. 诊断颅脑疾病的最常用的检查方法是（　　　）
    A. 磁共振成像　　　B. 脑室造影　　　C. 头颅平片
    D. CT　　　E. 脑血管造影

54. X线平片上，下述蝶鞍影像，属于正常蝶鞍影像的是（　　　）
    A. 桥形蝶鞍　　　B. 鞍背骨质吸收　　　C. 双鞍底
    D. 碟鞍扩大　　　E. 鞍内偶可见到钙化影

55. 蝶鞍前后径和深径的平均值分别为（　　　）
    A. 10.5mm，9.5mm　　B. 11.7mm，9.5mm　　C. 12mm，10mm
    D. 5mm，10mm　　　E. 10mm，20mm

56. 观察颅底结构改变，下列哪种摄片位置最佳（　　　）
    A. 汤氏位　　　B. 斯氏位　　　C. 53° 后前斜位
    D. 前后位　　　E. 颏顶位

57. 下列颅内钙化中，除哪项外其他是生理钙化（　　　）
    A. 松果体钙化　　　B. 侧脑室脉络膜从钙化　C. 鞍隔钙镰钙化
    D. 大脑镰钙化　　　E. 脑垂体钙化

58. 下列哪一项不属于脑颅骨（　　　）
    A. 额骨　　　B. 颞骨　　　C. 筛骨
    D. 下颌骨　　　E. 顶骨

59. 颅底前后分3个颅凹，颅后窝有（　　　）
    A. 破裂孔　　　B. 卵圆孔　　　C. 棘孔
    D. 枕大孔　　　E. 视神经孔

60. 脑回生理性压迹，下列哪个时期最明显（　　　）
    A. 新生儿　　　B. 老年人　　　C. 成年人
    D. 2岁左右　　　E. 20岁以后

61. 分布于间脑的主要血管是（　　　）
    A. 脉络膜后动脉　　B. 大脑后动脉　　　C. 大脑中动脉
    D. 大脑前动脉　　　E. 脉络膜前动脉

62. 棘孔内通过的结构为（　　　）
    A. 上颌神经　　　B. 下颌神经　　　C. 脑膜中动脉
    D. 颈内动脉　　　E. 视神经

63. 下列颅骨缝隙，表现为锯齿状改变的是（　　　）
　　A. 幼儿颅缝　　　　　B. 成人颅缝　　　　　C. 血管压迹
　　D. 骨折线　　　　　　E. 蛛网膜颗粒压迹

64. 松果体钙化最常见于（　　　）
　　A. 1～5岁　　　　　　B. 新生儿　　　　　　C. 20岁以后
　　D. 15岁以后　　　　　E. 5～10岁

65. 以下选项不参与蝶鞍构成的是（　　　）
　　A. 鞍结节　　　　　　B. 鞍背　　　　　　　C. 斜坡
　　D. 鞍底　　　　　　　E. 前床突

66. 大脑大静脉走行的脑池是（　　　）
　　A. 帆间池　　　　　　B. 脚间池　　　　　　C. 直窦
　　D. 大脑大静脉池　　　E. 四叠体池

67. 下列哪项为头颅X线平片的最基本摄片位置（　　　）
　　A. 后前及侧位　　　　B. 斯氏位　　　　　　C. 53° 后前斜位
　　D. 颏顶位　　　　　　E. 额枕位

68. 成人颅内高压的主要X线征象是（　　　）
　　A. 头颅增大　　　　　B. 颅缝分离　　　　　C. 囟门增宽
　　D. 脑回压迹增多　　　E. 蝶鞍骨质吸收和扩大

69. 影像诊断中最常测量的垂体径线是（　　　）
　　A. 上下径　　　　　　B. 面积　　　　　　　C. 体积
　　D. 前后径　　　　　　E. 左右径

70. 脑屏障是指（　　　）
　　A. 血-脑脊液屏障　　　　　　　　　　B. 血脑屏障
　　C. 脑-颅骨屏障和血脑屏障　　　　　　D. 脑脊液-脑屏障
　　E. 血脑屏障、血-脑脊液屏障、脑脊液-脑屏障

71. 经垂体的颅底正中矢状面上的结构不包括（　　　）
　　A. 蝶窦　　　　　　　B. 鞍背　　　　　　　C. 海绵窦
　　D. 前床突　　　　　　E. 鞍膈

72. X线片上正常内听道的宽度平均约为（　　　）
　　A.10mm　　　　　　　B. 15mm　　　　　　　C. 2mm
　　D. 12mm　　　　　　　E. 5mm

73. 与鞍上池后外侧角相连的是（　　　）
　　A. 侧裂池　　　　　　B. 纵裂池　　　　　　C. 脚间池
　　D. 环池　　　　　　　E. 大脑大静脉池

74. 额叶外侧面下部的供应动脉是（　　　）
　　A. 椎动脉　　　　　　B. 大脑前动脉　　　　C. 大脑中动脉
　　D. 大脑后动脉　　　　E. 基底动脉

75. 脊髓主要血供来源于（　　　）

    A. 椎动脉　　　　　　　B. 颈内动脉　　　　　　C. 颈外动脉

    D. 胸主动脉　　　　　　E. 大脑后动脉

76. 小脑的血供主要来自（　　　）

    A. 大脑中动脉　　　　　B. 颈内动脉　　　　　　C. 椎-基底动脉系统

    D. 颈内动脉系统　　　　E. 颈外动脉系统

77. 额极动脉发自（　　　）

    A. 大脑前动脉　　　　　B. 大脑前动脉　　　　　C. 大脑中动脉

    D. 大脑后动脉　　　　　E. 基底动脉

78. 颈内动脉虹吸段哪一段全部走行在海绵窦内（　　　）

    A. 1段　　　　　　　　B. 2段　　　　　　　　C. 3段

    D. 4段　　　　　　　　E. 5段

79. 眼动脉起自（　　　）

    A. 大脑前动脉　　　　　B. 颈内动脉　　　　　　C. 大脑后动脉

    D. 大脑中动脉　　　　　E. 颈外动脉

80. 大脑中动脉水平段是指（　　　）

    A. M1段　　　　　　　B. M2段　　　　　　　C. M3段

    D. M4段　　　　　　　E. M5段

81. 大脑后动脉主要供血区为（　　　）

    A. 额叶　　　　　　　　B. 枕叶及颞叶底面　　　C. 顶叶

    D. 小脑　　　　　　　　E. 岛叶

82. 支配上睑提肌的神经为（　　　）

    A. 滑车神经　　　　　　B. 外展神经　　　　　　C. 眼神经

    D. 动眼神经　　　　　　E. 以上都不是

83. 下列有关眼玻璃体在磁共振信号的表现，正确的是（　　　）

    A. 长T1长T2信号　　　B. 长T1短T2信号　　　C. 短T1长T2信号

    D. 短T1短T2信号　　　E. 以上都不正确

84. 关于下斜肌的描述，不正确的是（　　　）

    A. T1加权像下斜肌与下直肌易区分　　　　　　B. 向后向外走形

    C. 穿越于下直肌之下　　　　　　　　　　　　D. 终于眼球后外侧面

    E. 起源于眼睑前内侧

85. 关于正常眼眶MRI的表现，论述错误的有（　　　）

    A. 眼球前房和玻璃体呈长T1低信号和长T2高信号

    B. 视神经及眼外肌T1WI和T2WI呈中等型信号

    C. 脉络膜和视网膜T1WI呈中等信号，T2WI呈中等信号

    D. 眼球壁巩膜T1WI和T2WI均呈低信号

    E. 眼眶骨皮质呈低信号骨髓呈高信号

86. 下列有关眶内间隙解剖的描述，错误的是（　　　）

    A. 骨膜下间隙介于眶骨膜和眶壁之间

    B. 肌锥外间隙位于眼外肌及其肌间膜所构成的肌锥和眶骨膜之间

    C. 肌锥内间隙位于四直肌及肌间膜所围成的肌锥内

    D. 眼球筋膜为一潜在性间隙，可在有积液的情况下扩大

    E. 隔前结构主要包括眼睑及其血管神经

87. 鼻咽及喉部错误MRI表现有（　　　）

    A. 鼻咽腔T1WI和T2WI呈低信号

    B. 声带类似或稍低于肌肉信号

    C. 咽旁间隙呈高信号，肌肉组织呈低信号

    D. 喉前庭、喉室、梨状窝T1WI和T2WI均呈低信号

    E. 浅表黏膜T1WI呈低信号，T2WI呈高信号

88. 脑膜中动脉起自（　　　）

    A. 下牙槽动脉　　　　　B. 颞浅动脉　　　　　C. 枕动脉

    D. 上颌动脉　　　　　　E. 颈内动脉

89. 颈总动脉造影侧位片上，颈内动脉起始段常位于颈外动脉（　　　）

    A. 前方　　　　　　　　B. 内侧　　　　　　　C. 外侧

    D. 后方　　　　　　　　E. 前外侧

90. 甲状腺上动脉起自（　　　）

    A. 颈内动脉　　　　　　B. 颈外动脉　　　　　C. 颈总动脉

    D. 甲状颈干　　　　　　E. 锁骨下动脉

91. 甲状腺下动脉起自（　　　）

    A. 颈内动脉　　　　　　B. 颈外动脉　　　　　C. 甲状颈干

    D. 舌动脉　　　　　　　E. 锁骨下动脉

92. 颈内动脉虹吸段一般分为几段（　　　）

    A. 1段　　　　　　　　B. 3段　　　　　　　　C. 4段

    D. 5段　　　　　　　　E. 7段

93. 颈内动脉虹吸段是指（　　　）

    A. 脉络膜前动脉起始部与后交通起始部之间

    B. 眼动脉起始部至后交通起始部间

    C. 进入海绵窦至大脑前、中动脉分叉部之间

    D. 前交通动脉至后交通动脉起始部之间

    E. 眼动脉起始部至前交通动脉之间

94. 局限于上颌骨内的上颌骨动静脉畸形，其供血动脉为（　　　）

    A. 上牙槽后动脉　　　　B. 眶下动脉　　　　　C. 面横动脉

    D. 上唇动脉　　　　　　E. 内眦动脉

95. 颈总动脉分为颈内外动脉的水平最常见于（ ）

    A. 颈2                B. 颈3                C. 颈4

    D. 颈5                E. 颈6

96. 下列关于各孔道与穿行结构关系错误的是（ ）

    A. 棘孔–脑膜中动脉     B. 卵圆孔–下颌神经     C. 圆孔–上颌神经

    D. 破裂孔–颈外动脉     E. 视神经管–眼动脉

97. 玻璃体的正常T值为（ ）

    A. –50HU左右         B. –25～5HU         C. 12～30HU

    D. 35～80HU          E. 80～120HU

98. 颞骨横断面CT扫描，显示较清楚的为（ ）

    A. 卵圆窝            B. 上鼓室          C. 鼓室的前、后、内、外壁

    D. 内耳道模糊        E. 鼓膜嵴

99. 颧弓平面以下是（ ）

    A. 颞下窝            B. 颞窝             C. 翼腭窝

    D. 蝶额孔            E. 咽旁间隙

100. 以正中面为标准而描述的方位术语为（ ）

    A. 掌侧和背侧        B. 跖侧和背侧        C. 头侧和尾侧

    D. 内侧和外侧        E. 腹侧和背侧

101. 开口于鼻旁窦的含气骨不包括（ ）

    A. 额骨             B. 蝶骨             C. 上颌骨

    D. 颞骨             E. 筛骨

102. 新生儿颅囟中出生后1～2岁间才闭合的是（ ）

    A. 前囟和后心        B. 蝶囟和乳突囟       C. 前囟

    D. 后囟             E. 后囟和乳突囟

103. 成对脑颅骨为（ ）

    A. 枕骨             B. 颞骨             C. 蝶骨

    D. 筛骨             E. 额骨

104. 垂体窝位于（ ）

    A. 筛板上面         B. 额骨眶部上面       C. 颞骨岩部上面

    D. 蝶骨体上面        E. 以上都不对

105. 在直立姿势下，最不易引流的鼻旁窦是（ ）

    A. 额窦             B. 蝶窦             C. 上颌窦

    D. 筛窦前中组       E. 筛窦后组

106. 下列不属于脑颅骨的是（ ）

    A. 额骨             B. 颞骨             C. 上颌

    D. 筛骨             E. 顶骨

107. 颅骨缝约在几岁以后逐渐融合（　　　）
    A. 18岁 　　　　　　　B. 23岁 　　　　　　　C. 30岁
    D. 35岁 　　　　　　　E. 40岁

108. 新生儿出生时脑颅骨与面颅骨比例悬殊，约为（　　　）
    A. 8∶1 　　　　　　　B. 6∶1 　　　　　　　C. 4∶1
    D. 2∶1 　　　　　　　E. 5∶1

109. 鼻旁窦包括以下哪项（　　　）
    A. 上颌窦 　　　　　　B. 筛窦 　　　　　　　C. 额窦
    D. 蝶窦 　　　　　　　E. 以上都是

110. 鞍上池内不包含以下哪项（　　　）
    A. 视交叉 　　　　　　B. 视束 　　　　　　　C. 垂体柄
    D. 颈内动脉 　　　　　E. 大脑大静脉

111. 在颅脑横断面上，形成Y字形硬脑膜结构的是（　　　）
    A. 大脑镰 　　　　　　B. 大脑镰和小脑幕 　　C. 小脑幕
    D. 小脑镰 　　　　　　E. 小脑幕和小脑镰

112. 最常见的颅内生理性钙化是（　　　）
    A. 侧脑室脉络丛钙化 　B. 基底节钙化 　　　　C. 大脑镰钙化
    D. 小脑幕钙化 　　　　E. 松果体钙化

113. 横轴位鼻咽腔的T图像形态为（　　　）
    A. 硬腭水平呈长方形 　　　　　B. 软腭之上水平呈方形
    C. 咽隐窝水平呈梯形 　　　　　D. 咽鼓管隆突水平呈梯形
    E. 咽隐窝水平呈双梯形

114. 颞下窝（　　　）
    A. 上通颞窝 　　　　　B. 下通中颅窝 　　　　C. 前为蝶窦
    D. 后为上颌窦 　　　　E. 外为鼻咽部

115. 颈内静脉二腹肌淋巴结属于（　　　）
    A. 颈下淋巴结 　　　　B. 颌下淋巴结 　　　　C. 颈深淋巴结上组
    D. 颈深淋巴结中组 　　E. 颈深淋巴结下组

116. 眼眶CT扫描采用（　　　）
    A. 听眦线25°横轴位和冠状位 　　　B. 听眦线30°横轴位和冠状位
    C. 听眦线横轴位和冠状位 　　　　　D. 听眦线横轴位和矢状位
    E. 听眦线发20°横轴位和冠状位

117. 关于视神经的解剖部位描述，下列哪项正确（　　　）
    A. 视盘至视交叉 　　　　　　　　B. 黄斑至视交叉
    C. 视交叉至视束 　　　　　　　　D. 视盘至视束
    E. 黄斑至视束

118. 鼻和鼻窦最常用的检查方法（　　）

    A. 平片                          B. 断层摄影

    C. MRI                         D. CT横冠状扫描

    E. CT横断面扫描

119. 当咽鼓管和咽隐窝同时张开，在轴位图像上，鼻咽腔可以呈（　　）

    A. 三角形         B. 长方形         C. 方形

    D. 圆形           E. 双梯形

120. 前庭与骨半规管相接有几个（　　）

    A. 2               B. 3             C. 4

    D. 5               E. 6

121. 关于听小骨的描述，错误的是（　　）

    A. 锤骨柄附着于鼓膜上         B. 镫骨底板覆盖于前庭窗

    C. 砧骨长突与镫骨头形成关节     D. 锤骨头与砧骨短突形成关节

    E. CT轴位图像，砧骨短突指向鼓窦入口

122. 关于正常腮腺CT平扫表现的描述，错误的是（　　）

    A. 密度低于肌肉             B. 密度高于脂肪

    C. 密度低于颌下腺           D. 腺体萎缩时密度增高

    E. 密度与腺体内的脂肪含量有关

123. 在CT图像上，颌后静脉是以下哪些结构分界的解剖标志（　　）

    A. 腮腺与颌下腺            B. 腮腺与腺样体

    C. 腮腺与腭扁桃体           D. 颌下腺与腭扁桃体

    E. 腮腺深叶与浅叶

124. 关于眶内正常结构的T解剖，下列描述哪项错误（　　）

    A. 两侧眼上静脉可不对称       B. 视神经直径3～4mm

    C. 内直肌最厚，上斜肌最薄     D. 眼上静脉直径2～35mm

    E. 眼环厚度1～2mm

125. 脑池中体积最大的是（　　）

    A. 环池             B. 脚间池         C. 小脑上池

    D. 小脑延髓池       E. 桥小脑角池

126. 甲状腺侧叶上极不超过（　　）

    A. 第一气管环       B. 第二气管环      C. 甲状软骨下缘

    D. 甲状软骨中部      E. 甲状软骨上缘

127. 耳部CT检查中，常用的检查方法是（　　）

    A. 横断面                     B. 直接矢状面

    C. MRI                         D. 颞骨三维CT扫描成像

    E. 冠状面

128. 关于正常涎腺CT表现，下述哪项错误（　　　）

    A. 横断面扫描最常用

    B. 正常腮腺大小、个体差异大

    C. 正常腮腺平扫CT值：−20～20HU

    D. 增强扫描，正常腮腺明显强化

    E. 正常颌下腺平扫CT值：45HU左右

129. 筛窦发育完全的年龄一般多为（　　　）

    A. 5岁左右　　　　　B. 10岁左右　　　　　C. 12～14岁

    D. 20～25岁　　　　E. 以上都不对

130. 关于颞下窝的毗邻关系，下列描述错误的是（　　　）

    A. 前界为上颌窦外侧壁和颧骨乳突部

    B. 后界为颈鞘和茎突

    C. 外界为下颌支、下颌小头、冠状突和颞肌

    D. 内界为鼻腔和鼻咽部

    E. 上界为蝶骨大翼和岩骨尖

131. 眼球CT平扫中密度最高的是（　　　）

    A. 玻璃体　　　　　B. 巩膜　　　　　C. 晶状体

    D. 视盘　　　　　　E. 房水

132. RBL是指（　　　）

    A. 眶下线　　　　　B. 听眉线　　　　　C. 听眦线

    D. 听鼻线　　　　　E. 听眶线

133. 眼外肌从眶尖的腱环向前行附着于下列哪项组织（　　　）

    A. 角膜　　　　　　B. 虹膜　　　　　C. 脉络膜

    D. 巩膜　　　　　　E. 视网膜

134. 面神经管分（　　　）

    A. 2段　　　　　　B. 3段　　　　　C. 4段

    D. 5段　　　　　　E. 6段

135. 正常眼晶体CT值为（　　　）

    A. 30～45HU　　　　B. 45～60HU　　　　C. 80HU左右

    D. 120～140HU　　　E. 以上都不对

136. 常规咽部CT扫描要求病人做到（　　　）

    A. 平静呼吸状态　　B. 呼气后屏气　　　　C. 鼓气状态

    D. 发"E"音状态　　E. 吸气后屏气

137. 眼和眼眶通常扫描的层厚是（　　　）

    A. 2mm　　　　　　B. 5mm　　　　　C. 10mm

    D. 15mm　　　　　　E. 20mm

138. 后组鼻窦是指（　　　）

A. 筛窦+蝶窦　　　　　　　　　　B. 筛窦+上颌窦+蝶窦

C. 后组筛窦+蝶窦　　　　　　　　D. 后组筛窦+上颌窦+蝶窦

E. 上颌窦+蝶窦

139. 视神经管与头颅矢状面的夹角为（　　　）

A. 30°～45°　　　　B. 45°～50°　　　　C. 10°～25°

D. 20°～30°　　　　E. 以上都不是

140. 观察筛窦首选（　　　）

A. 头颅正位　　　　B. 头颅侧位　　　　C. 柯氏位

D. 颅底位　　　　　E. 华氏位

141. 下列关于眼眶正位片的描述，正确的是（　　　）

A. 鼻颌位后前45°投照　　　　　　B. 鼻额位后前23°投照

C. 可显示一侧眼眶的所有结构　　　D. 可以显示上颌窦

E. 以上都不对

142. 双45°颞骨岩部轴位像，又称为（　　　）

A. 劳氏位　　　　　B. 许氏位　　　　　C. 柯氏位

D. 斯氏位　　　　　E. 梅氏位

143. 眼眶内侧壁由哪些结构组成（　　　）

A. 额骨眶板、蝶骨小翼　　　　　　B. 上颌骨额突、泪骨和筛板

C. 上颌骨、颞骨　　　　　　　　　D. 泪骨、额骨眶板

E. 额骨眶突、蝶骨大翼

144. "泪囊肿瘤"首选的x线检查体位是（　　　）

A. 柯氏位　　　　　B. 眼眶正位　　　　C. 头颅正位

D. 视神经孔位　　　E. 华氏位

145. 额窦开口于（　　　）

A. 上鼻道　　　　　B. 中鼻道　　　　　C. 下鼻道

D. 筛漏斗　　　　　E. 蝶筛隐窝

146. 眼眶外侧壁由下列哪些结构组成（　　　）

A. 额骨眶板、蝶骨小翼　　　　　　B. 上颌骨额突、蝶骨和筛板

C. 颧骨、颞骨　　　　　　　　　　D. 颧骨、蝶骨

E. 额骨眶突、蝶骨大翼

147. 关于视神经的叙述，下列哪项是错误的（　　　）

A. 视神经是真正的神经

B. 视神经有鞘膜，但其中无雪旺细饱

C. 视神经鞘膜由软脑膜、硬脑膜及蛛网膜构成

D. 视神经鞘膜存在蛛网膜下腔

E. 视神经鞘膜存在硬膜下间隙

148. 检查眼前部病变的投照位置是（　　　）

  A. 视神经孔位   B. 顶颏位    C. 眼眶侧位

  D. 眼眶切线位   E. 眼眶正位

149. 观察鼻骨常规以哪种平片为主（　　　）

  A. 鼻骨正位片   B. 鼻骨侧位片   C. 鼻颏位片

  D. 顶颏位片    E. 眶下裂位

150. 经颅脑冠状位断层上的胼胝体最先出现的结构是（　　　）

  A. 嘴      B. 膝      C. 干

  D. 压部     E. 体部

151. 下列哪项不属于中耳结构（　　　）

  A. 听小骨     B. 咽鼓管    C. 鼓室

  D. 前庭     E. 乳突窦

152. 上颌窦开口于下列哪个鼻道（　　　）

  A. 上鼻道     B. 最上鼻道    C. 中鼻道

  D. 下鼻道     E. 以上都不对

153. 胚胎时期头部腹侧面有鳃弓（　　　）

  A. 1对      B. 2对     C. 4对

  D. 6对      E. 8对

154. 以下不通过眶上裂的是（　　　）

  A. 滑车神经    B. 动眼神经    C. 眼动脉

  D. 眼静脉     E. 外展神经

155. 观察上颌窦首选（　　　）

  A. 柯氏位     B. 瓦氏位    C. 头颅正位

  D. 头颅侧位    E. 颅底位

156. 侧位X线片成人眼眶呈（　　　）

  A. 正方形     B. 圆形     C. 长方形

  D. 卵圆形     E. 锥形

157. 关于翼腭窝的连通关系，下列描述正确的是（　　　）

  A. 向前上经眶下裂通眼眶    B. 向后下经腭鞘管通鼻咽部

  C. 向内经蝶腭孔通鼻腔    D. 向外经翼上颌裂通颞下窝

  E. 以上均对

158. 关于寰枢关节叙述正确的是（　　　）

  A. 可使头部做前俯、后仰和侧屈运动 B. 两侧关节间隙常不对称

  C. 可使头部做旋转运动    D. 属于联合关节

  E. 由寰椎两侧的下关节面与枢椎的上关节面构成

159. 关于鼻窦正常解剖的描述，下列哪项不正确（　　　）

  A. 出生时，蝶窦、额窦未气化

B. 出生时，上颌窦、筛窦已气化

C. 蝶窦由蝶窦中隔分为左右两个窦腔

D. 上颌窦前部与鼻腔仅黏膜相隔

E. 前组筛窦引流至中鼻道，后组筛窦引流至上鼻道

160. 鼻窦不包括下列哪项（　　　）

　　A. 上颌窦　　　　　　B. 额窦　　　　　　C. 蝶窦

　　D. 筛窦　　　　　　E. 直窦

161. 调节声带运动的软骨主要为（　　　）

　　A. 甲状软骨　　　　　B. 环状软骨　　　　C. 会厌软骨

　　D. 杓状软骨　　　　　E. 小角软骨

二、多选题，以下每道题下面有A、B、C、D、E五个备选答案，请选择一个以上最佳答案。

X型题

162. 下列哪些参与鼻腔顶部的构成（　　　）

　　A. 筛板　　　　　　B. 蝶骨　　　　　　C. 额骨鼻部

　　D. 眶骨　　　　　　E. 鼻骨

163. 颈动脉三角的边界包括（　　　）

　　A. 胸骨甲状肌　　　B. 二腹肌前腹　　　C. 肩胛舌骨肌

　　D. 二腹肌后腹　　　E. 胸锁乳突肌前缘

164. 横断面CT扫描颞骨，主要包括层面（　　　）

　　A. 后半规管层面　　B. 前庭窗层面　　　C. 锤钻关节层面

　　D. 面神经管乳突段层面　　E. 咽鼓管层面

165. 鼻中隔软骨部的组成结构包括（　　　）

　　A. 鼻中隔软骨　　　B. 鼻翼大软骨　　　C. 鼻翼小软骨

　　D. 侧鼻软骨　　　　E. 以上都不是

166. 参与眼眶下壁构成的骨包括（　　　）

　　A. 上颌骨　　　　　B. 腭骨　　　　　　C. 筛骨

　　D. 颧骨　　　　　　E. 蝶骨

167. 关于鼻咽癌CT扫描技术。描述正常的是（　　　）

　　A. 常规平扫

　　B. 扫描范围上至蝶鞍、下至第三颈椎下缘

　　C. 颅底部分的图像应加骨窗

　　D. 图像显示一般采用软组织窗

　　E. 常规平扫+增强

168. 有关喉癌描述，正确的是（　　　）

　　A. 声门上型喉癌，最早的症状为咽部不适

　　B. 声门型喉癌多伴淋巴结转移

　　C. 声门下型喉癌，一般无症状

D. 声门型喉癌，症状为声嘶

E. 喉镜是声门型喉癌的主要检查方法

169. 属于眼眶构成骨的是（　　　　）

A. 上颌骨　　　　　　B. 腭骨　　　　　　C. 泪骨

D. 额骨　　　　　　　E. 颞骨

170. 眼部的感觉神经有（　　　　）

A. 泪腺神经　　　　　　B. 额神经　　　　　　C. 动眼神经

D. 展神经　　　　　　　E. 滑车神经

171. 在眼部异物中，CT检查难以发现的为（　　　　）

A. 铜　　　　　　　　B. 铁　　　　　　　C. 泥沙

D. 合金　　　　　　　E. 树枝

172. 经垂体的颅底横断面上的结构包括（　　　　）

A. 颈内动脉　　　　　B. 鞍背　　　　　　C. 海绵窦

D. 脑桥　　　　　　　E. Meckel腔

173. 蝶窦可用下列哪些体位摄片观察（　　　　）

A. 侧位片　　　　　　B. 张口瓦氏位　　　　C. 梅氏位

D. 颅底位片　　　　　E. 柯氏位

174. 骨性鼻中隔的主要组成结构为（　　　　）

A. 筛骨垂直板　　　　B. 筛骨筛板　　　　　C. 犁骨

D. 上颌骨鼻嵴　　　　E. 腭骨

175. 眶下壁由下列哪些结构组成（　　　　）

A. 上颌骨眶面　　　　B. 蝶骨小翼　　　　　C. 泪骨

D. 颧骨眶面　　　　　E. 腭骨眶突

176. 头颅柯氏位观察眼眶诸骨，包括下列哪些（　　　　）

A. 蝶骨大小翼　　　　B. 内听道　　　　　　C. 颧骨眶顶部

D. 乳突　　　　　　　E. 眶上裂

177. 华氏位片正常表现为（　　　　）

A. 鼻窦钻膜一般不显示　　　　　　　　B. 上颌窦呈三角形

C. 上颌窦顶壁和内侧壁夹角区可见后组筛窦投影

D. 眶下缘下方可见扁圆形的眶下孔　　　E. 上鼻甲显示清楚

178. 额窦可显示于下列哪些体位片（　　　　）

A. 瓦氏位　　　　　　B. 梅氏位　　　　　　C. 柯氏位

D. 斯氏位　　　　　　E. 侧位片

179. 顶颏位可用于观察下列哪些结构（　　　　）

A. 上颌窦　　　　　　B. 前筛窦　　　　　　C. 后筛窦

D. 颧弓　　　　　　　E. 眶底

180. 经海绵窦穿行的血管神经包括（　　　　）

A. 颈内动脉　　　　　　B. 外展神经　　　　　　C. 动眼神经

D. 滑车神经　　　　　　E. 眼神经

181. 以下关于眼眶内侧壁组成结构的描述，错误的是（　　　）

A. 额骨眶板、蝶骨小翼　　　　　　　　　B. 上颌骨额突、泪骨和筛板

C. 上颌骨、颧骨　　　　　　　　　　　　D. 泪骨、额骨眶板

E. 额骨眶突、蝶骨大翼

182. X线平片上乳突一般分为以下几型（　　　）

A. 气化型　　　　　　B. 板障型　　　　　　C. 疏松型

D. 混台型　　　　　　E. 硬化型

183. 下列关于鼻窦开口的描述，错误的是（　　　）

A. 上颌窦开口于下鼻道　　　　　　　　　B. 额窦开口于上鼻道

C. 后组筛窦开口于上鼻道　　　　　　　　D. 中组筛窦开口于下鼻道

E. 蝶室开口于上鼻道

184. 观察上颌窦病变的基本X线摄片位置为（　　　）

A. 侧位片　　　　　　B. 顶颏位　　　　　　C. 鼻颏位

D. 切线位　　　　　　E. 视神经孔位

185. 眶上壁的组成结构为（　　　）

A. 额骨眶板　　　　　　B. 蝶骨小翼　　　　　　C. 泪骨

D. 颧骨眶面　　　　　　E. 颧骨眶突

186. 前组鼻窦包括（　　　）

A. 上颌窦　　　　　　B. 额窦　　　　　　C. 蝶窦

D. 直窦　　　　　　E. 前组筛窦

187. 硬膜窦有（　　　）

A. 直窦　　　　　　B. 岩上窦　　　　　　C. 蝶窦

D. 海绵窦　　　　　　E. 乙状窦

188. 视路的组成包括（　　　）

A. 视神经　　　　　　B. 视交叉　　　　　　C. 视束

D. 外侧膝状体　　　　　　E. 视辐射

# 第三节　神经系统及头颈部影像解剖自测试题答案

**A1型题**

| 1. C | 2. C | 3. A | 4. E | 5. A | 6. E | 7. A | 8. D | 9. A | 10. D | 11. B |
|------|------|------|------|------|------|------|------|------|-------|-------|
| 12. E | 13. C | 14. B | 15. E | 16. A | 17. B | 18. A | 19. E | 20. C | 21. A | 22. C |
| 23. B | 24. E | 25. B | 26. C | 27. D | 28. D | 29. D | 30. D | 31. A | 32. C | 33. D |
| 34. E | 35. D | 36. B | 37. D | 38. E | 39. E | 40. D | 41. B | 42. C | 43. C | 44. D |

45. C　46. B　47. E　48. C　49. B　50. C　51. E　52. D　53. D　54. A　55. B
56. E　57. E　58. D　59. D　60. D　61. B　62. C　63. B　64. C　65. C　66. D
67. A　68. D　69. A　70. E　71. D　72. E　73. D　74. E　75. A　76. C　77. A
78. C　79. B　80. A　81. B　82. D　83. A　84. A　85. C　86. B　87. B　88. D
89. D　90. B　91. C　92. D　93. C　94. A　95. C　96. D　97. C　98. B　99. A
100. D　101. D　102. C　103. B　104. D　105. C　106. C　107. C　108. A　109. E　110. E
111. B　112. E　113. C　114. A　115. C　116. C　117. A　118. E　119. E　120. D　121. D
122. E　123. E　124. B　125. D　126. C　127. C　128. D　129. A　130. C　131. C　132. E
133. D　134. B　135. C　136. A　137. A　138. E　139. A　140. C　141. B　142. E　143. B
144. E　145. E　146. D　147. A　148. D　149. B　150. C　151. D　152. C　153. D　154. C
155. B　156. E　157. E　158. C　159. D　160. E　161. D

**X型题**

162. ACE　163. CED　164. BCE　165. AB　　166. ACE　167. BCDE　168. ACDE
169. ABCD　170. AB　171. CE　172. ABCD　173. ABD　174. AC　175. ADE
176. ACE　177. ABCD　178. ACE　179. ABDE　180. ACDE　181. ACDE　182. ABDE
183. ABD　184. BC　185. AB　186. ABE　187. ABDE　188. ABCE

# 第四节　骨骼肌肉系统影像解剖自测试题

**一、以下每一道题下面有A、B、C、D、E五个备选答案，请从中选择一个最佳答案。**

**A1题型**

1. 黄韧带肥厚是指黄韧带厚度大于（　　　）

　　A. 2mm　　　　　　　　B. 3mm　　　　　　　　C. 5mm

　　D. 7mm　　　　　　　　E. 9mm

2. 脊神经共有（　　　）

　　A. 28对　　　　　　　　B. 29对　　　　　　　　C. 30对

　　D. 31对　　　　　　　　E. 32对

3. 正常成人胸椎椎管前后径范围为（　　　）

　　A. 12～21mm　　　　　　B. 15～25mm　　　　　　C. 8～12mm

　　D. 14～15mm　　　　　　E. 16～27mm

4. 在肩关节横断面上，呈C字形从前、后和外侧包绕肩关节的骨骼肌是（　　　）

　　A. 胸大肌　　　　　　　B. 斜方肌　　　　　　　C. 三角肌

　　D. 大圆肌　　　　　　　E. 肩胛下肌

5. 关于骨结构的描述中，下列哪项是正确的（　　　）

　　A. 骨是骨细胞和骨基质构成

B. 骨的细胞成分包括成骨细胞、破骨细胞

C. 骨细胞埋藏于骨基质中

D. 骨基质由胶原纤维和矿物盐构成

E. 骨是由骨细胞和骨盐构成

6. 脊椎椎弓裂以何部位最常见（　　　）

A. 腰骶椎　　　　　　　B. 胸椎　　　　　　　C. 颈椎

D. 胸腰椎　　　　　　　E. 尾椎

7. 下列哪一种韧带是横跨过寰椎弓的宽阔的韧带束，确保齿状突与寰椎前弓相贴（　　　）

A. 覆膜　　　　　　　B. 翼状韧带　　　　　　C. 齿状突韧带

D. 横韧带　　　　　　E. 前面的环枕膜

8. 长骨纵径的生长进行于（　　　）

A. 骨骺板　　　　　　B. 骨膜　　　　　　　C. 骨干

D. 干骺端　　　　　　E. 骨骺

9. X线显示成人关节间隙组成包括（　　　）

A. 骨端和关节腔　　　　　　　　B. 骨端和关节软骨

C. 关节软骨和关节滑液　　　　　　D. 关节软骨、关节腔和关节滑液

E. 关节腔和关节滑液

10. 关于骨岛，哪项是错误的（　　　）

A. 松质骨内局限性骨小梁增多，增粗

B. 边界清楚的致密影

C. 长轴与较粗骨小梁走行方向一致

D. 直径一般只有数厘米

E. 以上都不是

11. 肩关节间隙正常宽度约（　　　）

A. 2mm　　　　　　　B. 3mm　　　　　　　C. 4mm

D. 5mm　　　　　　　E. 6mm

12. 关于膝关节描述正确的是（　　　）

A. 是人体X线片上最大的关节间隙　　B. 股骨和胫骨不在一条轴线上

C. 腓骨小头位于腓肠肌内侧头肌腱内　D. 成人膝关节间隙为6～8mm

E. 以上都不正确

13. 人体由多少块骨组成（　　　）

A. 204块　　　　　　　B. 205块　　　　　　　C. 206块

D. 207块　　　　　　　E. 208块

14. 神经根走行于（　　　）

A. 神经孔上部　　　　　B. 神经孔中央　　　　　C. 神经孔下部

D. 椎静脉前方　　　　　E. 紧贴关节突

15. 腕部骨化中心在1周岁内出现的是（　　　）

    A. 舟骨和月骨
            B. 大多角骨和小多角骨

    C. 头状骨和钩状骨
          D. 三角骨和头状骨

    E. 舟骨和三角骨

16. 椎间小关节囊是指（　　　）

    A. 包绕关节突后、外侧
        B. 包绕关节突前、后侧

    C. 包绕关节突前、内侧
        D. 若肥厚，可压迫神经很

    E. 关节囊松弛对关节稳定性无影响

17. 成人颈椎侧位平片环齿之距离为（　　　）

    A. 1～1.5mm
        B. 6mm以上
        C. 5～6mm

    D. 2.5～4mm
        E. 以上均不是

18. 下列正常骨结构中，哪种平片能显示（　　　）

    A. 骨膜
        B. 红骨髓或黄骨髓
        C. 关节软骨

    D. 关节囊
        E. 骨皮质

19. 有关腕部的描述哪项是正确的（　　　）

    A. 八块腕骨近侧排是大多角骨、小多角骨、头状骨和钩状骨

    B. 远侧排是舟骨、月骨、三角骨、豆骨

    C. 近侧腕关节由舟骨、月骨和桡骨形成

    D. 腕部仅有三个具有功能的关节尺挠、腕间、腕掌关节

    E. 以上均正确

20. 腕骨中最后骨化的是（　　　）

    A. 头状骨
        B. 舟骨
        C. 大、小多角骨

    D. 豌豆骨
        E. 月骨

21. "腕骨二次骨化中心"出现的正常顺序是（　　　）

    A. 头、钩、三角、月
        B. 小、大、钩、头

    C. 豆、月、头、钩
        D. 舟、钩、月、头

    E. 月、豆、头、大

22. 尾骨是由几块椎骨组成（　　　）

    A. 3块
        B. 4块
        C. 5块

    D. 6块
        E. 4节退化椎骨融合成1块

23. 膝关节的韧带中衬覆有滑膜的为（　　　）

    A. 髌韧带
        B. 腓侧副韧带
        C. 胫侧副韧带

    D. 交叉韧带
        E. 腘斜韧带

24. 表情肌不包括（　　　）

    A. 颞肌
        B. 眼轮匝肌
        C. 口轮匝肌

    D. 枕额肌
        E. 颈阔肌

25. 收缩可以上提肋助吸气的肌不包括（　　　）

A. 胸大肌      B. 胸小肌      C. 前锯肌

D. 肋间内肌      E. 肋间外肌

26. 有关红骨髓正确的是（     ）

     A. 成人存于于髓腔内          B. 不存在于板障内

     C. 胎儿期造血，成年期不造血      D. 髂骨、胸骨、椎骨内终生保存红骨髓

     E. 黄骨髓不能转化为红骨髓

27. 对椎骨描述错误的是（     ）

     A. 颈椎均有横突孔          B. 第7颈椎棘突不分叉

     C. 第12胸椎无肋凹          D. 腰椎棘突间隙宽

     E. 胸椎棘突呈叠瓦状排列

28. 腰椎椎管狭窄时，腰椎椎管前后径应小于（     ）

     A. 10mm      B. 12mm      C. 13mm

     D. 15mm      E. 16mm

29. 有关锁骨的描述哪项是正确的（     ）

     A. 锁骨内1/3向后凸          B. 锁骨外1/3向前凸

     C. 锁骨的外侧端为肩峰端          D. 锁骨内2/3段下缘可见喙突粗隆

     E. 锁骨外1/3段下缘可见菱形切迹

30. 有关黄韧带的断面解剖错误的叙述是（     ）

     A. 呈尖端向后的V形线条影

     B. 宽度不超过6mm

     C. 黄韧带后缘紧贴椎管内缘

     D. 黄韧带位于关节突关节和椎板的内侧缘

     E. 前方与硬膜囊之间隔以低密度的脂肪组织

31. 颈椎管狭窄的诊断标准为正中矢状径小于（     ）

     A. 10mm      B. 11mm      C. 12mm

     D. 13mm      E. 15mm

32. 颈椎椎管前后径的正常下限是（     ）

     A. 15mm      B. 14mm      C. 13mm

     D. 12mm      E. 11mm

33. 下列哪种体位会使椎管狭窄程度加重（     ）

     A. 仰卧位      B. 俯卧位      C. 侧卧位

     D. 过伸位      E. 过屈位

34. 颈1、2椎管前后径应于（     ）

     A. 11～12mm      B. 12～13mm      C. 13～14mm

     D. 14～15mm      E. 15～16mm

35. 关于骨肌系统CT扫描，错误的（     ）

     A. 参考X线平片确定扫描范围          B. 肢体检查应双侧同时扫描

     C. 有时可采用斜位扫描          D. 应用骨窗和软组织窗同时观察

E. 为发现骨病变行增强扫描

36. 正常颈3～7椎管前后径下限为（　　　）

    A. 10mm         B. 11mm         C. 12mm

    D. 13mm         E. 14mm

37. 有关腰椎椎管T检查和测量，错误的是（　　　）

    A. 前后径指测量椎体后缘中点至棘突基底部中线部位的距离

    B. 横径指测量两椎弓根内缘之间距离

    C. 前后径正常范围在15～20mm

    D. 横径正常范围在20～30mm

    E. CT增强扫描较平扫更精确

38. CT值由高至低是（　　　）

    A. 骨髓骨皮质，肌肉         B. 肌肉，骨皮质，骨髓

    C. 骨皮质，肌肉，骨髓         D. 水，肌肉，骨髓

    E. 血液，肌肉，骨髓

39. 构成骨组织的是（　　　）

    A. 骨细胞         B. 软骨细胞

    C. 骨细胞、基质纤维和矿物质         D. 骨细胞、脂肪细胞

    E. 基质、纤维

40. 从生物力学角度脊柱分为前、中、后三柱，错误的表述为（　　　）

    A. 前柱包括前纵韧带、椎体及纤维环和椎间盘的前1/3

    B. 中柱包括椎体及纤维环和椎间盘的后1/3、后纵韧带

    C. 后柱为脊椎骨附件

    D. 后柱骨性结构包括椎弓根、椎板关节突和棘突

    E. 以上都不是

41. 连接相邻椎弓板的结构是（　　　）

    A. 前纵韧带         B. 后纵韧带         C. 黄韧带

    D. 棘间韧带         E. 项韧带

42. 肩关节（　　　）

    A. 关节囊上部厚而松弛         B. 关节腔内有关节盘

    C. 关节腔内有肱二头肌长头腱通过         D. 关节囊前下方缺乏肌和肌腱

    E. 不能做环状运动

43. 髋关节能做的运动为（　　　）

    A. 屈伸         B. 收展         C. 旋转

    D. 环转         E. 上述各种运动

44. 关于膝关节叙述错误的是（　　　）

    A. 由股骨下端与胫、腓骨上端构成         B. 关节囊薄而松弛

    C. 有囊内、外韧带加强         D. 有内、外侧半月板

E. 可沿冠状轴作屈伸运动

45. 咀嚼肌不包括（　　　）

    A. 咬肌　　　　　　　　B. 颞肌　　　　　　　　C. 翼内肌

    D. 颊肌　　　　　　　　E. 翼外肌

46. 胸锁乳突肌（　　　）

    A. 一侧收缩使头向对侧屈

    B. 一侧收缩使面转向对侧，头屈向同侧

    C. 一侧收缩使面转向同侧，头屈向对侧

    D. 一侧收缩使面转向同侧，头屈向同侧

    E. 一侧收缩使面转向对侧，头屈向对侧

47. 翼状肩体征是由于哪块肌肉麻痹所致（　　　　　）

    A. 三角肌　　　　　　　B. 前锯肌　　　　　　　C. 斜方肌

    D. 肩胛下肌　　　　　　E. 背阔肌

48. 膈（　　　）

    A. 收缩时，膈穹上升，助吸气　　　　B. 收缩时，膈穹下隆，助吸气

    C. 舒张时，膈穹上升，助吸气　　　　D. 舒张时，膈穹下降，助吸气

    E. 收缩时，膈穹下降，助吸气

49. 连接相邻椎骨棘突之间的韧带是（　　　　　）

    A. 前纵韧带　　　　　　B. 后纵韧带　　　　　　C. 项韧带

    D. 棘间韧带　　　　　　E. 黄韧带

50. 对肩关节描述错误的是（　　　　　）

    A. 为全身最灵活的关节　　　　　　　B. 属于球窝关节

    C. 关节囊薄而松弛　　　　　　　　　D. 关节腔内有肱二头肌长头腱通过

    E. 肱骨头易向下方脱位

51. 无关节盘的关节为（　　　　　）

    A. 颞下颌关节　　　　　B. 胸锁关节　　　　　　C. 膝关节

    D. 腕关节　　　　　　　E. 髋关节

52. 有关髋臼的解剖，错误的表述为（　　　　　）

    A. 由髂骨、坐骨和耻骨的体部共同合成

    B. 髂骨体构成髋臼的上2/5

    C. 坐骨体构成髋臼的下2/5

    D. 耻骨体构成髋臼的后下1/5

    E. 耻骨体构成髋臼的前下1/5

53. MRI检查肩袖损伤，以哪一种扫描方位显示最准确和最敏感（　　　　　）

    A. 冠状斜位　　　　　　B. 冠状位　　　　　　　C. 矢状位

    D. 横轴位　　　　　　　E. 以上都对

54. 正常肘关节矢状位SE序列T1加权像显示（　　　　　）

    A. 肱骨滑车与桡骨头关节凹构成关节

B. 肱骨小头与尺骨半月切迹（鹰嘴）构成关节

C. 三头肌在掌侧

D. 肱肌在背侧

E. 肱骨后方有脂肪垫

55. 正常膝关节透明软骨的厚度约为（　　　）

   A. 4mm              B. 2mm              C. 2. 5mm

   D. 3mm              E. 1mm

56. 骨髓的主要成分是（　　　）

   A. 红细胞            B. 脂肪细胞         C. 白细胞

   D. 网状细胞         E. 神经纤维

57. 腰椎侧隐窝的后界是（　　　）

   A. 上关节突         B. 下关节突         C. 椎体后缘

   D. 椎板              E. 椎弓根

58. 在颈椎MR检查中，消除运动伪影的方法有（　　　）

   A. 预饱和技术               B. 流动补偿技术

   C. 周围门控和心脏门控技术      D. 改变相位编码和频率编码方向

   E. 以上全对

59. 诊断踝韧带肌腱异常的最好影像技术是（　　　）

   A. MRI               B. CT              C. US

   D. X线平片         E. 体层摄影

60. 正常膝关节的特点是（　　　）

   A. 纤维软骨表现为高信号       B. 纤维软骨含II型胶原组织为主

   C. 纤维软骨表现为中等信号     D. 纤维软骨含I型胶原组织为主

   E. 透明软骨含II、I型胶原组织为主

61. 踝关节Se序列T1WI显示（　　　）

   A. 三角韧带位于关节外侧       B. 跟腱止于跟骨后方

   C. 透明软骨为低信号           D. 距舟关节在冠状位显示最好

   E. 距跟前后关节在冠状位显示最好

62. 有关膝关节十字韧带的MRI，错误的是（　　　）

   A. 正常前后十字韧带在T1WI上信号强度相同

   B. 矢状位易于显示

   C. 撕裂后T2WI信号增高

   D. 检查时膝关节轻度外旋有助于十字韧带的显示

   E. 撕裂时韧带形态可呈波浪形

63. 矢状位上，正常膝关节半月板边缘部形态为（　　　）

   A. 圆形              B. 三角形          C. "弓带状"

   D. 正方形           E. 椭圆形

64. T1加权像及质子密度加权像中等信号，T2加权像高信号，最可能为下列哪种
组织（　　　）
　　A. 瘤骨　　　　　　　　　B. 韧带，肌腱　　　　　C. 软骨样组织
　　D. 骨样组织　　　　　　　E. 骨皮质

65. 纤维软骨是（　　　）
　　A. 半月板　　　　　　　　B. 多见于纤维组织　　　C. 含有I型胶原纤维
　　D. MRI呈低信号　　　　　E. 以上全对

66. 膝关节外旋多少度时，MRI矢状面的扫描显示前交叉韧带最佳（　　　）
　　A. 15°～20°　　　　　　　B. 20°～30°　　　　　　C. 30°～45°
　　D. 5°～10°　　　　　　　 E. 45°～60°

67. 关于双侧椎动脉MR，正确的描述是（　　　）
　　A. 多选相位对比法　　　　　　　　B. 可替代椎动脉造影
　　C. 一侧变细可诊断异常　　　　　　D. 与血管造影意义相同
　　E. 颈椎退变时，可扭曲、粗细不均

68. 在SE序列T1WI上，下列组织的信号强度由高到低的顺序是（　　　）
　　A. 自由水，亚急性出血，透明软骨，纤维软骨，皮质骨
　　B. 透明软骨，纤维软骨，自由水，亚急性出血，皮质骨
　　C. 纤维软骨，透明软骨，自由水，亚急性出血，皮质骨
　　D. 亚急性出血，透明软骨，纤维软骨，自由水，皮质骨
　　E. 纤维软骨，透明软骨，亚急性出血，自由水，皮质骨

69. 肩袖的组成成分不包括（　　　）
　　A. 冈上肌及其肌腱　　　B. 冈下肌及其肌腱　　　C. 肩胛提肌及其肌腱
　　D. 肩胛下肌　　　　　　E. 小圆肌

70. 下列各项中对颈椎椎体的描述不正确的是（　　　）
　　A. 第1颈椎没有棘突和关节突　　　　B. 第2～7颈椎棘突末端分叉
　　C. 第2颈椎有齿突　　　　　　　　　D. 第7颈椎棘突最长
　　E. 第7颈椎棘突末端不分叉

71. 齿突超过腭枕线多少以上可诊断为颅底凹陷症（　　　）
　　A. 2mm　　　　　　　　B. 2.5mm　　　　　　　C. 3mm
　　D. 4mm　　　　　　　　E. 5mm

72. 显示膝关节内交叉韧带的最佳方位是（　　　）
　　A. 矢状位　　　　　　　B. 横断位　　　　　　　C. 冠状位
　　D. 斜横断位　　　　　　E. 斜矢状位

73. 尾骨是由几块椎骨组成（　　　）
　　A. 3块　　　　　　　　B. 4块　　　　　　　　　C. 5块
　　D. 6块　　　　　　　　E. 4节退化椎骨融合成1块

74. 18岁后尾骨由4个尾椎组成，各尾椎间由（　　　）连接

    A. 纤维组织　　　　　B. 骨性　　　　　　　C. 软骨

    D. 韧带　　　　　　　E. 无

75. 关于寰椎下列说法错误的是（　　　）

    A. 呈环状　　　　　　B. 有前弓　　　　　　C. 有后弓

    D. 两侧块参与构成　　E. 棘突分叉

76. 何种椎体双侧横突有横突孔，其内有椎动静脉通过（　　　）

    A. 颈椎　　　　　　　B. 胸椎　　　　　　　C. 腰椎

    D. 骶椎　　　　　　　E. 尾椎

77. 颈膨大，脊髓增粗，其横径约（　　　）

    A. 8~11mm　　　　　B. 12~15mm　　　　　C. 19~20mm

    D. 21~25mm　　　　　E. 26~30mm

二、多选题，以下每道题下面有A、B、C、D、E五个备选答案，请选择一个以上最佳答案。

**X题型**

78. 骨与关节X线摄片检查常规要求（　　　）

    A. 一般摄取正、侧位片

    B. 两侧对称的骨与关节，改变轻微，难以确诊时，应拍摄对侧相应部位对照

    C. 应包括周围软组织和邻近的关节

    D. 脊椎、手足等部位应加摄斜位片

    E. 髌骨、跟骨可取切线位摄片

79. 肌肉周围有辅助装置保护肌及协助肌的活动，以下属于肌肉周围辅助装置的是（　　　）

    A. 筋膜　　　　　　　B. 腱鞘　　　　　　　C. 滑液囊

    D. 籽骨　　　　　　　E. 副骨

80. 对于侧隐窝的描述，正确的有（　　　）

    A. 其前界是椎体和椎间盘的后缘，侧缘是椎弓根的内缘，后界是上关节突前内缘

    B. 侧隐窝是椎管内神经根通向椎间孔的部位又称神经管

    C. 侧隐窝前后宽度即椎弓根高度

    D. 测量侧隐窝宽度的正确方法是测量椎管前缘到关节突关节前内方的距离即可

    E. 侧隐窝的宽度若在5mm以上即不存在狭窄

81. 属于脊椎移行的有哪些（　　　）

    A. 第7颈椎出现颈肋　　　　　　B. 胸12椎体楔形改变

    C. 骶椎融合成一块　　　　　　　D. 腰5横突与骶椎形成假关节

    E. 第12肋缺如

82. 关节间隙是由哪些结构组成（　　　）

A. 骨性关节面上的软骨 B. 关节腔　　　　　　C. 滑膜

D. 骨性关节面　　　　 E. 干骺端

83. 髋关节脱位或半脱位的测量有多种方法，在股骨头骨骺出现之前用（　　　）

A. 泪滴距　　　　　　　B. Calve线　　　　　　C. Shenton线

D. Perkin方格　　　　　E. C-E角

84. 关于副骨的表述，正确的是（　　　）

A. 某一骨骼的多个骨化中心在发育过程中没有合并锁致

B. 由一个额外独立的骨化中心发育而来

C. 多见于腕骨附近

D. 多见于跗骨附近

E. 多见于骨骼附近的肌腱中

85. 关于髋臼角，正确的表述为（　　　）

A. 经过两侧"Y"形软骨中央连线与髋臼切线的交角

B. 反映髋臼的发育情况

C. 正常值为30°～120°，随年龄增长逐渐增大

D. 出生时为30°，1岁时23°，2岁时20°，10岁时12°左右

E. 髋臼角增大为发育异常

86. 后颅凹自鞍背及岩嵴开始至枕内粗隆为止，内有（　　　）

A. 小脑、脑桥和延髓　B. 破裂孔　　　　　　　C. 两侧内听道

D. 卵圆孔　　　　　　 E. 脑桥和延髓

87. 骨骼的基本病变包括（　　　）

A. 骨质疏松　　　　　 B. 骨质增生　　　　　　C. 骨质破坏

D. 矿物质沉积　　　　 E. 骨折

88. 移行椎尾侧移行的特点有（　　　）

A. 第7颈椎横突过长　 B. 第1尾椎骶化　　　　 C. 第1骶椎腰化

D. 第4腰椎横突过长　 E. 第12肋骨过长

89. 下列叙述正确的是（　　　）

A. 正常股骨头应在Perkin方格的内上象限

B. 腕骨征阳性见于马德隆畸形

C. 月骨正常为不等边四边形，若为三角形，表示月骨脱位

D. 股骨颈与股骨干在内方的颈干角月为125°

E. 足内弓的正常值为115°～150°

90. Perkin方格正确的表述为（　　　）

A. 用于股骨头骨骺出现前的儿童髋关节测量

B. 横行线为自两侧"Y"形软骨的中央画线

C. 垂线经过髋臼的外侧缘

D. 横行线与垂线形成的象限称为Perkin方格

E. 正常股骨头骨骺位于内下象限

91. 组成腕关节的骨有（　　　）

    A. 豌豆骨　　　　　　　B. 舟骨　　　　　　　　C. 月骨

    D. 三角骨　　　　　　　E. 桡骨

92. 关于黄韧带的断层解剖，正确的是（　　　）

    A. 宽度不超过5mm　　　　　　　　B. 黄韧带位于关节突和椎板的内侧缘

    C. 呈尖端向后的"V"形线状影　　　D. 黄韧带后缘紧贴椎管内缘

    E. 前方与硬膜囊之间隔以低密度的脂肪组织

93. 脊柱有5个移行带，包括下述哪些（　　　）

    A. 骶尾带　　　　　　　B. 颈胸带　　　　　　　C. 胸腰带

    D. 腰骶带　　　　　　　E. 枕颈带

94. 下列关于提携角的描述，正确的有（　　　）

    A. 肱骨纵轴与桡骨在内下方夹角　　　B. 女大于男

    C. 肱骨纵轴与尺骨在内下方夹角　　　D. 男大于女

    E. 正常范围5°~20°之间

95. 椎弓的构成包括（　　　）

    A. 椎弓根　　　　　　　B. 椎板　　　　　　　　C. 棘突

    D. 横突　　　　　　　　E. 上、下关节突

96. 构成骨盆的骨骼是（　　　）

    A. 髂骨　　　　　　　　B. 骶骨　　　　　　　　C. 耻骨

    D. 尾骨　　　　　　　　E. 坐骨

97. 与X线平片比较，CT显示以下哪一种骨的病变较好（　　　）

    A. 尺骨　　　　　　　　B. 腕骨　　　　　　　　C. 股骨

    D. 跖骨　　　　　　　　E. 骨盆

98. 能够做出椎间盘突出诊断的检查方法为（　　　）

    A. CT造影　　　　　　　B. MRI　　　　　　　　C. CT

    D. X线平片　　　　　　E. 脊髓造影

99. 骨骼肌肉系统的软组织包括（　　　）

    A. 肌肉　　　　　　　　B. 神经　　　　　　　　C. 血管

    D. 关节囊　　　　　　　E. 关节软骨

# 第五节　骨骼肌肉系统自测试题答案

**A1型题**

1. B　　2. D　　3. D　　4. C　　5. C　　6. A　　7. A　　8. A　　9. D　　10. E　　11. C

12. B　　13. C　　14. C　　15. C　　16. A　　17. D　　18. E　　19. C　　20. D　　21. A　　22. E

23. D　　24. E　　25. D　　26. A　　27. C　　28. D　　29. C　　30. B　　31. A　　32. D　　33. E

34. E　　35. E　　36. C　　37. E　　38. C　　39. C　　40. A　　41. C　　42. C　　43. E　　44. A

45. D　46. B　47. B　48. E　49. D　50. E　51. E　52. D　53. A　54. E　55. B
56. B　57. A　58. E　59. A　60. D　61. B　62. A　63. C　64. C　65. E　66. A
67. E　68. D　69. C　70. B　71. C　72. A　73. E　74. C　75. E　76. A　77. B

X型题

78. ABCD　79. ABCD　80. ABCDE　81. ADE　82. ABCD　83. ABC
84. ABC　85. ABCDE　86. ABCDE　87. ABCD　88. BCD　89. BCDE
90. BCDE　91. ABCDE　92. ABCDE　93. ABCDE　94. BCE　95. ABDE
96. ABCDE　97. BE　98. ABE　99. ABCDE

# 第六节　胸部影像解剖自测试题

一、以下每一道题下面有A、B、C、D、E五个备选答案，请从中选择一个最佳答案。

A1型题

1. 右肺门自上而下依次为（　　　）

   A. 肺静脉、肺动脉、主支气管　　　　　B. 肺动脉、上肺静脉、主支气管

   C. 上叶支气管、肺动脉、肺静脉　　　　D. 肺动脉、上肺静脉、上叶支气管

   E. 肺动脉、肺静脉、主支气管

2. 肺门、纵隔淋巴结肿大的标准为直径大于（　　　）

   A. 5mm　　　　　　　B. 10mm　　　　　　　C. 15mm

   D. 20mm　　　　　　E. 只要纵隔窗可见即为肿大

3. 对肺的描述正确的是（　　　）

   A. 右肺分2叶　　　　B. 左肺分3叶　　　　　C. 右肺窄长，左肺宽短

   D. 肺呈圆锥形　　　　E. 肺底突向下

4. 心包上隐窝与气管前淋巴结的鉴别要点不包括（　　　）

   A. 位于气管前间隙内　B. 典型可成水样密度　C. 位置在右肺动脉上方

   D. 贴近升主动脉后壁　E. 增强扫描无强化

5. 右主支气管水平奇静脉直径正常为（　　　）

   A. 3～4mm　　　　　B. 4～5mm　　　　　　C. 5～6mm

   D. 6～7mm　　　　　E. 5～8mm

6. 不属于特殊检查的是（　　　）

   A. 体层摄影　　　　　B. 高分辨T　　　　　　C. 记波摄影

   D. 胸透　　　　　　　E. 高千伏摄影

7. 对右肺的描述正确的是（　　　）

   A. 右肺分2叶　　　　　　　　　　　　B. 右肺有肺小舌

   C. 右肺宽且短　　　　　　　　　　　　D. 可分为8个支气管肺段

E. 居右侧胸膜腔内

8. 异物吸入最易进入（　　）

    A. 左下叶支气管　　　　　B. 左上叶支气管　　　　　C. 右上叶支气管

    D. 右下叶支气管　　　　　E. 右中叶支气管

9. 正常乳腺CT表现中，不包括（　　）

    A. 乳腺后间隙　　　　　　B. 乳腺悬韧带　　　　　　C. 皮上脂肪

    D. 导管　　　　　　　　　E. 淋巴结肿大

10. 乳腺脂肪层所形成的透亮带厚度为（　　）

    A. 0.5～1.5mm　　　　　　B. 0.5～2.5mm　　　　　　C. 0.5～1.5mm

    D. 0.5～2.5mm　　　　　　E. 1.5～2.5mm

11. 肺尖部病变进行X线平片检查时最好应摄（　　）

    A. 胸部后前位　　　　　　B. 胸部前后位　　　　　　C. 肺尖前弓位

    D. 肺尖后弓位　　　　　　E. 肺尖放大摄影

12. 观察肋骨骨折的胸片应为（　　）

    A. 标准正位胸片　　　　　　　　　B. 长时间、高千伏的胸片

    C. 短时间、高千伏的胸片　　　　　D. 长时间、高千伏的胸片

    E. 标准侧位胸片

13. 标准立位胸片，气胸线位于肺野外1/4处，提示患肺压缩率为（　　）

    A. 10%　　　　　　　　　B. 25%　　　　　　　　　C. 50%

    D. 75%　　　　　　　　　E. 93%

14. 膈肌的矛盾运动以哪种体位观察最佳（　　）

    A. 站立性　　　　　　　　B. 侧卧位　　　　　　　　C. 仰卧位

    D. 俯卧位　　　　　　　　E. 半坐位

15. 在胸部X线诊断中，错误的是（　　）

    A. 左心室增大—左前斜摄片　　　　B. 中叶综合征—侧位摄片

    C. 肺结核—前弓位摄片　　　　　　D. 肺气肿—呼气时摄片

    E. 液气胸—卧位摄片

16. 克氏A线位于（　　）

    A. 上肺内侧　　　　　　　B. 上肺外周　　　　　　　C. 中肺

    D. 下肺内侧　　　　　　　E. 下肺外周

17. 胸片肋膈角变平变钝积液量为（　　）

    A. 50mL　　　　　　　　　B. 150mL　　　　　　　　C. 200mL

    D. 300mL　　　　　　　　E. 400mL

18. 下述肺野划分标准，哪像是错误的（　　）

    A. 肺门位于中肺野内带

    B. 由内向外，肺野被分为内带、外带

    C. 第二肋骨前端下缘水平线以上为上肺野

D. 第四肋骨前端下缘水平线以上为中肺野

E. 第四肋骨前端下缘水平线以下为下肺野

19. 对支气管段的描述正确的是（　　　　）

    A. 由肺间质构成　　　　　　　　　　B. 是二级支气管所属的肺组织

    C. 是四级支气管所属的肺组织　　　　D. 是二至四级支气管所属的肺组织

    E. 是每一肺段支气管及其分支分布区的全部肺组织

20. 右下肺门的主要构成为（　　　　）

    A. 右下肺动脉及下肺静脉　　　　　　B. 右下肺动脉及上下肺静脉

    C. 右下肺静脉及动脉（除后回归支外）D. 右下肺动脉

    E. 右下肺静脉及相应支气管、淋巴结

21. 不具有换气功能的解剖结构是（　　　　）

    A. 呼吸性细支气管　　B. 小叶细支气管　　　　C. 肺泡管

    D. 肺泡囊　　　　　　E. 肺泡

22. 胸导管经何横膈裂孔进入胸腔（　　　　）

    A. 下腔静脉孔　　　　B. 胸腹裂孔　　　　　　C. 主动脉裂孔

    D. 食管裂孔　　　　　E. 胸导管裂孔

23. 空间分辨率是指（　　　　）

    A. 对组织对比差异的显示能力　　　　B. 对解剖细微结构的显示能力

    C. 评估影像灰阶的参数　　　　　　　D. 评估信号强度的参数

    E. 评估伪影大小的参数

24. 细支气管的直径为（　　　　）

    A. 2mm　　　　　　　B. 1. 5mm　　　　　　C. 0. 25mm

    D. 0. 5mm　　　　　　E. 1mm

25. 上呼吸道与呼吸的解剖分界是（　　　　）

    A. 口咽部　　　　　　B. 喉咽部　　　　　　　C. 主支气管

    D. 环状软骨　　　　　E. 甲状软骨

26. 在CT轴位像上，主肺动脉的直径不应大于（　　　　）

    A. 2m　　　　　　　　B. 2. 5m　　　　　　　C. 3m

    D. 3. 5m　　　　　　　E. 4m

27. 诊断肺隔离症最有价值的检查方法是（　　　　）

    A. CT扫描　　　　　　B. 体层摄影　　　　　　C. 主动脉造影

    D. 支气管造影　　　　E. 胸部平片

28. 周围型肺癌检查应首选（　　　　）

    A. CT　　　　　　　　B. MR　　　　　　　　C. 超声

    D. 核素　　　　　　　E. 血管造影

29. HRCT扫描主要优点是（　　　　）

    A. 影像边缘光滑　　　B. 组织对比度较好　　　C. 噪声小

D. 相对空间分辨率高　　E. 相对密度分辨高

30. 营养肺和支气管的支气管动脉多来自（　　　）

　　A. 胸主动脉　　　　　　B. 内乳动脉　　　　　　C. 锁骨下动脉

　　D. 肺动脉　　　　　　　E. 颈总动脉

31. 奇静脉回流到（　　　）

　　A. 下腔静脉　　　　　　B. 上腔静脉　　　　　　C. 左无名静脉

　　D. 右无名静脉　　　　　E. 右心房

32. 胸部最基本的扫描平面为（　　　）

　　A. 矢状位　　　　　　　B. 冠状位　　　　　　　C. 横轴位

　　D. 斜冠状位　　　　　　E. 斜矢状位

33. 下列不属于正常胸部MRI表现的是（　　　）

　　A. 中年人胸腺T1WI、T2WI呈等信号　　B. 气管、支气管管腔呈低信号

　　C. 肺动静脉管腔内呈流空信号　　　　　D. 难以显示　胸膜、难以区分肺叶

　　E. 肺动静脉管壁呈T1WI、T2WI等信号

34. 实现层面选择应用的方法是（　　　）

　　A. 改变射频脉冲频率　　B. 使用表面线圈　　　　C. 提高信噪比

　　D. 改变主磁场强度　　　E. 使用梯度磁场

35. 正常情况下胸部MRI不能显示的结构是（　　　）

　　A. 胸腺　　　　　　　　B. 皮肤　　　　　　　　C. 胸膜

　　D. 气管　　　　　　　　E. 食管

36. 产生黑色流空信号最典型的是（　　　）

　　A. 湍流　　　　　　　　B. 层流　　　　　　　　C. 垂直于切层的血流

　　D. 平行于切层的血流　　E. 有病变的血管内血流

37. 梯度回波序列血流产生高信号，下列描述不正确的是（　　　）

　　A. 静止质子信号低，与血流对比明显

　　B. 垂直于切面的血管为高信号

　　C. 平行于切面的血管亦为高信号

　　D. 流动快的血流即使离开切面，也呈高信号

　　E. 动脉与静脉可同时表现为高信号

38. 在活体内用弥散MRI来测绘出水的微观运动的图像是（　　　）

　　A. 灌注MR成像　　　　B. 弥散加权MR成像　　C. 快速成像技术

　　D. 磁共振血管成像　　　E. 全都是

39. 下列组织T1值最短的是（　　　）

　　A. 水　　　　　　　　　B. 皮质骨　　　　　　　C. 肌肉

　　D. 脂肪　　　　　　　　E. 脑白质

40. 心脏MRI不适用于（　　　）

　　A. 室间隔缺损　　　　　B. 房间隔的缺损　　　　C. 频发室性早搏

D. 单心室　　　　　E. 完全性大动脉转位

41. 能大致区分胸腔积液性质的影像检查方法为（　　　）

    A. X线　　　　　　　B. CT　　　　　　　C. MRI

    D. T增强扫描　　　　E. MR增强扫描

42. 主肺动脉窗层面不包括哪一解剖结构（　　　）

    A. 升主动脉和降主动脉　　　　　　　B. 降主动脉，气管

    C. 上腔静脉　　　　　　　　　　　　D. 奇静脉弓通常也位于些层面

    E. 头臂静脉

43. 下列哪种疾病，CT诊断价值优于MRI（　　　）

    A. 主动脉夹层动脉瘤　　　　　　　　B. 识别纵隔内淋巴结

    C. 室壁瘤、心房黏液瘤　　　　　　　D. 肺间质纤维化

    E. 先天性心脏病

44. 后前位胸片于右主支气管角部可见小椭圆形致密影，这是（　　　）

    A. 气管旁淋巴结　　　B. 无名静脉　　　　C. 奇静脉

    D. 钙化灶　　　　　　E. 半奇静脉

45. 右主支气管在距气管隆嵴几毫米处右肺上叶支气管（　　　）

    A. 0. 5cm　　　　　　B. 1. 5cm　　　　　C. 2cm

    D. 3cm　　　　　　　E. 1cm

46. 下面关于KerleyB线的描述，哪项是错误的（　　　）

    A. 是肺野内长约1～2mm，厚度为05～1mm横行致密线壮影

    B. 常见于肋膈角与胸膜面大致垂直

    C. 由于多种原因引起的小叶间隔增厚

    D. 偶见于中肺野

    E. 也可见于上肺野

47. 下列肺泡性肺水肿影像，哪项不对（　　　）

    A. Kerly线　　　　　B. 支气管气相　　　C. 心影正常或增大

    D. 肺内影演变迅速　　E. 蝶翼征

48. 肺叶内型肺癌隔离征静脉回流多经（　　　）

    A. 肺静脉　　　　　　B. 下腔静脉　　　　C. 上腔静脉

    D. 奇静脉　　　　　　E. 半奇静脉

49. 在后前位胸片上哪一叶的肺不张最易显示不清（　　　）

    A. 右上叶　　　　　　B. 右中叶　　　　　C. 右下叶

    D. 左上叶　　　　　　E. 左下叶

50. 在纵隔九分区法中，作为中后纵隔的分界是（　　　）

    A. 气管后壁　　　　　B. 心后壁　　　　　C. 食管前壁

    D. 食管后壁　　　　　E. 降主动脉前壁

51. 下列横膈影像，哪项为异常表现（　　）

  A. 龟背征          B. 表面光滑，可呈波浪状

  C. 前肋膈角比后肋膈角高      D. 前心膈角多为钝角

  E. 成人，右膈顶常比左膈略高

52. 胸骨角位于哪个连接处（　　）

  A. 胸骨柄与剑突   B. 胸骨体与剑突    C. 胸骨柄与胸骨体

  D. 锁骨与胸骨柄   E. 以上都不是

53. 关于奇叶描述错误的是（　　）

  A. 只见于右肺上叶纵隔侧      B. 没有独立的支气管

  C. 奇叶的叶间裂共有四层胸膜    D. 可以独立为一个肺叶

  E. 以上都不是

54. 下列哪种体位最适宜观察双侧肺尖的病变（　　）

  A. 肺尖放大摄影   B. 肺尖前弓位    C. 肺尖后弓位

  D. 胸部后前位   E. 胸部前后位

55. 影像上形成肺门和肺纹理的主要结构是（　　）

  A. 支气管    B. 支气管动脉    C. 肺动、静脉

  D. 淋巴结    E. 神经

56. 关于对比剂增强的"四腔心"层面，下列哪项描述是错误的（　　）

  A. 可见左心室   B. 可见右心室    C. 可见左心房

  D. 可见右心房   E. 可见升主动脉

57. KOCH三角指的是（　　）

  A. 冠状窦口前内缘、三尖瓣隔侧尖附着缘和Tr腱之间的三角区

  B. 冠状窦口前外缘、三尖瓣隔侧尖附着缘和Tr腱之间的三角区

  C. 冠状窦口前内缘、三尖瓣前尖附着缘和T-r腱之间的三角区

  D. 冠状窦口前内缘、三尖瓣后尖附着缘和T-r腱之间的三角区

  E. 冠状窦口前内缘、三尖瓣隔侧尖附着缘和隔侧乳头肌之间的三角区

58. 正常升主动脉管径小于（　　）

  A. 15mm     B. 25mm     C. 35mm

  D. 45mm     E. 55mm

59. 诊断右心房增大的主要方法是（　　）

  ①X线检查  ②超声心动图检查  ③心血管造影  ④心电图检查  ⑤MRI检查

  A. ①+②     B. ①+③     C. ②+③

  D. ③+④     E. ②+⑤

60. CT可以检出的最少心包积液量是（　　）

  A. 30mL     B. 40mL     C. 50mL

  D. 60mL     E. 70mL

61. 冠状动脉一级狭窄指（　　）

  A. 狭窄在10%以下      B. 狭窄在15%以下

  C. 狭窄在20%以下      D. 狭窄在25%以下

  E. 狭窄在30%以下

62. 关于大血管直径的描述，下列哪项是正确的（　　　）

  A. 肺动脉主干直径与升主动脉相等  B. 左肺动脉直径小于右肺动脉

  C. 升主动脉直径是降主动脉的15倍  D. 右肺动脉直径大于降主动脉

  E. 奇静脉直径与上腔静脉相等

63. 冠状动脉管状狭窄是指狭窄长度为（　　　）

  A. 5~10mm    B. 5~15mm    C. 10~15mm

  D. 10~20mm    E. 15~25mm

64. 房间沟、后室间沟和冠状沟的交叉处称为（　　　）

  A. 心房交点    B. 心室交点    C. 房室交点

  D. 心房切迹    E. 以上都不是

65. 冠状动脉弥漫狭窄是指狭窄长度（　　　）

  A. 大于10mm    B. 大于15mm    C. 大于20mm

  D. 大于25mm    E. 大于30mm

66. 下列关于"五腔心"层面描述错误的是（　　　）

  A. "五腔心"层面即为左心室流出道层面

  B. 此层面可见主动脉窦

  C. 可见左、右心房

  D. 可见左、右心室

  E. 可见下腔静脉

67. 美国心脏病协会关于冠状动脉节段分法不包括（　　　）

  A. 左冠状动脉主干      B. 右冠状动脉主干

  C. 左前降支近、中、远段    D. 左回旋支近、远段

  E. 右冠状动脉近、中、远段

68. 在正位胸部X线片上，青年、儿童右心缘上部是（　　　）

  A. 上腔静脉    B. 升主动脉    C. 奇静脉

  D. 无名动脉    E. 右心房

69. 肥胖病人心影呈（　　　）

  A. 滴状心    B. 横位心    C. 靴形心

  D. 主动脉型心    E. 梨形心

70. 以下哪个不属于左冠状动脉（　　　）

  A. 窦房结动脉    B. 对角支    C. 穿支

  D. 前降支    E. 左旋支

71. 心脏有一结构叫卵圆窝，在什么解剖结构上（　　　）

  A. 在左房的左心耳上  B. 在房间隔上    C. 在肺动脉上

D. 在主动脉上      E. 在室间隔上

72. 有关主动脉，以下哪项不正确（     ）

  A. 主动脉根部与左室相连主动脉根部膨大称为主动脉窦

  B. 又称乏氏窦

  C. 主动脉窦分为右前窦，右后窦及左后窦

  D. 三个窦内各有一支冠状动脉开口

  E. 冠状动脉开口于窦壁中部

73. 正位胸片上，心脏最大径是指（     ）

  A. 心影左侧最突点至中线的距离

  B. 心影右侧最突点至中线的距离

  C. 心影左右两侧最突点间距离

  D. 左心缘最突点至中线的距离与右心缘最突点至中线距离之和

  E. 两侧膈面心影接触点的距离

74. 正常胸片所显示的肺纹理主要为（     ）的影像

  A. 肺血管      B. 淋巴管      C. 支气管

  D. 肺泡间隔      E. 叶间裂胸膜

75. 胸部左前斜位片上，下列参与构成心前缘的有（     ）

  A. 主动脉结      B. 肺动脉段      C. 左心室

  D. 右心房      E. 左心房

76. 影响心脏外形改变的因素有（     ）

  A. 体型      B. 体位      C. 呼吸

  D. 年龄      E. 以上都是

77. 正常肺部X线表现的解剖结构，哪一项错误（     ）

  A. 肺野是由含气肺泡组成

  B. 肺纹理是主要由支气管组成

  C. 肺门主要由肺动、静脉组成

  D. 肺野的横分区是以肋骨为标点

  E. 右肺门上部有静脉参与构成，下部只由肺动脉构成

78. 左肺上野及部分中野引流至（     ）

  A. 右气管旁淋巴结

  B. 右气管支气管淋巴结（奇静脉组）

  C. 左气管旁及左气管支气管淋巴结（主动脉弓下组）

  D. 隆突下淋巴结

  E. 以上都是

79. 参加右肺门影构成的结构有（     ）

  A. 右下肺动脉      B. 升主动脉      C. 上腔静脉

  D. 右下肺静脉      E. 以上都不是

80. 关于奇叶叙述不正确的是（　　　）

　　A. 只见于右肺上叶纵隔旁　　　　　　　B. 没有独立的支气管奇叶的叶间裂

　　C. 有四层胸膜　　　　　　　　　　　　D. 可以独立为一个肺叶

　　E. 有由右肺尖走向右肺门上方的奇静脉

81. 肺纹理主要是由哪些解剖结构构成的（　　　）

　　A. 支气管动、静脉　　　B. 淋巴管　　　　　　　　C. 肺动、静脉

　　D. 支气管　　　　　　　E. 纤维结缔组织

82. 关于正常胸腺的CT表现，描述错误的是（　　　）

　　A. 幼儿胸腺占据血管前间隙的大部分

　　B. 青春期胸腺多呈两叶或三角状

　　C. 青春期胸腺每叶长不超过厘米，厚不大于厘米

　　D. 左叶常大于右叶

　　E. 右叶可能通过升主动脉与上腔静脉之间延伸到气管前间隙

83. 构成心左缘第三弓的是（　　　）

　　A. 主动脉弓　　　　　　B. 右心房　　　　　　　　C. 肺动脉段

　　D. 左心耳　　　　　　　E. 左室弓

84. 心包上隐窝与气管前淋巴结的鉴别要点不包括（　　　）

　　A. 位于气管前间隙内　　B. 典型可成水样密度　　C. 位置在右肺动脉上方

　　D. 贴近升主动脉后壁　　E. 增强扫描无强化

85. 关于肺内支气管与肺动脉的下列描述中不正确的是（　　　）

　　A. 肺内支气管一般与肺动脉分支并行

　　B. 二者的管径大致相等

　　C. 肺外围一般不能显示支气管的断面

　　D. 肺外围一般可能显示肺动脉分支的断面

　　E. 伴行的支气管可以比相邻肺动脉粗倍以上

86. 气管隆嵴是指（　　　）

　　A. 分叉部下壁偏左　　　B. 分叉部左壁　　　　　　C. 分叉部上壁

　　D. 分叉部右壁　　　　　E. 分叉部下壁偏右

87. 胸部左侧位心脏后上部分由哪部分构成（　　　）

　　A. 左心室　　　　　　　B. 右心室　　　　　　　　C. 左心房

　　D. 右心房　　　　　　　E. 肺动脉段

88. 胸部左侧位心脏后上部分由哪部分构成（　　　）

　　A. 左心室　　　　　　　B. 右心室　　　　　　　　C. 左心房

　　D. 右心房　　　　　　　E. 肺动脉段

89. 下列哪支血管不是由左冠状动脉发出的分支（　　　）

　　A. 窦房结支　　　　　　B. 心房旋支　　　　　　　C. 左边缘支

　　D. 前间隔支　　　　　　E. 对角支

90. 左肺下叶分为四段，与右肺下叶不同的是（　　　　）

    A. 内基底段         B. 外基底段         C. 背段

    D. 后基底段         E. 以上都不是

91. 上呼吸道与呼吸道的解剖分界是（　　　　）

    A. 口咽部         B. 环状软骨         C. 喉咽部

    D. 主支气管         E. 甲状软骨

92. 在正位胸部X线片上，青年、儿童右心缘上部是（　　　　）

    A. 上腔静脉         B. 奇静脉         C. 无名动脉

    D. 右心房         E. 升主动脉

93. 右前斜位吞钡检查，食管前缘看不见的压迹是（　　　　）

    A. 主动脉弓压迹         B. 肺动脉段压迹         C. 左心房压迹

    D. 左支气管压迹         E. 降主动脉压迹

94. 食管造影通常可见到下列压迹，除了（　　　　）

    A. 主动脉弓压迹         B. 左支气管压迹         C. 降主动脉压迹

    D. 左心房压迹         E. 左心室压迹

95. 主肺动脉窗层面不包括哪一解剖结构（　　　　）

    A. 头臂静脉         B. 上腔静脉         C. 升主动脉和降主动脉

    D. 奇静脉弓通常也位于此层面         E. 降主动脉、气管

96. 结核性空洞的好发部位是（　　　　）

    A. 后段         B. 舌段         C. 前段

    D. 内侧底段         E. 后底段

97. 左心室的解剖结构及其与邻近结构的关系，哪一项是错误的（　　　　）

    A. 左室流入道         B. 左室流出道         C. 左室壁

    D. 左房室口         E. 通过房室口与左心房相连，与肺动脉连接

98. 胸部摄片高千伏摄影是指（　　　　）

    A. ≥90W         B. ≥100kV         C. ≥11kV

    D. ≥120kV         E. ≥130kV

99. 正常后前位胸片上，左心缘见不到（　　　　）

    A. 主动脉结         B. 肺动脉段         C. 右心室

    D. 左心耳         E. 左心室

100. 冠状动脉的分支中，下列别名为猝死动脉的是（　　　　）

    A. 左室后支         B. 后室间支         C. 前室间支

    D. 旋支         E. 窦房结支

101. 下列哪种体位不利于观索肺门（　　　　）

    A. 正位         B. 右侧位         C. 右前斜位

    D. 左前斜位         E. 左侧位

102. X线检查左心房最有效的方法为（　　　　）

A. 左前斜位加食管吞钡　　　　　　　B. 右前斜位加食管吞钡

C. 后前位　　　　　　　　　　　　　D. 右侧位

E. 右前斜位

103. 观察心脏左、右心室，右心房和胸主动脉最佳的摄影体位是

A. 右侧位　　　　　　B. 右前斜位　　　　　　C. 左侧位

D. 左前斜位　　　　　E. 无差别

104. 在正位胸部X线片上，老年人右心缘上部是（　　　　）

A. 上腔静脉　　　　　B. 升主动脉　　　　　　C. 奇静脉

D. 无名动脉　　　　　E. 右心房

105. 肺动脉主干在后前位X线片上位于（　　　　）

A. 左心缘中段　　　　B. 右心缘下段　　　　　C. 左心缘上段

D. 左心缘下段　　　　E. 右心缘上段

106. 观察主动脉各部的最佳体位是（　　　　）

A. 右侧位　　　　　　B. 左侧位　　　　　　　C. 后前位

D. 右前斜位　　　　　E. 左前斜位

107. 后前位胸片上，左心隔角区常可见（　　　　）

A. 上腔静脉　　　　　B. 上肺静脉　　　　　　C. 下腔静脉

D. 下肺静脉　　　　　E. 心包脂肪垫

108. 迷走右锁骨下动脉在食管后方的压迹是（　　　　）

A. 由右侧向左上的螺旋形的压迹　　　B. 由右侧向右上的螺旋形的压迹

C. 由左侧向左上的螺旋形的压迹　　　D. 由左侧向右上斜行的螺旋形压迹

E. 以上都不是

109. 不在食管上直接形成压迫的是（　　　　）

A. 左肺动脉　　　　　B. 肺动脉　　　　　　　C. 气管分支

D. 主动脉弓　　　　　E. 左心房

110. 下列心脏影像中，哪项不太重要（　　　　）

A. 位置　　　　　　　B. 大小　　　　　　　　C. 形态

D. 密度　　　　　　　E. 搏动状态

111. 正常成人心胸比率一般为（　　　　）

A. 0.5　　　　　　　 B. 0.56　　　　　　　　C. 0.55

D. 0.60　　　　　　　E. 0.40

112. 构成高血压心脏病患者左心缘第一弓的结构是（　　　　）

A. 上腔静动脉　　　　B. 升主动脉　　　　　　C. 左室流出道

D. 右室流出道　　　　E. 降主动脉

113. 关于奇静脉，下列哪项不对（　　　　）

A. 气管，左主支气管分叉处，有时可见到奇静脉

B. 气管，右主支气管分叉处，有时可见到奇静脉

C. 侧位片，有助于鉴别奇静脉和气管旁肿大淋巴结

D. 腔静脉闭塞，门脉高压时，奇静脉可扩张

E. 由左侧腰升静脉延伸而来

114. 在CT图像上易误认为肿大淋巴结的纵隔血管是（　　　）

    A. 主动脉弓　　　　　B. 肺动脉干　　　　　　C. 头臂干

    D. 上腔静脉　　　　　E. 左肺动脉

115. 胸部X线检查最常用的投照位置是（　　　）

    A. 卧位前后位　　　　B. 立位前后位　　　　　C. 卧位后前位

    D. 立位后前位　　　　E. 立位左侧位

116. 右前斜位，心脏前缘自上而下依次为（　　　）

    A. 左心房、左心室　　B. 右心房、右心室　　　C. 右心室、左心室

    D. 左心房、右心室　　E. 左心室、右心房

117. 右前斜位心脏照片上，心前缘自上而下为（　　　）

    A. 升主动脉、上腔静脉、右心室漏斗部、左心室

    B. 上腔静脉、主肺动脉干、右心室漏斗部、左心室

    C. 升主动脉、主肺动脉干、右心室漏斗部、右心室

    D. 升主动脉、主肺动脉干、左心室漏斗部、左心室

    E. 上腔静脉、主肺动脉干、左心室漏斗部、左心室

118. 升主动脉及上腔静脉在后前位胸片上位于（　　　）

    A. 右心缘下段　　　　B. 右心缘中段　　　　　C. 右心缘上段

    D. 左心缘上段　　　　E. 左心缘中段

119. 肺门淋巴结又称为（　　　）

    A. 肺淋巴结　　　　　B. 隆嵴下淋巴结　　　　C. 支气管肺淋巴结

    D. 气管权下淋巴结　　E. 气管支气管淋巴结

120. 位于气管后壁与脊柱之间的间隙是（　　　）

    A. 胸骨后间隙　　　　B. 气管前间隙　　　　　C. 气管权下间隙

    D. 左心房后间隙　　　E. 气管后间隙

121. 在胸部后前位上左心缘的下部是（　　　）

    A. 右心房　　　　　　B. 右心室　　　　　　　C. 左心房

    D. 左心室　　　　　　E. 升主动脉

122. 心脏右前斜位投照的旋转角度一般为（　　　）

    A. 30°～45°　　　　　B. 45°～55°　　　　　　C. 50°～55°

    D. 55°～60°　　　　　E. 50°～60°

123. 一般不用于检查心脏的体位是（　　　）

    A. 后前位　　　　　　B. 左侧位　　　　　　　C. 左侧位

    D. 右前斜位　　　　　E. 左前斜位

124. 胎儿出生后卵圆孔完全闭合的时间是（　　　）

  A. 出生后2~4周内  B. 5~7月    C. 1.5年以内

  D. 2年以内  E. 2.5年以内

125. 心脏快速MRI成像序列的优点不包括（　　　）

  A. 能鉴别是血流还是血栓    B. 测定心肌组织能量代谢

  C. 能观察瓣膜的功能状态    D. 能鉴别是血管结构还是含气空腔

  E. 能测定心功能和心肌厚度

126. MRI可显示下列心脏结构，除了（　　　）

  A. 房、室间隔  B. 心肌壁厚度    C. 心腔大小

  D. 金属瓣膜  E. 人工生物瓣膜

127. 正常两侧髂静脉汇合成下腔静脉的平面为（　　　）

  A. L3  B. L5    C. L2

  D. L4  E. L1

128. 右心室平均直径约为（　　　）

  A. 20mm  B. 25mm    C. 30mm

  D. 35mm  E. 40mm

129. 正常室间隔厚度为（　　　）

  A. 6mm  B. 8mm    C. 10mm

  D. 12mm  E. 14mm

130. 下面哪个切面主要用来评估心室功能（　　　）

  A. 人体横轴位  B. 人体冠状位    C. 人体失状位

  D. 心脏长轴位  E. 心脏短轴位

131. 下面哪支血管在冠脉的MRA中最难以显示（　　　）

  A. 左冠脉主干  B. 左前降支    C. 右冠脉主干

  D. 左回旋支  E. 第一对角支

132. 正常心包在MRI的表现为（　　　）

  A. 长T1、长T2信号  B. 长T1、短T2信号  C. 短T1、短T2信号

  D. 短T1、长T2信号  E. 中等T1、中等T2信号

133. 显示房间隔的最佳切面是（　　　）

  A. 冠状面  B. 横断面    C. 矢状面

  D. 心脏长轴位  E. 心脏短轴位

134. 动脉导管未闭以下列哪种造影方法为宜（　　　）

  A. 左心室造影  B. 右心室造影    C. 左心房造影

  D. 右心房造影  E. 主动脉造影

135. 诊断肺动脉栓塞的金标准是（　　　）

  A. X线平片  B. CT肺动脉造影    C. MRI

  D. DSA  E. 超声

136. 时间减影主要用于（　　　）

    A. 消除软组织影    B. 消除骨骼影       C. 消除骨骼和软组织影

    D. 消除伪影    E. 消除血管影

137. 心内膜垫缺损的特征性造影表现为（　　　）

    A. 圆顶征       B. 鹅颈征       C. 喷射征

    D. 稀释征       E. 漏斗征

138. 动脉导管未闭X线造影一般取何体位（　　　）

    A. 前后位和左侧位          B. 左前斜位和左侧位

    C. 右前斜位和后前位          D. 左侧位和右前斜位

    E. 右侧位和左前斜位

139. 左心室造影可选择下列哪个体位（　　　）

    A. 30左前斜位       B. 60右前斜位       C. 30右前斜位

    D. 正位       E. 左侧位

## 二、多选题，以下每道题下面有A、B、C、D、E五个备选答案，请选择一个以上最佳答案。

### X型题

140. 心脏短轴面主要用于（　　　）

    A. 心室功能的评估          B. 心房功能的评估

    C. 计算射血分数          D. 观察左心室流出道的最佳层面

    E. 观察右心室流出道的最佳层面

141. 心脏长轴位主要用于观察（　　　）

    A. 左心室收缩期和舒张期的径线改变    B. 二尖瓣的功能

    C. 右心房、右心室          D. 上、下腔静脉

    E. 评估心室功能

142. MRI心功能分析包括（　　　）

    A. 全心室功能评估          B. 左或右心室局部功能评估

    C. 室壁压刀的测定          D. 瓣膜狭窄或反流程度评估

    E. 局部心肌舒缩运动评估

143. 关于GRE序列用于心脏检查的描述，正确的是（　　　）

    A. 用于左右心室功能分析       B. 心脏瓣膜关闭不全的定性及定量

    C. 分流畸形          D. 心脏瓣膜狭窄的定定性及定量

    E. 主动脉疾病的血流动态变化

144. 左心室出道扫描体位主要用于观察（　　　）

    A. 肺动脉反流情况          B. 主动脉反流情况

    C. 左心室射血分数          D. 右心室射血分数

    E. 室间隔膜部的缺损

145. 下列技术可用于心脏MRI检查的是（　　　）

    A. 双反转恢复快速自旋回波序列    B. 三反转恢复快速自旋回波序列

    C. 标记技术          D. 心肌灌注

E. 快速心脏电影

146. 下面关于心脏MRI信号的描述，哪些是正确的（　　　）

A. SE序列上，心肌壁呈灰色中等信号

B. SE序列上，血由于流空效应呈黑色低信号

C. SE序列上，心包为带状低信号

D. GRE序列上，心肌为白色高信号

E. GF序列上，流动的血液呈白色高信号

147. 右心室流出道扫描体位主要用于观察（　　　）

A. 右心室流出道的狭窄情况　　　　　B. 左心室流出道的狭窄情况

C. 主动脉瓣关闭不全的情况　　　　　D. 肺动脉瓣关闭不全的情况

E. 室间隔膜部的缺损

148. MRI上能清楚显示的组织是（　　　）

A. 含气肺组织　　　　　B. 心肌　　　　　　　C. 心室、心房

D. 主动脉升、弓、降部　E. 心内膜

149. 心脏常用MRI扫描体位包括（　　　）

A. 横轴位　　　　　　　B. 冠状位　　　　　　　C. 矢状位

D. 长轴位和短轴位　　　E. 心室流出道

150. 目前测量血流速度的方法包括（　　　）

A. 预饱团团注追踪法　　B. 激励团注追踪法　　　C. 相位图法

D. 傅立叶流动成像法　　E. 变更方法

151. 心包在MRI上的影像表现正确的有（　　　）

A. 壁层心包因有足够的厚度所以可以在M　RI显示

B. 舒张期的心包厚度小于收缩期的心包厚度

C. 靠近心尖层面上心包膜的厚度最大

D. 壁层心包在T1WI上呈低信号而在T2　WI呈高信号

E. 在壁层心包周围纵隔窗内脂肪的高信号和脏层心包下心表面脂肪高信号的衬托下，心包膜表现为介于二者之间的低信号弧形影

152. MSCT心脏检查的后处理技术包括（　　　）

A. 冠状动脉钙化积分　B. 多平面重组　　　　　C. 最大密度投影

D. 容积再现　　　　　E. 心功能测量技术

153. 观察分析心脏CT图像时，正确的方法是（　　　）

A. 根据扫描层面的顺序，依次观察心脏大血管病变

B. 心脏和胸腔内大血管病变观察范围从主动脉弓上平面直至膈平面

C. 根据病变情况还可确定特殊的平面和范围

D. 根据病变的性质分别采用平扫、薄层扫描、增强或动态增强扫描

E. 对病灶常需同时观察时间密度曲线，有利于作出正确的诊断

154. 容易引起肋骨切迹的有（　　　）

A. 肺静脉异位引流　　　B. 动脉导管未闭　　　　C. 引流术后的法洛四联征

D. 主动脉缩窄　　　　　E. 腹主动脉血栓

155. 关于心脏大小的估测，不正确的为（　　　　）

A. 最常用的方法为心脏最大横径与胸廓最大横径的比率，即"心胸比率"

B. 心脏横径是心尖平面心脏最大横径

C. 胸廓横径以左隔顶水平的内径为准

D. 在充分吸气后摄片，正常成人心胸比率为55%以下

E. 未成年人心胸比率可能小些

156. 下列关于心脏摄影位置的描述，正确的是（　　　　）

A. 左前斜位为左胸前旋使胸冠状面与胶片成60°角

B. 右前斜位为右胸前旋使胸冠状面与胶片成45°角

C. 后前位是站立后前位，靶片距15m

D. 左侧位采用食管吞钡投照

E. 远达片心影放大率在10%以下

157. 左心房增大可见于（　　　　）

A. 动脉导管未闭　　　　　　　　　B. 单纯继发孔型房间隔缺损

C. 膈上型完全性肺静脉异位引流　　D. 室间隔缺损

E. 三尖瓣畸形

# 第七节　　胸部影像解剖自测试题答案

A1型题

1. C　2. C　3. D　4. A　5. D　6. D　7. E　8. D　9. E　10. D　11. C

12. B　13. C　14. C　15. E　16. A　17. D　18. B　19. E　20. A　21. B　22. C

23. B　24. E　25. D　26. C　27. C　28. A　29. D　30. A　31. B　32. C　33. A

34. E　35. C　36. C　37. A　38. D　39. D　40. D　41. E　42. E　43. D　44. C

45. C　46. E　47. A　48. A　49. B　50. C　51. D　52. C　53. D　54. C　55. C

56. E　57. B　58. A　59. B　60. A　61. D　62. C　63. D　64. C　65. C　66. E

67. B　68. A　69. B　70. A　71. D　72. D　73. D　74. A　75. D　76. D　77. B

78. C　79. A　80. D　81. C　82. D　83. D　84. A　85. E　86. A　87. D　88. C

89. A　90. A　91. B　92. A　93. B　94. D　95. A　96. A　97. C　98. D　99. C

100. C　101. C　102. B　103. D　104. B　105. A　106. E　107. E　108. D　109. B　110. D

111. A　112. B　113. A　114. E　115. B　116. C　117. B　118. C　119. C　120. E　121. D

122. B　123. C　124. E　125. D　126. C　127. E　128. D　129. C　130. E　131. D　132. B

133. B　134. E　135. D　136. B　137. B　138. D　139. C

X型题

140. ACE　　141. ABCD　　142. ABCDE　143. ABCDE　144. BCE　　　145. ABCDE

146. ABCE　　147. AD　　　148. BCDE　　149. ABCDE　150. ABCDE　151. ABCE

152. ABCDE　153. ABCDE　154. CDE　　155. BCDE　156. ABD　　157. AB

# 第八节　腹部影像解剖自测试题

一、以下每一道题下面有A、B、C、D、E五个备选答案，请从中选择一个最佳答案。

**A1型题**

1. 下列关于双肾大小的比较，描述正确的是（　　　）

　　A. 双肾大小差别不应超过1cm　　　　B. 左肾比右肾大1～2cm

　　C. 右肾比左肾大1～2cm　　　　　　　D. 左肾比右肾大3cm

　　E. 右肾比左肾大3cm

2. 膀胱三角区正确的描述是（　　　）

　　A. 膀胱底部两侧至膀胱颈部区域　　　B. 膀胱顶部两侧至膀胱颈部区域

　　C. 膀胱底部至输尿管开口区域　　　　D. 膀胱底部至膀胱顶部

　　E. 膀胱底部输尿管开口至尿道内口区域

3. 不同CT值范围提示不同成分，下列叙述中错误的是（　　　）

　　A. 3～18HU提示为液体　　　　　　　B. –1000HU提示为空气

　　C. –20～80HU提示为脂肪　　　　　　D. 80～300HU提示为钙化

　　E. >400HU提示为骨骼

4. 肾周间隙内的组织或结构为（　　　）

　　A. 肾上腺　　　　　B. 肾血管　　　　　　C. 肾周脂肪

　　D. 输尿管近段　　　E. 以上都是

5. 正常肾脏的增强扫描表现，错误的是（　　　）

　　A. 强化表现因扫描时间而异

　　B. 皮质期，肾皮质明显强化，髓质强化不明显，肾血管显示欠清晰

　　C. 髓质期，皮、髓质强化程度类似，肾实质密度均匀

　　D. 排泄期肾盏和肾盂明显充盈强化，肾实质强化程度减低

　　E. CTA属于增强扫描的特殊检查方法，可以清晰、形象地显示肾动脉结构

6. 关于阴茎，错误的是（　　　）

　　A. 由外向内依次为皮肤、阴茎浅深筋膜及白膜

　　B. 阴茎背动脉、神经走形与白膜与阴茎深筋膜之间

　　C. 阴茎深筋膜包裹3条海绵体形成阴茎悬韧带

　　D. 白膜包裹各海绵体形成海绵体肌

　　E. 阴茎浅筋膜与lls筋膜、srp筋膜、阴囊肉膜相移形

7. 输尿管分部是（　　　）

　　A. 远、中、近　　　　　B. 上、中、下　C. 腹部、盆部、壁内部

D.腹部、盆部、膀胱部　　　　　　　　　E.腹部、膀胱部、壁内部

8.下列正确的是（　　　）

　　A.肾脏前缘和吉氏筋膜千层之间为肾前间隙

　　B.双侧肾周间隙之间没有交通

　　C.左右肾后间隙之间相通

　　D.肾筋膜外为液体

　　E.肾上腺、肾血管位于肾周筋膜

9.关于前列腺的说法错误的是（　　　）

　　A.后方借直肠膀胱陷凹与直肠壶腹相邻

　　B.位于膀胱颈和尿生殖膈之间

　　C.尿道自底的前部穿入

　　D.射精管自底的后部穿入

　　E.周围有前列腺囊和鞘包裹

10.关于CTU（CT尿路造影），下列哪些说法错误的是（　　　）

　　A.属于CT扫描的特殊检查方法

　　B.可以取代X线尿路造影检查

　　C.开始团注对比剂后30分钟进行全尿路扫描

　　D.应用MPR，MIP，VR等技术进行图像重建

　　E.用于整体观察肾盂、输尿管及膀胱，显示突入腔内的病变，明确梗阻原因

11.肾动脉沿以下规律分布（　　　）

　　A.肾动脉—肾段动脉—弓形动脉—叶间动脉

　　B.肾动脉—肾段动脉—叶间动脉—弓形动脉

　　C.肾动脉—肾段动脉—弓形动脉—叶间动脉

　　D.肾动脉—肾段动脉—叶间动脉—弓形动脉—小叶间动脉

　　E.肾动脉—肾段动脉—弓形动脉—小叶间动脉

12.关于肾动脉，下列哪种说法是错误的（　　　）

　　A.肾动脉造影可以显示肾实质

　　B.注入对比剂后1~3秒钟，即显示肾动脉及分支

　　C.注入对比剂后7~10秒钟，肾实质显影最浓

　　D.肾静脉期的最佳显影时间是18~20秒钟

　　E.注入对比剂后2~3秒钟，肾实质显影

13.关于肾动脉变异，下述哪项不正确（　　　）

　　A.肾脏可有两支成三支肾动脉供血

　　B.下腔静脉骑跨肾动脉并从肾动脉间通过（胡桃夹征）

　　C.迷走肾动脉不可能发自髂动脉

　　D.迷走肾动脉可发自肾动脉，也可发自腹主动脉

　　E.迷走肾动脉可不从肾门入肾

14. 前列腺在MRI上基本上可分为（　　　）

    A. 中央叶　　　　　　　B. 外围叶　　　　　　　　C. 前肌纤维质

    D. B+C　　　　　　　　E. A+B+C

15. 关于前列腺MRI的描述不正确的是（　　　）

    A. 前列腺癌是男性最常见的恶性肿瘤之一

    B. MRI显示前列腺癌主要靠T2加权像

    C. 前列腺癌主要发生在中央叶

    D. 精囊受侵表现为T2加权像呈低信号肿块

    E. 淋巴结转移首先累及闭孔和髂内动脉旁组淋巴结

16. 肾门向肾内延续的含脂肪的腔称为（　　　）

    A. 肾大盏　　　　　　　B. 肾盂　　　　　　　　　C. 肾窦

    D. 肾门　　　　　　　　E. 肾蒂

17. 关于前列腺解剖，错误的是（　　　）

    A. 为倒锥形结构

    B. 可分前肌纤维质，中央叫和外围叶三部分

    C. 中央叶占75%，外围叶占25%

    D. 中央叶尚可以分为移行带，中间带和尿道周围带

    E. T2加权像上前列腺包膜为线状低信号

18. 腹膜后腔根据肾脏的位置可分为（　　　）

    A. 肾前间隙、肾后间隙　　　　　　　B. 肾前间隙、肾周间隙和肾后间隙

    C. 肾前间隙、肾旁间隙和肾后间隙　　D. 肾前间隙、肾周间隙

    E. 肾前间隙、肾旁间隙

19. 关于正常肾脏MRI表现，错误的是（　　　）

    A. 肾盂肾盏显示清晰

    B. T1WI示肾脏皮质信号强度略高于髓质

    C. T2WI示皮、髓质信号强度类似，不易分辨

    D. 抑脂T1WI示皮、髓质信号差别明显

    E. 增强扫描皮质期，皮质明显强化

20. 关于膀胱的MR检查，错误的是（　　　）

    A. 呈均匀长T1低信号，长T2高信号

    B. 膀胱内尿液富含游离水

    C. 膀胱壁能够清晰显示，与肌肉信号相类似

    D. 膀胱周围脂肪组织在T1WI呈高信号，在T2WI呈低信号

    E. 可以有化学位移伪影

21. 正常肾上腺MRI检查，错误的是（　　　）

    A. 空间分辨率较低　　　　　　　　　B. 不能区别皮、髓质

    C. 肾上腺呈均匀强化　　　　　　　　D. T1WI和T2WI类似于肾实质信号

E. T1WI和T2WI并抑脂像上信号强度高于周围的脂肪组织

22. 关于腹膜后淋巴结,下列叙述不正确的是( )

　　A. 常位于腹主动脉旁和下腔静脉旁　　B. 正常淋巴结横断直径0.3～1.0cm

　　C. T1WI呈等信号(与肌肉信号比)　　D. T2WI呈等信号(与肌肉信号比)

　　E. 单个淋巴结直径＞1.5cm为肿大

23. 下列哪种组织器官不位于肾周间隙( )

　　A. 肾　　　　　　　B. 肾上腺　　　　　　　C. 肾血管

　　D. 降结肠　　　　　E. 肾周筋膜

24. 正常前列腺的中央带与外周带在T2WI的信号特点为( )

　　A. 两部分均为高信号　　　　　　　B. 两部分均为低信号

　　C. 中央带为等信号,外周带为高性号　D. 外周带为低信号,中央带为高性号

　　E. 中央带为等信号,外周带为低倍号

25. 在MR检查中,膀胱壁显示清晰是由于( )

　　A. 尿液富含游离水　　　　　　　　B. 膀胱壁内富含结合水

　　C. 膀胱壁内含平滑肌成分　　　　　D. 膀胱内尿液和壁外脂肪组织的对比

　　E. 以上都不是

26. 每个肾脏肾大盏数为( )

　　A. 1～3个　　　　　　B. 2～4个　　　　　　C. 3～5个

　　D. 4～6个　　　　　　E. 5～7个

27. 肾脊角正常为( )

　　A. 5°～10°　　　　　　B. 10°～15°　　　　　　C. 15°～20°

　　D. 15°～25°　　　　　　E. 20°～30°

28. 每个肾脏有肾小盏的数为( )

　　A. 5～8个　　　　　　B. 6～8个　　　　　　C. 6～14个

　　D. 6～10个　　　　　E. 8～10个

29. 关于肾脏的X线解剖,下列哪种叙述是错误的( )

　　A. 正常情况下,肾脏上下左右均有一定的活动度

　　B. 肾内缘较外缘靠前

　　C. 腹部平片上可观察到肾周脂肪组织

　　D. 右肾较左肾低1～2m

　　E. 两侧肾轴平行于腰大肌

30. 下列关于肾脏X线解剖描述错误的是( )

　　A. KUB片上肾脏位于第12胸椎到2～3腰椎两侧

　　B. 侧位片上肾脏影一般在脊柱前缘的后方

　　C. 肾内缘较外缘靠前

　　D. KUB片上可观察到肾周围的脂肪组织

　　E. 正常情况下,肾上下左右均有一定的移动度

31. 肝门静脉左支矢状部走行的部位是（　　　）

    A. 正中裂 　　　　　B. 右叶间裂 　　　　　C. 左段间裂

    D. 左叶间裂 　　　　E. 右段间裂

32. 膀胱壁分层包括（　　　）

    A. 1层 　　　　　　B. 2层 　　　　　　C. 3层

    D. 4层 　　　　　　E. 5层

33. X线平片不能显示的异常征象是（　　　）

    A. 肾区高密度钙化影 　B. 肾囊肿 　　　　　C. 肾轮廓改变

    D. 膀胱区钙化影 　　　E. 输尿管钙化影

34. 输卵管全场8～14cm，由内向外分为（　　　）

    A. 间质部、壶腹部、伞部、峡部 　　　B. 间质部、峡部、壶腹部、伞部

    C. 壶腹部、间质部、峡部、伞部 　　　D. 峡部、壶腹部、间质部、伞部

    E. 伞部、间质部、峡部、壶腹部

35. 下述正常脾脏CT表现，哪项不对（　　　）

    A. 脾脏上下径＜15cm 　　　　　　B. CT平扫，比肝脏略高

    C. 平扫CT值，30～70HU 　　　　　D. 脾脏厚度3～4cm

    E. 脾脏强化先于肝脏

36. 关于胰腺在CT图像上的识别标志，下述哪项是错误的（　　　）

    A. 十二指肠水平部横跨于下腔静脉和腹主动脉前方，标志着胰头消失

    B. 腹主动脉左前壁是区分胰颈与胰体的标志

    C. 门静脉或肠系膜上静脉右壁是区分胰头和胰颈的标志

    D. 一般认为钩突向左延伸部分超过肠系膜上动脉属异常

    E. 钩突位于肠系膜上动静脉与下腔静脉之间

37. 下列关于肝门解剖结构的排列，正确的是（　　　）

    A. 肝动脉在门静脉的前侧，肝总管在静脉外侧

    B. 肝动脉在门静脉的外侧，肝总管在静脉的内侧

    C. 肝动脉在门静脉的后侧，肝总管在静脉的前侧

    D. 肝动脉在门静脉的内侧，肝总管在静脉后侧

    E. 肝动脉位于门静脉的前内侧，肝总管在门静脉外侧

38. 脾肿大的诊断标准是（　　　）

    A. 上下＞12cm，前后＞5个肋单元 　　B. 上下＞14cm，前后＞4个肋单元

    C. 上下＞14cm，前后＞6个肋单元 　　D. 上下＞15cm，前后＞6个肋单元

    E. 上下＞15cm，前后＞5个肋单元

39. 根据CT值推测胆系结石成分，从低到高依次为（　　　）

    A. 胆固醇、胆色素、含钙 　　　　　B. 胆色素、含钙、胆固醇

    C. 胆色素、胆固醇、含钙 　　　　　D. 胆固醇、含钙、胆色素

    E. 无一定规律

40. 正常小肠能产生逆蠕动的部位在（　　　）

    A. 空肠上段　　　　　　B. 空肠下段　　　　　　　C. 回肠近段

    D. 回肠末端　　　　　　E. 回肠中端

41. 下列关于道格拉斯窝的描述，哪项是错误的（　　　）

    A. 后腹膜覆盖直肠前并反折形成陷窝

    B. 是指子宫直肠窝（女）或膀胱直肠窝（男）

    C. 积液时直肠与前方子宫/膀胱距离加宽

    D. 此窝与两侧直肠旁隐窝不相通

    E. 是腹腔积液的最低点

42. 下列正常胰腺CT表现，哪项不对（　　　）

    A. 平扫CT值：35~45HU　　　　　　B. 增强CT值：可达150~200HU

    C. 常规扫描不能显示正常胰管　　　　D. 随年龄增长，胰腺可萎缩、脂肪浸润

    E. 正常胰腺质地可不均，呈羽毛状

43. CT横断面扫描，下列有关胆总管正常解剖的描述，哪项不对（　　　）

    A. 平均长度75mm　　　　　　B. 平均宽度12mm

    C. 增强扫描，胆总管壁无明显强化　　D. 可异位开口于十二指肠憩室内

    E. 十二指肠上段层面：后有门静脉，左有肝动脉

44. 关于胆总管直径，下列哪项描述是正确的（　　　）

    A. 正常胆总管直径<5mm，>8mm为扩张

    B. 正常胆总管直径<8mm，>10mm为扩张

    C. 正常胆总管直径<10mm，>15mm为扩张

    D. 正常胆总管直径<15mm，>20mm为扩展

    E. 以上都不是

45. 下列关于肝静脉的描述错误的是（　　　）

    A. 肝静脉包括左、中、右静脉

    B. 肝静脉包括肝左、中、右静脉，肝右后静脉和尾状叶静脉

    C. 肝左、中、右静脉出肝处为第二肝门

    D. 肝右后下静脉和尾状叶静脉出肝处称为第三肝门

    E. 第二肝门和第三肝门是相互移行的

46. 关于肝门部结构，下列哪项是错误的（　　　）

    A. 门静脉最粗　　　　　　　　B. 肝动脉位于门静脉内侧

    C. 肝静脉位于门静脉的下后方　　D. 肝总管在门静脉的外侧

    E. 正常的肝内胆管不显示

47. 门静脉主干正常宽径（　　　）

    A. ≤9mm　　　　　　B. ≤15mm　　　　　　　C. 15~20mm

    D. ≥20mm　　　　　　E. ≥25mm

48. 关于肝段划分错误的是（　　　）

A. 尾伏叶（I段）

B. 左外叶分左外上段（II段）和左外下段（III段）

C. 左内叶分为IV段、V段

D. 右前叶分右前下段（V段）和右前上段（VIII段）

E. 右后叶分右后下段（VI段）和右后上段（VII段）

49. 关于肝门部结构的描述，哪项不正确（　　　）

A. 门静脉由脾静脉和肠系膜下静脉汇合而成

B. 肝动脉位于门静脉的前内侧

C. 肝总管在门静脉的前外侧

D. 肝静脉左第二肝门处汇入下腔静脉

E. 正常德肝内胆管不显示

50. 正常肝脏平扫CT值为（　　　）

A. 0 ~ 20HU　　　　B. 20 ~ 40HU　　　　C. 40 ~ 60HU

D. 60 ~ 90Hu　　　　E. 90 ~ 100HU

51. 关于胰腺CT断面解剖论述错误的是（　　　）

A. 胰腺位于腹膜后前间隙中，前为腹膜壁层，后为肾前筋膜

B. 胰体、尾层面高于胰头，钩突最低

C. 正常胰头宽径最大范围不应超过通层面椎体的横径

D. 胰颈位于胰头、体之间，肠系膜动脉前方，前缘可见边缘凹入

E. 胰头在十二指肠内呈圆形或分叶状，下腔静脉在其后方，这是确定胰头的
标志

52. 胰腺钩突前面，CT显示二个血管断面，应是（　　　）

A. （右）门静脉（左）脾静脉

B. （右）肠系膜上静脉（左）脾静脉

C. （右）肠系膜上动脉（左）肠系膜上静脉

D. （右）门静脉（左）腹腔动脉

E. （右）肠系膜上静脉（左）肠系膜上动脉

53. 肝内胆管分支的直径正常应为（　　　）

A. ＜2mm　　　　B. ＜3mm　　　　C. ＜4mm

D. ＜5mm　　　　E. ＜6mm

54. 肝脏血液循环的特点，以下观点哪项是对的（　　　）

A. 约3/4的肝脏正常血供来自门静脉

B. 约3/4肝脏正常血供来自肝动脉

C. 原发性肝癌，约3/4供血来自门静脉

D. 原发性肝癌，门静脉、肝动脉供血各一半

E. 以上都不对

55. 胰腺CT解剖描述，错误的有哪些（　　　）

A. 胰位于腹膜后肾前间隙中，前为腹膜壁层，后为肾前筋膜

B. 正常胰头宽径最大范围不应超过同层面上椎体的横径

C. 胰体、尾层面高于胰头，钩突最低

D. 胰体、胰尾宽径不得大于同层面椎体横径的2/3，也不应小于它的1/3

E. 胰头在十二指肠内圆形或分叶状，十二指肠球部在其右缘，下腔静脉在其后方，这是确定胰头的标志

56. 肝岛CT表现错误的是（　　　）

A. 胆囊床附近最少见　　　　　　　B. 脂肪肝基础上呈相对高密度

C. 边界清楚，形态各异　　　　　　D. 无占位性病变

E. 增强后无早期异常强化

57. MRI轴位胰腺水平显示肠系膜上动、静脉位于（　　　）

A. 胰头、体交界的前方　　　B. 钩突的右侧　　　C. 胰体的后下缘

D. 钩突的后方　　　　　　　E. 钩突的前方

58. 下列哪项器官不在腹膜后腔肾前间隙内　　　　（　　　）

A. 脾血管　　　　　　B. 胰尾　　　　　　C. 十二指肠2～4段

D. 降结肠　　　　　　E. 肠系膜血管

59. 关于第二肝门的解剖定义是（　　　）

A. 左、中、右静脉主干注入下腔静脉处

B. 左门静脉进入圆韧带处

C. 尾状叶引流静脉进入下腔静脉处

D. 门静脉、肝动脉、胆管出入肝处

E. 左、右肝管出肝处

60. 腹膜后的前后界限是（　　　）

A. 前界为肾前筋膜，后界为肾后筋膜

B. 前界为壁层腹膜，后界为肾前筋膜

C. 前界为壁层腹膜，后界为肾后筋膜

D. 前界为壁层腹膜，后界为横筋膜

E. 前界为肾前筋膜，后界为横筋膜

61. 正常肝组织MRI表现中，正确的是（　　　）

A. 正常肝实质在T1WI上均匀等信号，较脾脏信号稍高

B. T2WI明显低于脾脏

C. 肝内外胆管呈圆点或长条状长T1长T2信号

D. 肝内血管在T1WI、T2WI可为低信号

E. 增强扫描肝内胆管及肝血管均出现对比增强

62. 关于正常肝脏的MRI表现，错误的是（　　　）

A. T1加权信号比脾脏高，T2加权比脾脏低

B. T1加权信号比脾脏低，T2加权信号比脾脏高

C. T1、T2加权均比脾脏高

D. T1、T2加权信号比脾脏低

E. T1、T2加权信号和脾脏类似

63. 关于胰腺的解剖及MRI表现，错误的是（　　　）

A. 胰腺分头、体、尾三个部分　　　　B. 胰头、体、尾位于腹膜后

C. 钩突是胰头的一部分　　　　　　　D. 脾静脉位于胰体尾后方

E. 胆总管下端位于胰头后方

64. 关于胰腺的MRI检查，论述错误的是（　　　）

A. 胆总管下端位于胰头后方

B. 十二指肠内液体常表现为较信号，构成胰头的外侧缘

C. 正常的胰腺信号与肝的信号相似

D. 脾静脉为高信号的血管影，勾画出胰腺的后缘可作为识别胰腺的标致

E. 在T1、T2上正常的胰腺表现为均匀较低信号结构

65. Glisson系统不包括（　　　）

A. 肝门静脉左支　　　　B. 肝门静脉右支　　　　C. 肝静脉

D. 肝固有动脉　　　　　E. 肝管

66. 下列有关胰腺的描述，错误的是（　　　）

A. 胰腺是腹膜间位器官，分头、颈、体、尾四部分

B. 胰头最大，被十二指肠降部和横部包饶

C. 胰腺钩突位于肠系膜上静脉的后方

D. 胰腺体部位于小网膜的后方

E. 胰管位于实质闪，又分主胰管与副胰管

67. 下列关于"胃小区"影像描述，错误的是（　　　）

A. 正常胃小区小于1mm

B. 胃窦部胃小区多为多角形

C. 胃体部胃小区以圆形、椭圆形者居多

D. 萎缩性胃炎患者难以显示胃小区

E. 胃小区显示率与操作技术和所用钡剂特性关系密切

68. 肠腔扩张的标准是（　　　）

A. 小肠≥3cm，左半结肠≥5cm，右半结肠≥7cm

B. 小肠≥3cm，左半结肠≥7cm，右半结肠≥5cm

C. 小肠≥4cm，左半结肠≥7cm，右半结肠≥5cm

D. 小肠≥4cm，左半结肠≥5cm，右半结肠≥7cm

E. 小肠≥5cm，左半结肠≥7cm，右半结肠≥9cm

69. 有关肝脏解剖描述错误的是（　　　）

A. 肝静脉进入下腔静脉的部位称为第二肝门，约平第10胸椎

B. 肝静脉分为肝右、肝左、肝中静脉三支

C. 肝静脉支走行于肝脏叶或段间裂内，以肝静脉划分肝叶、肝段

D. 第二肝门的左侧可见食管影，食管后方为胸导管

E. 胸主动脉的左后方有半奇静脉，右后有奇静脉。奇静脉的前方有胸导管

70. 上消化道钡餐检查应检查下至哪一部位（　　　）

    A. 食管　　　　　　　　　B. 胃　　　　　　　　　C. 十二指肠

    D. 空肠　　　　　　　　　E. 回肠

71. 大肠全长约为（　　　）

    A. 5～6m　　　　　　　　B. 2.0m　　　　　　　C. 1.5m

    D. 2.5m

    E. 3.0m

72. 正常食管壁厚度大约为（　　　）

    A. 1mm　　　　　　　　　B. 3mm　　　　　　　　C. 5mm

    D. 4mm　　　　　　　　　E. 以上均不是

73. 腹部平片上，小肠分六组，十二指肠属于第几组（　　　）

    A. 第一组　　　　　　　　B. 第二组　　　　　　　C. 第三组

    D. 第四组　　　　　　　　E. 第五组

74. 食管中下段局限性不规则收缩，称为（　　　）

    A. 第一蠕动波　　　　　　B. 第二蠕动波　　　　　C. 第三收缩波

    D. 第四收缩波　　　　　　E. 第五收缩波

75. 关于直肠正常影像描述，下列错误的是（　　　）

    A. 直肠骶曲凸向后方

    B. 乙状结肠、直肠交界处长有生理性狭窄

    C. 直肠会阴曲凸向前方

    D. 直肠后壁与骶骨前缘间距离，应小于15m

    E. 对排便困难患者，结肠低张双对比造影价值最高

76. 下列正常X线平片表现，哪项不正确（　　　）

    A. 出生24小时后结肠内就可有气体

    B. 婴儿消化管内可有"气液平"

    C. 成人正常小肠管径应小于4cm

    D. 成人正常左半结肠管径应小于5cm

    E. 正常女性偶可见到"腹腔游离气体"

77. 肝静脉汇入下腔静脉处为（　　　）

    A. 第一肝门　　　　　　　B. 第二肝门　　　　　　C. 第三肝门

    D. 第四肝门　　　　　　　E. 以上都不是

78. ERCP的正确说法是（　　　）

    A. 逆行肾盂造影　　　　　　　　　　B. 逆行性内镜胆胰管造影

    C. 经皮肝穿刺胆道造影术　　　　　　D. 静脉法胆道造影

E. 口服胆囊造影

79. 正常胰腺钩突位于（　　　）
  A. 肠系膜上动脉前方  B. 脾静脉后方   C. 下腔静脉后方
  D. 十二指肠内侧   E. 肠系膜上静脉后方

80. 食管黏膜一般有几条黏膜皱襞（　　　）
  A. 2~4条    B. 3~4条    C. 3~5条
  D. 2~5条    E. 4~5条

81. 横断面CT扫描，正常成人肝脏上下径为（　　　）
  A. 5~10cm   B. 9~12cm   C. 13~15cm
  D. 16~20cm   E. ≥20cm

82. 关于胃小区的叙述正确的是（　　　）
  A. 均为圆形或类圆形    B. 不是胃的微皱襞
  C. 可以发现病灶和早期病变   D. 由胃小凹组成
  E. 胃底部没有胃小区

83. 肝脏的脏面有"H"状结构，构成其横沟的是（　　　）
  A. 肝圆韧带   B. 静脉韧带   C. 肝门
  D. 胆囊窝    E. 下腔静脉

84. 将肝脏分为左右两叶的是（　　　）
  A. 肝左静脉   B. 肝中静脉   C. 肝右静脉
  D. 门脉左支   E. 门脉右支

85. 肝脏分Ⅷ段，其中第Ⅰ段是（　　　）
  A. 尾状叶    B. 左外叶上基底段  C. 左内叶
  D. 右后上基底段  E. 右前下基底段

86. 胃环肌层最厚处是（　　　）
  A. 胃贲门部   B. 胃体部   C. 胃幽门
  D. 胃大弯    E. 胃小弯

87. 关于肝门部结构的描述，哪一项不正确（　　　）
  A. 门静脉最粗    B. 肝动脉位于门静脉的前内侧
  C. 肝静脉位于门静脉的下后方  D. 肝总管在门静脉的外侧
  E. 正常时肝内胆管不显示

88. 属于异位阑尾的位置是（　　　）
  A. 盲肠内侧   B. 盲肠下方   C. 盲肠前位
  D. 盆腔位    E. 左髂窝

89. 正常肠道气体分布最多的部位应该是（　　　）
  A. 十二指肠球部  B. 空肠    C. 十二指肠降部，水平部
  D. 大肠    E. 回肠

90. 膀胱三角系指（　　　）

A. 膀胱底部两侧至膀胱颈      B. 膀胱底部两侧壁至膀胱颈

C. 膀胱顶部至膀胱颈膀胱底部      D. 两侧输尿管开口部至膀胱颈

E. 以上都不是

91. 异位肾的输尿管特点是（      ）

A. 输尿管长度正常，输尿管扭曲      B. 输尿管过短或过长

C. 输尿管长度正常，改变体位时扭曲      D. 输尿管短，在肾脏前面下行

E. 输尿管细小，开口异位

92. 胰体后界的标志结构是（      ）

A. 下腔静脉      B. 腹主动脉      C. 左肾静脉

D. 脾动脉      E. 脾静脉

93. 有关肠道X线解剖的说法下述哪项是错误的（      ）

A. 空肠较回肠宽，二者之间无明显界限

B. 空肠位于左上腹，回肠位于中下腹偏右

C. 大肠中直肠壶腹部最宽，乙状结肠最细

D. 左半结肠比右半结肠宽，均有结肠袋

E. 小肠呈环状皱襞，大肠仅见半月状皱襞

94. 肝门部结构的描述，哪一项不正确（      ）

A. 门静脉最粗      B. 肝动脉位于门静脉的前内侧

C. 肝静脉位于门静脉的下后方      D. 肝总管在门静脉的外侧

E. 正常时肝内胆管不显示

95. 在贲门区的解剖上不利X线检查的特点是（      ）

A. 贲门区位于胃底和胃体的内后方，前后易重叠

B. 胃底黏膜纹纵横交叉，形态与排列无一定规律性

C. 胃底无蠕动，不利观察功能改变

D. 居于肋弓下，不利触诊

E. 以上都是

96. 正常情况下胃肠道内的气体主要来源（      ）

A. 血液弥散到肠腔的气体      B. 咽下的空气

C. 肠内细菌发酵产生的气体      D. 食物本身产气

E. 以上都不是

97. 正常食管下端，防止胃—食管反流的作用机制正确的是（      ）

A. 锐利的食管胃角，在胃压力作用下使贲门关闭

B. 横膈的张力和弹性作用，深吸气时裂孔缩小

C. 在腹腔内压力作用下，胃食管前庭使食管裂孔管壁紧密靠拢

D. 贲门部黏膜在贲门关闭时凸向胃腔，起防止反流活瓣作用

E. 以上都是

98. 胸导管经哪一个膈裂孔进入胸腔（      ）

A. 下腔静脉孔　　　　　B. 主动脉裂孔　　　　　C. 胸腹裂孔

D. 食管裂孔　　　　　　E. 胸导管裂孔

99.输尿管生理狭窄最窄的部位在（　　　）

A. 肾盂起始部　　　　　B. 输尿管起始部　　　　C. 过髂主动脉处

D. 跨过骨盆入口处　　　E. 进入膀胱壁处

100.肾蒂的解剖顺序由前向后排列应为（　　　）

A. 动脉、静脉、肾盂　　　　　　　B. 肾盂、静脉、动脉

C. 静脉、动脉、肾盂　　　　　　　D. 动脉、肾盂、静脉

E. 肾盂、动脉、静脉

101.肾实质与肾门之间的间隙为（　　　）

A. 肾皮质　　　　　B. 肾锥体　　　　　C. 肾乳头

D. 肾窦　　　　　　E. 肾柱

102. 钡餐检查，空肠黏膜皱襞多呈（　　　）

A. 弹簧状　　　　　B. 腊肠状　　　　　C. 羽毛状

D. 雪花状　　　　　E. 鱼骨状

103.大肠哪一段见不到结肠带（　　　）

A. 盲肠　　　　　　B. 升结肠　　　　　C. 横结肠

D. 降结肠　　　　　E. 直肠

104.肾门向肾内延续于一个较大的腔称为（　　　）

A. 肾大盏　　　　　B. 肾盂　　　　　　C. 肾蒂

D. 肾门　　　　　　E. 肾窦

105.肝脏伸入到门静脉和下腔静脉之间的乳状突属于（　　　）

A. 肝方叶　　　　　B. 肝尾叶　　　　　C. 肝右后叶

D. 左肝外叶　　　　E. 以上都不是

106.以下哪个是腹膜后位器官（　　　）

A. 胰腺　　　　　　B. 肝脏　　　　　　C. 小肠

D. 胆囊　　　　　　E. 脾脏

107.男性尿道最狭窄处为（　　　）

A. 前尿道　　　　　B. 前列腺部　　　　C. 海绵体部

D. 膜部　　　　　　E. 以上均不对

108.肾旁前间隙内的结构不包括（　　　）

A. 胰腺　　　　　　B. 十二指肠　　　　C. 升结肠

D. 肾上腺　　　　　E. 降结肠

109.在腹部横断面上，肾上腺的宽度一般不超过同层面的（　　　）

A. 椎体前后径　　　B. 椎体左右径　　　C. 膈脚宽度

C. 椎体上下径　　　D. 椎体斜径

110.将肝脏分为左右两叶的是（　　　）

A. 肝左静脉      B. 肝中静脉      C. 肝右静脉

D. 门脉左支      E. 门脉右支

111. 肝脏分Ⅷ段，其中第Ⅳ段是（      ）

     A. 尾状叶      B. 左外叶上基底段      C. 左内叶

     D. 右后上段      E. 右后下段

112. 下列哪个结构不构成肝脏的脏面H状结构（      ）

     A. 门静脉      B. 下腔静脉      C. 肝圆韧带

     D. 静脉韧带      E. 肝左静脉

113. 腹膜后间隙内的主要结构不包括（      ）

     A. 肾脏      B. 肾上腺      C. 结肠

     D. 胰腺      E. 十二指肠

114. 关于肝门部结构的描述，哪一项不正确（      ）

     A. 门静脉最粗      B. 肝动脉位于门静脉的前内侧

     C. 肝静脉位于门静脉的下后方      D. 肝总管在门静脉的外侧

     E. 正常时肝内胆管不显示

**二、多选题，以下每道题下面有A、B、C、D、E五个备选答案，请选择一个以上最佳答案。**

115. 下列说法正确的是（      ）

     A. 双重造影息肉显示更清晰      B. 钡灌肠是诊断结肠息肉的重要方法

     C. 息肉带蒂可见息肉活动      D. 息肉周围常见黏膜纠集中断

     E. 结肠充钡时，息肉表现为圆形充盈缺损

116. 肠系膜上动脉分支有哪些（      ）

     A. 胰十二指肠下动脉      B. 空肠动脉

     C. 回结肠动脉      D. 右结肠动脉

     E. 中结肠动脉

117. 属于腹主动脉分支有哪些（      ）

     A. 胃左动脉      B. 脾动脉      C. 肠系膜下动脉

     D. 结肠动脉      E. 肝总动脉

118. KUB检查前应当做的准备有（      ）

     A. 除去皮肤表面阻光物如膏药等      B. 检查前1周不吃矿物类中成药

     C. 检查前1周不作上消化道钡剂造影      D. 检查当日禁饮食

     E. 必要时先做腹部透视

119. 肾动脉的肾外分支有（      ）

     A. 膈下动脉      B. 性腺动脉      C. 输尿管上段动脉

     D. 肠系膜上动脉      E. 肾上腺下动脉

120. 在尿路造影中，关于输尿管正确的表现为（      ）

     A. 注入对比剂后30分钟，肾盂肾盏显示满意，松开腹压即可显示双侧输尿管

B. 尿管全长为25～30cm

C. 输尿管宽3～7mm

D. 输尿管分三段

E. 输尿管有三个狭窄

# 第九节　腹部影像解剖自测试题答案

A1型题

1. A　2. E　3. C　4. E　5. B　6. D　7. C　8. E　9. A　10. B　11. D

12. C　13. C　14. E　15. C　16. C　17. C　18. B　19. A　20. D　21. D　22. D

23. D　24. C　25. C　26. B　27. D　28. C　29. A　30. E　31. D　32. C　33. B

34. B　35. B　36. B　37. E　38. E　39. A　40. D　41. D　42. B　43. B　44. B

45. B　46. C　47. B　48. C　49. A　50. C　51. D　52. E　53. B　54. A　55. E

56. A　57. C　58. B　59. A　60. D　61. E　62. A　63. B　64. D　65. C　66. A

67. A　68. A　69. D　70. C　71. C　72. B　73. A　74. C　75. E　76. C　77. A

78. B　79. E　80. D　81. C　82. C　83. C　84. B　85. A　86. C　87. C　88. E

89. D　90. D　91. B　92. E　93. D　94. C　95. E　96. B　97. E　98. B　99. E

100. C　101. D　102. A　103. E　104. B　105. B　106. A　107. D　108. D　109. C　110. B

111. C　112. A　113. C　114. C

X型题

115. ABCE　116. ABCDE　117. ABCE　118. ABCDE　119. CE　120. ABCDE

（刘　宇）

# 第八章 神经系统及头颈部影像

## 第一节 神经系统及头颈部问答

### 一、颅脑基本病变

1.试述脑结构改变的CT表现。

（1）占位效应，由脑内占位性病变及周围水肿所致，常表现为局部脑沟、脑池、脑室变窄或闭塞，中线结构向对侧移位；

（2）脑萎缩，是指由各种原因导致脑组织本身发生器质性病变而产生萎缩的一种现象。范围可表现为局限性或弥漫性，脑皮质萎缩常表现为脑沟、裂增宽、加深，脑池扩大。脑髓质萎缩表现为脑室扩大；

（3）脑积水，是因颅内疾病引起的脑脊液分泌过多和（或）循环、吸收障碍而致颅内脑脊液存量增加，根据脑脊液动力学可分为交通性和梗阻性脑积水。梗阻性脑积水常表现为梗阻部位近侧脑室扩大，脑池无增宽；交通性脑积水表现为脑室系统普遍扩大。

2.试述颅脑CT平扫常见密度改变及常见病变。

（1）高密度病变：常见于新鲜的出血、钙化等；

（2）等密度病变：某些颅脑肿瘤、恢复期的血肿、早期的脑梗死等；

（3）低密度病变：颅内炎症、脑水肿、脑梗死、脑软化、囊肿、脓肿及囊性肿瘤等；

（4）混合密度：常见于出血性梗死及上述各种密度病灶的混合存在。

3.试述CT增强扫描的特征。

CT增强扫描后，病变常呈：

（1）均匀性强化：见于脑膜瘤、动脉瘤、神经鞘瘤等；

（2）非均匀性强化：见于胶质细胞瘤、转移瘤、脑血管畸形等；

（3）环状强化：见于脑脓肿、部分转移瘤、胶质细胞瘤、脑血肿吸收期等；

（4）脑回样强化：脑梗死的特征性强化；

（5）无强化：见于脑囊肿、脑水肿等。

4.试述脑出血在MRI上的信号表现。

超急性期（<24h）：细胞内，氧合血红蛋白，T1WI低信号，T2WI高信号；急性期（1~3天），细胞内，脱氧血红蛋白，T1WI低信号，T2WI低信号；亚急性早期（3~7天）：细胞内，正铁血红蛋白，T1WI高，T2WI低；急性晚期（7~14天）：细胞外，正铁血红蛋白，T1WI高，T2WI高，由外向中心推进；慢性期（>14天），细胞外，含铁血黄素，T1WI低信号，T2WI高信号，周围低信号环。

5.试述颅高压症在颅骨平片可以见到的改变。

颅高压症的颅骨平片表现包括：

（1）儿童多表现为头颅增大、囟门增宽、颅缝分离、脑回压迹增多、颅骨变薄等；

（2）成人主要表现为鞍底、鞍背骨质模糊或消失、颅骨变薄等一系列改变。

6.试述肿块的MRI信号。

肿块的MRI信号根据其内成分不同各异：

（1）肿块含水量高呈长T1、长T2信号改变。

（2）脂肪类肿块呈短T1、长T2信号改变。

（3）含顺磁性肿块如黑色素瘤呈短T1、短T2信号改变。

（4）钙化和骨化性肿块则呈长T1、短T2信号改变。

## 二、脑血管病

1.简述大面积脑梗死的CT鉴别诊断。

大面积的脑梗死需要与脑实质内的炎症水肿、低级别胶质瘤、脱髓鞘病变相鉴别。

脑梗死：急性起病，与供血血管供应范围一致，呈楔形，累及灰、白质，扩散受限。

脑炎：急性起病，水肿，形态不规则，多数累及白质，斑块样强化，扩散受限。

低级别胶质瘤：形态不规则，占位效应明显，不规则强化，MRS：Cho升高，NAA正常或降低。

脱髓鞘病变：病变多位于脑白质，半环形或马蹄形强化，强化环位于皮质侧。

2.简述脑实质出血血肿本身在CT图像上的演变过程。

（1）血肿本身的演变过程：出血的第一天，由于血凝块的形成，血肿表现固缩，CT图上表现为边缘光整的高密度灶，形态根据部位各异血肿周围可见低密度水肿带环绕，可见占位效应，占位效应及水肿3～7天达高峰。破入脑室可见脑室内高密度积血。

（2）数日后，由于血肿边缘血红蛋白开始溶解破坏，CT图像上血肿边缘也逐渐变得毛糙。

（3）大约第二周开始，随着血肿边缘的模糊，血肿的密度自边缘向内呈向心性降低。高密度灶的体积也逐渐缩小增强扫描，环形强化。

（4）大约于第4周，血肿密度可降至与脑实质均等或低于周围脑组织的密度。

（5）2月左右，血肿可完全吸收，CT上呈边缘光滑的水样密度灶，体积明显缩小，伴有不同程度脑萎缩。

3.简述蛛网膜下腔出血的CT表现。

蛛网膜下腔出血的CT上表现为病变区大脑沟裂或脑池内"铸型"高密度灶，大脑纵裂出血多见，形态为中线区纵行窄带高密度影。出血亦见于外侧裂池、鞍上池、环池、小脑上池或脑室内。蛛网膜下腔出血一般7天左右吸收，此时CT检查阴性，而MRI检查仍可发现T1WI及FLAIR高信号出血灶的痕迹。

4. 简述烟雾病的影像学表现。

（1）脑血管造影是诊断本病的主要方法。

（2）CT平扫下述改变可单独或合并出现：脑萎缩、脑梗死、脑出血，以反复发作，多部位病灶为特点。

（3）增强扫描可显示脑底动脉环及双侧或单侧颈内动脉虹吸段、大脑前、中动脉近侧变细、显影不良或不显影。有时可见到基底核区、侧脑室室管膜下和脑表面出现点状、弧线状细小血管影，为侧支循环血管。

（4）MRI对烟雾病的诊断较敏感，可直接显示颈内动脉虹吸段和大脑前、中动脉近侧段血管流空影细小、消失，基底核区侧脑室室管膜下出现多数异常扩张的穿支动脉流空影，为异常血管网。

（5）MRA可直接显示受累动脉狭窄、闭塞。

5. 简述颅内动脉瘤CT表现。

囊形动脉瘤未破裂时的CT表现与瘤腔内有无血栓相关：

（1）无血栓的动脉瘤平扫表现为类圆形等或稍高密度病灶，边界清楚，增强扫描呈均一强化。

（2）部分血栓化的动脉瘤平扫呈中心性或偏心性稍高密度灶，增强扫描瘤壁和中心明显强化，而附壁血栓不强化，形成"靶征"。

（3）完全血栓化的动脉瘤增强前几乎与无血栓动脉瘤表现一样，部分瘤腔内可见点状钙化，部分瘤壁可见弧线状钙化。增强后有时囊壁可有强化，瘤腔内则均无强化表现。

6. 简述海绵状血管瘤影像学表现及鉴别诊断。

（1）CT表现较复杂，平扫可以是等密度、稍高密度的圆形病灶，也可以是等高混杂密度灶，甚至表现为不均质钙化灶。一般无瘤周水肿及占位效应，如果出血量较大，可有占位效应。增强后无强化或轻度强化。MRI上T1WI呈稍低或低信号，T2WI上可呈高信号，周围见特征性环状低信号，为含铁血黄素沉积。DSA常无异常发现。

（2）鉴别诊断包括：动脉瘤、脑膜瘤等。动脉瘤增强扫描可见载瘤动脉。脑膜瘤多发生在脑外，明显强化，可见脑膜尾征，多有邻近骨质反应。

7. 简述动静脉畸形CT表现。

平扫呈局部不规则等密度，伴出血时可呈高密度、低密度或混杂密度，血肿吸收或脑梗死后遗留软化灶。增强扫描可见虫曲状、点状、条状或片状强化，出血者血肿周围可见畸形血管团。引流静脉由于多靠近脑表面，又较粗大，CT显示率较高。非强化CT上引流静脉表现为点状或蛇状的等密度或稍高密度病灶，多位于脑表面，向静脉窦走行，可夹杂不规则钙化斑，增强后CT值明显增高，成为明显高密度灶，向静脉窦引流观察得更清晰。CT还可以显示继发的梗死、出血灶和局限性脑萎缩。

### 三、脑先天发育畸形

1. 胼胝体发育不良的影像学表现是什么？

CT、MRI可见正常的胼胝体完全或部分缺如、变薄；双侧额角远离，小而狭窄，或额角与体部扩大，额角与体部角度明显锐利。双侧侧脑室分离平行，枕角常不对称扩大，憩室样改变。室间孔不同程度的扩大和分离；第三脑室增宽、上移，插入侧脑室体部之间，程度各异，严重者可达半球间裂的顶部。增强扫描显示大脑内静脉分离，紧靠扩大的第三脑室外侧壁，侧脑室脉络丛交角变锐，小于40°（正常大于45°）。CT、MRI还可同时显示胼胝体发育不良合并其他畸形，如合并脂肪瘤时，可于纵裂见类圆形脂肪密度或信号的占位性病灶。横断扫描与冠状及矢状面多平面重组相结合可显示得更加清楚。

2. 试述结节性硬化的CT典型表现。

室管膜下与脑室周围多发结节状影，部分突入脑室内，常双侧非对称性分布。结节界限清楚，直径多小于1cm，常发生钙化。皮质结节较室管膜下结节少见，且与其同时发生，常多发，较少钙化。增强扫描示未钙化的结节可被强化，钙化结节不强化。伴有的灰质异常与脱髓鞘表现为白质内有与皮质等密度的团块状影或斑片状低密度影。继发性脑瘤多为室间孔区室管膜下巨细胞星形细胞瘤。阻塞脑脊液循环通路，可引起阻塞性脑积水的表现。

3. 颅面血管瘤病有哪些影像学表现及鉴别诊断？

（1）CT平扫显示面部三叉神经分布区（眼支分布区最明显）血管瘤的同侧大脑半球皮质钙化，呈宽大锯齿状或脑回状，伴同侧半球皮质萎缩或发育不良，相应蛛网膜下腔扩大。同侧颅腔缩小，颅板增厚。增强扫描示钙化的周围畸形血管发生强化，呈脑回状，有时可见向深部引流的扭曲静脉。同侧侧脑室脉络丛多明显强化。MRI可显示局限性脑皮质萎缩，颜面部可见片状、略长T1略长T2异常信号，脂肪抑制T2WI显示病变更清晰，呈高信号。

（2）有时与CT平扫显示为局灶性迂曲线状及团块状混杂密度灶，且伴有点状、弧形钙化的AVM鉴别；MRI借助AVM有异常的流空血管、CT则根据增强后AVM呈蚓状、团块状强化可鉴别开来。

4. 脑裂畸形的CT表现有哪些？

根据裂隙的分离程度可分为分离型和融合型。分离型CT、MRI表现为横贯大脑半球的裂隙，由脑表面直达脑室，皮层灰质沿裂隙两缘内折，达脑室壁处。融合型表现为横贯大脑半球密度、信号和灰质相同的带状影像，其外端分离，并与两侧皮质相延续，局部蛛网膜下腔局限性扩大；内端抵达脑室壁，并有分离，局部脑室呈三角形扩大。

5. 试述蛛网膜囊肿的病因与CT表现。

（1）蛛网膜囊肿为包裹在蛛网膜与软脑膜之间含脑脊液的空腔，囊壁多为蛛网膜、神经胶质及软脑膜，分为先天性和继发性两种。大部分无临床症状，体积较大者，可因其占位效应压迫脑组织产生神经症状，对于儿童患者还可引起发育障碍。先天性者囊肿与蛛网膜下腔不相通，多见于儿童，好发于侧裂池、大脑半球凸面等。继发性者多由于创伤、炎性病变等引起的蛛网膜粘连所致，多数情况下囊腔与蛛网膜下腔之间有狭窄的通道相通，可发生于任何年龄，以中青年多见，好发于鞍上池、侧裂池、枕大池、四叠体池等。

（2）CT表现为脑外边界清楚的脑脊液密度影，有占位效应，无增强，囊壁不显示。常伴邻近脑组织的挤压、移位、萎缩或者发育不全，局部颅骨吸收、变薄与膨隆。其形态不同的部位表现多样。

6. Dandy-Walker 综合征的影像表现。

Dandy-Walker畸形合并臼齿征畸形，还可伴发多种中枢神经系统畸形，如胼胝体缺如、前脑无裂畸形（透明隔缺如）、灰质异位以及神经管缺陷等。

（1）CT：后颅窝扩大，大部分被脑脊液密度囊肿所占据，囊肿与四脑室相通，窦汇上抬，脑干前移，小脑半球分离，被推向前外侧且移位。蚓部萎缩和消失，两侧侧脑室及第三脑室对称性扩大。枕骨扇样塑形。还可发现其他合并的畸形。

（2）MRI

1）巨脑症伴脑积水；

2）四脑室扩大，后颅窝扩张，伴舟状脑；

3）天幕超过人字缝，伴有天幕切迹加宽，近于垂直；

4）小脑下蚓部缺如；

5）小脑后部的中间隔尚存在，为变异型Dandy-Walker畸形；

6）小脑半球发育不良；

7）小脑上蚓部向上向前移位，进入天幕切迹；

8）小脑后部的中间隔缺如，为真正的Dandy-Walker畸形；

9）气球状第四脑室突入小脑后方的囊腔内，使小脑半球向前侧方移位，并压迫岩锥。矢状位价值大。

# 四、颅脑肿瘤

1. 弥漫性星形细胞瘤的影像学表现。

Ⅱ级星形细胞瘤在CT上多表现为均质的低密度或略高密度；MRI表现为片状等或长T1长T2异常信号；FLAIR呈高信号，边界清，占位征象不明显，瘤体与瘤周水肿无法分辨。增强扫描大多数肿瘤无强化，偶尔可见轻度强化。Ⅲ、Ⅳ级星形细胞瘤可以是低密度、略高密度或混杂密度，MRI表现为片状长T1长T2异常信号，信号多不均匀，边界不清，形态不规整，占位效应明显，瘤体呈结节状者周围可见明显水肿，浸润性生长者难以分辨瘤体与瘤周水肿。瘤内可有出血、坏死，较少钙化。增强扫描，可呈浸润性、结节状、环形或花环样强化，在环壁上有时可见强化的瘤结节，称为"壁结节"。Ⅳ级星形细胞瘤又称为多形性胶质母细胞瘤，约有1/2以上的病例有囊变，增强时有明显的均一强化或"花环样"环状强化，病灶周围有明显脑水肿，占位效应明显。DWI呈等或高信号；MRS：NAA减低，Cho升高，乳酸/脂峰升高；PW1：rCBV升高，PS升高。

2. 位于后颅凹的脑膜瘤的常见鉴别诊断。

位于后颅凹的脑膜瘤常需与动脉瘤、听神经瘤相鉴别，动脉瘤强化与载瘤血管同步，一般容易鉴别。与听神经瘤的鉴别点在于：听神经瘤多为低或混杂密度（MRI呈长T1长T2信号）、常有内听道的扩大，伴有耳鸣，听力下降等症状；而脑膜瘤多为等、略高密度（MRI显示与脑皮质等信号）、无内听道的扩大，可见宽基底附着于岩骨。增强扫描听神经瘤多呈不均匀强化，囊变坏死区无强化，而脑膜瘤多为明显均匀强化，并可见脑膜尾征。

3. 三叉神经瘤CT表现。

三叉神经瘤CT特征性表现为等或低密度病灶，常见囊变和出血坏死，有包膜，实性者呈均一强化，囊性变者呈环状强化，边缘光滑、锐利。位于中颅凹和（或）后颅凹。圆形或卵形，同时累及中、后颅凹者为哑铃状。肿瘤较小则无占位征象。较大时，中颅窝者可压迫鞍上池与海绵窦，后颅窝者可压迫桥小脑角与第四脑室。骨窗可显示岩骨尖破坏。肿瘤周围多无水肿。因此，等密度肿瘤平扫易漏诊。MRI的典型表现为跨中后颅窝的长T1、长T2信号肿瘤，微小病灶可根据与三叉神经的关系而明确诊断。

4. 垂体腺瘤的MRI表现及鉴别诊断。

垂体腺瘤典型表现：

（1）垂体微腺瘤多数呈圆形或类圆形长T1、长T2或等T2信号；出血时表现为T1WI高信号；动态增强早期呈边界清楚的明显低信号，随时间推移逐渐强化，呈等或高信号。

（2）垂体大腺瘤表现为类圆形或不规则T1WI呈等或低信号，T2WI呈等信号；坏死，囊变区呈明显长T1长T2信号；瘤内出血或梗死时出现垂体卒中，T1WI/T2WI可见大片状高信号提示出血，T1WI为低信号，T2WI为高信号提示肿瘤梗死可能；特征表现为束腰征。增强后明显均匀或不均匀强化。

常需与动脉瘤、脑膜瘤、颅咽管瘤和Rathke裂囊肿等相鉴别。动脉瘤常位于鞍旁，其强化一般与血管一致；脑膜瘤常位于鞍结节，其内常见点状钙化，垂体瘤钙化少见；颅咽管瘤常位于鞍上，约半数以上发生于20岁以前，常为囊性或者囊实性，其内可见蛋壳样钙化；微腺瘤主要与Rathke裂囊肿鉴别，信号与脑脊液一致，有时T1WI呈高信号，动态增强无强化。

5. 表皮样瘤（胆脂瘤）的CT表现。

表皮样瘤CT特征性表现为轮廓规则或不甚规则的低密度区，沿裂隙、脑池生长，与正常脑组织分界清楚，周围无水肿区。其密度可低于、等于脑脊液，少部分表现为高密度，其内多含有陈旧的出血及角蛋白，可见钙化。肿瘤的密度主要取决于胆固醇、角化物含量的高低，以及出血和钙化的多少。增强扫描仅极少数病例有轻度环形增强，可能与瘤周血管延伸及结缔组织增加有关，大部分密度无改变。表皮样瘤破裂后内容物可进入脑脊液，较轻的胆固醇上浮，较重的角化物下沉，形成"脂肪—脑脊液"液平面，很具有特征性，并常伴有脑积水。

6. 髓母细胞瘤要与哪种颅脑常见肿瘤进行鉴别诊断。

常需与第四脑室室管膜瘤鉴别，髓母细胞瘤起源于小脑蚓部并突入第四脑室，而室管膜瘤多起源于第四脑室基底部；髓母细胞瘤瘤体前方可见脑脊液环绕，而后部则无此征象，室管膜瘤后方多有脑脊液环绕；室管膜瘤多有钙化，髓母细胞瘤多无钙化；管膜瘤生长缓慢，髓母细胞瘤生长迅速，并极易脑脊液转移，并广泛种植于脑室系统、蛛网膜下腔和椎管。强化扫描髓母细胞瘤较室管膜瘤更明显、更均质，且室管膜瘤常可沿正中孔、侧孔向脑室外蔓延。

7. 畸胎瘤的影像学表现是什么？

（1）部位及形态：常位于中线区，包括松果体区、鞍上、后颅窝、三脑室等处，大小不一，呈圆形、分叶状或不规则形，分为囊性与实性两类。多数界限清楚，少数界限不清浸润脑组织。一般无瘤周水肿。

（2）成熟畸胎瘤，颅内混杂密度及信号肿物，内见脂肪、钙化和骨化、囊变及其他密度与信号成分，常见出血，多囊者常见，增强扫描可见不同程度强化。

（3）不成熟畸胎瘤，颅内生长迅速的混杂肿物，不易识别出骨和软骨，包膜不完整，囊变成分、钙化和脂肪相对较少，实质部分较多，瘤周水肿常可出现。CT与MRI显示为颅内混杂密度及信号大肿块，甚至可占据整个颅腔。

（4）脂肪成分为本病诊断的关键，成熟脂肪为CT低密度（$-40 \sim -140HU$）、短T1及长T2信号、脂肪抑制序列信号明显下降，T2WI上可见脂肪与脑脊液结构界面化学位移伪影。

（6）继发征象：脑实质受压、脑室受压及脑积水。

（7）囊性者破裂后可导致化学性脑膜炎等一系列并发症，CT与MRI显示脑沟裂甚至脑室内脂肪滴、脑膜强化、脑积水及脑梗死（血管痉挛）等征象。少数可见脑室内油脂状液体随体位变化而变化（为畸胎瘤破溃入脑室所致）。

8. 简述脑转移瘤的CT表现。

（1）形状：病灶多为圆形、类圆形、环形、结节状、常为多形并存。

（2）密度：可呈高、等、低、混杂密度影。以等或低密度病灶多见；可略高密度或囊性肿块，囊内可有结节。肿瘤出血可见高密度液平面。

（3）数目：与原发肿瘤及其组织细胞学类型有一定的相关性。60%~80%病例为多发，大小不等，对转移瘤较为特征。

（4）大小：数mm至100余mm不等。小者为实性结节；大者中间多有坏死囊变，呈不规则环状。

（5）部位：肿瘤较小，多位于大脑半球皮质或皮质下区，也可见于大脑深部、丘脑、小脑和脑干。

（6）脑水肿：明显。87%有脑水肿，小肿瘤大水肿为转移瘤的特征（指状水肿）。

（7）脑膜转移（癌性脑膜炎）：多呈局部增厚、结节、双面凸透镜状。弥漫型较少见，累及蛛网膜、软脑膜及硬脑膜，脑膜普遍增厚，脑表面散在斑点状病灶。正常或脑池、脑沟密度增高和脑积水。硬膜下血肿伴新鲜出血样改变。

（8）颅骨转移：颅骨内外板及板障结构破坏，呈软组织样密度影，边界清楚，规则或不规则。

（9）增强：94%有增强。多呈环状、结节状、斑片状强化。坏死、出血组织示：环内无强化的低密度区。混合型强化：多发病灶，可呈≧2种。

9. 简述神经纤维瘤的鉴别诊断（表8-1）。

表8-1　简述神经纤维瘤的鉴别诊断

| 名称 | 其他名称 | 皮肤病变 | 神经系统病变 | 其他系统病变 |
|---|---|---|---|---|
| 神经纤维瘤病1型（NF1） | Von Reckling-hausen病，周围型神经纤维瘤病 | 咖啡牛奶斑（≥6个或青春期前>5mm，青春期后>15mm），腋窝和腹股沟区雀斑 | 视神经胶质瘤、脑脊髓胶质瘤、脑脊髓非肿瘤性错构瘤、神经纤维瘤、硬膜囊扩大、脑膜膨出、脑血管病 | 虹膜错构瘤、蝶骨翼发育不良、脊柱侧弯、发夹状肋骨、内分泌肿瘤、胫骨弯曲、假关节、指骨等过长 |
| 神经维瘤病2型（NF2） | 中央型神经纤维瘤病 | 少见 | 单或双侧听神经瘤、多发神经鞘瘤、脑脊膜瘤（常多发）、颅内非肿瘤性钙化、室管膜瘤 | 继发性椎管膨大、椎间孔空大及骨质侵蚀，青少年晶状体包膜下浑浊 |
| 结节性硬化（TS） | Bourneville综合征 | 面部对称性皮脂腺瘤，脱色斑 | 室管膜下结节（多有钙化）、脑灰白质错构性病变、室管膜下巨细胞星形细胞瘤、白质内异位细胞团及灶性脱髓鞘、脑积水 | 肾囊肿与错构瘤、心脏横纹肌瘤、肺淋巴管肌瘤病、视网膜胶质瘤、血管扩张及狭窄、动脉瘤、肝平滑肌瘤与腺瘤、胰脾腺瘤、骨岛、骨囊肿、颅骨硬化症 |
| 脑颜面血管瘤 | Sturge-Weber综合征 | 面部三叉神经分布区葡萄酒色痣，眼支最明显 | 面部血管瘤同侧大脑皮质及皮质下脑回状与宽大锯齿状钙化（顶枕叶常见）、局部脑萎缩、板障增厚、额窦扩大、同侧脉络丛髓静脉增粗，脑皮质及脉络丛异常强化 | 牛眼征、巩膜与脉络膜血管瘤、青光眼、视神经萎缩、失明 |
| 脑视网膜血管瘤病 | Von Hippel-Lindau综合征 | 无 | 脑、脊髓及视网膜血管网状细胞瘤 | 内脏囊肿、肾细胞癌、嗜铬细胞瘤 |

10. 脊索瘤的影像学表现有哪些？

CT表现：平扫，肿瘤位于中线，主要为颅底蝶枕部和骶尾骨，边界清晰，具有膨胀性的软组织肿块，多为等高低混杂密度，内有残留骨质或小点状钙化，可见出血、囊变，少数可见反应性骨硬化，边缘呈分叶状或模糊不清。绝大多数脊索瘤是溶骨性骨破坏，软组织肿块与骨质破坏不成比例，在肿瘤内常可见到死骨。增强扫描肿瘤呈不均匀轻至中度强化，囊变区无强化。

MRI表现：T1WI，斜坡正常黄骨髓的高信号消失，肿瘤呈低或等、高、低混杂信号，T2WI为显著高信号或等、高混杂信号。由于瘤组织内含有较多的纤维间隔而出现特征性的"蜂窝"状表现。瘤内钙化灶呈条状或点状长T1、短T2低信号区。矢状面，脑桥腹侧呈"指压"状凹陷。普通增强后肿瘤呈中度至明显不均匀"蜂窝"状强化。动态增强后呈缓慢持续强化，可能与肿瘤细胞或黏蛋白吸附集聚Gd-DTPA有关。

## 五、颅脑外伤

1. 硬膜外血肿的病因及影像学表现。

硬膜外血肿的病因大多是外伤后脑膜动脉出血，以脑膜中动脉最为常见，有时也可以是板障静脉、静脉窦破裂所致。血肿积聚于颅骨内板与硬脑膜之间。绝大多数都伴有相应部位的骨折。在CT上表现为颅骨内板下双凸形或梭形高密区，CT值40～100HU，边缘锐利，以额颞部和顶颞部最多，即使颅骨骨折越过颅缝，血肿范围一般也不会越过颅缝。在骨窗往往可以见到骨折。占位效应明显。

2. 简述硬膜下血肿的临床特点及影像学表现。

（1）急性硬膜下血肿指的是外伤后3天之内发生的硬膜下出血。血肿位于硬脑膜与蛛网膜之间、硬脑膜与脑皮层之间，多发生在着力点对冲部位，多为脑挫裂伤、皮层动静脉出血或桥静脉断裂所致，常见于额底、额极和颞极。血肿多继发于严重脑挫裂伤，临床症状较重，并迅速恶化。原发性昏迷较重或进行性加深，中间清醒期不明显或短暂，少数因静脉撕裂引起者中间清醒期较明显。颅骨骨折发生率较低。颅内压增高、脑受压症状常早期出现，脑疝症状出现较快，生命体征变化明显。腰穿脑压明显增高，脑脊液含血量较多。在CT上表现为颅骨内板下新月形高密度病灶。

（2）亚急性硬膜下血肿是指4天至3周的硬膜下出血，临床特点与急性硬膜下血肿基本相同。不同点是：原发性脑损伤相对较轻，病程中有较明显的中间清醒期。CT可见颅骨内板下与脑表面之间的新月形高密度病灶，随时间的推移密度逐渐减低，最后表现为低、等或混杂密度灶。

（3）慢性硬膜下血肿是指外伤3周后形成的硬膜下血肿。临床特点为头外伤较轻或无明确外伤史，症状常于伤后1～3月才出现，主要表现颅内压增高症状，头痛明显，可有视盘水肿，少数患者有进行性智力衰退、淡漠和嗜睡等，以及轻偏瘫、失语、癫痫等局灶性脑症状。在CT图像上可以是高密度、混杂密度或者是低密度病灶，部分慢性硬膜下出血（17%～25%）也可以表现为等密度。

3. 脑挫裂伤的CT影像学表现。

脑挫裂伤的CT表现因时间不同而表现呈多样化，早期可无或仅有轻微异常发现，表现为脑回扩大，脑沟变平，额叶、颞叶斑片状不规则低密度区，其内常混有点状高密度出血灶。损伤后 24～48 h可见斑点、斑片状高密度区，约20%患者在原先低密度无血肿区出现迟发血肿。脑室可受压移位，常伴随蛛网膜下腔出血。部分病例合并硬膜下血肿。损伤数天后，病灶周围出现水肿，并可见占位效应。随后，水肿及占位效应随时间推移而逐渐减轻。

4.硬膜下血肿与硬膜外血肿的影像学鉴别诊断（表8-2）。

**表8-2　硬膜下血肿与硬膜外血肿的影像学鉴别诊断**

| 鉴别点 | 硬膜外血肿 | 硬膜下血肿 |
| --- | --- | --- |
| 血肿解剖位置 | 位于颅骨内板与硬脑膜之间 | 硬脑膜与蛛网膜之间、硬脑膜与脑皮层之间 |
| 出血点不同 | 多为硬脑膜动、静脉，还有板障静脉、静脉窦破裂 | 多为脑挫裂伤、皮层动静脉出血，还有桥静脉断裂 |
| 病史及并发症 | 多有明确外伤史，且常伴有颅骨线形骨折 | 急性亚急性者多存在脑挫裂伤，慢性者可无明确外伤史 |
| 临床常见部位 | 额颞部、顶颞部最多见（局限，一般不跨颅缝） | 额颞顶区多见（广泛，常跨颅缝） |
| 临床表现不同 | 典型者：伤后昏迷—清醒—再次昏迷，中间清醒期明确 | 无明显中间清醒期 |
| 颅脑CT | 血肿呈梭形、类双凸透镜 | 弯月状、镰刀状 |

## 六、颅内感染

1.简述化脓性脑膜炎的影像学表现。

化脓性脑膜炎早期时，CT检查无异常发现。其病变进展时，基底池、纵裂池密度增高，类似增强表现；增强检查脑表面出现细条状或脑回状强化。其邻近脑实质密度减低。炎症波及室管膜及脉络丛时，增强检查可显示脑室壁线状强化或脑室呈分隔状，脑室壁粘连则出现脑室变形扩大。至脑膜炎后期，由于蛛网膜粘连多引起继发性脑室扩大。脑血管受累时，可并发基底节区或脑叶的梗死，晚期软化灶形成，晚期受累脑膜可见钙化。若脑底池和（或）中脑导水管的粘连则发生梗阻性脑积水。脑膜炎常伴有硬膜下水瘤，颅骨内板下方出现新月形低密度区，一侧或两侧。形成包膜时则包膜可被强化。

2.试述脑脓肿的病理与CT影像学表现。

脑脓肿病理分为三个阶段：第一阶段，急性化脓性脑炎，表现为脑水肿和小血管炎，小血管栓塞引起局限性脑坏死，但无脓液，病灶部位浅表时可有脑膜炎症反应；第二阶段，化脓阶段，多发局限性坏死融合，并逐渐增大，形成脓肿，少量脓液形成，周围形成不规则肉芽肿。如果融合的小脓腔有间隔，则成为多房性脑脓肿；第三阶段，包膜形成阶段，脓腔增大，脓肿壁增厚，内层为肉芽组织和巨噬细胞，中层为胶原纤维，外层为胶质增生。

脑脓肿CT表现：第一阶段CT平扫时病灶为脑实质内边缘模糊的大片低密度，有占位效应，多位于一侧颞叶、额叶或枕叶，少数可见于小脑半球。增强扫描时，无强化或轻微斑片样强化。第二、三阶段的化脓与脓肿壁形成期，CT平扫时脓肿区仍呈低密度，约有半数周围有脓肿壁形成，表现为低密度区周围完整或不完整的、规则或不规则等密度环状影，CT值接近正常脑组织，厚约为5～6mm，周围均有明显的不规则水肿带，比较广泛，呈"指"状低密度区，具有特征性。可见占位效应，周围脑室受压变窄。如为产气细菌感染的脑脓肿，还可见到脓腔内有气液平面。增强扫描化脓阶段为浅淡的结节状强化或不规则环形强化。脓肿壁完全形成后，表现为完整、薄壁、均匀的明显强化环，脓腔本身不强化。多房脓肿表现为多个强化的脓肿壁相互连接，呈"套环征"。可并发硬膜外积脓。

3. 简述脑炎、脑脓肿的MRI影像学表现。

脑炎早期MRI可无任何异常发现，有时可显示脑回肿胀、脑沟变浅，脑实质内可见片状长或等T1长T2异常信号边缘模糊，可单发亦可多发。无脓腔形成时，无明显强化。脑膜受累时，增强扫描可见脑膜增厚、强化。脓肿形成后T2WI显示脓肿壁为环形低信号，强化呈明显、厚薄均匀的环形强化，周围水肿明显，脓腔DWI高信号。

4. 结核性脑膜炎的CT影像学表现。

平扫脑池尤其是鞍上池和侧裂池密度增高，边缘模糊，正常形态消失。后期可见散在不规则点片状钙化灶。增强后受累的脑膜明显增厚、强化，形态不规则，并可见强化结节。脑膜增厚、粘连阻塞脑脊液循环，可造成脑积水。脑血管造影可见脑底动脉干痉挛变细或局部不规则狭窄。

5. 颅内结核瘤CT影像学表现及鉴别诊断。

结核瘤多位于幕上，如额、顶、颞叶。早期：因结核瘤有炎性反应，胶原纤维较少，故平扫时呈等密度，不显示肿块。周围脑白质有低密度水肿带。增强扫描时无强化或不均匀性强化，边缘不规则。中期：结核瘤炎症反应消退，胶质组织增生，内含干酪样物质。在平扫时呈等密度结节样或略高密度的小盘状病变，周围伴有水肿低密度区。增强扫描时，显示为均一明显强化或中心为较低密度的环状强化。晚期：成熟的结核瘤中心形成钙化结节，周围水肿消退。增强检查时，钙化的小盘状病变不强化，周围呈环状强化。

结核瘤常需与脑星形细胞瘤、脑脓肿、脑囊虫、霉菌感染、转移瘤等相鉴别，Ⅲ、Ⅳ级星形细胞瘤可以是低密度、略高密度或混杂密度，边界不清，形态不规整，占位效应明显，瘤体呈结节状者周围可见明显脑水肿，浸润性生长者则难以分辨瘤体与瘤周水肿，瘤内可有出血、坏死，较少钙化。增强扫描，可呈斑片样、结节状、环形或花环样强化，在环壁上有时可见强化的瘤结节。脑脓肿：壁薄，光滑，水肿明显，T2WI壁低信号，DWI高信号，MRS氨基酸峰；脑囊虫：颅内多发钙化，分布无规律，囊性病灶内可见头节，壁和头节轻度强化，常引起癫痫；霉菌感染：长期应用光谱抗生素、使用大剂量糖皮质激素、慢性消耗性疾病或严重免疫缺损者，CT或MRI示脑内肉芽肿，脑水肿、脑积水，结合脑脊液检查。转移瘤：有原发肿瘤病史，灰白质交界区多发，小结节大水肿；根据它们的典型表现可鉴别。

6. 简述脑囊虫病根据囊尾蚴的侵及位置的分型及影像学表现。

脑囊虫根据囊尾蚴的侵及位置可分为脑实质、脑室、脑膜和混合四型。

（1）脑实质型：脑实质内脑囊虫大多呈圆形囊状低密度灶，其内头节呈偏心的小点状，附在囊壁上，周围无水肿或轻度水肿，增强扫描囊壁和囊内头节可轻度强化或不强化。不典型者可为脑炎、肉芽肿、多房大囊或脑梗死。

（2）脑室型：为囊尾蚴生于脑室内，常阻塞脑脊液循环，四脑室多见，也可见于中脑导水管和三脑室。CT上表现脑室内有圆形、椭圆形低密度区，呈囊状，似脑脊液密度，边缘光滑，无囊壁强化，在囊虫梗阻的上方，脑室扩大，呈脑积水表现。当位于侧脑室，囊性病变可随体位变化而发生位置移动。

（3）脑膜型：为囊尾蚴寄生于软脑膜，并引起蛛网膜粘连或交通性脑积水表现。CT上表现为桥小脑角池或鞍上池单囊或葡萄样多囊低密度灶，轻度占位效应。有时看不到明显的囊壁和头节，仅见脑池扩大或蛛网膜下腔不对称。增强扫描时，脑底池周围软脑膜强化。

（4）混合型：同时具有以上两种或两种以上表现者。

## 七、脑白质病变

1. 脑白质病变及中枢神经系统脱髓鞘病的定义。

脑白质病变是指以中枢神经系统白质受累为主的一类疾病。脑白质病变病因纷繁复杂，表现多种多样，在临床和影像学上需要相互鉴别。引起脑白质病变的主要原因有遗传代谢、感染、中毒、肿瘤、非感染性炎症、血管性等。中枢神经系统脱髓鞘病是脑白质病变的重要组成部分，是一组以白质受累为主，以神经纤维髓鞘破坏脱失或形成障碍为主要病理特征的一组疾病。遗传性髓鞘形成障碍，如异染性脑白质营养不良、肾上腺脑白质营养不良、海绵状脑病、亚历山大病等；后天获得性髓鞘脱失，主要由自身免疫、感染、中毒、代谢以及血管病等引起，如多发性硬化、急性散发性脑脊髓炎、HIV病毒、神经梅毒等导致中枢神经系统髓鞘脱失、脑桥中央髓鞘溶解综合征、一氧化碳中毒性脑病、后部可逆性脑病综合征等。

2. 多发性硬化的CT和MRI表现有哪些？

早期：平扫脑室周围见多处低密度区，常表现为脑室前后角及三角区明显的斑片状低密度灶，病灶长轴与脑室垂直。增强扫描时低密度灶有环形、半环形或斑点、斑片状强化，密度增高，约40%～53%有强化，因此有人认为，对比增强是活动期多发性硬化的特殊CT征象。主要是因活动期血脑屏障破坏，血管壁渗透性增高，使对比剂外渗，而出现强化。

慢性期：病变可累及大脑各部白质、视神经、脑干及小脑常表现为脑室周围脑白质比较广泛的低密度斑，其CT值平均低于正常脑组织10HU。但增强检查时多无强化及占位效应，为此可与脑瘤区别。

晚期：分布于双侧脑室旁或散布于脑室旁、皮质下、脑干等部位，密度均匀，病灶收缩，脑萎缩，据统计多发性硬化至晚期35%～46%有脑萎缩，表现为脑沟、脑裂增宽加深，白质萎缩表现为脑室系统扩大。

MR显示结节性硬化病变较CT有明显优势，表现为长T1、长T2异常信号，T2WI上可见病灶周围伴晕征。病灶多发，数mm至2cm多见，较大可呈假肿瘤征或弥漫分布。边界较清晰，无占位效应或轻度占位效应，新鲜病灶与陈旧性病灶可同时存在。

3. 简述肾上腺性营养不良脑白质病的影像学表现。

肾上腺性营养不良脑白质病的影像学表现有一定特点，双侧侧脑室后角周围的白质区呈蝶翼状对称性低密度区（MR呈长T1、长T2信号）常经胼胝体压部连接两侧三角区病灶，也可由一侧发展成两侧，一般由顶、枕叶向额叶发展。后角周围可见钙化灶。脱髓鞘改变在活动期可显示病变边缘部有强化，为血管周围单核细胞炎性反应使局部血脑屏障破坏所致。晚期为反应性胶质增生，大脑白质普遍出现异常改变。

4. 甲状旁腺功能低下的颅脑影像学表现特点是什么？

甲状旁腺功能低下患者的脑内钙化有一定特征，其特点是基底节、丘脑、小脑、齿状核、皮质下及髓质交界区多发性对称性钙化，基底节最好发，但钙化轻时也可出现单一或不对称钙化。苍白球钙化，呈对称排列的"八"字形和圆形。尾状核头钙化呈倒"八"字形排列，有的伴有尾状核尾钙化。出现苍白球和壳核的三角形钙化及尾状核头、体、尾对称性钙化，则表示钙化程度较重。双侧丘脑内可见椭圆形或尖向上的三角形钙化。小脑齿状核主要为不规则、不对称的钙化，脑叶深部多为对称性条带状钙化，常于脑回类型基本一致，多发生于额顶叶。内囊不受累，称"内囊空白征"。病灶无强化。

# 八、椎管内病变

1. 试述椎管内肿瘤的分类及常见肿瘤。

椎管内肿瘤约占中枢神经系统肿瘤的10%～15%，按生长部位可分为脊髓内、脊髓外硬脊膜内和硬膜外三种，其中以脊髓外硬膜内肿瘤最为常见，约占60%～75%。

（1）脊髓内肿瘤（90%为胶质瘤）

1）室管膜瘤，为最常见的髓内肿瘤，约占髓内肿瘤的60%。

2）星形细胞肿瘤，约占髓内肿瘤的40%。再次为神经节神经胶质瘤，而血管母细胞瘤则极少见。脂肪瘤和皮样囊肿罕见。

（2）脊髓外硬脊膜内肿瘤

1）神经源性肿瘤：神经鞘瘤（最常见）、神经纤维瘤、神经节瘤。神经鞘瘤常见于胸腰段，颈段较少。

2）脊膜瘤：好发50岁以上女性，胸椎脊膜瘤占75%～80%，颈椎占17%，腰段脊髓很少见，约7%。

3）室管膜瘤：髓外硬膜下的室管膜瘤最常见于颈段、圆锥、马尾与终丝。

4）转移瘤：脊髓软脑膜转移瘤少见，多见于腰骶部。脂肪瘤、神经根鞘黏液瘤及血管瘤少见。

（3）硬膜外肿瘤

1）转移瘤：为成人最常见的脊柱硬膜外肿瘤。

2）淋巴瘤、脂肪瘤和血管瘤少见。

2. 简述星形细胞肿瘤的分级及MRI表现。

星形细胞肿瘤的分级：Ⅰ级为毛细胞型星形细胞瘤、室管膜下巨细胞星形细胞瘤；Ⅱ级为弥漫性星形细胞瘤；Ⅲ级为间变性星形细胞瘤；Ⅳ级为胶质母细胞瘤或称多形性胶质母细胞瘤。其中Ⅰ级分化良好，Ⅱ级为良恶交界性肿瘤，Ⅲ、Ⅳ级分化不良，呈恶性。2016年 WHO 分类在组织学分型基础上增加了分子分型来分类，分为IDH突变型，IDH野生型和NOS三类。

星形细胞肿瘤MRI表现：

（1）Ⅰ、Ⅱ级星形细胞肿瘤T1WI呈等信号或略低信号，T2WI呈均匀一致的高信号，少数T1WI呈等低混合信号，T2WI呈不均匀高信号，边界较清楚，无或轻微瘤周水肿，占位效应多较轻，增强扫描多数无或轻度强化，少数中度强化。

（2）Ⅲ、Ⅳ级星形细胞肿瘤在T1WI呈以低信号为主的混杂信号，若瘤内发生坏死或出血，间以更低或高信号；T2WI呈不均匀高信号，瘤周水肿及占位效应明显，形态不规则，边界不清。增强扫描呈明显强化。脊髓内星形细胞瘤多见于儿童，常为低级别，脊髓增粗较广泛，常累及数个椎体节段，甚至脊髓全长。肿瘤位于脊髓偏侧，后部多见，脊髓非对称增粗。呈长T1长T2信号，信号不均匀，可合并囊变或出血，囊变常偏心，小而不规则。增强后，可呈斑点状不规则强化或部分强化，边界不清。沿软脊膜播散。

3. 简述室管膜瘤的影像学表现。

室管膜瘤是成人最常见的髓内肿瘤，约占髓内肿瘤的60%。其影像学表现：

（1）X线平片检查可无明显异常，有时可见椎管扩大，椎弓根间距增宽，偶可见肿瘤钙化。

（2）CT平扫可见脊髓密度均匀性降低，外形呈不规则膨大。肿瘤边缘模糊，与正常脊髓分界欠清，囊变较常见，表现为更低密度区。可有自发性出血，钙化少见。可见椎管扩大，椎体后缘扇贝样凹陷，有时神经管亦见扩大，脊髓圆锥或马尾软组织密度占位。CTM可见蛛网膜下腔变窄、闭塞，延迟扫描有时可见对比剂进入囊腔。

（3）MRI检查：脊髓梭形对称性肿大，病灶常累及多个椎体水平，中心性生长在T1WI呈均匀低信号或等信号，T2WI呈高信号，信号不均，其内可见出血、坏死及囊变信号，增强扫描实性部分均匀强化，囊变、坏死区不强化。肿瘤头端或尾端囊变、边缘低信号影、中央管反应性扩张、增强后边界清楚有提示作用，亦可经脑脊液向其他部位种植和发生蛛网膜下腔出血。

4. 试述神经鞘瘤的影像学特点及与神经纤维瘤、脊膜瘤的鉴别诊断。

（1）神经鞘瘤：圆形、类圆形或哑铃形，边缘光整，锐利，多位于椎管后外侧，常有相应椎间孔扩大、椎弓根吸收破坏等骨质结构改变；CT扫描肿瘤略低或略高于脊髓密度，易发生于神经根鞘部位，常穿过椎间孔向硬膜外发展，呈典型的哑铃状外观。脊髓受压移向对侧。MRI上，T1WI呈等或略高信号，囊变多见，T2WI呈高信号，增强扫描呈显著不均匀强化，囊变部分不强化。

（2）与其他脊髓外硬膜内肿瘤鉴别

1）神经纤维瘤：T1WI低或等信号，T2WI多为等或略低信号，囊变少见，常轻度均匀强化。

2）脊膜瘤：可见宽基底与脊膜相连，易出现钙化，均匀持久强化，可见脊膜尾征，向椎间孔侵犯者较少，很少出现哑铃状改变。

5. 试述脊髓脑膜转移瘤的影像学表现。

（1）CT平扫与CTM显示脊髓软脑膜转移瘤的形态可有四种类型

1）圆锥、马尾结节或斑块；

2）腰骶椎管内局部散在肿块；

3）马尾神经弥漫性肿大，硬膜囊囊腔相对狭窄，脊髓造影显示条纹状影像；

4）肿瘤种植于背根节，背根节肿大，神经根袖不充盈。

（2）MRI示肿瘤多为长T1长T2信号，有出血坏死或囊变者信号不均匀，多发，增强扫描常为不均质强化。硬脊膜转移：病变局部硬膜外软组织肿块，硬脊膜囊和脊髓受压变形，在肿块与脊髓之间见线样低信号硬脊膜，增强后明显强化。

6. 简述先天性脊髓空洞症MRI影像表现。

先天性脊髓空洞症MR表现：

（1）脊髓梭形膨大或萎缩变细，空洞呈串珠样水样信号改变，可有分隔。

（2）可合并小脑畸形，如Chiari畸形Ⅰ型。

（3）T2WI呈高信号，有时高信号内见梭形或条片状低信号，为脑脊液搏动伪影。

（4）T1WI呈均匀低信号。

（5）病变一般不强化。

## 九、眼眶病变

1. 简述眶内炎性假瘤的影像学表现及分型。

根据炎症累及范围可分为不同类型：

（1）眶隔前炎型：主要表现为隔前眼睑组织肿胀增厚，上睑下垂、眼球突出。

（2）肌炎型：眼外肌增粗，典型者为单侧眼外肌肌腹和肌腱同时增粗，以上直肌和内直肌最易受累眼环可见增厚模糊。眼球向受累肌肉支配方向运动时，疼痛增加。晚期眼外肌可发生纤维化，导致不同程度的眼位固定。

（3）巩膜周围炎型：虹膜筋膜炎性浸润，眼球壁增厚。

（4）视神经束膜炎型：视神经增粗，边缘模糊。

（5）弥漫型：可累及眶隔前软组织、肌锥内外、眼外肌、泪腺以及视神经等，眼球突出明显，眼环增厚、眼外肌和视神经增粗，泪腺增大，球后脂肪消失；严重者球后结构分辨不清。

（6）肿块型：球后肌锥内或肌锥外间隙边界不清晰的肿块呈软组织密度，增强后病变轻、中度强化。

（7）泪腺炎型：表现为泪腺增大，一般为单侧，也可为双侧，泪腺形态基本保持正常，密度均匀，泪腺窝区骨质一般无异常。

2. 简述眶内炎性假瘤的影像学表现及主要鉴别诊断。

（1）CT表现为软组织密度肿块，边界不清，增强后病变轻、中度强化，可有泪腺增大，眼外肌肌腹和肌腱增粗、眼睑软组织增厚、眶内异常密度影、巩膜增厚和视神经增粗。

（2）鉴别诊断

1）Graves眶病：眼外肌增粗，外形清楚，以肌腹增厚为主，累及顺序：下→内→上→外，肌腱附着处正常。

2）淋巴瘤：好发于中老年人，无痛性肿物，呈铸型生长，密度均匀边缘不规则，边界模糊，眼外肌肌腹和肌腱均增厚，以眼上肌群较易受累，眼睑和眼球周围可见软组织增厚。

3）颈动脉海绵窦瘘搏动性突眼：常有多条眼外肌增粗迂曲，眼上静脉增粗，同时伴海绵窦扩大，一般于颅面部外伤后发生。

4）转移瘤：原发肿瘤病史，眼外肌增粗，突入眶内，多伴有骨质破坏。

3. 简述Graves眶病的影像学表现。

（1）CT：表现为眼外肌和上睑提肌增粗，主要为肌腹增粗，而肌腱及肌附着点相对正常，最常累及下直肌和内直肌，其次为上直肌、上睑提肌和外直肌。增厚的肌肉外形呈梭形，密度均匀一致，增强后有不同程度强化。

（2）MRI：受累的眼外肌T1WI呈低信号，T2WI呈高信号，晚期外直肌纤维化，T2WI信号降低，增强扫描病变早期和中期有轻至中度强化，晚期眼外直肌纤维化时则无强化。STIR及脂肪抑制T2WI高信号，提示病变处于活动期。

4. 试述脉络膜黑色素瘤的CT及MRI表现。

（1）CT：平扫早期仅表现为眼环局限性增厚，当肿瘤突入玻璃体腔后，则表现为密度均匀、边界较清楚的等密度或略高密度半球形或蘑菇形肿块，无钙化。增强扫描一般为轻、中度均匀强化，较小的肿瘤强化后仅表现为眼环扁平状高密度隆起。若继发视网膜脱离，增强扫描肿瘤强化而视网膜脱离区域密度不变。可突破眼环向周围侵犯。容易经血行转移至肝脏、肺、皮肤及脑部。

（2）MRI：呈短T1短T2信号，具有一定特征。

5. 试述视网膜母细胞瘤的影像学表现及鉴别诊断。

（1）CT：平扫表现为局限眼环增厚或球内椭圆形或不规则形实性肿块，肿块大小不一，密度不均，边界较清楚，肿块常发生钙化，可为多发或单发不规则点状致密影或大而致密的片状影，眼球内肿块伴钙化为本病的主要特征性表现。

（2）MRI：表现为信号不均匀肿块。可伴U形视网膜脱离。少数人可出现双侧视网膜母细胞瘤和松果体瘤，称为"三边症"。

（3）鉴别诊断：常需与Coats病（即特发性视网膜毛细血管扩张症）鉴别，Coats病常为单侧，发病年龄5～10岁，CT表现玻璃体内密度均匀的密度增高影，极少钙化，晚期可见出现钙化。MR表现为短T1、长T2信号灶。病灶无强化。

6. 试述视神经胶质瘤与视神经脑膜瘤的鉴别。

（1）视神经胶质瘤表现为受累视神经呈管状、梭形、球状或偏心性增粗，且迂曲延长，CT平扫呈中等或中等略低密度，境界清晰，密度均匀，边缘光滑，增强扫描可见轻度至明显强化，视神经管扩大，部分肿瘤周围蛛网膜下腔明显增宽。发生于视交叉和视束的胶质瘤表现为视交叉和视束的梭形或球形肿块。若肿瘤同时累及视神经眶内段、管内段及颅内段时可表现为"哑铃征"。

（2）视神经脑膜瘤CT平扫呈略高密度，其内可见斑点状或环状钙化，呈明显均匀一致强化，典型表现为"双轨征"，最常发生于眶尖，沿视神经分布，向视神经一侧或绕视神经生长，邻近眶壁骨质可增生硬化。

7. 试述眶内海绵状血管瘤的影像学表现。

（1）CT：表现为圆形、椭圆形或分叶状的境界清楚的肿块，密度均匀，一般高于邻近软组织，肿瘤钙化少见，眶内肿瘤不侵及眶尖脂肪，眶尖脂肪存在，表现为低密度区，可见眶尖空虚征，视神经、眼球受压、移位及眶腔扩大。动态增强扫描呈特征性渐进性强化，即首先出现小点状强化，逐渐扩大，随时间延长，形成均匀的显著强化。

（2）MRI：肿瘤呈略长或等T1、长T2信号，增强扫描呈"渐进性强化"。

8. 试述良性及恶性泪腺混合瘤的CT表现。

（1）良性泪腺混合瘤表现为眼眶外上方（即泪腺窝区）类圆形或椭圆形略高密度区，密度多较均匀，含黏液多或钙化或肿物较大因囊变、出血、坏死时，密度可不均匀。瘤体边缘清楚，病变多局限在眼眶前1/2区，可向前推压眼球使其突出，不侵入肌锥内间隙，眼外肌、视神经受压移位，泪腺窝扩大，呈压迫性骨凹陷，但骨质无破坏，眼眶可扩大。增强扫描瘤体明显强化。

（2）恶性泪腺混合瘤一般肿瘤范围较大，可出现眶壁骨质破坏，并向颅内及鼻窦内延伸。增强扫描可出现瘤体不均匀强化。

## 十、耳与颞骨疾病

1. 试述慢性化脓性中耳乳突炎的分型及影像学表现。

（1）单纯型：X线：乳突呈板障型或硬化型，一侧或双侧中耳乳突密度增高，骨质增生硬化，无骨质破坏。鼓室上隐窝不扩大，乳突板障结构清晰。CT：中耳乳突黏膜增厚和积液，乳突气房间隔增厚，一般无听小骨、鼓室壁、盾板破坏，鼓室上隐窝不扩大。MRI：T1WI呈低信号，T2WI呈高信号。

（2）肉芽肿型：以炎性肉芽肿增生和听小骨吸收破坏为主要表现，大多发生在气化差的板障型乳突。CT：中耳区域片状、条索状、网状软组织密度影，边缘骨质吸收模糊，听小骨轻度吸收破坏。MRI：T1WI呈等信号，T2WI呈等信号。增强后明显强化。

（3）胆脂瘤型：X线：中耳乳突密度增高，上鼓室、鼓窦入口或鼓窦区连续性骨质吸收破坏，边缘光滑硬化。CT：中耳鼓室类圆形软组织密度影，边缘清晰，周围骨质硬化。听小骨破坏，鼓窦入口增大，鼓膜上隐窝扩大，盾板破坏。乳突窦扩大，可累及半规管及面神经管；鼓室盖破坏，可累及颅内；乙状窦、颈静脉壁骨质破坏，引起血栓性静脉炎。MRI：T1WI低或等混杂信号，T2WI高信号，增强后无强化。

2.试述表皮样囊肿的影像学特点。

表皮样囊肿称为胆脂瘤或珍珠瘤，是神经管闭合期间外胚层细胞移行异常所致的先天性良性肿瘤，好发于青壮年，分为硬膜内型（90%）及硬膜外型。硬膜内型又分脑内型和脑外型。脑内型见于脑实质及脑室，脑室以四脑室、侧脑室前角多见。脑外型常见于桥小脑角区，其次为鞍上池、颅中窝等，以匍行性生长为特征。CT：密度均匀，近似脑脊液密度，增强后无强化。含角蛋白多或出血，钙化时，呈等或高密度，周围有肉芽肿形成时，可有环形强化，T1WI绝大部分为均匀低信号。少数由于瘤体内含液态胆固醇或出血而呈高信号影。T2WI呈明显均匀高信号，伴有钙化、出血时信号复杂。DWI呈明显高信号，增强扫描无强化。有肉芽肿形成、大血管包绕、周围组织胶样变性及恶变时，可出现强化。

3.试述表皮样囊肿、皮样囊肿及蛛网膜囊肿的影像学特点及鉴别。

（1）表皮样囊肿：20～50岁多见，男略多于女，多见于桥小脑角区，常位于中线外侧，可发生于脑室内、脑实质内及颅骨板障内，有钻孔缝的生长特点，边缘光滑，包绕神经和血管，塑形性生长。CT脑脊液密度，T1WI多数为均匀低信号，T2WI呈高信号，DWI呈明显高信号，增强扫描无强化。

（2）皮样囊肿：20岁以下多见，无性别差异，好发于后颅窝，多位于中线，平扫CT表现为低密度圆形或椭圆形肿块，边缘锐利，无瘤周水肿，有较厚的囊壁，有时可见囊壁钙化，CT更低，约为-20～80HU，密度多不均匀，可出现皮毛窦。在MRI上，T1WI呈高信号，T2WI亦为高信号，但信号强度较低，增强扫描无强化，抑脂扫描可见高信号消失。

（3）蛛网膜囊肿：发生于蛛网膜下腔的任何位置，包括颅中窝、大脑凸面、四叠体池、鞍上池和脑室，好发于颞极前方，也可发生在椎管内，常位于胸段脊髓背侧。表现为边界光滑的薄壁囊腔，在所有序列上均与脑脊液信号一致，DWI扫描呈低信号，增强扫描无强化。

4.试述桥小脑角区常见肿瘤及其鉴别诊断。

桥小脑角区常见肿瘤有听神经鞘瘤、脑膜瘤和胆脂瘤。

1）听神经鞘瘤：肿瘤中心位于内听道口，可见内听道增宽或肿瘤与内听道相连，为圆形或椭圆形，CT平扫为低密度，常伴有囊变，偶见钙化或出血，瘤周轻至中度水肿，增强扫描呈明显不均匀强化。

2）脑膜瘤：CT平扫等或略高密度，常有钙化，沿岩骨及天幕以广基生长，增强扫描可出现典型的脑膜尾征，邻近骨质多为增生改变，内听道无骨质破坏，肿瘤广基的中心不在内听道的口部。

3）胆脂瘤：上鼓室、乳突窦入口及乳突窦内软组织密度肿块影，并骨质破坏，乳突窦入口、鼓室腔扩大，边缘光滑并有骨质增生硬化，增强扫描无强化。

## 十一、鼻与鼻窦病变

1. 试述人体有几对鼻窦及其分组。

人体共有四对，围绕鼻腔，藏于颅骨内的含气囊腔，依其所在颅骨而命名，分别称为上颌窦、筛窦、额窦、蝶窦。临床上，按照鼻窦的解剖位置和开口的位置，可将鼻窦分为两组：开口于中鼻道的称为前组鼻窦，包括上颌窦、前组筛窦和额窦；开口于上鼻道的称为后组鼻窦，包括后组筛窦和蝶窦。

2. 简述真菌性鼻窦炎的典型CT表现。

CT扫描显示鼻窦内软组织密度影，可呈不规则息肉状，病变密度中等偏高，窦腔中央可残留空气影，一般无积液和气液平面；上颌窦最常见、额窦罕见软组织亦可充满窦腔，注入对比剂后可增强。增生的软组织内可见散在斑片状或沙粒状高密度的钙化区，为坏死区域铁和钙结合沉积所致，此为真菌性鼻窦炎典型的特点。窦壁骨质增生、肥厚。分为四型：真菌球、变应性真菌性鼻窦炎、急性暴发性真菌性鼻窦炎、慢性侵袭性真菌性鼻窦炎。

3. 鼻源性颅内并发症有哪些及其CT表现。

鼻源性颅内并发症包括：鼻腔和鼻窦借薄骨板或仅有黏膜与硬脑膜相邻，额窦黏膜的静脉与硬脑膜和蛛网膜静脉相沟通，额骨板障静脉汇入上矢状窦，蝶骨板障静脉汇入海绵窦。嗅神经鞘膜与硬脑膜相延续，鞘膜下间隙与硬脑膜下间隙存在潜在交通。骨颅的外伤、炎症极易侵入颅内，引起颅内并发症。由鼻窦引起的颅内并发症以额窦炎所致者最多见，其次为蝶窦、筛小房，上颌窦最少见。按发病感染的途径和程度可分为硬膜外脓肿、硬膜下脓肿、化脓性脑膜炎、海绵窦血栓性静脉炎及脑脓肿等，但硬脑膜和蛛网膜常合并存在。

CT表现：CT扫描可发现同侧鼻窦有炎症表现。硬膜外脓肿常继发于急性额窦炎和额骨骨髓炎，CT显示颅骨内板下有边界模糊的或尚清楚的梭形低密度影，可出现气液平面，较大的脓肿可引起颅内高压，压迫脑组织。硬膜下脓肿为硬脑膜下腔弥漫性或包裹性积脓，表现为近颅骨的新月形低密度影，常伴脑水肿。脑炎、脑脓肿初起时为不规则边界模糊的低密度区，或不均匀混杂密度区，后期才见边界清楚的低密度区。增强后CT均见边界清楚，厚度均匀的细强化带。脑膜炎由鼻窦炎引起者有时发病缓慢，表现为额叶脑表面密度增高，类似于增强扫描。海绵窦血栓性静脉炎则可显示海绵窦密度增高、增宽，增强后强化明显，因两侧海绵窦互相交通，晚期可累及对侧，伴有眼球突出、眼部软组织肿胀增厚。

4.上颌窦恶性肿瘤向周围是如何蔓延的。

上颌窦恶性肿瘤早期常局限于窦腔，无明显症状。以后逐渐发展占据整个窦腔，并向邻近蔓延。癌肿向上破坏上颌窦顶壁侵及眼眶眼球向上移位，突眼，鼻泪管受压溢泪。部分肿瘤还可浸润颅底，侵入颅内。向内经窦腔自然开口或破坏内侧壁侵及鼻腔，出现鼻出血、鼻塞、流涕、嗅觉减退。经窦腔内上角侵犯筛小房，经窦腔后壁侵及翼腭窝，经前壁侵及面颊软组织，经外侧壁侵及颞下区，经底壁侵及齿槽、硬腭，出现牙齿脱落、牙龈肿块、张口困难。

5.试述上颌窦恶性肿瘤的TNM分期。

T：

T1：肿瘤局限在窦内黏膜，无骨质侵蚀或破坏；

T2：肿瘤侵蚀窦壁，已破坏中鼻道和（或）硬腭，已侵蚀窦顶但未侵及眶内容或眼外肌；

T3：肿瘤已超过上颌窦腔，侵及颊部皮下，上颌窦后壁、眶底、前组筛小房；

T4肿瘤已侵及眶内容物和（或）后组筛小房或蝶窦、鼻咽部、软腭、翼腭窝或颞下区、颅底；

N：

N0：无区域淋巴结转移；

N1：同侧单个淋巴结转移≤3cm；

N2：同侧单个淋巴结转移3～6cm；或同侧多个淋巴结转移.最大径≤6cm；或双侧或对侧淋巴结转移，最大径≤6cm；

N3：淋巴结转移＞6cm；

M：

M0：无远处转移；

M1：有远处转移。

肿瘤临床分期

Ⅰ期：T1N0M0；

Ⅱ期：T2N0M0；

Ⅲ期：T1N1M0；T3N1M0；T3N0或N1M0；

Ⅳ期：T4N0或N1M0；任何T，N2或N3M0；任何T，任何N，M1。

# 十二、咽与喉疾病

1.简述咽的境界及分部。

咽部为消化道上端膨大的部分，上宽下窄，前后略扁，是鼻腔、口腔和喉部后方之空间，上自颅底，下自第6颈椎或环状软骨下缘。咽后壁全长约14cm。分别以腭帆游离缘与会厌上缘为界，分为鼻咽、口咽和喉咽三部分。

2.试述鼻咽癌按发展方向分为几型及各自侵犯特点。

鼻咽癌发展至中晚期时，按发展方向分为上行型、下行型及混合型。

（1）上行型局部损害严重，（脑神经侵犯型）常破坏颅底骨，有第Ⅲ－Ⅵ前组脑神经受累征象，但颈淋巴结转移较少见。

（2）下行型局部损害较轻，（颈部肿块型）常见颈淋巴结多处转移或形成巨大肿块，并易发生远处转移，一般无颅底骨破坏，可有Ⅸ～Ⅻ后组脑神经受损症状。

（3）混合型兼有上行型和下行型特点。

3. 简述鼻咽癌的TNM分期。

T：

T0：原发肿瘤部分不明显。

T1：肿瘤局限于鼻咽，或蔓延至口咽和（或）鼻腔，但未侵及咽旁组织。

T2：肿瘤蔓延至咽旁组织。

T3：累及颅底骨性结构和（或）鼻窦。

T4：蔓延到颅内和（或）累及颅神经、颞下窝、下咽、眶或咀嚼肌间隙。咽旁：肿瘤向后浸润超过颅咽底筋膜。

N：

N0：无局部巴结转移。

N1：同侧单个淋巴结转移，最大径≤3cm。

N2：同侧单个淋巴结转移3～6cm；或同侧多个淋巴结转移，最大径≤6cm；或双侧或对侧淋巴结转移，最大径≤6cm。

N3：淋巴结转移，最大径>6cm；以环状软骨下缘为界，分为上颈部（U）和下颈部（L），中线淋巴结视为同侧淋巴结。

MX：远处转移不能评价。

M0：无远处转移。

M1：有远处转移。

鼻咽癌临床分期

I期：T1N0M0；

Ⅱ期：T2N0M0；

Ⅲ期：T3N0M0，T1-3N1M0；

Ⅳ期：T4aN0～2M0、T1～3N2M0；N3或T4b，M0，任何T；M1。

4. 喉癌的分型及其临床表现。

喉癌分为声门上型、声门型及声门下型，声门型最常见。

（1）声门上型喉癌早期表现为喉部不适或异物感，后期痰中带血，咽痛。

（2）声门型主要症状为声音嘶哑。

（3）声门下型多无症状。

5. 声门上型喉癌的CT表现。

指发生于会厌顶部至喉室的肿瘤，早期显示局部不规则增厚，较大者可呈肿块突出喉腔，可向杓状会厌襞及会厌前间隙蔓延，肿瘤内很少有钙化，可有坏死。增强为轻中度强化。会厌下部肿瘤可水平向蔓延至双侧室带、喉室，并黏膜下侵犯喉旁间隙正常脂肪密度被软组织密度取代。会厌癌很少直接侵犯甲状舌骨膜及舌骨，而有一大半经会厌前间隙侵犯上述组织，淋巴结转移多见，常伴有同侧或双侧淋巴结转移，转移淋巴结边缘强化。原发于室带、喉室和杓状会厌襞的肿瘤症状隐匿。其中原发于杓状会厌襞者可见杓状会厌襞不规则增厚，同侧梨状窝狭窄。

6.声门下型喉癌的CT表现。

临床上极少见，常见为声门区的肿瘤向下蔓延。早期为声门下区环状软骨黏膜增厚或出现软组织肿物，边缘不规则，有强化表现，一般累及一侧，但少数进展期亦可累及双侧，晚期可致喉腔狭窄、软骨破坏，肿瘤向前经环甲膜或破坏环状软骨侵及颈前皮下，向后经环气管间隙侵及食管。

## 十三、涎腺疾病

1.涎腺的构成。

涎腺由三对大的腺体，即腮腺、下颌下腺、舌下腺及许多小型腺体如舌腺、唇腺、颊腺、腭腺、磨牙后腺等组成。

2.腮腺的位置及分部。

腮腺位于外耳道前下方，上平颧弓，下至下颌角，后达乳突前缘，前外界为下颌支内面后份和翼内肌后缘，深达茎突和咽侧壁，大体呈楔形。以面神经为界分为浅部和深部，浅部呈三角形或者不规则形，位于外耳道的前下方，覆盖于咬肌后份的浅面；深部则位于下颌后窝内和下颌支的深面。

3.涎腺最常见的良性肿瘤及其CT特点。

（1）良性混合瘤：又称多形性腺瘤，易发于腮腺浅叶、颌下腺，青壮年好发，女性多见。肿块生长缓慢，有包膜，常见钙化，可囊变，多位于周边，组织成分呈多样性。CT表现为圆形或卵圆形等密度稍高的肿块影，边缘光整，与正常腺体组织分界清楚，可呈分叶状，渐进性均匀强化，肿瘤较大时可压迫、推移邻近软组织，具有浸润包膜和容易复发的倾向，有潜在恶变倾向。周边强化伴中心坏死，提示恶变可能。

（2）囊腺淋巴瘤：可单侧或双侧发病，男性明显多于女性，45～75岁易发，有吸烟史以淋巴样间质为主，可伴有炎症。好发于腮腺浅叶后下极，肿块有消长史。周边多发的低密度病灶有助于鉴别诊断。

（3）血管瘤：好发于婴幼儿，随年龄增长可自行消退，静脉石为特征性征象。

（4）脂肪瘤：成人常见，CT检查示脂肪密度即可确诊，CT检查敏感度几乎为100%。

4.简述涎腺最常见的恶性肿瘤及其CT特点。

（1）腺样囊性癌：来源于小导管的一类特殊腺癌，是下颌下腺、舌下腺最常见的恶性肿瘤，浸润，缓慢生长，疼痛明显，生长情况与疼痛不匹配，可有远处转移。侵袭性强，易血道播散，沿神经扩展，中度恶性。CT示环状强化，造影检查可见导管扭曲、紊乱，对比剂外溢等征象。

（2）黏液表皮样癌：腮腺最常见，40～50岁易发，女性多于男性，恶性程度不一，临床类似混合瘤，密度不均匀肿块，可见液化、坏死、钙化、浸润生长，边界可清晰，不均匀强化，为与炎症的鉴别点之一，颈部淋巴结转移。

（3）腺癌：发病率低，高度恶性，局部复发率高，肿瘤质硬，与皮肤粘连固定，侵犯邻近肌肉，晚期淋巴转移和远处转移，影像学检查应注意病变累及范围。

（4）恶型混合瘤：良、恶性成分并存，恶性成分可原发或混合瘤恶变，以后者常见。50岁左右男性多见。出现生长迅速，面瘫等情况高度提示恶变可能。

5. 简述什么是Warthin瘤。

Warthin也称乳头状淋巴囊腺瘤。Warthin瘤是仅次于多行性腺瘤而居第2位的腮腺良性肿瘤，无痛、活动的肿块。中老年男性多见，多有长期吸烟及消长史。好发于腮腺浅叶、后下极，常为类圆形，边界光整。多发或单发，密度或信号不均，瘤内有大小不等囊腔，裂隙样囊变有特征性。少数为实性，增强扫描实性部分明显强化，快进快出。部分肿瘤可见清晰的包绕血管或"贴边血管征"。

# 第二节　神经系统及头颈部影像自测试题

**一、以下每一道题下面有A、B、C、D、E五个备选答案，请从中选择一个最佳答案。**

**A1型题**

1. 下列疾病不属于脱髓鞘病变的是 （　　　）
   A. 急性播散性脑脊髓炎　　　　　　B. 肾上腺脑白质营养不良
   C. 进行性多灶性脑白质病　　　　　D. 桥脑中央髓鞘溶解
   E. 多发性硬化

2. 颅内肿瘤的X线检查方法目前最常用的是（　　　）
   A. 全景摄影　　　　B. 头颅平片　　　　C. 造影检查
   D. CT扫描　　　　　E. 体层摄影

3. 涎腺最常见的良性肿瘤是（　　　）
   A. 淋巴管瘤　　　　B. 脂肪瘤　　　　　C. 囊腺淋巴瘤
   D. 血管瘤　　　　　E. 良性混合瘤

4. 头颅平片为诊断颅骨损伤的有效方法，脑外伤患者摄颅平片，枕部着力伤应加摄（　　　）
   A. 侧位片　　　　　B. 汤氏位片　　　　C. 水平侧位片
   D. 眼眶位片　　　　E. 颅底位片

5. 多发性硬化最常见的脑内部位是（　　　）
   A. 小脑白质　　　　B. 脑干　　　　　　C. 侧脑室周围白质

D. 视交叉及视神经　　　　E. 基底节

6. 脑梗死好发于（　　　　）

   A. 椎动脉供血区　　　　B. 基底动脉供血区　　　　C. 大脑前动脉供血区

   D. 大脑中动脉供血区　　E. 大脑后动脉供血区

7. 腮腺最常见的恶性肿瘤是（　　　　）

   A. 腺癌　　　　　　　　B. 腺样囊性癌　　　　　C. 恶性混合瘤

   D. 淋巴瘤　　　　　　　E. 黏液表皮样癌

8. 最有利于脑外肿瘤定位的CT征象是（　　　　）

   A. 脑皮层受压内移　　　B. 中线移位　　　　　　C. 边界不清楚

   D. 颅骨变薄　　　　　　E. 肿瘤明显强化

9. 多发性硬化的MRI典型表现是（　　　　）

   A. T2像可见脑室后角片状高信号硬化斑

   B. T2像可见脑室前角片状高信号硬化斑

   C. 侧脑室周围白质多数T1低信号、T2高信号的类圆形或融合性斑块

   D. T2像可见丘脑高信号硬化斑

   E. T2像可见皮质散在的高信号硬化斑

10. 硬脑膜动静脉瘘是（　　　　）

   A. 硬脑膜性疾病　　　　B. 动脉性疾病　　　　　C. 静脉性疾病

   D. 遗传性疾病　　　　　E. 与外伤无关的疾病

11. 腮腺脓肿的CT特征性表现是（　　　　）

   A. 弥漫性腮腺肿大，仍维持腮腺外形

   B. 腮腺内软组织密度影，其内见气液平面

   C. 边缘模糊的高密度影

   D. 增强CT扫描，肿块有强化

   E. 边界清楚的圆形肿块

12. CT平扫时，正常脑灰质的CT值为（　　　　）

   A. 0 ~ 10HU　　　　　　B. 10 ~ 20HU　　　　　C. 50 ~ 70HU

   D. 25 ~ 32HU　　　　　E. 30 ~ 40HU

13. 甲状旁腺功能低下的钙化不分布在（　　　　）

   A. 基底池　　　　　　　B. 脑白质　　　　　　　C.尾状核

   D. 脑室旁　　　　　　　E. 豆状核

14. 蛛网膜下腔出血的最佳CT扫描时间是（　　　　）

   A. 第1周　　　　　　　B. 1 ~ 10天　　　　　　C. 3 ~ 5天

   D. 1 ~ 3天　　　　　　E. 1 ~ 5天

15. 肾上腺脑白质营养不良累及脑白质的顺序是（　　　　）

   A. 从前向后　　　　　　B. 从后向前　　　　　　C. 从中心向四周

   D. 从周边向中央　　　　E. 从背侧到腹侧

16. 腔隙性脑梗死最常发生的部位是（　　）

    A. 半卵圆中心　　　　B. 背侧丘脑　　　　　C. 脑干

    D. 小脑半球　　　　　E. 基底节区

17. 急性硬膜下血肿描述错误的是（　　）

    A. 有占位效应　　　　B. 外伤3天内发生的血肿C. 有灶周水肿

    D. 有新月形高密度影　E. 可跨越颅缝

18. 在CT图像上，颌后静脉是以下哪些结构分界的解剖标志（　　）

    A. 腮腺与腺样体　　　B. 腮腺深叶与浅叶　　　C. 腮腺与颚扁桃体

    D. 颌下腺与颚扁桃体　E. 腮腺与颌下腺

19. 脑梗死后模糊效应常见于（　　）

    A. 第2～3周　　　　　B. 第1周　　　　　　C. 第2周

    D. 第3～4周　　　　　E. 第4周

20. 对于椎管内肿瘤，为明确病变的部位及其性质，最佳检查方法是（　　）

    A. MRI　　　　　　　B. X线平片　　　　　C. MRI及增强

    D. 脊髓造影　　　　　E. CT

21. 年轻患者自发性颅内血肿首先应怀疑（　　）

    A. 颅内动脉瘤　　　　B. 动静脉瘘　　　　　C. 颅内动静脉畸形

    D. 高血压脑出血　　　E. 血液系统疾病

22. 在CT图像上腮腺深浅部的分界为（　　）

    A. 颈外动脉　　　　　B. 面神经及其分支　　　C. 颈外静脉

    D. 颈内静脉　　　　　E. 颈内动脉

23. 颅底凹陷症患者X线平片显示枢椎齿状突超过腭枕线（　　）

    A. 1.0mm　　　　　　B. 1.5mm　　　　　　C. 2.5mm

    D. 2.0mm　　　　　　E. 3.0mm

24. 脊髓外硬膜下肿瘤最常见的为（　　）

    A. 神经鞘瘤和脊膜瘤　B. 胶质瘤和髓母细胞瘤C. 淋巴瘤和白血病

    D. 囊肿和血管瘤　　　E. 各种转移

25. 不是硬膜外血肿的特点是（　　）

    A. 常有骨折　　　　　B. 可跨越颅缝　　　　C. 呈梭形

    D. 中线结构移位较轻　E. 内缘光滑锐利

26. 关于正常腮腺CT平扫表现的描述，错误的是（　　）

    A. 腺体萎缩时密度增高　　　　　B. 密度低于肌肉

    C. 密度与腺体内的脂肪含量有关　D. 密度高于脂肪

    E. 密度低于颌下腺

27. 单侧后颅窝扩大，可见于（　　）

    A. 神经纤维瘤病　　　B. 硬膜下水瘤　　　　C. Dandy-Walker综合征

    D. 脑膜瘤　　　　　　E. 综合征颞角脑积水

28. 多形性胶质母细胞瘤影像学表现是（ ）
    A. 肿瘤水肿和占位效应明显，一般不累及胼胝体
    B. CT表现为边界不清的混杂密度影，出血、坏死、钙化多见
    C. 病变好发部位依次为基底节、额颞叶、顶叶和枕叶，小脑极为少见
    D. 增强扫描肿瘤明显不均匀强化，典型病例表现为"花环"样强化
    E. MRS提示无NAA峰，Cho升高明显，MI峰较低级别星形细胞瘤低

29. CT示咽旁间隙向外移位，提示占位性病变来源于（ ）
    A. 颌下腺              B. 颈深淋巴结              C. 腺样体
    D. 腮腺              E. 鼻咽

30. 脑裂畸形与哪种疾病的病因病理一致（ ）
    A. 蛛网膜囊肿          B. 脑穿通畸形          C. Dandy-Walker综合征
    D. 灰质异位          E. 胼胝体发育不良

31. 下列关于髓外硬膜内肿瘤叙述正确的是（ ）
    A. 阻塞面呈杯口状，患侧蛛网膜下腔变窄，脊髓受压向对侧移位
    B. 阻塞面呈杯口状，患侧蛛网膜下腔增宽，脊髓受压向对侧移位
    C. 脊髓梭形膨大，对比剂分流，蛛网膜下腔对称性变窄
    D. 阻塞面呈梳齿状，患侧蛛网膜下腔受压增宽，脊髓向对侧移位较轻
    E. 阻塞面呈梳齿状，患侧蛛网膜下腔受压变窄，脊髓向对侧移位较轻

32. 神经纤维瘤病Ⅱ型的主要表现是（ ）
    A. 视神经纤维瘤      B. 多发性脊柱神经鞘瘤 C. 多发性脑膜瘤
    D. 双侧三叉神经纤维瘤 E. 双侧听神经瘤

33. 喉癌中哪种类型最多见（ ）
    A. 声门旁型              B. 喉部继发癌              C. 声门型
    D. 声门上型              E. 声门下型

34. 颅面血管瘤主要临床症状或CT特点是（ ）
    A. 面部血管痣、癫痫、大脑表浅部曲线样钙化
    B. 面部血管痣、头痛、大脑表浅部曲线样钙化
    C. 面部血管痣、癫痫、大脑深部钙化
    D. 面部血管痣、癫痫、基底节钙化
    E. 面部血管痣、癫痫、脑萎缩

35. 儿童第四脑室内"塑形"或"钻孔"样生长的占位性病变，首先考虑（ ）
    A. 淋巴瘤              B. 脉络丛乳头状瘤              C. 表皮样囊肿
    D. 室管膜瘤          E. 生殖细胞瘤

36. 髓外硬膜下肿瘤X线脊髓造影表现，描述正确的是（ ）
    A. 部分阻塞时，造影剂呈对称分流      B. 梗阻面呈梳状或锯齿状突然中断
    C. 阻塞层面呈杯口状压迹              D. 脊髓移位不明显
    E. 多为部分性梗阻

37. 髓母细胞瘤与室管膜瘤影像鉴别点为（　　　）

    A. 前者瘤体前方可见脑脊液环绕　　　　B. 后者老年人多见

    C. 前者出血、囊变常见　　　　　　　　D. 前者钙化多见

    E. 后者增强更明显更均质

38. 喉癌的好发部位为（　　　）

    A. 杓状软骨　　　　　　B. 真声带　　　　　　C. 杓会厌襞

    D. 喉室　　　　　　　　E. 声门下区

39. 关于Dandy-Walker综合征，下列说法错误的是（　　　）

    A. 后颅凹容积增大，窦汇及天幕上抬，并有不同程度的脑积水

    B. 小脑半球受压，向外侧移位，脑干前移动，枕骨变薄

    C. 后颅窝巨大囊肿并第四脑室呈宽口交通

    D. 第四脑室极度扩张并向后延伸

    E. 一侧小脑半球缺如

40. 下面有关翼腭窝的描述，错误的是（　　　）

    A. 向外经翼上颌裂通颞下窝　　　　　　B. 向后经圆孔入海绵窦、中颅窝

    C. 向上经眶上裂通眼眶　　　　　　　　D. 向前经眶下裂通眼眶

    E. 向内经蝶腭孔通鼻腔

41. CT示颅底中线占位性病变，斜坡及鞍背骨质破坏，瘤体密度不均，可见钙化和（或）骨质成分，应考虑（　　　）

    A. 髓母细胞瘤　　　　B. 颅咽管瘤　　　　　C. 垂体瘤

    D. 脊索瘤　　　　　　E. 脑膜瘤

42. 早期声带癌CT可表现为（　　　）

    A. 杓状软骨移位　　　B. 喉软骨破坏　　　　C. 正常

    D. 声带固定于内收位　E. 钙化性斑块

43. 结节性硬化常伴有的脑瘤是（　　　）

    A. 室管膜下巨细胞星形细胞瘤　　　　　B. 毛细胞型星形细胞瘤

    C. 中枢神经细胞瘤　　　　　　　　　　D. 血管网状细胞瘤

    E. 室管膜下瘤

44. 患者，女，50岁，因渐进性上肢活动障碍伴麻木3个月余。CT平扫及CTM检查，片中示C1～C2水平髓外硬膜下占位病变，呈软组织密度，病变向右侧椎间孔延伸。最可能的诊断为（　　　）

    A. 室管膜瘤　　　　　B. 脊膜瘤　　　　　　C. 神经鞘瘤

    D. 血管网状细胞瘤　　E. 星形细胞瘤

45. 关于海绵状血管瘤和脑膜瘤的鉴别点，下列说法错误的是（　　　）

    A. 脑膜瘤占位效应轻，海绵状血管瘤占位效应明显

    B. 脑膜瘤多明显强化，海绵状血管瘤强化方式差别很大，一般很少均质明显强化

C. 脑膜瘤可有邻近骨质反应，海绵状血管瘤不存在

D. 脑膜瘤发生在脑外，海绵状血管瘤脑内外都可发生

E. 以上都对

46. 声带癌侵犯声门以下的标准是肿瘤向下超过声带突（　　　）

    A. 5mm　　　　　　　B. 3mm　　　　　　C. 6mm

    D. 2mm　　　　　　　E. 4mm

47. 垂体瘤不易（　　　）

    A. 出血　　　　　B. 沿脑脊液种植　　　　C. 压迫视交叉

    D. 使垂体柄偏移　　E. 侵犯海绵窦

48. 脊髓空洞症的好发部位是（　　　）

    A. 腰髓　　　　　B. 延髓　　　　　C. 中、下胸髓

    D. 下颈、上胸髓　E. 高颈髓

49. 下列是脑膜瘤的典型CT表现是（　　　）

    A. 骨质破坏　　　B. 明显瘤周水肿　　　C. 占位效应明显

    D. 钙化、囊变坏死　E. 等密度，明显均匀强化

50. 眼眶内常见良性肿瘤中早期就引起视神经孔扩大的是（　　　）

    A. 血管瘤　　　　B. 视神经瘤　　　　C. 炎性假瘤

    D. 眶内脑膜瘤　　E. 泪腺肿瘤

51. 腮腺良性混合瘤的CT特点不正确的是（　　　）

    A. 不均匀强化　　　　　　B. 等密度或稍高密度肿块影

    C. 可呈分叶状　　　　　　D. 周边强化伴中心坏死提示恶变可能

    E. 肿瘤较大时可压迫、推移邻近软组织

52. 关于鼻咽部纤维血管瘤的表述不正确的是（　　　）

    A. 多见于50岁以上男性　　B. 相邻骨结构异常

    C. 为无包膜的血管性肿瘤　D. 起源于鼻咽顶或翼腭窝

    E. 增强CT扫描病变显著强化

53. 血管网状细胞瘤可合并（　　　）

    A. Chiari畸形　　　B. 神经纤维瘤病I型　　　C. von Hippel-Lindau综合征

    D. 神经纤维瘤病Ⅱ型　E. 结节性硬化

54. 下列有关眼眶内炎性假瘤，错误的是（　　　）

    A. 增强后轻中度强化　B. 可有眼球突出　　C. 一般为单侧

    D. 泪腺增大　　　　　E. 眼外肌增粗以肌腹为著

55. 鞍区动脉瘤与脑膜瘤的鉴别诊断要点不包括（　　　）

    A. 脑膜瘤增强后常有"脑膜尾征"，动脉瘤增强后呈"靶征"

    B. 脑膜瘤占位效应明显，动脉瘤一般占位效应较轻

    C. 脑膜瘤多明显均质强化，动脉瘤常与血管同步明显强化

    D. 脑膜瘤常有块状钙化，动脉瘤表现为点状钙化

    E. 脑膜瘤多有邻近骨质反应，动脉瘤不存在

56. 内耳道狭窄是指宽度小于（ ）

  A. 3mm      B. 5mm      C. 6mm

  D. 4mm      E. 2mm

57. 颞骨外伤骨折类型多见（ ）

  A. 凹陷型      B. 粉碎型      C. 穿通型

  D. 横行骨折     E. 纵行骨折

58. 鼻咽癌患者出现同侧咀嚼肌群萎缩，提示肿瘤（ ）

  A. 经棘孔侵入中颅窝      B. 向外侵犯咀嚼肌

  C. 经卵圆孔侵入中颅窝     D. 经圆孔侵入中颅窝

  E. 经破裂孔侵入中颅窝

59. 颅脑外伤骨折涉及气窦时，可出现气窦积液，最常见于（ ）

  A. 上颌窦      B. 额窦      C. 后组筛窦

  D. 蝶窦       E. 前组筛窦

60. 内耳畸形不包括（ ）

  A. 内耳道畸形     B. 半规管发育不良    C. 听骨链畸形

  D. 耳蜗畸形      E. 前庭畸形

61. 下列哪项不是脱髓鞘疾病常见的病理改变（ ）

  A. 小静脉周围炎性细胞浸润     B. 神经细胞相对完整

  C. 神经轴索严重坏死      D. 病变分布于中枢神经系统白质

  E. 神经纤维髓鞘破坏

62. 急性硬膜下血肿描述，下列哪项是错误的（ ）

  A. 可超越颅缝     B. 有灶周水肿    C. 有占位效应

  D. 新月形高密度影    E. 外伤3天内发生的血肿

63. 慢性化脓性鼻窦炎的主要特点为（ ）

  A. 鼻腔内鼻甲增厚    B. 窦腔骨壁的硬化增厚   C. 窦腔狭窄

  D. 窦腔闭塞      E. 鼻道狭窄

64. 肾上腺性营养不良性脑白质病的发生部位不包括（ ）

  A. 顶叶       B. 枕叶      C. 侧脑室前后角旁脑白质

  D. 颞叶       E. 额叶

65. 不是硬膜外血肿特点的是（ ）

  A. 可越过颅缝     B. 常有骨折     C. 内缘光滑锐利

  D. 呈梭形      E. 中线结构移位较轻

66. 对上颌窦癌最有价值的CT征象是（ ）

  A. 鼻窦密度高伴同侧鼻腔密度高    B. 鼻窦密度高伴气液平面

  C. 鼻窦密度高伴骨质增生     D. 鼻窦密度高伴骨质膨胀

  E. 鼻窦密度高伴骨质破坏

67. 亚急性硬膜下血肿在外伤后多长时间出现（ ）

A. 1 ~ 2周 B. 4天 ~ 3周 C. 5天 ~ 3周

D. 5 ~ 10天 E. 1 ~ 3周

68. 慢性化脓性鼻窦炎最易发生于（　　）

　　A. 蝶窦 B. 额窦 C. 前组筛窦

　　D. 上颌窦 E. 后组筛窦

69. 下列等密度硬膜下血肿征象中错误的是（　　）

　　A. 白质挤压征 B. 单侧脑沟、脑裂变窄，甚至消失

　　C. 额板下出现梭形影 D. 脑室受压变形，中线结构移位

　　E. 增强扫描血肿无增强

70. 脑脓肿壁短T2低信号最可能是（　　）

　　A. 胶原结构 B. 钙化 C. 含铁血黄素沉着

　　D. 铁沉积 E. 血管影

71. 对冲性脑损伤最常发生的部位是（　　）

　　A. 脑干 B. 小脑 C. 枕叶

　　D. 顶叶 E. 额叶、颞叶

72. 鼻腔和鼻窦息肉最常见的类型是（　　）

　　A. 水肿型 B. 坏死型 C. 混合型

　　D. 纤维型 E. 血管型

73. 脑囊虫病分型不包括（　　）

　　A. 脑室型 B. 脑膜型 C. 脑实质型

　　D. 脑炎型 E. 混合型

74. 结核性脑膜炎的CT表现不包括（　　）

　　A. 后期可伴有脑积水 B. 脑沟及脑池内呈高密度改变

　　C. 脑组织呈脑回样强化 D. 增强扫描脑沟及脑池结节状强化

　　E. 脑沟及脑池内可见钙化

75. 脑脓肿壁形成早期，CT表现为（　　）

　　A. 无水肿 B. 均匀环形增强 C. 水肿最明显

　　D. 不均匀环形增强 E. 结节样增强

76. 患者，女，27岁，双侧突眼7个月，CT示双侧下直肌和内直肌呈梭形增大，增强扫描明显强化，眼环正常，眼球突出1.0cm，最可能的诊断为（　　）

　　A. 横纹肌瘤 B. 血管性病变 C. 海绵状血管瘤

　　D. 炎性假瘤 E. 眼型Graves病

77. 下列描述不符合化脓性脑膜炎的CT表现的是（　　）

　　A. 增强后脑膜强化 B. 硬膜下水瘤

　　C. 基底池密度增高 D. 脑实质内片状低密度区

　　E. 脑积水

78. 患儿，男，13岁，左眼突出伴视力下降2个月。CT示左侧视神经柱形增粗，有

轻度强化，左侧视神经孔扩大，视交叉左侧亦增粗、强化，诊断为（　　　）

    A. 视神经胶质瘤　　　　　　B. 炎性假瘤　　　　　　　　C. 视神经血管瘤

    D. 视神经脑膜瘤　　　　　　E. 视神经母细胞瘤

79. 哪项叙述不符合早期脑结核瘤的CT表现（　　　）

    A. 病灶不强化　　　　　　　　　　　　B. 平扫不易显示病灶本身

    C. 病灶周围水肿　　　　　　　　　　　D. 病灶形态不规则

    E. 多位于幕上

80. 下列关于视网膜母细胞瘤的描述错误的是（　　　）

    A. 肿瘤可经视神经管侵入颅内　　　　B. 肿块内出血坏死常见，钙化少见

    C. 本病绝大多数见于三岁以下儿童　　D. 白瞳症是其常见症状

    E. CT表现为眼球内不规则实性肿块

81. 下列描述错误的是（　　　）

    A. 脑囊虫头节总是显示清楚　　　　　B. 药物治疗后的脑囊虫会缩小

    C. 脑囊虫破裂会出现化学性脑膜炎　　D. 脑囊虫可发生在四脑室内

    E. 脑囊虫退变死亡会产生脑水肿

82. 眼球脉络膜黑色素瘤首选以下哪一种检查（　　　）

    A. 眼眶平片　　　　　　　B. 眼底照相　　　　　　　C. CT

    D. B超　　　　　　　　　E. MRI

83. 关于鼻息肉的叙述，错误的是（　　　）

    A. 形态不规则，可累及后鼻孔及鼻咽腔

    B. 可伴邻近骨质破坏　　　　　　　C. 好发于筛窦和中鼻道内

    D. 呈略长T1和长T2信号　　　　　　E. MR信号多均匀

84. 视神经梭形肿块，典型病例可见"轨道征"，常见于（　　　）

    A. 视神经脑膜瘤　　　　B. 视神经胶质瘤　　　　C. 眶内炎性假瘤

    D. 视网膜母细胞瘤　　　E. 黑色素瘤

85. 患者，男，30岁，搏动性耳鸣，蓝色鼓膜，传导性耳聋2年。CT示鼓室内软组织肿物，拟诊为（　　　）

    A. 中耳乳突炎，听骨链破坏　　　　　B. 胆脂瘤，中耳炎

    C. 血管球瘤，颈内静脉裸露　　　　　D. 面神经瘤，听骨链破坏

    E. 胆脂瘤，听骨链破坏

86. 常规耳颞骨CT扫描用（　　　）

    A. 轴位，基底线为上眶耳线，层厚10～15mm

    B. 轴位，基底线为下眶耳线，层厚2～2.5mm

    C. 轴位，基底线为上眶耳线，层厚1～1.5mm

    D. 冠状位，层厚10～15mm

    E. 矢状位，层厚2～4.5mm

87. 眶内海绵状血管瘤最有特征性的CT表现是（　　　）

    A. 肿瘤位于眼肌圆锥内　　　　　　　B. 肿瘤增强明显

    C. 肿瘤增强早期呈不均匀增强　　　　D. 肿瘤内静脉石

    E. 肿瘤与眼球相邻

88. 下列有关中耳胆脂瘤不正确的说法是（　　　）

    A. 乳突窦口可有扩大

    B. CT为软组织密度时不支持胆脂瘤的诊断

    C. 听小骨破坏移位

    D. CT值可为脂肪密度

    E. CT显示为鼓室内占位

89. 以下病变增强扫描少见强化的是（　　　）

    A. 动脉瘤　　　　　　B. 脑膜瘤　　　　　　　C. 转移瘤

    D. 胶质母细胞瘤　　　E. 脑炎

90. 患者，女，20岁，右颈部包块一年，CT示右颈动脉鞘区有一2cm×3cm囊实性肿块，实性部分增强，诊断为（　　　）

    A. 神经鞘瘤　　　　　B. 腮腺囊肿　　　　　　C. 颈动脉球瘤

    D. 腮裂囊肿　　　　　E. 恶性淋巴瘤

91. 慢性化脓性中耳乳突炎可不出现骨质破坏的是（　　　）

    A. 胆脂瘤型　　　　　B. 骨疡型　　　　　　　C. 单纯型

    D. 肉芽肿型　　　　　E. 以上均不正确

二、以下提供若干组考题，每组考题共用在考题前列出的A、B、C、D、E五个备选答案。请从中选择一个与考题关系最密切的答案，每个备选答案可能被选择一次，多次或不被选择。

B型题

92～94题：

    患儿，男，12岁，头痛、呕吐2周，CT示第四脑室扩大，内有菜花样混杂密度，不均匀强化。

92. 该病最好发于（　　　）

    A. 右侧侧脑室　　　　B. 左侧侧脑室　　　　　C. 第三脑室

    D. 中脑导水管　　　　E. 第四脑室

93. 最可能的诊断是（　　　）

    A. 星形细胞瘤　　　　B. 脑膜瘤　　　　　　　C. 室管膜瘤

    D. 脉络丛乳头状瘤　　E. 髓母细胞瘤

94. 髓母细胞瘤与该病影像鉴别点为（　　　）

    A. 前者起源于小脑蚓部　　　　B. 前者瘤体后方可见脑脊液环绕

    C. 前者出血、囊变、钙化常见　　D. 后者老年人多见

    E. 后者增强更明显、更均质

95～97题：

A. 脑室内高密度，使脑室成铸型

B. DSA表现为一条或一组的供血动脉、一团畸形血管团、一条或一组早期显影的粗大引流静脉

C. 脑沟、脑裂、脑池内铸型高密度灶

95. 动静脉畸形的影像学表现（　　　）

96. 蛛网膜下腔出血的影像学表现（　　　）

97. 脑室内出血的影像学表现（　　　）

98～100题：

患者，女，30岁。搏动性突眼伴头痛半年。CT平扫表现为眼球突出，眼上、下静脉迂曲扩张，呈弯曲条状软组织密度影，位于视神经和上直肌之间；增强后眼上静脉明显强化。

98. 诊断该病的金标准是（　　　）

A. CTA                    B. CT                      C. MRA

D. MRI                    E. 血管造影

99. 最可能的诊断是（　　　）

A. 海绵状血管瘤              B. 眶内炎性假瘤

C. 颈内动脉海绵窦瘘          D. 视神经胶质瘤

E. 甲状腺性突眼（眼型Graves病）

100. 该病的CT表现不包括（　　　）

A. 视神经无改变              B. 突眼

C. 患侧海绵窦扩大            D. 眼外肌可增粗，密度增高

E. 眼上、下静脉迂曲扩张

101～103题：

患者，女，38岁。头痛、头晕、耳鸣2年，一侧肢体活动不利1年。CT平扫示：右侧中后颅窝卵圆形略高密度灶，边缘锐利，右侧岩骨尖骨质变薄；MRI示T1WI等信号，T2WI呈高信号；CT及MRI增强扫描呈均一强化。

101. 本病例最有可能的诊断为（　　　）

A. 三叉神经瘤              B. 脑膜瘤                  C. 胶质瘤

D. 脑脓肿                  E. 听神经瘤

102. 最需要与本病例进行鉴别的疾病是（　　　）

A. 脑脓肿              B. 脑淋巴瘤              C. 胶质瘤

D. 听神经瘤           E. 三叉神经瘤

103. 本病例最为可靠的MRI影像学征象为（　　　）

A. 靶征                    B. 灯泡征                  C. 脑膜尾征

D. 胡椒盐征               E. 牛眼征

104～106题：

患者，男，右耳流脓1年，鼓膜穿孔，CT示外耳道嵴骨消失，听小骨破坏，鼓室壁破坏，内有软组织密度影。

104. 最可能的诊断为（　　）

A. 胆脂瘤　　　　　　B. 血管球瘤　　　　　C. 面神经纤维瘤

D. 转移瘤　　　　　　E. 中耳癌

105. 该病最常见发病部位是（　　）

A. 外耳道　　　　　　B. 耳蜗　　　　　　　C. 下鼓室

D. 上鼓室　　　　　　E. 中鼓室

106. 关于该病的特征性表现，错误的是（　　）

A. 沿脑脊液间隙走行　　　B. 低密度　　　　　C. 无明显占位效应

D. 无瘤周水肿　　　　　　E. 明显强化

107～109题：

A. 块状钙化　　　　　B. 散在点状钙化　　　C. 索条样钙化

D. 爆米花样钙化　　　E. 蛋壳样钙化

107. 少突胶质细胞瘤的典型CT表现为（　　）

108. 颅咽管瘤的钙化呈（　　）

109. 室管膜瘤常见钙化（　　）

110～112题：

患者，女，35岁，鼻塞，流涕，鼻中带血，时有绿色胶样分泌物，抗生素治疗无效，关于真菌性上颌窦炎。

110. 真菌性上颌窦炎的CT特点是（　　）

A. 增生的软组织内见点片状沙粒状钙化

B. 局限于鼻窦黏膜

C. 增强后无强化

D. 可出现眼部和颅内侵犯症状

E. 多双侧发病

111. 最常见的致病菌为（　　）

A. 念珠菌　　　　　　B. 毛霉菌　　　　　　C. 鼻孢子菌

D. 曲霉菌　　　　　　E. 申克孢子丝菌

112. 若行CT检查，下列哪一项正确（　　）

A. 增强后无强化　　　　　　　　B. 无钙化

C. 窦腔内软组织密度影　　　　　D. 均以窦壁骨质破坏为特点

E. 有积液和气液平面

113～115题：

A. 新月形　　　　　　B. 梭形　　　　　　　C. 混杂密度斑片状

D. 弥漫性脑沟分布　　E. 脑室型

113. 蛛网膜下腔出血呈（　　　）

114. 硬膜下血肿呈（　　　）

115. 硬膜外血肿呈（　　　）

116～118题：

患者，男，58岁，右颈部肿块3个月，CT示右咽隐窝和耳咽管闭塞，局部有软组织密度肿块，颈部淋巴结肿大。

116. 需要与哪些病变鉴别（　　　）

　　A. 咽部脓肿　　　　　　　B. 椎体脓肿　　　　　　C. 喉癌

　　D. 鼻咽淋巴瘤　　　　　　E. 鼻咽纤维血管瘤

117. 该病最可能诊断为（　　　）

　　A. 结核　　　　　　　　　B. 鼻咽癌　　　　　　　C. 神经血管瘤

　　D. 腺样体增生　　　　　　E. 纤维血管瘤

118. 本病最好发生于哪些部位（　　　）

　　A. 咽喉　　　　　　　　　B. 鼻黏膜　　　　　　　C. 鼻咽腔顶壁

　　D. 侧壁、前壁和底壁　　　E. 椎前软组织

119～121题：

患者，男，47岁。发热，头痛呕吐1周，MRI检查如上图。

119. 最可能的诊断是（　　　）

　　A. 血吸虫性脑病　　　B. 胶质瘤　　　　　　　C. 脑脓肿

　　D. 未见明显异常　　　E. 脑转移瘤

120. 脑脓肿的感染途径中，下列哪项是不正确的（　　　）

　　A. 外伤、手术后直接感染　　　　　B. 临近感染向颅内蔓延

　　C. 隐源性感染　　　　　　　　　　D. 血源性感染

　　E. 淋巴道感染

121. 脑脓肿化脓期和包膜形成期的MRI征象，下列描述哪项错误（　　　）

　　A. 脓肿壁欠光滑，有多发小结节

　　B. T1WI脓肿和其周围水肿为低信号

　　C. 多房脓肿可形成壁结节假象

　　D. Gd–DTPA增强扫描，脓肿壁显著强化

　　E. 延迟扫描，增强环厚度向外进一步扩大

122～124题：

患者，女，48岁，右侧耳下肿胀伴轻度疼痛1月，表面皮肤肤色正常。

122. CT示右侧腮腺深叶增大，边缘模糊，有增强，病变内可见少量气体影，诊断为（ ）

    A. 腮腺良性增生     B. 腮腺脓肿     C. 腮腺恶性肿瘤

    D. 腮腺良性肿瘤     E. 腮腺转移瘤

123. 关于腮腺肿瘤，以下说法正确的是（ ）

    A. 腮腺可发生神经鞘瘤

    B. 良性多形性腺瘤多见

    C. 病变相邻筋膜平面或脂肪间隙移位、消失或延伸入其内是周围结构受侵征象

    D. 腮腺恶性肿瘤多位于深叶，形态不规则，边界常不清楚

    E. 以上都是

124. 腮腺肿块最常见的良性肿瘤是（ ）

    A. 腮腺淋巴瘤     B. 腮脂肪瘤     C. 腮腺混合瘤

    D. Warthin tumor（乳头状囊腺瘤）     E. 腮腺血管瘤

125～127题：

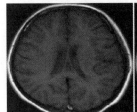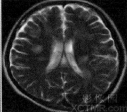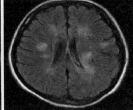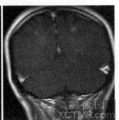

（来自影像园http://www.china-rodidogy.com/）

  T1WI        T2WI        T2WI压水        +C冠状

125. 上面图像上有哪一项特征性征象（ ）

    A. 虎眼征     B. 同心圆征     C. 胡椒征

    D. 直角脱髓鞘征     E. 蝶翼征

126. 根据上述MRI表现，最可能的诊断是（ ）

    A. 多灶性胶质瘤     B. 结节病     C. 多发性脑梗死

    D. 脑转移瘤     E. 多发性硬化

127. 关于此疾病，下列哪项说法是错误的（ ）

    A. 病灶无明显占位效应，双侧脑室无受压

    B. 病灶主要位于双侧脑室旁白质

    C. 病情缓解后不易复发

    D. 增强扫描急性期常有强化

    E. 可累计神经系统多个部位

三、多选题，以下每道题下面有A、B、C、D、E五个备选答案，请选择一个以上最佳答案。

X型题

128. 肾上腺脑白质营养不良MRI表现描述，下列正确的是（　　）

A. 病灶由后向前逐渐发展是本病的一个显著特点

B. 两侧侧脑室后角周围白质呈对称性大片状异常信号

C. 疾病晚期可见脑萎缩，以侧脑室后角周围最明显

D. 增强扫描病灶中间区呈花边状条带样强化

E. 该病难以与多发性硬化等脑白质病相鉴别

129. 自发性蛛网膜下腔出血的原因有（　　）

A. 高血压动脉硬化　　　B. 血液病　　　　　　C. 外伤

D. 血管畸形　　　　　　E. 动脉瘤

130. 关于泪腺混合瘤，下列说法正确的是（　　）

A. 肿瘤组织只起源于泪腺上皮组织的内层

B. 占泪腺上皮性肿瘤的50%　　　C. 瘤内不会见到软骨及骨化

D. 80%为良性，20%为恶性　　　　E. 泪腺肿瘤中最常见的一种

131. 关于胼胝体发育不全，以下哪些征象是其特征性MRI表现（　　）

A. 侧脑室后角及体部增宽　　　　B. 丘脑呈融合状态

C. 胼胝体缺如或部分缺如　　　　D. 第三脑室扩大移动

E. 侧脑室前脚呈"八"字形分离

132. 以下哪些属于鼻道窦口复合体的解剖变异（　　）

A. 鼻中隔偏曲　　　B. 中鼻甲气房　　　C. 钩突肥大

D. 中鼻甲反向　　　E. 眶下气房

133. 关于颅内肿瘤，下列属于神经上皮肿瘤的是（　　）

A. 脉络丛乳头状瘤　　　B. 星形细胞瘤　　　C. 脑膜瘤

D. 少突胶质细胞瘤　　　E. 室管膜瘤

134. 慢性化脓性涎腺炎表现包括（　　）

A. 密度减低　　　B. 腺体明显增大　　　C. 腺体周围结构层次模糊

D. 液平面提示脓肿　　　E. 边界模糊

135. 脑挫裂伤描述正确的是（　　）

A. 明显占位效应

B. 可伴有蛛网膜下腔出血

C. 可发生在白质或灰质，不能同时受累

D. 病变局部脑池沟变小、消失

E. 低密度水肿区出现斑片状高密度出血灶

136. 符合椎管内神经纤维瘤的MRI特征的是（　　）

A. 肿瘤中心易出现囊变区　　　　　B. 椎管内局灶性肿块

C. 增强扫描后病灶明显强化　　　　D. 肿瘤多呈哑铃型

E. 脊髓受压、变形、推移

137. 颅内结核瘤在CT扫描时有以下几种特点（　　　）

A. 病灶钙化　　　　B. 单发或多发结节　　　　C. 靶征

D. 环状强化的病灶　　E. 病灶周围有明显水肿

138. 关于鼻咽癌的T分期正确的有（　　　）

A. 肿瘤局限在鼻咽，肿瘤侵及口咽和（或）鼻腔，无咽旁受侵

B. T0原发肿瘤部分不明显

C. T3肿瘤侵及骨质（颅底、颈椎）和/或副鼻窦

D. T4肿瘤侵及颅内和/或颅神经、下咽、眼眶或广泛的软组织受侵（翼外肌以外的肌肉、腮腺）

E. T2肿瘤已侵及咽旁间隙（包括翼内肌、翼外肌、头长肌）

## 四、案例分析题

139. 患者，男，16岁，因反复鼻出血行鼻咽CT检查，示鼻咽顶后壁较大软组织肿块，向前进入鼻、筛窦和上颌窦。向外侧经扩大的翼上裂进入翼腭窝和颞窝，向上经蝶窦和破裂孔达海绵窦，邻近骨骼可见压迫性改变，增强明显强化。最可能的诊断为（　　　）

A. 鼻咽增殖体肥大

B. 鼻咽癌

C. 鼻咽恶性淋巴瘤

D. 鼻咽结核性脓肿

E. 鼻咽纤维血管瘤

140. 患者，男，45岁，头痛反复发作来就诊。DSA如上图所示，最有可能的诊断是（　　　）

A. Moyamoya病　　　　　B. 颅内动脉瘤　　　　　C. 蛛网膜下腔出血

D. 基底节区出血　　　　E. 脑动静脉畸形

141. 患者，男，13岁，体温38.5℃，右腮腺区肿痛，皮肤温度稍高，略红、压痛、软。CT示腮腺普遍增大，边缘模糊，密度增高，内有小气液面，诊断为（　　　）

A. 流行性病毒性腮腺炎　　　　B. 化脓性腮腺炎，脓肿形成

C. 囊肿　　　　　　　　　　　D. 恶性肿瘤

E. 混合瘤

142. 患儿，男，9岁，癫痫。CT示右顶叶表面有一裂隙，向内并延伸到侧脑体旁，侧脑室外侧可见一局限性突起与其相连。最有可能的诊断为（　　　）

A. 蛛网膜囊肿　　　B. 穿通畸形　　　　C. 空洞脑

D. 脑裂畸形　　　　E. 脑软化

143. 患者，男，56岁，右侧面部肿胀、麻木两月余，伴流涕。CT示右侧上颌窦内软组织密度影，后外侧壁骨质消失，诊断为（　　　）

    A. 上颌窦炎　　　　　B. 上颌窦癌　　　　　C. 上颌窦黏膜囊肿

    D. 上颌窦黏液囊肿　　E. 上颌窦血管瘤

144. 患儿，男，12岁。CT示松果体区肿瘤，肿瘤和侧脑室室管膜增强。诊断为（　　　）

    A. 室管膜瘤　　　　　B. 畸胎瘤　　　　　C. 生殖细胞瘤

    D. 松果体瘤　　　　　E. 星形细胞

145. 患者，男，30岁。癫痫3个月，喜食生肉，血清补体试验阳性，CT示左额叶有一1.0～1.5cm囊样低密度影，周围见脑水肿，增强后病灶呈环形强化，诊断为（　　　）

    A. 脑脓肿　　　　　　B. 胶质瘤　　　　　C. 脑内结核

    D. 胶质母细胞瘤　　　E. 脑囊虫

146. 患儿，女，14岁，车祸致头颅外伤3天，CT显示左侧额顶部新月状高密度影，密度不均匀，脑组织受压内移，占位效应显著。可能的诊断是（　　　）

    A. 硬膜外血肿　　　　B. 硬膜下血肿　　　　C. 脑挫裂伤

    D. 蛛网膜下腔出血　　E. 弥漫性轴索损伤

147. 患者，女，20岁，因右眼持续性疼痛伴眼球突出7天，甲基强的松龙治疗后有所好转。CT表现如下图，最可能的诊断为（　　　）

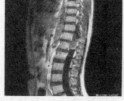

    A. 视神经胶质瘤　　　　　　B. 眶内海绵状血管瘤眼型

    C. Graves病　　　　　　　　D. 视网膜母细胞瘤

    E. 眶内炎性假瘤

148. 患者，女，23岁，两下肢感觉麻木，结合图像，最可能的诊断是（　　　）

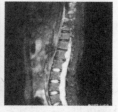

    T1WI　　　　　　　　　T2WI

    A. 神经鞘瘤　　　　　B. 胸髓积水　　　　　C. 椎管内脂肪瘤

    D. 胸髓血肿　　　　　E. 室管膜瘤

149. 患者，女，42岁，右侧听力下降，MRI检查如下图所示，最可能的诊断为
（　　）

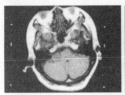 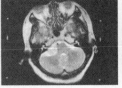 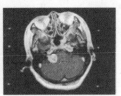

T1WI　　　　　　　　T2WI　　　　　　　T1WI+C

A. 三叉神经瘤　　　　B. 脑膜瘤　　　　　　C. 脑梗死
D. 听神经瘤　　　　　E. 表皮样囊肿

# 第三节　自测试题答案

A1型题

1.B 2.D 3.E 4.B 5.C 6.D 7.E 8.A 9.C 10.C 11.B 12.E 13.A
14.D 15.B 16.E 17.C 18.B 19.A 20.C 21.C 22.B 23.E 24.A 25.B
26.A 27.C 28.D 29.E 30.D 31.B 32.E 33.C 34.A 35.D 36.C 37.A
38.B 39.E 40.C 41.D 42.C 43.A 44.C 45.A 46.A 47.B 48.D 49.E
50.B 51.E 52.A 53.C 54.D 55.D 56.A 57.E 58.B 59.D 60.C 61.C
62.B 63.B 64.D 65.A 66.E 67.B 68.D 69.C 70.A 71.D 72.A 73.D
74.C 75.B 76.E 77.D 78.A 79.A 80.B 81.A 82.E 83.B 84.A 85.C
86.C 87.D 88.B 89.E 90.A 91.C

B型题

92.E 93.C 94.A 95.B 96.C 97.A 98.E 99.C 100.A 101.B 102.E
103.C 104.A 105.D 106.E 107.C 108.E 109.B 110.A 111.D 112.C
113.D 114.A 115.B 116.ADE 117.B 118.CD 119C 120.E 121.A
122.B 123.ABCDE 124.C 125.D 126.E 127.C

X型题

128. ABCD 129. ABDE 130. BDE 131. ACDE 132. BCDE 133. ABDE
134. BCE 135. ABDE 136. BCDE 137. ABCD 138. ABCDE

案例分析题

139.E 140.A 141.B 142.D 143.B 144.C 145.E 146.B 147.E 148.A
149. D

（谭长连　王敏　刘思雨　王天宇　资宇姮　毛珍妮）

# 第九章　胸部影像

## 第一节　胸部问答

### 一、肺基本病变

#### （一）肺部的基本病变有哪些

肺部的基本病变包括渗出性病变、增殖性病变、纤维性病变、钙化病变、结节与肿块、空洞与空腔。

#### （二）简述渗出性病变

1. 机体急性炎症反应，肺泡腔内气体被液体所取代，形成渗出性实变，渗出液可为浆液或血液。

2. 常见于各种炎症、肺结核、肺出血等。

3. 病变边缘模糊，形态各异，大小不一，近叶间裂时，叶间裂缘可边缘锐利。

4. 可见空气支气管征：炎性渗出常自肺野外周向肺门方向发展，当病变扩展至肺门附近时，可实变的密度增高影中显示含气支气管影。

5. 病变中心密度较高而均匀，边缘部分较淡，病变密度与渗出成分有关，纤维素渗出＞脓性渗出＞浆液渗出。

6. 病变变化快，肺炎多数于1~2周可吸收，肺结核病变周围渗出性病变可在4周左右有明显吸收。

#### （三）简述增殖性病变

1. 肺的慢性炎症形成的肉芽组织，病理特点以成纤维细胞、血管内皮细胞和组织细胞增生为主。

2. 常见于各种慢性肺炎、肺结核、矽肺等。

3. X线表现：一般不大，可形成结节、肿块、肺段与肺叶阴影，较局限，密度较高，边缘较清楚，无融合趋势，动态变化缓慢。

#### （四）简述纤维性病变

1. 肺部慢性炎症或增殖性病变在修复愈合过程中，纤维成分可逐渐代替细胞成分而形成瘢痕，称为纤维化病变，分为局限性纤维化与弥漫性纤维化。

2. 局限性纤维化：常见慢性炎症与肺结核，范围较小的可表现为索条状僵直高密度影，边界清晰，范围稍大的可形成结节、肿块、肺段与肺叶阴影，与增殖性病变鉴别困难。

3. 弥漫性纤维化：常见全身系统疾病、尘肺、慢性间质性肺炎等，常累及肺间质为主。主要表现为弥漫分布网状、线状及蜂窝状影，病灶内见多发颗粒状或小结节状影。

4.可继发支气管扩张。

### （五）简述钙化病变

1.钙化是肺部病灶内钙盐的沉积达到一定浓度和体积时的表现，一般发生在退行性变及坏死组织内。

2.影像表现为密度很高，边缘清晰，大小形态各异。多发病变常见于肺结核、矽肺、骨肉瘤肺内转移、肺泡微石症等。

3.肺结核及淋巴结结核钙化表现为单发或多发斑点状钙化；错构瘤表现为爆米花样钙化；周围型肺癌表现为偶发、颗粒状或斑片状钙化；矽肺表现为多发散在结节状及环状钙化；淋巴结钙化表现为蛋壳样钙化；骨肉瘤肺转移表现为多发散在结节状钙化；肺泡微石症表现为多发粟粒状及结节状钙化。

### （六）简述肿块与结节

1.结节和肿块纯粹以大小区分，肺结节是指直径小于3cm的肺内类圆形病灶，3cm及以上的病灶则称为肿块，两者具有相似的影像表现。

2.肿块与结节二者相似的影像学表现

（1）分叶征：是指肿块的轮廓并非纯粹的圆形或椭圆形，表面常呈凹凸不平的多个弧形，似多个结节融合而成，通常可分为深分叶和浅分叶，以分叶部分的弧度为标准：弦距与距长之比＞2/5为深分叶。深分叶对周围型肺癌诊断意义较大。

（2）结节征与空泡征：前者指病灶内呈多个圆形结节样改变，即由多个结节组成，见于早期肺癌，其病理基础是肺癌的多灶性起源，尚未融合；后者指病灶内1~2mm（或≤5mm）的点状透亮影，单个或多个，也主要见于早期肺癌，其病理基础主要是尚未被肿瘤破坏、替代的肺结构支架如肺泡、扩展扭曲的未闭细支气管等，部分是肿瘤坏死腔、含黏液的腺腔结构。这两个征象常共存。

（3）密度：密度是用以评价肺结节内部组织特性的重要参数之一。密度评价包括平扫密度和增强后密度变化，最少三个时间点，即增强前、增强后早期和延迟。

（4）支气管充气征：CT上连续层面显示长条或分支状与支气管相关或血管伴行的小透亮影定义为支气管充气征。

（5）结节—肺界面

1）边缘清楚，即结节轮廓与含气的肺实质对比分明，轮廓清晰可辨，可锐利或有毛刺。

2）光滑锐利，结节与肺实质之间清晰、截然，如笔画一样。

3）毛刺征，表现为自结节边缘向周围伸展的、放射状的、无分支的、直而有力的细短线条影，近结节端略粗；同义词有毛刷征，典型者也称放射冠；部分结节可见周围环绕的气肿带，晕轮状，衬托出明显的毛刺样改变；部分毛刺较长，也称长毛刺。

4）尖角征、桃尖征，通常数量较少，表现为较粗大而长的线条影，近端更粗大，呈明显的尖的突起状，其远端常可有长线条牵引，主要与棘状突起鉴别。

5）索条征，表现为粗长而不规则的线条影，常有分支。

6）模糊征，表现为结节轮廓欠清，边缘难以确定；肺窗上可见而纵隔窗上消失。

7）充血征，结节周边向周围伸展的、模糊的、软而无力的略弯曲线条影，可有分支。

（6）胸膜凹陷征：表现为规则线条影自结节牵拉胸膜，胸膜凹入形成典型喇叭口状，胸膜凹入处为液体，但连接于叶间裂时仅见叶间裂凹入而无液体积聚。CT上典型胸膜凹陷征表现为瘤灶与邻近胸壁间的三角形影或喇叭口样阴影，其尖端与线状影相切；不典型者可仅表现为线状影，水平裂和斜裂处可表现为曲线影。

### （七）简述空洞与空腔

1. 空洞病变　空洞为肺内病变组织发生坏死后经引流支气管排出后而形成的。影像上定义为大于相应支气管直径2倍且与上下层面支气管不连续的灶内透亮影，或大于5mm的圆形或类圆形空气样低密度影，有多种形态，包括薄壁/厚壁空洞、中央性/偏心性空洞、壁光整或不规则、有或无壁结节等。肿瘤空洞多为中央性厚壁空洞，壁不规则，可有壁结节。壁厚度≤4mm倾向于良性，≥15mm倾向于恶性。

2. 空腔病变　空腔是肺内生理腔隙的病理性扩大，肺大疱、肺囊肿及肺气囊等都属于空腔。

### （八）简述肺气肿

肺气肿是指终末细支气管远端（呼吸细支气管、肺泡管、肺泡囊和肺泡）的气道弹性减退，过度膨胀、充气和肺容积增大或同时伴有气道壁破坏的病理状态。按病因、病因性质和范围可分为弥漫性阻塞性肺气肿、局限阻塞性肺气肿、代偿性肺气肿和间质性肺气肿；其中以弥漫性肺气肿最常见，主要由慢性支气管炎、支气管哮喘、各种尘肺引起；而X线平片发现局限阻塞性肺气肿要排除早期肺癌。

### （九）简述弥漫性阻塞性肺气肿的影像学表现

弥漫性肺气肿X线平片表现：

1. 横膈低平，运动受限，可显示锯齿状附着点肋膈角钝平。

2. 肺透亮度增高、不均，局部出现肺大疱。

3. 肺血管纹理稀疏、纤细、变直。

4. 深吸气时肺体积变化明显减小。

5. 心影窄小，心尖离开膈肌。

6. 胸骨后间隙增大。

7. 肋骨变平，肋间隙增宽。

高分辨力CT可以显示肺小叶的结构及异常改变，对肺气肿的检出率很高，甚至在肺功能发生异常之前即可发现早期的肺气肿。

### （十）肺气肿病理解剖分型

肺气肿以病理解剖为基础可分为：

1. 小叶中心型肺气肿　病理特点为小叶中心部分呼吸细支气管及其壁上的肺泡

扩张，而小叶周围的肺泡无扩张，早期多见于肺上叶，高分辨力CT可见小叶中心部呈0.5～1cm的无壁透明区。病变进展透亮区可以增多，范围扩大，严重时与全小叶型肺气肿不易区分。

2. 全小叶型肺气肿 高分辨力CT可见病变累及整个肺小叶，在两肺形成较大范围的无壁低密度区，好发于中下叶，呈弥漫性分布，肺气肿区血管纹理明显减少，多合并肺大疱形成（肺泡壁破裂融合致含气腔隙大于10mm时可称肺大疱，无壁）。

3. 间隔旁肺气肿 病变累及小叶边缘部分，多在胸膜下，可沿胸膜、叶间裂及纵隔旁分布，表现为胸膜下的小气泡。常同时伴有较大的胸膜下肺大疱。

4. 瘢痕旁肺气肿 病变多发生在肺内慢性炎症、结核或尘肺纤维化病变的周围，表现为局限的低密度区或较小的肺大疱。

### （十一）简述肺不张X线征象

1. 直接征象 病变肺叶体积缩小且密度增高；叶间裂移位、向病变肺叶靠拢；不完全不张时可见病变肺叶内肺纹理聚拢。

2. 间接征象包括 肺门移位，向病变肺叶靠拢，患侧膈肌抬高，纵隔向患侧移位，邻近肺叶代偿性过度充气，无支气管充气征（仅见于阻塞性），患侧肋间隙变窄等。

### （十二）各肺叶不张的表现有哪些?

1. 右上叶肺不张 上叶体积缩小，肺门升高，右中下叶膨胀代偿，大多数中叶向上向外代偿。右下叶代偿至上叶的后方，偶可伸展至其内侧。如右中叶的顺应性良好，则右下叶决不会伸展至不张上叶的外侧。正确诊断右上叶完全不张的要点为：肺门上升，右肺门影变小，余右侧肺透亮度增高，其中肺血管稀少。CT表现为右肺上叶支气管层面以上可见缩小的肺叶呈右侧纵隔旁的三角形或窄带状阴影，尖端指向肺门，边缘清楚。

2. 左上叶肺不张 左上叶体积缩小，左下叶向上膨胀至其后方，常伸至肺尖区。另外，左下叶伸至上叶的外侧也常见，偶尔左下叶也可向内侧伸延。左肺空间的重新分布使左上叶部分不张的典型的X线表现为左侧肺尖区充气良好，这是由于左下叶过度膨胀所致。从锁骨向下，肺野呈不同形状大片面纱状密度增高，系不张的上叶重叠在下叶的前方所致，左肺门常模糊。舌段支气管起源于尖后和前段支气管开口附近，因此单独的舌叶不张相对少见。CT表现为在支气管隆突以上层面三角形软组织密度阴影，尖端指向肺门，边缘清楚。

3. 右中叶不张 完全不张时，其继发性X线征象如肺门下移、膈肌抬高及纵隔移位等均不明显。其肋面从胸壁回缩成极薄的薄片，其外侧的空间则被部分上叶及部分下叶所占据，正位胸片易漏诊；内下缘相对较厚，较易显示，且紧贴右心缘，并使其模糊不清，呈"剪影征"。但如重度不张时，右下叶向前膨胀，可使右心缘清晰，不出现"剪影征"。CT表现为中间支气管层面右心缘旁三角形软组织密度阴影，尖端指向外侧，边缘清楚。

4. 两下叶肺不张 下叶体积变小，以下肺韧带为枢纽向后向内移位。随不张程度增加则斜裂更加朝向外侧，终致在正位胸片上显影。因为下叶不张，下叶肺动脉不显影，致使肺门影变小，此种"小肺门征"可能是诊断下叶肺不张的重要指征。如下叶不张极为严重，下叶在纵隔旁明显变薄，正位片表现为椎旁心脏后方的楔形影，而侧位片通常不能显示。下叶不张的主要表现包括：正侧位胸部内侧后下方的三角形阴影；"小肺门征"；肺门影向下、内移位；上叶透亮度加大，纹理稀少；水平裂下移或后下移，斜裂向后下移；同侧膈肌稍上升，心脏稍向患侧移位。CT表现为脊柱旁三角形软组织密度阴影，尖端指向肺门，其前外缘锐利。

### （十三）球形肺不张及其影像表现有哪些？

球形肺不张，不常见的一种肺不张类型，常好发于肺下叶后部。诊断球形肺不张必须满足以下5个影像学表现：

1. 邻近胸膜必须有异常。

2. 致密影必须位于外周并与胸膜相接触。

3. 致密影必须呈圆形或椭圆形。

4. 受累肺叶必须有容积减少。

5. 指向致密影的肺血管和支气管必须是弯曲的——彗尾征。

### （十四）什么是外压性肺不张？

大量胸腔积液，气胸或液气胸可将一侧肺完全压缩，表现为肺门部的均匀软组织密度影。中量积液可使邻近液体的脏层胸膜下产生部分性压迫性肺不张，CT表现为在积液前缘胸膜下，有弧形带状软组织密度影。

## 二、气管和支气管病变

### （一）简述先天性支气管源性囊肿

1. 定义　先天性肺发育不良，与肺芽的发育障碍有关，可分为中央型及周围型。

2. 临床表现　部分无症状，部分根据部位大小有无感染可有不同临床症状，如压迫症状和感染征象等，多见于10岁以下儿童。无症状者无须治疗，有症状者对症治疗或手术切除。

3. 影像学表现　圆形或类圆形、密度较均匀、边界清晰，有蒂与气管或支气管相通；囊肿内可呈液体、气体、气液平面；CT增强无强化；合并感染者边缘模糊；多腔者蜂窝样改变。

4. 先天性支气管囊肿的鉴别诊断　先天性支气管囊肿需与肺大疱、肺结核空洞、肺脓肿及良性肿瘤等疾病鉴别。

肺大疱常见于慢性支气管炎患者，金黄色葡萄球菌肺炎患者也可发生肺大疱，少数患者为先天性；肺大疱多发生在肺尖、肺底及肺外带胸膜下，壁菲薄，一般无液平。

肺结核空洞壁较薄时可与含气囊肿相似。肺结核空洞好发于上叶尖后段及下叶背段，周围有卫星灶、瘢痕及粘连带。患者有结核病史。

支气管囊肿合并感染时，囊肿壁增厚，边缘模糊，有液平，与急性肺脓肿类似，抗感染治疗后，肺脓肿患者症状消失，病灶逐渐减小或消失，而支气管囊肿合并感染者仍有薄壁空洞。

**（二）简述支气管扩张**

1.定义　支气管及周围肺组织的慢性炎症破坏管壁，导致支气管变性和管腔扩张。支气管扩张是指一支或多支支气管管壁组织破坏造成不可逆性扩张。少数为先天性，多数为后天性。扩张的形态可有柱状、囊状及曲张型。由于支气管引流的关系，支气管扩张多见于左下叶，其次为右肺中叶及下叶，病变呈两肺广泛分布者较少见。

后天性支气管扩张的主要发病机制及病因学有以下几种：

（1）支气管本身的化脓性炎症，引起支气管壁的弹性组织的破坏，最常见原因；

（2）支气管腔的阻塞；

（3）外力对支气管的牵引。

2.典型临床表现　慢性咳嗽、咳大量浓痰及反复咯血。

3.分类　根据形态，支气管扩张分为：

（1）柱状支气管扩张；

（2）曲张型支气管扩张；

（3）囊状支气管扩张。

4.支气管扩张的影像学表现　支气管直径大于邻近肺动脉。

X线表现：较轻者无特征，轨道征：病变严重者，支气管管壁明显增厚，呈平行的纹状，支气管管腔充盈脓液及黏液时：管状或卵圆形致密影、指套征、多发薄壁的环状影、蜂窝征。

CT表现：柱状扩张：扩张支气管近端及远端内径均匀；囊状扩张：呈类圆形，可呈软组织密度或呈气液平面；静脉曲张样扩张：呈"串珠样"，扩张与狭窄相互交替。

鉴别诊断：肺炎，可形成假性支气管扩张；肺内囊性病变，可见：

1）多发肺囊肿：囊相对较大，壁较薄，不与支气管相通；

2）肺气囊：多见于金黄色葡萄球菌肺炎，变化快，周围常伴有肺内浸润及脓肿；

3）朗格汉斯细胞增生症：多发不规则囊，主要位于上肺，常伴有实性结节。

**（三）简述慢性支气管炎**

1.概念　是指气管、支气管黏膜及周围组织的慢性非特异性炎症，临床上以咳嗽咳痰为主要征象，每年发病持续3个月，连续2年以上，排除具有咳嗽咳痰、喘息症状的其他疾病。

2.病理与病因　慢性支气管炎的病理改变有支气管黏液腺体增生、肥大、腺体增宽。黏液分泌亢进、细支气管阻塞及其周围炎和阻塞性肺气肿是本症的影像学基础。本病常合并肺内炎症、肺气肿、肺大疱及继发肺源性心脏病。

3.影像表现

X线平片表现：通常为阴性且无特异性，也可表现为肺纹理增多、增粗、扭曲及边缘不清，有时可见轨道征及网线影，以两下肺为重。细支气管及其周围炎、肺泡壁的纤维化则形成不规则的索条影和网状影，分布不均且较粗大。慢性支气管炎常合并肺气肿，平片表现为肺纹理稀疏与肺纹理增多，扭曲因肺气肿程度不同而各异，可共同存在，也可倾向于一种表现。

合并肺炎及支气管扩张征象：肺纹理边缘模糊及其周围不规则阴影、肺下野斑片状模糊阴影及大叶阴影(以中叶为常见)，感染时支气管扩张管腔内存在液平及管壁增厚。

CT表现：CT检查也无特异性，目的是鉴别肺间质性疾病和弥漫性疾病，以及除外肺癌，并且显示其并发症可见：

肺气肿：肺血管影稀少以全小叶性肺气肿多见；肺血管影增多以小叶中心性肺气肿多见。两者不是绝对的，可同时存在。

肺间质纤维化：表现为蜂窝状和网线状阴影，可伴有支气管扩张、胸膜下线、小叶间隔增厚。

支气管壁增厚：两下肺多见，炎性增厚的支气管壁呈平行的线状影，中间为管腔，合称轨道征。支气管血管束增粗、僵直、模糊。

刀鞘状气管：表现为气管矢状径增大、冠状径变小，气管指数（冠状径与矢状径之比）≤0.5。

肺大疱：表现为局限性无血管区域，壁薄，边缘清楚，通常位于胸膜下或接近肺表面，上叶多见。CT可发现平片难以发现的极少量气胸。

## 三、肺先天性疾病

### （一）简述肺不发育和发育不全

1. 定义 肺不发育和发育不全分为双肺、一侧肺或肺叶发生异常。本病可合并其他畸形，如动脉导管未闭、法洛四联症、大动脉转位、先天性膈疝及骨骼畸形。

2. 病理及分型 本病是胚胎早期肺芽发育缺陷所致，两侧肺不发育者不能存活。一侧肺发生异常一般分为3型：Ⅰ肺不发育，患侧支气管、肺和血液供应完全缺如；Ⅱ肺发育不良，患侧仅有一小段支气管盲管，无肺组织和血液供应；Ⅲ肺发育不全，患侧主支气管细小，肺组织发育不完全，为原始结缔组织结构，或有支气管囊肿，可伴有同侧肺动脉畸形和异常肺静脉引流。

3. 影像学表现 平片和CT表现为全部或部分肺密度增高，纵隔向患侧移位，患侧支气管分支细小，数量减少，末端有囊状扩张。

### （二）简述肺隔离症

1. 定义 相对多见的先天性肺发育畸形，肺隔离症系指在肺的发育过程中肺动脉的发育异常，由主动脉分支供血，隔离肺与支气管不通，形成无呼吸功能的失用性肺组织块，其中可有囊变，分为肺叶内型和肺叶外型，特殊类型为先天性支气管肺前肠畸形。

肺叶内型：隔离肺与同叶正常的肺组织被同一脏层胸膜包裹，隔离肺内可见单发或多发的囊肿，静脉回流至肺静脉。

肺叶外型：隔离肺组织有独立的脏层胸膜包裹，为副叶或副段，静脉回流至奇静脉、半奇静脉和门静脉。

先天性支气管肺前肠畸形：与胃肠道相通。

2.影像学表现

X线表现：平片上可见左肺下叶后基底段紧贴膈面上团块状密度均匀的阴影。形态大多呈圆形、卵圆形。少数可呈三角形或多边形。边界一般较清晰。

CT表现：平扫可见肺下叶实性肿块，形态不规则，密度不均，增强扫描呈不均质强化，合并感染时可见气液平，见到主动脉或肋间动脉分支供血可明确诊断。SSD、VR、MIP等后处理技术易于显示体循环供血，也可观察其静脉回流情况。

### （三）试述肺动静脉瘘

1.病因病理　肺动静脉瘘又称肺动静脉畸形，是肺部的动静脉直接相通而引起的血流短路。病因多为先天性，由终末毛细血管网先天发育缺陷所致。少数由外伤、肺癌及甲状腺癌转移引起。动静脉之间的异常交通为单房或多房的血管囊，或迂曲扩张的血管。部分患者合并毛细血管扩张症，可继发引起红细胞增多症。

2.影像学表现　平片肺动静脉畸形病灶表现为肺部增高密度阴影，呈圆形或椭圆形，可略有分叶状阴影，密度均匀，大多数病变边界清晰，直径可在1厘米至数厘米，病灶单发多见，常见于下叶。可为多发，分布于两侧肺野。

CT平扫为结节影，密度均匀，边缘清楚，有浅分叶，增强扫描病灶呈明显强化，动静脉瘘的清晰轮廓。SSD、VR和MIP易于显示供血动脉、引流静脉及畸形血管，供血动脉一般是肺动脉，少数是支气管动脉或肋间动脉。引流静脉为肺静脉。

### （四）简述肺透明膜病

1.定义　指新生儿出生不久即出现进行性呼吸困难、青紫、呼气性呼吸困难、吸气性三凹征和呼吸衰竭，常认为先天缺陷引起，也称为新生儿特发性呼吸窘迫综合征。

2.影像学表现

X线：双肺野透亮度普遍减低。

Ⅰ期：伴小结节或细网格状，心影与膈肌清晰。

Ⅱ期：伴小结节或细网格状，心影与膈肌显示不清。

Ⅲ期：心影膈肌不能分辨。

CT：Ⅰ期：双肺透亮度轻度减低，肺内淡薄磨玻璃样阴影伴轻微的支气管充气征。

Ⅱ期：双肺透亮度减低，肺内磨玻璃影伴支气管充气征。

Ⅲ期：双肺透亮度明显减低，肺内磨玻璃影伴明显的支气管充气征、白肺并发气胸、胸腔积液。

推荐影像学检查：X线胸片，短期（1~2小时）复查胸片以便连续观察，但Ⅰ期X线胸片易漏诊，可行CT检查。

## 四、肺炎

### （一）大叶性肺炎

1. 定义　肺叶或肺段为单位的炎症。

2. 病因　以细菌最常见，其中以肺炎链球菌最常见。

3. 典型病理变化分四期　充血水肿期（1~2天），病变区域毛细血管扩张；红色肝样变期（3~4天）；灰色肝样变期（5~6天）；消散期（1周后）。全过程中肺结构不受损坏，纤维素吸收不全时可因机化而遗留纤维灶。

4. 影像学表现　充血期，在大叶范围内见肺纹理增强及散在斑片影；肝样变期表现为大片实变阴影，其内可见支气管充气征，CT上显示佳；消散期，实变影密度减低，逐渐分散成斑片影，进而演变为条索影，最后完全吸收。

### （二）支气管肺炎

支气管肺炎又称小叶性肺炎，多见于婴幼儿、老年人及极度衰弱的患者或为手术后并发症。主要表现为斑片状阴影，斑片影多在两下肺野中内带。沿支气管分布，各小叶内渗出物的性质可不相同；CT上还常见小结节影，呈"树芽"分布。化脓性病变时可有脓腔、肺气囊等多形态影像，肺门淋巴结可增大；治疗不佳可形成脓胸、慢性炎症及支气管扩张等。

### （三）病毒性肺炎

病毒性肺炎常见致病原有腺病毒、合胞病毒、流感病毒、麻疹病毒及巨细胞病毒等。病毒通过上呼吸道吸入，经各级支气管进入肺泡，主要侵犯肺间质。

病毒性肺炎主要影像表现为：主要分布为中下肺，弥漫的支气管血管束周围阴影、小结节阴影及局限性或弥漫性浸润阴影，两者可单独可兼有。流感病毒性肺炎以浸润性阴影为主，可伴有小结节阴影；腺病毒性肺炎是儿童常见病，影像上以肺纹理增强、肺气肿、小灶（三者为支气管肺炎和小气道梗阻表现）、大灶和大叶（此两者为肺泡炎表现）性病灶为主要表现，病灶吸收相对较慢。

### （四）支原体肺炎

小儿和成人均可发病，症状轻重不一，轻者无症状或仅有轻度咳嗽、发热、头痛、胸闷和疲劳感。临床症状重者为少数，可有高热，体温可达39℃~40℃，白细胞总数正常或升高，血清冷凝集试验在发病后2~3周比值升高。

病灶阴影为肺间质性炎症或肺泡炎表现，多在中下肺野，多为斑片影、大片影，近肺门较浓，外缘渐淡，呈扇形；病灶密度低而均匀，边缘模糊，与浸润性结核相似。CT可显示较轻的网格线影及小斑片影，有时见小叶间隔增厚、变形，甚至蜂窝样改变。血冷凝集试验对于支原体肺炎的诊断有价值。

### （五）过敏性肺炎

又称变态反应性肺炎，一组由不同过敏源引起的非哮喘性变应性肺疾患，与特殊职业及环境暴露有关，病理上为渗出性肺炎和间质性肺炎。

影像表现：斑片状边缘模糊阴影，多分布于两肺中下野，沿支气管走行分布，常多发，病变可为游走性，两肺病灶可一个月或几个月不吸收。

两肺弥漫分布的2~3mm粟粒状阴影：病灶边缘较模糊，两肺中下野病灶较密集，肺尖部可无病灶。离开过敏源后，病灶可于2~4周完全吸收。

线、网状及粟粒状阴影：病变多位于两肺下野或中下野，以网状阴影为主，其间可见少数粟粒大小的病灶，并可见肺纹理增强，边缘模糊。

### （六）真菌感染

1. 病因病理　肺真菌病为深部真菌病中常见的一种。真菌感染多为吸入性感染，主要病理为炎性渗出、肉芽肿、出血、坏死及脓肿，可合并胸膜腔渗出和淋巴结肿大。

隐球菌病是由新型隐球菌感染引起的亚急性或慢性深部真菌病，较多发生于机遇性感染，多为肉芽肿性病变，最常见的肺部表现为结节状或肿块状的病灶，边缘清晰整齐。病灶常为单发，少数呈多发，大小不一，直径达2~8cm，偶可达10cm；部分病灶中有空洞形成，一般没有钙化，病灶常位于肺部外围，多数局限于一叶，以下叶更多见。

念珠菌病为急性炎症和凝固性坏死，常伴有多发脓肿。

2. 影像学表现　真菌感染的影像缺乏特征性。真菌种类很多，影像上可有4种类型：

（1）支气管肺炎表现为小片状阴影，亦可融合成大片，以两下肺为常见，大片炎症区可出现坏死成为脓肿。

（2）播散型真菌性败血症，可累及全身，肺部病灶早期为两肺散在的棉团状影，边缘模糊，可进一步形成多发性肺脓肿。

（3）真菌球，为实质性肿块，呈类圆形，寄生于空洞内。

（4）变态反应型，由于发生黏液栓嵌入支气管，可出现指样分布的阴影，按支气管形态排列，自肺门向外侧呈V形或Y形；亦有表现如葡萄串样阴影，此种阴影可在几周内消失，以后可再出现，亦可是游走性。

### （七）肺脓肿的影像学表现

支气管源性脓肿多单发，血源性则多发。X线上，急性表现为大片致密影，密度较均匀，边缘模糊；部分发生空洞，洞内壁不规则，有活瓣时出现张力性空洞，邻近可有胸膜反应、胸水。慢性时，脓肿边缘变清，但不甚规则，脓肿壁可较厚但多较均匀。

CT可显示实变阴影内的早期坏死后液化，可早期确立肺脓肿的诊断。同时易于判断脓腔周围情况，CT对脓肿壁的显示也较平片清晰。增强扫描脓肿壁明显强化，邻近胸膜增厚。治疗后2~4周后可完全吸收。

### （八）局灶性机化性肺炎的影像学表现

影像表现多样，其特点有：

1.病变位于肺周边或沿支气管血管束分布，多数贴近胸膜。

2.肺结节、肺浸润、实变或磨玻璃影，多种形态存在，但以肺结节为主。

3.边缘多有锯齿状或长毛刺，少数光整或有分叶及细短毛刺。

4.密度不均，含有低密度灶、钙化、空洞及细支气管气相（细支气管扩张）等。

5.增强有均匀、不均匀或周边强化，或无强化。

6.灶周异常有斑片影、间隔增厚、细支气管扩张、间质病变、肺大疱等。

7.常可伴有血管集束征（增粗、变形、聚拢），边缘模糊，收缩聚拢并直接进入病灶。

8.邻近胸膜常有反应如增厚，可出现胸膜凹陷征，胸水、淋巴结肿大等少见。

9.抗生素治疗后病灶有时可缩小，中期随访病灶无增大。

### （九）炎性假瘤的组织学分型及影像学表现

炎性假瘤本质上是慢性增生性炎症，是由成纤维细胞、淋巴细胞、浆细胞、组织细胞、泡沫细胞等组成的瘤样肉芽肿，组织学上分为四型：组织细胞增生型、乳头状增生型、硬化性血管瘤型、淋巴细胞/浆细胞型。

胸片上常表现为靠近或紧贴胸膜的孤立肿块或结节影，中等密度，边缘多不规则，可有分叶、毛刺等，体层片上有时可见内部的小空洞，胸膜反应多较明显；CT上表现为边缘清楚、光滑、呈球形或类球形的病灶，密度较均匀，有的病灶中央密度低于周边（坏死液化），有时可形成小空洞，钙化、支气管气相偶尔可见；增强扫描显示病灶软组织部分明显强化，呈均匀强化、周边环形强化或部分强化，少数不强化；肿块边缘不规则，毛刺多较长，部分为索条状，可有周围充血征、血管集束征等；病灶多贴近胸膜呈广基相贴，伴局部胸膜增厚但无胸水及胸壁改变，有时见胸膜下脂肪层增厚，部分病灶见典型胸膜凹陷征。"桃尖征""平直征""晕征"等有助于诊断，但无特异性。

## 五、肺结核

### （一）定义

肺结核是由人型或牛型结核杆菌在肺内所引起的一种常见的慢性传染性疾病，以低热、咳嗽、盗汗和消瘦为主要的临床症状。

结核杆菌侵入肺组织后，最初产生渗出性炎性病灶；渗出性病灶如早期不吸收，很快即产生结核结节，形成结核性肉芽组织，称为增殖性病灶；并常发生不同程度的坏死，即干酪性改变。干酪改变易于产生液化，形成空洞，并沿着支气管播散。渗出性病灶如迅速发展或相互融合而干酪化即形成干酪性肺炎。肺结核的基本病理改变概括为三种，即渗出性病变、增殖性病变及干酪性病变。

## （二）结核病的分类

我国于1998年重新修订了结核病分类法（表9-1）。

**表9-1　我国1998年结核病的五大分类法**

| 类型 | 名称 | 内容 |
|---|---|---|
| Ⅰ型 | 原发性肺结核 | 原发感染所致的临床病症，包括原发综合征和胸内淋巴结结核 |
| Ⅱ型 | 血行播散型肺结核 | 分为急性（急性粟粒型肺结核）、亚急性和慢性血行播散型肺结核 |
| Ⅲ型 | 继发性肺结核 | 多种病变——增殖性、浸润性、干酪性或空洞病变，一种为主或多种并存 |
| Ⅳ型 | 结核性胸膜炎 | 临床上已排除其他原因引起的胸膜炎，按不同阶段有结核性干性胸膜炎、结核性渗出性胸膜炎、结核性脓胸 |
| Ⅴ型 | 肺外结核 | 按部位及脏器命名，如骨结核、结核性脑膜炎等 |

## （三）肺结核的临床表现及治疗原则

肺结核的临床表现多样，可无明显症状，典型的可有低热、盗汗、乏力、消瘦、食欲缺乏、咳嗽、咯血、胸痛和气促。急性播散者可有高热、寒战、咳嗽、昏迷和神志不清等全身中毒症状。

抗结核药物治疗对结核病的控制起着决定性作用，合理的药物治疗可使病灶全部灭菌、痊愈。治疗原则是早期、联用、适量、规律、全程。

## （四）肺结核的基本影像表现

1. 渗出性病灶　X线表现为云絮状模糊阴影；由于各个病灶之间肺组织不是完全无气，使病区密度深浅不均匀，间有不规则的半透亮现象。

2. 增殖性病灶　渗出性病灶演变为增殖病灶后，X线表现为密度较深而轮廓较清楚的密度增高影。

3. 干酪性病灶　大多是随着渗出、增殖性结核病灶的进展而产生，是肺结核中的常见现象。根据病变的进展速度、病灶的大小和范围，干酪性病灶可以分为以下两种：

（1）颗粒状、结节状和团块状干酪病灶：颗粒状干酪病灶X线表现为散在的密度较深而轮廓较模糊的颗粒状阴影，如多而密集可有融合现象。结节状干酪病灶变现为直径1cm以上的结节状或团块状阴影，密度一般较深，轮廓较为清楚，有时可见薄层包膜。如果周围有炎性反应，轮廓可较为模糊。这种病灶可以产生液化，在较大的病灶中尤易出现，如不与支气管相通则不形成空洞。

（2）干酪性肺炎：X线表现为在一个肺段至一叶肺的大部显示致密的实变，轮廓较为模糊。与大叶性肺炎的表现相似。用加深曝光或体层摄影，在大片的增密阴影中，通常可见到较为透亮的液化区域，以至透亮的空洞。在病灶的附近、同侧以至对侧肺野内往往可见到有播散的小叶性渗出病灶。

4. 其他影像表现

（1）空洞：结核性空洞根据其形成的病理基础和X线形态，可分为以下几种：

1）急性空洞：大片的干酪性肺炎迅速溶解而形成的空洞，边缘不规则，在一个区域内可为单发或多发；其X线表现为在大片的致密而较模糊的阴影中可见不规则和不大清楚的密度减低的半透亮区域，可为多发或呈多房样。

2）慢性空洞：根据其发展阶段，引流支气管的通畅情况和X线表现分别叙述如下：①厚壁空洞：厚壁空洞大多见于增殖干酪或纤维干酪性病灶的早期坏死溶解阶段。X线表现为在一个大小不一、边缘清楚的致密阴影中央见有一个轮廓不甚规则、凹凸不齐的透亮区域，环绕着一个较厚的壁。有时可直接有支气管与之沟通。②薄壁空洞：在X线片上，空洞大多呈圆形或椭圆形，内层较为光滑，洞壁较薄，大多为2~3mm厚，且比较均匀，其外层锐利，可见支气管通入腔内。③张力性空洞：间断性梗阻可使空洞内有不同程度的滞留性积液。空气进入易而排出难，可使空洞内气压增高而膨胀，成为张力性空洞。其X线表现为空洞大，呈圆形，体积较大，内壁光滑均匀。洞壁可以甚薄，也可以较厚，达4~5mm。空洞内往往有液平。④慢性纤维空洞：慢性空洞往往伴有周围肺组织的纤维化牵拉，以致使空洞的形态成为不甚光整规则，有时可成为三角或斜方形。无论急性或慢性空洞都可引起结核病的支气管扩散，在空洞附近，同侧肺部以及对侧肺部产生新的炎性播散病灶；同时在慢性结核空洞的周围往往可见有结节状结核病灶（即所谓卫星病灶）和纤维改变，大都有引流支气管与空洞相通。

（2）纤维化：纤维化病灶大多是由于增殖性病灶愈合而成，根据病灶的大小、形态和分布范围，纤维化病灶可有以下几种：

1）颗粒状纤维病灶：X线表现为直径3~4mm的颗粒状致密阴影，轮廓清楚，可为光整或稍不整齐。

2）结节状纤维病灶：X线表现为边缘锐利、密度较高的圆形或椭圆形结节状阴影，直径在1cm左右。这种阴影与结节状干酪病灶的表现较难区别。如边缘光整，为一层薄膜线所包围，提示为干酪病灶；如边缘锐利，但有不规则的收缩牵拉现象则提示为纤维化病灶；随访观察有助于两者的鉴别。

3）星形或斑片状纤维病灶：X线表现为带有多个尖突的星形致密阴影或小斑片状的不规则致密阴影。

4）索条状纤维病灶：实质性的改变在X线上表现为索条状阴影，一般较短，走向不一，间质性改变显示为与正常肺纹理不同的长条阴影。这些索条状阴影较正常肺纹理致密，粗细不匀，无分支现象，走向较乱，但大多向肺门聚拢。沿着这些索条状阴影或在其附近可见有散在的小结节状阴影，提示为结核病变，否则与一般肺炎所引起的纤维改变难以区别。

（3）钙化：少量的钙盐在X线上显示为密度较干酪病变更高的斑点状阴影；随着钙盐的增多，密度更浓，最后可与金属相似。根据病灶的大小、数目和分布，钙化病灶可呈多种多样。

**（五）原发性肺结核（Ⅰ型）的影像学表现**

原发性肺结核的X线表现，根据其病程演变，可以分为原发综合征、支气管淋巴结结核及原发性肺结核的扩展和恶化。

1. 原发综合征　包括原发病灶，淋巴管炎及淋巴结炎。

原发病灶可以位于两肺的任何部位，但大多位于上肺叶的下部或下肺叶的上部靠近胸膜下的肺野内。病灶一般都是单个，偶尔可看到两个或更多的病灶。原发病灶开始时（2～3周）较小，呈急性渗出性炎性改变，表现为云絮状增密阴影，周围境界模糊，直径1～2cm。以后病灶周围产生明显的病灶周围炎时，表现为大片云絮状阴影，可占据1个肺段或数个肺段，甚至可累及整个肺叶，其边缘模糊与正常肺组织之间无清楚界限。

淋巴管炎表现为一条或数条较模糊的索条状增密阴影，自原发病灶伸向肺门。

淋巴结炎为原发综合征的重要组成部分，肿大的淋巴结一般位于原发病灶的同侧肺门，但也可通过淋巴引流波及对侧肺门。

胸膜改变，如涉及右肺水平裂，则在正位片上可清楚显示增宽、增深的水平裂阴影，若涉及斜裂则在侧位片中可见斜裂的增厚。有时纵隔淋巴结结核可以广泛侵犯整个患侧胸膜腔而形成胸膜炎，在这种情况下更易将原发病灶隐匿。原发病灶的胸膜反应可随着病灶周围炎的吸收而消散，而局限性的胸膜增厚可以长期存在。

2. 胸内淋巴结结核　可分以下两种：

炎症型：X线表现为从肺门向外扩展的密度增深阴影，略呈结节状，其边缘模糊，与周围正常肺组织分界不清。

结节型：X线表现为肺门区域圆形或卵圆形边界清楚的致密阴影向肺野突出，以右侧肺门区较为多见。如数个相邻淋巴结均肿大，则可呈分叶状边缘。气管旁淋巴结的肿大表现为上纵隔两旁的凸出阴影，以右侧较易辨认。肿大的淋巴结与上腔静脉阴影相重叠形成向外凸出的弧形致密阴影，多个淋巴结肿大能使纵隔阴影增宽，密度增高，边缘呈波浪状。

3. 原发性肺结核的扩展和恶化　原发性空洞形成：影像上为原发病灶内出现不规则的透亮区，大小不定，形态不一，边缘模糊。

**（六）血行播散型肺结核（Ⅱ型）的影像学表现**

急性血行播散型肺结核：早期平片上只表现为肺纹理增多增粗或呈细网影，3～4周后出现大小、密度、分布三均匀的弥漫性粟粒结节，直径在1～2mm。边缘清楚，CT上显示均匀的粟粒结节更加清楚，沿肺血管分布。

亚急性、慢性血行播撒型肺结核：病灶趋不均匀，大小不一，从粟粒到1cm的结节，新旧不一，有渗出，也有硬结钙化灶等，密度有高有低，分布以上肺为主，旧病灶多在上肺，新病灶向下发展延伸。

**（七）继发型肺结核（Ⅲ型）的影像学表现**

X线平片、CT表现多种多样，典型部位在上叶尖后段及下叶背段，但目前不典型情况增加；多种性质的病变混合存在，渗出灶、增殖灶、空洞、结核球、钙化、纤维化等均有。

### （八）结核性胸膜炎（Ⅳ型）的影像学表现

可表现为胸膜增厚、粘连、钙化。

### （九）支气管内膜结核

支气管内膜结核是指主要发生在气管、支气管黏膜、黏膜下层的结核病，主支气管、双肺上叶、中叶、舌叶支气管为好发部位。

## 六、肺肿瘤

### （一）支气管肺癌的病因病理和临床表现

肺癌起源于支气管上皮、腺体或细支气管及肺泡上皮。根据其生物学行为不同分为：小细胞肺癌或非小细胞肺癌两大类。非小细胞肺癌又主要包括鳞癌、腺癌、腺鳞癌和大细胞癌。

按肺癌的发生部位分为三型：

1. 中央型肺癌　发生于肺段及以上的支气管。

2. 周围型肺癌　发生于肺段以下的支气管。

3. 弥漫型肺癌　在肺内弥漫性分布，一般为细支气管肺泡癌。

支气管肺癌的发病高峰年龄为50～60岁，临床表现多种多样。最常见的有咳嗽、咳痰、咯血、胸痛及发热等。其临床症状和特征取决于原发肿瘤的部位和大小、周围结构侵犯、转移灶的部位及副肿瘤综合征。

### （二）中央型肺癌的影像表现

1. 直接征象

（1）支气管改变：支气管壁不规则增厚、支气管腔狭窄或被肿块填充。

（2）肺门肿块：肺门肿块阻断某一肺叶支气管或位于其附近，边缘比较清楚，外缘光滑或有浅分叶。肿块的密度均匀，但也可见有钙化，多为原有心肺门淋巴结钙化。

2. 间接征象

（1）局限性肺气肿：最早出现。

（2）阻塞性改变：合并阻塞性肺炎及肺不张者边缘毛糙或不清楚。支气管阻塞改变主要为阻塞性肺炎及肺不张。

（3）阻塞性肺炎：X线可表现为索条状、斑片状、大片致密实变影。

（4）肺不张。

### （三）周围型肺癌的影像表现

肿瘤的大小

肿瘤的密度：肺癌可有空泡征或细支气管气像，多见于细支气管肺泡癌和腺癌。早期肺癌很少有钙化。若有钙化，呈斑点状。

肿瘤的边缘：毛刺及分叶征。

肿瘤的周围征象：胸膜凹陷是肿瘤与胸膜之间的线形和三角形影像。血管集束征是肿瘤周围的血管向肿瘤集中为较常见的征象。

增强扫描：一般认为肺癌增强后CT值高于良性结节而低于活动性炎性病变。肺癌的增强CT值比平扫增强20HU以上，最大到达100HU以上。目前认为肺内较小孤立结节增强后HRCT扫描显示最大增强值为20～60HU时，有助于肺癌诊断。在CT强化的形态上，肺癌表现为实性部分完全强化，肺结核球为病灶包膜的环形强化或轻度强化，错构瘤为包膜强化，少数为完全强化。

1. 主要征象

分叶征：深分叶征在肺癌诊断中有重要意义。

毛刺征：肿瘤轮廓清楚但不光整，常见为细短毛刺，即毛刺征。

强化征：肺癌的增强特点可归纳为：

（1）增强幅度大，20～60HU。

（2）时间密度曲线上升速度快，峰值维持时间长。

（3）血流灌注高。

（4）大部分患者最终为均质性强化。

胸膜凹陷征：MPR重组有利于显示胸膜凹陷征。

2. 次要征象　结节征、空泡征、支气管充气征、空洞征和血管集束征，但结节征及空泡征在早期肺癌中常见，有助于早期肺癌的诊断。

### （四）肺癌的鉴别诊断

1. 气道阻塞性病变　中央型肺癌、支气管内膜结核、支气管腔内良性肿瘤及结节病均可引起节段性或叶或全肺阻塞性改变，鉴别时应注意观察阻塞病变的根部是否有肿物、阻塞远端的支气管内充有气体或黏液、纵隔内有无淋巴结肿大及其分布位置，对不典型的病变应注意结合病史，不可仅凭影像表现即做出诊断。CT薄层扫描或应用MPR技术显示支气管与肿块的关系，对中心型肺癌的诊断有较大的价值。

（1）结核：结核引起肺门淋巴结肿大表现为肺门肿块，易与中心型肺癌混淆，前者多不伴有支气管受侵、阻断改变，而后者多有支气管阻断。淋巴结核多呈环样强化，淋巴结边界模糊，淋巴结之间不融合。

（2）支气管良性肿瘤：罕见，主要为血管瘤、纤维瘤、脂肪瘤或错构瘤。错构瘤可见瘤内钙化和（或）脂肪，表现典型者易于诊断。良性肿瘤多位于支气管腔内，肺门无肿块，无纵隔淋巴结转移，与中心型肺癌不难鉴别。

（3）结节病：多为双侧肺门肿大，诊断较容易，表现为单侧淋巴结肿大时，应注意与中心型肺癌鉴别，前者支气管狭窄为淋巴结压迫所致，而中央型肺癌起源于支气管黏膜上皮，支气管狭窄或阻断为肿瘤生长所致。

2. 肺实质肿块　肺内结节与肿块始终是影像诊断的热点和难点。应仔细分析病变的大小、部位、形态、轮廓、密度及内部结构。

（1）结核：结核的干酪病变融合，纤维包裹，常形成边缘光整的类球形结节或肿块，大多数位于上叶尖后段或下叶背段，但也有不少发生于非典型部位者，外形规则或不规则，轮廓往往平直成角。基于炎症的特征，边缘可有长的触角或条索影，邻近常有胸膜增厚粘连，与肺癌因成纤维反应或癌细胞沿小叶间隔浸润所致的毛刺或胸膜凹陷有所不同，但有时也极难鉴别。结核结节周围常见斑片状或索条状卫星灶。结核空洞的洞壁多稍厚而光整，与肺癌因坏死而致的洞壁结节状增厚有所不同。结核也可与肺癌同时存在，对于一个肺结核患者出现的新的局灶性病变，应详细询问近期临床症状的变化，做HRCT扫描，观察新病灶与内部结构，密切动态观察，以免漏诊肺癌。

（2）局灶性慢性肺炎：肺炎病程在4周以上未完全吸收者，有时形成局灶性结节，需与肺癌鉴别。局灶性慢性肺炎常位于肺外周，靠近胸膜，呈扁平形或三角形，可能与周边病灶引流不畅或吸收不良有关。局灶性慢性肺炎病变中央可见低密度区或空泡，轮廓也可不规则。不同层面的图像有时可见病变形态有明显变化，提示病变不是球形物，而是一个吸收过程不规则的炎性病变所形成的结节或肿块。对于位于周边的肺实性结节，应详细询问病史，做HRCT扫描时，应注意包括整个病灶，观察病灶的全貌。螺旋CT检查应用MPR图像全面观察病变的形态和结构。

（3）肺隔离症：肺隔离症由体循环供血，而不是肺动脉供血，发现体循环供血的证据可明确诊断。

（4）球形肺炎：是由于局部胸膜粘连限制了肺的扩张所致的特殊类型肺不张，多位于肺底或肺的后部，CT显示血管及支气管影呈弧形向肿块中心卷入，称为"彗星尾征"。

（5）原发肺淋巴瘤：原发肺淋巴瘤十分罕见，绝大多数为非霍奇金淋巴瘤。

**（五）肺转移瘤影像学特点**

肺转移瘤分为血行性肺转移、淋巴性肺转移、胸膜播种性转移和气道性肺转移。其影像学特点如下：

1. 血行性肺转移

（1）分布以下肺野和肺外围末梢较多，常出现于肺的胸膜下处，称为胸膜下结节，这符合肺血流特点。

（2）在肺小叶内的位置：初发阶段的癌转移结节多数位于肺小叶的支气管血管束和肺小叶边缘之间。

（3）癌转移结节多呈大小不一轮廓清楚锐利的圆形结节，在两侧肺野内随机分布。

2. 淋巴道性肺转移　淋巴道肺转移的影像学特点，主要表现为淋巴结肿大和癌性淋巴管炎。通常以10mm为正常纵隔淋巴结短径的上限。癌性淋巴管炎表现有以下几点：

（1）自肺门向肺野内放射状排列的线状或索状阴影。

（2）间隔线增厚且多见小结节影。

（3）颗粒状阴影。

（4）胸腔积液。

3.胸膜播种性转移

（1）胸腔积液。

（2）胸膜细小结节是胸膜播种性肺转移极其重要的病理和影像学表现；位于叶间胸膜时，则表现为叶间胸膜区域多发结节状阴影，比较常见。

4.气道性肺转移

（1）片状肺叶或节段性肺实变。

（2）炎症性特征，不形成肿瘤之块球状瘤体，病变轮廓或边缘模糊不清。

（3）在主病灶的周围并与之间隔一段距离散在分布斑片状或模糊结节样阴影，有时可为单侧或者两肺弥漫分布的斑片状或者模糊结节样阴影。

### （六）其他肺恶性肿瘤

1.类癌　为神经内分泌肿瘤，类癌分为四型：

（1）典型类癌。

（2）非典型类癌。

（3）多发性微小类癌。

（4）混合型类癌。

该四型的临床表现、影像学变化、病理学及预后等不完全一样，属四种相对独立性疾患，典型类癌是最常见的一种。

典型类癌中央型多，约占70%，其周围型多小于3cm；非典型类癌多发于老年人，以周围型多，肿块多较大，内部可见坏死。

2. 肺肉瘤　少见，起源于间叶组织，包括纤维肉瘤、平滑肌肉瘤、脂肪肉瘤、血管肉瘤及软骨肉瘤等。多单发，呈较大肿块，境界清楚。

3. 肺淋巴瘤　可无明显特征性，根据病变的主要影像学特点，归纳为以下四种表现形式：

（1）支气管血管淋巴管型：以侵犯肺间质为主，表现为自肺门向肺野发出的放射状网状阴影，支气管周围多发结节和支气管充气征勾画出支气管影像是其特殊征象。

（2）肿块（结节）型：表现为肺内、胸膜下散在的不规则的多发结节或肿块状密实阴影，也可以单发，多伴有纵隔肺门淋巴结增大，与转移瘤不易鉴别。

（3）肺炎肺泡型：表现为大片状的毛玻璃样渗出，似大叶性肺炎表现，若同时合并有纵隔肺门淋巴结增大，则很像中心型肺癌伴阻塞性肺炎、纵隔淋巴结转移。

（4）粟粒型：少见，表现为弥漫性分布的小点状阴影。

### （七）肺癌的TNM最新分期

第8版肺癌TNM分期（表9-2）。

表9-2　肺癌TNM分期（第8版）

| TNM | 范围 |
| --- | --- |
| Tx | 未发现原发肿瘤，或者通过痰细胞学或支气管灌洗发现癌细胞，但影像学及支气管镜无法发现 |
| T0 | 无原发肿瘤的证据 |
| Tis | 原位癌 |
| T1 | 肿瘤最大径≤3cm，周围包绕肺组织及脏层胸膜，支气管镜见肿瘤侵及叶支气管，未侵及主支气管 |
| T1a: | 肿瘤最大径≤1cm |
| T1b: | 肿瘤最大径>1cm，≤2cm |
| T1c: | 肿瘤最大径>2cm，≤3cm |
| T2 | 肿瘤最大径>3cm，≤5cm；侵犯主支气管（不常见的表浅扩散型肿瘤，不论体积大小，侵犯限于支气管壁时，虽可能侵犯主支气管，仍为T1），但未侵及隆突；侵及脏胸膜；有阻塞性肺炎或者部分肺不张。符合以上任何一个条件即归为T2 |
| T2a: | 肿瘤最大径>3cm，≤4cm |
| T2b: | 肿瘤最大径>4cm，≤5cm |
| T3 | 肿瘤最大径>5cm，≤7cm。直接侵犯以下任何一个器官，包括：胸壁（包含肺上沟瘤）、膈神经、心包；全肺不张或阻塞性肺炎；同一肺叶出现孤立性癌结节。符合以上任何一个条件即归为T3 |
| T4 | 肿瘤最大径>7cm；无论大小，侵及以下任何一个器官，包括：纵隔、心脏、大血管、隆突、喉返神经、主气管、食管、椎体、膈肌；同侧不同肺叶内孤立癌结节 |
| Nx | 区域淋巴结无法评估 |
| N0 | 无区域淋巴结转移 |
| N1 | 同侧支气管周围和（或）同侧肺门淋巴结以及肺内淋巴结有转移，包括直接侵犯而累及的 |
| N2 | 同侧纵隔内和（或）隆突下淋巴结转移 |
| N3 | 对侧纵隔、对侧肺门、同侧或对侧前斜角肌及锁骨上淋巴结转移 |
| MX | 远处转移不能被判定 |
| M0 | 没有远处转移 |
| M1 | 远处转移 |
| M1a | 局限于胸腔内，包括胸膜播散（恶性胸腔积液、心包积液或胸膜结节）以及对侧肺叶出现癌结节（许多肺癌胸腔积液是由肿瘤引起的，少数患者胸液多次细胞学检查阴性，既不是血性也不是渗液，如果各种因素和临床判断认为渗液和肿瘤无关，那么不应该把胸腔积液纳入分期因素） |
| M1b | 远处器官单发转移灶为M1b |
| M1c | 多个或单个器官多处转移为M1c |

## 七、结节病

### （一）定义

结节病是一种非干酪坏死性肉芽肿为特征的全身系统疾病，肺为最常受累器官，多累及两侧肺门和纵隔淋巴结。

### （二）病因病理及临床表现

1. 病因病理　病因未明，病理上为沿肺泡壁小叶间隔和支气管血管束分布的非干酪样类上皮细胞肉芽肿

2. 临床表现　发病年龄多在20～50岁。临床症状多数较轻或无症状，急性活动期可出现结节红斑、皮疹、低热、多发性关节炎及血沉增快等，结节病抗原试验（Kveim试验）阳性，OT试验阴性。

### （三）影像学表现

肺门纵隔淋巴结病变：绝大部分淋巴结肿大表现为肺门淋巴结肿大，并多呈对称性、类圆形，边缘清楚。最常见组合为双侧肺门、右气管旁及主肺动脉窗淋巴结肿大。同时还可有内乳淋巴结、腋窝淋巴结等的肿大。结节病的肿大淋巴结一般不压迫大血管。

肺内病变：X线表现主要为小结节、不规则线影及两者混合的网格结节影和磨玻璃影。间质性浸润包括结节影和线影，主要位于胸膜下、叶间裂旁及沿支气管血管束周围分布，后者致支气管血管壁不规则增厚。部分出现斑片、块状影，并可能形成更大块影，内部出现支气管充气征。局灶磨玻璃影，累及一至数个小叶。

支气管病变：早期淋巴结肿大可压迫致支气管狭窄以及肺叶肺段不张，后期纤维化致支气管变形扭曲，造成阻塞性通气障碍。

胸膜侵犯：主要是胸腔积液，胸膜增厚，可并发气胸，气胸多为肺大疱的并发症。

分期：0期——未见异常X线所见；Ⅰ期——仅有肺门淋巴结肿大；ⅡA期——肺内弥漫性浸润，伴肺门淋巴结肿大；ⅡB期——肺内弥漫性浸润（无明显纤维化），不伴肺门淋巴结肿大；Ⅲ期——肺纤维化改变：肺容积缩小，肺门变形、蜂窝，支气管血管集束变形。

### （四）鉴别诊断

淋巴瘤、转移瘤、肺门淋巴结结核、纵隔淋巴结结核等，不典型者鉴别困难，需要活检。

## 八、尘肺

### （一）常见类型

尘肺可分为四型：矽肺（硅沉着病）、石棉肺、煤工尘肺、其他无机物性矽肺。

### （二）矽肺的影像表现

1. 早期改变　胸部X线片上的肺纹理增粗显著，在外带形成极细的网状纹理，在网格交叉处可见有极小的颗粒，使肺野透亮度减低，如蒙上一层面纱或呈磨玻璃样。淋巴管的扩大，在肺野下部外缘显示为短小清楚的横行线条阴影。胸膜线部淋巴管的淤积肿大，在肺野中连成较细长均匀，走向紊乱交叉的网织状阴影，也为间隔线。

2. 矽结节及其融合表现　矽结节的显示是诊断矽肺和混合矽肺的主要依据。矽结节大多数在两侧肺野中、下部内中带区域开始出现，以在右侧为多见，显示为密度较深、轮廓较清楚的针尖状或颗粒状阴影。在X线片上所能显示的直径在2mm以上较为明显的矽结节，大多已是由两个以上的矽结节融合在一起所形成。特点是密度较高。

矽结节的晚期融合一般常在两侧锁骨附近外围开始，应用高千伏摄影，可以见到其中含有散在矽结节。其后它们继续不断地增大增密，形成宽条、圆形或椭圆形的大块阴影，往往呈纵行排列，并逐渐移向内侧，范围可超过肺段以至肺叶。此为较为特殊的X线表现，且有一定的诊断价值。急性矽蛋白沉着征可以表现为肺门为中心的蝶翼状分布磨玻璃影，需要与中央型肺水肿鉴别，并密切结合临床。

3. 肺气肿、胸膜增厚粘连和钙化。

4. 矽肺常合并结核，则伴有肺结核的相关表现。

### （三）石棉肺X线表现

石棉肺的诊断须结合临床病史，胸片及CT常有助于诊断，胸片上早期可正常，常表现为两下肺小而不规则的致密影，当病变进展时这种不规则小阴影从下肺野逐渐向上发展。胸膜斑常表现为两侧性的光滑或结节状致密影，沿肋骨排列，约半数可钙化。两肺纤维化及胸膜斑为其最佳影像依据。

### （四）石棉肺的肺部高分辨率CT表现

1. 胸膜下区内与肺动脉最外围分支相连的点状致密影，距胸膜几毫米。

2. 胸膜下弧线影，这是一种距胸壁1cm，并与之平行的线状致密影，多见于中、下肺的后部。

3. 胸膜下增厚的间质短线，为1～2cm长的肺周围部伸向胸膜的细线。

4. 肺实质带，为肺内2～5cm长的线状致密影，常与胸膜粘连，其走行与肺血管不同。

5. 蜂窝样改变。

6. 磨玻璃表现。

7. 圆形肺不张。

### （五）石棉肺胸膜改变的CT表现

1. 胸膜斑为局限性胸膜增厚，突入肺野内，多为两侧性，很少累及肺尖及肋膈角，是最常见的表现。

2. 良性渗出性积液。

3. 弥漫性胸膜增厚，至少覆盖1/4胸壁的光滑而不中断的胸膜增厚。可累及或不累及肋膈角，可与胸膜斑共存。

4. 脏层胸膜改变，表现为在叶间裂内的胸膜斑。

## 九、胸壁及胸膜病变

### （一）常见胸壁肿瘤影像特点

1. 脂肪瘤　脂肪瘤是最为常见的胸壁良性肿瘤，大多偶然发现。典型的脂肪成分（-40HU～120HU）是诊断的关键，T1、T2高信号，无强化。为缓慢生长的无痛性肿块，边缘光滑。也可因坏死、囊变、出血、钙化等密度不均匀。

2. 纤维瘤和韧带样纤维瘤　纤维瘤呈圆形或椭圆形，多源于肌肉，好发于肋间肌和肩胛带周围，境界清楚，密度均匀，与周围肌肉一致，少数可见囊变、液化区，偶见钙化，周围肌肉被推移，邻近骨骼也可见压迫性改变。增强扫描可见肿瘤轻、中度均匀强化。韧带样纤维瘤表现为与纤维瘤相似，但境界常欠清，多呈浸润性，常侵犯周围组织。

3. 神经源性肿瘤（包括神经纤维瘤、神经节瘤、神经鞘瘤）　神经源性肿瘤多呈类圆形，瘤体常较大，位于肌间隙的神经走行区，肋间多见。平扫为均匀或不均匀较低密度或等密度，增强后肿瘤有较明显的均匀或不均匀强化，内可见囊变区。肿瘤境界清楚，边缘光滑，但可不规则，无侵袭性。骨质改变主要见肋骨下缘受压，形成切迹，伴骨质增生硬化，无骨质破坏。邻近结构受推压。MRI可观察到与其起源的神经沿肿瘤一侧走行。

4. 其他良性肿瘤　包括血管瘤、弹力纤维瘤、错构瘤等。弹力纤维瘤影像表现并无特征，与纤维瘤相似。错构瘤影像上为境界清楚的、分叶状的软组织肿块，可有钙化，呈多囊的囊实性改变，实质部分可有轻度强化或无强化。

5. 恶性纤维组织细胞瘤　恶性纤维组织细胞瘤和纤维肉瘤是最常见的胸壁恶性肿瘤，平片上若有明显骨质破坏吸收，可提示恶性肿瘤，进一步定性困难。CT表现与一般恶性软组织肿瘤相似，表现为：

（1）肿瘤主体在胸壁，向两侧生长：向胸腔内生长时可侵及纵隔、肺实质或仅压迫肺实质；向外可形成巨大不规则实质性肿块。

（2）邻近结构受侵：骨骼破坏吸收，胸膜局限性增厚，胸腔积液形成，纵隔内软组织肿块形成，邻近肺实质内片状阴影。

（3）邻近结构改变：肋间肌、前锯肌、脂肪间隙等结构消失，肿瘤境界不清。

（4）瘤内密度不均，呈中低密度，一般无钙化或骨化，增强后有不均匀强化，部分肿瘤可表现为均匀密度，境界也较清，与良性肿瘤难以区分。

6. 胸壁骨肿瘤　胸壁骨肿瘤特点：

（1）肋骨肿瘤以转移性为多，且主要来源于肺、乳腺。

（2）肋骨原发性肿瘤恶性居多，软骨肉瘤较常见。

（3）锁骨肿瘤以转移性多见，原发者良性居多。

（4）肩胛骨肿瘤以原发性居多，且大多为良性。

（5）胸椎肿瘤几乎均为转移性。

（6）胸骨转移瘤主要源于乳腺、甲状腺或肺，HD可侵犯胸骨，胸骨肿瘤几乎全为恶性。

常见的胸壁原发性骨肿瘤为骨软骨瘤，其他还有内生软骨瘤、骨母细胞瘤、内生骨瘤（骨岛）等。常见的胸壁恶性骨肿瘤是软骨肉瘤，其他有骨肉瘤、恶性纤维组织细胞瘤、恶性血管外皮细胞瘤、纤维肉瘤、Ewing肉瘤等。肿瘤样病变则以骨纤维结构不良最多见，其他有嗜酸性肉芽肿、血管瘤、动脉瘤样骨囊肿等。

### （二）胸壁感染性病变

1. 胸壁化脓性感染　CT表现为胸壁软组织病变，可伴有骨质破坏、骨膜反应等；增强扫描显示病变明显环形强化。可有局部及全身中毒症状。实验室检查白细胞增高等；一般有外伤、手术史等。

2. 胸壁结核　CT上伴有钙化的胸壁肿物，环形强化，可见慢性窦道形成，肺部或其他部位可有结核感染，无急性症状。穿刺脓液中找到结核杆菌或取窦道处肉芽肿组织病理活检可确诊。

### （三）胸膜间皮瘤的影像表现

胸膜间皮瘤分为弥漫性恶性胸膜间皮瘤、局限性胸膜间皮瘤、间皮来源的其他肿瘤。

1. 弥漫性恶性胸膜间皮瘤　起源于胸膜间皮层的间皮细胞，主要见于壁层胸膜。

Ⅰ. X线平片的主要表现

（1）胸膜弥漫性、结节样增厚，厚度达5～15mm，有时可达20～25mm，但常因胸腔积液掩盖而显示不清，可于胸水抽去后摄片发现。

（2）叶间裂胸膜增厚，一般为不规则性或结节状。

（3）局限性巨大胸膜肿块，单发或多发，界限清楚、透光均匀，直径多在10cm以上。

（4）患侧胸腔容积显著缩小，肺活量下降，但呼吸道通畅。

Ⅱ. CT表现最主要的是胸膜特征性的增厚。

（1）胸膜增厚

1）胸膜厚度超过10mm；

2）多发性结节或肿块，单个肿块直径超过10mm，肿块广基连接；

3）痂皮样包裹一侧肺或全胸，周边侵犯肺实质；

4）叶间裂胸膜受累；

5）纵隔胸膜受累；

6）增厚的胸膜与胸壁、膈肌等融合，分界不清；

7）增强扫描见胸膜明显强化，均匀，较大肿块内可有不强化的低密度坏死囊变区。

（2）胸膜钙化：一般认为这与胸膜石棉斑的钙化被包裹有关，间皮瘤本身一般不形成钙化。

（3）胸腔积液：弥漫性恶性间皮瘤中出现率仅次于胸膜增厚的一个征象。

（4）患侧胸腔容量缩小。

（5）肿瘤直接外侵、转移。包括：胸壁侵犯、纵隔侵犯、横膈侵犯、腹膜与腹膜后侵犯。肺组织受累、淋巴结转移和远处转移。

鉴别诊断：弥漫性胸膜增厚，主要有纤维瘤、胸膜石棉斑、转移瘤等，其他少见的还有淋巴瘤、白血病等。

2.局限性胸膜间皮瘤（focalized pleural mesothelioma，FPM） 起源于胸膜的间皮层及间皮下层，而以后者为主，细胞学上可能源于成纤维细胞，多见于脏层胸膜（75%～80%）。

孤立的、边缘光滑锐利的胸膜软组织肿块，密度均匀，有明显强化，可高度提示FPM；瘤内钙化、缺乏明显胸腔积液均有一定的提示作用。出现明显侵袭性及大量胸腔积液时则提示恶性FPM的诊断。

# 十、纵隔肿瘤

## （一）胸腺瘤

1. 起源于胸腺上皮干细胞，好发年龄为40～60岁，约1/3～1/2胸腺瘤患者伴有重症肌无力，绝大多数位于前纵隔心脏大血管连接处附近。

2. X线表现　较大的胸腺肿瘤（巨型胸腺瘤）表现为纵隔阴影的增宽变形，纵隔胸膜向肺野呈弓形移位，如果肿瘤侵犯破坏胸膜则表现为胸膜肺界面不清，胸膜增厚和积液。

3. CT表现

Ⅰ.良性胸腺瘤CT特点

（1）前纵隔内软组织密度圆形或卵圆形肿块。

（2）肿块的周缘光滑锐利。

（3）肿块的边缘有弧形钙化。

（4）肿块的周围脂肪层存在完整。

（5）临床症状不明显或无症状者。

Ⅱ.胸腺癌CT特点

（1）胸腺肿块的周界不清，或具有分叶征象和毛刺征象。

（2）胸腺肿块与附近的器官之间界限不清，其间的脂肪层（线）消失变形，为肿瘤组织代替。

（3）胸腺肿块的密度不均匀，见坏死，出血和囊性变。

（4）纵隔内组织器官受压变形，如上腔静脉受压变形、梗阻。

（5）胸膜、心包增厚，出现胸腔、心包积液等。

### （二）畸胎类及非畸胎类生殖细胞肿瘤

畸胎类肿瘤分为囊性和实性两类，囊性畸胎瘤包括外、中胚层组织，实性畸胎瘤包含外、中、内胚层组织。

畸胎瘤表现为含脂肪和钙化的软组织密度肿块，边缘光整，增强扫描可见软组织部分强化。囊性畸胎瘤表现为薄壁囊性肿块，壁可以有钙化，如皮样囊肿。

非畸胎类生殖细胞肿瘤包括精原细胞瘤、胚胎性癌、内胚窦癌、绒毛膜癌等，以精原细胞瘤多见，几乎均为恶性。实验室检查血清肿瘤标记物升高有助于某一些肿瘤的诊断，如AFP水平升高与胚胎性癌或卵黄囊瘤成分强烈相关，β–HCG升高与绒毛膜癌成分密切相关；诊断时要排除生殖器官原发的同类肿瘤的纵隔转移。

### （三）神经源性肿瘤

神经源性肿瘤是纵隔中最常见的肿瘤。良性神经源性肿瘤分为神经鞘瘤、神经纤维瘤和节细胞瘤。恶性神经源性肿瘤分为恶性神经鞘瘤、节细胞神经母细胞瘤和交感神经母细胞瘤。神经源性肿瘤多见于后纵隔，后纵隔肿瘤多为神经源性肿瘤。个别少见的神经源性肿瘤（如起源于迷走神经）可位于中纵隔。

大多数神经源性肿瘤表现为脊柱旁肿块，CT为凸向肺实质的结节，其脊柱及后胸壁侧的边缘因附近胸廓结构的限制而呈相应的形状。有些肿瘤可呈"哑铃状"改变，椎管内外均有肿块，可压迫、侵蚀邻近骨质。

## 十一、心脏大血管基本病变

### （一）心脏外形增大的病因及分类

正常成人心胸比值的上限为0.5，0.5～0.55、0.56～0.60及0.60以上分别为轻、中、重度心脏增大的测量标准。心脏增大的常见原因是心肌肥厚和（或）心腔扩大。容量增加是心腔扩大的原因，常见于左、右心腔之间堵塞分流或瓣膜反流。循环阻力增加是心室肥厚的主要原因，常见于高血压、主动脉瓣狭窄、肺动脉高压、肺动脉瓣狭窄等。室壁增厚和心腔扩大通常并存。正位片上，将常见的心脏外形增大分为以下类型：

（1）普大心型：常见于引起心肌损害、全心衰竭、心包积液的心脏病变。

（2）二尖瓣型：常见于二尖瓣病变、肺心病、房间隔缺损和肺动脉狭窄等心脏病变。

（3）主动脉型：常见于高血压性心脏病、主动脉瓣病变、冠心病、法洛四联症等心脏病变。

### （二）心脏外形增大影像学表现

X线：

（1）普大心型：各房、室均有增大或心影轮廓对称性增大。

（2）二尖瓣心型：心脏呈梨形，主动脉结小或正常，肺动脉段凸及心尖上翘，伴有部分房室增大。

（3）主动脉心型：主动脉结增大，心腰凹陷，心尖下移，心脏呈"靴形"。

### （三）左心室增大的病因病理及影像学表现

各种心脏病左心负荷增加，心功能失代偿时，均可导致左心室增大，临床常见于高血压性心脏病、主动脉瓣病变、二尖瓣关闭不全、扩张型心肌病及部分先天性心脏病，如部分室间隔缺损、动脉导管未闭等。

X线表现：正位观察左心缘下段延长，心尖左下移位可至膈下，相反搏动点上移，心腰凹陷，心脏呈主动脉型。左侧位显示心后缘下段向后下突出，超过下腔静脉后缘15mm。心后食管前间隙消失。左前斜位显示室间沟前下移位，心后缘与脊柱重叠。

### （四）右心室增大的病因及影像学表现

右心室增大常见于肺心病、肺动脉狭窄、肺动脉高压、二尖瓣狭窄、累及右心室的心肌病及部分先天性心脏病，如房、室间隔缺损和法洛四联症等。

X线表现：正位观察心脏向两侧扩大，心尖圆隆上翘，相反搏动点下移，心腰突出，心脏呈二尖瓣型。左侧位显示心前缘下段与胸壁接触面延长，上段向前隆起。右前斜位显示心前缘隆起，心前间隙变窄或消失。

### （五）左心房增大的病因及影像学表现

左心房增大常见于二尖瓣病变，特别是二尖瓣狭窄、左心室衰竭、左房黏液瘤、慢性房颤、动脉导管未闭、室间隔缺损等。

X线表现：正位观察心右缘呈双边征，心底部出现双重密度，即双房影，左心耳突出呈现第三弓。右前斜位及左侧位钡餐透视示食管受压移位；压迹加深无移位为轻度，移位于胸椎前缘为中度，移位至和胸椎重叠为重度。左前斜位显示左主支气管抬高，支气管分叉角度增大。

### （六）右心房增大的病因及影像学表现

右心房增大常见于三尖瓣病变特别是关闭不全、右心室衰竭、房间隔缺损、肺静脉畸形引流等。

X线表现：正位观察右心缘下段延长并向右突出。右前斜位显示心后缘下段向后隆凸。左前斜位显示心前缘上端膨隆。

### （七）胸主动脉迂曲、延长、扩张的病因及影像学表现

引起胸主动脉迂曲、延长、扩张的病因主要有：主动脉瓣病变、主动脉硬化、高血压、主动脉病变（包括动脉瘤和夹层等）、解剖变异及主动脉畸形等。

X线表现：升主动脉右突，主动脉弓顶达胸锁关节或明显左突，主动脉窗扩大，降主动脉向左后弯凸，食管牵拉移位。

### （八）主动脉钙化的病因及影像学表现

引起主动脉钙化的病因主要是主动脉本身粥样硬化，也可见于梅毒和大动脉炎。

X线表现：主动脉壁上见弧形条状致密影，最常见于主动脉弓。

### （九）肺充血的病因及影像学表现

肺动脉血流量增加称肺充血，也叫肺血增多。主要原因有：

1. 不合并有右心排出量受阻的左向右分流或双向分流畸形。

2. 心排出量增加的疾患，如动静脉瘘、甲亢等。

X线表现：

1. 肺纹理整体增多、增粗、清楚。

2. 肺动脉段突出、肺门动脉扩张、搏动增强。

### （十）肺血减少的病因及影像学表现

肺动脉血流量减少称肺少血。主要原因有：

1. 右心排出量受阻或兼有右向左分流畸形。

2. 肺动脉阻力增加。

3. 肺动脉分支狭窄、阻塞。

X线表现：

1. 肺纹理稀、细、清晰。

2. 肺门动脉正常或缩小。

3. 肺野透光度增加。

4. 由体循环形成的网状侧支循环。

5. 肺门凹陷、平直或凸出。

### （十一）肺动脉高压的病因及影像学表现

肺动脉收缩压＞30mmHg，平均压＞20mmHg称肺动脉高压。主要原因有：

1. 肺动脉血流量增加，见于左向右或右向左分流畸形。

2. 心排出量增加的疾患。

3. 肺小动脉阻力增加。

4. 肺疾患，如慢性支气管炎、肺气肿及肺纤维化。

5. 肺血管病变，如肺动脉栓塞。

6. 特发性（不明原因）的肺动脉高压。

X线表现：

1. 肺动脉段明显突出。

2. 肺门动脉扩张，搏动增强，肺动脉外围分支纤细，有时与近段肺动脉之间有一突然分界，称肺门截断现象。

3. 右心室增大，右下肺动脉管径大于15mm。

CT表现：肺动脉比同层面升主动脉管径增粗。

### （十二）肺静脉高压的病因及影像学表现

肺毛细血管—肺静脉压超过10mmHg称肺静脉高压，如压力＞25mmHg即可引起肺水肿。引起肺静脉高压的主要原因有：

1.左房阻力增加。

2.左室阻力增加。

3.肺静脉阻力增加，如肺静脉狭窄、阻塞。

X线表现

1.肺淤血　上肺静脉扩张，下肺静脉不扩张；肺纹理增多、增粗、模糊；肺门阴影增大、模糊。

2.间质性肺水肿　肺泡间隔水肿增厚形成间隔线即Kerley线。Kerley B线：长1～2cm、宽1～3mm的水平横线，多位于肋膈角区，常见于二尖瓣狭窄和慢性左心衰；Kerley A线：长5～6cm、宽0.5～1mm的自肺野外斜行引向肺门的线状阴影，多位于肺野中央区，常见于急性左心衰；Kerley C线：呈网格状，多位于肺下野，常见于肺静脉高压加重者。

3.肺泡性肺水肿　一侧或两侧广泛分布的斑片状阴影，常融合成片，边缘模糊，以肺门为中心呈蝶翼状，可见含气支气管影，阴影变化迅速。

### （十三）肺动脉栓塞及肺梗死的病因及影像学表现

肺动脉栓塞简称肺栓塞。由栓子堵塞肺动脉和（或）其分支引起，在此基础上发生的肺组织坏死称肺梗死。

影像表现

1.肺栓塞　表现有肺动脉高压的征象和肺栓塞的征象，一侧或局部肺纹理稀疏、纤细，相应动脉细小，对侧肺动脉高压、扩张，叶、段及分支粗细不均、走行异常或缺失。肺动脉主干栓塞时肺门动脉明显扩张，可呈残根状，伴右室大。CTA检查可直接观察肺动脉及分支内栓子影，呈充盈缺损影。

2.肺梗死　梗死区为肺野外围三角形、楔形或半圆形阴影，直径3～5cm，底边面向胸膜，尖向肺门，患侧可有少量胸腔积液并影响膈肌运动，梗死后可形成空洞。

## 十二、先天性心脏大血管疾病

### （一）房间隔缺损

1.定义及分型　单发的房间隔缺损（atrial septal defect，ASD）是最常见的先天性心脏病之一。房间隔不连续，使左右心房异常交通称ASD，可分为4种类型：

（1）Ⅰ孔型（原始孔型）。

（2）Ⅱ孔型（继发孔型）。

（3）低位缺损（静脉窦缺损）。

（4）房间隔完全缺失（单心房）。

Ⅱ孔型ASD是常见类型，根据缺损部位不同，该型又分为中央型、下腔型、上腔型和混合型，单纯Ⅰ孔型属部分性心内膜垫缺损。

2. 病因病理及临床表现　正常左心房内压力大于右心房，房间隔缺损时，左心房内血液分流进入右心房，右心房同时接受体循环回流和左心房分流的血液，使肺循环血量明显增多，右心房、右心室继发扩张、肥厚；左心房、室血量正常或减少。因肺血流持续增加，导致肺小血管内膜增生、管腔狭窄，患者伴肺动脉高压，当右心房压力超过左心房时，则出现右向左分流。

患者一般可没有症状，婴幼儿易患肺炎，缺损大时可有活动后心悸、气急、乏力等症状，晚期特别是出现肺动脉高压时会有右向左分流者，出现发绀。胸骨左缘第2～3肋间可闻及收缩期吹风样杂音。心电图显示右心房、室肥大和右束支传导阻滞。

3. 房间隔缺损的影像学表现

（1）X线平片与透视：心脏呈二尖瓣型心脏，左心室及主动脉结小，肺动脉段突出，右心房、室增大；肺血增多呈充血状；透视下观察肺门血管影明显增粗，搏动增强，呈"肺门舞蹈征"。

（2）X线心血管造影：左心房造影时在左心室显影之前，右心房显影；肺动脉造影左心房显影时，可见造影剂经间隔缺损进入右心房。

4. 房间隔缺损的鉴别诊断　小的ASD应与部分性肺静脉畸形引流相鉴别，而ASD合并重度肺动脉高压时应与合并重度肺动脉高压的室间隔缺损相鉴别。

平片可以依据肺血、心脏外形及房、室大小做出初诊，并可了解肺血及肺动脉高压情况。超声检查可直接显示ASD的部位、大小、血流动力学等情况，因此是目前首选的无创性检查方法。CTA检查现在也越来越重要和引起重视，它能提供ASD部位、大小，多方位重建还能观察是否合并其他畸形。心血管造影检查目前很少使用，仅适用于无创性检查手段不能明确诊断或需介入治疗的病例。

## （二）室间隔缺损

1. 病因分型及病理生理改变、临床表现

心室间隔缺损（ventricular septal defect，VSD）也是最常见的先天性心脏病之一，可单独或作为复杂先天性畸形中的一部分而存在。

分型：按解剖部位的不同，可分为室间隔膜部缺损、嵴上型缺损、嵴下型缺损和肌部缺损四种类型，最多见为膜部缺损。

正常左心室压力显著高于右心室，室间隔存在缺损时，左心室血液经缺损流入右心室，致右心室、肺血管、左心房和左心室的循环血量明显增多，可达体循环血流量的3～5倍，导致左、右心室扩大，室壁肥厚。早期肺动脉充血，晚期发展成小血管阻塞性肺动脉高压，当右心室压力增高超过左心室时，继发右向左分流，形成所谓"艾森曼格"综合征（Eisenmenger syndrome）。

临床表现：可有劳累后心悸、气短、咳嗽、乏力和易患肺部感染等表现，胸骨左缘3～4肋间闻及响亮而粗糙的收缩期吹风样杂音，并扪及收缩期震颤。心电图可见心室肥大或不完全性右束支传导阻滞。

2. 室间隔缺损影像学表现

（1）X线平片与透视：平片示心脏呈二尖瓣型，主动脉结正常或增大，肺动脉段突出，左、右心室增大，肺血增多，呈肺充血表现。透视下可见心缘与肺动脉段搏动增强。出现艾森曼格综合征时，右心室增大明显，肺动脉高压征象更显著，肺血增多的程度减轻。

（2）心血管造影：右心导管可发现心室水平左向右分流，右心室及肺动脉压力升高，偶尔导管经缺损进入左心室。左心室造影直接显示室间隔缺损的左向右分流。伴发绀的病例，右心室造影示右向左分流。

3. 室间隔缺损的鉴别诊断 VSD应与动脉导管未闭及ASD相鉴别。

平片依据肺血、心脏外形及房、室大小可对VSD做出初诊，并可了解肺血与肺动脉高压情况。超声可直接显示VSD的部位、大小、血流动力学等情况，因此也是目前首选的无创性检查方法。心血管造影检查适用于无创性检查手段不能明确诊断、室间隔缺损合并复杂先天性畸形或需介入治疗的病例。

**（三）动脉导管未闭**

1. 定义 动脉导管未闭（patent ductus arteriosus，PDA）亦是最常见的先天性心脏病之一，约占先心病的20%。

2. 病因病理及临床表现 动脉导管由左侧第六对主动脉弓的背侧部分演变而来，连接于左、右肺动脉分叉处与主动脉峡部间，是胎儿血液循环的主要通路。出生后，因动脉血氧含量升高，促使动脉导管收缩并逐渐闭锁。若持续不闭者则形成动脉导管未闭。

本病按其形态分为长管型、漏斗型、窗型、动脉瘤样型。

临床表现取决于导管的粗细及分流量大小，分流量小者可以无症状；中等度粗的可有活动后气促，易疲劳；异常粗大，出生后即可出现症状，发育迟，呼吸急促，易患肺部感染和心衰。

3. 动脉导管未闭的影像学表现

（1）X线平片：可见肺血增多，心脏呈主动脉型，90%主动脉结增宽，近半数病例可见有"漏斗征"，此征象系指正位片上主动脉弓降部呈漏斗状膨凸，其下方降主动脉在与肺动脉交界处骤然内收。肺动脉段突出，左心房、左心室增大。伴有肺动脉高压者双心室增大甚至以右室大为主。

（2）X线心血管造影：主动脉造影可见主、肺动脉同时显影及未闭的动脉导管。右心导管检查显示肺动脉的血氧含量高于右心室，部分患者心导管可通过未闭动脉导管进入降主动脉。

（3）CTA增强扫描：可显示未闭的动脉导管，并可合并左心房、室扩大，左室壁增厚，升主动脉、主肺动脉及左肺动脉扩张，以及伴肺动脉高压者的右心室壁增厚和右心腔的扩大。

4. 动脉导管未闭的鉴别诊断　　PDA应与VSD伴主动脉关闭不全及其他左向右分流的心内畸形相鉴别，如主、肺动脉间隔缺损、冠状动脉右心瘘和主动脉窦瘤破裂等。

平片依据肺血、心脏外形及房、室大小对PDA做出初诊，但不能显示PDA本身。超声心动图结合多普勒技术可直接显示PDA的部位、大小及血流动力学等情况，因此是目前首选的有效的无创性检查方法。心血管造影检查只用于无创性检查手段疑难病例或并发复杂畸形或需介入治疗的病例。

**（四）先天性肺动脉狭窄**

1. 病理病因　　先天性肺动脉狭窄（congenital pulmonary stenosis）占先心病的25%～30%，可分四类：

（1）瓣膜狭窄：占70%～80%，瓣叶粘连、融合，两个瓣叶融合或者单瓣畸形，血液通过肺动脉瓣口喷射形成涡流导致主肺动脉的狭窄后扩张。

（2）瓣下型狭窄：即漏斗部狭窄，约占10%，多为肌性狭窄，少数为膜性狭窄，常与其他畸形并存，单发少见。

（3）瓣上型狭窄：狭窄位于肺动脉及其大分支。

（4）混合型狭窄：两种以上狭窄并存，如瓣膜狭窄合并漏斗部狭窄。肺动脉狭窄致右室流出道阻塞，右室收缩压升高，右心室肥厚，失代偿者导致右室腔扩大，可继发右心衰竭；还可致肺血流量减少，失代偿时引起肺血流量的进一步减少。

2. 临床表现　　可出现气促、乏力或右心功能不全的表现，重度狭窄者可有轻度周围型发绀；听诊于胸骨左缘第2肋间闻及响亮而粗糙的收缩期杂音，肺动脉瓣区第2音减弱伴分裂；第2肋间常可扪及收缩期震颤；心电图示右心室肥厚。

3. 影像学表现

（1）X线平片

1）瓣膜狭窄：肺血减少，心脏呈二尖瓣型，两侧肺门不对称（左侧肺门大于右侧肺门），主动脉结小，肺动脉段直立状突出，右心室增大。透视可见心缘搏动正常或增强，肺动脉段及左肺动脉搏动增强，右肺门无搏动而呈静止状态。

2）漏斗部狭窄：肺血减少，心脏呈靴形，肺动脉段平直或凹陷（少数亦可轻凸），心尖上翘，右心室增大。

（2）X线心血管造影：以右室造影为宜。瓣膜狭窄可见"穹隆征"或称"圆顶征"，表现为收缩期瓣叶开放受限，瓣膜口呈"圆顶状"向主肺动脉干的腔内膨凸；"喷射征"，表现为收缩期右室内含造影剂的血液通过狭窄瓣孔呈柱状喷入主肺动脉内。

漏斗部狭窄分肌性狭窄和环形纤维性或膜性狭窄，前者可表现为短管状或局限性充盈缺损，后者表现为窄带状透明区。单纯肺动脉瓣狭窄可继发功能性右心室流出道狭窄，瓣膜和瓣下狭窄引起较显著的右心室肥厚。

单纯性肺动脉瓣狭窄导致主肺动脉的狭窄后扩张，多延及左肺动脉，但是肺动脉的肺内分支变细，造影剂排空延迟。

（3）CTA检查：多方位观察主肺动脉和左肺动脉增宽、右肺动脉相对细小、右心室壁增厚、心腔扩大等继发改变，对于显示肺动脉瓣的运动和狭窄程度有限度。

4.先天性肺动脉狭窄的鉴别诊断

肺动脉狭窄应与分流不大的ASD及特发性肺动脉扩张相鉴别，单发的漏斗部狭窄较少见，需与无发绀的法洛四联症鉴别。超声检查有助于二者的鉴别诊断。

平片是常规检查方法，依据肺血、心脏外形及房、室大小对多数肺动脉狭窄能做出诊断，和多普勒超声一样，是首选的无创性检查方法。右心室血管造影是最可靠的检查手段。

### （五）法洛四联症

1.定义　法洛四联症（tetralogy of fallot，TOF）包括4种并存畸形：肺动脉狭窄、室间隔缺损、主动脉骑跨和右心室肥厚。但从胚胎发育角度看，肺动脉狭窄及室间隔缺损为其主要畸形。因室间隔缺损较大，肺动脉狭窄使右室射血阻力增大，导致心室水平右向左分流，体动脉血氧饱和度降低，肺动脉血流量减少，肺循环主要由体动脉的侧支血管供血。

2.临床表现　患者多在生后4~6个月出现发绀、气促等，儿童期可出现杵状指（趾）、气促等，严重者可发生缺氧性昏厥。听诊胸骨左缘2~3或3~4肋间闻及收缩期杂音，多可扪及震颤，肺动脉第2音减弱甚至消失；心电图多有右心室肥厚。

3.影像学表现

（1）X线平片：肺少血，心脏呈"靴形"，心底部增宽，心腰明显凹陷或平直，心尖圆隆、上翘，右心室增大。若肺内出现粗乱血管影或中下肺野及肺门附近有网状血管纹理，则为体动脉侧支循环的表现，提示重度肺动脉狭窄。本病约1/4合并右位主动脉弓。

（2）X线心血管造影：右心室和肺动脉充盈时，左心室和主动脉几乎同时或稍后提早显影，反映心室水平右向左分流和主动脉骑跨。可见右心室漏斗部狭窄，以及并发的肺动脉瓣和（或）肺动脉狭窄，单发瓣膜狭窄少见。肺动脉主干狭小，肺动脉肺内分支纤细、稀少。室间隔缺损多为嵴下型较大缺损，主要为右向左分流。升主动脉扩张并骑跨于室间隔缺损之上。多数患者右心室扩张、室壁肥厚。右心房和上、下腔静脉可有不同程度增大或扩张。并可见右位主动脉弓及其他少见的并发畸形。

（3）CT血管造影：可显示本病的主要解剖畸形，如漏斗部狭窄、肺动脉狭窄、室间隔缺损及右室肥厚等，可多方位观察各种畸形改变，缺点是不能显示血流方向。

4.法洛四联症的鉴别诊断　TOF应与三尖瓣闭锁、VSD并肺动脉闭锁及合并肺动脉狭窄的右室双出口等鉴别。

平片依据肺血、心脏外形及房、室大小对TOF做出的正确诊断率可达90%。超声心动图结合多普勒技术仍为本病首选的有效无创性检查方法。心血管造影检查是诊断该病的"金标准"，只用于疑难病例或并发复杂畸形、超声难以显示的肺动脉和肺动脉侧支情况、需术前体肺侧支血管封堵介入治疗的病例。MRI和CT是诊断TOF的二线检查技术。

### （六）大动脉错位

1. 分型

（1）完全性大动脉错位：主动脉和肺动脉的位置和心室的连接关系完全互换，主动脉起自右心室，肺动脉起自左心室，同时伴发房、室间隔缺损等其他畸形。

由于两大动脉与左右心室连接错位，导致右心房室的体静脉血流入主动脉，左心房室的含氧动脉血流入肺动脉，引起体、肺循环分离，依赖并发的其他畸形沟通体肺循环。因动脉血氧饱和度低，全身组织缺氧，心排血量增加，容易导致心衰。

（2）矫正型大动脉错位：主动脉起自位于正常左心室部位的解剖学右心室，左心房经过三尖瓣口与其交通；肺动脉从位于正常右心室部位解剖学左心室发出，右心房经过二尖瓣口与其交通；冠状动脉也同时转位。本病常与室间隔缺损、单心室、法洛四联症、肺动脉狭窄等伴发。

两大动脉与心室的连接关系错位，因合并心室反位，使血流动力学异常从功能上得到矫正。其连接关系如下：左房—右室—主动脉，右房—左室—肺动脉。若不合并其他畸形，患者的血液循环正常。

2. 影像学表现

（1）X线平片

完全性大动脉错位：肺血增多，心脏呈椭圆形，向两侧中度增大，主动脉结小，侧位多见主动脉向前移位，肺动脉段平坦或凹陷，半数患者左心房轻至中度增大。

矫正型大动脉错位：多数患者肺血增多，升主动脉向左前方凸出，"肺动脉段"明显延长且向外膨出，并与主动脉结直接移行，为本病的特征性改变。肺动脉向内右移位，使右肺门增大，形如"水滴"状，可导致食道出现肺动脉压迹。

（2）X线心血管造影

完全性大动脉错位：右心造影见主动脉从右心室发出，伴右向左分流，造影剂至左心室时，肺动脉才显影。升主动脉与肺动脉的空间位置改变，并显示室间隔缺损等其他畸形。

矫正型大动脉错位：右心室造影见功能右心室实际上是"解剖左心室"，功能左心室实际上是"解剖右心室"；房室连接呈右房—解剖左心室—肺动脉，左房—解剖右心室—主动脉，并可显示室间隔缺损等其他畸形，但是单纯的矫正型大动脉错位血流动力学正常。

3. 大动脉错位的鉴别诊断　大动脉错位常伴发有其他心脏及大血管畸形，诊断较困难。平片依据肺血、心脏大血管只可做出初步诊断。明确诊断依赖于超声心动图及心血管造影检查。MRI和CT起到辅助诊断的作用。

### （七）肺静脉畸形

1. 病因病理　肺静脉与左心房无直接连接，而与右心房或体静脉连接称肺静脉畸形连接，分为完全性或部分性。若按照畸形的部位可分为四型：

（1）心上型：肺静脉经垂直静脉引流入左侧无名静脉，少数可直接引流入上腔静脉进入右心房。

（2）心内型：肺静脉直接或经冠状静脉窦进入右心房。

（3）心下型：两肺静脉合成一条下行静脉，在心脏下方与下腔静脉、门静脉或肝静脉等相通，再进入右心房。

（4）混合型：包括上述三个类型的任意组合。

本病绝大多数患者合并其他左、右心之间交通的畸形，以房间隔缺损多见。

本病为大量左向右分流，肺循环血量显著增多，导致重度肺循环高压和心衰；同时可有右向左分流，患者体动脉血氧饱和度低，有发绀。心下型有肺静脉回流受阻，产生肺静脉高压和肺膨胀过度，而左向右分流量减少。

2. 影像表现

（1）X线平片：绝大多数患者肺血增多，完全性心内型者心脏所见与房间隔缺损类似；心上型者正位观心脏呈8字或"雪人"状，侧位示气管前方带状影；心下型者有肺淤血和肺水肿。

（2）X线心血管造影：心导管可经异常途径进入肺静脉，造影显示两侧均有上腔静脉、左头臂静脉极度扩张，肺静脉畸形连接和房间交通等。

3. 肺静脉畸形连接的鉴别诊断　肺静脉畸形连接应与纵隔增宽性疾病相鉴别，部分性者应与ASD鉴别。超声因声窗较窄，且依赖于操作者的水平和经验，多半只能提示诊断。CT和MRI是较好的无创影像学诊断方法，能够明确诊断，且能三维立体地显示引流肺静脉。合并其他复杂畸形，以及需要测量肺动脉压时，可行腔静脉、无名静脉及肺动脉造影。

### （八）三尖瓣下移畸形

1. 病因病理　三尖瓣下移畸形是一种比较少见的先天性心脏病，亦称Ebstein畸形，三尖瓣（通常为后瓣和隔瓣）下移伴瓣叶发育不全、乳头肌、腱索短小或缺如，而前瓣过长。下移的瓣叶将右心室分为室壁菲薄房化的流入道和室壁代偿性肥厚的流出道，前者呈瘤样扩张。约2/3病例存在卵圆孔开放，部分病例可伴有房间隔缺损。

本病导致重度三尖瓣关闭不全、右心室充盈不良及心功能不全，晚期经房间交通有右向左分流。

2. 临床症状　临床症状取决于三尖瓣下移程度以及有无卵圆孔开放。一般常见症状为易疲乏，运动后气急及心悸，症状大多在儿童或青少年时出现，可伴有紫绀。心界大，心前区可闻及收缩期吹风样杂音。

3.影像学表现

1）X线平片：根据三尖瓣下移程度表现不同，心脏中重度增大呈方盒形或呈球形，右心尤其是右心房显著增大为本病特征表现之一。心底部大血管阴影缩小，肺血减少，主动脉结小，肺动脉段短。

2）X线心血管造影：显示右心房扩张，三尖瓣位置下移，可有三尖瓣反流，右心下缘见两个切迹，前者为三尖瓣环，后者为下移三尖瓣的附着点，右心室流出道扩张。造影剂在右心房室和肺动脉内潴留，晚期心房水平右向左分流。

4.鉴别诊断：三尖瓣下移畸形应与心包积液、心力衰竭及TOF等疾病相鉴别。

X线平片是基本检查手段。明确诊断依赖于超声心动图及心血管造影检查。MRI和CT起到辅助诊断的作用。

### （九）先天性主动脉窦瘤破裂

1.病理病因　主动脉窦中层弹力纤维缺如，窦壁肌组织发育不良，使窦壁扩张，当心脏负荷加大时，诱发破裂。

本病累及右冠状动脉窦，破入右心室多见，右心房次之，导致心底部少至中量左向右分流，全心容量负荷增大，但很少引起心功能不全。

2.影像学表现

（1）X线平片：主动脉窦动脉瘤破入右心室者肺血增多，伴肺淤血和肺静脉高压改变，心脏呈主动脉二尖瓣型，主动脉结大，肺动脉段轻度突出，以右心房、室增大为主。

（2）X线心血管造影：升主动脉造影显示病变的主动脉窦扩大或局限性突出，造影剂直接喷入右心房或右心室。

3.鉴别诊断　先天性主动脉窦瘤破裂应与PDA、主动脉瓣关闭不全合并VSD及冠状动脉–静脉瘘疾病相鉴别。明确诊断依赖于升主动脉造影检查。

### （十）先天性主动脉缩窄

1.病因病理　本病95%以上发生在左锁骨下动脉开口以远、动脉导管或导管韧带附近的主动脉弓降部，多为局限性狭窄。主动脉中膜变形及内膜增厚呈膜状或嵴状向腔内凸出，导致内径缩窄，狭窄以远的降主动脉局部扩张。若管腔完全消失，主动脉弓与降主动脉的连续性中断，则分别为主动脉弓闭锁和离断。

本病可合并其他心脏大血管畸形，若主动脉弓离断合并动脉导管未闭和室间隔缺损称主动脉弓离断三联征。

2.影像学表现

（1）X线平片：后前位示主动脉弓下缘与降主动脉连接部有一个切迹，称3字征，在后前位和左前斜位服钡像上可见：食管中上段左后缘有局限性压迹和移位，即反3字征。此外，可见左心室增大和肋骨切迹。

（2）X线心血管造影：静脉法造影可清楚显示单纯型主动脉缩窄的解剖结构，但对伴有大量分流畸形的病例常不能得到满意的图像，常需选择动脉造影法，升主动脉造影仍是可靠的确诊手段。

（3）CT：CT增强扫描能明确诊断，为术前确诊的主要诊断方法，可以显示主动脉缩窄的部位，以及头臂动脉及纵隔侧支血管。但CT不能评估跨狭窄的压力阶差，而这是评价是否需要手术或介入治疗的重要依据。

3. 先天性主动脉缩窄的鉴别诊断　本病应与主动脉折曲畸形、主动脉离断及大动脉炎等鉴别。前者为主动脉弓和降主动脉上段以峡部为中心的S状弯曲变形，平片可见3字征、反3字征，但无肋骨切迹，亦无临床表现，主动脉测压可鉴别。主动脉离断和大动脉炎CT是最佳诊断方法。

**（十一）先天性主动脉弓及头臂动脉畸形**

1. 病因病理　主动脉弓及其主要分支先天发育异常，形成环形或不完整环形结构，主要分为：

（1）右位主动脉弓：胚胎早期，左侧第四对动脉弓缩小或消失，右侧继续发育，升主动脉自左室发出，位置正常，弓部则位于气管和食管的右侧并跨越右主支气管下行，与降主动脉相连，降主动脉可位于脊柱左侧或右侧，位于脊柱左侧者主动脉需绕气管和食管后方与之相续。右位主动脉弓（右弓）结合头臂动脉分支又分三种类型：Ⅰ型右弓为镜面型，Ⅱ型右弓为右弓+迷走左锁骨下动脉，Ⅲ型右弓与迷走左锁骨下动脉分离。

（2）双主动脉弓：胚胎时期，第四对动脉弓退化障碍，双主动脉弓持续存在。升主动脉在气管的右前方分为2支，右弓在气管和食管的右后方，通常较粗大，左弓位于气、食管的左前方，通常细小，两弓在气、食管的后方汇合成降主动脉干。

（3）左位主动脉弓伴主动脉分支畸形：后者又进一步分为三种情况：

1）迷走右锁骨下动脉，起源于左锁骨下动脉以远的降主动脉，于食管后方向右上斜行至右上臂；

2）左颈动脉起源于右侧，经气管前方绕至左侧再向上走行；

3）无名动脉起源于左侧，经气管前方绕至右侧。

本病可压迫气管和（或）食管，引起相应的临床症状。

2. 影像学表现

（1）X线平片

Ⅰ型右弓：右上纵隔凸出或增宽，主动脉结位置较高可达胸锁关节，位于脊柱的右侧，气管、食管右缘受压。

Ⅱ型右弓：主动脉弓右位，同时左上纵隔同一水平另见一有搏动的"小主动脉弓"，或平片显示为类似纵隔肿瘤的类圆形高密度影；气管、食管右缘受压。

Ⅲ型右弓：同Ⅰ型右弓。确诊需造影。

双主动脉弓：双上纵隔均可见凸出的主动脉结，有搏动，食管左、右缘受压。

迷走右锁骨下动脉：胸片无异常，食管钡透示自左下向右上斜形的螺旋形压迹。

（2）X线血管造影：可清楚显示右位主动脉及头臂动脉的情况。

（3）CT 增强扫描：能清楚显示本病。

3. 鉴别诊断　述多数畸形均可通过胸片结合食管钡餐透视做出诊断，必要时辅以CTA检查或行血管造影明确诊断。

## 十三、获得性心脏病

### （一）风湿性心脏瓣膜病

1. 类型及其病因病理表现

（1）二尖瓣狭窄：二尖瓣狭窄的主要病理改变为瓣叶增厚融合，瓣膜表面粗糙硬化，沿瓣膜边缘有小赘生物，腱索缩短粘连。上述病变使二尖瓣变硬失去柔韧性，造成瓣口狭窄。

二尖瓣狭窄患者心室舒张期左心房的血液不能顺利流入左心室，使血液在左心房及肺内淤滞，导致肺淤血，逐步加重至肺静脉高压，最终引起肺动脉高压。由于左心房内压力升高，左心房逐渐扩张并伴有心肌肥厚。二尖瓣狭窄还使左心室内的血流量减少，致左心室及主动脉萎缩。

（2）二尖瓣关闭不全：病理基础与二尖瓣狭窄相同，因血液在左心房、室之间反复流动，导致左心房室扩大。

（3）二尖瓣狭窄合并关闭不全：风湿性心脏瓣膜病二尖瓣狭窄多合并关闭不全，左心室收缩时，部分血液从左心室经关闭不全的二尖瓣口反流进入左心房，使左心房血容量进一步增多，左心房扩大程度较单纯二尖瓣狭窄加重，但是肺淤血程度减轻。

（4）主动脉瓣狭窄：左心室排血受阻，左室心肌代偿性增厚，失代偿期左心室扩大，致左心功能不全。因高速喷射血流冲击，升主动脉扩张。

（5）主动脉瓣关闭不全：左心室容量负荷增加，左心室腔扩大，可继发左心室壁的增厚，导致左心功能不全。

（6）联合瓣膜病：两个以上瓣膜受累，以风湿性心脏瓣膜病常见，多累及二尖瓣和主动脉瓣。

2. 临床表现　二尖瓣狭窄患者心悸、气短，重者有咯血、肺水肿、心房纤颤、心衰等。查体示两颧紫红、口唇青紫、心界扩大、心尖区闻及舒张期隆隆样杂音，可伴舒张期震颤。二尖瓣关闭不全临床症状比二尖瓣狭窄者轻，心尖区闻及Ⅲ级以上收缩期杂音，向左腋下传导，心界扩大明显，心尖搏动增强。主动脉瓣狭窄典型者有眩晕、心绞痛和左心衰竭，主动脉瓣区闻及收缩期杂音向颈部传导，可触及收缩期震颤，主动脉第2音减弱，脉压变小。主动脉瓣关闭不全症状与主动脉瓣狭窄相似，但是主动脉瓣区闻及舒张早期叹气样杂音，主动脉第2音减弱，甚至消失；舒张压降低，脉压加大，有水冲脉、毛细血管搏动征和枪击音等周围血管征。

3. 影像学表现

（1）X线平片

1）二尖瓣狭窄：肺淤血、间质性肺水肿或肺动脉高压，二尖瓣型心脏，主动脉结小，肺动脉段突出，左心房、右心室增大。二尖瓣区钙化为二尖瓣狭窄的直接征象。

2）二尖瓣关闭不全：肺血正常或轻度肺淤血，二尖瓣型心脏，主动脉结正常大小，肺动脉段轻突，左心房、室增大，重度者右心室增大，肺循环高压。

3）主动脉瓣狭窄：肺血正常，心脏呈主动脉型，升主动脉扩张突出右心缘，主动脉结大，肺动脉段平直或凹陷，左心室增大，主动脉瓣区钙化为直接征象。

4）主动脉瓣关闭不全：肺轻度淤血，主动脉型心脏，主动脉结大，肺动脉段凹陷，左心室显著增大，左心缘搏动增强。

（2）X线心血管造影：目前已经很少使用造影来诊断瓣膜病，多为超声取代。

1）二尖瓣狭窄：可见左心房扩大，二尖瓣瓣叶增厚、变形，心室舒张期呈圆顶状突入左心室，造影剂经狭窄的二尖瓣口，向左心室内喷射。

2）二尖瓣关闭不全：心室收缩期可见造影剂从左心室反流进入左心房。

3）主动脉瓣狭窄：心室收缩期主动脉瓣呈幕状或鱼口状凸向主动脉侧和造影剂喷射进入主动脉，升主动脉扩张。

4）主动脉瓣关闭不全：心室舒张期造影剂向左心室反流。

4. 鉴别诊断 本病主要与扩张型心肌病、缩窄性心包炎等鉴别。

X线平片有助于观察心脏的整体轮廓、各房、室大小及肺循环变化，但不能观察心脏内部结构和瓣膜血流动力学情况，目前仍作为常规检查手段，二维多普勒超声技术仍为本病首选的有效的无创性检查方法。心血管造影检查多在术前行冠状动脉造影以排除冠心病时使用，目前刚刚开展的经导管主动脉人工瓣膜植入需要在造影和超声双重影像指导下进行。MRI和CT不作为常规检查技术，只在疾病的鉴别诊断时使用，如冠心病、心肌病等。

### （二）冠状动脉粥样硬化性心脏病

1. 病因病理 因冠状动脉粥样硬化病变造成至少一处冠状动脉主要分支管腔狭窄≥50%或阻塞时，称为冠状动脉粥样硬化性心脏病（简称冠心病）。

粥样硬化病变主要位于冠状动脉的内膜，早期内膜出现黄色平坦或略隆起的脂纹；中期内膜可见黄白色明显隆起的粥样硬化斑；晚期斑块中心组织发生退行性变化，脂质崩解、破溃，形成附壁血栓，导致冠状动脉管腔狭窄和阻塞。进而引起所支配心肌供血不全，心肌细胞因缺血缺氧而变性、坏死，使患者出现相应的临床症状。冠状动脉粥样硬化最好发的动脉为左冠状动脉前降支近段，其次为右冠状动脉近段、左冠状动脉回旋支。

冠状动脉狭窄程度判定标准，可行CTA检查直接测量：

无狭窄：管腔狭窄0

轻微狭窄：管腔狭窄<25%。

轻度狭窄：管腔狭窄26%～50%。

中度狭窄：管腔狭窄51%～75%。

重度狭窄：管腔狭窄76%～99%。

闭塞：管腔狭窄100%。

2. 临床症状

（1）隐匿型和无症状型冠心病：冠状动脉有轻度狭窄（Ⅰ或Ⅱ级），心电图可发现心肌缺血改变，但是患者无临床症状。

（2）心绞痛：患者有发作性胸骨后和（或）心前区疼痛，为一过性心肌供血不足，服硝酸甘油能使疼痛得到缓解。

（3）心肌梗死：冠状动脉狭窄程度为Ⅲ、Ⅳ级，冠状动脉内有血栓形成，甚至管腔完全阻塞，导致支配区心肌严重缺血，心肌细胞坏死。患者出现剧烈持久的胸骨后疼痛，继之发生心律失常、休克和心力衰竭。心电图有进行性ST-T改变和病理性Q波。血清心肌酶活性升高。

（4）心肌纤维化：长期心肌缺血或心肌梗死后导致心肌变性、纤维化。患者临床表现为心力衰竭、心律失常及左心室进行性扩大。

（5）猝死：患者突发心搏骤停致死，多为急性心肌缺血引起电生理紊乱，传导功能障碍，导致心律失常所致。

3. 影像学表现

（1）X线平片：本病在没有心肌梗死和心衰时，心脏外形无异常表现；发生心衰后，心脏开始扩大，主要为左心室增大，可伴有肺淤血。若发现左心缘局限性膨隆，与邻近心脏轮廓缺乏突然分界，其边缘可见弧形钙化，则考虑有室壁瘤的可能。

（2）X线心血管造影：冠状动脉造影是诊断本病的确诊性方法。其主要征象有：冠状动脉狭窄，管腔阻塞，动脉变细伴走行僵直，病变远段有侧支循环血管，个别可见动脉局限性扩张、甚至形成动脉瘤。左心室造影显示室壁节段性运动障碍和进行左心功能降低，根据室壁无运动或反向运动诊断室壁瘤。还可发现乳头肌断裂和室间隔穿孔等心肌梗死的并发症。

（3）CT：应用专门软件对冠状动脉钙化灶做定量分析（通常以钙化灶的CT峰值×钙化面积的积分值为指标），CT可用于检测冠状动脉钙化及其程度，进而预测冠心病。增强CT电影扫描可用于左心功能测定。冠脉MDCTA检查已成为冠心病筛查的无创检查手段，通过VR、MIP、CPR等图像重组技术，可直接观察冠脉狭窄情况和斑块的分布、大体组成成分。

4. 鉴别诊断　本病主要与心肌病鉴别，CTA检查及选择性冠状动脉造影有助于诊断。

X线平片对冠心病的诊断是一种辅助方法，但对左心衰竭、室壁瘤、室间隔破裂和（或）乳头肌断裂、功能失调的诊断及心肌梗死病情和预后的评估有一定价值。CT对冠状动脉钙化的测定有助于冠心病的筛选诊断，超声心动图、MRI可评价心肌功能，冠状动脉造影是诊断本病的金标准，但CTA目前对阴性判断价值高。

**（三）高血压性心脏病**

1. 病因病理　凡收缩压≥140mmHg，舒张压≥90mmHg（不是偶然一次超过该阈值就诊断为高血压，每天持续超过20%的时间方可定义）是诊断为高血压的阈值。90%的高血压为原发性高血压，称高血压病。本病外周循环阻力和左心室前负荷增加，心肌代偿性收缩功能增强，经主动脉瓣向左心室喷射的血流速度增加，导致升主动脉扩张，久之左心室心肌普遍肥厚，主动脉发生迂曲、延长，主动脉管腔扩张等退行性改变。失代偿期左心室腔扩大，收缩功能减弱，导致左心功能不全。

2. 临床表现　头疼、头晕、失眠为高血压的常见症状，部分患者可有心悸、乏力等。心电图示左心室高电压、肥厚，也可出现ST-T的左心室劳损改变。

3. 影像学表现

（1）X线平片：心脏呈主动脉型，主动脉结大，向左向上移位，肺动脉段凹陷，左心室增大。主动脉迂曲、延长，密度增高。

（2）X线心血管造影：原发性高血压无须血管造影。

（3）螺旋CT：可显示心腔大小，室间隔、室壁的厚度，特别是行肾上腺、肾动脉和肾扫描，以便排除继发性高血压。

4. 鉴别诊断：高血压所致的心脏大血管的改变需与肥厚型心肌病鉴别。X线平片结合心电图、病史及血压即可做出诊断。超声心动图、MRI有助于非对称性间隔肥厚型心肌病的诊断。

### （四）肺源性心脏病

肺源性心脏病（简称肺心病）是指由肺、胸廓或肺动脉的慢性病变引起肺循环阻力增加，导致肺动脉高压、右心室肥厚、伴或不伴有右心衰竭的一类心脏病。

1. 病因

（1）支气管和肺疾病：包括慢性支气管炎、肺气肿、支气管哮喘、弥漫性肺间质纤维化、肺结核、硅肺、放疗后肺纤维化和肺叶切除等。

（2）限制性呼吸运动的肺外疾病：包括胸廓畸形、胸部改型术后、胸膜纤维化和脊髓灰质炎等。

（3）呼吸功能障碍疾病：如原发性肺泡通气不足和慢性高原病等。

（4）肺血管病变：包括原发肺动脉高压、多发性肺小动脉栓塞、结节性动脉炎等。

2. 病理　上述原因可导致肺通气、弥散和换气功能普遍减退，肺循环阻力增加，产生低氧血症和高碳酸血症，引起肺动脉高压进一步加重，使右心室肥厚和扩张，最终导致右心衰竭。

3. 临床表现　功能代偿期：患者常有咳嗽、咳痰、心悸、乏力等，甚至有咯血。体检有慢性支气管炎、肺气肿体征。心电图可见肺性P波和右室肥厚。

功能失代偿期：患者有心悸、胸闷、发绀、少尿和食欲缺乏等症状，心率增快，心前区闻及奔马律、收缩期杂音及心律不齐，肝大、腹水和下肢浮肿等体征，晚期可见多脏器损害。

4. 影像学表现

（1）X线平片：肺血轻度增多，主动脉结正常，肺动脉段突出，右下肺动脉增宽，肺门"舞蹈"及肺周围动脉变细等肺动脉高压的征象，右心室扩大，其他房室一般不增大。还可显示肺气肿、弥漫性肺间质纤维化、肺结核和硅肺等肺原发病变。

（2）X线心血管造影：肺动脉造影显示肺动脉及其分支狭窄、阻塞或充盈缺损。

（3）螺旋CT：主肺动脉和左右肺动脉的扩张，右心室壁增厚等肺动脉高压的征象，同时亦清楚显示肺气肿和肺间质病变等原发肺疾病。

5. 鉴别诊断　本病应与继发性左向右分流所致的肺动脉高压相鉴别。X线平片可"心肺兼顾"，是首选的基本检查方法。超声心动图有助于评价血流变化，CT、MRI对中心型肺动脉栓塞的诊断有重要作用，CT还可以同时显示双肺和纵隔的病变。肺动脉造影目前很少使用，只在需要测量肺动脉压力、评价全肺阻力以及药物治疗疗效和预后评估时使用。

### （五）原发性心肌病

1. 病因病理与分型

原发性心肌病属于一组原因不明心肌受累的疾病，可分为扩张型、肥厚型、限制型及未分类4种。

（1）扩张型心肌病：主要累及心室壁，心肌细胞肥大、变性，甚至坏死，间质纤维组织增生，心内膜增厚，可有附壁血栓。表现为心腔扩大，心室收缩功能减退，最终发展为充血性心力衰竭，常伴心室附壁血栓和房室瓣关闭不全。按累及部位，可分为：左室型、右室型和双室型，以前者多见。多见于中青年，以男性居多。

（2）肥厚型心肌病：心肌细胞肥大，排列紊乱，间质纤维增生，可累及任何节段，主要累及室间隔和左心室。依血流动力学改变，本病可分为：梗阻型和非梗阻型两种，前者由肥厚心肌和二尖瓣前叶收缩期向前运动共同导致左心室流出道狭窄，使左心室排入体动脉的血量减少，全身供血不足。患者舒张功能受限，收缩功能增强，左心房可扩大，合并二尖瓣关闭不全，晚期左心室腔扩大。多见于青、少年，男女无差别。

（3）限制性心肌病：心内膜下纤维组织增生，使心内膜增厚，可继发玻璃样变性，病变主要累及心室的流入道和心尖，心内膜表面可有附壁血栓并激发钙化。病变使心室舒张功能受限，伴收缩功能受损，房室瓣关闭不全，心排出量降低，终致心力衰竭。根据受累心室不同，本病分为：右室型、左室型和双室型。多见儿童与青少年，我国少见。

2. 临床表现　扩张型心肌病有充血性心力衰竭、心律失常和体动脉栓塞症状。体检无病理性杂音，或于心尖部闻及2级收缩期杂音。心电图示右室或双室肥厚，心律失常，传导阻滞或异常Q波等。肥厚型心肌病可有家族史，为常染色体显性遗传。患者起病缓慢，逐渐出现心前区疼痛、乏力，常有心悸、气短、头疼，少数病例可发生晕厥、猝死，于胸骨左缘或心尖部闻及较强的收缩期杂音。心电图示左室或双室肥厚，心律失常，传导阻滞或异常Q波等。限制型心肌病的右心型者表现为三尖瓣关闭不全、肝大、腹水、但下肢无明显水肿等特点；左心型者表现为似二尖瓣关闭不全，常有呼吸困难、胸痛等，双室型兼而有之，但常以右室型为主，心电图无特异变化。

3.影像学表现

（1）X线平片

扩张型心肌病：肺淤血，普大型心脏，以心室中至重度增大为主，心脏搏动普遍减弱。

肥厚型心肌病：可见肺淤血和左心室轻度增大，无特异性改变。

右室型：肺血减少，普大型心脏，主动脉结正常，肺动脉段凸，上腔静脉影增宽，心脏各房室均大。

左室型：肺淤血，左心房、右心室增大。

（2）X线心血管造影：目前仅应用于肥厚型左室流出道狭窄的介入治疗及限制型心肌病的确诊。

肥厚型心肌病：左心室流出道呈"倒锥形"改变。

右室型：心尖闭塞，流入道短缩变形，流出道扩张，可见三尖瓣反流和巨大右心房，肺动脉细小。

左室型：左心室心尖圆钝，心内膜不规则增厚，二尖瓣关闭不全，左心房增大。

（3）CT：可显示心室增大和体肺静脉扩张等改变，可见附壁血栓。应用CT检查的最主要目的是排除冠心病。CT和MRI均可显示肥厚型心肌病心室壁增厚，MRI能全面显示心肌的运动和心肌内纤维化病变，但是不能排除冠心病是其缺点。主要诊断依据为肥厚处室壁与左室后壁比值大于或等于1.5。限制型心肌病主要表现为右心室心尖部的变钝或消失，心室舒张功能受限，需要与缩窄性心包炎相鉴别。

4.鉴别诊断　扩张型心肌病应与各种导致左心室扩大且左心功能不全的疾病鉴别，如冠心病、二尖瓣关闭不全、高血压病失代偿、缺血性心肌病等。肥厚型心肌病：应与各种导致心肌肥厚的疾病鉴别，如主动脉瓣狭窄、主动脉瓣上狭窄、主动脉缩窄、大动脉炎等。限制型心肌病：应与各种导致心室舒张功能受限的疾病鉴别，如缩窄性心包炎、大量心包积液等。

X线平片是诊断心肌病最常用的检查方法。超声心动图是首选的方法，CT、MRI可显示心肌、心腔形态及心肌功能，特别是MRI检查越来越发挥重要作用，心血管造影很少使用。

### （六）心脏黏液瘤

1.病因病理　心脏黏液瘤是最常见的心脏常见肿瘤，最常见于左心房腔内，亦可发生于其他心腔。起源于房间隔卵圆窝附近的原始内皮细胞或心内膜细胞。大体呈分叶状或梨形，灰白略带黄色，表层易脱落，切开呈胶冻状，内部有小钙化或血肿灶，借蒂与房间隔相连。

2. 临床表现　可有全身发热、乏力，肿瘤阻塞房室瓣口产生狭窄的症状，栓子脱落引起体、肺循环栓塞的表现。

3. 影像学表现

（1）X线平片：左房内肿瘤所见似二尖瓣狭窄，但左房增大与肺淤血和肺循环高压程度不相称等征象有助于黏液瘤的诊断。右房黏液瘤的表现类似三尖瓣病变。

（2）X线心血管造影：肿瘤呈充盈缺损。

（3）螺旋CT强化扫描：可显示肿瘤及其与心壁的关系。

4. 鉴别诊断　左房黏液瘤主要和二尖瓣狭窄鉴别。右房黏液瘤和三尖瓣病变鉴别。

X线心血管造影、CT、MRI及超声心动图均可显示肿瘤大小、形状及动态变化，以超声心动图为首选检查方法，MRI的诊断效果最佳。

# 十四、心包疾病

## （一）心包积液

1. 病因病理　按起病方式心包积液分为急性和慢性，按原因可分为感染性和非感染性。按积液性质可分为浆液性、浆液血性、血性、化脓性、浆液纤维蛋白性、乳糜性等。常见的有结核性、化脓性、病毒性及非特异性心包炎。也可伴随全身疾病发生，如风湿热、结缔组织病、尿毒症、黏液性水肿、低蛋白血症、心肌梗死后综合征、胸导管损伤、出血性疾病、放射损伤、穿透性损伤和心包的原发或继发肿瘤。

2. 临床表现　由于心包大量积液出现临床症状，引起心前区疼痛、呼吸困难、乏力和心包填塞的症状，如面色苍白、发绀、端坐呼吸和腹胀等。体征有心界向两侧扩大，心音遥远、颈静脉怒张、静脉压升高、肝脏肿大、水肿、腹水等。

3. 影像学表现

（1）X线平片：心包积液在300～500mL及以上者X线平片才有异常改变。典型者表现为心影短期内迅速增大而肺野清晰，心脏向两侧扩大，呈烧瓶样或球状，上腔静脉增宽，主动脉变短，心脏搏动明显减弱而主动脉搏动正常。

（2）CT扫描：心包脏、壁层间距增宽，腔静脉扩张等变化。

4. 鉴别诊断　左侧胸腔积液合并心包积液时难以鉴别，大量心包积液时应与扩张型心肌病、三尖瓣下移畸形鉴别。

X线片对少量心包积液诊断限度大，中至大量时才具特征性，但其价值不如超声心动图，超声心动图是诊断心包积液首选的方法，CT、MRI亦具特异性，并可以帮助做出疾病的鉴别诊断和心包积液的病因诊断。

## （二）缩窄性心包炎

1. 病因病理　缩窄性心包炎以结核性、化脓性、病毒性和非特异性感染常见，还见于创伤、尿毒症、心包恶性肿瘤放射治疗术后，以及风湿热、心脏手术术后等情况。

心包脏壁两层粘连，心包腔闭塞。心包增厚，轻度为2～3mm，严重者可达10～20mm，以心室和膈面的增厚粘连更为显著。部分病例心包瘢痕继发钙盐沉着，出现大片状或环带状心包钙化。

本病主要引起心室舒张功能受限，累及右心室者，体循环淤血，引起静脉压升高；若左心室受压，舒张期进入左心室血量减少，导致心排血量低下，脉压下降；左侧房室环部位受压，造成肺循环淤血，患者出现类似二尖瓣狭窄的血流动力学改变。

2. 临床表现　呼吸困难、腹胀、咳嗽、疲乏、食欲缺乏、心悸、上腹疼痛等为主要临床症状，有端坐呼吸、奇脉、脉压减小、静脉压升高、颈静脉怒张、肝脏肿大、腹水、下肢水肿等体征。

3. 影像学表现

（1）X线平片：心脏大小正常或轻度增大，心缘不规则、僵直、可见钙化、搏动减弱或消失，上腔静脉影增宽，肺淤血等，钙化为本病的特征性表现，显示率约为13%，可呈蛋壳样、带状、斑片状，多分布于右室前缘、膈面和房室沟区。常伴胸膜增厚粘连。

（2）CT：心包增厚和钙化，下腔静脉扩张、心室变形和室间隔僵直等征象，可反映其血流动力学改变。

4. 鉴别诊断　本病需与限制性心肌病、风心病二尖瓣狭窄鉴别。

X线平片可见钙化和肺循环的情况，结合临床多数病例可做出诊断，因此是常用的重要方法。超声心动图也是诊断该病的重要方法，CT对检测钙化更敏感。

### （三）心包囊肿

1. 病因病理　本病属先天性病变，多位于前纵隔，常见于心隔角（右侧更多见），约数厘米大小，囊壁薄，光滑，内含浆液，不与心包腔相通。一般不引起临床症状。

2. 影像学表现

（1）X线平片：见边界光滑、轮廓清晰的纵隔软组织块影。

（2）CT：囊肿的CT值接近于水，形态随呼吸和体位改变而变化。

3. 鉴别诊断　心包憩室因与心包腔相通，多呈半球状贴于心脏轮廓，有时应与部分性心包缺如鉴别，后者示相反性搏动，心腔造影示心脏部分疝入。

若囊肿与胸壁接触，可通过超声心动图检查确定其囊性性质。MRI显示紧邻心脏、心包外有泪滴状异常信号，T1加权像为均匀低信号，T2加权像呈均匀高信号。根据支气管囊肿、前肠囊肿等囊液蛋白含量高在T1加权像呈中等或稍高信号，有利于本病的鉴别诊断。

## 十五、大血管疾病

### （一）胸主动脉瘤

1. 病因病理　动脉呈病理性扩张，并超过原主动脉管腔的50%（或1.5倍）时称为动脉瘤。一般胸主动脉直径大于4cm，或与邻近管腔（尤其近心端）比较大于1/3者称病理性扩张。根据瘤壁的结构动脉瘤分为：

（1）主要由动脉粥样硬化引起，瘤壁由动脉壁三层组织构成真性动脉瘤。

（2）动脉破裂形成血肿，周围包绕结缔组织形成假性动脉瘤。胸主动脉瘤的主要原因有：动脉粥样硬化、感染、外伤、先天性因素及大动脉炎等。

2. 影像学表现

（1）X线平片：见大中动脉有梭形和（或）囊状扩张，瘤壁可钙化，邻近脊柱者压迫椎体可形成椎体的侵蚀性骨缺损。透视可见扩张性搏动。

（2）X线血管造影：可确定动脉瘤的部位、大小、形态及载瘤动脉分支受累情况，既往为本病诊断的"金标准"。目前因CT和MRI的应用增多，血管造影通常仅用于进行介入治疗时。

（3）CT：可显示动脉瘤的部位、大小、形态、附壁血栓形成等情况，结合应用CTA可清楚显示载瘤动脉的其他异常改变。通常以动脉瘤直径超过近端动脉管径1/3以上诊断标准。CT发现动脉瘤壁钙化敏感。

3. 鉴别诊断　胸主动脉瘤需与胸主动脉附近的纵隔肿瘤或胸主动脉迂曲、扩张鉴别。X线平片只应用于该病的初步诊断，MRI、CT和超声心动图均可做出明确诊断，MRI、CT更有利于鉴别诊断，特别是CTA检查，X线血管造影目前仅用于进行介入治疗时。

### （二）主动脉夹层

1. 病因病理　本病90%病例伴高血压和动脉粥样硬化，年轻患者多见于动脉囊性中层坏死（如马方综合征），或因中膜弹力纤维和平滑肌病损、发育缺欠等。此外，外伤和医源性损伤也是发病原因之一。

主动脉内膜撕裂，血液进入动脉壁的中膜，或因中膜弹力纤维和平滑肌病损、发育欠缺等形成主动脉壁间血肿即为主动脉夹层。

2. 分型：主动脉夹层有两种分类方法：

（1）DeBakey分型

Ⅰ型：夹层源于升主动脉近端，或由主动脉弓降部的夹层向近心端延伸至升主动脉，夹层向远端延伸至降主动脉。

Ⅱ型：夹层局限于升主动脉。

Ⅲ型：夹层起自主动脉弓降部以远，局限于胸降主动脉（Ⅲ型甲）；或累及腹主动脉（Ⅲ型乙）。

（2）Stanford分型

A型：累及升主动脉的主动脉夹层，相当于DeBakeyⅠ型和Ⅱ型。

B型：主动脉夹层局限于降主动脉或累及腹主动脉以远，相当于DeBakeyⅢ型。

3.影像学表现

（1）X线平片：根据主动脉进行性增宽，主动脉壁（内膜）钙化内移＞4mm，可做出本病的定性诊断。还可见心脏增大，心包或左侧胸腔积液。

（2）X线血管造影：主要应用动脉法DSA显示内膜片负影、主动脉双腔、破口和再破口的部位和数目，有利于对主动脉夹层的总体观察。但是因其属有创检查，操作有一定危险性，一般不作为常规检查，仅在指导介入治疗时使用。

（3）CT和MRI：CT和MR（结合应用CTA和MRA）均可显示主动脉夹层的真、假腔，内膜片及内膜破口，确定主动脉夹层的类型，主要分支是否受累，以及其他并发症。扫描速度快，显示附壁血栓敏感为CT的主要优点，但是CT不适于观察主动脉瓣关闭不全。MRI有时无须造影剂可以成像，适用于碘过敏者，但是，因检查时间长，不是常规检查方法。

4.鉴别诊断　主动脉夹层应与胸主动脉附近的纵隔肿瘤、胸主动脉瘤、主动脉迂曲、扩张等鉴别。X线平片只作为该病的出诊，MRI、CT和超声心动图均可做出明确诊断，但是CTA对于诊断及分型、破口显示、术后评估上有明显优势，X线血管造影目前仅用于介入治疗时。

## （三）大动脉炎

1.病因病理　本病是以中膜损害为主的非特异性全层动脉炎，主要侵犯胸、腹主动脉及其主要分支，通常为多发病灶。中膜的弹力纤维和平滑肌细胞损害为基础病变，继发内膜和外膜广泛纤维性增厚，造成动脉不同程度狭窄，继发血栓形成可引起血管闭塞。

2.临床表现　大动脉炎多见于青年女性，以发热、食欲缺乏、周身不适、体重减轻、胸痛、乏力等症状起病，有受累动脉狭窄和闭塞的多种临床表现。

3.影像学表现

（1）X线平片：可见降主动脉中下段或全段普遍内收，内收段搏动减弱甚至消失，动脉边缘不规则，可伴动脉局限性扩张和边缘钙化。

（2）X线血管造影：显示降主动脉向心性狭窄，管腔变细，病变多较广泛，常伴狭窄后扩张和不同程度的侧支循环。心脏增大，多以左室增大为主。并全面显示主动脉分支和肺动脉受累情况，但是诊断本病的重点是观察管壁的增厚和钙化情况，造影在此方面有限度，目前不是临床常用的方法。

（3）CT和MRI：CT是目前最常规并且能够定性诊断的无创方法。平扫显示受累主动脉壁明显毛糙和钙化；CTA可见受累血管管壁的增厚和导致的管腔狭窄，活动期患者可见增厚动脉壁的非均匀性强化，有助于判断本病活动期与非活动期。MRI能直接显示受累动脉管壁僵直、管腔狭窄和阻塞、扩张和动脉瘤形成等情况，电影MRI可显示继发的主动脉瓣关闭不全。结合应用CTA和MRA，CT和MRI对本病的诊断和鉴别诊断效果更佳。

4. **鉴别诊断** 本病需与下列病因所致的动脉病变相鉴别：动脉粥样硬化、纤维肌性结构不良、血栓闭塞性动脉炎、先天性主动脉缩窄等。

X线平片只可作为该病的初步诊断，超声心动图有利于了解瓣膜情况，CT/CTA和MRI/MRA，可做出明确诊断，X线血管造影基本不再用于对本病的诊断。

# 第二节 胸部影像自测试题

**一、以下每一道题下面有A、B、C、D、E五个备选答案，从中选择一个最佳答案。**

**A1型题**

1. 下述肺霉菌病的影像特点，不正确的是（ ）

    A. 双肺多发、边缘清楚的致密影      B. 密度均匀、边缘模糊的结节影

    C. 肺门肿块影                D. 空气新月征

    E. 愈后不残留钙化影

2. 关于继发性肺结核的特点哪项说法是正确的（ ）

    A. 是成年人组多见的肺结核类型，均为外源性再感染

    B. 病变特点是有其好发的部位和多样性

    C. 肺内已经静止的原发病灶不会重新活动而引起肺结核

    D. 肺尖区、下叶后基底段及下叶背段是最好发部位

    E. 该型肺结核在我国旧的分类法中属于Ⅳ型

3. 扩张型心肌病最常累及（ ）

    A. 左心室            B. 左心房            C. 右心室

    D. 右心房            E. 房室瓣瓣环

4. 下列不属于肺血液循环障碍性疾病的是（ ）

    A. 肺水肿            B. 肺栓塞            C. 肺硬化

    D. 肺动静脉畸形      E. 成人呼吸窘迫综合征

5. 后纵隔常见的肿瘤是（ ）

    A. 食管囊肿         B. 畸胎瘤           C. 转移瘤

    D. 神经源性肿瘤      E. 脂肪瘤

6. 下列关于球形肺不张的描述，正确的是（ ）

    A. 与胸膜病变有密切关系      B. 与膈肌分界不清

    C. 常见于下叶内基底段        D. 与肺段的解剖有关

    E. 叶间裂移位少见

7. 下列空泡征的描述，错误的是（ ）

    A. 大小为1mm至数mm      B. 病理基础为小空洞

C. 常见于肺腺癌或细支气管肺泡癌　　　　D. CT上为低密度区

E. 为残存的含气肺泡或细支气管

8. 下列关于肺充血的描述，正确的是（　　　　）

A. 见于右心排出受阻的左向右分流畸形

B. 由体循环形成的网状侧支循环

C. 肺动脉阻力增加　　　D. 肺动脉搏动增强　　　E. 肺野透亮度增加

9. 大动脉瘤搏动减弱或消失常见原因是（　　　　）

A. 合并心功能不全　　　B. 合并瓣膜病　　　　　C. 附壁血栓形成

D. 动脉瘤周围粘连　　　E. 动脉瘤壁钙化

10. 下述肺炎中可以明确分期的是（　　　　）

A. 支气管肺炎　　　　B. 支原体肺炎　　　　　C. 过敏性肺炎

D. 金黄色葡萄球菌肺炎　　　　　　　　　E. 大叶性肺炎

11. 风湿性心脏病最易侵犯的瓣膜是（　　　　）

A. 主动脉瓣　　　　　B. 肺动脉瓣　　　　　　C. 二尖瓣

D. 三尖瓣　　　　　　E. 二尖瓣+主动脉瓣

12. 大叶性肺炎实变期一般出现在发病后（　　　　）

A. 0.5～1天　　　　　B. 2～3天　　　　　　C. 4～5天

D. 6～7天　　　　　　E. 8～9天

13. 诊断肺结核最可靠的依据是（　　　　）

A. 结核病接触史　　　B. 结核菌素试验阳性　　C. 血淋巴细胞增多

D. 低热、盗汗　　　　E. 痰结核菌阳性

14. 原发性支气管肺癌的最常见组织类型为（　　　　）

A. 鳞癌　　　　　　　B. 腺癌　　　　　　　　C. 小细胞癌

D. 未分化癌　　　　　E. 混合癌

15. 关于支气管肺炎说法错误的是（　　　　）

A. 是指肺泡内的纤维素性炎症

B. 多见于婴幼儿及年老体弱者

C. X线主要表现为沿支气管分布的斑片影

D. 多见于双下肺

E. 治疗不佳可形成脓胸、慢性炎症及支气管扩张

16. 关于Fallot四联症，下列正确的是（　　　　）

A. 肺动脉狭窄、右心室肥厚、室间隔缺损、主动脉骑跨

B. 肺动脉狭窄、右心室肥厚、室间隔缺损、动脉导管未闭

C. 右心室增大、室间隔缺损、主动脉骑跨、动脉导管未闭

D. 肺动脉狭窄、右心房增大、室间隔缺损、主动脉骑跨

E. 肺动脉狭窄、左心房增大、室间隔缺损、主动脉骑跨

17. 下列肺癌的描述，正确的是（　　　）

    A. 周围型肺癌倍增时间通常短于1个月

    B. 弥漫型肺癌一般为细支气管肺泡癌

    C. 鳞癌少有空洞

    D. 腺癌常有空洞

    E. 小圆细胞癌常无纵隔淋巴结肿大

18. 关于右心房的描述错误的是（　　　）

    A. 壁薄腔大

    B. 以冠状沟与左心房分界

    C. 其出口为右房室口

    D. 收纳上、下腔静脉和心脏本身的静脉

    E. 其后内侧壁下部有卵圆窝

19. 下列有关周围型肺癌的胸片影像，错误的是（　　　）

    A. 病变早期与炎症有时难以鉴别　　　　　B. 反S征

    C. 短小毛刺　　　　　　　　　　　　　　D. 癌性空洞，少有液平面

    E. 合并炎症时，其周缘模糊

20. 下列支气管肺癌的描述，错误的是（　　　）

    A. 肺癌起源于支气管黏膜上皮

    B. 中央型肺癌以鳞癌多见

    C. 周围型肺癌起源于段及段以下支气管

    D. 周围型肺癌可有钙化

    E. 周围型和中央型肺癌都易出现肺气肿、肺不张

21. 大叶性肺炎多见于（　　　）

    A. 青壮年　　　　　　　B. 老年人　　　　　　　C. 婴幼儿

    D. 青少年　　　　　　　E. 以上都是

22. 下列关于左心房增大的描述，错误的是（　　　）

    A. 常见于二尖瓣狭窄、左心衰竭、室缺等　　B. 可见双边征

    C. 气管叉角度增大　　　　　　　　　　　　D. 食管受压移位

    E. 心尖圆钝上翘

23. 下列疾病最易引起胸膜改变的是（　　　）

    A. 肺结核　　　　　　　B. 大叶性肺炎　　　　　C. 麻疹肺炎

    D. 急性血吸虫肺炎　　　E. 肺组织细胞增多症

24. 下述肺泡细胞癌的诊断要点，错误的是（　　　）

    A. 咳嗽、大量咳痰

    B. 咯血

    C. 全身硬皮病者发病率高

    D. 痰细胞学检查可有阳性发现

    E. 胸片表现可类似感染性病变

25. 结核性脓胸属于（　　　）

　　A. 原发性肺结核　　　　B. 血行播散型肺结核　　　C. 继发性肺结核

　　D. 结核性胸膜炎　　　　E. 肺外结核

26. 肺炎病程在几周内未全部吸收称为慢性肺炎（　　　）

　　A. 1周　　　　　　　　B. 2周　　　　　　　　C. 3周

　　D. 4周　　　　　　　　E. 5周

27. 下列疾病会导致肺充血的是（　　　）

　　A. 慢性阻塞性肺病　　　B. 肺动脉狭窄　　　　C. 肺栓塞

　　D. 甲亢　　　　　　　　E. 法洛四联症

28. 肺内肿块合并肺不张时，CT增强的目的是（　　　）

　　A. 观察纵隔淋巴结肿大　　　　　　B. 明确肿块血供来源

　　C. 显示肿块大小和边界　　　　　　D. 了解支气管浸润程度

　　E. 更清楚显示肺不张边缘

29. 心肌梗死最好发的并发症是（　　　）

　　A. 主动脉夹层　　　　　B. 左心室室壁瘤　　　C. 心肌纤维化

　　D. 冠状动脉血栓形成　　E. 动脉瘤

30. 大叶性肺炎的蔓延途径是（　　　）

　　A. 肺泡壁　　　　　　　B. 肺泡腔内的浆液　　C. 肺动脉

　　D. 肺泡孔　　　　　　　E. 肺静脉

31. 下列疾病属于原发性心肌病的是（　　　）

　　A. 心肌炎　　　　　　　B. 心肌梗死　　　　　C. 克山病

　　D. 缺血性心肌病　　　　E. 高血压性心肌病

32. 下列病理类型的肺癌预后最差的是（　　　）

　　A. 鳞癌　　　　　　　　B. 腺癌　　　　　　　C. 小细胞癌

　　D. 细支气管肺泡癌　　　E. 大细胞癌

33. 同时出现双心室增大的疾病是（　　　）

　　A. 二尖瓣狭窄　　　　　B. 二尖瓣关闭不全　　C. 室间隔缺损

　　D. 主动脉瓣狭窄　　　　E. 心包炎

34. 肺动脉高压是指肺动脉收缩和平均压分别超过（　　　）

　　A. 20mmHg，10mmHg　　B. 50mmHg，40mmHg　C. 40mmHg，30mmHg

　　D. 6mmHg，50mmHg　　　E. 30mmHg，20mmHg

35. 常规心脏投照体位错误的是（　　　）

　　A. 后前位（PA）　　　　B. 左前斜位（LAO）　C. 前弓位

　　D. 左侧位吞钡　　　　　E. 右前斜位（RAO）吞钡

36. 先天性肺动脉狭窄最多见的类型是（　　　）

　　A. 漏斗部狭窄　　　　　B. 瓣膜上型狭窄　　　C. 瓣膜下型狭窄

　　D. 瓣膜狭窄　　　　　　E. 混合型狭窄

37. 患者，女，23岁。深吸气状态下X线胸片上测量心胸比例为0.59，则认为该患者的心脏为（　　）
    A. 正常高限　　　　　　B. 轻度增大　　　　　　C. 中度增大
    D. 重度增大　　　　　　E. 不能判断

38. 肺源性心脏病最常见的原因是（　　）
    A. 慢性支气管炎　　　　B. 支气管扩张　　　　　C. 肺结核
    D. 机化性肺炎　　　　　E. 胸膜增厚粘连

39. 关于胸腺瘤描述错误的是（　　）
    A. 前纵隔常见肿瘤　　　　　　　　B. 30%伴有重症肌无力
    C. 累及心包可出现心包积液　　　　D. 好发于青年人
    E. 以上都不是

40. 局限性阻塞性肺气肿最常见的病因是（　　）
    A. 支气管哮喘　　　　　B. 支气管扩张　　　　　C. 慢性支气管炎
    D. 大叶性肺炎　　　　　E. 支气管肺癌

41. 小细胞肺癌最常见的转移途径是（　　）
    A. 直接蔓延　　　　　　B. 血行播散　　　　　　C. 淋巴转移
    D. 支气管播散　　　　　E. 以上都不是

42. 慢性支气管炎的基本病理不包括（　　）
    A. 支气管黏液腺体增生、肥大、腺体增宽
    B. 支气管壁纤维及软骨发育不全改变
    C. 细支气管不完全阻塞改变
    D. 肺纤维化改变
    E. 黏膜炎性改变

43. 下列关于肺转移瘤的观点，错误的是（　　）
    A. 肺动脉是最常见的转移途径　　B. 胃癌是最常见的原发肿瘤
    C. CT检出率高于胸片　　　　　　D. 对肺内小病灶的显示，MRI不及CT
    E. 肺尖、胸膜下、肋膈角等处病变，胸片易漏诊

44. 下列关于肺叶外型肺隔离症的描述，错误的是（　　）
    A. 供血动脉多来自胸主动脉　　　　B. 与正常肺不在同一个脏层胸膜内
    C. 90%位于左下肺叶后基底段　　　 D. 也可位于膈下或纵隔内
    E. 不易发生感染

45. 下列有关肺转移瘤的描述，错误的是（　　）
    A. 血路转移：最常见的转移方式
    B. 淋巴转移：常见于消化系统肿瘤
    C. 直接侵犯：多源自胸膜、纵隔恶性肿瘤
    D. 血路转移：均为多发圆形结节影
    E. 原发性肝癌常发生肺转移

46. 冠状动脉粥样硬化最常好发的动脉是（　　　）

    A. 左回旋支 　　　　　　　　　　B. 右冠状动脉近端

    C. 左冠状动脉旋支 　　　　　　　　D. 后室间支

    E. 左冠状动脉前降支

47. 肥厚型心肌病最常累及（　　　）

    A. 心尖部 　　　　B. 室间隔 　　　　C. 右心房

    D. 左心房 　　　　E. 房室瓣瓣环

48. 下列关于肺脓肿的描述，错误的是（　　　）

    A. 发展迅速可出现脓气胸和支气管胸膜瘘

    B. 慢性肺脓肿为急性肺脓肿治疗不彻底所致

    C. 急性早期表现为大片致密影，密度不均匀，边界模糊

    D. 急性肺脓肿的壁不规则，边缘模糊

    E. 慢性肺脓肿的壁厚且均匀，边缘清晰

49. 心包积液达多少以上X线平片才能显示异常改变（　　　）

    A. 50mL 　　　　B. 100～300mL 　　　　C. 300～500mL

    D. 500～700mL 　　　　E. 700mL

50. 心脏黏液瘤最常见的部位（　　　）

    A. 左心房 　　　　B. 左心室 　　　　C. 右心房

    D. 右心室 　　　　E. 室间隔

51. 下列关于肺癌的国际分期的说法，错误的是（　　　）

    A. 国际按TNM分期 　　　　　　　　B. T指原发肿瘤

    C. N指区域淋巴结情况 　　　　　　D. M指远处转移

    E. T2表示肿块最长径小于3cm，肿瘤边界距隆突2cm以内

52. 膈脚外侧积液提示（　　　）

    A. 腹水 　　　　B. 胸水 　　　　C. 心包积液

    D. 胸水+腹水 　　　　E. 无定位意义

53. 支气管扩张最好发的部位为（　　　）

    A. 左上叶 　　　　B. 左下叶 　　　　C. 右上叶

    D. 右中叶 　　　　E. 右下叶

54. 肺结核大于5mm的小结节多为（　　　）

    A. 增殖性病灶 　　　　B. 纤维增殖性病灶 　　　　C. 干酪性病灶

    D. 纤维性病灶 　　　　E. 钙化性病灶

55. 肺结核的空洞可以表现出多种类型，但下列一般不出现的是（　　　）

    A. 虫蚀样空洞 　　　　B. 薄壁空洞 　　　　C. 偏心厚壁空洞

    D. 张力空洞 　　　　E. 厚壁空洞、内壁光滑

56. 厚壁空洞是指空洞壁大于（　　　）

    A. 2mm 　　　　B. 3mm 　　　　C. 4mm

    D. 5mm 　　　　E. 6mm

57. 下述原发瘤的肺转移可以出现骨化的是（　　　）
    A. 肝癌　　　　　　　　B. 乳腺癌　　　　　　　　C. 黑色素瘤
    D. 肾癌　　　　　　　　E. 成骨肉瘤

58. 下列肺挫伤的诊断要点，错误的是（　　　）
    A. 肺内大片状或斑点状密度增高影　　　　　B. 胸痛、咯血、呼吸急促
    C. 肺部阴影需要两周以上时间才能完全吸收　　D. 肺段或肺叶不张
    E. 液气胸

59. 下列为成年人前纵隔最常见的肿瘤是（　　　）
    A. 神经源性肿瘤　　　　B. 畸胎瘤　　　　　　　　C. 胸腺瘤
    D. 淋巴瘤　　　　　　　E. 脂肪瘤

60. 下列选项中肺血减少的先天性心脏病是（　　　）
    A. 房间隔缺损　　　　　B. 法洛四联症　　　　　　C. 动脉导管未闭
    D. 室间隔缺损　　　　　E. 以上均不是

61. 肺泡壁破裂融合致含气腔隙大于多少时称为肺大疱（　　　）
    A. 3mm　　　　　　　　B. 5mm　　　　　　　　　C. 10mm
    D. 20mm　　　　　　　 E. 30mm

62. 下列有关空洞的叙述，错误的是（　　　）
    A. 指病灶内较大而无管状形态的透亮影
    B. 壁厚度<4mm倾向于良性
    C. 良性空洞多为偏心性厚壁，壁不规则，有壁结节
    D. 壁厚度>15mm倾向于恶性
    E. 影像上定义为大于相应支气管径两倍，且与上下层面支气管不连续的灶内透亮影

63. 有关圆形肺不张的叙述，下列选项错误的是（　　　）
    A. 多与胸膜呈锐角相交
    B. 大多数为肺大叶的某一肺段受累
    C. 常见于下叶的后部
    D. 以胸腔积液为核心，周围绕以不张的肺组织，再向外为增厚的胸膜
    E. 与胸膜病变有密切关系

64. 肺部慢性炎症的通常表现为（　　　）
    A. 渗出　　　　　　　　B. 增生　　　　　　　　　C. 空洞
    D. 纤维化　　　　　　　E. 钙化

65. 主动脉型心脏见于（　　　）
    A. 主动脉病变　　　　　B. 高血压　　　　　　　　C. 主动脉缩窄
    D. 引起左心室增大的疾病　　　　　　　　　　　E. 以上都是

66. 结节是指直径小于多少的肺内类圆形病灶（　　　）
    A. 1cm　　　　　　　　B. 3cm　　　　　　　　　C. 5cm
    D. 6cm　　　　　　　　E. 2cm

67. 属于空腔性病变的是（　　　）

    A. 壁的厚度小于3mm的继发性肺结核中的透亮区

    B. 弥漫性支气管肺泡癌中蜂窝影

    C. 血源性肺脓肿中出现的壁菲薄的透亮区

    D. 干酪性肺炎中不规则的透亮区

    E. 支气管扩张出现的囊状透亮区

68. 正常后前位胸片上，左心缘见不到（　　　）

    A. 主动脉球　　　　　　B. 肺动脉段　　　　　　　　C. 左心室

    D. 左心耳　　　　　　　E. 右心室

69. 后前位胸片于右主支气管角部可见小椭圆形致密影，这是（　　　）

    A. 气管旁淋巴结　　　　B. 无名静脉　　　　　　　　C. 奇静脉

    D. 钙化灶　　　　　　　E. 下腔静脉

70. 关于先天性支气管囊肿，下列说法错误的是（　　　）

    A. 都发生在肺内

    B. 可单发或多发

    C. X线的表现与囊内成分的不同呈不同的改变

    D. MRI的表现取决于囊内成分

    E. 若囊肿和支气管相通可成为含气囊肿或液气囊肿

71. 密度、大小、分布均匀的粟粒样病灶为下列哪型肺结核的影像学表现（　　　）

    A. 浸润型　　　　　　　B. 血行播散型　　　　　　　C. 慢性纤维空洞型

    D. 原发型　　　　　　　E. 胸膜炎

72. 肺结核的基本病理变化有（　　　）

    A. 渗出性病变　　　　　B. 增殖性病变　　　　　　　C. 空洞性病变

    D. 干酪性病变　　　　　E. 以上都是

73. 下列关于柱状支气管扩张的病理变化错误的是（　　　）

    A. 支气管上皮脱落　　　　　　　　　B. 黏液分泌亢进，细支气管阻塞

    C. 支气管壁内炎细胞浸润　　　　　　D. 管壁肿胀及周围有纤维组织增生

    E. 管壁平滑肌、腺体和软骨减少或缺如

74. 克氏B线提示（　　　）

    A. 肺动脉高压　　　　　B. 间质性肺水肿　　　　　　C. 肺气肿

    D. 气胸　　　　　　　　E. 胸腔积液

75. 下列属于限制性心肌病的特点是（　　　）

    A. 左心室或双侧心室扩张及收缩功能障碍，心脏增大

    B. 非对称性心肌肥厚，左心室腔变小

    C. 心室内膜下心肌纤维化引起心室难以舒张，致使心室腔充盈受限

    D. 右心室心肌进行性肥厚或脂肪组织所取代

    E. 属于常染色体显性遗传

76. 下列不是弥漫性恶性胸膜间皮瘤的影像学表现的是（　　　　）

    A. 胸膜增厚　　　　　　B. 胸腔积液　　　　　　C. 主要见于脏层胸膜

    D. 胸膜钙化　　　　　　E. 患者胸腔容量减少

77. 下列为石棉肺的影像学特点的是（　　　　）

    A. 矽结节　　　　　　　B. 间隔线　　　　　　　C. 蝶翼征

    D. 胸膜斑　　　　　　　E. 以上都不是

78. 胸腺瘤特征中正确的是（　　　　）

    A. 常见于儿童及20岁以下者

    B. 肿瘤内部有钙化，则提示良性

    C. 无论良恶性，胸腺瘤均有完整的包膜

    D. 直径>10cm者，恶性变的可能性明显增加

    E. 恶性者易发生血行转移，但很少发生胸膜转移

79. 关于特发性肺间质纤维化说法错误的是（　　　　）

    A. 是一种原因不明的弥漫性纤维性肺泡炎

    B. 病变早期X线表现可正常或仅见两肺中下野细小网织阴影

    C. 晚期呈蜂窝肺改变

    D. 病变从胸膜下至肺门逐渐加重

    E. 肺纤维化严重时可发生肺动脉高压和肺源性心脏病

80. 肺隔离症的好发部位（　　　　）

    A. 两肺尖　　　　　　　B. 左肺下叶后基底段　　C. 左肺下叶前内基底段

    D. 右肺中叶　　　　　　E. 左肺上叶

81. 胸壁最常见的恶性肿瘤是（　　　　）

    A. 脂肪瘤　　　　　　　B. 胸腺瘤　　　　　　　C. 恶性纤维组织细胞瘤

    D. 畸胎瘤　　　　　　　E. 纤维瘤

82. 下列病变影像表现可呈游走性的是（　　　　）

    A. 病毒性肺炎　　　　　B. 过敏性肺炎　　　　　C. 支原体肺炎

    D. 真菌感染　　　　　　E. 支气管肺炎

83. 下列肿瘤好发于中纵隔的是（　　　　）

    A. 胸腺瘤　　　　　　　B. 生殖细胞瘤　　　　　C. 神经鞘瘤

    D. 表皮样囊肿　　　　　E. 恶性淋巴瘤

84. 上纵隔胸廓入口血管解剖：①头臂干；②左侧颈总动脉；③左侧锁骨下动脉。其自右向左的顺序正确的是（　　　　）

    A.①②③　　　　　　　B.①③②　　　　　　　C.②①③

    D.②③①　　　　　　　E.③②①

85. 下列不是肺充血的X线征象的是（　　　　）

    A. 肺动脉增宽　　　　　B. 肺纹理增多　　　　　C. 肺动脉段突出

    D. Kerley B线　　　　　E. 肺门舞蹈征

86. 纵隔淋巴结对称性肿大常见于（　　　）

　　A. 结节病　　　　　　B. 大叶性肺炎　　　　C. 病毒性肺炎

　　D. 支原体肺炎　　　　E. 过敏性肺炎

87. 下列对空洞的良、恶性鉴别无明显意义的是（　　　）

　　A. 洞壁厚壁　　　　　B. 洞壁形态　　　　　C. 洞壁结节

　　D. 部位　　　　　　　E. 以上都不对

88. 下列是良性间皮瘤特征征象的是（　　　）

　　A. 可见蒂与胸膜相连　B. 胸膜增厚　　　　　C. 胸腔积液

　　D. 肋骨破坏　　　　　E. 以上都不是

89. 粟粒性肺结核胸片的特征是（　　　）

　　A. 胸膜增厚　　　　　　　　　　　　　　　B. 胸腔积液

　　C. 从肺尖到肺底大小均匀的结节影　　　　　D. 两肺尖部一般不受累

　　E. 肺门淋巴结肿大

90. 支气管异物常发生于（　　　）

　　A. 左上叶　　　　　　B. 左下叶　　　　　　C. 左舌叶

　　D. 右上叶　　　　　　E. 右下叶

91. 下列关于肺转移瘤的描述错误的是（　　　）

　　A. 人体许多部位的原发性肿瘤都可转移至肺内

　　B. 血行转移X线表现为两中、下肺野散在小结节或球形阴影

　　C. 血行转移多见于肝癌、胰腺癌、甲状腺癌或绒癌等

　　D. 淋巴转移X线表现为两中、下肺野多发小结节、粟粒状或网格状阴影

　　E. 以上都不是

92. 下列哪种病变一般不会形成空洞（　　　）

　　A. 错构瘤　　　　　　B. 肺脓肿　　　　　　C. 浸润性肺结核

　　D. 肺癌　　　　　　　E. 慢性纤维空洞性肺结核

93. 支气管异物的间接征象是（　　　）

　　A. 肺不张　　　　　　B. 肺部感染　　　　　C. 纵隔摆动

　　D. 阻塞性肺气肿　　　E. 以上都是

94. 下列肺脓肿的X线表现中最能提示为慢性肺脓肿的是（　　　）

　　A. 多腔相通、多支引流和多叶蔓延

　　B. 内壁光滑有液平面，外缘清晰

　　C. 较大斑片状阴影中央局部密度减低

　　D. 张力性空洞及同侧肺门淋巴结增大

　　E. 以上都不是

95. 大叶性肺炎的CT表现的说法不恰当的是（　　　）

　　A. 病变可呈大叶性表现，也可呈肺段性分布

　　B. 病变密度比较均匀，在叶间裂处边缘清晰

C. 病变中可见空气支气管征，有助于同阻塞性肺不张鉴别

D. 实变的肺叶体积均较正常时体积增大

E. 消散期病变呈散在、大小不一的斑片状影

96. 缩窄性心包炎的特征性X线征象是（　　　）

    A. 心影近似三角形

    B. 两心缘僵直，分界不清，伴胸膜炎改变

    C. 心搏减弱，消失

    D. 上腔静脉扩张

    E. 心包壳状钙化

97. 周围型肺癌与结核球的鉴别中对于后者是（　　　）

    A. 边缘光滑有浅分叶征        B. 病灶内斑点状钙化

    C. 病灶内有小空洞           D. 病灶直径不超过3cm

    E. 卫星病灶及引流支气管

98. 儿童发热咳嗽2周，胸片内网格状阴影，冷凝聚实验增高提示（　　　）

    A. 过敏性肺炎     B. 大叶性肺炎       C. 小叶性肺炎

    D. 支原体肺炎     E. 化脓性肺炎

99. 肺内错构瘤的典型X线征象是（　　　）

    A. 孤立圆形阴影           B. 肿块边界清楚

    C. 肿块边缘可分叶         D. 肿块内可见爆米花样钙化

    E. 肿块内可形成空洞

100. 下列不是原发性肺结核的X线征象的是（　　　）

    A. 哑铃征     B. 肺内结节灶       C. 同侧肺门增大

    D. 局部淋巴结炎     E. 弥漫性粟粒样结节

101. 指出下述与肺源性心脏病不符的X线征象（　　　）

    A. 肺气肿             B. 右心室增大

    C. 左心室明显增大         D. 右前斜位见肺动脉圆锥明显突出

    E. 右下肺动脉直径＞15mm

102. 肺栓塞的影像学表现是（　　　）

    A. 肺透亮度降低

    B. 肺外带以胸膜为基底，尖向肺门的楔形密影

    C. 增强扫描主动脉内充盈缺损

    D. 增强扫描实变区内血管样强化，即"血管造影征"

    E. 以上都不是

103. 左心房增大最早出现的X线征象是（　　　）

    A. 轻度肺淤血           B. 左心房耳部突出

    C. 左前斜位左主支气管抬高     D. 心脏右缘出现双房影

    E. 服钡见食管局限性压迹

104. 下列所述与大量心包积液X线征象不符的是（　　　）

　　A. 心脏普遍增大，心缘各弧度消失　　　　B. 心脏搏动减弱或消失

　　C. 多数患者见明显肺淤血改变　　　　　　D. 卧位透视时见心底阴影增宽

　　E. 心影大小短期内可明显改变

105. 诊断纵隔畸胎瘤特征性的CT征象是（　　　）

　　A. 肿块位于前上纵隔　　　　B. 肿块有分叶　　　　C. 肿块内有齿状骨化

　　D. 肺内转移　　　　E. 以上都不是

106. 两肺血减少，肺动脉段凸出，两肺门动脉不对称，左侧大于右侧，属于下述哪种疾病改变（　　　）

　　A. 房间隔缺损　　　　B. 动脉导管未闭　　　　C. 肺动脉瓣狭窄

　　D. 高位室间隔缺损　　　　E. 以上都不是

107. 肺结核的基本影像表现包括（　　　）

　　A. 云雾状、斑片状、粟粒状的渗出性病变

　　B. 斑点、条索、结节状密度较高的增殖性、纤维性病变

　　C. 薄壁、厚壁、虫蚀样空洞性病变

　　D. 干酪样病变

　　E. 以上均是

108. 下列情况肺血减少的是（　　　）

　　A. 室间隔缺损　　　　　　　　B. 风湿性心脏病二尖瓣狭窄

　　C. 法洛四联症　　　　　　　　D. 原发性肺动脉高压

　　E. 高血压性心脏病

109. 下列结核可以在出现症状的前2周无X线表现的是（　　　）

　　A. Ⅰ型　　　　B. Ⅱ型　　　　C. Ⅲ型

　　D. Ⅳ型　　　　E. 以上均不是

110. 在肺源性心脏病中，提示重度肺动脉高压的X成征象是（　　　）

　　A. 右心室重度增大　　　　　　B. 右心动能不全

　　C. 肺动脉圆锥隆起　　　　　　D. 肺动脉干增组

　　E. 肺门"残根"征

111. 较少分布于肺野中外带的病变是（　　　）

　　A. 肺梗死　　　　B. 尿毒症　　　　C. 细支气管肺泡瘤

　　D. 肺挫伤　　　　E. 过敏性肺炎

112. 主动脉夹层CT的特征性征象是（　　　）

　　A. 两个不同增强密度的主动脉腔被一内膜所分隔

　　B. 主动脉钙化内移

　　C. 主动脉壁异常扩张

　　D. 主动脉各段管径不成比例

　　E. 主动脉周围血肿形成

113. 关于横膈附近的胸腔积液的CT表现，不正确的是（　　）
    A. 胸腔积液位于膈脚外侧
    B. 积液量多时膈脚向前外侧移位
    C. 常规扫描胸腔积液与肝的交界面模糊，薄层高分辨率扫描时，界面模糊征不复存在
    D. 胸腔积液可将横膈衬托出来，表现为线样弧线影
    E. 肝脏的后内缘见到液体积聚提示为胸腔积液

114. 胸骨左缘第2肋间连续性机器样杂音，胸片示主动脉弓及肺动脉段突出，肺血增多。下述疾病可能性大的是（　　）
    A. 房间隔缺损　　　　B. 室间隔缺损　　　　C. 肺动脉瓣狭窄
    D. 动脉导管未闭　　　E. 法洛四联症

115. 关于周围型肺癌毛刺征的描述，不正确的是（　　）
    A. 近端略粗远侧变细　　　　　　B. 粗长毛刺
    C. 呈放射状排列的僵硬短细毛刺　　D. 是癌组织向周围浸润所致
    E. 有时毛刺之间可见气肿肺组织

116. 间质性肺水肿的典型X线征象是（　　）
    A. 印戒征　　　　B. 残根征　　　　C. 克氏B线
    D. 蝶翼征　　　　E. 空气支气管征

117. 关于肺气肿X线平片的表现，说法错误的是（　　）
    A. 胸廓前后径增宽　　　　　B. 肺野透亮度增高
    C. 深吸气时肺体积变化不明显　D. 垂位心
    E. 右侧膈面高于左侧膈面约一个椎体水平

118. 金黄色葡萄球菌肺炎特征性X线征象是（　　）
    A. 两肺多发团片影　　B. 肺脓肿形成　　C. 肺气囊形成
    D. 肺不张　　　　　　E. 脓气胸

119. X线诊断大叶性肺炎最主要的影像依据是（　　）
    A. 肺大叶性阴影　　B. 含气支气管像　　C. 两肺多发大片影
    D. 肺纹理模糊增重　E. 横膈运动受限

120. 胸腔积液需要在多少以上才有X线表现（　　）
    A. 50～100mL　　　B. 100～150mL　　　C. 200～250mL
    D. 300～350mL　　　E. 400～450mL

121. 肺内病灶与钙化对应的关系，下列正确的是（　　）
    A. 错构瘤——弧形蛋壳样钙化　　B. 畸胎瘤——小骨块或齿状影
    C. 肉芽肿——沙砾样钙化　　　　D. 淋巴瘤——团块样完全钙化
    E. 肺癌——爆米花样钙化

122. 下列先天性心脏病在主动脉弓造影时，肺动脉提前显影的是（　　）
    A. 主肺间隔缺损　　B. 动脉导管未闭　　C. 室间隔缺损
    D. 房间隔缺损　　　E. 法洛四联症

123. 肿块最大上下径在纵隔内，基底部宽，其外缘与纵隔的交角呈钝角，沿块影的弧形边缘划一假想的圆形，圆心位于纵隔内，多轴透视块影始终与纵隔不能分开，常伴有食管及气管压迫，应考虑为（　　）

　　A. 肺内肿块　　　　　　　B. 胸膜肿块　　　　　　　C. 主动脉瘤

　　D. 纵隔肿块　　　　　　　E. 胸腺肥大

124. 有关早期肺静脉高压的描述，正确的是（　　）

　　A. 肺动脉段膨出，代表肺动脉主干扩张及右心室流出道增大

　　B. 上叶肺静脉明显扩张，能在平片上显示出1～2条长而宽的血管影像

　　C. 表现为肺门血管搏动，是由于肺动脉主干高度扩张后引起肺动脉瓣相对关闭不全

　　D. 两肋膈角出现间隔线

　　E. 其共同点为中央和外围血管均增粗

125. 诊断肺隔离症最重要的依据是（　　）

　　A. 隔离肺组织由独立的脏层胸膜包裹

　　B. 隔离肺组织同正常肺组织被同一层胸膜包裹

　　C. X线平片示左肺下叶紧贴膈面的团块状阴影

　　D. CT增强扫描示明显强化的团块影

　　E. 隔离肺组织由主动脉或肋动脉分支供血

126. 干酪性肺炎的典型CT表现（　　）

　　A. 大叶性实变，见多发小空洞，多有播散

　　B. 大叶性实变，无空洞　　　　　　C. 大叶性实变，无播散

　　D. 大叶性实变，肺体积缩小　　　　E. 大叶性实变，合并胸腔积液

127. 液平在下列空洞中较常见的是（　　）

　　A. 厚壁空洞　　　　　　B. 薄壁空洞　　　　　　　C. 张力性空洞

　　D. 慢性纤维性空洞　　　E. 急性空洞

128. 有关肺癌CT增强扫描特点的叙述，下列说法错误的是（　　）

　　A. 一般认为肺癌强化后CT值高于良性结节，低于活动性炎性病灶

　　B. 增强幅度大，为20～60HU

　　C. 时间-密度曲线上升速度慢，峰值持续时间短

　　D. 血流灌注高

　　E. 85%患者最终为均匀强化

129. X线平片示两肺野出现大小、密度、分布三均匀的弥漫性粟粒结节，直径1～2mm，边界清楚，应考虑为（　　）

　　A. 亚急性血行播散型肺结核　　　　　　B. 病毒性肺炎

　　C. 支气管肺泡癌　　　　　　　　　　　D. 小叶性肺炎

　　E. 急性血行播散型肺结核

130. 下列病变影像表现可呈游走性的是（　　　）

    A. 病毒性肺炎　　　　B. 支气管肺炎　　　　　C. 支原体肺炎

    D. 真菌感染　　　　　E. 过敏性肺炎

131. 小叶性肺炎发病开始后多少小时内，往往没有明显的X线征象（　　　）

    A. 2小时　　　　　　B. 4小时　　　　　　　C. 12小时

    D. 14小时　　　　　　E. 36小时

132. 有关硅肺的叙述错误的是（　　　）

    A. 早期可出现间隔B线

    B. 矽结节的显示是诊断硅肺的主要依据

    C. 矽结节大多数从两肺上野开始出现

    D. 矽结节的开始出现以右肺多见

    E. 矽结节的晚期融合一般在两侧锁骨附近外围开始

133. 下列疾病不能在胸片上看到"空气支气管征"的是（　　　）

    A. 细支气管肺泡癌　　B. 大叶性肺炎　　　　　C. 阻塞性肺炎

    D. 肺泡性肺水肿　　　E. 肺出血

134. 片状致密阴影，边缘模糊，其中心密度减低，形成透亮区，并有液平面。

    应考虑为（　　　）

    A. 癌性空洞　　　　　B. 结核性空洞　　　　　C. 肺脓肿

    D. 肺囊肿　　　　　　E. 肺包虫囊肿

135. 关于大叶性肺炎，说法错误的是（　　　）

    A. 典型的病理变化为充血期、红色肝样变期、灰色肝样变期、消散期

    B. 发病一开始即出现阳性X线征象

    C. 典型X线表现为大片状实变，内见支气管充气征

    D. 最常见的致病菌为肺炎双球菌

    E. 多见于青壮年

136. 引起狭窄后肺动脉扩张的是（　　　）

    A. 瓣下漏斗部狭窄　　B. 瓣膜性狭窄　　　　　C. 瓣下流出道与瓣膜均狭窄

    D. 双腔右心室　　　　E. 法洛四联症

137. 肺结核病灶是否属开放性的主要依据是（　　　）

    A. 胸部X线摄片见于干酪样病灶及空洞　　　B. 肺结核空洞伴反复咯血

    C. 痰中找到结核菌　　　　　　　　　　　　D. 结核菌素试验为强阳性

    E. 肺结核已有血行播散

138. 下列新生儿正常胸片影像不正确的是（　　　）

    A. "帆征"提示有胸腺瘤　　　　　　　　B. 心胸比例比成人大

    C. 左膈常比右膈高　　　　　　　　　　　D. 外带无肺纹理

    E. 心尖不明显

139. 下列疾病最易引起胸膜改变的是（　　　）

　　A. 肺结核　　　　　　B. 大叶性肺炎　　　　　C. 麻疹肺炎

　　D. 急性血吸虫肺炎　　E. 肺组织细胞增多症

140. 下列关于右肺中叶不张的叙述，错误的是（　　　）

　　A. 右肺中叶完全不张时，其继发的X线征象如肺门下移、膈肌抬高及纵隔移位等均不明显

　　B. 不张的右肺中叶内下缘相对较厚，紧贴心缘，可出现"边缘掩盖征"

　　C. 右肺中叶重度不张时，可使心缘清晰，不出现"边缘掩盖征"

　　D. CT示中间支气管层面右心缘旁三角形软组织密度阴影，尖端指向肺门，边界不清楚

　　E. 正位片易漏诊

141. "真菌球"是哪种疾病的影像特征（　　　）

　　A. 曲菌病　　　　　　B. 隐球菌病　　　　　　C. 组织胞浆菌病

　　D. 诺卡菌病　　　　　E. 放线菌病

142. 下列哪项不是矽肺的X线征象（　　　）

　　A. 矽结节　　　　　　B. 肺门淋巴结蛋壳样钙化

　　C. 胸膜增厚　　　　　D. 肺气肿

　　E. 病变晚期肺纹理明显增多

143. 下列结核X线平片可表现为大小、密度、分布三均匀的弥漫性粟粒结节的是（　　　）

　　A. Ⅰ型　　　　　　　B. Ⅱ型　　　　　　　　C. Ⅲ型

　　D. Ⅳ型　　　　　　　E. Ⅴ型

144. 诊断法洛四联症的"金标准"是（　　　）

　　A. X线平片　　　　　B. CT　　　　　　　　　C. X线心血管造影

　　D. MRI　　　　　　　E. 彩色多普勒超声

145. 与部分型肺静脉畸形连接的血流动力学改变类似的疾病是（　　　）

　　A. 动脉导管未闭　　　B. 肺动脉瓣狭窄伴房间隔缺损

　　C. 房间隔缺损　　　　D. 法洛四联症

　　E. 以上都不是

146. 关于心脏黏液瘤，下列检查不能显示左房黏液瘤的大小及形状的是（　　　）

　　A. CT　　　　　　　　B. MRI　　　　　　　　C. X线平片

　　D. X线心血管造影　　E. 超声心动图

147. 心包积液，下列不是其典型X线表现的是（　　　）

　　A. 心影普遍性向两侧扩大，呈烧瓶样或球状

　　B. 上腔静脉影增宽

　　C. 心影在短期内迅速增大合并肺淤血

　　D. 心脏搏动明显减弱而主动脉搏动正常

E. 主动脉影变短

148. 诊断动脉导管未闭首选的无创检查方法为（　　　）

    A. X线胸片　　　　　　B. CT　　　　　　　　C. X线心血管造影

    D. MRI　　　　　　　　E. 彩色多普勒超声

149. 下列征象中，对周围型肺癌的诊断价值最大的是（　　　）

    A. 分叶和毛刺　　　　B. 空洞　　　　　　　C. 钙化

    D. 无卫星病灶　　　　E. 肺门或纵隔淋巴结肿大

150. 下列关于支气管囊肿的描述错误的是（　　　）

    A. 呼吸系统最常见的先天性疾病

    B. 囊肿边缘光滑锐利

    C. 周围肺组织清晰，邻近胸膜受压

    D. 通常伴有胸膜增厚，肺体积减小

    E. 可形成张力性含气囊肿

151. 胸腺瘤是最常见的纵隔肿瘤之一，下列特征中正确的是（　　　）

    A. 常见于儿童及20岁以下者

    B. 直径>10cm者，恶性变的可能性明显增加

    C. 无论良恶性，胸腺瘤均有完整的包膜

    D. 肿瘤内部有钙化，则提示良性

    E. 恶性者易发生血行转移，但很少发生胸膜转移

152. 以下有关纵隔淋巴瘤的描述中错误的是（　　　）

    A. 常表现为两侧对称性淋巴结肿大

    B. 常有融合成团的趋势

    C. 侧位X线片常见两侧肺门的下份密度增高相连

    D. 出现钙化较淋巴结结核多见

    E. 对放疗敏感

153. 下列有关支气管肺癌的说法中，错误的是（　　　）

    A. 是男性发病率最高的恶性肿瘤

    B. 鳞癌是肺癌最常见的类型

    C. X线胸片仍然是最主要的普查手段

    D. 通常中央型肺癌出现症状较周围型早

    E. 周围型肺癌比中央型更易漏诊

154. 下列不是肺静脉高压征象的是（　　　）

    A. 上肺静脉扩张，下肺静脉不扩张　　　　　　B. Kerley B线

    C. 肺门呈蝶翼状　　　　　　　　　　　　　　D. 肺野透光度差

    E. 肺门截断现象

155. 肺淤血最早出现的可靠征象是（　　　）

    A. 肺纹理增加、模糊　　　　　　　　　　　　B. 肺水肿

    C. 上肺静脉扩张，与下肺野血管比例改变　　　D. 胸腔积液

E. 以上均不是

156. 关于脓胸的病理变化及X线表现，错误的是（　　　　）

    A. 胸膜感染后渗出液形成脓汁，逐渐机化，两层胸膜发生粘连，形成无效腔，肺表面有纤维素包裹不易膨胀

    B. 肺结核不会引起脓胸

    C. 可引起多根肋骨骨膜增生，沿肋骨上下缘有增浓的条状影

    D. 如伴有瘘管通向支气管，可形成脓气胸

    E. 早期胸膜增厚，肋膈角变平，沿胸壁内缘可见带状阴影，肋间隙狭窄，胸廓下陷，纵隔向病侧牵拉移位，膈上升

157. 关于急性粟粒型肺结核的说法中，以下不正确的是（　　　　）

    A. 肺内阴影与临床症状出现时间大致相同

    B. 病灶为渗出性或增殖性

    C. "三均匀"是其特点

    D. 大多数病灶吸收约需16个月

    E. X线阴影的改善晚于临床症状改善

158. 下列房室增大后，食管受压后移的是（　　　　）

    A. 左房　　　　　　B. 右房　　　　　　　　C. 左室

    D. 右室　　　　　　E. 以上均不是

159. 下列先天性心脏病的肺血减少的是（　　　　）

    A. 房间隔缺损　　　B. 室间隔缺损　　　　　C. 动脉导管未闭

    D. 艾森门格综合征　E. 法洛四联症

160. 指出不是房间隔缺损的X线征象是（　　　　）

    A. 右心室增大　　　B. 右心房增大　　　　　C. 左心房增大

    D. 左房不大　　　　E. 主动脉缩小

161. 血源性肺脓肿最多的部位是（　　　　）

    A. 肺尖较多　　　　B. 外围较多　　　　　　C. 肺门周围较多

    D. 膈上较多　　　　E. 左心缘较多

162. 下列肺不张会出现"小肺门征"的是（　　　　）

    A. 左肺上叶肺不张　B. 圆形肺不张　　　　　C. 右肺中叶肺不张

    D. 左肺下叶肺不张　E. 右肺下叶肺不张

163. X线胸片显示病理性第三弓是指（　　　　）

    A. 肺动脉增粗　　　B. 左心耳突出　　　　　C. 左室增大

    D. 右室增大　　　　E. 以上均不是

164. 肺门舞蹈征象最常见的先天性心脏病是（　　　　）

    A. 室间隔缺损　　　　B. 房间隔缺损　　　　　C. 动脉导管未闭

    D. 法洛四联症　　　　E. 肺动脉狭窄

165. 在后前位胸片上肺不张最易显示不清而漏诊的是（　　　　）

    A. 左肺下叶　　　　　B. 左肺上叶　　　　　　C. 右肺下叶

D. 右肺中叶　　　　　E. 右肺上叶

166. 目前诊断支气管扩张较好的方法是（　　　）

    A. 支气管造影　　　　B. 胸部平片　　　　C. HRCT

    D. MRI　　　　　　　E. 胸部体层摄影

167. 膈肌升高的患者，当发现肺底部横线条影时，首先考虑（　　　）

    A. 肺部炎症　　　　　B. 肺纤维化　　　　C. 胸膜肥厚

    D. 肺水肿　　　　　　E. 盘状肺不张

168. 下列为肺内腔隙呈病理性扩大所致，透光区周围壁较薄，周围无实变影，腔内可有或无液平面的是（　　　）

    A. 肺大疱　　　　　　B. 空洞　　　　　　C. 气胸

    D. 肺气肿　　　　　　E. 包虫囊肿

169. 下列征象不是肺肿瘤与纵隔肿瘤的鉴别要点的是（　　　）

    A. 透视下见肿块随呼吸上、下移动　　　　B. 肿块最大上下径在纵隔内

    C. 肿块压迫气管　　　　　　　　　　　　D. 肿块边缘与纵隔交角呈钝角

    E. 肿瘤钙化

170. 下列疾病的典型X线表现是剑鞘（刀鞘）样气管的是（　　　）

    A. 大叶性肺炎　　　B. 支气管扩张　　　　C. 细支气管肺泡癌

    D. 慢性阻塞性肺气肿　E. 先天性巨支气管

171. 肺脓肿特征性X线征象是（　　　）

    A. 偏心性空洞壁厚而不规则

    B. 渗出性病变中出现空洞，内有气液平面

    C. 大片浓密阴影

    D. 支气管阻塞或狭窄

    E. 胸腔积液

172. 可出现爆米花样钙化的是（　　　）

    A. 肺癌　　　　　　　B. 结核球　　　　　C. 硅肺

    D. 胸膜间皮瘤　　　　E. 错构瘤

173. 肺癌容易发生霍纳综合征的是（　　　）

    A. 肺上沟瘤　　　　　B. 纵隔型肺癌　　　C. 肺段型肺癌

    D. 疤痕癌　　　　　　E. 肺泡癌

174. 右上叶肺不张可出现（　　　）

    A. 薄饼征　　　　　　B. 右上三角征　　　C. 平腰征

    D. 心后三角征　　　　E. 左上肺条索影

175. 下列描述的膈肌矛盾运动透视所见正确的是（　　　）

    A. 吸气时健侧膈肌下降，病侧上升

    B. 呼气时健侧膈肌下降，病侧上升

    C. 呼气时健侧膈肌上升，病侧下降

    D. 呼气时健侧膈肌上升，病侧下降

E. 以上描述都不是

176. 肺转移瘤的X线表现是（　　　　）

A. 肺门区肿块影，可有分叶征，中央可发生坏死形成空洞

B. 双肺多发结节及肿块影，以中下肺常见，边界清晰

C. 横"S"征

D. 肺内孤立性结节影，边缘清楚，无明显分叶，典型者可见爆米花样钙化

E. 可引起霍纳综合征

177. 肺结核大于5mm的小结节为（　　　　）

A. 增殖性病灶　　　　B. 纤维增殖性病灶　　　　C. 干酪性病灶

D. 纤维性病灶　　　　E. 钙化性病灶

178. 肺肿瘤的分期，TX代表（　　　　）

A. 原位肿瘤

B. 隐性癌

C. 痰液中找到癌细胞，但X线或支气管镜检查未见病灶

D. 无原发肿瘤的证据

E. 以上均不是

179. 锁骨上下区有形状不规则的纤维空洞，周围有比较广泛的条索状纤维性改变，并有新老不一的病灶，肺门上提，中下肺野肺纹理呈垂柳状，常见胸膜增厚，诊断为（　　　　）

A. 浸润型肺结核　　　　　　　　B. 结核球

C. 干酪性肺炎　　　　　　　　　D. 慢性纤维空洞型肺结核

E. 干性胸膜炎

180. 下列影像表现不属于肺结核干酪性病灶的是（　　　　）

A. 干酪性肺炎　　　　B. 云絮状模糊阴影　　　　C. 慢性纤维空洞

D. 厚壁空洞　　　　　E. 结核球

181. 中央型肺癌早期的间接X线征象是（　　　　）

A. 阻塞性肺不张　　　　B. 阻塞性肺炎　　　　C. 局限性肺气肿

D. 支气管扩张　　　　　E. 肿块及肺门淋巴结肿大

182. 胸部立位平片发现膈肌升高，下述有关病因的描述错误的是（　　　　）

A. 当肋膈角锐利时，不可能是胸腔积液

B. 中央型肺癌累及膈神经

C. 肝脏肿瘤

D. 膈肌肿瘤

E. 肺不张

183. 下列肺部肿瘤中，比较多见的肺良性肿瘤是（　　　　）

A. 血管瘤与平滑肌瘤　　B. 肺上沟瘤　　　　　　C. 脂肪瘤、纤维瘤

D. 腺瘤与错构瘤　　　　E. 转移瘤

184. 纵隔淋巴瘤的好发部位是（　　　）

    A. 中纵隔         B. 前纵隔         C. 前纵隔和中纵隔

    D. 后纵隔         E. 后纵隔和中纵隔

185. 下列是婴幼儿间质性肺炎最重要的改变的是（　　　）

    A. 肺不张         B. 间质纤维化         C. 肺实变

    D. 肺气肿         E. 支气管扩张

186. 硅肺早期X线表现为（　　　）

    A. 双侧肺门淋巴结肿大

    B. 双肺散在直径大于5mm的结节

    C. 肺纹理显著增粗，肺野外带形成网格状纹理

    D. 肺气肿

    E. 胸膜肥厚粘连

187. 下列有关肺隔离症的叙述正确的是（　　　）

    A. 右侧比左侧多见         B. 上叶比下叶多见

    C. 肺叶内型多见于儿童         D. 肺叶内型胸主动脉供血多见

    E. 多与支气管树相通

188. 结节病较少累及的部位是（　　　）

    A. 骨         B. 淋巴结         C. 胸膜

    D. 肺         E. 皮肤

189. 肺淤血的最早期X线征象是（　　　）

    A. 上肺静脉扩张似鹿角状         B. 肺血管纹理增多增粗

    C. 肺门影最大模糊         D. 肺野透亮度减低呈毛玻璃状

    E. 肺间质纤维化

190. 癌性空洞周围结构的改变最常见的为（　　　）

    A. 纤维条索影         B. 结节状卫星病灶         C. 斑片状卫星病灶

    D. 钙化         E. 支气管狭窄或阻塞

191. 法洛四联症中决定血流动力学的关键是（　　　）

    A. 室间隔缺损         B. 肺动脉狭窄         C. 主动脉骑跨

    D. 右心室肥厚         E. 以上都是

192. X线表现为肺血少，左右肺门不对称，左大于右，肺动脉段直立突起。最可能的诊断是（　　　）

    A. 肺源性心脏病         B. 高血压心脏病         C. 肺动脉狭窄

    D. 主动脉狭窄         E. 动脉导管未闭

193. 下列是粟粒性肺结核在X线胸片的特征的是（　　　）

    A. 两肺尖部一般不受累         B. 从肺尖到肺底大小均匀的结节影

    C. 胸膜增厚         D. 胸腔积液

    E. 肺门淋巴结增大

194. 肺内团块状阴影，轮廓清楚，光滑，密度均匀，常有钙化，呈少量至大量斑点状或爆米花状，无空洞形成，应诊断为（　　　）

A. 结核球　　　　　　B. 周围型肺癌　　　　　C. 炎性假瘤

D. 肺囊肿　　　　　　E. 错构瘤

195. 不符合支气管扩张症诊断的CT表现是（　　　）

A. 印戒征　　　　　　B. 空气潴留　　　　　　C. 支气管壁增厚

D. 蜂窝肺　　　　　　E. 多发囊状阴影伴气液平面

196. 风湿性心脏病最易侵犯的瓣膜是（　　　）

A. 主动脉瓣　　　　　B. 肺动脉瓣　　　　　　C. 二尖瓣

D. 三尖瓣　　　　　　E. 以上均是

197. 纵隔肿瘤中，见不到钙化的是（　　　）

A. 畸胎类肿瘤　　　　B. 胸腺瘤　　　　　　　C. 胸骨后甲状腺肿

D. 神经源性肿瘤　　　E. 支气管囊肿

198. 高血压心脏病患者X线平片显示的典型心脏形态应是（　　　）

A. 普大型　　　　　　B. 二尖瓣型　　　　　　C. 主动脉型

D. 二尖瓣普大型　　　E. 主动脉普大型

199. 亚急性血行播散型肺结核的主要表现（　　　）

A. 粟粒影像大小不一、分布不均、密度不均

B. 病灶多见钙化

C. 纤维化呈条索状阴影也是特征性表现

D. 常形成空洞透亮区

E. 临床上有高热、呼吸困难等症状

200. 大叶性肺炎病后2～3天为红色肝样变期，肺泡内充满黏稠渗出物，其中有纤维素及多量红细胞，病后4～6天为灰色肝样变期，肺泡内红细胞减少，白细胞明显增加，其X线表现为（　　　）

A. 实变阴影密度不均，病变呈散在、大小不一和分布不规则的斑片状阴影，以后有条索状阴影，最后恢复正常

B. 病区呈一片密度均匀增深的阴影，形态与肺叶轮廓相符，其中可见空气支气管征

C. 病区局限性肺纹理增强、增深，肺透亮度稍降低，病变位于下叶时，则同侧膈肌轻度升高，运动受限

D. 病变区呈大片实影，其中有透亮区及液平区

E. 病变区呈团块状致密阴影，边缘清楚，不规则

201. 胸膜间皮瘤的病理及X线表现中，错误的是（　　　）

A. 为胸膜的原发性肿瘤，可发生于脏、壁层胸膜

B. 局限结节型，呈圆形或椭圆形的致密影，边缘光滑，密度与软组织相

似，少数可有钙化

  C. 切线位，肿瘤基底宽，贴于胸壁，向肺野突出，肿块与胸壁相交呈锐角

  D. 广泛浸润型，引起广泛不规则或波浪状胸膜增厚，有大量胸腔积液，本型生长较慢，可侵及肋骨引起病理性骨折

  E. 肿块与胸壁相交呈锐角，轮廓且常呈分叶状，边缘不光滑，有小毛刺

202. 在诊断中央型肺癌方面MRI检查的特点是（  ）

  A. 在显示支气管壁增厚、破坏、管腔狭窄、阻塞等方面不及CT

  B. MRI可多层面成像，可充分显示肿块与大气管的关系

  C. 对纵隔及肺门肿大淋巴结的显示优于CT

  D. 对肿块侵犯大血管及心脏的评价优于CT

  E. 以上都对

203. 心包上隐窝与气管前淋巴结的鉴别要点不包括（  ）

  A. 位于气管前间隙内      B. 典型可呈水样密度

  C. 位置在右肺动脉上方     D. 贴近升主动脉后壁

  E. 增强扫描无强化

204. 肺部"蝶翼征"改变常见于（  ）

  A. 肺动脉高压   B. 肺动脉栓塞    C. 支气管肺炎

  D. 肺泡性肺水肿   E. 过敏性肺炎

205. 心包积液的典型X线特征错误的是（  ）

  A. 肺野清晰

  B. 心脏向两侧扩大，呈烧瓶状或球状

  C. 上腔静脉增宽

  D. 心包积液在300～500mL以上者X线平片上才有变化

  E. 心脏搏动明显减弱而主动脉搏动增强

206. 小叶中心型肺气肿的典型CT表现是（  ）

  A. 肺内散在分布的小圆形、无壁的低密度区

  B. 肺低密度区分布以下肺、前部肺实质明显

  C. 广泛肺大疱形成

  D. 胸膜下多发小透亮低密度灶

  E. 蜂窝样改变

207. 下述错误的是（  ）

  A. 支气管气像是在肺炎等病变出现肺实质浸润时的表现

  B. 心脏病时左房压力升高时会出现Kerley B线

  C. 一般把慢性支气管炎、肺气肿、支气管哮喘及弥漫性细支气管炎统称为COPD

  D. 右肺中叶肺炎时，右心缘不清的X线表现为边缘掩盖征阳性

  E. 肺不张时不可能出现支气管气像

208. 下列不是放射性肺炎的X线表现的是（　　　）

　　A. 急性期多表现为组织增生

　　B. 局限性斑片状或大片状密度不均阴影

　　C. 其内有时可见支气管气像

　　D. 发生部位与照射野有关

　　E. 可伴有膈肌升高，纵隔向对侧移位

209. 不符合气管肿瘤的临床X线表现是（　　　）

　　A. 有明显的喘鸣音，严重者呼吸困难，有咳嗽咯血等，气管下1/3肿瘤会一侧支气管阻塞，接近声门有声嘶

　　B. 胸片可无阳性所见或仅有两侧阻塞性肺气肿或一侧肺不张

　　C. 肺纹理增强或囊状透明阴影，并可见杵状指

　　D. 侧位高千伏摄影，可显示凸出气管腔内肿块阴影

　　E. CT可见气管腔内有肿块影，良性者边缘光滑，恶性者可呈菜花样不规则，基底宽，使气管呈环形狭窄

210. 关于急性肺炎的描述，错误的是（　　　）

　　A. 发展迅速　　　　　　　　B. 边缘不清楚

　　C. 密度一致的阴影　　　　　D. 阴影不易融合，边缘清楚

　　E. 可见支气管气像

211. 不符合转移性胸膜肿瘤的临床X线表现的是（　　　）

　　A. 很多原发性恶性肿瘤（常见的有肺癌、乳癌和胃癌等）常经血行或淋巴道转移或直接蔓延于胸膜而引起

　　B. 胸痛、胸闷、胸腔穿刺液多为血性，抽液后，胸腔积液又很快出现

　　C. 胸腔积液型，表现为中等量或大量胸腔积液，生长迅速

　　D. 肿块型为多发的圆形或椭圆形致密肿块影，贴于胸壁，可见胸腔积液

　　E. 广泛不规则或波浪状胸膜增厚，呈浸润生长，常伴有局部肋骨破坏

212. 关于胸部组织的信号特征，下列叙述错误的是（　　　）

　　A. 脂肪：T1WI呈高信号（白色），T2WI呈稍高信号（灰白色）

　　B. 快速流动血液在SE序列上：T1WI呈低信号（黑色），T2WI呈低信号（黑色）

　　C. 肺组织：T1WI呈高信号（白色），T2WI呈高信号（白色）

　　D. 成人胸腺：T1WI呈高信号（白色），T2WI呈等信号（灰色）

　　E. 血管壁：T1WI呈中等信号，T2WI呈稍低信号（灰黑色）

213. 下列关于肺真菌病的X线所见错误的是（　　　）

　　A. 没有肋骨破坏、胸腔瘘管和皮肤真菌病

　　B. 肺纹理明显增强，其周围可见斑点片状阴影，甚至支气管肺炎

　　C. 单侧或双侧肺内淡片状影，可有边缘不清的结节影，中下肺野多见病灶，发展迅速，数日内可融合成大片影

　　D. 病灶中央可出现空洞，周边无明显炎性浸润，内无液平面

E. 胸膜常受累，导致胸膜炎、胸腔积液、胸膜增厚等

214. 主动脉夹层的病因与下列因素无关的是（　　）

A. 外伤　　　　　　B. 动脉粥样硬化和高血压　　　C. 动脉囊性中层坏死

D. 风湿性心脏病　　E. 医源性损伤

215. 结节病患者CT表现为肺门及纵隔淋巴结肿大，双肺体积缩小并见斑片状、纤维条索状影，属于（　　）

A. Ⅰ期　　　　　　B. Ⅱ期　　　　　　C. Ⅲ期

D. Ⅳ期　　　　　　E. Ⅴ期

216. 结核瘤与周围型肺癌的鉴别点，错误的是（　　）

A. 好发部位：结核上部，癌任何部位

B. 边缘：结核光滑，癌有短毛刺

C. 大小：结核2～3cm，癌多在3cm以上

D. 形状：结核多呈圆形或椭圆形，癌呈分叶形，有脐征

E. 钙化及空洞：结核有，癌无

217. 下叶肺不张的X线表现描述中错误的是（　　）

A. 在斜位或曝光不足的X线片不显示

B. 上叶出现代偿性肺气肿

C. 侧位X线片示无气肺叶向后移位

D. 肺门向下移

E. 正位片上呈底向膈面、高尖指向肺门的三角形阴影

218. 在胸部X线诊断中，下列错误的是（　　）

A. 肺结核—前弓位摄影　　　　B. 中叶综合征—侧位摄影

C. 左心室增大—左前斜位摄影　D. 液气胸—卧位摄影

E. 肺气肿—呼气时摄影

219. 下列疾病中伴有肿块阴影的肺血管异常疾病的是（　　）

A. 肺动静脉瘘　　B. 部分肺静脉回流异常　　C. 肺动脉缺如

D. 肺动脉狭窄　　E. 一侧肺发育不全

220. 下列描述错误的是（　　）

A. 良性肺肿瘤，发生在肺外围者其X线表现多为圆形、椭圆形阴影，轮廓清楚，边缘光整，密度均匀，少数可有钙化灶

B. 各种组织类型的良性肿瘤，大多无特征性X线表现，故不易区分

C. 良性肿瘤远较恶性肿瘤发病率高

D. 肺错构瘤在组织学上是正常肺部原有的组织呈异常的组合，多发生于肺外围部分

E. 支气管腺瘤多数发生于大支气管

221. 大叶性肺炎的特征影像学表现为大片实变阴影，内可见支气管充气征，此表现病理分期为（　　）

A. 充血期　　　　B. 肝样变期　　　　C. 消散期

D. 消散期之初　　E. 以上都是

222. 胸壁肿瘤MRI检查的优点在于（　　　）

A. 可鉴别肿块性质如囊性、实质性、脂肪性或血管性等

B. 明确肿块的位置、大小和受累范围

C. 明确肿块与周围结构解剖关系

D. 优于CT的椎管及跳跃式病变的显像，用于肿瘤分期

E. 以上都是

223. 肺部蜂窝状改变见于（　　　）

A. 肺水肿　　　　B. 支原体肺炎　　　　C. 淋巴瘤

D. 肺间质性病变　E. 癌性淋巴管扩散

224. 下列肺隔离症的影像学表现的是（　　　）

A. 肺内孤立结节，无分叶，边缘有毛刺，发病前有发热史

B. 肺内孤立结节，内有爆米花样钙化

C. 右上叶后段结节，边缘光整，周围有卫星灶，增强扫描结节内无强化

D. 肺内有分叶和毛刺，远端有胸膜凹陷征

E. 左下叶后基底段肿块，CT增强扫描示胸主动脉分支进入肿块

225. 指出最具有特征意义的肺动脉栓塞的表现（　　　）

A. 一侧肺透光度增高

B. 肺的外围以胸膜为基底的楔状致密影

C. 实变区内小透亮区

D. 增强扫描肺动脉主干内充盈缺损

E. 局限性肺血管稀少

226. 下列哪项检查用于检测冠状动脉钙化程度（　　　）

A. 超声心动图　　B. 心脏MRI　　C. X线心血管造影

D. 冠脉MDCTA检查　E. X线平片

227. 易合并恶性胸膜间皮瘤的尘肺见于（　　　）

A. 矽肺　　　　　B. 煤矽肺　　　　　C. 铁矽肺

D. 石棉肺　　　　E. 滑石肺

**A2型题**

228. 患者，女，46岁。主因胸闷气短1个月来诊，伴全身乏力，咳嗽，发热。胸片示：中上纵隔增宽，右缘呈波浪状改变，白细胞：$8.5 \times 10^9$/L。最可能的诊断是（　　　）

A. 胸内甲状腺肿　　B. 胸腺瘤　　　　C. 右侧中央型肺癌

D. 淋巴瘤　　　　　E. 畸胎瘤

229. 患儿，5岁。多次患肺炎，查体无发绀，左缘第2肋间闻及响亮的连续性机器样杂音，伴有震颤，脉压增宽，有周围血管搏动征。以下诊断最正确的

是（　　）

A. 肺动脉口狭窄　　　B. 室间隔缺损　　　C. 动脉导管未闭

D. 法洛四联症　　　　E. 完全性大动脉错位

230. 患者，婴幼儿。肺纹理增浓，模糊，肺下野内带有片状阴影，密度较淡，边界模糊，病灶周围可有肺气肿或肺不张，肺门阴影增大或有结节状阴影，考虑为（　　）

A. 过敏性肺炎　　　B. 吸入性肺炎　　　C. 支原体肺炎

D. 腺病毒肺炎　　　E. 机化性肺炎

231. 患者，男，45岁。有动脉粥样硬化病史。突然感到剧烈刀割样胸痛2小时，向背部放射。查体发现主动脉瓣区可闻及舒张期杂音。考虑为主动脉夹层可能。下列是其常见的胸片表现的是（　　）

A. 主动脉弓部和降主动脉上部影增宽　　　B. 主动脉影狭小

C. 主动脉搏动增强　　　　　　　　　　　D. 主动脉影位置改变

E. 主动脉影外形改变

232. 患者，女，35岁。体检行胸部CT发现右肺下叶一类圆形结节影，边界清楚，内见爆米花样钙化。最可能的诊断是（　　）

A. 炎性假瘤　　　B. 错构瘤　　　C. 肺癌

D. 肺结核　　　　E. 软骨瘤

233. 患者，男，45岁。体检发现左下肺有一直径2.5cm的小块影，边缘有毛刺。应考虑为（　　）

A. 肺结核球　　　B. 周围型肺癌　　　C. 错构瘤

D. 矽肺结节　　　E. 球形肺炎

234. 患者，男，35岁。心悸、胸闷3年，自觉发热乏力、胸闷一周，3年前确诊肺结核。查体：T：38℃，P：90次/分，R：18次/分，BP：130/80mmHg，口唇发绀，颈静脉怒张，颈动脉搏动明显，右肺下野呼吸音稍弱，心率90次/分，节律齐，腹软无压痛，肝轻度增大，肋下一指。X线平片显示心影大小正常，心缘可见钙化。最可能的诊断是（　　）

A. 心包积液　　　B. 扩张型心肌病　　　C. 肥厚型心肌病

D. 缩窄性心包炎　　　E. 以上均不是

235. 患者，男，45岁。有动脉粥样硬化病史。突然感到剧烈刀割样胸痛2小时，向背部放射。查体发现主动脉瓣区可闻及舒张期杂音。考虑为主动脉夹层可能。下列显示内膜钙化内移效果更佳的是（　　）

A. 透视　　　B. 胸片　　　C. CT

D. DSA　　　E. MRI

236. 患者，25岁。曾多次患肺炎，胸骨左缘3~4肋间Ⅳ级粗糙收缩期杂音，不考虑（　　）

A. 室间隔肌部缺损　　　B. 室间隔嵴上型缺损　　　C. 动脉导管未闭

D. 法洛四联症　　　　　E. 室间隔嵴下型缺损

237. 患儿生后4个月出现发绀，杵状指，气急，X线平片示心影呈"靴形"，右心室增大，肺少血。最可能为（　　　）

A. 房间隔缺损　　　　B. 室间隔缺损　　　　C. 动脉导管未闭

D. 法洛四联症　　　　E. 先天性肺动脉狭窄

238. 患者，男，28岁。咳嗽、咳痰、咯血、胸痛，在右上肺尖段发现一直经约2cm球形阴影，周围有条索状阴影，边缘清楚，内可见点状钙化。最可能的诊断是（　　　）

A. 包虫囊肿　　　　B. 错构瘤　　　　C. 肺癌

D. 结核球　　　　E. 炎性假瘤

239. 患者，女，30岁。照片发现右前上纵隔有一椭圆形阴影，其中有斑点状致密影，透视下见块影可随吞咽动作上、下移动。首先考虑（　　　）

A. 胸腺瘤　　　　B. 畸胎瘤　　　　C. 支气管囊肿

D. 心包囊肿　　　　E. 胸内甲状腺

240. 患儿，6岁。活动后心悸、气促。X线平片显示心影呈"方盒"形。最可能的诊断是（　　　）

A. 三尖瓣下移畸形　　B. 肺静脉畸形连接　　C. 大动脉错位

D. 先天性主动脉窦瘤　E. 先天性右位主动脉弓

241. 患者，女，25岁。因感冒一段时间后，出现干咳、发热、关节疼痛、皮肤红斑（颜面部无蝶形红斑）等症状；实验室检查可见血沉加快、抗核抗体阳性，外周血液中可找到SLE细胞，胸部X线片显示右侧胸腔积液，两肺纹理增强，并可见斑片状影，最可能的诊断是（　　　）

A. 系统性红斑狼疮　　B. 结缔组织疾病　　　C. 类风湿性肺炎

D. 过敏性肺炎　　　　E. 结节性多动脉炎

242. 患者，男，40岁，体检行胸部CT发现脊柱旁圆形肿物，增强后呈环状强化，其内见囊变区，骨窗可见相应的椎间孔扩大。应考虑为（　　　）

A. 结核球　　　　B. 错构瘤　　　　C. 炎性假瘤

D. 肺癌　　　　E. 神经源性肿瘤

243. 患儿，2岁，肺部炎症早期出现胸腔积液或液气胸，常提示的感染是（　　　）

A. 链球菌　　　　B. 肺炎双球菌　　　C. 金黄色葡萄球菌

D. 病毒　　　　E. 支原体

244. 患者，男，50岁。CT表现为：纵隔前中区偏左侧见边界不清、形态不规则肿块，沿胸膜向前浸润，覆盖胸壁略呈波浪状，邻近肺密度增高。左后肋膈角有一小结节影。首先应考虑为（　　　）

A. 纵隔型肺癌　　　B. 胸膜恶性间皮瘤　　C. 侵袭性胸腺瘤

D. 恶性淋巴瘤　　　E. 转移瘤

245. 患儿，8岁。患急性传染病后，又出现气急、发绀、咳嗽、鼻翼扇动等症状，而呼吸体征少。X线片主要表现为肺纹理增强、网状及小结节状影、肺

气肿等。该病最可能诊断为（　　　）

A. 化脓性肺炎　　　B. 间质性肺炎　　　C. 过敏性肺炎

D. 大叶性肺炎　　　E. 放射性肺炎

246. 患者，女，25岁。低热、乏力及微咳，有蛔虫病史。X线见左肺尖淡片状阴影，经抗结核治疗一周该阴影消失，而在肺部其他部位又出现类似阴影。你认为可能性最大的疾病是（　　　）

A. 过敏性肺炎　　　B. 肺结核　　　C. 葡萄球菌性肺炎

D. 支原体肺炎　　　E. 真菌性肺炎

247. 患儿，男，9岁，既往健康。近期出现低热、盗汗、咳嗽等症状，胸部X线片显示右肺门影增大模糊，在右上肺外带可见淡片影，边缘模糊，在两者之间似可见数条线样模糊影。请问可能诊断为（　　　）

A. 原发综合征　　　B. 干酪性肺炎　　　C. 胸内淋巴结结核

D. 化脓性肺炎　　　E. 继发性肺结核

248. 患者，男，58岁。近期出现声音嘶哑而就诊，检查发现左声带麻痹，未见肿物，患者无明显咳嗽、咯血症状。胸部透视发现左肺门影增大，左侧膈肌矛盾运动，行CT检查，左肺门影增大，左上叶支气管狭窄、截断，主肺窗显示不清，左膈肌升高。下列诊断最恰当的是（　　　）

A. 左肺炎伴有纵隔淋巴结肿大

B. 纵隔淋巴瘤侵犯喉返神经

C. 左肺门支气管结核伴膈神经

D. 左侧中央型肺癌侵及喉返神经及膈神经

E. 左侧周围型肺癌淋巴结转移累及喉返神经及膈神经

249. 患者，女，43岁。右乳腺癌手术放疗结束后出现咳嗽，多为干咳无痰，时有低热。胸部X线片显示右上、中肺野出现大片状致密阴影，CT扫描显示病灶跨叶分布，病灶边缘较平直。请问该患者应诊断为（　　　）

A. 过敏性肺炎　　　B. 真菌性肺炎　　　C. 放射性肺炎

D. 间质性肺炎　　　E. 肺炎型肺癌

250. 患者，男，50岁。右肺尖发现异常肿块样影，临床表现为右眼球内陷，瞳孔缩小，右上肢疼痛。可能性较大的诊断是（　　　）

A. 肺转移瘤　　　B. 肺结核　　　C. 胸壁结核

D. 肺上沟瘤　　　E. 肺结节病

251. 青年女性，前纵隔囊性肿物，内有脂肪-液体平面，增强扫描出现边缘环状强化，最可能的诊断是（　　　）

A. 脂肪瘤　　　B. 胸腺瘤　　　C. 心包囊肿

D. 囊性畸胎瘤　　　E. 生殖细胞瘤

252. 成年男性，CT示气管与右主支气管交界处直径4cm圆形肿物，CT值20HU，密度均匀，不增强，选择最可能的诊断（　　　）

A. 支气管囊肿　　　　　B. 肺癌　　　　　　　　C. 肺门淋巴结肿大

D. 结节病　　　　　　　E. 肺门淋巴结结核

253. 患者，男，65岁，矿工。反复咳嗽、咳痰20年，1周前受凉后畏寒、发热、咳浓痰、气急、食欲缺乏，体检：体温37.5℃，呼吸急促，双肺呼吸音减弱，有较多湿啰音，双下肢水肿无力，最可能的诊断是（　　　）

A. 冠心病　　　　　　　B. 风湿性心脏病　　　　C. 原发性心脏病

D. 肺源性心脏病　　　　E. 大叶性肺炎

254. 患者，男，35岁。发热2周，疲乏，夜间盗汗，右侧胸疼与呼吸有关，右下胸壁叩浊，胸片示右下肺野大片阴影，呼吸音减低，下述疾病可能性大的是（　　　）

A. 慢性支气管炎　　　　B. 肺炎　　　　　　　　C. 肺结核

D. 结核性胸膜炎　　　　E. 肺癌胸膜转移

255. 一年轻患者，原诊断先天性心脏病、高位室间隔缺损，肺动脉高压，近出现憋、喘、发绀。应考虑下述何种病症（　　　）

A. Eisenmenger综合征　B. Ebstein畸形　　　　C. Lutembacher's综合征

D. 法洛四联症　　　　　E. 以上都不是

256. 患者，男，57岁。右侧胸部不适3天，无发热，无咳嗽、咳痰。CT示右下肺外基底段楔形软组织密度病变，基底与胸膜相连，内可见小透亮区，内侧可见小血管影。考虑为（　　　）

A. 周围型肺癌　　　　　B. 肺不张　　　　　　　C. 过敏性肺炎

D. 肺梗死　　　　　　　E. 肺结核

257. 患者，女，57岁。3个月前发热，"发现右肺阴影"，治疗经过不详。CT扫描示右上肺胸膜下多房性空洞，部分空洞内可见小液平，病变周围散在小斑片状病灶，相邻胸膜增厚。最可能的诊断为（　　　）

A. 结核性空洞　　　　　B. 慢性肺脓肿　　　　　C. 空洞型肺癌

D. 肺大疱合并感染　　　E. 真菌性肺炎

258. 患者，女，52岁。气短3个月。胸片显示上纵隔增宽，右上叶支气管狭窄，考虑为（　　　）

A. 恶性淋巴瘤　　　　　B. 中央型肺癌　　　　　C. 胸腺瘤

D. 肺结核　　　　　　　E. 巨淋巴结增殖症

259. 患者，男，25岁。突起畏寒发热，右胸痛2天，X线胸片示右下肺叶大片模糊影。可能的诊断是（　　　）

A. 葡萄球菌肺炎　　　　B. 肺炎球菌肺炎　　　　C. 克雷伯菌肺炎

D. 肺炎支原体肺炎　　　E. 铜绿假单胞菌肺炎

260. 患者，女，46岁。两眼不能完全睁开，全身无力，前纵隔内发现肿块，最可能的是（　　　）

A. 胸腺瘤　　　　　　　B. 畸胎瘤　　　　　　　C. 胸内甲状腺肿

D. 心包囊肿　　　　　　E. 气管囊肿

261. 患者，男，41岁。咳嗽、咳少量白痰伴胸部不适1个月余，痰中带血一次。CT示两肺多发大小不等、不规则软组织密度结节，部分病灶内可见不规则空洞，壁厚。首先考虑为（　　　）
   A. 血源性肺脓肿　　　　　　　　B. 细支气管肺泡癌
   C. 亚急性血行播散型肺结核　　　D. 支气管扩张合并感染
   E. 韦格纳肉芽肿

262. 患者，男，24岁。低热2周，咳少量痰。胸片示：右上肺不均匀密度增高影，其中有空洞形成，血沉45mm/h，应首先考虑的诊断是（　　　）
   A. 右上肺炎　　　　B. 右上肺结核　　　　C. 右上肺癌
   D. 右上肺囊肿　　　E. 右上肺脓肿

263. 患者，男，50岁，呼吸困难，咳嗽，X线平片示：心尖圆钝，左心耳突出，右心缘见双房影，心影呈"梨形"，肺动脉段突出，主动脉弓变小。首先考虑诊断（　　　）
   A. 主动脉瓣狭窄　　B. 主动脉瓣关闭不全　　C. 室间隔缺损
   D. 右位主动脉弓　　E. 二尖瓣狭窄

264. 患者，男，45岁。体检发现左肺下叶有一小块阴影，直径约2.0cm，密度不均，边缘模糊；CT片呈分叶状，边缘有短细毛刺，考虑为（　　　）
   A. 肺结核球　　　　B. 周围型肺癌　　　　C. 错构瘤
   D. 球形肺炎　　　　E. 硅肺结节

265. X线平片示肺野清晰，心脏向两侧扩大，呈烧瓶样或球状，上腔静脉增宽，主动脉变短，心脏搏动明显减弱而主动脉搏动正常。以下哪项诊断最有可能（　　　）
   A. 左室壁节段性运动不良　　　　B. 扩张性心肌病
   C. 心包积液　　　　　　　　　　D. 缩窄性心包炎
   E. 急性心肌梗死

266. 患者，男，23岁。低热，右胸刺痛，活动后气促，胸片上显示：右下肺野大片致密阴影，上缘呈反抛物线状，该侧肋膈角消失，横膈被掩盖，可能的诊断为（　　　）
   A. 右下肺大叶性肺炎　B. 右下肺不张　　　　C. 右侧结核性胸膜炎
   D. 右下肺脓肿　　　　E. 右下肺积液

267. 一发热患者，咳嗽，胸痛，咳脓臭痰，照片发现右下肺野大片状阴影，其中可见透光区及内有液体平面，首先应考虑（　　　）
   A. 大叶性肺炎　　　B. 支气管肺炎　　　　C. 肺结核
   D. 周围型肺癌　　　E. 肺脓肿

268. 患儿，男，8岁。既往健康，近期出现低热、盗汗、咳嗽等症状；胸部X线平片显示右肺门影增大模糊，在右上肺外带可见淡片影，边缘模糊，在两者之间似可见数条线样模糊影，可能是下列哪种病（　　　）

A. 原发综合征　　　　B. 干酪性肺炎　　　　C. 胸内淋巴结结核

D. 化脓性肺炎　　　　E. 继发性肺结核

269. 患者，女，18岁。淋雨后高热，胸片上显示：右下肺野有大片致密阴影，内可见支气管充气征，边缘模糊，应诊断为（　　　）

A. 右下肺大叶性肺炎　B. 右下肺不张　　　　C. 右侧渗出性胸膜炎

D. 右下肺脓肿　　　　E. 右肺底积液

270. 患儿，15岁。劳累后心悸气短，自幼易感冒，胸骨左缘2~3肋间有收缩期杂音，肺动脉瓣第二音亢进和分裂，X线片上有肺充血、右心房和心室增大。最可能的诊断是（　　　）

A. 动脉导管未闭　　　B. 室间隔缺损　　　　C. 肺动脉瓣狭窄

D. 房间隔缺损　　　　E. 法洛四联症

271. 患者，男，45岁。低热、咳嗽、咳痰半月，伴消瘦。X线后前位胸片发现右肺门处致密阴影。行胸部CT检查，在右肺下叶背段可见大小约2.6cm×3.2cm肿块影，与右肺门关系密切，其内有裂隙样透亮区，周边见长短不一毛刺征及分叶征，周围肺野有斑点状较硬病灶；进一步行CT增强检查发现病灶基本呈周边环形强化。请问患者恰当的诊断为（　　　）

A. 周围型肺癌　　　　B. 肺错构瘤　　　　　C. 肺脓肿

D. 肺结核球　　　　　E. 肺韦格纳肉芽肿

272. 患者自幼出现胸骨左缘第2肋间二级收缩期喷射性杂音，第二心音固定分裂，无发绀，最可能的X线表现是下列哪项（　　　）

A. 肺血少，肺动脉段突出，右心房、室增大

B. 肺血多，肺动脉段突出，右心房、室增大

C. 肺血多，主动脉结突出，左、右心室增大

D. 肺血多，肺动脉段突出，左、右心室增大

E. 肺血少，肺动脉段凹陷，右心室增大

A3/A4型题

（273~275题共用题干）

患儿，女，3岁。出生后即有发绀，哭闹时尤甚，逐年加重，喜蹲踞，查体：胸骨左缘第3、4肋骨间3/6级收缩期吹风样杂音。胸片示肺纹理稀疏、纤细，肺门影小，心影呈"靴形心"。

273. 此病例最可能诊断是（　　　）

A. 房间隔缺损　　　　　B. 心包炎　　　　　　C. 肺动脉瓣狭窄

D. 法洛四联症　　　　　E. 动脉导管未闭

274. 该病患者的心影，多表现为（　　　）

A. 明显增大　　　　　　B. 缩小　　　　　　　C. 进行性增大

D. 正常或轻度增大　　　E. 雪人征

275. "梨形心"是下列哪种疾病的典型心影（　　　）

    A. 心包积液　　　　　B. 二尖瓣狭窄　　　　　C. 肺源性心脏病

    D. 房间隔缺损　　　　E. 二尖瓣狭窄并关闭不全

（276～278题共用题干）

    患者，女，45岁。呼吸困难、疲乏、食欲缺乏2个月。查体：颈静脉怒张，肝大，腹水，下肢水肿，心率增快，可见Kussmaul征。心脏体征：心尖搏动不明显，心浊音界不大，心音减低，可闻及心包叩击音。脉搏细弱无力，动脉收缩压减低，脉压变小。ESR 30mm/h。

276. 此病例最可能诊断为（　　　）

    A. 心肌病　　　　　　B. 缩窄性心包炎　　　　C. 胸腔积液

    D. 冠心病　　　　　　E. 肺梗死

277. 该病病因多为（　　　）

    A. 风湿性　　　　　　B. 结核性　　　　　　　C. 细菌性

    D. 肿瘤性　　　　　　E. 病毒性

278. 其X线检查可表现为（　　　）

    A. 左心房、室增大伴明显肺淤血

    B. 心影向两侧增大，心脏搏动减弱或消失

    C. 心影大小正常，左右心缘变直，上腔静脉常扩张，可见到心包钙化

    D. 心影明显增大，上腔静脉扩张

    E. 心影明显增大，心胸比大于0.5，肺淤血

（279～281题共用题干）

    患者，男，60岁。剧烈咳嗽，持续痰中带血2个月。患者2个月前无诱因出现剧烈咳嗽，痰中带血。近来偶有低热。体重无明显变化。曾口服抗生素，效果不佳，慢性病容，浅表淋巴结未及肿大。双肺叩诊清音，未闻及啰音。心腹未见异常。可见杵状指。

279. 分析上述病例，你认为最可能的诊断是（　　　）

    A. 肺结核　　　　　　B. 支气管肺炎　　　　　C. 肺脓肿

    D. 支气管扩张　　　　E. 肺癌

280. 在下列检查中，最具有确诊意义的检查是（　　　）

    A. CT　　　　　　　　B. 痰脱落细胞学检查　　C. 纤维支气管镜检查

    D. MRI　　　　　　　E. 胸部平片

281. 此病例CT表现为（　　　）

    A. 可见空泡征，边缘毛糙、细小毛刺征，分叶征也多见

    B. 两肺多发或单发大小不等结节或肿块，边缘清楚

    C. 位置表浅的肺内结节灶，瘤体内有斑点状或爆米花状钙化

    D. 两肺多发或单发的球形病灶，其周围见刺状突起及与胸膜的条索影

    E. 肺内见大小结节影，支气管血管束扭曲、聚拢或变形，支气管扩张等

（282~284题共用题干）

患者男，30岁。寒战、高热、咳嗽、气促4天。4天前受凉后突然出现寒战、高热，体温40℃，以午后、晚间为重，咳嗽，咳暗红色血痰，右侧胸痛，深吸气及咳嗽时加重，伴气促。右上肺叩诊浊音，语颤增强，可闻及支气管呼吸音。血WBC $19 \times 10^9/L$，N 90%。

282. 针对上述临床症状及体征，最可能的诊断是（　　）

    A. 大叶性肺炎　　　　B. 支气管肺炎　　　　C. 支原体肺炎

    D. 过敏性肺炎　　　　E. 金黄色葡萄球菌肺炎

283. 首选的影像学检查是（　　）

    A. CT　　　　　　　　B. B超　　　　　　　C. 胸部平片

    D. MRI　　　　　　　E. 支气管碘油造影

284. 病变在X线下最可能的表现为（　　）

    A. 呈片状或三角形致密影，致密影内可见支气管充气征

    B. 呈斑片状模糊致密影，密度不均

    C. 呈网状及小斑片状影

    D. 呈浓密的团块状影

    E. 呈局限性斑片状阴影

（285~287题共用题干）

患者，男，35岁。畏寒，发热，胸痛，食欲缺乏12天，体温最高时为40℃，伴有咳嗽、咳黏液痰，无咯血，今晨突然咳出大量浓臭痰及坏死组织，痰量约350mL，体温降至37.8℃，全身毒性症状减轻。体检：肺部叩诊浊音，可闻及湿啰音及胸膜摩擦音。

285. 此病例最可能的诊断是（　　）

    A. 肺脓肿　　　　　　B. 缩窄性心包炎　　　C. 胸腔积液

    D. 大叶性肺炎　　　　E. 肺梗死

286. 该病若确诊，其X线表现应是（　　）

    A. 肺内见大小结节影，支气管血管束扭曲、聚拢或变形，支气管扩张等

    B. 两肺多发或单发的球形病灶，其周围见刺状突起及与胸膜的条索影

    C. 致密的炎症阴影中出现透亮区，其中可见气液平面，可呈多发空洞，周边有渗出表现

    D. 肺纹理增强、网状及小结节状影、肺气肿，肺门区有时可见"袖口征"

    E. 肺内单发或多发的球形病灶，可出现厚壁或薄壁空洞

287. 该病最有效的治疗方法（　　）

    A. 抗感染治疗　　B. B超引导下胸腔穿刺引流　　C. 透视下胸腔穿刺

    D. 抗感染治疗+B超引导下胸腔穿刺引流　　　E. 以上都不是

（288~289题共用题干）

患者，男，70岁，胸痛、吞咽困难，查体背部闻及血管杂音，CT示降主动脉局限性瘤样扩张，直径约6cm，壁可见钙化影；透视下可见搏动。

288. 最可能的诊断是（　　　）

    A. 大动脉粥样硬化　　B. 大动脉炎　　　　C. 主动脉夹层

    D. 纵隔肿瘤　　　　　E. 降主动脉瘤

289. 关于该疾病的主要原因，错误的是（　　　）

    A. 动脉粥样硬化　　　B. 感染　　　　　　C. 外伤

    D. 先天性因素　　　　E. 高血压

（290～292题共用题干）

患者，女，27岁。低热、乏力2周，咳嗽，痰中带血，CT示右肺下叶一不规则高密度影，边界不清，其中见空洞，周围可见小斑点状卫星灶，血沉50mm/h。

290. 最可能的诊断是（　　　）

    A. 右下肺炎　　　　　B. 右下肺癌　　　　C. 右下肺结核

    D. 右下肺脓肿　　　　E. 右下肺囊肿

291. 一般来说，该病的好发部位是（　　　）

    A. 右肺上叶前段　　　B. 右肺中叶　　　　C. 右肺下叶后基底段

    D. 右肺上叶尖后段　　E. 右肺下叶前基底段

292. 下列检查对诊断最有意义的是（　　　）

    A. 痰抗酸杆菌检查　　B. 血常规　　　　　C. 痰细菌培养

    D. 血沉　　　　　　　E. 纤维支气管镜

（293～295题共用题干）

患儿，5岁。多次患肺炎，查体无发绀，胸骨左缘第2肋间闻及响亮的连续性机器样杂音，伴有震颤，脉压增宽，有周围血管搏动征。

293. 以下哪项诊断最正确（　　　）

    A. 肺动脉口狭窄　　　B. 室间隔缺损　　　C. 动脉导管未闭

    D. 法洛四联症　　　　E. 完全性大动脉错位

294. 该病的CT表现为（　　　）

    A. 主动脉弓降部内下壁与左肺动脉上外壁之间有直接连接

    B. 降主动脉内下壁与左肺动脉上外壁之间有直接连接

    C. 主动脉弓降部上外壁与左肺动脉内下壁之间有直接连接

    D. 降主动脉上外壁与左肺动脉内下壁之间有直接连接

    E. 升主动脉降部内下壁与左肺动脉上外壁之间有直接连接

295. 在下列治疗方法中，最合理的是（　　　）

    A. 支持治疗　　　　　B. 抗感染治疗　　　C. 手术治疗

    D. 无须治疗　　　　　E. 以上都不是

（296～298题共用题干）

患者，男，72岁。咳嗽，右胸痛，痰中带血丝一周。胸部后前位片示：右肺门影增大，右上肺大片状致密影，水平裂呈反"S"样改变。

296. 最可能的诊断是（　　　）

A. 右上肺脓肿　　　　B. 右上肺炎　　　　　　C. 右上肺结核

D. 右上肺阻塞性肺炎　E. 右侧中央型肺癌伴阻塞性肺不张

297. 右上肺大片状致密影侧位片位于（　　　）

A. 右肺上叶尖后段　B. 右肺下叶背段　　　C. 右肺中叶

D. 右肺上叶　　　　E. 右肺上叶前段

298. 被阻塞的支气管是（　　　）

A. 右主支气管　　　　　　　　B. 右肺中叶支气管

C. 右肺上叶尖后段支气管　　　D. 右肺上叶支气管

E. 右肺上叶前段支气管

（299～301题共用题干）

患者，女，35岁。受凉后发热、咳嗽、胸痛约10天，经青霉素、链霉素治疗后体温下降，胸痛缓解，但出现低热、乏力、背胀、胸痛。查体：左中下肺野叩浊音，呼吸音消失。血：WBC $10.6 \times 10^9$/L，N 0.76。胸片示左下肺大片密度增高阴影，遮盖左膈肌影。

299. 此病例最可能诊断为（　　　）

A. 迁徙性肺炎　　　　　B. 脓胸　　　　　　　C. 胸膜增厚

D. 胸膜间皮瘤　　　　　E. 结核性胸膜炎

300. 还需要辅助诊断的检查是（　　　）

A. 抽胸液送检　　　　　B. B超　　　　　　　C. CT

D. EKG　　　　　　　　E. ESR

301. 该患者抽液时突感头晕、胸闷、四肢发凉、心悸。给予哪项处理最合适（　　　）

A. 停止抽液，给氧

B. 平卧、观察血压

C. 立即皮下注射0.1%肾上腺素0.5mL

D. 静脉输液

E. 用强心剂

（302～304题共用题干）

患者，女，40岁。胸闷气短1个月，伴全身乏力，咳嗽，发热。胸片示：中上纵隔增宽，右缘呈波浪状改变。白细胞：$8.0 \times 10^9$/L。

302. 最可能的诊断是（　　　）

A. 胸内甲状腺肿　　　　B. 淋巴瘤　　　　　　C. 畸胎瘤

D. 右侧中央型肺癌　　　E. 胸腺瘤

303. 为明确诊断，进一步做的检查是（　　　）

A. 血沉　　　　　　　　B. 食管钡餐造影　　　C. 痰细胞学检查

D. 胸部增强CT检查　　　E. 胸部MRI检查

304. 当患者出现声嘶时，提示肿瘤已侵犯（　　　）

A. 迷走神经　　　　　　B. 喉返神经　　　　　C. 气管隆凸

D. 喉上神经　　　　　　E. 声带

二、以下提供若干组考题，每组考题共用在考题前列出的A、B、C、D、E五个备选答案。每个备选答案可能被选择一次，多次或不被选择。

B型题

（305～307题共用备选答案）

    A. 左心房增大        B. 右心室肥大        C. 右心房、室增大

    D. 左、右心室增大      E. 左、右心房增大

305. 房间隔缺损心腔变化为（     ）

306. 室间隔缺损心腔变化为（     ）

307. 法洛四联症心腔变化为（     ）

（308～310题共用备选答案）

    A. 肺转移癌         B. 周围型肺癌        C. 炎性假瘤

    D. 错构瘤           E. 结核球

308. 肺上叶前段多见，病灶呈圆形、椭圆形或不规则形肿块影，密度均匀，边缘呈分叶状或有脐样切迹，边缘毛糙，并有短细毛刺阴影，可形成空洞，常考虑为（     ）

309. 肺内团块状阴影，轮廓清楚、光滑、密度均匀，常有钙化，呈少量至大量斑点状或爆米花状，无空洞形成，应诊断为（     ）

310. 右肺中叶多见，病灶呈圆形，轮廓清楚光滑，无分叶，密度均匀，边缘常伴有纤维条索影及胸膜肥厚，应诊断为（     ）

（311～313题共用备选答案）

    A. 局限于升主动脉，破口也在升主动脉

    B. 局限或广泛，破口在降部上端

    C. 局限或广泛，破口在降部以下

    D. 夹层广泛，破口在降主动脉

    E. 夹层广泛，破口在升主动脉

311. 按DeBakey分型，升主动脉夹层Ⅰ型是（     ）

312. 按DeBakey分型，升主动脉夹层Ⅱ型是（     ）

313. 按DeBakey分型，升主动脉夹层Ⅲ型是（     ）

（314～316题共用备选答案）

    A. X线胸片呈肺野毛玻璃样变或面纱征

    B. X线胸片呈多发边缘锐利、密度均匀的高密度影

    C. X线胸片呈一侧胸腔一片致密均匀阴影，纵隔向健侧移位

    D. X线胸片呈纵隔气肿，大量气胸，皮下气肿

    E. X线胸片呈心影明显增大，心脏各弧消失

314. 创伤性心包出血为（     ）

315. 创伤性支气管断裂为（     ）

316. 大量血胸为（     ）

（317～319题共用备选答案）

　　A. 胸腺瘤　　　　　B. 气管支气管囊肿　　　　　C. 淋巴瘤

　　D. 神经源性肿瘤　　E. 甲状腺肿瘤

317. 前纵隔区最常见的肿瘤是（　　　）

318. 中纵隔区最常见的肿瘤是（　　　）

319. 后纵隔区最常见的肿瘤是（　　　）

（320～322题共用备选答案）

　　A. 肺泡腔内的空气被病理性物质（炎性渗出物、血液、水肿液等）所代
　　　替，形成片状影，边缘模糊，密度均匀

　　B. 肉芽组织增生引起的实变，病理为单核细胞、网织红细胞以及幼稚的结
　　　缔组织增生，实变区与正常肺组织分界清楚，密度较高，多为腺泡结节
　　　状，没有融合趋势

　　C. 斑点状或块状阴影，边缘锐利，多发生于退行性病变及坏死的组织内，
　　　也可见于肺内肿块及肺尘埃沉着症的淋巴结内

　　D. 良性病变多呈球形，边缘锐利光滑，恶性者边缘不规则，可有短细毛刺
　　　伸出，可呈分叶状或脐样切迹

　　E. 病变被纤维组织所代替，收缩形成密度高、边缘清楚的块状影，周围器
　　　官可被牵拉移位

320. 肿瘤性病变是（　　　）

321. 渗出性病变是（　　　）

322. 增殖性病变是（　　　）

（323～325题共用备选答案）

　　A. 小结节影，呈"树芽"分布

　　B. 水平裂呈反"S"征

　　C. 支气管呈"轨道征"

　　D. CT示血管支气管影呈弧形向肿块中心卷入，称"彗星尾征"

　　E. 肺内及肺门高密度影，并见连接两者的管条状高密度影，呈"哑铃"状

323. 球形肺不张可出现（　　　）

324. 支气管肺炎出现（　　　）

325. 支气管扩张出现（　　　）

（326～329题共用备选答案）

　　A. 肺内孤立结节，无分叶，边缘有毛刺，发病前有发热史

　　B. 肺内孤立结节，内有爆米花样钙化

　　C. 右上叶后段结节，边缘光整，周围有卫星灶，增强扫描结节内无强化

　　D. 肺内孤立结节，有分叶和毛刺，远端有胸膜凹陷征

　　E. 左下叶后基底段肿块，CT增强扫描示胸主动脉分支进入肿块

326. 周围型肺癌（　　　）

327. 肺段隔离症（　　　）

328. 结核球（　　　）

329. 炎性假瘤（　　　）

**三、案例分析题。** 以下提供若干案例，每个案例下设若干提问，请根据题干所提供的信息和提示信息，在每题下面备选答案中选出全部正确答案，正确答案可能为一个或多个。

【案例一】患儿，男，3岁，发热、咳嗽、咳痰1天。查体：双肺可闻及湿啰音。X线平片如右图所示。

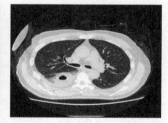

330. 最可能的诊断是（　　　）

    A. 大叶性肺炎

    B. 血行播散型肺结核

    C. 过敏性肺炎

    D. 支气管肺炎

    E. 原发综合征

331. 下列哪项不是该种病的诊断要点（　　　）

    A. 好发于两中下肺的内、中带

    B. 小片状实变影周围会合并阻塞性肺气肿或小叶肺不张

    C. 细菌、病毒及真菌均可引起支气管肺炎

    D. 病灶沿支气管分布

    E. 多见于婴幼儿及年老体弱者

    F. 以上均不是

332. 以下哪种病不是好发于儿童（　　　）

    A. 支气管肺炎　　　　B. 支原体肺炎　　　　C. 原发性综合征

    D. 视网膜母细胞瘤　　E. 过敏性肺炎　　　　F. 间质性肺炎

【案例二】患者，男，45岁。受凉后寒战、高热1周，咳大量浓痰。X线平片如下图所示。

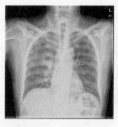

333. 最可能的诊断是（　　　）

    A. 肺脓肿　　　　　　B. 肺癌　　　　　　　C. 炎性假瘤

    D. 肺结核　　　　　　E. 转移瘤　　　　　　F. 肺不张

334. 诊断该病最可靠的X线征象为（　　　）

　　A. 厚壁空洞　　　　　B. 卫星病灶　　　　　C. 发生于右肺下叶

　　D. 空洞壁不规则　　　E. 空洞内气液平面　　　F. 病灶呈类圆形

335. 该病例空洞洞壁是由什么成分组成（　　　）

　　A. 肉芽组织　　　　　B. 血管组织　　　　　C. 纤维组织

　　D. 脂肪组织　　　　　E. 肉芽组织+纤维组织　F. 肉芽组织+血管组织

【案例三】患者，男，28岁，咳嗽咳痰1年余，CT检查如下图所示。

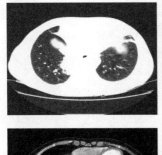
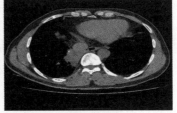
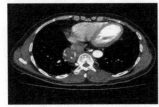
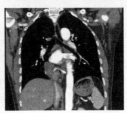

336. 该患者最有可能的疾病是（　　　）

　　A. 肺脓肿　　　　　　B. 阻塞性肺炎　　　　C. 多房性肺囊肿

　　D. 阻塞性肺不张　　　E. 周围型肺癌　　　　F. 肺隔离症

337. 以下检查方法对诊断该病变最有价值的是（　　　）

　　A. 主动脉造影　　　　B. 体层摄影　　　　　C. 胸部正侧位平片

　　D. 肺动脉造影　　　　E. 支气管造影

338. 关于此病的叙述正确的是（　　　）

　　A. 右侧比左侧更常见　　　　　　　B. 与支气管相通

　　C. 一般无临床症状　　　　　　　　D. 上叶与下叶发生率相符合

　　E. 绝大多数血供来源于主动脉

339. 影像学表现正确的是（　　　）

　　A. 右肺下叶后基底段紧贴膈面呈团块状阴影

　　B. 边界一般较清晰，其长轴指向内后方，则指示与胸主动脉有联系

　　C. 支气管造影可见同叶的正常支气管围绕病变的移位现象

　　D. 主动脉造影有助于确诊该疾病

　　E. CT增强扫描呈不均质强化，合并感染时可见气液平

　　F. MR多轴位扫描可见病灶内血管结构及静脉引流情况

【案例四】患儿，女。出生后4个月开始出现发绀，气促。查体：听诊胸骨左侧

缘2~3肋间隙闻及收缩期杂音，肺动脉第二心音消失。X线胸片如右图所示。

340. 最可能的诊断是（　　　）

    A. 主动脉导管未闭     B. 房间隔缺损

    C. 法洛四联症     D. 室间隔缺损

    E. 正常胸片     F. 肺动脉狭窄

341. 该病包括哪几种畸形（　　　）

    A. 右心室漏斗部狭窄     B. 膜部室间隔缺损

    C. 主动脉骑跨     D. 房间隔缺损

    E. 右心室肥厚     F. 左心室肥厚

342. 从胚胎发育角度看，哪种畸形为该病的主要畸形（　　　）

    A. 右心室漏斗部狭窄     B. 膜部室间隔缺损     C. 主动脉骑跨

    D. 房间隔缺损     E. 右心室肥厚     F. 左心室肥厚

343. 本病首选的影像学检查方法为（　　　）

    A. X线胸片     B. CT     C. X线心血管造影

    D. MRI     E. 彩色多普勒超声     F. ECT

【案例五】患者，男，30岁。1周前无明显诱因出现午后低热，体温37.5℃，夜间盗汗，伴右侧胸痛，深呼吸时明显，不放射，与活动无关，未到医院检查。自服止痛药，于3天前胸痛减轻，但右侧胸部闷胀加重，故来医院检查。查体：颈软，气管稍偏左，颈静脉无怒张，右侧胸廓稍膨隆，右下肺语颤减弱、叩诊浊音、呼吸音减弱至消失，心界向左扩大，右界叩不清，肝脾肋下未及，移动性浊音（–），双下肢不肿。ESR 39mm/h。

344. 分析上述病例。你认为最可能的诊断是（　　　）

    A. 右侧胸腔积液     B. 右肺结核     C. 右肺气胸

    D. 大叶性肺炎     E. 支气管肺炎     F. 肺癌

345. 胸部X线片的影像学表现可能为（　　　）

    A. 见片状或三角形致密影，致密影内可见支气管充气征

    B. 见斑片状模糊致密影，密度不均

    C. 见网状及小斑片状影

    D. 见浓密的团块状影

    E. 肋膈角变钝，可见液平面，呈外高内低的弧形凹面

    F. 见广泛条索状致密影，密度不均匀

346. 下列检查项目中，属于无放射性损害的检查为（　　　）

    A. 胸部透视     B. 放射性核素检查     C. B超

    D. CT     E. 胸部平片     F. DSA

347. 对于本病，在下列治疗项目中，哪项是最重要的（　　　）

    A. 反复穿刺抽胸腔积液

B. 胸腔内注入氢化可的松

C. 胸腔闭式引流

D. 胸腔内注入抗结核药物

E. 全身使用2种以上抗结核药物

F. 手术治疗

【案例六】患儿，男，2岁。乏力、多汗，活动后气促1年余。查体：胸骨左缘第2~3肋间可闻及收缩期吹风样杂音。X线胸片如下图所示。

348. 对右图所见描述正确的是（　　　）

    A. 右房增大

    B. 左房增大

    C. 右室增大

    D. 左室增大

    E. 心腰突出

    F. 左房左室大

349. 根据右图，最可能的诊断是（　　　）

    A. 室间隔缺损　　　　B. 房间隔缺损　　　　C. 法洛四联症

    D. 主动脉导管未闭　　E. 先天性肺动脉狭窄　F. 动脉导管未闭

350. 本病可合并的肺血改变是（　　　）

    A. 肺动脉高压　　　　B. 肺充血　　　　　　C. 肺淤血

    D. 肺血减少　　　　　E. 肺血正常　　　　　F. 肺静脉高压

【案例七】患者，男，60岁。20年前患右上肺结核治愈。近1个月来刺激性咳嗽、血痰来诊。查体右上肺呼吸音消失，可闻及湿啰音，叩诊呈实音，胸片见右上肺大片致密阴影，右侧水平裂上移，右肺门抬高呈横S征。

351. 该诊断需高度警惕下列哪种疾病（　　　）

    A. 肺结核复发　　　　B. 肺癌　　　　　　　C. 肺化脓症

    D. 肺炎　　　　　　　E. 肺结节病　　　　　F. 肺炎性假瘤

352. 进一步影像学检查首选（　　　）

    A. 经皮穿刺肺活检　　B. 磁共振检查　　　　C. 纤维支气管镜检查

    D. CT扫描　　　　　　E. 核素扫描　　　　　F. 胸部正侧位

353. 为明确诊断应选择下列哪项（　　　）

    A. 痰细胞学检查　　　B. 磁共振检查　　　　C. 放射性核素扫描

    D. 超声波检查　　　　E. 剖胸探查　　　　　F. 纤维支气管镜检查

【案例八】患者，45岁，反复咳嗽、咳浓痰3年余，每次患病行消炎止咳治疗，症状有所缓解。最近1个月反复咯血3次，故来院就诊；查体：气管居中，右下肺可闻及固定而持久的局限性粗细湿啰音，患者有杵状指。行X线胸片检查示，肺纹理增粗、紊乱，并于右下肺叶内见多个囊状透亮影，囊腔内可见液平，左下肺内亦见。

354. 分析上述病例，你认为最可能的诊断是（　　　）

    A. 右下肺支气管囊肿　B. 右下肺支气管扩张并感染　　C. 右下肺肺结核

    D. 右下肺肺脓肿　　E. 右下肺大叶性肺炎　　F. 右侧液气胸

355. 为明确诊断，该患者需进一步做下列哪项检查为宜（　　　）

    A. B超　　　　　　　B. MRI　　　　　　　C. HRCT

    D. DSA　　　　　　　E. 核素扫描　　　　　F. 纤维支气管镜

356. 下列哪项不是HRCT的特点（　　　）

    A. 空间分辨率高

    B. 清晰的显示肺组织的细微结构

    C. 使用1mm薄层扫描技术

    D. 准确显示支气管壁、腔及所伴行血管直径变化

    E. 目前评价小气道病变的最好影像学技术

    F. 以上均不是

【案例九】患者，男，22岁。乏力、倦怠2年余，半年前出现活动后气促。查体：心尖区可闻及收缩期吹风样杂音。X线胸片如右图所示。

357. 对上图所见描述正确的是（　　　）

    A. 右房增大　　　　　B. 左房增大

    C. 右室增大　　　　　D. 左室增大

    E. 心腰突出　　　　　F. 右房右室增大

358. 本患者最可能的诊断是（　　　）

    A. 房间隔缺损　　　　B. 室间隔缺损　　　C. 二尖瓣狭窄

    D. 法洛四联症　　　　E. 动脉导管未闭　　F. 二尖瓣狭窄并关闭不全

359. 引起该病最常见的原因是（　　　）

    A. 风湿性损害　　　　B. 二尖瓣脱垂　　　C. 先天性二尖瓣前叶裂

    D. 肥厚型心肌病　　　E. 左室扩大　　　　F. 二尖瓣肥厚

【案例十】患者，男，56岁。咳嗽、咳痰、低热1个月（每天18：00或早晨5：00左右低热）。患者有糖尿病史。查体：右下肺可闻及湿啰音。白细胞：15×10⁹/L，抗感染治疗效果不佳。胸部CT如下图所示。

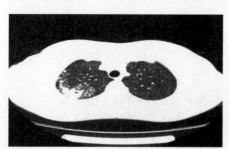
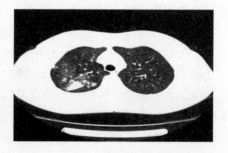

360.本病例最有可能是哪项诊断（ 　　 ）

　　A.肺脓肿　　　　　　　B.肺癌　　　　　　　　C.炎性假瘤

　　D.肺结核　　　　　　　E.转移瘤　　　　　　　F.肺炎

361.本病例哪些CT征象支持该诊断（ 　　 ）

　　A.病变发生于右肺上叶　　　B.分叶征　　　　　C.发生于右肺

　　D.毛刺征　　　　　　　　　E.卫星病灶　　　　F.病灶超过5mm

362.关于该病的化疗原则是（ 　　 ）

　　A.早期、联合、足量、间断、全程　　　B.早期、单用、足量、持续、全程

　　C.早期、联合、适量、持续、全程　　　D.早期、联合、足量、规律、全程

　　E.早期、联合、适量、规律、全程　　　F.早期、联合、规律、大量、全程

【案例十一】患者，男，44岁。突发胸背部疼痛，伴双下肢无力10分钟。既往有高血压病史。查体：T10～T12棘突处压痛，双下肢肌力0级，左下肢感觉减退。胸部X线平片未见异常。胸椎CT周围平扫图像如下图所示。

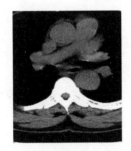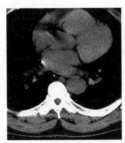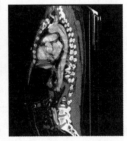

363.你认为该患者进一步的诊治方案是（ 　　 ）

　　A.该患者胸椎CT未显示异常，无须进一步诊治

　　B.进一步CT增强检查，并行血管重建

　　C.放射性核素骨显像

　　D.MRI检查大血管

　　E.IVP检查肾脏

　　F.DSA检查血管

364.该患者CT增强扫描如下图所示，影像诊断为（ 　　 ）

　　A.主动脉夹层，DeBakeyⅠ　　　　　B.主动脉夹层，DeBakeyⅡ

　　C.主动脉夹层，DeBakeyⅢ　　　　　D.真性动脉瘤

　　E.假性动脉瘤　　　　　　　　　　　F.以上都不是

365.关于该病叙述正确的是（ 　　 ）

　　A.CT优点是显示附壁血栓敏感

　　B.MRI可动态观察血流变化，准确显示内膜破口的部位及数目

　　C.X线血管造影是常规检查项目

　　D.X线平片根据主动脉进行性增宽、主动脉壁钙化内移，可做出定性诊断

    E. B超对显示该病无意义

    F. MRI对显示该病无意义

【案例十二】患者，男，32岁。持续性胸痛1个月。胸部CT示：局部低密度区CT值为-40HU（如下图所示）。

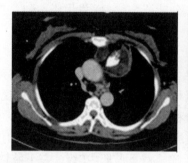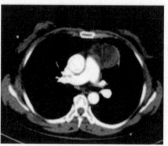

366. 最可能的诊断是（    ）

    A. 胸腺瘤           B. 淋巴瘤           C. 畸胎瘤

    D. 肺结核           E. 转移瘤           F. 神经鞘瘤

367. 关于本病叙述正确的是（    ）

    A. 为纵隔内最常见的肿瘤           B. 多位于后纵隔

    C. 囊性畸胎瘤也叫皮样囊肿           D. 畸胎类肿瘤分为囊性和实性两类

    E. CT为诊断畸胎瘤最佳影像学方法之一    F. 畸胎瘤内密度均匀

368. 前纵隔最常见的肿瘤包括（    ）

    A. 畸胎瘤            B. 胸腺瘤           C. 淋巴瘤

    D. 神经源性肿瘤           E. 精原细胞瘤           F. 食管囊肿

【案例十三】患者，女，35岁。咳嗽1个月余，胸片及CT如下图所示。

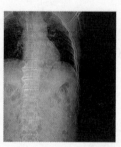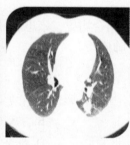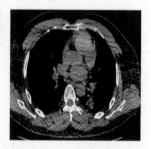

369. 针对上述病例，下列哪种疾病可能性最大（    ）

    A. 肺癌           B. 肺炎性假瘤           C. 肺结核球

    D. 肺错构瘤           E. 球形肺炎

370. 进一步确诊，可选择下列哪项检查方法（    ）

    A. 经皮穿刺活检           B. 超声心动图           C. MRI

    D. 心血管造影           E. DSA

371. 对该病的描述正确的是（　　　）

    A. 发病年龄以30～40岁多见，女性多于男性

    B. 多数假瘤小于5cm，少数可大于10cm

    C. 一般为中等密度，密度均匀

    D. 有的假瘤周围还可出现类似周围型肺癌的毛刺样表现

    E. 位于肺周边的假瘤，其邻近胸膜可见局限性粘连增厚

【案例十四】患者，男，72岁。咳嗽、咳痰、痰中带血1个月，头痛1周。患者1个月前无明显诱因下出现咳嗽、咳痰，痰多为白色黏液样带有血丝，无浓痰，平时活动后易出现气急、胸闷，患者抽烟50年，每天1包。查体：右下肺可闻及湿性啰音。抗感染治疗一周症状未见明显好转。患者X线平片如下图所示。

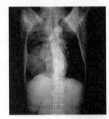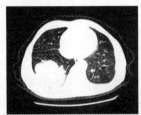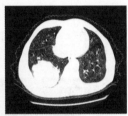

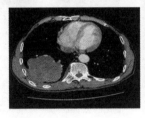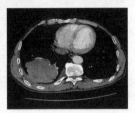

372. 该病变得部位是（　　　）

    A. 右肺中叶        B. 右肺下叶        C. 脊柱

    D. 右侧胸壁        E. 肝             F. 右上肺

373. 该患者的CT如下图所示，结合病史，该患者最可能的诊断是（　　　）

    A. 肺脓肿        B. 肺癌           C. 炎性假瘤

    D. 肺结核        E. 转移瘤        F. 大叶性肺炎

374. 本病最可能的病理类型为（　　　）

    A. 腺癌           B. 小细胞癌        C. 大细胞癌

    D. 鳞癌           E. 鳞腺癌        F. 以上都不是

【案例十五】患者，男，48岁。眼睑下垂，胸痛1个月。X线平片如下图所示。

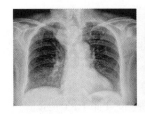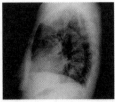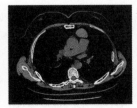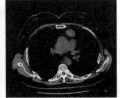

375. 上图X线平片所示异常影像可能是（　　　）

    A. 左下肺斑片影　　　B. 主动脉迂曲　　　C. 膈下游离气体

    D. 上纵隔影增宽　　　E. 右侧肺门影增大　　F. 肺动脉增宽

376. 该患者的胸部CT如下图，前纵隔内类圆形肿物，密度稍低于骨骼肌密度，最可能的诊断是（　　　）

    A. 神经源性肿瘤　　　B. 畸胎瘤　　　　　　C. 胸腺瘤

    D. 淋巴瘤　　　　　　E. 脂肪瘤　　　　　　F. 转移瘤

377. 该病例组织学分型分为哪三型（　　　）

    A. 上皮细胞型　　　　B. 淋巴细胞型　　　　C. 血管型

    D. 脂肪细胞型　　　　E. 混合型　　　　　　F. 纤维细胞型

【案例十六】患者，男，46岁。因反复干咳、咯血2个月、发热1周来院门诊。查体：T 39.2℃，消瘦，左上肺语颤增强，叩诊呈实音、呼吸音减弱。WBC $7.8 \times 10^9$/L，胸部正侧位片如下图所示。

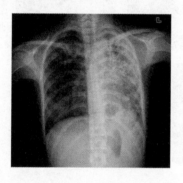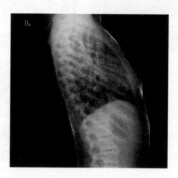

378. 你认为最可能的诊断是（　　　）

    A. 肺炎球菌肺炎　　　B. 干酪性肺炎　　　　C. 支原体肺炎

    D. 克雷白杆菌肺炎　　E. 支气管扩张症　　　F. 肺结核

379. 该病的特点哪项是不妥当的（　　　）

    A. 多见于机体抵抗力极差的患者

    B. 可表现为大叶性实变

    C. 其内可见空气支气管征，不会出现无壁空洞

    D. 有时在同侧及对侧肺野可出现播散病灶

    E. 可表现为肺段样实变

    F. 可见"树芽征"

380. 为明确诊断应选择下列哪项检查（　　　）

    A. 血培养　　　　　　B. 痰找结核菌　　　　C. 诊断性胸腔穿刺

    D. 心电图　　　　　　E. 血气分析　　　　　F. 血沉

【案例十七】患者，男，35岁，咳嗽、咳痰6个月余，胸痛、乏力1个月。查体：右下肺呼吸音无。X线平片示：上纵隔影增宽，右侧中量胸腔积液。胸部CT如下图所示。

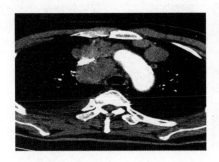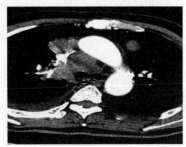

381. 该病例最可能的诊断是（　　）

    A. 神经源性肿瘤　　　B. 畸胎瘤　　　　　　C. 胸腺瘤

    D. 淋巴瘤　　　　　　E. 脂肪瘤　　　　　　F. 胸内甲状腺

382. 该病例最常见的CT表现是（　　）

    A. 纵隔肿大淋巴结的分布以前纵隔和支气管旁组最常见

    B. 肿块不容易发生坏死

    C. 不会出现钙化

    D. 增强扫描可见轻度强化

    E. 会侵犯邻近胸膜、心包及肺组织

    F. 会包绕周围大血管

383. 该病例最好的治疗方法是（　　）

    A. 放射治疗　　　　　B. 化疗　　　　　　　C. 手术

    D. 手术+放疗　　　　E. 手术+化疗　　　　　F. 化疗+放疗

【案例十八】患者，男，25岁。受凉后出现寒战、高热，咳嗽1天来医院就诊。查体：体温39℃，脉搏78次/分，左下肺呼吸音减弱，语颤增强，叩诊浊音，并闻及湿啰音。血象：WBC $15 \times 10^9$/L，中性粒细胞达80%，并有核左移，RBC $4.5 \times 10^{12}$/L，PLT $240 \times 10^9$/L。胸部X线平片：左下肺呈大片状高密度影，叶间裂处可见清晰边界，其余部位边界模糊不清。

384. 分析上述病例，你认为最可能的诊断是（　　）

    A. 左下肺小叶性肺炎　　B. 左下肺脓肿　　　　C. 左下肺干酪性肺炎

    D. 左下肺过敏性肺炎　　E. 左下肺大叶性肺炎　　F. 左下肺肺癌

385. 分析上述病例，你认为该患者最可能处于该病的哪个病理时期（　　）

    A. 充血期　　　　　　B. 急性期　　　　　　C. 红色肝样变期

    D. 消散期　　　　　　E. 亚急性期　　　　　F. 灰色肝样变期

386. 在下列影像征象中，你认为该病变最可能出现的征象是（　　）

    A. 周围可见卫星病灶　　B. 空气支气管征　　　C. 边缘毛刺征

    D. 轨道征　　　　　　E. 出芽征　　　　　　F. 空泡征

【案例十九】患者，男，70岁。因有咳嗽、痰中带血3个月就诊。听诊无异常发现，痰查癌细胞阴性。胸部正侧位片如下图所示。

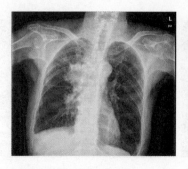
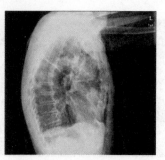

387. 你认为最可能的诊断是（　　　）

    A. 右上肺中央型肺癌          B. 右上肺周围型肺癌

    C. 右上肺慢性纤维空洞型肺结核     D. 过敏性肺炎

    E. 肺隔离症                    F. 肺炎性假瘤

388. 进一步检查首选（　　　）

    A. 经皮穿刺肺活检      B. 磁共振检查     C. CT扫描

    D. 纤维支气管镜检查      E. 核素扫描      F. 查痰及痰培养

389. 为明确诊断应选择下列哪项检查（　　　）

    A. 痰细胞学检查      B. 纤维支气管镜检查    C. 放射性核素扫描

    D. 超声波检查        E. 剖胸探查       F. 磁共振检查

【案例二十】患者，男，51岁，采石场工人，体检胸片如下。

390. 最可能的诊断是（　　　）

    A. 粟粒性肺结核      B. 肺多发转移瘤

    C. 矽肺                D. 慢阻肺

    E. 结节病           F. 真菌感染

391. 为明诊断该病的X线征象为（　　　）

    A. 网格状肺纹理      B. 多发致密孤立性结节

    C. 双肺尖多发        D. 空洞常见

    E. 空洞内气液平面     F. 肺气肿可见

【案例二十一】患者，女，28岁，3月前顺产一男婴，产程顺利。产后2周无明显诱因出现干咳，20天前加重，伴乏力、气促及颜面部浮肿，影像检查如下。

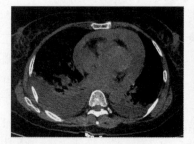
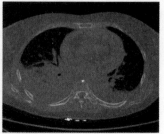

392. 以下诊断正确的是（　　　）

    A. 胸腔积液        B. 室间隔缺损      C. 心包积液

    D. 房间隔缺损       E. 缩窄性心包炎     F. 肺不张

393. 胸片上可以看到的表现有（　　　）

　　A. 靴形心　　　　　　B. 梨形心　　　　　　C. 烧瓶心

　　D. 肋膈角消失　　　　E. 心影边缘不规则

【案例二十二】患者，女，15岁。劳累后心悸气短，自幼易感冒，胸骨左缘第2～3肋间有收缩期杂音，肺动脉瓣第二音亢进和分裂，胸部正侧位片如下图所示。

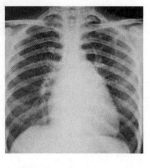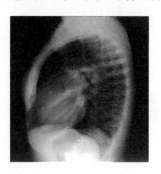

394. 你认为最可能的诊断是（　　　）

　　A. 动脉导管未闭　　　B. 室间隔缺损　　　　C. 肺动脉狭窄

　　D. 房间隔缺损　　　　E. 法洛四联症　　　　F. 二尖瓣狭窄

395. 该病的血流动力学改变哪项是不正确的（　　　）

　　A. 右心房血流量增加　　　　　B. 右心室血流量增加

　　C. 左心房血流量不变　　　　　D. 肺动脉血流量增加

　　E. 左心室血流量增加　　　　　F. 左心室血流量不变

396. 该病USG表现为（　　　）

　　A. 右心房、右心室内径增大　　　B. 室间隔运动幅度减低

　　C. 房间隔连续性中断　　　　　　D. "过隔血流"表现

　　E. 主肺动脉及右肺动脉扩张　　　F. 以上都不是

【案例二十三】患者，男，73岁。因心力衰竭入院。胸骨左缘第3、4肋间有一舒张期哈气样杂音，心尖区可闻及Ⅱ级舒张期滚筒样杂音伴递增势及震颤。胸部正侧位片如右图所示。

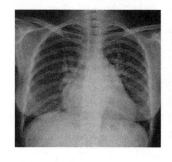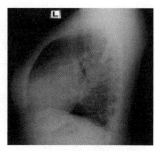

397. 你认为最可能的诊断是（　　　）

　　A. 梅毒性主动脉关闭不全伴Austin-Flint杂音

　　B. 主动脉粥样硬化所致相对性主动脉瓣关闭不全伴相对性二尖瓣狭窄

　　C. 风湿性心脏病、主动脉关闭不全伴相对性二尖瓣狭窄

D. 风湿性心脏病、主动脉关闭不全伴二尖瓣狭窄

E. 风湿性心脏病、二尖瓣关闭不全

F. 以上均不是

398. 该病的血流动力学改变哪项是不正确的（　　　）

A. 右心房血流量不变　　　　　　　B. 右心室血流量增加

C. 左心房血流量增加　　　　　　　D. 肺动脉血流量增加

E. 左心室血流量增加　　　　　　　F. 左心室血流量不变

399. 诊断该病二尖瓣严重损害，最根本的X线征象是（　　　）

A. 肺循环高压　　　　　　　　　　B. 左心房重度增大

C. 二尖瓣区钙化　　　　　　　　　D. 右心房重度增大

E. 重度间质性肺水肿　　　　　　　F. 以上都不正确

# 第三节　自测试题答案

A1型题

1. E　2. B　3. A　4. D　5. D　6. A　7. B　8. D　9. D　10. E　11. C
12. B　13. E　14. A　15. A　16. A　17. B　18. B　19. B　20. E　21. A　22. E
23. A　24. B　25. D　26. D　27. D　28. B　29. B　30. D　31. C　32. D　33. C
34. E　35. C　36. D　37. C　38. A　39. D　40. E　41. C　42. B　43. B　44. A
45. D　46. E　47. B　48. C　49. C　50. A　51. E　52. A　53. B　54. A　55. C
56. B　57. E　58. C　59. C　60. B　61. C　62. C　63. B　64. B　65. E　66. B
67. E　68. E　69. C　70. A　71. B　72. E　73. B　74. B　75. C　76. C　77. D
78. D　79. D　80. B　81. C　82. B　83. E　84. A　85. D　86. A　87. E　88. A
89. C　90. E　91. E　92. A　93. E　94. B　95. D　96. E　97. E　98. D　99. D
100. E　101. C　102. B　103. E　104. C　105. C　106. C　107. E　108. C　109. B　110. E
111. B　112. A　113. A　114. D　115. B　116. C　117. E　118. C　119. A　120. C　121. B
122. B　123. D　124. C　125. D　126. A　127. C　128. C　129. D　130. E　131. C　132. C
133. C　134. C　135. B　136. D　137. A　138. A　138. A　140. D　141. A　142. E　143. B
144. C　145. C　146. C　147. C　148. D　149. A　150. C　151. B　152. D　153. E　154. E
155. C　156. B　157. C　158. A　159. E　160. C　161. C　162. D　163. B　164. B　165. A
166. C　167. C　168. A　169. C　170. D　171. B　172. C　173. A　174. B　175. A　176. B
177. A　178. C　179. D　180. B　181. C　182. A　183. B　184. C　185. D　186. C　187. D
188. A　189. A　190. E　191. B　192. C　193. B　194. E　195. B　196. C　197. E　198. C
199. A　200. B　201. E　202. E　203. A　204. D　205. E　206. A　207. E　208. E　209. C
210. D　211. E　212. C　213. A　214. D　215. C　216. E　217. D　218. D　219. A　220. C
221. B　222. E　223. D　224. E　225. D　226. D　227. D

A2型题

228. B　229. C　230. D　231. A　232. B　233. B　234. D　235. C　236. C　237. D　238. D
239. E　240. A　241. A　242. E　243. C　244. C　245. B　246. A　247. A　248. D　249. C
250. D　251. D　252. A　253. D　254. D　255. A　256. D　257. B　258. B　259. B　260. A

261. E 262. B 263. E 264. B 265. C 266. C 267. E 268. A 269. A 270. D 271. D
272. B

A3/A4型题

273. D　274. D　275. B　276. B　277. B　278. C　279. E　280. C　281. A
282. A　283. C　284. A　285. A　286. C　287. D　288. E　289. C　290. C
291. D　292. A　293. C　294. A　295. C　296. E　297. D　298. D　299. E
300. A　301. B　302. E　303. D　304. B

B型题

305. C　306. D　307. B　308. B　309. D　310. C　311. E　312. A　313. B
314. E　315. D　316. C　317. A　318. C　319. D　320. D　321. A　322. B
323. D　324. A　325. C　326. D　327. E　328. C　329. A

案例分析题

330. D　331. F　332. E　333. A　334. E　335. E　336. F　337. A　338. CE
339. ABCDEF　340. C　341. ABCE　342. A　343. E　344. AB　345. E　346. C
347. E　348. ACE　349. B　350. AB　351. B　352. D　353. F　354. B　355. C
356. F　357. BCD　358. F　359. AB　360. D　361. AE　362. E　363. BD
364. C　365. AB　366. C　367. CDE　368. ABE　369. B　370. A　371. ABCDE
372. B　373. B　374. D　375. BD　376. C　377. ABE　378. B　379. C　380. B
381. D　382. ABDEF　383. F　384. E　385. C　386. B　387. A　388. C　389. B
390. C　391. ABF　392. ACF　393. CD　394. D　395. E　396. ABCE　397. D
398. E　399. E

（张亚林　房文皓）

# 第十章　消化系统疾病影像

## 第一节　消化系统疾病影像学问答

### 一、消化道基本病变

#### （一）龛影是什么，X线表现有哪些？

龛影的病理基础是消化道壁的缺损，钡剂进入壁内。黏膜缺损未及黏膜下层称糜烂，累及黏膜下层时称溃疡，溃疡在X线钡剂造影轴位片呈致密的钡斑影与器官重叠；在切线位上显示局部管腔外凸的含钡影，称龛影，龛影形态较固定，无排空，内无黏膜皱襞。肿瘤引起的恶性溃疡多为腔内龛影。

#### （二）憩室是什么，X线表现有哪些？

憩室的病理基础是消化道壁局部发育不良、肌壁薄弱或内压增高致该处管壁膨出于器官轮廓外，使钡剂充填其内。X线上表现为器官轮廓外的囊袋状突起，黏膜伸入其内，可有收缩，钡剂可有排空，与龛影不同。

#### （三）充盈缺损的病因有哪些，恶性疾病的X线表现是什么？

充盈缺损指管腔内因隆起性、占位性病变致使钡剂不能在该处充盈。多见于消化道良、恶性肿瘤及非肿瘤性病变（如炎性息肉、异位胰腺等），少数亦为异物所引起，应和局限性外压性改变（如肿大淋巴结、异位血管）鉴别。恶性充盈缺损轮廓不规则、多无蒂、可有浅而大的溃疡形成。

#### （四）黏膜及黏膜皱襞改变有哪些

1. 黏膜破坏　多由恶性肿瘤引起。X线表现为黏膜皱襞消失，代之以杂乱无章的钡影或充盈缺损，与正常黏膜皱襞的连续性中断。

2. 黏膜皱襞平坦　多为黏膜和黏膜下层水肿或肿瘤浸润引起。表现为皱襞不明显或消失。水肿者多为逐渐移行，与正常皱襞无明确分界；肿瘤浸润者多伴有形态固定、僵硬，与正常黏膜有明显分界。

3. 黏膜纠集　表现为皱襞呈放射状从四周向病变集中，多见于慢性溃疡瘢痕挛缩所致。

4. 黏膜皱襞增宽和迂曲　表现为黏膜皱襞的透明条纹影增宽、迂曲和紊乱。病理基础为黏膜和黏膜下层的炎症、肿胀及结缔组织增生。

5. 微黏膜皱襞改变　双重造影时胃小区、胃小沟及结肠的无名区和无名沟等，称微皱襞影像或黏膜表面细微结构。炎性疾病时，小区呈非均匀性、颗粒状增大，小沟增宽且模糊，伴有糜烂时小区和小沟结构破坏消失；癌瘤时局部小区和小沟完全破坏。

### （五）管腔、位置及功能性改变有哪些

1. 管腔改变　主要为管腔狭窄或扩张，扩张多由狭窄、梗阻引起，广泛扩张多由麻痹引起。炎性狭窄范围较广，边缘较光整；癌性狭窄管壁僵硬、边缘不规则；外压性狭窄多偏于管腔一侧且伴有移位，管腔压迹常光整；痉挛性狭窄以其可变性和可消失性为特点。管腔及管壁异常改变可利用对比剂充盈肠道后行CT检查，更准确显示肠道的增宽与狭窄，并可观察到管壁的下述改变：

（1）管壁增厚：管腔充盈状态下，食管壁及小肠壁超过5mm、胃壁超过10mm可诊断为管壁增厚；大肠壁超过10mm可诊断为管壁增厚。缺血、低蛋白水肿所引起的肠壁增厚常较均匀、层次清楚、肠壁光滑且范围广泛；炎症所引起的肠壁增厚层次不清、肠壁周围界限模糊；肿瘤所引起者常为局限性、向心性、肠壁层次不清，甚至可见肿块。

（2）管壁肿块：造影表现为充盈缺损，CT可直接观察到肿块的轮廓和位置、坏死、腔外生长、侵犯情况。

（3）管腔外改变：炎症可致邻近肠系膜水肿、充血及结缔组织增生，肿瘤可致浆膜层外脂肪层消失、淋巴结肿大、器官浸润及远处转移。

2. 位置改变　邻近病变的压迫可致消化管位置改变，粘连和牵拉不仅有胃肠道的移位，还有活动性受限；先天性异常和胃肠道的扭转亦是导致位置异常的常见原因。

3. 功能性改变包括

（1）张力改变：胃肠道张力受神经控制和调节，交感神经兴奋和迷走神经麻痹可使张力减低、管腔扩张；反之张力升高，管腔变小。麻痹性肠梗阻常使肠管张力下降，管腔扩张。痉挛为局部性张力增高，其特点是暂时性、形态可变性和可用解痉剂消除。

（2）蠕动改变：蠕动增强表现为蠕动波增多、加深和运行加快。肿瘤浸润可使病变处蠕动消失，肠麻痹则全部肠管无蠕动可见。

（3）排空功能改变：排空功能与张力、蠕动、括约肌功能和病变本身有关。正常成年人胃排空时间约为4小时，小肠排空时间为9小时，超过上述时间仍有钡剂残留则称为排空延迟。服钡后2小时即抵达盲肠则意味着运动力增强。

（4）分泌功能改变：胃肠分泌功能的改变常与疾病有关。胃溃疡时胃液增多；吸收不良综合征时肠腔分泌物增加；过敏性结肠炎时肠腔内大量黏液存在，充钡后表现为细长线样影或结肠黏膜钡剂附着不良，肠管轮廓不清。

## 二、食管疾病

### （一）食管静脉曲张的影像学表现有哪些？

1. X线造影　X线检查是发现食管静脉曲张有效、简便而安全的一种方法。低张力双重造影较单纯钡餐检查使静脉曲张检出率明显提高。轻度的静脉曲张最初局限于食管下段。黏膜皱襞稍增宽或略微迂曲，管壁边缘略不平整。中度静脉曲张常累及到食管的中段，典型表现为食管中、下段的黏膜皱襞明显增宽、迂曲，呈蚯蚓状

或串珠状充盈缺损。重度静脉曲张扩展至中、上段，甚至食管的全程。除上述表现外，管壁运动明显减弱，钡餐排空延迟。

2. CT检查　平扫可见食管壁增厚或小叶样、簇状、蚯蚓状突入腔内的软组织肿块，CT值约50HU，增强扫描该迂曲扩张的静脉强化程度与腔静脉同步，病变可累及食管全层。

### （二）食管贲门失迟缓征的影像学特点

1. X线透视或平片　食管高度扩张并延长，纵隔阴影增宽，立位可见气液平面，胃泡不明显。

2. X线钡餐透视　食管高度扩张，食管内有液体潴留时，钡剂呈雪花样散落，下端成鸟嘴状或萝卜根样变细，黏膜完整，边缘光滑，管壁柔软，钡餐排空明显延迟。

### （三）食管癌的病因病理、临床表现和影像学表现是什么？

1. 病因病理　食管癌好发于40~70岁的男性，男女之比为（2~3）：1。病因尚不明确，饮食引起的慢性刺激、感染、营养缺乏、遗传等均可能为本病的发病因素。

食管癌大多数为鳞状上皮癌，占90%，少数为腺癌、小细胞癌等。食管癌的好发部位为食管的中段，下段次之，约占80%。腺癌多发生在下段，来自食管下端贲门部之胃黏膜、食管其他部位的异位胃黏膜、食管腺体及Barrett型柱状上皮。食管癌的病理形态大致分三型：

（1）浸润型（髓质型、缩窄型）：肿瘤在管壁内生长累及全层，管壁增厚、僵硬，管腔狭窄。

（2）增生型（蕈伞型）：肿瘤主要侵及黏膜下层和表浅肌层，向腔内生长，形成肿块。

（3）溃疡型：肿块表面形成一个局限性大溃疡深达肌层，可穿破管壁形成瘘管。以上各型可混合出现。

2. 临床表现　进行性吞咽困难，胸骨后疼痛或咽下痛。

3. 影像学表现

（1）X线

1）早期食管癌表现：根据1975年全国食管癌防治会议制订的病理分期标准，早期只侵犯黏膜和黏膜下层，其大小在3mm以下。食管局部黏膜皱襞增粗、扭曲、紊乱，其中常见有1条或2条以上黏膜中断，边缘毛糙。局部可见有0.2~0.4cm的小龛影。局限性的小充盈缺损直径一般在0.5cm左右，最大不超过3cm。当上述征象仍不能明确诊断时，必须短期随访并结合临床进行脱落细胞学及食管镜检查。

2）中、晚期食管癌表现：此时肿瘤已侵犯肌层或浆膜层，可有淋巴结转移或经血行转移至肝、肺、脑等脏器。常见的X线征象是：①黏膜皱襞消失、中断、破坏；②管腔狭窄，狭窄为不对称性或呈环形，管壁僵硬，蠕动不对称或消失，狭窄一般为局限性，与正常区分界清楚，钡餐通过受阻，近端食管扩张；③表现为形状不规则、大小不等的充盈缺损；④轮廓不规则的较大龛影，其长径与食管的纵轴一致。

（2）CT：CT检查有助食管癌的分期、手术可切除性及预后评估，中晚期食管癌可表现为管壁不规则增厚、管腔内肿块、管周脂肪层消失、邻近器官受累（如食管气管瘘），以及纵隔、肺门、颈部淋巴结转移。

4. 鉴别诊断及比较影像学　食管癌应与平滑肌瘤、炎性瘢痕、贲门失弛缓症、食管静脉曲张等鉴别。食管炎症瘢痕引起狭窄，CT表现为较轻而均匀的环形增厚，周围脂肪间隙存在。

早期食管癌的诊断依赖于钡餐透视与内镜检查，CT、MRI检查能评价食管壁浸润程度和周围组织器官的关系及有无淋巴结转移等，有助于分期。

**（四）食管平滑肌瘤的影像学表现及鉴别诊断是什么？**

1. X线　钡餐检查病变处管壁仍较柔软，蠕动存在，钡餐通过可有停滞，一般无明显梗阻征象。肿瘤区黏膜皱襞被展平，无破坏中断征象。钡剂均匀涂抹在肿瘤表面，而表现为均一的"涂抹征"。肿瘤常呈边界锐利、光整的充盈缺损。切线位呈宽基底半圆形，少数病变呈分叶状或多结节状。病变与正常食管分界清楚，其夹角常为钝角。当肿瘤被清楚地勾画出来呈"环形征"时，为本病的典型表现。

2. CT　可了解肌瘤的大小、有无坏死及生长方向。食管平滑肌瘤CT表现为轮廓光滑，边缘清晰，密度均匀的软组织肿块，不侵犯邻近脂肪和纵隔结构；平滑肌瘤发生恶变时密度可不均匀或形成溃疡，其内可见气体或液气平而，周围可见淋巴结转移。

3. 鉴别诊断

（1）增生性食管癌：充盈缺损不规则，表面黏膜破坏中断，常伴有龛影或糜烂，局部管腔扩张受限，狭窄及梗阻时，常提示为食管癌。

（2）食管外压性病变：如主动脉弓压迹、异位右锁骨下动脉、淋巴结肿大等，可行CT检查鉴别。

## 三、胃肠疾病

**（一）消化性溃疡的临床表现和影像学表现是什么？**

1. 胃溃疡　胃溃疡多数单发，好发部位胃体小弯侧或胃窦部。

患者有上腹疼痛史，常在饮食失调，过度疲劳、季节变化后发作。疼痛的性质可为钝痛、胀痛、刺痛或灼痛，多数在进食后缓解。

胃溃疡的X线表现可归纳为两类：直接征象和间接征象，直接征象代表溃疡改变；间接征象，代表溃疡所造成的功能性或瘢痕性改变。

（1）直接征象：为溃疡所致的龛影。多见于小弯，切线呈乳头状、锥状或其他形状，边缘光滑整齐，密度均匀，局部平整或稍不平。良性龛影口部常见黏膜水肿造成的透明带，依其范围而有不同的表现：

1）黏膜线：为龛影口部宽1~2mm的光滑整齐的透明线；

2）项圈征：龛影口部的透明带宽约数毫米，如一个项圈；

3）狭颈征：龛影口部明显狭小，使龛影犹如具有一个狭长的颈。此外，龛影口部可见黏膜纠集征象，黏膜皱襞如车轮状向龛影口部集中且到达口部边缘并逐渐变窄为良性溃疡的又一特征表现。

（2）间接征象

1）痉挛性改变：表现为胃轮廓上的凹陷（又称切迹），小弯龛影，在大弯的相对处出现的手指样痉挛切迹，称"手指征"；

2）分泌增加：潴留液较多，钡剂不易附着于胃壁，透视有时可见液平面；

3）胃蠕动增强或减弱，张力增高或减低，排空加速或减慢；

4）龛影处常有不同程度的压痛。

（3）溃疡恶变征象：龛影周围出现小结节状充盈缺损或小段环堤；周围黏膜皱襞呈杵状增粗或中断；龛影变为不规则或边缘出现尖角征；治疗过程中龛影增大。

胃溃疡的几个特殊类型：

穿透性溃疡：龛影大而深，深度超过1.0cm，口部有宽大透亮带。

穿孔性溃疡：龛影大，如囊袋状，站立位可见气、液、钡分层现象。

胼胝性溃疡：龛影大，直径不超过2.0cm，深度不超过1.0cm，口部有宽大透亮带伴黏膜纠集。

多发性溃疡：胃内同时出现两个及两个以上溃疡。

复合溃疡：胃和十二指肠内同时出现溃疡。

2.十二指肠溃疡

十二指肠溃疡绝大部分发生在球部，占90%以上。发病年龄多为青壮年，男性比女性多见，为（2~4）:1。

中、上腹周期性、节律性疼痛、嗳气、反酸，有时可出现呕吐咖啡样物、黑便、梗阻等。临床上有饥饿后疼痛、进食后好转的特点。

X线钡剂造影：龛影是十二指肠溃疡的直接征象。气钡双重造影或加压法较单对比造影更能有效地检出溃疡。正面观龛影呈小圆形或椭圆形钡斑，边缘光滑，加压时可见周围有整齐的透光带。切线位时龛影呈小锥形、乳头状或半圆形突向腔外。十二指肠球后及降段溃疡常伴有痉挛性管腔狭窄。

球部畸形是十二指肠溃疡的常见重要征象。表现为球部的一侧壁有切迹样凹陷；也可形成二叶、三叶或花瓣样改变，龛影常位于畸形的中心，也可见假憩室形成；当球部严重痉挛或瘢痕收缩严重时，球部可变小如硬管状，此时常伴有幽门梗阻。

黏膜纹可增粗、变平或模糊，可以龛影为中心呈放射状纠集。球部因炎症可有激惹征象，钡剂不易在球部停留，排空迅速。

**（二）胃癌病因病理、临床表现、影像学表现及鉴别诊断是什么？**

胃癌是我国最常见的恶性肿瘤之一，好发于40~60岁，男性多于女性，为（2~3）:1。胃癌可发生在胃的任何部位，50%~60%发生在胃窦部，其次为贲门和胃体小弯。

1.病因病理

（1）早期胃癌的定义和病理：当前国内外多采用1962年日本内镜学会提出的定义和分型。即癌组织局限于膜内或侵及黏膜下层而尚未到达固有肌层的胃癌，不论其大小或有无转移。早期胃癌肉眼形态分为三型：

Ⅰ型（隆起型）：癌肿向胃腔内生长，其突出的高度超过5mm，范围大小不一，边界较清楚，形态可不规则，基底宽，癌肿表面高低不平，常伴有糜烂，组织学上常以分化较好的腺癌为多见。

Ⅱ型（浅表型）：癌灶平坦，不形成明显隆起或凹陷，又分为3种亚型：

1）浅表隆起型（Ⅱa型）：病灶轻度隆出于黏膜面，高度小于5mm，表现为大小不一，形态不规则的丘状隆起。

2）浅表平坦型（Ⅱb型）：病灶和周围黏膜无明显高低差别，仅表现为胃小沟、胃小区结构异常或破坏。

3）浅表凹陷型（Ⅱc型）：病灶区轻度凹陷，深度小于5mm。溃疡可较光滑或不规则，可突破黏膜肌层或达固有肌层，但癌组织仍局限于黏膜或黏膜下层内，其周围胃小沟、胃小区常有破坏，组织学上一般均为溃疡早期恶变。

Ⅲ型（凹陷型）：癌肿形成明显凹陷，超过5mm，形状不规则。

以上类型可复合存在，如Ⅰ型+Ⅱa型。

（2）中、晚期胃癌的定义及病理：癌组织浸润至肌层或超过肌层称为中晚期胃癌，也称进展期癌。

胃癌转移途径：

1）淋巴转移：根据癌肿发生部位，首先可分别转移到幽门上组，幽门下组，胃上组或胰脾组，其次为腹膜后、肠系膜、门静脉周围，还可通过胸导管转移到肺门淋巴结或左锁骨上淋巴结。

2）血行转移：通过门静脉转移到肝内十分常见。即使癌肿很小而肝内已有巨大转移者并不少见。肺、骨等处转移较少见。

3）直接侵犯和种植：胃癌特别是胃黏液癌细胞浸润至胃浆膜层表面时，可脱落到腹腔，种植于大网膜、直肠膀胱陷窝及盆腔器官的腹膜上，如种植在卵巢上形成转移性黏液癌，称卵巢克鲁根勃氏（Krukenberg）瘤。

2. 临床表现 主要表现为上腹疼，不易缓解，吐咖啡色血液或柏油样便，可扪及肿块或有梗阻症状。

3. 影像学表现

（1）早期胃癌气钡双重造影：可显示胃黏膜细微结构改变：

1）隆起型：主要表现为小而不规则的充盈缺损，边界清楚。

2）浅表型：主要表现为胃小区和胃小沟破坏呈不规则的颗粒状影，有轻微的凹陷和僵直，多数病例界限清楚。

3）凹陷型：主要表现为形态不整、边界清楚的龛影，其周边的黏膜皱襞可出现截断、杵状或融合等。

早期胃癌的诊断需要综合X线、胃镜、活检等材料才能诊断。

（2）中、晚期胃癌的X线表现：目前，国内外广泛采用Borrmann四种基本类型。

Borrmann Ⅰ型：又称巨块型、蕈伞型、为表面呈菜花样突向内的局限性肿块，基底较宽，可有小点状溃烂，生长较慢，转移也晚，多为高分化腺癌。

Borrmann Ⅱ型：又称局限溃疡型。以较大盘状溃疡为主，可形成全周性环堤，与正常胃壁界限清楚，附近较少有浸润。

Borrmann Ⅲ型：又称浸润溃疡型，该型的特点是有较大溃疡，形状不规则，环堤也常不完整，宽窄不一，与正常胃壁界限不明。

Borrmann Ⅳ型：又称弥漫浸润型癌、硬癌。癌组织在黏膜下各层广泛浸润，大量纤维组织增生，胃壁明显增厚、胃腔狭窄，形成"革囊胃"。

不同类型的胃癌与术后五年生存率有密切关系，Ⅰ型最佳，依次为Ⅱ、Ⅲ型，Ⅳ型五年生存率为6%左右。据我国统计上述四型中，以Ⅲ型最为多见。

特殊部位的胃癌：贲门癌：胃底贲门区软组织肿块，食管下端不规则狭窄；胃窦癌：胃窦狭窄、僵硬，胃排空受阻；全胃癌：胃容积小，蠕动消失，呈革袋状。

（3）CT可显示软组织肿块，胃壁增厚，胃周脂肪层消失（提示肿瘤突破胃壁）、周围器官浸润及腹膜后、腹腔淋巴结转移等。

4. 鉴别诊断与比较影像学　早期胃癌应与胃息肉、疣状胃炎、黏膜下肿瘤如平滑肌瘤、神经源性肿瘤，以及溃疡瘢痕鉴别。黏膜下肿瘤一般表面光滑，无分叶，黏膜无中断，绕行；溃疡瘢痕见溃疡口部黏膜纠集，无结节。

中晚期胃癌应与GIST、淋巴瘤、平滑肌肉瘤、良性溃疡及肥厚性胃炎鉴别：

（1）GIST约占消化道恶性肿瘤的2.2%，根据瘤体与胃肠道壁的关系分为黏膜下型、壁间型、浆膜下型和胃肠道外型，CT平扫多表现为圆形或类圆形软组织肿块，部分呈不规则分叶状，具有跨腔内外生长或以腔外生长为主。良性肿块多小于5cm×5cm，密度均匀，边界光整，可出现钙化；恶性肿瘤多大于5cm×5cm，边界常欠清晰，可见不规则形，密度不均匀，多发生坏死、囊变及出血，可与邻近结构粘连，邻近器官侵犯及远端转移；增强扫描肿块实性部分多呈中度至明显强化，鉴别困难时应行免疫组化。

（2）胃淋巴瘤：胃壁广泛增厚，腔外生长少，腹腔淋巴结肿大多见。

（3）平滑肌肉瘤：充盈缺损不规则，轮廓不光整并伴有钙化或龛影，且体积较大、生长速度较快时，常提示为平滑肌肉瘤。

**（三）十二指肠憩室的影像学表现是什么？**

十二指肠憩室90%～95%位于降段内侧，距壶腹部2.5cm范围内居多，老年人多见。

X线表现：钡餐显示为突向腔外的囊袋状含钡影，轮廓光滑，十二指肠黏膜突入其内，壁软、有蠕动及排空，亦可有内容物，表现为充盈缺损。继发炎症时黏膜增粗紊乱，可有小龛影。

### （四）肠结核影像学表现和鉴别诊断是什么？

肠结核是腹部结核中最常见的一种，常为吞咽了带结核菌的痰液，结核杆菌直接侵入肠黏膜所致。肠结核分为溃疡性和增生型，以前者多见，好发部位是回盲部。

溃疡型结核的典型X线征象：肠管张力增高、管腔挛缩，可有激惹征象或跳跃征，管腔边缘呈锯齿状，可见斑点状小龛影；黏膜皱襞紊乱，中晚期管腔狭窄。

增殖型结核的典型征象：主要表现是管腔变形、狭窄、缩短，形态较固定，黏膜紊乱增粗，可呈多个大小不一的充盈缺损，激惹多不明显。

肠结核常需与结肠癌相鉴别，后者年龄多在40岁以上，病程较短，充盈缺损一般较局限、病变大多不超过回盲瓣。

CT表现

1.肠壁增厚，增厚的肠壁黏膜面多明显凹凸不平。

2. 腔内肿块影，偏心性，呈分叶状或不规则形，与正常肠壁分界清楚，肿块表面可见小溃物，呈火山口样。

3.肠腔狭窄，且为非对称性。

4.增强扫描可见较明显异常强化。

5. 浆膜及邻近器官受侵表现。肠结核多见于青壮年，病变一般较为广泛，多累及盲肠及回肠末端，管腔挛缩，有激惹，可有多个尖刺样龛影，多有肠外结核病史，PPD试验阳性有助于确诊。

### （五）克罗恩病的影像学表现是什么？

克罗恩病（Crohn disease）为非特异性炎性病变，可发生于消化道任何部位，好发于回肠末端，又称局限性肠炎。

X线表现：回肠末端黏膜增粗，当侵及黏膜下层出现肉芽组织时，见卵石样或息肉样充盈缺损；并可见多发小刺状或典型的系膜侧纵行溃疡，系膜对侧可见成串的假憩室，可有激惹征；晚期伴有管壁增厚、僵硬、狭窄，瘘管、脓肿形成。

本病特征是病变呈节段性分布、"卵石征"及纵行溃疡。

CT表现：可见肠壁增厚、脓肿及肠系膜异常，有利于显示穿孔后形成的肿块。

### （六）肠梗阻的病因分类和影像学表现是什么？

1.急性机械性小肠梗阻

（1）X线表现：透视结合腹部平片可确定有无肠梗阻。小肠梗阻时，立位腹部平片可在腹中部或下部见有扩张弯曲的小肠袢，并有气液面形成。空肠梗阻液面较少，而回肠梗阻液面较多。仰卧位腹部平片可较好的观察肠管的扩张程度和结构。扩张的肠袢靠拢形成咖啡豆状为典型表现。确诊为完全性小肠梗阻的关键点是梗阻远端的小肠和结肠均呈闭塞状态。如在连续观察中，结肠始终有气体，则可能为不完全性肠梗阻。

（2）CT表现：梗阻以上肠管扩张，小肠肠管直径超过2.5cm，结肠直径超过6cm

（麻痹性肠梗阻除外），肠壁变薄并有气液平面，远端肠管塌陷，之间出现移行带或狭窄段，肿瘤性狭窄段的CT表现为狭窄不规则、肠壁不规则增厚，可见组织肿块及淋巴结增大；粘连性肠梗阻表现肠壁光滑，见不到明确的器质性病变；肠套叠表现为同心圆结构；肠系膜扭转伴血管病变表现为肠壁环行增厚，肠壁强化减弱，局限性肠系膜水肿。炎性肠梗阻：常见的小肠炎性病变为克罗恩病和肠结核，病变部位主要在回肠末段或盲升结肠。一般病变范围较长，呈跳跃性，肠壁增厚，肠壁增强后呈分层状强化，颇有特征性。

2. 绞窄性小肠梗阻

（1）X线表现：X线腹部平片主要表现为：嵌顿的肠曲呈C字形，位置较固定；肠袢由于嵌顿而且充满液体而呈软组织团块阴影，形成"假肿瘤"征象。

（2）CT表现：CT检查更容易确定"假肿瘤"征象，如怀疑肠梗阻伴发急性肠系膜血管性疾病，可行CT增强检查，肠壁轻度增厚、靶征及肠系膜血管集中等征象，反映肠管缺血属轻度或存在可复性；而CT平扫肠壁密度增加、积气以及肠系膜出血等征象则指示肠管缺血严重甚至已处于梗死。肠绞窄可见梗阻肠段肠壁强化缺如、肠壁积气、缆绳征、靶征、漩涡征和鸟嘴征；梗阻肠壁增厚、肠系膜积液、腹水等征象，对急性绞窄性小肠梗阻的诊断具有价值。

3. 麻痹性肠梗阻　本病的特点是大小肠均等积气、扩张，可有气—液平面。扩张的肠管互相靠近，但一般肠间隙正常。如有肠间隙增宽，常提示腹腔内有感染。

4. 急性结肠梗阻

（1）X线表现

1）闭袢性扭转的特点是，结肠明显扩张，可达10~20cm，扩张的乙状结肠呈马蹄状，内有两个较宽的液面，其扩张的顶部可达中上腹部。

2）非闭袢性扭转的特点是，因梗阻系不完全性，故结肠扩张一般不超过10cm。而且扩张的肠管常位于中腹偏左，回肠也可有轻度扩张，立位时、扩张的结肠一般无或少量液面。

（2）钡灌肠所见：完全性结肠梗阻，钡剂一般在乙状结肠下端呈鸟嘴样改变。不完全性肠梗阻，少量钡剂可进入扭转的肠袢，可见螺旋状、变细的肠管，并可逐渐进入扩张的近侧肠管。

**（七）结肠癌病理分型和影像学表现是什么？**

结肠癌约70%好发在直肠和乙状结肠。其次为盲、升结肠。

1. 病理分型

增生型：肿瘤向腔内生长，呈菜花样，表面可有溃疡，基底较宽，肠壁增厚。

浸润型：肿瘤沿肠壁浸润，使肠壁增厚，并常绕肠壁呈环形生长，而致肠腔呈环形狭窄。

溃疡型：表现为深浅不规则的溃疡。

混合型：以上述形式混合表现，多属晚期。

2.影像学表现

（1）钡灌肠

1）肠腔可见轮廓不规则的充盈缺损，病变多位于肠壁的一侧，黏膜破坏消失，局部管壁僵硬平直，结肠袋消失，肿瘤较大时，钡剂通过受阻。

2）管腔狭窄，可偏于一侧，或呈环形狭窄，肠壁僵硬，黏膜破坏消失，但界限清楚，环形狭窄是浸润型结肠癌的典型表现，此型肿瘤易造成梗阻，钡剂可仅限于肿瘤的下界。

3）可表现为形态不规则，边缘不整齐的较大龛影，周围常有不同程度的充盈缺损或狭窄，肠壁僵硬，袋形消失，黏膜破坏。

（2）CT：分四期。一期只有腔内肿块而无肠壁增厚；二期管壁增厚超过10mm，但不侵犯邻近器官；三期侵及邻近器官；四期有远处转移。

### （八）溃疡性结肠炎不同时期钡灌肠的影像学表现是什么？

急性期：管腔内黏液增多，黏膜挂钡不良；肠管痉挛激惹呈"线样征"；充盈时肠壁边缘呈锯齿状，排空后见小刺状溃疡，溃疡较大时呈T状或领扣状。

亚急性期：黏膜呈颗粒状、息肉状；肠袋变形，肠管僵硬。

慢性期：肠管变短，肠袋消失、僵硬，肠腔宛如铅管，累及回盲瓣者可有回流性回肠炎改变，少数病例可见结肠中毒性扩张。

## 四、肝良性肿瘤和肿瘤样病变

### （一）肝海绵状血管瘤CT和MRI影像学表现是什么？

1.CT表现

（1）CT平扫：病变多为圆形或类圆形肿块，少数为浅分叶状或不规则形，边界清楚，多呈均匀低密度影，少数因脂肪肝的存在表现为等密度或高密度；大病灶（直径>4cm）者，中央可见更低密度区，呈裂隙状、星形或不规则形，组织学上为瘢痕或出血、血栓形成，钙化偶见。

（2）CT增强扫描：多期增强CT显示肝内对比剂循环过程可分为三期：动脉期，开始注射对比剂后25～30秒，腹主动脉及其主要分支增强显著，CT值可超过150HU；门静脉及下腔静脉尚未显影或密度明显低于主动脉；肝实质CT值逐步上升，早期密度偶尔不均匀。门静脉期，开始注射对比剂后可持续60～90秒，对比剂逐步由血管内向血管外分布，主动脉与腔静脉密度趋向一致。静脉早期，肝实质增强达到峰值，以后缓慢下降。而后，平衡期（延迟期）对比剂在血管内、外分布处于均衡状态，肝内血管影与周围肝实质等密度。

肝海绵状血管瘤增强后CT表现与很多因素有关：包括瘤体的组织结构和大小，对比剂注射方案及扫描方式等。

1）典型表现：三期增强模式呈"早进晚出"。动脉期病灶边缘呈结节样、云絮状强化，其范围大小差异较大，强化程度等于或接近于腹主动脉密度；门静脉期强化区逐渐向病灶中央扩散；延迟期病灶呈等密度或略高密度，病灶与周围正常肝实质无明确分界。平扫显示中央更低密度区无强化表现。

2）病灶小者（＜4cm）增强表现：表现多样，主要有以下几种：动脉期整个病灶呈明显强化，持续时间较长，多见于1~2cm小血管瘤；病灶一部分明显强化，强化区域逐渐扩大；肝动脉期病灶无强化，门静脉期和延迟期可见强化；病灶于肝动脉早期即呈等密度。其中前两种表现常见。

2. MRI表现　平扫呈圆形或类圆形，边界清晰肿块影，T1WI呈低信号，T2WI呈非常高信号，称"灯泡征"，且多回波T2WI序列显示，随着TE延长，病灶的信号逐渐增高。Gd–DTPA增强扫描病灶的强化方式与CT表现相似。

**（二）肝细胞腺瘤CT和MRI影像学表现是什么？**

肝细胞腺瘤是起源于肝细胞的一种良性肿瘤。多见于年轻女性。与长期口服避孕药密切相关。

1. CT表现　平扫肿瘤呈圆形，边缘清晰、锐利。通常呈等密度或略低密度。新鲜出血可表现为病灶内斑点状、片状高密度影；陈旧性出血则为低密度灶。增强扫描表现为肝动脉供血为主的富血供肿瘤强化特点：动脉期明显均匀强化呈高密度，门静脉期显示病灶密度下降，呈等密度或略低或略高密度，延迟期显示病灶呈低或等密度。病灶内出血区无强化。

2. MRI表现　病灶在TWI呈稍低信号，T2WI呈稍高信号，甚至等信号。病灶内出血坏死、脂肪或钙化，使信号常不均匀。多期增强扫描显示肿瘤为富血供病变，动脉期除中心出血、坏死或脂肪变外，其他部分明显均匀强化。门静脉期和延迟期可为等低混合信号或等高混合信号。

**（三）肝囊腺瘤CT和MRI影像学表现是什么？**

肿瘤起源于胆管，也称胆管性囊腺瘤，少见肝肿瘤。

1. CT表现　平扫显示肝内低密度囊实性肿块，以囊性成分为主。包膜完整，边缘清晰。多数为多囊状，囊壁较薄。可见壁结节和纤维分隔。增强扫描显示囊壁、分隔和壁结节延迟强化。

2. MRI表现　病灶T1WI显示囊性区呈低信号，分隔和壁结节信号较囊液高，但较肝实质低。T2WI显示囊液呈不同程度高信号，壁结节呈稍高信号。多期增强扫描与CT增强方式类似。

如肿瘤内软组织成分多，囊壁或分隔较厚而不规则，则应考虑恶性变可能。

# 五、肝恶性肿瘤

**（一）原发性肝细胞癌的病理分型、影像学表现和鉴别诊断有哪些？**

1. 病因病理　原发性肝癌中肝细胞癌最多见。是来源于肝细胞或胆管细胞的肝原发恶性肿瘤。好发于中、青年男性，常在慢性肝炎和肝硬化基础上发生。大体病理分为巨块型、结节型和弥漫型三种类型：

（1）巨块型：直径≥5cm，由单个结节或多个结节融合而成。

（2）结节型：直径<5cm，单个或多个结节组成。

（3）弥漫型：多为1cm以下小结节，弥漫分布于全肝。

2. 影像学表现　病灶多位于右叶，其次为左叶，尾叶最少见。病灶多数呈圆形或卵圆形，也可分叶状或不规则。病灶破裂出血时，形成肝被膜下血肿或腹腔出血或血性腹水。

（1）CT表现：平扫显示大多数肝细胞癌表现为不均匀低密度，也可等密度、高密度或混合密度。在肝脂肪变性背景下，可呈相对高密度。癌灶内坏死和囊变则密度更低，合并新鲜出血表现为低密度病灶中斑片状高密度影。肿瘤呈浸润性生长时，一般无包膜形成，边界模糊不清。少数以膨胀性生长为主的病灶，压迫周围肝组织引起周围肝组织发生纤维化，形成边缘清楚的假包膜。如假包膜较厚，平扫表现为一圈低密度透亮带，即"晕圈征"；如包膜较薄，则仅表现病灶边缘清楚。少数病灶可出现钙化或出血，钙化一般呈斑点或斑片状，新鲜出血密度高于软组织，但低于钙化。肝癌结节中可形成坏死或偶见脂肪成分，致病灶密度不均匀，脂肪成分可能为肝癌脂肪变性，也可能为肝硬化结节病变部分含脂肪成分。

正常肝血供20%~25%由肝动脉供血，75%~80%由门静脉供血。肝细胞癌主要由肝动脉供血，占70%以上，门静脉供血不足30%。多期增强动脉期，肿瘤一般是明显强化，单支动脉供血为主小病灶可均匀强化。较大的病灶一般有多支动脉供血，表现为多发斑片状强化。门静脉期，由于病灶缺乏门静脉供血，可呈低灌注改变，病灶密度低于正常肝组织。典型者呈"快进快出"表现。平衡期，病灶以稍低密度为主要表现。假包膜在动脉期和门静脉期一般是低密度改变，平衡期表现为环形强化。

（2）MRI表现

1）MR平扫：肝细胞癌含水量较正常肝组织高，因此，T1WI上病灶一般呈边界不清的稍低信号，T2WI上表现为稍高信号。较大的瘤灶内可有脂肪变性、出血、坏死、囊变等，在T1WI上呈不均匀低信号为主，内混杂高、低信号区；T2WI为不均匀稍高信号为主。假包膜在各个序列上均为低信号。部分结节型肝癌内部可见小结节，表现为"结节内结节"，为肝硬化结节癌变的典型表现。

2）MR增强扫描：多期增强MR可反映肝细胞癌的分化程度、组织结构和血流动力学，也有利于发现小病灶和平扫等信号病灶。肝癌在多期MR增强扫描时可表现为速升速降型、速升缓降型、缓慢上升型和轻微强化型四种强化模式。速升速降型常见于肿瘤内新生血管丰富的肝细胞癌，缓慢上升型则多见于间质成分丰富的肿瘤。小病灶在动脉期可呈均匀强化。假包膜一般为延迟环形强化。

（3）肝细胞癌转移途径的影像学表现

1）侵犯门静脉系统、肝静脉和下腔静脉，形成癌栓。其中门静脉癌栓形成是肝细胞癌最主要的转移方式。主要表现为受累血管增宽。CT平扫癌栓与肿瘤组织相比为等密度，MR平扫显示血管流空现象消失，血管内软组织信号与肿瘤相似。增强扫描后，癌栓呈血管腔内充盈缺损。门静脉癌栓形成者受累静脉因滋养血管形成表现为管壁强化，周围可形成侧支血管。

2）淋巴结转移：最易出现在肝门组、门腔间隙组及腹主动脉和下腔静脉旁组。

3）直接侵犯：可直接侵袭肝包膜及邻近器官和组织。

4）此外可以发生播散转移及远隔脏器转移，其中肺转移最多见。

3. 鉴别诊断

（1）肝血管瘤：边界一般较清楚，增强扫描动脉期病灶由周边开始结节状强化，并向中心扩展，延迟扫描，病灶呈等密度。

（2）肝转移瘤：大部分患者有原发恶性肿瘤病史，病灶一般多发，可出现"牛眼征"，增强扫描病灶呈边缘强化。

（3）肝脓肿：一般具有特征性临床症状，病灶一般呈圆形，中央密度减低，增强扫描病灶呈环状强化，并可出现"靶征"。

（4）肝硬化结节：结节密度较正常肝组织稍高，增强扫描动脉期强化不明显，延迟后，病灶呈等密度，门静脉内无癌栓。

**（二）胆管细胞癌CT及MRI表现是什么？**

胆管细胞性肝癌95%病灶表现为乏血供，5%病灶为富血供。病灶邻近肝被膜往往受病灶内纤维组织牵拉凹陷；病灶所在肝段或肝叶往往表现为萎缩；病灶内或邻近胆管扩张发生率高；肝门区及邻近局部淋巴结肿大常见；CT/MRI增强扫描显示病灶缓慢延迟强化，强化高峰时间出现在注射对比剂后5~8分钟；形成门静脉或肝静脉内瘤栓较肝细胞肝癌少见。

1. CT检查

（1）CT平扫：病灶表现为类圆形，不规则或分叶状肿块，呈低密度实性病灶，轮廓不清。低密度病灶内可见更低密度区，与肿块内部散在坏死、囊变及黏液聚集有关。部分病灶内可见不规则高密度钙化影，数目多而小，形态不规则。肿块内或远侧可伴有胆管扩张。主病灶周围可见小的卫星灶。

（2）CT增强扫描：多数周围型胆管细胞癌表现为少血供肿瘤，动脉期和门静脉期病灶周边出现薄层环状强化，中央低密度区无明显强化，主要与肿瘤间质丰富，对比剂在其中弥散缓慢有关。延迟期扫描强化范围由周边向中心延伸充填，病灶中心可呈相对高密度，与对比剂在肿瘤间质内弥散缓慢、廓清缓慢有关。

2. MRI表现

（1）MRI平扫：T1WI多表现为低信号，坏死及黏液聚集区信号更低；T2WI呈稍高信号，坏死及黏液聚集区信号更高，病灶信号一般不均匀。肿块无明显包膜，边界不清。

（2）MRI增强扫描：增强动脉期及门静脉期往往显示病灶呈轻度至中度周边强

化，强化程度不如肝细胞癌；随着时间延长，病灶中心逐渐出现延迟强化。胆管细胞癌包埋血管，引起血管壁不规则或管腔闭塞多见。门静脉或肝静脉内癌栓少见。

### （三）肝转移瘤影像学表现是什么？

肝转移瘤大小、数目差别较大，但多数以多发、小病灶为特点。多呈类圆形，少数为不规则形。

1.CT表现

（1）CT平扫：平扫呈低密度影，病灶内密度不均，可见坏死、囊变、出血及钙化。部分病灶边缘模糊，部分清晰。

（2）CT增强扫描：增强扫描可提高小病灶的检出率及了解病灶的血液供应情况，由于多数肝转移瘤是乏血供肿瘤，因而门静脉期是最有效的检出病灶时相。肝转移瘤增强后表现主要有以下几种方式：

1）动脉期病灶强化不明显，门静脉期及延迟期病灶实性部分强化，但强化程度低于周围肝实质，多数肝转移瘤为此种强化方式；

2）动脉期病灶部分强化或全部强化，门静脉期呈低密度但仍可见周边强化、病灶边界清晰，此种为富血供转移灶；

3）转移瘤呈囊性病灶，囊壁厚薄不均、内缘不规则、囊壁可强化，多为囊腺癌转移；

4）转移瘤呈"牛眼征"改变，此征象是肝转移瘤典型表现，即病灶中心为未强化低密度环死、液化区，周围是环形强化的肿瘤组织，最外层为强化不明显低密度带，低于周围正常肝实质，为肝组织和血管受压改变。

2.MRI表现

（1）MR平扫：肝转移瘤在T1WI和T2WI上信号变化多样。肿瘤组织实性部分T1WI多表现为稍低信号，T2WI多呈稍高信号。形成明显中心坏死区后，坏死区T1WI呈低信号，T2WI为高信号，形成典型"牛眼征"。约有20%的病例T2WI可见瘤周"晕征"或"光环征"，表现为病灶周围略高信号环，代表了瘤周水肿。

（2）MR增强扫描：强化方式与CT增强扫描类似。由于肝转移瘤血供多不丰富，增强扫描后肿瘤组织门静脉期信号强度低于周围肝实质，因此，门静脉期是最好的检出肿瘤时相。

## 六、弥漫性肝病

### （一）肝硬化病因病理及影像学表现有哪些？

1.病因病理

肝硬化是一种或多种病因长期或反复作用，引起弥漫性、不可逆性的肝损害。病理上以广泛细胞变性、坏死、肝细胞结节状再生为特征，伴有结缔组织增生及纤维间隔形成，正常肝小叶结构破坏，假小叶形成，肝逐渐变形、变硬，最后发展为肝硬化，诊断基于以下三个标准：弥漫性病变、间质纤维化、肝细胞结节状再生，常见病因包括病毒性肝炎、酗酒、药物中毒、胆汁淤积、肝淤血、某些代谢性疾病和寄生虫病等，我国以病毒性肝炎所致肝硬化最为常见，尤以乙型肝炎多见，而在国外，特别是北美、欧洲，以酒精性肝硬化更多见。

2. 影像学表现

早期肝体积可轻度增大，形态改变不明显。中、晚期患者通常表现为肝体积缩小及肝叶比例失调，取决于病因及病变程度。肝炎后肝硬化多表现为右叶萎缩，左叶和（或）尾叶代偿性增大，肝裂增宽和肝门区扩大，胆囊常向外侧移位。肝结节再生显著时，肝表面凹凸不平，外缘呈分叶状或扇贝形。脾大，表现为厚度增加或前后径、上下径增大。门静脉增宽。侧支循环形成表现在胃底贲门周围、食管下段周围，甚至脾肾之间软组织块影或蚯蚓状，增强扫描呈血管样强化。失代偿期往往出现不同程度腹水。

（1）CT表现

1）轻度、中度肝硬化者，肝密度可无明显变化。重度肝硬化由于纤维化、结节再生、变性坏死、含铁血黄素沉着和脂肪变性等病理改变常致肝密度高、低不均，增强扫描动脉期显示肝密度不均匀可能甚于平扫，但在门静脉期和延迟期往往显示趋于均匀，再生结节强化方式与正常肝实质相同，以门静脉供血为主。

2）继发性改变：严重肝硬化往往伴有门静脉高压、脾大和腹水。CT表现为门静脉主干扩张，侧支血管扩张和扭曲，常位于食管下段、胃底贲门区和脾门附近。平扫表现为团状或结节状或蚯蚓状软组织影，增强扫描显示血管样强化。门静脉或侧支血管内血栓形成时，增强扫描表现为增强血管内低密度充盈缺损。

（2）MRI表现

1）肝硬化时，平扫肝信号强度可均匀或不均匀。伴肝炎或脂肪变性时，引起不同信号改变，合并炎症时，T1WI显示病变区信号减低，T2WI显示信号增高。合并脂肪变性，同相位T1WI及T2WI均显示病变区信号升高，反相位T1WI显示信号降低。肝硬化伴铁沉积时，T1WI及T2WI均显示病变区信号降低。

2）再生结节由于胆汁淤积、脂肪变性、胆色素及含铁血黄素沉积，T1WI呈等、低或稍高信号，T2WI呈等或稍低信号，且信号均匀，无包膜。增强扫描显示无异常强化。T2WI显示低信号结节内出现高信号区，则提示有癌变可能。

3）纤维间隔T2WI可表现为环状或网状高信号，主要是由于纤维间隔内炎性细胞浸润及扩张的血管周围间隙使含水量增多。多期增强扫描动脉期纤维间隔轻度强化，延迟期强化明显。

4）扩张的门静脉主干，扩张和扭曲的侧枝血管呈流空信号。

**（二）肝脂肪变性（脂肪肝）的CT及MRI表现是什么？**

1. CT表现

（1）一般表现

1）密度改变：病变部位呈均匀或不均匀性密度降低，密度高低与脂肪的沉积量呈明显的负相关，CT诊断肝脂肪变性的标准一般参照脾CT值；正常情况下，肝CT值总是高于脾CT值，相差5~10HU，如果肝CT值低于脾，即可诊断为肝脂肪变性。

2）肝内血管影改变：正常肝实质密度明显高于血液密度，因此，平扫图像显示肝内血管呈低密度影，肝静脉和门静脉主要分支清晰可辨；当肝实质密度普遍下降并与血液密度接近时，两者的密度差异缩小或消失，肝内血管影变得模糊不清或不能显示，甚至呈高密度；严重脂肪肝病例，肝密度呈负值，低于血液密度，平扫图像显示血管呈分支状相对高密度影。

3）增强扫描：显示肝脂肪变性区增强特征与正常肝一致，但仍保持相对低密度，病变区域内血管分布正常、无推移包绕等占位改变。

（2）局灶性脂肪浸润

1）病灶呈片状，病灶仅于1~2个层面上显示，也可累及肝一叶、一段或多个叶、段。与正常肝组织分界不清，呈移行性。

2）无肿块效应，病变区域及周围血管分布正常，无推移受压现象；病变靠近肝被膜时，局部肝边缘无膨出。

3）病变区域密度不同程度降低，可呈水样或脂肪密度。

4）注射对比剂后，病变区CT值升高不及正常肝组织及脾脏，形成更明显的密度差异，往往可见到血管影进入病灶内；动态增强扫描，其时间密度曲线与正常肝组织类似。

（3）肝脂肪变性区域内正常肝岛：在肝脂肪变性的基础上，部分未受累及肝呈相对高密度，CT值在正常肝组织范围内。通常位于胆囊床附近，叶间裂附近或包膜下，以左叶内侧段最常见，可能与局部血供相对丰富有关。病灶呈圆形、条形或不规则形，平扫及增强扫描均为相对高密度，密度均匀，边界清晰，无占位效应。有时，可见小血管进入其内，尤其是多期增强CT显示与邻近脂肪肝一致的曲线改变等特点。

2. MRI　表现肝脂肪变性的常规MRI没有特异性表现，T1WI及T2WI显示病变区信号均不同程度升高。梯度回波序列，根据回波时间不同，水和脂肪质子处于同相位（in phase）或反相位（out phase），可借此检出脂肪。当病变部位像素内同时含有水和脂肪时，反相位图像信号较同相位图像信号减低。若只含有水或脂肪单一成分时，则信号强度无明显变化。增强扫描与正常肝实质强化方式类似，可见血管影进入其内。T1WI及T2WI显示脂肪变性区呈高信号，正常肝岛呈相对低信号，而且无肿块效应。

## 七、肝脓肿

### （一）细菌性肝脓肿的CT及MRI表现是什么？

1. CT表现

（1）早期肝脓肿阶段：病变未液化或小部分液化，平扫显示病灶密度较周围正常肝组织密度减低，容易和肿瘤混淆；增强扫描显示病灶明显不均匀强化，持续时间长，内可见小的无强化区，呈蜂窝状。

（2）典型肝脓肿阶段：平扫表现病灶呈圆形或椭圆形低密度，密度多不均匀，低密度病变中心可见更低密度灶（病灶中心液化坏死），病灶边界常显示不清；增强扫描显示脓肿壁可出现单环、双环，甚至三环强化征象，中心区域可见多个分隔样强化，呈现较为典型蜂窝状、网络状或花瓣样强化，中央坏死区无强化；合并产气菌感染时，腔内可见气体，高度提示脓肿的诊断。

（3）纤维肉芽肿性肝脓肿阶段：平扫表现圆形或椭圆形边界清晰低密度区（提示周围肉芽组织增生、病灶缩小），有完整包膜；增强扫描动脉期病灶内同样可见花瓣状分隔强化，延迟扫描逐渐明显。

2. MRI　表现典型肝脓肿阶段，T1WI显示多数脓腔呈明显低信号，脓肿壁信号略高于脓腔而低于肝实质。T2WI显示病灶呈明显高信号，壁呈相对低信号。病灶周围往往可见水肿带，呈带状或楔形，T1WI呈稍低信号，T2WI呈稍高信号。多期增强扫描与CT多期增强表现相似，可出现单环、双环或三环征。肝脓肿早期阶段和纤维肉芽肿性肝脓肿阶段，多期增强扫描显示细小无强化坏死区，结合病史，可确立诊断。

**（二）阿米巴性肝脓肿的临床表现和典型CT特征是什么？**

阿米巴性肝脓肿多继发于肠道阿米巴病。一般在发病前有痢疾或腹泻病史，继之出现发热、肝区疼痛。

CT表现　平扫及增强扫描与细菌性肝脓肿表现基本相似。增强扫描脓肿内壁呈破布样改变，提示该病可能。

## 八、肝其他疾病

**（一）Budd-Chiari综合征是什么？影像学表现有哪些？**

经典Budd-Chiari综合征是指由于肝静脉部分性或完全性阻塞，引起肝静脉排血障碍为主要表现的临床综合征。现在，已将肝小叶下静脉以上至右心房入口处以下肝静脉和肝段下腔静脉任何性质的阻塞，使肝出现淤血、出血、坏死、纤维化等病理改变，导致窦后性门静脉高压症的一组临床综合征归入广义Budd-Chiari综合征。

导致肝静脉阻塞或下腔静脉肝段阻塞的主要原因包括：肝静脉血栓形成；肿瘤压迫肝静脉或下腔静脉；先天性。下腔静脉肝段阻塞，多为先天性。因肝静脉回流障碍，可导致肝硬化和门静脉高压。

1. CT表现　平扫显示肝增大，密度往往不均匀。多期增强CT扫描显示肝实质强化规律与阻塞部位、侧支循环的代偿及肝静脉引流状况密切相关。肝实质强化首先出现于肝内淤血相对较轻区域；肝静脉通畅及侧支静脉代偿良好的区域，肝组织强化正常。肝静脉阻塞、肝实质坏死区域，肝实质强化延迟、减低或不强化。门静脉期图像显示肝静脉不显影或下腔静脉内充盈缺损影是Budd-Chiari综合征诊断的直接征象。肝内门静脉可变细、僵直，门静脉周围分支减少，较大门静脉分支两侧可出现线条状低密度影，还可出现肝内、外侧支循环开放表现及脾大、腹水等征象。

2. MRI表现 平扫可显示肝、脾大，肝实质信号不均匀。水肿、淤血等区域，T1Wl显示信号减低，T2WI显示信号增高。平扫即可显示肝静脉、下腔静脉形态异常，但MRA显示最佳，可表现肝静脉狭窄或闭塞；下腔静脉隔膜和狭窄，狭窄段以下下腔静脉扩张；肝静脉和下腔静脉血栓形成，呈充盈缺损。同时，还可显示肝内侧支血管形成，呈蜘蛛网状，走行紊乱。其他包括腹腔积液、肝外侧支血管迂曲扩张。

3. 血管造影表现 下腔静脉、肝静脉造影诊断Budd-Chiari综合征的直接征象表现为下腔静脉膜性阻塞，呈天幕状；下腔静脉节段性狭窄或阻塞；肝静脉膜性或节段性阻塞。间接征象包括肝静脉扩张，侧支血管明显增粗，走行迂曲等。

### （二）慢性血吸虫病的CT表现是什么？

CT表现肝内、外钙化是CT诊断本病的主要依据，肝内钙化最具得征性，主要有以下几种形式：

1. 包膜下钙化，位于肝表面，呈弧线状。

2. 线状钙化，多垂直于肝包膜。

3. 蜘蛛足样钙化，系钙化沿邻近小叶表面伸展所致。

4. 团块状钙化，为大量钙化局限在汇管区。

5. 地图状或龟背状钙化，由大量小叶间隔钙化纵横交错而成，此为最严重的一种形式。门静脉及其分支、下腔静脉、脾静脉和肠系膜静脉管壁可出现钙化，直肠及结肠壁亦常见线状钙化，均系虫卵沉积于管壁所致。汇管区大量虫卵结节形成及纤维组织增生，纤维收缩，使汇管区扩大，CT表现为汇管区低密度影增宽。肝叶比例失调、脾大、腹水等。肠系膜纤维化导致局部增厚、收缩。

### （三）肝包虫病的CT、MRI表现是什么？

肝包虫囊肿大小不一，单发或多发，呈圆形或类圆形，有时呈浅分叶，病灶边缘光整、清晰。

1. CT表现 平扫显示囊壁密度略高于肝组织。囊壁在增强扫描无强化，但囊壁在增强的肝组织衬托下可以显示。母囊内可见子囊，子囊的数目和大小不一，而且无钙化的子囊密度总是低于母囊，近周边部新生子囊密度常低于中心部较陈旧子囊，多个子囊充满母囊时，呈多房状或蜂窝状改变。通常在病灶区内可见钙化，外囊壁钙化呈弧形或蛋壳状，厚薄可以不规则；囊内容物钙化常呈无定形的条片状或片状。

2. MRI表现 肝包虫囊肿T1WI呈低信号，T2WI呈高信号，其信号强度多不均匀。T2WI显示子囊信号略低于母囊，呈囊内囊特点，并能清晰显示低信号囊壁及分隔。MRI对钙化显示不敏感，不易与低信号囊壁区分开来。

### （四）肝局灶性结节增生的影像学表现和鉴别诊断有哪些？

1. 影像学表现

（1）CT表现：肿块往往位于肝包膜下，可造成肝局限性轮廓改变，有助于发现病灶。平扫显示肿块密度均匀，呈略低密度或等密度。中心瘢痕组织呈低密度或略低密度。多期增强扫描动脉期多呈均匀明显强化，反映了病灶血供丰富的特点。有些病灶可见粗大供血动脉，位于病灶周边或中心。中心瘢痕组织无强化，表现为低密度，周围条索状纤维分隔在强化实质衬托下，呈放射状低密度条影；门静脉期和延迟期病灶强化程度下降，呈等密度或略低密度，中心瘢痕可有延迟强化。

（2）MRI表现：肿块在T1WI呈等信号或稍低信号，T2WI呈等信号或稍高信号；中心瘢痕在TWI呈低信号，T2WI呈高信号；无包膜。多期增强扫描病灶强化方式与CT增强扫描相似：动脉期明显强化，门静脉期及延迟期病灶强化程度下降，而中心瘢痕有延迟强化。使用SPIO增强扫描，病灶产生与肝组织相似的负性强化。莫迪司等对比剂，产生与正常肝组织相似的延迟强化。

2. 鉴别诊断

（1）肝细胞癌：患者多有AFP阳性和肝硬化病史。病灶多以肝动脉供血，多期增强扫描呈现特征性"快进快出"强化方式。无中心瘢痕延迟强化。可有假包膜，并可有延迟强化。MR T1WI多为不均匀低信号，T2WI呈不均匀高信号。

（2）肝细胞腺瘤：肝局灶性结节增生与肝细胞腺瘤的鉴别存在一定困难。肝细胞腺瘤为富血供肿瘤，缺乏中央瘢痕，有包膜，有自发破裂和出血的倾向。其强化方式类似于局灶性结节性增生，但瘤内无中央瘢痕的延迟强化。另外，由于局灶性结节性增生内含有Kupffer细胞，放射性核素胶体99mTc显像时，多表现为胶体99mTc摄取正常或增多，较有特异性。

（3）肝血管瘤：典型的、较大的海绵状血管瘤的增强方式是早期从病灶周边开始呈结节状或环形强化，逐渐向中心推进，延迟期呈等密度或高密度，而局灶性结节增生则在动脉明显强化。然而，小于3cm海绵状血管瘤可以表现为早期均匀一致的强化，一直延续到延迟期，CT扫描呈等或高密度，与局灶性结节性增生不易鉴别；MRI检查有助于两者的鉴别，血管瘤在T2WI呈明亮高信号，而肝局灶性结节增生呈等信号或稍高信号。

# 九、胆系肿瘤

## （一）胆囊癌的影像学表现有哪些？

1. 口服法胆囊造影　约2/3患者表现为胆囊不显影，仅10%患者可以看到胆囊外形不规则及异常软组织肿块。

2. CT表现　依据肿瘤病理类型及生长方式，胆囊癌CT表现可分为以下几种：

（1）浸润型：胆囊壁不规则增厚，胆囊壁局限性或弥漫性增厚大于1cm则应考虑胆囊癌，其边缘毛糙，凹凸不平；增强扫描病灶区明显强化。

（2）结节型：单发或多发结节突向腔内，呈乳头状或菜花状，增强扫描明显强化。

（3）肿块型：表现为胆囊由一软组织肿块充填或代替，注射对比剂后病灶多为动脉期明显强化，且持续时间长；肿瘤可以侵犯邻近肝组织，表现为肝内边界不清低密度区。

（4）梗阻型：多为胆囊颈部肿瘤，引起胆囊管阻塞；胆囊癌同时可以伴有胆结石，肝内外胆管扩张，腹水和淋巴结肿大；胆囊癌也可侵犯十二指肠和胰腺。

3. MRI表现　肿瘤组织在T1WI表现为不均匀低信号，T2WI呈不均匀高信号。增强扫描明显不均匀强化。侵犯肝时，与受累肝组织分界不清。

#### （二）胆管癌的CT和MRI表现是什么？

1. CT表现　因其生长方式不同可有不同CT表现。浸润型胆管癌胆管受到广泛浸润，肿瘤体积可较小或呈肿块状并向周围组织浸润，两端胆管壁可明显增厚，以增强扫描显示更清晰。结节型胆管癌常表现为肿瘤较小，呈结节状，占据扩张胆管，胆管突然中断或变窄，增强扫描后可见结节强化。乳头状型特点是肿瘤呈息肉状，实性瘤组织向胆管内生长，致胆管膨胀。胆总管癌表现为管壁不规则增厚，厚度可超过5mm，或胆总管内充盈缺损和软组织肿块，伴发近端胆管扩张。

肝门区胆管癌直接征象表现为局部肿块及左右主肝管不连接。间接征象为肝内胆管扩张，肝血管侵犯、包绕及肝叶萎缩。肝门和（或）腹膜后淋巴结肿大多见。

2. MRI表现　与CT相似，包括不同程度和范围的胆管扩张，胆管壁增厚和（或）肿块。T1WI显示肿块多表现为低信号，T2WI表现为稍高信号。多期增强扫描显示病灶多于门静脉期和延迟期强化。磁共振胰胆管造影可显示胆管突然狭窄或中断，梗阻端呈锥形或不规则形，肝内胆管扩张呈"软藤征"。

## 十、胆系其他病变

#### （一）胆囊腺肌增生症的分型和影像学表现是什么？

胆囊腺肌增生症是一种少见的胆囊壁增生性疾病，不属于炎症或肿瘤。根据病变的位置和范围可分为弥漫型、节段型和局限型3种类型。弥漫型病变累及整个胆囊；节段型多位于胆囊体部，表现为胆囊腔一段的狭窄，狭窄段周围有Rokitansky-Aschoff窦；局限型多见于胆囊底部。

1. 胆囊造影表现　显示Rokitansky-Aschoff窦是诊断胆囊腺肌增生症的主要依据，表现为小憩室样致密阴影凸出胆囊腔边缘，呈圆形、卵圆形或不规则形，大小从针尖到数毫米不等，一般为2～3mm。常见胆囊浓缩和排空功能亢进。

2. CT表现　平扫胆囊呈软组织密度，边界清晰，中心为水样密度。有时可见Rokitansky-Aschoff窦内阳性小结石。增强扫描增厚胆囊壁明显强化，强化壁内小囊状未强化区与胆囊腔相连。口服胆囊造影后行CT表现，显示Rokitansky-Aschoff窦内对比剂充盈，出现"花环征"，为特征性改变。

3. MRI表现　可见胆囊壁增厚。由于Rokitansky-Aschoff窦内含有胆汁，T2WI表现为增厚胆囊壁内直径4～7mm类圆形高信号灶；增强扫描后表现为增厚、强化的胆囊壁内不强化的低信号灶，此为诊断该病的关键。

#### （二）胆总管囊肿各类型的CT检查特点是什么？

1. I型和Ⅱ型　多表现为肝门下方液性密度肿块，密度均匀，边缘光滑，壁薄而均匀。肝内胆管不扩张或轻度扩张，扩张的肝内胆管呈球状或梭形，外周几乎不张。若胆总管高度扩张，可压迫邻近的组织器官如胰腺、胃和胆囊等。

2. Ⅲ型　小囊肿CT较难诊断。大囊肿表现为液性密度肿块突入十二指肠腔内或壁内，与胆总管相邻近，肝内胆管和胆总管不扩张。

3. Ⅳ型　表现为肝内和肝外多发球状或梭形液性密度占位，密度均匀。多发囊肿之间为正常大小的胆管相连，不成比例的扩张胆管与正常胆管相间是与阻塞性胆管扩张鉴别的要点。

4. Ⅴ型　即Caroli病：肝内条状或分支状低密度影，代表扩张的肝内胆管。有时可见多个小囊状区域，囊肿一般较小，且与扩张的管状结构相连，可作为与单纯性或先天性肝囊肿鉴别的可靠征象；增强扫描可见低密度囊状区域伴有高密度的圆形血管影，称为"印戒征"。肝门区中心胆管可以不扩张，扩张胆管内可有结石影。

成人胆总管囊肿发生恶性肿瘤的潜在可能性很高，Ⅰ型最多见，因此对每一例成人胆总管囊肿需要仔细观察有无恶性肿瘤。胆总管囊肿合并恶性肿瘤的主要CT表现为扩张的肝内或肝外胆管壁局限性或广泛性不规则增厚，或出现腔内肿块，增强扫描病灶有不同程度的强化。

### （三）胆系梗阻的良恶性鉴别要点有哪些？

良性胆系梗阻表现为：阻塞多呈不完全性，梗阻部呈逐渐变细的狭窄，或可见圆形光滑的充盈缺损（结石）。肝内胆管扩张较轻，肝外胆管扩张较肝内胆管明显，呈"枯枝状"。

恶性胆系梗阻表现为：阻塞多呈完全性，梗阻部呈截然变细中断，或呈不规则鸟嘴状；梗阻部胆管壁僵硬不规则；有时可见偏心性充盈缺损。肝内胆管扩张较重，肝外胆管扩张与肝内胆管一致，呈"软藤征"。由肿瘤引起梗阻者，CT增强扫描可发现肿块或受累胆管壁强化。

## 十一、胰腺炎

### （一）急性胰腺炎的影像学表现有哪些？

1. 腹部X线平片　可表现为局限性腹膜炎引起的胃、结肠和小肠胀气和积液；可引起横结肠中段以下肠管不含气，称为"结肠切断"征；胃十二指肠受压移位，出现胃结肠分离征；有时可以出现左侧膈肌抬高和双侧胸膜炎改变。

消化道钡餐造影　可出现胃窦部痉挛和十二指肠激惹、痉挛；胃十二指肠受压移位，出现胃部"垫征"（系增大的胰头，压迫胃窦时出现局限性压迹）和十二指肠曲扩大；空肠黏膜可呈雪花状及分节改变。

2. CT表现

（1）急性水肿型胰腺炎：表现为胰腺不同程度的肿大，常呈弥漫性，胰腺密度正常或轻度减低，密度均匀或不均匀，胰腺轮廓清楚或模糊，可有胰周积液。增强扫描胰腺均匀强化。

（2）急性出血坏死型胰腺炎：表现为胰腺弥漫性明显肿大，胰腺密度不均匀，坏死和积液区呈低密度，出血区可呈略高密度，并可形成小脓肿，增强扫描可见胰腺内的坏死和脓肿形成区，胰腺周围脂肪层模糊，胰腺周围液体渗出，表现为肾筋膜增厚及肾前间隙、小网膜囊内、肾后间隙内液体潴留，甚至腹腔及胸腔积液。

急性出血坏死型胰腺炎的并发症：

1）蜂窝组织炎：常发生在胰体和胰尾区，常先累及小网膜囊和左肾旁间隙，病变轻时表现为肾前筋膜增厚，严重时可见大片状低密度软组织影；

2）脓肿：位于胰腺内或胰腺外，脓肿壁增强扫描时可见强化，脓肿内有时可见积气；

3）假性囊肿：见于急性胰腺炎的亚急性期，在病程的4～6周内形成，发生率约10%，位于胰腺内或胰腺外；

4）门静脉系统血管闭塞和血栓形成，血管破裂可形成假性动脉瘤。

3. MRI表现　胰腺体积增大，形态不规则，边缘模糊不清，T1WI像表现为胰腺信号减低，T2WI呈高信号，腺体内如有出血，T1WI上表现为高信号。Gd-DTPA增强扫描呈不均匀强化，坏死组织区不强化。当炎症扩散至腹膜后，在T1WI上，该处高信号的脂肪层消失，代之以低信号改变，两者界限不清。胰腺假性囊肿、胰周积液在T1WI像表现为低信号T2WI呈高信号。

**（二）慢性胰腺炎的影像学表现有哪些?**

1. X线表现

（1）腹部X线平片：可出现胰腺钙化和胰腺结石形成，钙化位于胰腺实质，呈斑点状，沿胰腺走行分布；胰石多位于主胰管内，大小不等。

（2）消化道钡餐造影表现：可出现急性胰腺炎消化道钡餐造影的各种表现；十二指肠降部内缘黏膜皱襞可有稀疏、平坦和侵蚀改变，管腔有狭窄和激惹征象；十二指肠降部内缘可出现反3字征。

（3）胰胆管造影：主胰管僵直、扭曲、扩张与狭窄交替存在，形成串珠状，并有钙化和阻塞。胰管分支扩张、粗细不均，可呈小囊状。胰腺腺泡显影，边界模糊。胰管内胰石形成。

2. CT表现　胰腺大小可以正常、缩小或增大，胰腺缩小表示有萎缩，可以呈局灶性，亦可为完全性；增大表明有炎症水肿、囊肿或纤维化。胰管扩张，可呈串珠状，亦可扩张与狭窄交替存在。胰腺钙化和胰腺结石形成。假性囊肿形成，常位于胰腺内，胰头区常见，常多发，囊壁较厚，可伴钙化。

3. MRI表现　胰腺大小可以正常、增大或缩小，腺体内信号正常或不均匀的低信号或中等信号，主胰管扩张及胰腺周围筋膜增厚，钙化呈黑色低信号，但微小钙化在MRI上难以识别。合并假囊肿形成时表现为局部圆形T1WI低信号，T2WI高信号区，Gd-DTPA增强扫描囊肿边缘更清楚，囊内无强化。

## 十二、胰腺肿瘤

### （一）胰腺癌的影像学表现和鉴别诊断有哪些？

1. 胰胆管造影　胰腺癌表现为主胰管的阻塞，可呈突然中断，末端可呈直线形或尖端变细，亦可表现为偏心性充盈缺损。胰管壁不规则，胰管狭窄，尾端胰管扩张。主胰管及分支有侵蚀破坏，对比剂漏出于胰管外，出现对比剂不规则斑点状潴留。胰腺癌发生于远离主胰管的末梢时，可显示主胰管正常，胰管分支表现为稀少、阻塞、受压和不规则僵硬等征象。

2. CT表现

（1）直接征象：表现为胰腺肿块或增大，多数为局限性增大或肿块，边缘呈分叶状。较小肿瘤（直径≤2cm）局限于胰腺内，可不引起轮廓的改变。平扫时多数肿瘤与胰腺实质呈等密度或略低密度；肿瘤较大时，表现为相应部位局限性隆起，其内密度不均，如有坏死液化，则出现更低密度区。胰腺癌为乏血供肿瘤，增强扫描时早期肿块强化低于周围正常胰腺组织，此期利于其直接征象的显示。静脉期仍为低密度灶，但与周围正常胰腺组织的密度对比缩小。

（2）间接征象：为胰腺癌引起的继发性改变，胰头癌侵犯胰内胆总管和主胰管可引起阻塞出现胆管和胰管扩张，在胰头内扩张的胰管呈圆形低密度影，多位于扩张的胆总管内前方，称为双管征。胰腺癌向周围浸润表现为胰腺周围脂肪层模糊或消失。周围血管受侵表现为胰腺与血管间脂肪层消失；血管被肿块部分或全部包绕；血管形态不规则、变细、僵硬和边缘不整齐；血管不显影或有癌栓形成，常可侵犯肠系膜上动、静脉，门静脉和下腔静脉。淋巴转移以腹腔动脉和肠系膜上动脉根部淋巴结最常见，其次是下腔静脉和腹主动脉旁淋巴结。器官转移以肝脏最为常见，表现为肝内单发或多发圆形低密度占位病灶，大小不等。

（3）胰腺癌CT分期：Ⅰ期为胰腺肿块，无周围血管和脏器侵犯。Ⅱ期为胰腺癌侵犯周围组织（如肠系膜血管、腹腔动脉、主动脉、门静脉、胃）。Ⅲ期为局部淋巴结转移。Ⅳ期为肝或其他器官转移。Ⅰ期为手术切除指征；Ⅱ期是否手术切除尚有争论，大多主张不采取手术切除；Ⅲ期和Ⅳ期为绝对不能手术切除的标准。

3. MRI表现　表现为胰腺轮廓发生改变，局部不规则肿大，肿瘤T1WI上多数呈低信号，与正常胰腺组织分界不清，T2WI上呈不均匀高信号，Gd-DTPA增强扫描早期肿瘤强化不明显，与强化的正常胰腺组织形成明显对比。胰头癌压迫侵犯主胰管和胆总管下端造成梗阻，梗阻部位以上胰管、胆管和胆囊扩张。MRCP可显示胰头段胆总管狭窄、中断，同时伴有病变段以上胆系和胰管均匀性的扩张。

鉴别诊断：

1. 主要与局限性胰腺炎鉴别

（1）后者常有长期饮酒史和反复胰腺炎病史。

（2）位置多位于胰头和钩突区。

（3）影像学表现：胰腺钙化，肿块或主胰管内钙化；胰管改变，不规则或串珠样扩张；胰周常有液体积聚及胰腺假性囊肿形成等，以上均有助于局限性胰腺炎的诊断。

2. 位于胰尾部的肿块应注意与副脾或多脾综合征鉴别，后者的强化方式与脾脏相同且同步，并且多脾综合征常伴有其他畸形，如左下腔静脉或胆道闭锁等。

### （二）胰腺囊性肿瘤的影像学表现和鉴别诊断有哪些？

1. CT表现　浆液性囊腺瘤CT平扫表现为圆形或分叶状囊性肿块，边界清晰，中央有时可见放射状钙化或条片状不规则钙化，放射状钙化对于浆液性囊腺瘤具有特征性。增强扫描病变不均匀强化，边界清楚。黏液性囊腺瘤CT平扫表现为圆形或卵圆形肿块，轮廓清楚，无分叶，呈水样密度或软组织密度。瘤体多为单囊，囊壁厚度不均，囊壁上或囊内可有壳状或不规则钙化，良性者壁厚多小于1cm，恶性者壁厚多在1~2cm之间，有时可见乳头状结节突入囊腔。增强扫描囊壁和壁结节轻度强化。发现壁结节可能提示为黏液性囊腺癌，恶性者可出现远处转移。

2. MRI表现

（1）浆液性囊腺瘤：T1WI为均匀低信号、T2WI为均匀高信号，瘤内可见多个分隔。

（2）黏液性囊腺瘤或囊腺癌：为多囊性的圆形或不规则的椭圆形肿物，其内可见分多呈长T1和长T2信号改变，亦可见大的乳头状结节突入囊内。各房的信号可因囊内出血、囊液内蛋白质含量不同或肿瘤内囊实性成分之间的比例不同而不同。

3. 鉴别诊断及比较影像学

（1）浆液性囊腺瘤与黏液性腺瘤两者之间的鉴别点为前者囊小、数目多，囊的直径多在2cm以下，中心多伴有放射状钙化。

（2）黏液性囊腺瘤囊直径常大于2cm，如果囊壁较厚、可见乳头状结节突入囊腔，以及病灶呈不均质强化时多为黏液性囊腺癌。

（3）假性囊肿的囊壁无结节，但不典型者时如含有血凝块、坏死物、壁不光整或有分隔与胰腺囊性肿瘤常难以鉴别，要密切结合病史，如胰腺炎的发病史、胰腺外伤史以及临床化验检查加以鉴别。

（4）胰腺实性假乳头状瘤发病多为年轻女性，为囊实性的肿瘤，病灶边界清晰，包膜完整，肿瘤实性部分和包膜可有钙化，增强后实性部分强化明显。

### （三）胰岛细胞瘤的CT表现有哪些？

1. 功能性胰岛细胞瘤　胰岛素瘤发生在胰腺头、体和尾部的概率大致相等，多数肿瘤较小，不造成胰腺形态和轮廓的改变，密度常等于正常胰腺，但可有钙化。肿瘤为富血供性，增强扫描动脉期明显强化，大者可环形强化，且持续时间长；有时肿瘤可囊变，恶性者可出现肝转移，肝转移灶多呈环形强化，小的可均匀强化。胃泌素瘤多位于胰头区，多为富血管，边界清，早期明显强化，强化持续时间长。胰高血糖素瘤和生长激素释放抑制激素瘤多为恶性，大者密度不均，增强扫描呈不均匀强化，可出现肝转移。

2. 非功能性胰岛细胞瘤  可表现为胰腺局部肿大，密度可均匀，密度等于或低于正常胰腺，亦可为等低混杂密度，内可有结节状钙化，增强扫描表现为均质强化，部分为不均质强化，可出现肝转移和淋巴结肿大。

## 十三、胰腺先天异常

**环状胰腺的病因、临床表现和CT及MRI表现有哪些？**

1. 病因  正常胰腺是由胚胎时期的原始组织融合而成，胚胎时期的腹叶的原始胰腺组织在发育过程中围绕十二指肠轴旋转，旋转后的腹叶及背叶胰组织融合形成成熟的胰腺。环状胰腺是腹叶原始胰腺组织在绕十二指肠轴旋转的过程中就开始与背叶融合，因而形成胰腺组织环绕十二指肠的先天异常。

2. 临床表现  因为环状胰腺组织包绕十二指肠，常可导致梗阻，大约50%患者有症状，在儿童期即可出现恶心、呕吐和腹痛，其他一半的患者在成年后出现并发症如溃疡和胰腺炎。亦有无症状者，病变是偶然发现的。75%的环状胰腺常伴有其他的先天异常，包括Down综合征、心血管及食管异常，肛门闭锁等。

3. 影像学表现  CT及MR表现  可显示十二指肠降部狭窄和胃及十二指肠扩张，并可见十二指肠降段周围有环状的软组织密度（或信号）灶包绕十二指肠，其与体、尾部胰腺组织相连，密度（或信号）相似，增强扫描密度（或信号）的变化与体、尾部胰腺组织相同。

## 十四、脾疾病

**（一）脾增大的影像学标准有哪些？**

在CT及MRI横断面上脾长径超过10cm，短径超过4cm，头尾方向长度超过13cm，即为脾增大。脾大于5个肋单元或下缘超过肝下缘也被认为脾脏增大。

**（二）脾原发性恶性肿瘤有哪些，其特征性影像学表现是什么？**

1. 脾淋巴瘤

（1）CT表现：脾均匀增大。平扫可见脾内单发或多发稍低密度灶，边界不清；增强扫描病灶轻度不规则强化，与正常脾实质分界清楚。小于5mm的病变CT常不能检出，因此部分患者不能表现出脾异常密度改变。

（2）MRI表现：显示淋巴瘤的敏感性可达94%，脾淋巴瘤在MRI上表现为单个或多个大小不等的圆形结节或肿块，边界不清，在T1WI呈等或等低混杂信号，在T2WI表现为不均匀性混杂稍高信号，Gd-DTPA增强后病灶轻度强化。

2. 血管肉瘤

（1）CT表现：平扫可见脾脏增大，有的轮廓呈分叶状。病灶区呈低密度影，境界不清，形态为圆形或椭圆形；多数为孤立性病变，少数可为多发性。增强扫描表现似血管瘤，先从病灶边缘强化，然后逐渐向中央充填。病灶内常伴有囊变。但血管肉瘤不规则强化征象更为显著。此外应注意肝脏有无转移，腹膜后有无淋巴结肿大。

（2）MR表现：T1WI为低信号，界限不清，T2WI为高信号，信号不均匀，边界不清。增强扫描与CT所见相同。

3.转移性肿瘤

（1）CT表现：脾脏正常或轻到中度增大，其内可见大小不等、数量不一的不规则低密度区，边界清楚或不清楚。少数病灶呈等密度，少数呈厚壁囊性病变。增强后病灶呈不均匀轻度强化，强化程度较正常脾实质差。部分病灶平扫不能发现，增强后显示为低密度改变。

（2）MRI表现：在T1WI呈不规则低信号，在T2WI表现为稍高信号，Gd-DTPA增强后病灶轻、中度强化，与明显强化的脾实质相比为相对低信号。囊性病变在T1WI呈低信号在T2WI表现为高信号。黑色素瘤转移在T1WI呈高信号，在T2WI表现为低信号。

### （三）血管瘤的CT及MRI表现是什么？

1. CT表现　平扫为边界清楚的低或等密度区，增强扫描示强化差异较大，多数明显强化，个别可强化不明显；多数在增强早期显示病灶周边结节状强化，延迟扫描对比剂逐渐向中心充填，增强范围扩大，最后病灶呈等密度，偶尔可见病变中心始终不被对比剂充填，呈低密度区，表示血管瘤内血栓形成或坏死、囊变等；少数整个病灶可呈均匀强化，延迟期大多仍呈低密度。

2. MRI表现　脾血管瘤在T1WI呈低信号，血管瘤内具有瘤样扩张的血管成分，血流缓慢，在T2WI上呈明显高信号，信号均匀，边界清楚。Gd-DTPA增强后多有明显的渐进性强化。

### （四）脾梗死影像学表现是什么？

1. CT表现　早期平扫表现为脾内三角形低密度灶，基底位于外缘，尖端指向脾门，病灶边缘模糊，无占位征象。增强后病灶无强化，与明显强化脾实质形成明显对比，轮廓较平扫时清晰。多数梗死灶中央区域可见囊变，晚期梗死灶范围缩小，轮廓可呈分叶状。

2. MRI表现　MRI上梗死区的信号强度根据梗死时间长短可有不同表现，急性和亚急性梗死区在T1WI和T2WI上分别为低信号和高信号区，慢性期由于梗死区有瘢痕和钙化形成，在MRI任何序列上均为低信号。Gd-DTPA增强扫描梗死区不强化。

# 第二节　消化系统疾病影像自测试题

**一、以下每一道题下面有A、B、C、D、E五个备选答案。**

**A1型题**

1.胆囊癌的特点不包括（　　）

A. 多发生于50～80岁，女性多见

B. 约75%的病例合并胆囊结石

C. 多发生在胆囊体部

D. 可分为胆囊壁增厚型、腔内型和肿块型

E. 增强后病灶早期较明显强化，且持续时间长

2. 消化道的基本病变不包括（　　　）

　　A. 轮廓的改变　　　　　　　　　　B. 黏膜的改变

　　C. 黏膜皱襞的改变　　　　　　　　D. 肝脏体积增大

　　E. 管腔、位置及功能性改变的改变

3. 梗阻以上结肠扩张，有宽大液平面，小肠轻度扩张，有少许液平面的是（　　　）

　　A. 单纯性小肠梗阻　　　B. 绞窄性小肠梗阻　　　C. 单纯性结肠梗阻

　　D. 结肠扭转　　　　　　E. 肠套叠

4. 胃癌的主要转移方式是（　　　）

　　A. 直接蔓延　　　　　　B. 血行转移　　　　　　C. 淋巴结转移

　　D. 腹腔种植　　　　　　E. 直接浸润

5. 肠梗阻X线诊断主要依据是（　　　）

　　A. 肠管扩张　　　　　　B. 肠壁钙化　　　　　　C. 肠腔气液平面

　　D. 间位结肠　　　　　　E. 膈下游离气体

6. 在右前斜位片上吞钡造影时可见食管前缘的三个压迹，从上至下为（　　　）

　　A. 主动脉弓压迹、左主支气管压迹、左心房压迹

　　B. 左主支气管压迹、主动脉弓压迹、左心房压迹

　　C. 主动脉弓压迹、左心房压迹、左主支气管压迹

　　D. 左心房压迹、主动脉弓压迹、左主支气管压迹

　　E. 左主支气管压迹、左心房压迹、主动脉弓压迹

7. 发生在球部的溃疡约占十二指肠溃疡的（　　　）

　　A. 50%　　　　　　　　B. 60%　　　　　　　　C. 70%

　　D. 80%　　　　　　　　E. 90%

8. 下列关于胃溃疡X线所见错误的是（　　　）

　　A. 黏膜集中　　　　　　B. 小弯短缩　　　　　　C. 龛影

　　D. 充盈缺损　　　　　　E. 砂钟胃

9. 胃溃疡的典型X线征象是（　　　）

　　A. 黏膜中断破坏　　　　B. 龛影　　　　　　　　C. 充盈缺损

　　D. 排空慢　　　　　　　E. 胃区增大

10. 疑胃溃疡患者最初选检查方法是（　　　）

　　A. X线平片摄影　　　　B. 口服钡剂造影　　　　C. B超

　　D. CT　　　　　　　　 E. MRI

11. 食管静脉曲张不累及下列哪条静脉（　　　）

　　A. 胃冠状静脉　　　　　B. 脐静脉　　　　　　　C. 食管下静脉

　　D. 奇静脉　　　　　　　E. 肋间静脉

12. 食管静脉曲张与食管癌的主要鉴别点是（ ）

    A. 溃疡　　　　　　　B. 隆起　　　　　　　C. 柔软

    D. 黏膜规整　　　　　E. 梗阻

13. 关于食管癌错误的是（ ）

    A. 好发于40～70岁男性，男女之比为2∶1～3∶1

    B. 多数为鳞状上皮，少数为腺癌

    C. 临床主要表现为进行性吞咽困难

    D. 好发于食管中段，约占80%

    E. 病理形态分为浸润型、增生型、溃疡型

14. 腹部平片的简称是（ ）

    A. IVP　　　　　　　B. KUB　　　　　　　C. PCN

    D. PTA　　　　　　　E. PTC

15. 小肝癌是直径小于或等于多少cm的单发结节，或2个结节直径之和不超过多少cm的结节（ ）

    A. 2，3　　　　　　　B. 3，3　　　　　　　C. 3，5

    D. 5，5　　　　　　　E. 3，2

16. 胆道梗阻最好发的部位是（ ）

    A. 肝门段　　　　　　B. 胰上段　　　　　　C. 胰腺段

    D. 壶腹段　　　　　　E. 不确定

17. 对肝脏解剖说法不正确的是（ ）

    A. 位于右季肋区和腹上区　　　　　B. 肝动脉是肝的功能血管

    C. 上面凹凸不平，可分3叶　　　　D. 前下缘（即下缘前部）钝圆

    E. 肝静脉由肝门出肝

18. 慢性胆囊炎的CT表现为（ ）

    A. 胆囊增大　　　　　B. 在肝内形成脓肿　　　C. 胆囊壁增厚，可钙化

    D. 合并结石　　　　　E. 容易穿孔

19. 关于胃癌叙述错误的是（ ）

    A. 胃癌好发于胃窦部，其次为贲门和胃体小弯

    B. 早期胃癌分为隆起型、浅表型、凹陷型

    C. 中晚期胃癌是浸润至肌层或超过肌层

    D. 胃癌淋巴结转移常首先转移至左锁骨上淋巴结

    E. 胃癌通过门静脉转移到肝内常见

20. 患者，男，60岁。吞咽不适半年，近1个多月不能进固体食物，消瘦明显。最有可能的诊断是（ ）

    A. 食管炎　　　　　　　　　　　B. 食管下端静脉曲张

    C. 胃癌　　　　　　　　　　　　D. 胃底贲门癌侵及食管下端

    E. 贲门失弛缓症

21. 下列有关龛影的说法不正确的是（　　　）

A. 由于胃肠道壁产生溃烂，达到一定深度，造影时被钡剂填充

B. 当X线从病变区呈切线位投影时，形成突出于腔外的钡斑影像

C. 胃溃疡时，形成的突出于胃腔之外的半圆形钡斑影像，称之为龛影或壁龛

D. 是来自胃肠道的肿瘤突向腔内而形成的影像，是肿瘤直接征象

E. 双对比造影或压迫法检查正面观察时，可仅显示为局限性钡剂残留影像

22. 早期胃癌确诊的首选方法是（　　　）

    A. 超声　　　　　　　　　　　　　　B. CT

    C. 胃镜活检　　　　　　　　　　　　D. 胃肠道气钡双重造影

    E. MRI

23. 关于肠梗阻错误的是（　　　）

A. 绞窄性肠梗阻常因肠系膜血管狭窄、血液循环碍，引起小肠坏死所致

B. 麻痹性肠梗阻主要表现为腹痛、呕吐、腹胀并常伴有休克

C. 急性结肠梗阻较常见的病因为乙状结肠扭

D. 乙状结肠扭转分为闭袢性和非闭袢性两种

E. 急性机械性小肠梗阻主要表现为腹痛、呕吐、停止排气及腹胀四大症状

24. 胃黏膜皱襞粗细所反映的是（　　　）

    A. 胃收缩状态　　　　　　　　　　　B. 胃张力程度

    C. 胃壁肌厚度　　　　　　　　　　　D. 胃黏膜肌层厚度和张力

    E. 胃黏膜下层厚度和张力

25. 皮革胃见于（　　　）

    A. 巨块型癌　　　　B. 局限溃疡型癌　　　　C. 浸润溃疡型癌

    D. 弥漫浸润型癌　　E. 早期胃癌

26. 下述疾病中引起盲肠缩短、变形收缩最常见的原因是（　　　）

    A. 溃疡性结肠炎　　B. 阿米巴性结肠炎　　C. 局限性肠炎

    D. 增殖型肠结核　　E. 慢性痢疾

27. 患者，男，58岁。偶有血便2个月，CT见直肠内距离肛门6.0cm处，有一2.5cm人小的乳头状影，表面欠光滑，病变有增强。应首先考虑为（　　　）

    A. 直肠息肉　　　　B. 直肠癌　　　　　　C. 乳头状瘤

    D. 直肠囊肿　　　　E. 直肠脓肿

28. 关于肝腺瘤错误的是（　　　）

A. 肝腺瘤常有包膜，与周围组织界限清楚，一般呈圆形

B. 主要由肝细胞组成，不具有正常肝小叶结构

C. 结构内可有胆管，易出血

D. 多见于青壮年妇女，与长期服用避孕药有关

E. 临床上可无任何表现

29. 早期胃癌最常见的类型是（　　　）

    A. I 型              B. Ⅱa 型            C. Ⅱb 型

    D. Ⅱc 型          E. Ⅲ 型

30. 下列疾病中可造成局部胃壁僵硬的是（　　　）

    A. 慢性胃炎         B. 胃多发性溃疡      C. 胃周围粘连

    D. 早期胃痛         E. 中、晚期胃癌

31. 关于原发性肝癌错误的是（　　　）

    A. 肝癌常分为巨块型、结节型和弥漫型

    B. 巨块型肝癌一般大于 10cm

    C. 组织学分类为肝细胞型、胆管细胞型及混合型

    D. 常见转移部位为肺、肾上腺、骨、脑等

    E. 易形成门静脉、下腔静脉及肝静脉癌栓

32. 患者，男，28 岁。有十二指肠溃疡病史，突发上腹部剧烈疼痛，下列说法错误的是（　　　）

    A. 急性肠梗阻       B. 胃肠道穿孔      C. 板状腹

    D. 腹部立位片检查    E. 胃肠减压

33. 关于肝脏病变错误的是（　　　）

    A. 肝硬化为肝实质内结缔组织广泛增生，假小叶形成

    B. 脂肪肝是由于肝细胞内大量脂肪沉积所致

    C. 肝脓肿常包括细菌性和阿米巴性两种

    D. 细性肝脓肿液化坏死后脓液呈巧克力色，有臭味

    E. 阿米巴性肝脓肿实验室检查粪便中可查到阿米巴滋养体

34. 中、晚期食管癌分型中同时向腔内外侵犯的病理类型是（　　　）

    A. 蕈伞型          B. 溃疡型          C. 髓质型

    D. 缩窄型          E. 未定型

35. 关于肝脏局灶性结节增生错误的是（　　　）

    A. 不属于真正的肝脏肿瘤

    B. 与周围肝组织分界清楚

    C. 主要由正常肝细胞和 Kupffer 细胞组成

    D. 其内含有血管和胆管组织，中心部位呈星状瘢痕组织

    E. 男性明显多于女性，一般无临床症状

36. 在婴儿腹平片上可见双泡征者的是（　　　）

    A. 肥厚性幽门狭窄               B. 胎粪性肠梗阻

    C. 肠套叠                    D. 先天性十二指肠闭锁

    E. 以上都不是

37. 患者，女，32 岁。阵发性上腹痛 2 年，夜间加重，疼痛有季节性，冬季明显，有反酸，为进一步确诊。首选的检查方法是（　　　）

A. X线钡餐检查      B. 胃镜      C. 胃液细胞学检查

D. 胃液分析      E. B超

38. 胃肠双重对比造影用硫酸钡的要求错误的是（      ）

     A. 低浓度      B. 高黏度      C. 细颗粒

     D. 黏附性强      E. 与胃液混合后不易沉淀和凝集

39. 十二指肠憩室好发于（      ）

     A. 球部      B. 球后      C. 降部

     D. 水平部      E. 升部

40. 关于结肠癌错误的是（      ）

     A. 长期的溃疡性结肠炎和血吸虫病基础上易产生癌肿

     B. 病理分为增生型、浸润型、溃疡型、混合型四型

     C. 常表现为腹部包块，便血或腹泻，或有顽固性便秘

     D. 70%好发于盲肠和升结肠

     E. 直肠癌主要表现为便血、大便变细和里急后重感

41. 肝脏的富血供性转移瘤，其原发肿瘤不包括（      ）

     A. 肺癌      B. 肾癌      C. 内分泌肿瘤

     D. 黑色素瘤      E. 肉癌

42. 关于胰腺炎错误的是（      ）

     A. 急性胰腺炎病理改变为胰腺水肿、出血、坏死

     B. 急性胰腺炎包括急性水肿型和出血坏死型

     C. 急性胰腺炎常表现为上腹部疼痛，常放射到胸背部，发热和恶心、呕吐

     D. 慢性胰腺炎在国内多与长期饮酒和营养不良有关

     E. 慢性胰腺炎常有假性囊肿形成，可有钙化

43. 患者，男。胃病史多年，胃肠钡餐示胃体大弯侧黏膜皱襞粗大扭曲，胃壁柔软，蠕动存在，应考虑（      ）

     A. 慢性肥厚性胃炎      B. 淋巴瘤      C. Menetrier病

     D. Crohn病      E. 静脉曲张

44. 十二指肠球部溃疡的X线征象不包括（      ）

     A. 激惹      B. 变形      C. 龛影

     D. 畸形      E. 扩大

45. 上段食管受压移位，常见的原因是（      ）

     A. 淋巴结肿大      B. 神经源件中瘤      C. 甲状腺肿大

     D. 胸腺肿瘤      E. 以上都不是

46. 关于胰腺肿瘤错误的是（      ）

     A. 胰腺癌占胰腺恶性肿瘤的95%，胰头癌占60%

     B. 90%胰腺癌为腺癌

     C. 疼痛伴黄疸为胰头癌最突出的症状

D. 胰腺囊性肿瘤主要包括浆液性囊腺瘤和黏液性胰腺瘤或囊腺癌

E. 胰岛细胞瘤分为功能性和非功能性

47. 胃良性溃疡较多发生在（　　　）

    A. 胃小弯　　　　　　　B. 胃后壁　　　　　　　C. 胃大弯

    D. 幽门区　　　　　　　E. 胃底

48. 胃穿孔最常见于（　　　）

    A. 外伤　　　　　　　　B. 肿瘤　　　　　　　　C. 溃疡病

    D. 自发性　　　　　　　E. 医源性

49. 十二指肠球后狭窄的最常见原因为（　　　）

    A. 结核　　　　　　　　B. 胰头肿瘤　　　　　　C. 局限性炎症

    D. 球后溃疡　　　　　　E. 良性肿瘤

50. 食管癌好发于食管的（　　　）

    A. 上段　　　　　　　　B. 中上段　　　　　　　C. 下段

    D. 胃食管前庭段　　　　E. 中下段

51. 早期胃癌是指癌肿尚未侵及（　　　）

    A. 黏膜层　　　　　　　B. 黏膜下层　　　　　　C. 肌层

    D. 浆膜层　　　　　　　E. 黏膜下层，且大小不超过5mm

52. 十二指肠淤积症形成的主要原因是（　　　）

    A. 十二指肠动力功能失调　　　　　　B. 先天性畸形

    C. 肠系膜上动脉压迫　　　　　　　　D. 十二指肠炎性狭窄

    E. 胰腺肿瘤

53. 肠结核好发于（　　　）

    A. 直肠　　　　　　　　B. 回肠　　　　　　　　C. 回盲部

    D. 结肠　　　　　　　　E. 空肠

54. 十二指肠溃疡最多见的部位是（　　　）

    A. 球后部　　　　　　　B. 球部　　　　　　　　C. 降部

    D. 水平部　　　　　　　E. 小弯侧

55. 胃癌的好发部位依次是（　　　）

    A. 胃小弯、胃窦、胃大弯　　　　　　B. 胃窦、胃小弯、贲门

    C. 贲门、胃窦、胃大弯　　　　　　　D. 胃小弯、贲门、胃窦

    E. 胃窦、贲门、胃小弯

56. 下列关于食管平滑肌瘤的描述，错误的是（　　　）

    A. 好发于食管上段　　　　　　　　　B. 位于黏膜下壁内

    C. 有完整包膜，边界光滑　　　　　　D. 食管壁柔软，蠕动正常

    E. 宽基底与管壁相连

57. 胃肠道疾病的影像学诊断的手段以下列哪一项为主（　　　）

    A. 消化道造影　　　　B. CT　　　　　C. MRI

    D. ECT　　　　　　　E. B超

58. 胃双重对比造影的目的在于（　　　　）

    A. 观察胃轮廓　　　　　　　　　　　　B. 观察胃蠕动

    C. 观察幽门开放情况　　　　　　　　　D. 观察胃底充盈情况

    E. 显示胃小区等微细结构

59. 下列关于肝血管瘤，说法不正确的是（　　　　）

    A. 女性多于男性　　　　　　　　　　　B. 肉眼呈紫红色，质地较软

    C. 一般有包膜　　　　　　　　　　　　D. 瘤内呈囊状或筛状，犹如海绵

    E. 是最常见的肝脏肿瘤

60. 下列关于肝腺瘤，说法正确的是（　　　　）

    A. 也称肝细胞腺瘤，通常无包膜　　　　B. 镜下主要由肝细胞组成

    C. 肝细胞排列具正常小叶结构　　　　　D. 肿瘤内含胆管

    E. 肿瘤实质内不易出血，可见脂肪

61. 肝癌可经过血行转移或淋巴系统转移，最常见的转移部位为（　　　　）

    A. 肾上腺　　　　　　B. 骨　　　　　　　　C. 脑

    D. 肺　　　　　　　　E. 肾

62. 胃溃疡所见哪项提示为恶性（　　　　）

    A. 龛影位于腔外　　　B. 局部胃壁僵硬　　　C. 月晕征

    D. 黏膜纠集　　　　　E. 狭颈征

63. 下列不属于肝癌组织学分类的是（　　　　）

    A. 肝细胞型　　　　　B. 胆管细胞型　　　　C. 混合型

    D. 纤维层状型肝细胞癌　　　　　　　　E. 鳞癌

64. 有关结肠息肉错误的是（　　　　）

    A. 从组织学角度说以腺瘤性息肉和炎性息肉最为多见

    B. 以反复性便血为主要临床表现

    C. 气钡双重造影是首选检查手段

    D. 带蒂息肉原来的蒂缩短或消失提示为良性病变

    E. 带蒂息肉可自行脱落

65. 关于肝囊腺瘤，下列说法正确的是（　　　　）

    A. 常见于30岁以下的女性

    B. 肿瘤起源于胆管，也称为胆管性囊腺瘤

    C. 为良性肿瘤，肿瘤边界清楚

    D. 肿瘤生长较快，通常早期就有症状

    E. 内可见多个囊腔，可与胆管相通

66. 腹部平片上肠梗阻特征影像始于发病后（　　　　）

    A. 2小时以内　　　　B. 2～4小时　　　　　C. 3～6小时

    D. 6～8小时　　　　　E. 8小时以上

67. 国内肝细胞癌的分型包括（　　　）
    A. 单结节型、多结节型、弥漫型　　　　B. 中心型、周围型、肝门型
    C. 巨块型、结节型、弥漫型　　　　　　D. 内生型、外生型、浸润型
    E. 小肝癌型、巨块型、弥漫型

68. 关于细菌性肝脓肿，下列说法错误的是（　　　）
    A. 通常由胆道炎症所致
    B. 脓肿可单发或多发，单房或多房
    C. 脓肿壁由炎性细胞及纤维肉芽组织构成，周围肝实质内可见水肿
    D. 可为革兰阳性或者阴性菌感染
    E. 下腔静脉是其主要感染途径

69. 关于肝局灶性结节增生，下列正确的是（　　　）
    A. 不属于真正的肝脏肿瘤，与周围组织分界不清
    B. 无包膜
    C. 肿块由正常的肝细胞组成，细胞排列紊乱
    D. 病灶内含血管，无胆管组织
    E. 发病率无明显性别差异

70. 下列哪种肝脏病变无明显男女性别差异（　　　）
    A. 血管瘤　　　　　　B. 肝腺瘤　　　　　　C. 肝脏囊腺瘤
    D. 胆管细胞癌　　　　E. 肝局灶性结节增生

71. 脾脏最常见的良性肿瘤是（　　　）
    A. 脾淋巴管瘤　　　　B. 错构瘤　　　　　　C. 脾血管瘤
    D. 脂肪瘤　　　　　　E. 以上都不是

72. 关于纤维板层肝细胞肝癌，错误的是（　　　）
    A. 肿瘤染色示乏血供　　　　　　　B. 无包膜，出血罕见
    C. AFP多正常，多无肝硬化　　　　D. 存在局部侵犯并经常发生转移
    E. 预后好于传统HCC

73. 下列关于先天性巨结肠的描述，错误的是（　　　）
    A. 男性多发，兄弟间常同患
    B. 为非器质性结肠狭窄，造成功能性肠梗阻
    C. 远端肠管肌肉肥厚、肠管扩张而形成巨结肠
    D. 灌肠应使用等渗盐水，忌用肥皂水或普通水
    E. 有狭窄段和狭窄近段的扩张段以及二者之间的移行段

74. 下述小肠Crohn病影像哪项不对（　　　）
    A. 环肠壁对称性侵犯　　　　B. 小肠多发狭窄　　　　C. 鹅卵石征
    D. 肠壁增厚　　　　　　　　E. 口疮样小溃疡

75. 关于先天性肝内胆管扩张症，错误的是（　　　）
    A. 又称Caroli病　　　　　　　　　B. 特点是肝内胆管囊状扩张

C. 可合并结石及胆管炎　　　　　　　　D. 常合并肾肿瘤

E. 常合并先天肝纤维化

76. 下列不属于结肠癌大体病理分类的是（　　　）

A. 增生型　　　　　　　B. 平坦型　　　　　　　C. 浸润型

D. 溃疡型　　　　　　　E. 混合型

77. 下列关于肝岛的描述，错误的是（　　　）

A. 为脂肪肝内部分未受累的肝组织

B. 常见于胆囊床附近、叶间裂或肝包膜下

C. 以肝左叶内侧段最常见

D. 可能与局部血供相对丰富有关

E. 平扫和增强为相对低密度

78. 脾大的诊断标准是（　　　）

A. 在CT和MRI横断面上脾长径超过10cm，短径超过4cm，头尾方向长度超过
13cm

B. 脾大于5个肋单元

C. 脾下缘超过肝下缘

D. 以上均是

E. 以上均不是

79. 成人消化管扭转最好发于（　　　）

A. 胃　　　　　　　　　B. 小肠　　　　　　　　C. 结肠肝曲

D. 横结肠　　　　　　　E. 乙状结肠

80. 儿童患者消化管扭转最好发于（　　　）

A. 胃　　　　　　　　　B. 小肠　　　　　　　　C. 结肠肝曲

D. 横结肠　　　　　　　E. 乙状结肠

81. 关于胰腺病变，下列说法错误的是（　　　）

A. 慢性胰腺炎多表现为胰腺萎缩

B. 胰腺肿瘤多表现为胰腺局限性增大

C. 部分胰头癌可表现为胰头肿块与胰体尾部萎缩

D. 急性胰腺炎多表现为胰腺弥漫性肿大

E. 慢性胰腺炎不表现为局限性肿块

82. 食管内鱼刺是首选哪种检查（　　　）

A. 食管双对比钡餐检查　　　　　　　　B. 间接喉镜检查

C. 棉絮钡餐检查　　　　　　　　　　　D. 食管碘水检查

E. 食管镜检查

83. 胃穿透性溃疡是指溃疡累及（　　　）

A. 黏膜层　　　　　　　B. 黏膜下层　　　　　　C. 肌层

D. 浆膜层　　　　　　　E. 黏膜层和黏膜下层

84. 下列关于胰腺癌的描述，错误的是（　　　）

　A. 起源于腺管或腺泡细胞

　B. 大多数肿块边缘不清

　C. 胰头癌以"围管浸润"方式侵犯胆总管

　D. 常形成乳头状息肉突入胆总管内

　E. 胰腺癌较其他肿瘤转移早

85. 下列关于脾淋巴瘤的描述，错误的是（　　　）

　A. 是最常见的脾脏肿瘤

　B. 病理上分为均质增大、粟粒结节、多肿块和单发肿块四型

　C. CT上有特征性改变

　D. 增强扫描有助于发现病灶

　E. 合并腹膜后淋巴结肿大有助于诊断

86. 下列表现与急性胰腺炎无关的（　　　）

　A. 门静脉血栓　　　　　B. 胆总管梗阻　　　　　C. 胰腺内外"液体潴留"

　D. 胰腺假囊肿　　　　　E. 胰腺囊腺瘤

87. MRI扫描"包膜征"最常见于（　　　）

　A. 原发性肝癌　　　　　B. 转移性肝癌　　　　　C. 肝血管瘤

　D. 肝腺瘤　　　　　　　E. 炎性假瘤

88. "靶征"是哪种病变影像特征（　　　）

　A. 原发性肝癌　　　　　B. 转移性肝癌　　　　　C. 肝血管瘤

　D. 肝腺瘤　　　　　　　E. 炎性假瘤

89. 患者，男，40岁。反复上腹部疼痛5年余，平卧时加重，弯腰可减轻。查
　体：上腹部轻压痛，X线腹部摄片左上腹部钙化，可能的诊断为（　　　）

　A. 慢性胃炎　　　　　　B. 慢性胆囊炎　　　　　C. 慢性胰腺炎

　D. 慢性十二指肠球炎　　E. 慢性肝炎

90. 下列关于胆囊腺肌增生症的描述，错误的是（　　　）

　A. 与慢性感染、先天性上皮—肌退行性改变等有关

　B. 属于胆囊炎症的一种，临床症状类似胆囊炎

　C. 囊壁增厚、囊腔缩小

　D. 胆囊内憩室形成，内可见小结石

　E. 胆壁明显强化，壁内小囊状未强化区与胆囊腔相连

91. 下列哪项不是良性胃溃疡的X线征象（　　　）

　A. 项圈征　　　　　　　B. 狭颈征　　　　　　　C. 半月综合征

　D. 黏膜集中　　　　　　E. 龛影位于胃轮廓之外

92. 闭祥性肠梗阻为（　　　）

　A. 粘连性肠梗阻　　　　B. 蛔虫性肠梗阻　　　　C. 血管栓塞性肠梗阻

　D. 肠套叠　　　　　　　E. 肠扭转

93. 食管局部黏膜增粗、扭曲、紊乱，边缘毛糙，局部可见局限性小充盈缺损（隆起）及小龛影（糜烂）。应考虑（　　　）

    A. 管静脉曲张　　　　B. 食管贲门失迟缓症　　C. 食管癌

    D. 食管平滑肌瘤　　　E. 食管良性狭窄

94. 直肠癌时，在直肠周围脂肪组织中见到直径大于多少的软组织影应考虑有直肠周围肿大淋巴结（　　　）

    A. 0.5cm　　　　　　B. 1.0cm　　　　　　C. 3.0cm

    D. 5.0cm　　　　　　E. 以上都不是

95. CT对胃癌的诊断价值，不正确的是（　　　）

    A. 观察胃壁增厚的程度　　　　　　B. 发现癌肿胃壁外侵犯

    C. 常用于明确胃癌的诊断　　　　　D. 显示肝转移和肿大淋巴结

    E. 术后复查确定复发征象

96. 肝内胆管扩张而肝外胆管正常，说明胆道梗阻部位在（　　　）

    A. 肝门部阻塞　　　　B. 胆囊管开口下方　　C. 胆总管下端

    D. 胆总管中段　　　　E. 壶腹部

97. 常出现"线样征"的肠疾病是（　　　）

    A. 克罗恩病　　　　　B. 淋巴瘤　　　　　　C. 小肠吸收不良

    D. 溃疡型结肠炎　　　E. 坏死性肠炎

98. 下述食管癌X线征象不正确的是（　　　）

    A. 黏膜皱襞破坏　　　B. 可形成充盈缺损　　C. 与正常管壁可呈移行表现

    D. 管壁僵硬不规则　　E. 可形成溃疡

99. 良性溃疡X线征象中不正确的是（　　　）

    A. 龛影突出胃壁轮廓之外　　　　　B. 治疗后好转

    C. 龛影正面观呈圆形　　　　　　　D. 黏膜皱襞通到龛影口

    E. 胃大弯浅盘状溃疡

100. 皮革胃的X线表现正确的是（　　　）

    A. 胃黏膜皱襞形态不变　　　　　　B. 胃腔扩大

    C. 幽门管呈僵硬开放状态　　　　　D. 胃大弯可见指状压迹

    E. 食管扩张

二、以下提供若干组考题，每组考题共用在考题前列出的A、B、C、D、E五个备选答案。每个备选答案可能被选择一次，多次或不被选择。

B型题

（101～102题共用备选答案）

    A. 表浅隆起型　　　　B. 表浅凹陷型　　　　C. 表浅平坦型

    D. 表浅糜烂型　　　　E. 表浅结节型

101. 胃肠钡餐造影时，早期胃癌ⅡC型为（　　　）

102. 胃肠钡餐造影时，早期胃癌ⅡC型为（　　　）

（103～106题共用备选答案）

    A. 肝血管瘤　　　　　B. 肝腺瘤　　　　　　　C. 肝局灶性结节增生

    D. 肺癌　　　　　　　E. 结肠癌

103. 最常见的肝脏良性肿瘤是（　　　　）

104. 与服用避孕药有关的肿瘤是（　　　　）

105. 肝转移瘤最常见的原发肿瘤是（　　　　）

106. 不属于真正的肝脏肿瘤的是（　　　　）

（107～108题共用备选答案）

    A. 具有中央疤痕，无包膜，内有Kupffer细胞

    B. 切而呈蜂窝状，质软，无包膜

    C. 无肝小叶结构，无中央静脉或胆管，有包膜，内见脂肪

    D. 由多个囊腔构成

    E. 浸润性生长，边界不清

107. 肝细胞腺瘤（　　　　）

108. 肝局灶性结节增生（　　　　）

（109～110题共用备选答案）

    A. 好发于回肠末端和盲肠，X线主要表现为病变肠段的激惹，钡剂通过顺利而不易充盈，呈"跳跃征"

    B. 主要累及回肠末端，X线主要表现为病变区"卵石"状充盈缺损，"线样征"是其具有特征性的改变之一

    C. 常累及直肠和左半结肠，X线钡剂显示结肠边缘纽扣状溃疡龛影

    D. 球部呈分叶状变形，球中央见一龛影

    E. 盲肠呈囊状扩张，空回肠亦明显普遍扩张，但与扩张的盲肠不成比例

109. 肠结核（　　　　）

110. 溃疡性结肠炎（　　　　）

（111～113题共用备选答案）

    A. 增强扫描为三环强化表现，周围水肿明显

    B. 增强扫描内壁呈破布样改变

    C. 增强扫描呈牛眼征表现

    D. 增强扫描壁结节和分隔明显强化

    E. 增强扫描轻度均匀强化

111. 阿米巴性肝脓肿（　　　　）

112. 细菌性肝脓肿（　　　　）

113. 肝转移瘤（　　　　）

（114～116题共用备选答案）

    A. 网膜囊积气　　　　　　　　　　　B. 腹膜后间隙积气

    C. 网膜囊积气、腹膜后间隙不积气　　D. 网膜囊不积气、腹膜后间隙积气

    E. 两者均无

114. 胃后壁穿孔（　　　）

115. 胃前壁穿孔（　　　）

116. 腹膜后空腔器官穿孔（　　　）

（117～121题共用备选答案）

    A. 跳跃征　　　　　　　B. 铅管状改变结　　　　　　C. 卵石征

    D. 地图样溃疡　　　　　E. 苹果核征

117. 肠结核（　　　）

118. 小肠淋巴瘤（　　　）

119. Crohn病（　　　）

120. 溃疡性结肠炎（　　　）

121. 结肠癌（　　　）

（122～124题共用备选答案）

    A. 可以观察食管壁厚度　　　　　　B. 可以清晰显示食管黏膜皱襞

    C. 食管细胞类型　　　　　　　　　D. 黏膜层与肌层

    E. 不能直接显示食管

122. CT扫描（　　　）

123. X线平片（　　　）

124. 气钡双重造影（　　　）

（125～127题共用备选答案）

    A. 黏膜皱襞破坏、消失　　　　　　B. 黏膜皱襞平坦

    C. 黏膜皱襞增宽、迂曲　　　　　　D. 黏膜皱襞纠集

    E. 黏膜皱襞纤细

125. 胃肠钡餐造影时，炎性浸润、结缔组织增生或黏膜下静脉曲张造成（　　　）

126. 胃肠钡餐造影时，恶性肿瘤侵蚀造成（　　　）

127. 胃肠钡餐造影时，纤维组织增生、瘢痕收缩造成（　　　）

（128～130题共用备选答案）

    A. 痉挛性改变　　　B. 收缩性改变　　　C. 激惹征象

    D. 胃肠道蠕动消失　　　E. 胃肠道张力过低

128. 胃肠钡餐造影时，胃窦、小肠及结肠炎症常表现为（　　　）

129. 胃肠钡餐造影时，十二指肠球部炎症常表现为（　　　）

130. 胃肠钡餐造影时，十二指肠球部陈旧性溃疡常表现为（　　　）

三、案例分析题。以下提供若干个案例，每个案例下设若干个提问，根据题干所提供的信息和提示信息，在每题下面备选答案中选出全部正确答案，正确答案可能为一个或多个。

【案例一】患者，男，42岁。因发热、右上腹疼痛2周入院；患者2周前无明显诱因出现发热，食欲缺乏，右上腹疼痛，查体：肝右叶体积增大，右上腹压痛明显，实验室检查：Hb：110g/L，WBC：$13.8 \times 10^{12}$/L，N：78%；上腹部CT检查如下图：

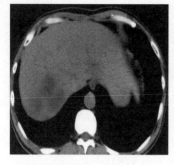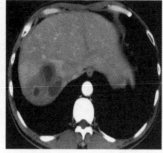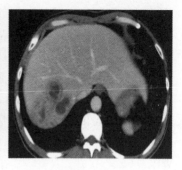

131. 根据以上临床资料及影像学检查，可基本排除以下哪些疾病（　　　）

    A. 肝囊肿          B. 细菌性肝脓肿          C. 肝细胞性肝癌

    D. 胆管细胞癌     E. 阿米巴性肝脓肿        F. 先天性胆管囊性扩张

    G. 局灶性脂肪肝

132. CT平扫病灶出现低密度区最大可能性是因为（　　　）

    A. 病灶中心坏死              B. 病灶中心脂肪变性

    C. 病灶中心出血              D. 病灶内部组织成分不同

    E. 病灶内部含有正常肝组织     F. 以上都不是

133. 出现以下哪些影像学征象支持细菌性肝脓肿的诊断（　　　）

    A. 病灶边缘不清楚

    B. 环征或靶征

    C. 增强扫描病灶周围结构均有不同程度的强化，强化程度常高于肝组织

    D. 增强扫描病灶内部可见分隔状强化，病灶低密度区未见强化

    E. 增强扫描动脉期病灶周边呈结节状明显强化，静脉期强化范围增大，向
       中央呈填充式强化，延迟期呈等密度灶

    F. 病灶内出现空气影

【案例二】 患者，男，32岁，吞咽困难2年，X线
片如下图。

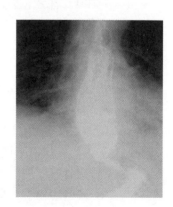

134. 该患者首先考虑（　　　）

    A. 食管炎          B. 食管贲门失迟缓症

    C. 食管癌          D. 食管平滑肌瘤

    E. 食管静脉曲张

135. 该病首选检查方法

    A. X线           B. CT

    C. 食管钡餐       D. MRI

    E. PET         F. 食管镜

136. 关于本病下列描述正确的有（　　　）

    A. 咽下困难多呈间歇性发作

    B. 是一种非器质性食管狭窄性疾病

C.可发生于任何年龄，但最常见于20～39岁的年龄组

D.X线特征为局部黏膜破坏和紊乱

E.无痛性咽下困难是本病最常见最早出现的症状

F.随着咽下困难逐渐加剧，梗阻以上食管的进一步扩展，疼痛反可逐渐减轻

【案例三】 患者，男，36岁。因腹胀、腹痛、呕吐2天由朋友扶送入院，患者发病前曾与该朋友在某酒店就餐饮酒，呕吐物为宿食。查体：上腹局部稍硬，上腹明显压痛，有轻微反跳痛，既往有十二指肠溃疡病史。门诊血常规：Hb 109g/L，WBC $11.2 \times 10^{12}$/L；N 70%；淋巴细胞30%。

137.该患者可能诊断为（ ）

    A.急性胰腺炎     B.急性食物中毒     C.急性胃炎

    D.急性肠梗阻     E.胃十二指肠穿孔     F.急性胆囊炎

138.入院后影像学检查包括（ ）

    A.血、尿淀粉酶     B.胰腺B超     C.腹部立位片

    D.上腹部CT     E.上腹部MR     F.上消化道钡餐

139.该患者检查后被诊断为急性胰腺炎，该病的CT表现可为（ ）

    A.胰腺弥漫性肿大、轮廓模糊     B.胰腺密度不均，可见片状低密度区

    C.肾前筋膜增厚     D.胰周积液

    E.假性囊肿     F.胰腺囊腺瘤

140. 10年后，该患者以腹痛，腹胀第二次入院，如要考虑慢性胰腺炎急性发作，CT表现可为（ ）

    A.胰腺增大     B.胰管呈串珠状扩张

    C.胰腺内高密度钙化影     D.假性囊肿

    E.胰腺表面不光滑     F.胰头局限增大、内见不强化低密度影

【案例四】 患者，男，51岁，上腹部不适，夜间为甚，加重1周，无黑便及发热。

141.根据症状分析，首选的影像学检查是（ ）

    A.X线平片     B.CT     C.MRI

    D.ECT     E.超声     F.上消化道钡餐

142.根据以上症状，应首先考虑的是（ ）

    A.胃炎     B.胃癌     C.胃溃疡

    D.十二指肠溃疡     E.胃淋巴瘤     F.十二指肠憩室

143.关于该疾病以下说法正确的有（ ）

    A.患者有周期性上腹部疼痛、反酸，嗳气等症状

    B.胃溃疡较十二指肠溃疡病多见

    C.十二指肠溃疡更容易恶变

    D.迷走神经张力过高，是形成十二指肠溃疡的主要因素

    E.疼痛与饮食有明显的相关性和节律性多在两餐之间发生，进餐后消失

    F.纤维内镜检查可帮助确诊

【案例五】　患儿，3岁。钡灌肠发现直肠局限性狭窄，近端肠管明显扩张。

144. 诊断应考虑为（　　）

    A. 先天性肛门闭锁　　B. 急性肠套叠　　　　C. 乙状结肠扭转

    D. 直肠癌　　　　　　E. 先天性巨结肠　　　F. 空、回肠转位

145. 先天性巨结肠患儿在做钡灌检查时需要注意的事宜包括（　　）

    A. 不用泻药　　　　　　　　B. 用温皂水反复洗肠

    C. 肛管插入位置不宜过深　　D. 灌肠时钡剂量不宜过多，速度不宜过快

    E. 检查完毕后需要抽出钡剂　F. 调节钡剂用等渗盐水

146. 以下关于先天性巨结肠说法正确的是（　　）

    A. 腹平片见肠管扩张积气或结肠内大量粪便影，少数病例可见宽大的肠内气-液平面

    B. 分为狭窄段和狭窄段近段的扩大段以及两者之间的移行段

    C. 新生儿或幼小婴儿狭窄段可不明显，仅可见结肠增宽

    D. 新生儿或幼小婴儿扩大段可不明显，仅可见狭窄段

    E. 排便后24小时复查仍然有大量钡剂存留对诊断有帮助

    F. 以上表述均正确

【案例六】　患者，男，38岁。反复上腹胀痛3年余，秋冬季及劳累后症状明显，进餐后症状加重，经约一小时后可缓解，伴有反酸、嗳气。无发热，腹泻等症状。体检上腹部轻压痛，未触及肿块。

147. 根据上述病史，首先考虑何种疾病（　　）

    A. 消化性胃溃疡　　B. 慢性胃炎　　　C. 胆囊炎

    D. 慢性胰腺炎　　　E. 胃癌　　　　　F. 胆石症

148. 为了明确诊断，应做哪些影像学检查

    A. 上腹部CT检查　　B. 上消化道钡餐　　C. B超

    D. MR检查　　　　　E. PET　　　　　　F. DSA

149. 患者的钡餐检查表现如下：胃小弯有一小的三角形龛影，龛影位于胃轮廓之外，其边缘光滑整齐，溃疡口部可见黏膜线，溃疡周围可见辐射状的黏膜皱襞直达溃疡口部。胃内未见充盈缺损，胃壁扩张度良好。根据其影像表现，诊断为何病（　　）

    A. 消化性胃溃疡　　B. 慢性胃炎　　　C. 胃憩室

    D. 胃淋巴瘤　　　　E. 胃癌　　　　　F. 胃息肉

【案例七】　患者，女，45岁。腹痛，呕吐，停止排便排气1天，行腹部立卧位X线平片检查，如下图。

150. 根据病史及图片应诊断为（　　）

    A. 麻痹性肠梗阻　　B. 单纯性肠梗阻　　C. 绞窄性肠梗阻

    D. 痉挛性肠梗阻　　E. 乙状结肠扭转　　F. 乙状结肠癌

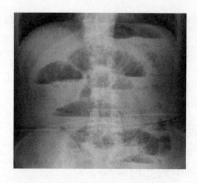 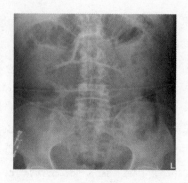

151. 关于肠梗阻影像表现错误的是（　　　）

A. 扩张的肠袢靠拢形成咖啡豆状为急性机械性小肠梗阻的典型表现

B. 绞窄性小肠梗阻时肠袢由于嵌顿而且充满液体而呈软组织团块阴影，形成"假肿瘤"征象

C. 麻痹性肠梗阻的特点是大小肠呈均等积气、扩张，可有气-液平面，扩张的肠管相互靠近，但一般肠间隙正常

D. 急性结肠梗阻钡灌肠检查，如不完全性结肠梗阻，钡剂一般在乙状结肠下端呈鸟嘴样改变

E. 急性结肠梗阻时闭袢性扭转的特点是，结肠明显扩张，可达10～20cm，扩张的乙状结肠呈马蹄状，内有两个较宽的液面，其扩张的顶部可达中上腹部

F. 以上都不是

152. 有关肠梗阻的CT表现，不正确的是（　　　）

A. 梗阻远近端肠管直径有明显差异

B. 闭袢性肠梗阻时可见"鸟嘴征"

C. 动力性肠梗阻可见小肠大肠的弥漫性充气扩张

D. 绞窄性肠梗阻肠壁可出现分层改变

E. 乙状结肠闭袢性扭转扩张的乙状结肠呈马蹄状，内有两个较大液平

F. 小肠内只要有液气平面就可诊断肠梗阻

【案例八】　患者，女，28岁。右下腹隐痛1月余、腹泻，每日3～5次，大便呈糊状，无黏液及脓血。腹部未触及肿块。

153. 患者需要做哪些检查（　　　）

A. 血沉　　　　　　　B. X线胃肠钡餐造影　　　　　　C. 结肠镜检查

D. 胸部X线摄影　　　E. 腹部CT　　　　　　　　　　　F. 结核菌素试验

154. 经胸片检查发现，两个肺尖部可见斑片状、条索状阴影，病灶密度高低不一，并可见细小空洞。小肠造影发现回盲部和盲肠、升结肠变形，肠功能紊乱，可见跳跃征考虑为何病（　　　）

A. 肠结核　　　　　　B. 克罗恩病　　　　　　　　　　C. 溃疡性结肠炎

D. 阑尾炎　　　　　　E. 淋巴瘤　　　　　　　　　　　F. 肠伤寒

155. 下列关于肠结核的描述正确的是（　　　）

    A. 常见于青少年，女性多于男性

    B. 肠结核大体病理分为两型，溃疡型与增殖型

    C. 绝大多数继发于肺结核

    D. 小肠造影可见"跳跃征"

    E. 回盲部是好发部位

    F. 溃疡常沿着与肠管长轴平行的方向分布

【案例九】　患者，男，53岁，急性腹痛，呕吐，腹胀，面色苍白入院，行平片及CT检查。

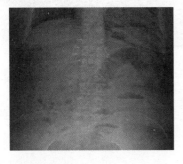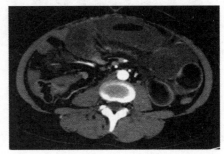

156. 图像显示的征象是（　　　）

    A. 鸟嘴征　　　　　　B. 假肿瘤征　　　　　　C. 咖啡豆征

    D. 气柱渐高征　　　　E. 空回肠转位征

157. 结合病史及影像资料，你认为最可能诊断是（　　　）

    A. 麻痹性肠梗阻　　　B. 单纯性肠梗阻　　　　C. 绞窄性肠梗阻

    D. 腹内疝　　　　　　E. 乙状结肠扭转　　　　F. 肠套叠

158. 下列不属于其临床表现的是（　　　）

    A. 持续性腹痛，逐渐加重　　　　　B. 病情发展迅速，早期出现休克

    C. 腹膜刺激症状　　　　　　　　　D. 腹胀不对称

    E. 阵发性腹痛，腹胀对称

【案例十】　患者，男，59岁。肝区疼痛，一月余内体重持续下降，既往有"大三阳"病史。超声提示：肝左叶占位，建议做进一步检查。

159. 为进步检查，可行下列哪项检查：

    A. CT平扫+增强扫描　　　　B. MRI平扫+增强扫描　　　　C. DSA

    D. 血AFP检查　　　　　　　E. PET/CT

160. 若患者CT检查如下图，首先诊断（　　　）

    A. 肝局灶性结节增生　　　B. 肝腺瘤　　　　　　　　C. 肝血管瘤

    D. 肝脓肿　　　　　　　　E. 肝癌

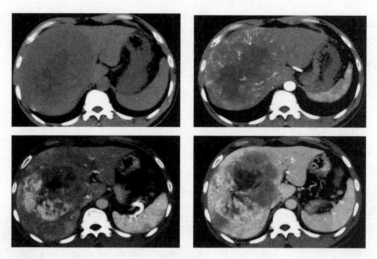

161. 下面关于原发性肝癌描述正确的是（　　　）

    A. 发病与乙型肝炎和肝硬化密切相关

    B. 50%～90%的肝细胞癌合并肝硬化，30%～50%肝硬化合并肝细胞癌

    C. 大部分患者AFP为阳性

    D. 病理上分巨块型、结节型、弥漫型三型

    E. 强化方式为"快进快出"

【案例十一】　患者，男，53岁。入院诊断：急性阑尾炎并急性阑尾切除。术后腹痛、腹胀症状不改善。行钡灌肠检查，如右图。

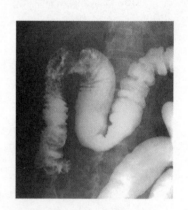

162. 该患者最可能的诊断是（　　　）

    A. 麻痹性肠梗阻　　　B. 单纯性肠梗阻

    C. 绞窄性肠梗阻　　　D. 降结肠癌合并梗阻

    E. 乙状结肠扭转　　　F. 肠套叠

163. 结肠癌病理分型错误的是（　　　）

    A. 增生型　　　　　　B. 浸润型

    C. 溃疡型　　　　　　D. 平坦型

    E. 混合型　　　　　　F. 蕈伞形

164. 关于结肠癌的描述不确切的是（　　　）

    A. 溃疡型多见　　　　　B. 腺癌为主　　　　C. 升结肠易形成腔内肿块

    D. 降结肠癌多为浸润型　　　　　　E. 早期结肠癌可呈菜花状

    F. 以上都对

【案例十二】　患者，男，45岁。体检时发现肝右后叶见一稍强回声光团，行CT平扫及增强检查。

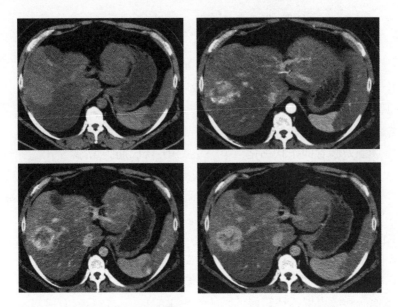

165. 根据该临床及影像表现诊断为（　　　）

　　A. 肝细胞肝癌　　　　B. 肝腺瘤　　　　　　C. 肝血管瘤

　　D. 胆管细胞癌　　　　E. 肝内转移瘤　　　　F. 转移瘤

166. 该病的增强扫描的影像特点是（　　　）

　　A. 快进快出　　　　　B. 早出晚归　　　　　C. 牛眼征

　　D. 靶征　　　　　　　E. 轨道征　　　　　　F. 以上都不是

167. 同层动态扫描主要是研究病灶的增强特征，常常用于下列哪类病的鉴别

（　　　）

　　A. 肝炎和肝硬化　　　B. 脂肪肝和血管瘤　　C. 肝炎和肝癌

　　D. 脂肪肝和肝硬化　　E. 肝癌和血管瘤　　　F. 腺瘤和血管瘤

【案例十三】　患者，女，35岁。既往有胆囊结石，突发上腹部疼痛，发热、恶心。行CT检查，如下图。

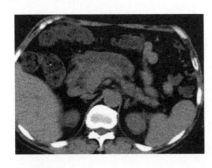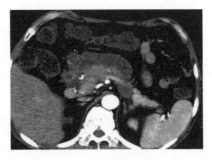

168. 该患者结合临床和影像应考虑（　　　）

　　A. 急性胰腺炎　　　　B. 慢性胰腺炎　　　　C. 胰腺囊性肿瘤

　　D. 胰腺癌　　　　　　E. 胰腺转移瘤　　　　F. 胰岛细胞瘤

169. 该病常见的并发症不包括（　　　）

    A. 蜂窝织炎　　　　　　　　　　B. 脓肿

    C. 假性囊肿　　　　　　　　　　D. 癌变

    E. 门静脉系统血管闭塞和血栓形成　F. 以上都是

170. 下列哪一项不是急性胰腺炎的CT表现（　　　）

    A. 胰腺局部或弥漫肿大　　　　　B. 胰周蜂窝织炎和假囊肿

    C. 胰腺及胰管的条状钙化　　　　D. 吉氏筋膜增厚

    E. 假囊肿内气泡，脓肿形成　　　F. 周围水肿

【案例十四】　患者，男，55岁。无痛性黄疸1个月，超声提示胰头部占位。行CT检查，如下图。

171. 结合临床及影像表现应该诊断为（　　　）

    A. 急性胰腺炎　　　B. 慢性胰腺炎　　　C. 胰腺癌

    D. 胰腺囊性肿瘤　　E. 胰岛细胞瘤　　　F. 胰腺转移瘤

172. 该疾病影像表现描述错误的是（　　　）

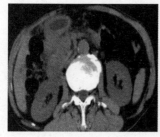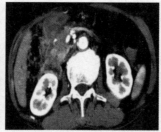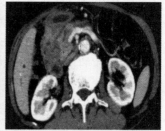

    A. 上消化道造影检查可出现十二指肠圈扩大，降部内缘出现反"3"字征

    B. 胰胆管造影可表现为胰管的阻塞，可呈截然中断，末端可出现线样变细，可表现为偏心性充盈缺损

    C. CT检查可出现"双管征"

    D. CT检查可表现为胰腺的增大或肿块

    E. 血行转移以脾脏最为常见

    F. 增强后强化程度较周围胰腺组织低

173. 下列关于胰腺癌的描述，错误的是（　　　）

    A. 起源于腺管或腺泡细胞

    B. 大多数肿块边缘不清

    C. 胰头癌以"围管浸润"方式侵犯总胆管

    D. 常形成乳头状息肉突入胆总管内

    E. 胰腺癌较其他肿瘤转移早

    F. 以上都不是

【案例十五】　患者，男，74岁。肝区偶感不适，腹胀、消瘦乏力，行MRI检查，如下图。

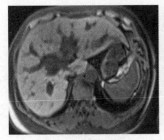 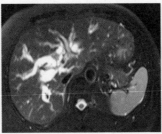 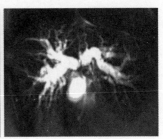

174. 该患者最可能的诊断为（　　　）

    A. 肝细胞癌　　　　　B. 肝腺瘤　　　　　　C. 肝血管瘤

    D. 胆管细胞癌　　　　E. 肝内转移瘤　　　　F. 肝局灶性结节性增生

175. 该病典型的影像特点是（　　　）

    A. 快进快出　　　　　　　　　　　　B. 早出晚归

    C. 牛眼征　　　　　　　　　　　　　D. 靶征

    E. 病灶增强检查静脉期常高于动脉期　F. 轨道征

176. 肝门区胆管细胞癌最常见的MRI表现为（　　　）

    A. 肝门区大肿块　　　　　　　　　　B. 肝门区胆管腔内充盈缺损

    C. 肝内胆管扩张，肝总管及胆总管无扩张　D. 胆囊明显缩小

    E. 肝内及淋巴结转移病灶　　　　　　F. 周围见多个淋巴结肿大

【案例十六】　患者，女，49岁，上腹部疼痛，不易缓解；腹部超声示肝内多发低回声；行上腹部CT检查如下图。

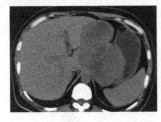 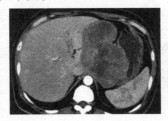 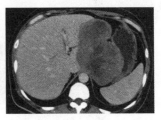

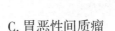

177. 患者CT表现如图示，诊断是（　　　）

    A. 胃溃疡　　　　　　B. 胃癌　　　　　　　C. 胃恶性间质瘤

    D. 胃黑色素瘤　　　　E. 胃 Crohn病　　　　F. 胃肉瘤

178. 以下哪些征象提示恶性（　　　）

    A. 肿块大于5cm　　　　　　　　　　B. 肿块密度不均匀

    C. 出现坏死、出血及囊性变　　　　　D. 出现钙化

    E. 边界清楚，与周围无粘连　　　　　F. 合并溃疡

179. 关于本病以下说法正确的有（　　　）

    A. 男女无性别差异

    B. 好发于中老年患者

    C. 其基本肿瘤细胞是一种非定向分化的多潜能的梭形或上皮间叶样细胞

D. 大部分肿瘤无包膜

E. 多呈膨胀性生长，向腔外生长

【案例十七】 患儿，男，1岁。出现烦躁、啼哭1天，1小时前出现血便。行空气灌肠检查如右图。

180. 该患者应首先考虑（　　　）

    A. 肠梗阻 　　　　　　　B. 肠扭转

    C. 肠套叠 　　　　　　　D. 坏死性小肠炎

    E. 肠结核 　　　　　　　F. 溃疡性结肠炎

181. 对该病的描述正确的是（　　　）

    A. 分原发性和继发性两种。95%以上为继发性，多为小儿

    B. 临床上表现为腹痛、呕吐、血便、腹部包块等

    C. 是婴幼儿最常见的急腹症之一。80%发生于2岁以下的小儿，女性比男性多2～3倍。多突然起病

    D. 病变早期应趁早手术治疗

    E. 典型的X线表现为空回肠换位征

    F. CT表现为同心圆征

182. 对该病最有价值的影像学检查是

    A. 空气或钡灌肠 　　　B. CT 　　　　　　　C. MRI

    D. 腹部平片 　　　　　E. 超声 　　　　　　　F. 肠镜

案例十八 患者，女，40岁。体检B超发现肝内占位，无临床症状。CT检查如下图。

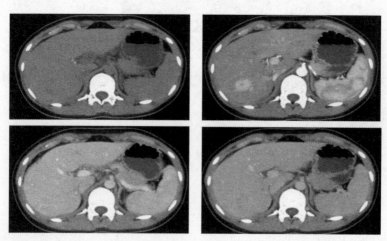

183. 首先诊断（　　　）

    A. 肝癌 　　　　　　　B. 肝血管瘤 　　　　　　　C. 肝细胞腺瘤

    D. 肝脓肿 　　　　　　E. 肝局灶性结节增生

184. 对该病描述正确的是（　　　）

    A. 男性多见，偶见于儿童

    B. 一般无临床症状，肿瘤较大时可破裂出血

    C. 肿块有包膜

    D. 病灶中央为星状纤维瘢痕，向周围放射状分布

    E. 延迟扫描中央瘢痕可见强化

【案例十九】　患儿，女，5岁。反复发作黄疸、胆道感染，行CT检查如下图所示。

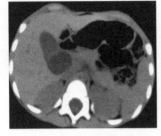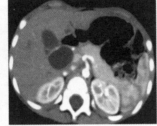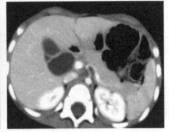

185. 该患者首先应考虑（　　　）

    A. 肝细胞癌　　　　　C. 肝囊肿　　　　　　B. 胆总管囊肿

    D. 慢性胆管炎　　　　E. 胆管细胞癌　　　　F. 先天性胆管扩张

186. 对该病的描述错误的是（　　　）

    A. 女性多见，2/3见于婴幼儿

    B. 临床上以黄疸、腹痛、腹部包块、间歇发热为主

    C. 囊肿壁只含纤维组织，缺少上皮及平滑肌，囊肿壁厚薄不等

    D. 分为囊状型、节段型、梭状型

    E. 很少有并发症

    F. 以上都不是

【案例二十】　患儿，男，15岁。发热数天，体格检查左上腹压痛。行CT检查如下图所示。

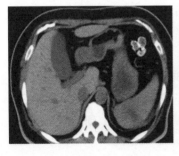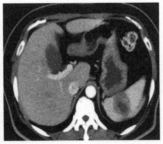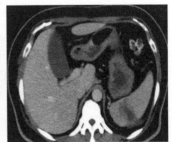

187. 该患者结合临床和影像应考虑（　　　）

    A. 脾脓肿　　　　　　B. 脾梗死　　　　　　C. 脾囊肿

    D. 脾转移瘤　　　　　E. 脾淋巴瘤　　　　　F. 脾血管瘤

188. 对该病的描述错误的是（          ）

A. 常为败血症脓栓的结果，另常见脾外伤、脾囊肿、脾梗死液化等继发感染

B. 多数患者有弥漫性全腹隐痛

C. 常有败血症症状，寒战、高热、恶心、呕吐及白细胞计数升高

D. 脓肿内偶可见小气泡或气液平面，为特异性表现

E. B超或CT引导下脓肿穿刺引流可确诊

F. 以上都是

# 第三节　自测试题答案

A1型题

1. C　2. D　3. C　4. C　5. C　6. A　7. E　8. D　9. B　10. B　11. E
12. C　13. D　14. B　15. B　16. C　17. B　18. C　19. D　20. D　21. D　22. C
23. B　24. E　25. D　26. D　27. B　28. C　29. D　30. E　31. B　32. A　33. D
34. C　35. E　36. D　37. B　38. A　39. C　40. D　41. A　42. D　43. A　44. E
45. C　46. C　47. A　48. C　49. D　50. E　51. C　52. C　53. C　54. A　55. B
56. A　57. A　58. E　59. C　60. B　61. D　62. B　63. E　64. B　65. B　66. C
67. C　68. E　69. B　70. D　71. C　72. A　73. C　74. A　75. D　76. B　77. E
78. D　79. E　80. B　81. E　82. C　83. D　84. E　85. A　86. E　87. A　88. B
89. C　90. B　91. C　92. E　93. C　94. D　95. C　96. A　97. D　98. C　99. E
100. A

B型题

101. B　102. A　103. A　104. B　105. E　106. C　107. C　108. A　109. A　110. C
111. B　112. A　113. C　114. A　115. E　116. B　117. A　118. B　119. C　120. D
121. E　122. A　123. E　124. B　125. C　126. A　127. D　128. A　129. C　130. B

案例分析题

131. AFG　132. A　133. ABCDEF　134. B　135. C　136. ABCDF　137. AE
138. BCD　139. ABCD　140. ABCDE　141. F　142. D　143. ADEF　144. E
145. BCDEF　146. ABCE　147. A　148. AB　149. A　150. B　151. D　152. F
153. ABCDEF　154. A　155. ACDE　156. D　157. CD　158. E　159. ABD　160. E
161. ABCDE　162. D　163. DF　164. AF　165. C　166. B　167. EF　168. A
169. DF　170. C　171. C　172. E　173. DE　174. D　175. E　176. DF　177. C
178. ABCDF　179. ABCDE　180. C　181. BF　182. A　183. E　184. BDE　185. B
186. EF　187. A　188. BF

（李泽达　刘　鹏　万　仞　李海兰）

# 第十一章　泌尿生殖系统疾病影像

## 第一节　泌尿生殖系统问答

### 一、肾先天发育异常和正常变异

#### （一）试述肾缺如的影像学表现

1. 平片见一侧肾影缺如，对侧肾影相对增大。有时患侧腰大肌模糊不清。小儿肾周缺乏脂肪组织，故肾影显示不清，平片较难诊断。

2. 静脉尿路造影患侧无肾和肾盂肾盏影，对侧肾影代偿性大。

3. CT一侧肾区无肾影，局部为周围肠道和脂肪组织填充，扩大扫描范围亦无肾影。多数情况下，同侧肾上腺位置正常，少数患者伴有同侧肾上腺缺如。对侧肾脏体积增大，皮质增厚。

#### （二）试述肾缺如与异位肾、游走肾的影像鉴别诊断

肾缺如：正常肾区无肾影，对侧肾脏代偿性增大，扩大影像检查范围亦找不到肾脏。异位肾及游走肾：也表现为正常肾区无肾影，但对侧肾脏体积无代偿性增大。扩大影像检查范围有助于发现异位及游走的肾脏。

#### （三）什么是异位肾及异位肾的分类？

异位肾系指一侧或两侧肾脏因先天性因素而不居于正常的解剖部位。如异位肾位于同侧某一部位则为本侧异位肾或单纯性异位肾。如位于对侧者，则称为横过异位肾或交叉异位肾。

#### （四）什么是交叉异位肾？

交叉异位肾也称横过异位肾，为一侧肾脏越过中线到达对侧，其上中段输尿管跟随异位肾一并跨越中线，但输尿管末端在膀胱的开口正常。其中85%~90%的异位肾与正常侧肾发生融合，称为融合型交叉异位肾。融合型异位肾致肾外形改变显著，可有多种异常形态。非融合型交叉异位肾多数位于正常肾脏下方，输尿管相应较短肾脏常伴有发育不全、旋转异常或不旋转等其它发育异常。另一种少见的类型是双侧横过异位肾，即交叉型横过异位肾，两肾交互横过，有人认为这是因为正常发生的输尿管芽在生长发育中误入对侧生肾组织而导致交叉型横过异位肾。

#### （五）异位肾的影像学表现

1. 平片患侧肾区无肾影　低异位肾可能表现为下腹部或盆腔软组织肿块影。胸腔肾表现为胸部肿块影，侧位片可见异位肾位于后纵隔，肿块边缘一般光滑。横过异位肾表现为正常肾影下方有另一软组织影，或因两者相距较近，呈现为一个异常

形状的肾影。

2. 尿路造影　静脉尿路造影示肾盂肾盏影位于非正常位置，并伴有旋转异常和输尿管长度异常而明确诊断。横过异位肾在身体的一侧显示两套完整的肾盂肾盏系统，异位肾的输尿管横过脊柱中线，进入膀胱。有时可导致引流受阻造成上方正常肾盂肾盏扩张。

3. CT　正常肾区内无肾影，肾脏位于异常位置，体积较小，可呈分叶状，类圆形或不规则形，可伴有旋转不良、输尿管过短等表现。增强扫描可见正常肾脏强化的特征。

4. MRI　表现与CT相似，肾实质信号无异常。

**（六）怎样鉴别异位肾与肾缺如、游走肾、肾下垂？**

异位肾系指一侧或两侧肾脏因先天性因素而不居于正常的解剖部位，异位肾位置相对固定。肾缺如时扩大影像检查范围也找不到肾脏，对侧正常肾脏体积明显增大。游走肾和肾下垂时肾脏大小形态和输尿管长度表现正常，改变体位时肾脏位置可以改变。超声为首选影像学检查方法，其他可选检查包括尿路造影、CT或MRI检查。

**（七）什么是肾发育不良？**

肾发育不全又称小肾或侏儒肾。系肾实质总量减少，但组织学结构正常，肾单位、锥体和肾叶的数量较正常少，肾盏少而小。常为单侧发病，两侧发病罕见。输尿管原基发育缺陷或肾血供不足可能是造成肾发育不全的原因。

**（八）简述肾发育不良影像学表现**

1. 平片　表现为患侧肾影小，对侧肾影代偿性增大。

2. 尿路造影　静脉尿路造影示发育不全侧肾脏排泄功能正常或较差，肾影小，肾盂肾盏细小，其间无大肾盏，肾外形光滑，无瘢痕凹陷，肾皮质虽较正常薄，但同肾影大小呈正常比例。患侧输尿管也多细小，对侧肾脏代偿性增大。

3. 血管造影　易于显示发育不全的肾，包括肾的外形及血管形态。

4. CT　表现为一侧肾脏体积明显变小，肾皮髓质等量减少，对侧脏明显增大。增强扫描时患侧肾脏的皮髓质强化方式与正常肾相似。

5. MRI　患侧肾体积较小，信号与正常肾相似，对侧肾脏代偿性增大。

**（九）怎样鉴别肾发育不良与肾萎缩？**

肾发育不良为先天性疾病，输尿管原基发育缺陷或肾血供不足可能是造成肾发育不全的原因，肾外形光滑、皮髓质比例协调、肾动脉细小但分布正常。肾萎缩由后天性疾病导致肾脏萎缩，慢性肾盂肾炎、慢性肾炎、肾血管病变、尿路梗阻为常见原因，前者导致的肾萎缩表现为肾外形不光整，有局限性肾皮质瘢痕，瘢痕下方肾盏呈杵状变。血供减少所致肾萎缩动脉造影时可见肾动脉狭窄等表现。尿路梗阻所致常有肾盂肾盏扩张。

B型超声检查是本病最常采用的检查方法，而CT和MRI检查是本病鉴别诊断的重要影像学检查手段。

**（十）简述肾盂输尿管重复畸形的病因病理、临床表现及影像表现**

本病可能与胚胎发育过程中出现两个独立的输尿管芽有关。根据重复的程度可分为具有两个独立肾盂和输尿管的完全性重复畸形、两个输尿管在下行至某处会合并开口于膀胱的不完全性重复畸形。以后者多见。重复肾常伴有旋转异常或其他畸形。对于完全性重复畸形，一般来说，下肾盂输尿管在膀胱的开口位置正常，而上肾盂输尿管可出现异位开口，如开口于尿道、子宫、阴道等。异位开口输尿管口常出现狭窄或伴有输尿管膨出。

临床表现：一般无症状。但输尿管开口于子宫和阴道时可出现，有时可并发感染、积水、结石等。女性完全性重复畸形患者，如输尿管开口于膀胱之外，可出现尿失禁。

影像学表现：

1. 平片 通常无特殊发现，重复肾的长轴一般较正常侧肾长，外缘可出现局限性凹陷。

2. 尿路造影 上下肾盂以及输尿管显影良好时诊断容易。上肾盂较小，一般只连接1～2个肾盏。下肾盂较大，可见多个肾盏与之相连。可伴发旋转异常表现。输尿管开口位置往往需逆行造影确定。上肾盂的表现包括扩张、积水或不显影，同时压迫下肾盂肾盏，此时造影可出现下肾盂上方有软组织块影。下肾盂的肾盏轴垂直或向外下翻转，似低垂的百合花。显影的肾盏数目较正常肾少。

3. CT 平扫和增强延迟图像见单侧或双侧肾脏内相互分离的两个肾盂及与其相连的两条输尿管。

4. MRI 表现同CT。冠状位可更清楚显示肾盂输尿管重复畸形。MRI可清楚显示双肾盂双输尿管畸形的全貌。

**（十一）什么是马蹄肾？**

马蹄肾是一种肾融合畸形，其机制不明。特点为两肾下极或上极相融合，融合部位多为下极，输尿管仍位于脊柱两侧。融合部位称为峡部，多为肾实质，个别情况下两侧下极肾盏在峡部相通。有时峡部仅为纤维组织构成索带。由于融合肾脏的上升和旋转均发生障碍，因此肾脏位置较低，肾轴向内下倾斜，两肾呈倒八字形排列于中线两侧。

马蹄肾多见于男性，男女之比约为2：1。本症常合并多种畸形，除泌尿系先天性异常外，还可有骨骼、心血管、胃肠道或生殖系统的畸形。

**（十二）简述马蹄肾的临床表现及影像学表现**

临床表现：可无症状，偶尔因可疑腹部或盆部肿瘤而就诊，多数有尿路梗阻、感染等表现，有时可伴有腰腹部疼痛或胃肠道症状。

影像学表现：

1. 平片 肾影低位。有时可见软组织影与两侧肾影相连。

2. 尿路造影　两肾下极肾盏接近中线，有时相距很近，两侧上极肾盏相距较远，伴肾盂肾盏旋转异常。输尿管位于两侧，上段输尿管向外弯曲，中下段输尿管向内弯曲。

3. CT　马蹄肾位置较低，两肾下极靠向中线并相互融合。冠状位重建图像示肾上极向外倾斜，下极向内靠拢并融合。常伴发旋转不良，表现为肾门朝向前方或外方。增强扫描时上述表现更明显，并可见肾脏的血供来源。可发现合并存在的肾积水及结石。

4. MRI　双肾上极或者下极的相互融合，以下极多见。融合肾状如马蹄，MRI信号同正常肾实质。MRI能清楚显示双肾下极融合后所形成的峡部横过主动脉前方，由于肾旋转不良，故肾盏朝前，输尿管越过峡部两侧前方下行。

## 二、肾囊性病变

### （一）简述肾单纯囊肿的病因病理

病因不明，可能为肾小管阻塞和局部血管阻塞造成缺氧，并最终导致囊肿发生。多见于成年人，男女患病概率相仿。病灶一般位于肾皮质内，有向外生长的倾向。囊肿与肾盂肾盏通常不相通。囊壁由纤维组织构成，内衬柱状或扁平上皮细胞。囊内容物以浆液为主。囊肿大小不等，可单发也可多发，可一侧也可双侧发病。

### （二）简述肾单纯囊肿的临床表现及影像表现

临床表现：多数无症状，常因为其他疾病行CT、超声或尿路造影时偶然发现。较大囊肿可引起肾区不适，甚至出现腹部肿块。如囊肿压迫邻近肾组织可出现高血压。

影像学表现：

1. 平片　当囊肿较大并凸出于肾轮廓外时，可表现为弧形或圆形软组织密度影突出于肾脏轮廓之外，边缘光滑。少数患者可出现壳状或弧线状囊壁钙化。

2. 尿路造影　较大囊肿或囊肿位于肾盂肾盏附近可出现肾盂肾盏变形、移位、拉长、缩短、扩大等类似于其他占位病变的表现，但不引起肾盏和肾盂的破坏。罕见情况下，囊肿破入肾盂肾盏后，对比剂进入囊内，显示为轮廓光滑的单房囊腔。

3. 肾动脉造影　在动脉期，可见局部动脉拉直和推移，甚至呈抱球状移位，病灶内无血管。在静脉期，囊肿较大时可引起肾内静脉移位。

4. CT　肾脏实质内见单发、多发圆形或类圆形大小不等均匀低密度区，呈水样密度，病灶边界清楚锐利。部分病灶可见囊壁弧状或环状高密度钙化影，较大病灶可凸向肾外。增强扫描示病灶边界更加清楚，囊壁菲薄且光滑，病灶无强化，延迟扫描示邻近集合系统受压变形、移位等表现。

5. MRI　肾囊肿单发或多发，大小不一，呈圆形或椭圆形，边缘光整，内部信号均匀，在T1WI上为低信号，在T2WI上为高信号，少数囊肿因囊内成分的不同而呈现不均匀的信号。GD-DTPA增强扫描时病灶通常不强化。合并感染时囊肿壁可见环形强化，但厚度均匀，无壁结节。

### （三）简述小儿型多囊肾临床表现及影像学表现

临床表现：小儿型多囊肾分婴儿型及儿童型两种。多数婴儿型多囊肾的患者死于出生后最初几天，可伴发高血压、左心室肥大及肾衰竭。儿童型多囊肾的患儿肾功能损害较轻，可活至儿童期甚至少年期。

影像学表现：

1. 平片　双侧肾影增大，但仍保持正常形态，肾轮廓也光滑和整齐。

2. 尿路造影　由于肾功能较差，静脉尿路造影常不能显示肾盂肾盏系统或显影较淡。显影的肾盂肾盏形态大致正常，或有轻度扩大伴拉直和分开。肾实质内有时可见多发点状透光区，为无对比剂充盈的小囊肿所造成。对比剂积聚可在扩大的集合小管内，显示为高密度的条状影，从肾盏区向锥体呈放射状分布，甚至一直延伸至肾脏皮质区。

3. CT　双肾增大并呈分叶状，肾实质内布满大小不等类圆形水样密度区，增强扫描示肾实质强化减退，肾窦受压变形，囊肿不强化。

4. MRI　双肾常明显增大，外形呈分叶状。整个肾脏布满无数大小不等、相互靠拢的囊肿，在T1WI上呈低信号，在T2WI上呈高信号。少数囊肿在T1WI和T2WI上均呈高信号。

### （四）简述成人型多囊肾临床表现及影像学表现

临床表现：一般在30～40岁之后发病。临床上常可扪及增大的肾脏，囊肿增大可引起症状，多数患者出现高血压、腰痛和肉眼血尿。尿液化验可见蛋白尿、红细胞、白细胞和各种管型。疾病后期可出现氮质血症和进行性肾功能衰竭等表现。

影像学表现：

1. 平片　肾影增大，轮廓常呈分叶状、腰大肌影可被遮盖。肾脏增大明显时可推移积气的肠道。囊肿壁上有时可见散在分布的钙化斑。

2. 尿路造影　以双侧肾盏不规则增大、延长、分开和奇异状变形为特征。肾盂形态和轮廓改变可不明显。肾小盏端部常变形，多数增大、呈撑开状。肾脏功能损害严重时，肾显影不佳，此时需做逆行尿路造影。囊肿与肾盂肾盏不相通，所以顺行及逆行造影均不能直接显示囊肿。

3. 肾动脉造影　肾动脉造影对多囊肾的诊断颇有帮助。肾动脉主干可变细，但其开口部仍正常。肾内动脉被囊肿牵拉、推移和变细，类似肾盂积水时的肾盏表现，但没有那样规则。病灶区内无异常血管。毛细血管期出现典型的蜂窝状改变，即囊肿在肾实质显影的背景上出现大小不等的圆形或类圆形透光区，弥漫分布。

4. CT双侧肾脏体积增大，形态失常，肾实质内见大量大小不等类圆形水样密度灶。增强扫描时病灶区无强化，可见肾盂肾盏被拉长、挤压变形。常同时合并肝脏、胰腺和脾脏多囊性病变。

5. MRI　表现同CT，肾脏实质被大小不等的囊肿代替，囊肿边缘光滑，呈长T1长T2信号，其内信号较均匀。伴有囊内出血囊肿信号增高。增强扫描时病灶不强化，应注意同时观察合并的多囊肝及胰、脾多发囊肿。

### （五）简述小儿型多囊肾与成人型多囊肾病理表现差异

小儿型多囊肾见于新生儿和儿童，双侧肾脏均受累，肝脏或其他内脏可同时发生囊肿。两侧肾脏体积明显增大，但仍保持其正常轮廓。肾脏切面呈海绵状，内见大量直径数毫米、大小较一致的小囊肿，肾盂和肾盏变形不常见。镜下：集合小管扩张，肾单位各部分也呈囊性扩张，小囊肿内衬以分化不良的柱状上皮。

成人型多囊肾为最常见的肾脏多囊性疾病，一般双侧肾脏同时受累，但严重程度可有差别。肾脏常增大，表面常有大小不等的囊肿突出。大体切面：囊肿累及皮髓质，囊肿之间无正常肾组织。

## 三、肾良性肿瘤

### （一）简述肾血管平滑肌脂肪瘤的影像表现

影像学表现：

1. 平片　可显示肾脏较大肿块影。如果肿瘤内所含脂肪成分较多，肿块影内可有团块状或散在点状相对透光区，以体层摄影显示为佳。有时可见少量钙化。

2. 尿路造影　肿瘤小且向外生长时，常引起肾脏外形改变，而肾盂肾盏正常。肿瘤较大时，向肾内生长，可推移和压迫肾盂和肾盏使之变形、拉长、缩短、分开或并拢。

3. CT　肾实质内见大小不等、类圆形或不规则形混杂密度肿块影，病灶内可见脂肪密度区，病灶边界清楚。增强扫描时，肿瘤通常表现为部分组织强化，脂肪组织不强化。

4. MRI　多数为单侧多发肿块，大小不一，呈圆形或椭圆形，边界清楚。肿瘤内含有脂肪、血管及平滑肌成分，信号强度不一。MRI在显示脂肪和血管方面优于CT，脂肪在T1WI上呈高信号，在T2WI上为中等信号，抑脂后呈低信号，化学位移检查显示反相位上信号较同相位信号下降。增强扫描时，肿瘤的血管及平滑肌成分有强化。肿瘤可压迫肾盂肾盏使之变形移位，亦可突破肾包膜进入肾周间隙。

### （二）简述肾血管平滑肌脂肪瘤与肾癌的CT、MRI鉴别诊断

当肿瘤内脂肪成分较少时，应与肾癌进行鉴别。肾癌一般无脂肪组织，病灶形态不规则，边界不清，易于出血及坏死。一旦肾血管平滑肌脂肪瘤不含有脂肪时，与肾癌鉴别有一定的困难。

### （三）简述肾腺瘤的影像学表现

1. 平片　较小的肿瘤可不出现任何阳性发现。肿瘤长大达一定体积后，如果位于肾脏周边部分，平片可见肾脏轮廓局部突出，或形成较大肿块影。肾腺瘤可钙化，呈壳状、弧线形或不规则点状。

2. CT　肿瘤一般较小，肾脏大小和形态可无明显改变。平扫时，肾实质内见类

圆形等或略高密度灶，病灶一般不超过3cm，边界清楚。少数病灶可出现低密度囊变区和点状高密度钙化灶，部分病灶可出现中央疤痕。增强扫描时，病灶呈均匀或不均匀的强化。

3. MRI　肿瘤呈类圆形，内部信号均匀，在T1WI上呈等信号，在T2WI上呈低或等信号，难以与肾细胞癌相鉴别。

## 四、肾恶性肿瘤

### （一）简述肾癌的临床及病理特征

肾癌即肾细胞癌，为肾脏最常见的恶性肿瘤，约占肾脏恶性肿瘤的80%。发病年龄多在40岁以上，儿童与青少年较少见。男性约为女性的3倍。

肾癌常为实质性不规则肿块。肿瘤大小不等，但多数肿瘤较大，常突出肾表面。肿瘤多呈黄灰色或灰白色，与周围正常肾组织界限清楚或不清。病灶内常有出血和坏死区，约5%的肾癌出现多发囊变区。多数肾癌富含血管，病理上常显示静脉受侵。5%~10%的肾癌可见钙化。肿瘤可发生转移，常见转移部位依次为肺、淋巴结、骨、肝和对侧肾脏。

血尿、疼痛和肿块为晚期肾癌最常见的三大临床表现。约60%的病例表现为肉眼血尿，说明癌灶已侵犯集合系统，多呈间歇性发作。疼痛多数为持续性钝痛。伴有血尿时，可为急性剧痛。少数患者可以扪及肿块。约1/3的患者有高血压表现。

### （二）简述肾癌的CT、MRI表现

1. CT　较小肾癌多呈圆形或椭圆形，病灶区呈低密度或略低密度。较大肿瘤形态多不规则，边界模糊不清，内部呈高低混杂密度。部分病灶可见假包膜影，此时肿瘤边界清楚。当肿瘤出现液化坏死时，病灶内可见更低密度区。合并出血时，可出现高密度。病灶内偶尔可见高密度钙化影。肾癌压迫或侵及肾窦时，可出现肾窦形态改变，并可导致肾积水。增强扫描皮质期：病灶多呈不均匀强化，其强化程度高于或等于肾皮质密度。实质期：病灶密度降低，而周围正常肾实质密度较高，此时肿瘤呈相对低密度改变，病灶边界和范围显示更清楚。少血供肾癌在增强扫描皮质期可仍呈低密度改变。晚期患者可见肾静脉、下腔静脉增粗、腔内充盈缺损等静脉癌栓的表现。腹膜后可见肿大淋巴结影。较大的肾癌可直接侵犯邻近脏器。

2. MRI　肿瘤在T1WI上大多数呈低信号。病灶呈等信号时容易漏诊，此时仅见局部皮髓质交界的消失。在T2WI上一般为不均匀较高信号，但有时为等信号或较低信号。有时可见假包膜，表现为T1WI和T2WI上的低信号影。肿瘤较大时可有坏死、液化、囊变及出血。肿瘤可以穿破肾包膜进入肾周间隙，并可直接侵犯邻近组织及器官。晚期肿瘤可侵及肾静脉及下腔静脉，形成瘤栓，此时可有血管扩张及侧支循环形成。可出现淋巴结转移。增强扫描时，病灶可有不同程度的增强，通常表现为皮质期肿瘤明显强化，而实质期肿瘤的强化程度不如正常肾实质。

### （三）简述肾癌的平片及尿路造影表现

1. 平片　肾脏轮廓局限性增大或可见肿块影从肾脏轮廓向外凸。病灶边缘光滑。少数病变可出现钙化，钙化密度常较淡，多数呈点状，也可为条状、弧线状。钙化可位于病灶中央，也可位于病灶边缘。偶尔可见邻近骨骼破坏。

2. 尿路造影　静脉尿路造影与逆行尿路造影均可显示肾盂与肾盏受压、移位、狭窄、变形、拉长、闭塞等表现。癌肿侵犯肾盂或肾盏时，还可见肾盂肾盏轮廓毛糙和不规则。肾盏漏斗部受压或被侵蚀后，可见相应的肾小盏扩大积水。肿瘤破坏肾盂和肾盏后可造成肾盂或肾盏充盈缺损。当癌肿较小且离肾盏较远时，可不引起肾盏肾盂改变。肿瘤较大时，可致肾轴偏移。肾下极的巨大肿瘤可致输尿管内移。癌肿广泛浸润肾实质时，可引起肾功能丧失、肾脏不显影。

### （四）简述肾盂癌的临床、病理表现

肾盂癌系指发生于肾盂和肾盏上皮细胞的恶性肿瘤，约占全部肾脏恶性肿瘤的8%。病理上，肾盂癌可分为三种类型：移行细胞癌、鳞状细胞癌和腺癌，其中以移行细胞癌最为多见，约占80%。移行细胞癌通常为多发性，往往可同时累及同侧输尿管和膀胱，后二者的病变可与肾脏移行细胞癌同时出现，也可先于或后于肾脏肿瘤被发现。约2/3患者伴有结石。

临床表现：男性发病率比女性高4倍左右。主要临床症状包括血尿和腰痛。肿瘤巨大并导致肾盂较严重积水时，患侧腹部可扪及肿块。晚期可出现贫血和体重减轻等症状。

### （五）简述肾盂癌的尿路造影、CT及MRI表现

1. 尿路造影　主要表现为肾盂、肾盏集合系统不规则充盈缺损。充盈缺损可位于肾盂或肾盏的任何部位。肿瘤有时呈地毯状生长，引起肾盂或肾盏毛糙不整，坏死后还可形成破坏腔。分化较好的癌肿，常只形成充盈缺损，形态也较规则，没有浸润生长和侵及肾实质的表现。

2. CT　肿瘤较小时，肾脏大小及形态无明显变化，于肾窦内可见分叶状或不规则形软组织密度肿块影，内部密度均匀或不均匀，CT值30～40Hu，肿块周围肾窦脂肪受压变薄或消失。增强扫描时肿块呈轻度强化，由于周围正常肾实质明显强化，病灶显示更明显，边缘更清楚。延迟扫描时，对比剂进入肾集合系统，此时可见病灶区的肾盂或肾盏出现充盈缺损。较大肿瘤可侵犯肾实质，此时表现与肾癌类似。肿瘤也可侵犯肾脏周围组织和邻近器官。

3. MRI　早期表现为肾盂内实质性占位，多呈乳头状或菜花状生长，轮廓较规整。通常在T1WI上呈稍低信号或等信号，在T2WI上呈稍高信号，少数为等信号，在长T2信号尿液对比下病灶显示非常清楚。如肿瘤组织发生缺血坏死及囊变，可表现为T1WI上的混杂低信号及T2WI上的混杂高信号。合并出血时，肿瘤组织中可见小片状T1WI上高信号。MRI上肾盂癌的强化特点和CT上相似。

### （六）简述肾母细胞瘤的临床特征及影像表现

肾母细胞瘤又称Wilms瘤，它约占整个肾脏恶性肿瘤的6%，为儿童期最常见的恶性肿瘤之一。约68%的病例见于1~5岁儿童，偶见于成人。病灶可发生于肾脏任何部位，呈圆形、椭圆形或分叶状，质地可硬可软，可有包膜。腹部肿块为本病最常见的表现。约有50%的病例出现低热，血尿比较少见。少数患者可伴有高血压。

1. 平片 肾区可见巨大软组织肿块影，其中5%~10%的病灶出现钙化，呈点状或弧状。

2. 尿路造影 肾盂肾盏系统局部或广泛分开、拉长、变短、受压或推移。当肿瘤侵犯肾盂肾盏时，还可见肾盂和肾盏壁毛糙和不整齐。

3. CT 肾实质内巨大软组织肿块，一般呈类圆形或分叶状，内部密度不均，呈高低混杂密度。病灶可伴有液化、坏死、囊变及出血，有时可出现钙化。病灶与正常肾实质界限不清，后者明显受压、推移及拉伸。增强扫描时，病灶呈不均匀轻度强化，此时病灶边缘变清楚。肿瘤可侵犯周围组织，并引起淋巴结、肝脏、脾脏及肺等脏器转移。

4. MRI 表现为肾实质内占位性病变，与肾实质界限不清，肿瘤内部常因出血、坏死、囊变、钙化而信号不均，增强扫描的表现同CT。晚期可有其他器官转移。

### （七）简述肾母细胞瘤与肾上腺神经母细胞瘤的鉴别诊断

均为小儿常见的腹部肿块性疾病。神经母细胞瘤为发生于肾上腺髓质的肿瘤，平片上出现钙化的机会达50%，远多于肾母细胞瘤。神经母细胞瘤源于肾上腺，位置偏上，肾脏常呈受压移位改变。肾母细胞瘤源于肾脏，有肾实质内肿瘤的相应征象。

### （八）简述肾转移瘤的CT、MRI表现

1. CT 病灶可单发或多发，可单肾也可双肾发病。病灶通常呈类圆形，大小不等，呈低密度或等密度改变。病灶多位于包膜下的肾皮质内，由于多数病灶体积较小，因而一般不引起肾脏形态改变。增强扫描示病灶轻度均匀强化，边界较平扫清楚。

2. MRI 表现为单发或多发的类圆形等或长T1、长T2异常信号。增强扫描时病灶周边轻度强化。

### （九）肾脏转移瘤的常见来源

肾脏转移性肿瘤可来源于血行转移，可为邻近结构恶性肿瘤直接蔓延侵及肾脏，也可为经淋巴道而来的恶性肿瘤细胞种植。癌栓也可为通过肾动静脉侵入肾脏。肾脏转移性肿瘤常为多发性，也可单发；可双侧发病，也可单侧发病。转移灶多数位于肾皮质区，可能与肾皮质血供较丰富和转移瘤常源于肾小球的癌栓有关。转移灶可为球形、豆形、菱形或不规则形。多数病灶较小。

## 五、肾血管性疾病

### （一）简述肾动脉狭窄的常见原因及病理、临床表现

肾动脉狭窄的原因包括大动脉炎、动脉粥样硬化、动脉壁纤维肌肉增生、神经纤维瘤病、先天性肾动脉发育不良、肾动脉周围病变压迫、肾动脉瘤、肾动脉栓塞、肾静脉栓塞等。

病理：肾实质萎缩，表面呈分叶状，肾包膜纤维性增厚。镜下，肾小管缺血性萎缩，间质纤维化，大部分肾小球正常。球旁器的球旁细胞数明显增多，细胞内线粒体数增加。

临床表现：主要为肾动脉狭窄所导致恶性高血压症状，上腹部可出现血管杂音。化验检查：蛋白尿较多见，可有血尿及管型尿，血尿素氮及肌酐升高，低血钾症等。肾素活性测定：周围血中肾素活性升高、两侧肾静脉血内含量差值大于2倍。

### （二）简述肾动脉狭窄的血管造影表现

肾动脉造影：对怀疑为肾动脉狭窄患者，先行腹主动脉及肾动脉造影，了解双侧肾动脉开口处及腹主动脉情况。如疑为肾内动脉病变，再作选择性肾动脉造影。肾动脉造影表现包括肾动脉狭窄、狭窄后扩张及肾继发性改变。大动脉炎及动脉粥样硬化狭窄多位于肾动脉的根部，即肾动脉开口处及近1/3段；纤维肌肉增生则常致肾动脉中远段狭窄。狭窄段的长度可自数毫米直到整个肾动脉段。狭窄形态可分为：向心性狭窄、偏心性狭窄、单发性狭窄、多发性狭窄、箭头状狭窄。狭窄远侧血管稀少细小，受累肾段萎缩，肾局部轮廓不整，肾实质期皮髓质交界不清，瘢痕导致肾轮廓不规则。侧支循环血管扩张、迂曲、排列紊乱不规则相互交错盘缠。肾实质期表现为肾供血不足、肾萎缩和排泄功能不良，肾实质显影延迟、浓度低，甚至不显影。

### （三）简述肾动脉狭窄的尿路造影、CT、MRI表现

1. 尿路造影　受累肾脏普遍性或局限性缩小，肾实质萎缩变薄，肾盂肾盏细小，患侧肾实质显影密度减低；肾盂延迟显影，肾盂肾盏显影浅淡或不显影，患侧肾盂显影逐渐浓密；输尿管细小，输尿管上段出现多个细小波浪状压迫。

2. CT　患侧肾脏体积明显缩小，但其形态、密度和皮髓质比例正常。对侧肾脏体积增大。增强扫描时，受累肾脏除体积缩小外，常无其他异常改变。CT增强动脉期薄层扫描可显示肾动脉狭窄，CTA（CT血管成像）可清楚显示狭窄肾动脉的形态、范围和程度。

3. MRI　从冠状和矢状位可显示缺血性肾萎缩的全貌，MRA（磁共振血管成像）可以显示肾动脉狭窄的位置。

### （四）简述肾梗死的病因病理改变及临床表现

肾动脉主干或其分支可因血栓、栓子或外伤等原因发生栓塞，其中以栓子最为多见。栓子性栓塞常见于心房纤维震颤、风湿性心脏病、亚急性细菌性心内膜炎、

心肌梗死、心律失常等。血栓性栓塞则多由动脉粥样硬化所造成，也可见于结缔组织病、原发性高血压、镰状细胞性贫血、肾动脉瘤、肾肿瘤、腹部创伤等。

急性肾动脉栓塞后，可形成全肾性、部分性、节段性或多发性小的肾梗死。严重者肾功能可完全丧失，肾组织发生破坏，纤维硬变及萎缩。

临床表现：急性肾动脉栓塞主要表现为突发剧烈腰痛或腹痛、恶心、呕吐、血白细胞增多、蛋白尿和血尿。发病一周后症状一般可缓解。少数病例在后期出现高血压。肾内较小分支的栓塞可无症状。

### （五）简述急性肾梗死的影像学表现

1. 尿路造影　静脉尿路造影示患肾无功能，即使一个节段分支栓塞，全肾排泄功能也可停止，原因尚不明。当使用大剂量对比剂时，由于包膜下皮质部分接受包膜动脉供血，故肾边缘皮质呈密度增高影。节段性梗死时，受累段肾实质呈低密度。

2. 肾动脉造影　可确诊肾动脉主干或其分支完全或部分性中断，有时可见栓子所造成的充盈缺损。肾动脉主干栓塞一般位于开口部。完全性栓塞时，肾动脉及实质均完全不显影。

若有迷走肾动脉或包膜动脉供血患肾的部分边缘皮质，则肾实质部分显影或可见包膜下肾皮质显影，肾脏缩小，边缘轮廓不整。节段性或亚段性栓塞时，患段肾实质不显影。多发性皮质小梗死时，皮质区密度不均呈条纹状，低密度区即为梗死区。

3. CT　除能发现肾动脉或肾静脉内较大栓子外，还可显示肾实质节段性梗死灶，呈尖端指向肾门的楔形低密度区，局部占位效应不明显。后期，梗死区还可出现负占位效应。增强扫描时病灶区无强化或者表现为肾包膜样强化。

4. MRI　肾脏内楔形异常信号区，在T1WI上呈低信号，在T2WI呈高信号。MRI亦能发现肾血管内栓子形成的充盈缺损征象，增强扫描时病灶区无强化或者表现为肾包膜样强化，代表侧支循环形成。

## 六、肾感染性病变

### （一）简述急性肾盂肾炎的病因、病理改变及临床表现

本病女性多见，主要由下尿路感染上行累及肾脏引起。其病理改变包括间质水肿、炎性细胞浸润、多发微小脓肿形成，肾盂肾盏黏膜充血、水肿，病情严重时肾盂可充满脓液。感染区之间存在正常的肾组织，正常组织与病变相间为特征性表现。肾实质内脓肿可发展并扩展至肾周组织，造成肾周脓肿。肾脏因炎性水肿而增大，肾周脂肪水肿。

临床表现：起病急，可有寒战、高热、头痛、头晕、呕吐、乏力、衰弱等全身不适。并出现尿频、尿急、尿痛、尿液混浊呈白色、腰痛、肾区压痛和叩击痛等表现。如发生急性肾乳头坏死，可出现休克、肾衰竭等。

实验室检查：尿中含有大量白细胞及白细胞管型，尿细菌培养阳性。

### （二）简述急性肾盂肾炎的尿路造影、CT、MRI表现

1. 尿路造影　静脉尿路造影表现为肾影增大，肾实质影呈普遍或节段性均匀性密度减低。对比剂排泄功能减退，对比剂聚积于肾盏的时间迟于正常，肾盏内对比剂浓度减低。肾盏及其漏斗部痉挛变细或扭曲。肾盂肾盏和输尿管呈无梗阻性扩张。肾内脓肿显示为肾盂肾盏受压、移位和变形，肾实质内出现低密度区。

一般不做逆行肾盂造影。若肾脏对比剂排泄功能降低明显，静脉造影不能显影，临床上为排除尿路梗阻时，可行逆行肾盂造影，但应慎用。

2. CT　病灶可累及单侧或双侧肾脏，可呈弥漫性或局限性改变。肾脏体积可增大，病灶区密度不均，呈略低密度改变，增强扫描时肾实质强化减弱，皮髓质交界模糊不清，并可见多个不强化区。CT增强延迟扫描示病灶呈多发大小不等低密度表现。可伴有肾盂扩张，有时肾脂肪囊密度增高、其内可见多发纤维索条影，肾筋膜增厚。病情严重者，肾实质内可出现多发小脓肿，或者出现肾功能减退表现。

3. MRI　患侧肾脏体积局限性或弥漫性增大，内部信号不均匀，皮髓质交界区模糊不清，增强扫描时患肾呈明显不均匀强化。可见肾周脂肪间隙不清、肾周筋膜增厚等。

### （三）简述慢性肾盂肾炎的病理改变及临床表现

肾脏实质形成不规则瘢痕，肾盂肾盏变形。肉眼见肾脏体积缩小或肾萎缩，表面可见深浅不一瘢痕凹陷。病变可累及双侧肾脏。显微镜下皮髓质内均见不同程度的间质慢性炎症、纤维化及部分肾小管萎缩，肾小球一般正常。肾内血管可发生硬化，造成肾缺血及肾功能减退。

临床表现：病程一般呈进行性，超过6个月。临床表现依肾实质损坏的范围、肾功能减退程度和感染的性质而有所不同。

化验检查：尿中白细胞和白细胞管型，细菌培养阳性。肾功能试验，尿最高比重小于1.025，尿肌酐清除率小于30mL/min。

### （四）简述慢性肾盂肾炎的影像学表现

1. 平片　肾影体积缩小。两肾体积缩小的程度可不相同，如病变仅累及一侧肾脏，对侧肾可代偿性增大。肾轮廓不规则、局限性凹陷。

2. 尿路造影　特征性表现为肾脏缩小、肾皮质和肾盏变形。肾皮质瘢痕表现为不规则凹陷，瘢痕可单发或多发，多见于肾上、下极，瘢痕间肾实质正常或增生肥大。由于瘢痕收缩可造成相应肾乳头收缩，相应肾盏失去正常锐利杯口状边缘，变钝呈杆状。

3. CT　单侧或双侧肾脏体积缩小，或表现为肾脏局部变小、形态不规则。肾脏表面不光滑，呈分叶状，肾实质厚薄不一，肾窦脂肪组织增多，肾脂肪囊相对较大。增强扫描示肾功能减弱，肾实质变薄，肾盂肾盏变形、扩张或积水。

4. MRI　肾脏体积缩小，边缘不规整，肾盂肾盏扩张，内部信号不均，增强扫描时肾实质强化不正常肾脏。

**（五）简述肾脓肿的病因、病理改变及临床表现**

肾脓肿又称肾皮质脓肿，多由血行播散感染所致。最常见致病菌为金黄色葡萄球菌，其他化脓性细菌也可致病。细菌到达肾后在皮质和（或）髓质形成小脓肿。小脓肿逐步融合成较大的脓肿。肾脏因感染、充血水肿而增大。脓肿较少破入肾盂肾盏。部分病例的病变可蔓延至肾被膜并到达肾脂肪囊，形成肾周脓肿，甚至穿破肾周筋膜形成肾旁脓肿。

临床表现：通常起病突然，表现为发热、寒战、食欲缺乏等菌血症或败血症症状，继而出现局部症状和体征，如肾区疼痛、压痛、叩击痛、局部肌紧张等，多无尿路刺激症状。尿中白细胞增多，脓尿，尿培养可有致病菌生长。

**（六）简述肾脓肿的尿路造影、CT、MRI表现**

1. 尿路造影　肾显影不良或不显影。若脓肿局限于肾皮质内，肾盂肾盏多显示良好。脓肿较大可造成肾盏变形、出现压迹或充盈不全，肾盏漏斗部可伸展拉直。若脓肿与肾盏相通，静脉或逆行尿路造影均可显示脓肿腔。

2. CT　早期表现为肾体积局限性增大，局部可见类圆形低密度区，边界不清。增强扫描时病灶呈轻度强化，强化程度明显低于正常肾实质。脓腔形成后，平扫时病灶呈低密度，周边呈略低或等密度改变，增强扫描时病灶呈环状强化，病灶边界较平扫时清楚。

3. MRI　肾皮质下类圆形低信号，内部信号极不均匀，可有含水、含气区（极低信号），肾包膜下反应性积液，病灶在增强扫描时的表现同CT。

**（七）简述肾周脓肿的临床表现**

主要表现为高热、寒战、腰痛、肋脊角叩击痛及腰部肿块。腰大肌受累时则发生肌紧张及剧痛。尿中通常仅有少量白细胞。由肾内病变引起者，尿中可有脓细胞和致病菌。

**（八）简述肾周脓肿的影像学表现**

1. 平片　患侧肾影增大，肾轮廓模糊不清，同侧膈肌升高，运动幅度减弱或消失。若脓肿较大，肾区出现软组织肿块影。患侧腰大肌影模糊和脊柱侧弯。

2. 尿路造影　患侧肾脏向前、内或外侧移位。患侧肾盂肾盏通常显影正常，病变广泛或严重者，可不显影。

3. CT　肾周脂肪消失，可见渗出和积液，局部密度增高，有时可见少量气体。肾脏受压，肾筋膜增厚，腰大肌边缘模糊。

4. MRI　肾周脓肿可单发或多发，早期可见肾周间隙内液体积聚，为长T1长T2信号。脓肿形成期的病变在T1WI上呈较均匀的低信号，在T2WI上呈高信号。肾周脓肿通常局限在肾筋膜内，严重感染可突破肾筋膜并侵犯邻近间隙和器官。

**（九）简述肾结核的病因及病理改变**

肾结核主要为血行感染，也可经尿路上行、淋巴播散和直接蔓延而感染。结核杆菌进入肾脏后，病灶多开始于肾小球的毛细血管丛或肾小管。多数肾结核为单侧性，双侧性病例仅占10%～15%，病程晚期往往延及对侧肾脏。

早期病变在乳头部或髓质锥体的深部，以后病变逐渐扩大，导致局部组织坏死和干酪样变，并形成脓肿。脓肿可破入肾盏而与之相通，如坏死物质排出，则形成空洞，洞壁由结核性肉芽组织构成。

病变在肾内继续扩大、蔓延，侵入皮质，甚至蔓延至肾被膜，肾内则形成多个结核性空洞。破坏严重时，肾组织大部分被腐溃而仅存一空壳，肾盂肾盏及肾实质均遭破坏，成为结核性脓肾。

结核菌也可经肾小管进入尿内，使肾盂肾盏、输尿管、膀胱乃至尿道的黏膜受感染。随身体抵抗力的增强，干酪空洞病变也可逐渐好转。空洞的周边可有钙盐沉着，可沉着于空洞局部，或全肾钙化，此时临床上称之为肾自截。结核病变破坏肾实质，使肾功能受损。尿路可因病变纤维化而发生狭窄，狭窄以上尿路扩张积水，或并发感染，从而加重肾实质的萎缩和破坏。

### （十）简述肾结核的临床表现

早期一般无明显症状。病变累及肾盂肾盏时，可出现尿频、尿痛、脓尿或血尿。局部体征如肾脏增大、压痛等较为少见。病变严重时可出现全身症状，如消瘦、衰弱、低热、乏力或贫血等。尿液化验：尿中可有红细胞、白细胞及结核杆菌。

### （十一）简述肾结核的影像学表现

1. X线平片　病变早期时肾影正常。脓肿形成后，肾影局部轮廓可向外凸出。发生肾自截时，可表现为散在云絮状、边缘模糊的钙化影。

2. 尿路造影　当乳头或锥体病变未与肾盏相通时，造影时无异常表现。随病变进展，乳头表面形成溃疡，此时肾小盏杯口部显示轻微的不规则。病变扩大，形成与肾盏交通的空洞后，除小盏杯口部出现鼠咬样破坏征象外，常见小盏以外有充盈对比剂的小囊腔影，边缘不规则而模糊。肾盏也因病变累及、病灶扩大或肾盏漏斗部因炎性刺激发生痉挛而出现肾盏扩张或破坏，外形不规则。肾脏大小和轮廓外形多无改变，少数病例病变部位有局限性凸出。随着病变的发展，肾内病变范围扩大，累及多数肾盏或全部肾盏。肾盂肾盏还常因漏斗部狭窄或输尿管狭窄，而出现局限性或普遍性扩张积水。当肾实质大量破坏，形成多个不规则空洞，而肾功能尚未完全损坏时，造影可显示边缘不规则、大小不等的多个片状影像。空洞显影密度较淡，有时其密度仅略高于周围的软组织。病变如仍进展，肾实质及集合系统皆被破坏，肾内充满干酪样坏死脓性物质，肾排泄功能丧失，钙质沉着后即呈肾自截表现。

3. CT　当病灶位于肾皮质内时，表现为微小肉芽肿，CT难以发现。随病情发展，肾实质内出现多发形态不规则、边缘模糊的低密度灶，与肾盏相通，局部受累肾盂肾盏不同程度变形，肾盂壁增厚，受累肾盏可见积水扩张。病灶局部可见钙化影。增强扫描时，病灶坏死区无明显强化。晚期，肾脏体积缩小、形态不规则，肾盂肾盏壁明显增厚，肾盂腔狭窄或闭塞。发生钙化时，肾区见不规则斑点状、蛋壳状或弥漫性钙化。

4. MRI 病变早期，肾结核肾脏体积稍大。晚期，肾可体积缩小，形态欠规则。肾内可见单发或多发、大小不等的空洞，在T1WI上呈低信号，在T2WI上呈高信号。患肾的皮髓质交界消失，肾周筋膜增厚。由钙化形成的"自截肾"可呈花瓣状，在T1WI上呈低、等信号，在T2WI上呈混杂信号，这可能与"自截肾"内的干酪样及钙化成分有关。

## 七、其他肾疾病

### （一）简述肾结石的主要病理改变及临床表现

主要病理改变包括梗阻、积水、感染，以及对黏膜和肾实质的损伤。结石可造成局部肾盂肾盏狭窄，形成不完全性梗阻，梗阻以上部位出现积水，并可继发感染。病情严重时，可形成局部积脓，肾实质破坏、萎缩，以致肾功能丧失。当结石未引起积水时，仅引起局部黏膜损伤。

临床表现：典型症状包括疼痛、血尿和排石史。大多数病例为钝痛，少部分病例为绞痛，个别病例无疼痛。疼痛一般为间歇性，常位于肋脊角、腰部或上腹部，活动后疼痛发作或加重。肾绞痛表现为沿下腹部、会阴、腹股沟突发短时剧烈疼痛，绞痛发作时常伴恶心、呕吐、面色苍白、出冷汗，甚至呈虚脱状态。血尿为肉眼或镜下血尿。结石梗阻而引发肾积水和感染时，可出现尿频、尿急、尿痛、脓尿等症状，感染严重时可出现高烧、寒战等症状。

### （二）简述肾结石的影像学表现

1. X线平片 多数肾结石表现为高密度影，形状可为圆形、卵圆形、三角形或肾盂铸形，亦可为桑葚形和鹿角形。肾结石大小悬殊。在肾轮廓内见到高密度影，都应首先考虑结石。有时结石位于肾的边缘部，这是由于肾积水后肾实质严重萎缩或者是结石位于肾囊肿内。肾积水时，在不同时间或改变体位照片时，结石位置可发生变化。多发性结石由于互相重叠，有时难以确定其数量。由于内部钙质含量不同，结石的密度也相应变化。阴性结石可无阳性发现。

2. 尿路造影 静脉尿路造影可用于结石定位，了解有无积水及其程度，发现平片未显示的阴性结石，鉴别平片可疑的钙化影，或为手术作准备。阴性结石表现为局部充盈缺损，且充盈缺损随体位改变而移动。肾积水程度和肾功能状态可根据显影情况来判断。逆行肾盂造影通常是不必要的，只是在平片诊断有困难、静脉造影不成功、怀疑阴性结石需进一步鉴别，或因手术特别需要时才采取。

3. CT 于单侧或双侧肾盂肾盏内见单发或多发斑点状、类圆形、鹿角形、桑葚形或不规则形高密度影，通常CT值在100Hu以上，病灶边界锐利清楚。当结石引发梗阻时，可见结石以上部位的肾盂肾盏扩张，肾实质可变薄。CT增强扫描和延迟扫描，可进一步确定病灶位于肾盂肾盏内。如发生肾积水并出现肾功能异常时，肾脏强化弱，延迟扫描时肾盂肾盏内对比剂浓度低或无对比剂出现。

4. MRI 表现为T1WI上肾盂肾盏内的单发或多发的低信号影，此为含钙较高的结石，常合并肾盂肾盏积水。磁共振尿路成像（magnetic resonance urography，MRU）对结石及肾积水的显示效果很好，结石类似X线造影时的充盈缺损，较小的结石需要观察原始图像。

**（三）简述肾结石、肾钙化灶、肾盂肿瘤的影像鉴别诊断**

1. 肾钙化灶平片上病灶形态不规则，内部密度不均匀。与结石相比，钙化灶的密度较低。尿路造影示高密度影位于肾盂肾盏以外的位置。CT示高密度影位于肾实质内，形态不规则，无肾积水表现。

2. 肾结石 X线及CT上多为高密度结节，较大结石可引起梗阻、积水，尿路造影显示高密度灶位于肾盂肾盏内。

3. 肾盂肿瘤尿路造影与CT检查示病灶形态不规则，位置固定，呈软组织密度，CT增强扫描时病灶可见一定程度强化。

**（四）简述肾损伤的病因分类**

肾脏损伤病因分三类：外伤性、医源性和自发性。前者常见于车祸和工伤等事故、挤压、打击肾区所致。医源性肾损伤常因穿刺治疗与诊断、输尿管插管和手术所致。自发性损伤病因常为肾积水、肿瘤破裂等。

**（五）请按肾脏损伤程度进行肾损伤分类**

按肾脏损伤程度和病理变化，分为肾挫伤、部分裂伤、全层裂伤、肾破裂和肾蒂断裂伤五种类型。

肾挫伤：最常见，占肾闭合伤的60%～80%，肾被膜、肾盂肾盏黏膜完整，仅为肾实质的淤血或微小裂伤。

肾部分裂伤：属轻微损伤，肾被膜可完整，仅在被膜下形成血肿。如被膜也有裂伤，血液外渗形成肾周血肿。若肾盂肾盏裂伤，血液可流入肾盂，并导致大量血尿。

肾全层裂伤：血尿向外渗入肾周组织内，血液向内流入肾盂。外渗尿液若一个月左右仍未吸收，可形成囊肿，称为肾旁假性囊肿。外渗尿液也可渗到已破裂的腹膜腔或胸腔内，引起尿性腹膜炎和胸膜炎。

肾破裂：为严重的肾脏损伤之一，肾脏可破裂成碎块，并引发大出血，如若不及时救治可导致死亡。

肾蒂断裂伤：多见于高处坠落伤后，肾脏因重力作用向下剧烈拉扯，导致肾动脉与腹主动脉交接处断裂，常引起大出血、休克，直至死亡。

**（六）简述肾损伤的临床表现**

肾创伤的症状视病情轻重而不同，包括疼痛、血尿、休克、伤侧腹壁强直、腰部肿胀、有时在腰部可触及肿块。

**（七）简述肾损伤的肾动脉造影表现**

肾挫伤表现为挫伤区血流缓慢，血管小分支伸直展开，小分支血管闭塞，实质期肾密度减低，有时呈条纹状不均匀的密度。肾裂伤时，可见裂伤区呈不规则条带状缺损，或显示肾组织明显分离，边缘毛糙不整，血栓所致动脉狭窄、闭塞，血肿邻近肾内小分支血管可见受压变形。实质期肾轮廓变形。

### （八）简述肾损伤的尿路造影表现及CT表现

1. 尿路造影　静脉尿路造影主要为肾排泄功能的改变，包括肾显影延迟或不显影。肾盂肾盏扭曲、变形。

2. CT　肾挫伤：平扫可见局部肾实质密度略降低，边界不清，增强扫描时病灶区呈边缘模糊的轻度不均匀强化或无强化区，延迟扫描可见肾间质内对比剂少量集中现象。肾内血肿随时间不同其大小、形态、密度均有所不同，增强扫描时血肿呈边界清楚或不清的低密度无强化区。肾破裂伤表现为局限性密度减低区，并伴有小灶性出血及肾周血肿表现。增强扫描时，病灶区呈低密度或无强化改变，可见含对比剂外渗尿液积聚现象。肾碎裂伤：当保留完整血管时，增强扫描可见肾实质增强断端边缘不规则，呈斑片状强化，当血管断裂时可出现不强化肾块。肾盂损伤时，增强扫描示含对比剂尿液外渗。肾蒂损伤时，整个肾脏或部分肾段不强化，肾盂内无对比剂聚积。肾包膜下血肿时，表现为新月形低密度区围绕，相应部位肾实质受压。肾周血肿时，可见肾脂肪囊内见高密度影，随时间延长密度逐渐降低，肾筋膜增厚。

### （九）简述肾损伤的MRI表现

MRI可显示断裂部位及程度和血肿范围，有助于肾内血肿分期，当血肿为亚急性期时信号不均，在T1WI和T2WI上呈外周高信号、中心低信号，中间信号可混杂。肾包膜下血肿最常见，局部肾皮质呈弧形受压，血肿信号强度依不同时期而异。肾周血肿局限于肾周筋膜内，因肾裂伤慢性渗血及渗液，故肾周血肿常为混杂信号。全肾撕裂时，肾盂肾盏损伤可致尿液外渗到肾周间隙产生含尿囊肿，囊肿信号较均匀，呈长T1长T2信号。

## 八、输尿管囊肿

### （一）简述输尿管囊肿的病因、病理改变

输尿管囊肿又称输尿管疝或输尿管口膨出，是由于先天性输尿管口狭窄所致的膀胱壁内段输尿管囊性扩张所致。输尿管囊肿分为两型：

1. 单纯型输尿管囊肿　即膀胱内型输尿管囊肿，输尿管囊肿完全位于膀胱内，可以是单一输尿管的输尿管囊肿，无上尿路重复畸形，亦可并发于完全性重复肾、双输尿管的畸形，而极少是下肾之输尿管。

2. 异位型输尿管囊肿　输尿管壁内段的先天性扩张，并有输尿管异位开口，输尿管囊肿的一部分位于膀胱颈部后尿道，其开口可位于膀胱内、膀胱颈或尿道内，多伴有肾、输尿管重复畸形，且囊肿多起源于上肾之输尿管。

### （二）简述输尿管囊肿的影像学表现

1. 尿路造影 以静脉尿路造影为主要检查方法，因其可以显示囊肿、输尿管的全貌及肾盂造影情况。典型尿路造影可见输尿管下端呈"眼镜蛇头"或球状扩张，与膀胱区相比密度较低，充盈对比剂的囊肿周围可见一环状透亮区。亦可于充满对比剂的膀胱内形成一圆形或椭圆形的充盈缺损，边缘光滑，大小可从1cm直到占据整个膀胱。应用排空性膀胱造影使膀胱对比剂排空，囊肿由于此时充盈对比剂而得以清楚显示。有时可见囊肿由膀胱突向尿道内。由于囊肿内部的液体可间歇性排出，囊肿的大小可变化。囊肿内常可见结石形成。另外，可见扩张的输尿管、杵状肾盏及肾功能减退。

2. CT 平扫可见充满液体的膀胱内有一圆形软组织肿块，增强扫描可见囊肿在充满对比剂的膀胱内成为充盈缺损，可见充盈扩张的输尿管与囊肿相连。

3. MRI 在T1WI上囊肿壁呈线状信号影，囊肿与膀胱内尿液均为低信号。在T2WI上，囊肿和膀胱内尿液均为高信号，囊肿壁呈均匀低信号。MRU可显示输尿管囊肿的"蛇头征"以及输尿管扩张积水。

## 九、输尿管癌

### （一）输尿管癌的主要病理类型有哪些？主要好发部位在哪里？

大多数为移行上皮癌，鳞癌、腺癌和未分化癌少见。输尿管下段为好发部位。

### （二）输尿管癌主要临床表现有哪些？

好发于中老年，男性多于女性。血尿是最常见的症状，也是大多数患者的最初症状。以肉眼血尿最常见，少数为镜下血尿。患者多数无阳性体征，一般无明显腰痛。当肿瘤发生浸润和输尿管发生梗阻时，会出现腰部疼痛，以非放射性钝痛为主。如果有活动出血伴血块形成，可因急性尿路梗阻而出现间歇性阵发性绞痛。

### （三）输尿管癌的影像学表现有哪些？

1. 尿路造影表现为

（1）长圆形或圆形充盈缺损，边缘光滑且呈波浪状；

（2）充盈缺损的边缘不规则，呈"虫咬"状，亦可表现为不规则溃疡和管腔狭窄；

（3）肾盂及病变近段输尿管不同程度扩张、积水；

（4）肿瘤阻塞输尿管时，如同时做排泄性和逆行尿路造影，可显示肿瘤之上下缘及其范围。

2. CT 平扫时输尿管癌肿区可见到近似肌肉密度的软组织块影。较小的肿块多呈圆形，边缘较光滑或有小棘状突起；较大的（直径大于5cm）肿块则多呈不规则形，中央可见密度减低的坏死液化区，与周围组织粘连、浸润。注射造影剂后，肿块轻度强化，与输尿管管壁的增强程度相仿，CT值可提高到近60Hu。增强扫描后可清楚显示癌肿区管腔狭窄，管壁不均匀增厚，或管腔内见充盈缺损。病变上方输尿管、肾盂积水扩张。另外，CT还可明确肿瘤对邻近组织脏器的侵犯程度以及有无淋巴结转移。对于患肾功能衰竭和不能逆行插管者，CT具有明显的优越性。

3. MRI　局部输尿管管壁不规则增厚，病变段腔内或腔周可见异常软组织肿块影，多为分叶状或结节状，T1WI上呈低等信号，T2WI上呈等或稍高信号。MRI增强扫描示局部软组织肿块和增厚管壁强化。MRU示梗阻端呈突然截断状或偏心性狭窄，病变段以上输尿管和肾积水多呈中重度。

## 十、输尿管结核

### （一）输尿管结核的主要病因是什么？

输尿管结核继发于肾结核，结核病变通过肾盂黏膜表面、黏膜下层和含结核杆菌尿液的直接接触扩散至输尿管。

### （二）输尿管结核主要临床表现哪些？

男性较女性多见，最常见于在20～40岁之间。早期往往没有明显的临床症状，尿检仅有少量蛋白和程度不等的红白细胞。典型症状是尿频、尿痛、米汤样尿、脓尿和血尿。血尿常是终末血尿，是因结核性溃疡在膀胱收缩时出血所致。腰痛也是常见症状之一。

### （三）输尿管结核尿路造影表现是什么？

输尿管因结核性溃疡瘢痕收缩引起狭窄或粗细不均、管壁变硬或边缘不整。这种现象甚至可发生在病变的早期，以致结核性征象不甚明显，主要表现为肾积水，与非结核性（炎性）输尿管狭窄引起的肾积水很难鉴别。输尿管狭窄可单发、也可多发，其狭窄长度与狭窄的数目均不相等，有时不规则的狭窄区与扩张区交替存在，形成输尿管结核的典型表现。

## 十一、输尿管结石

### （一）输尿管结石引起输尿管的病理改变有哪些？

黏膜擦伤、出血，输尿管梗阻，局部水肿、感染，发生输尿管炎及其周围炎，梗阻性肾积水及肾实质损伤。

### （二）输尿管有哪几个生理性狭窄区？

上部狭窄在肾盂与输尿管交界处，中部狭窄在输尿管越过髂血管处，下部狭窄在输尿管进入膀胱处。

### （三）在腹部平片上输尿管下段结石如何和盆腔静脉石区别？

盆腔静脉石是静脉血栓钙化而成，呈圆形，边缘光滑，而输尿管结石往往呈卵圆形或不规则形，长轴与输尿管一致。静脉石密度往往不均，表现为周围致密、中心透光状，或中心钙化点、中间层低密度、外层为钙化环，具有特征性。CT增强扫描可明确高密度灶位于血管内还是位于输尿管内，有助于区分输尿管结石及静脉石。

## 十二、膀胱先天发育异常

### （一）膀胱先天发育异常分类有哪些？

膀胱发育不全常伴有尿道缺如，膀胱重复异常，先天性膀胱憩室，脐尿管异常，梅干腹综合征，膀胱外翻，先天性巨膀胱—细小结肠—蠕动低下综合征。

### （二）梅干腹综合征影像学表现是什么？

静脉肾盂造影可见肾小盏缺乏，输尿管变长、迂曲及扩张。膀胱壁变薄及变大，前列腺尿道部变宽、变长及向后上移位。可合并脐尿管憩室或脐尿管不闭。CT可以很好显示泌尿道改变，但肾盏改变及尿道改变仍以泌尿系造影为佳。

## 十三、膀胱良性肿瘤

### （一）膀胱嗜铬细胞瘤的典型临床表现有哪些？

典型的临床表现是排尿时头痛、头晕、心悸、视物模糊、出汗和高血压。这些症状有时可以由膀胱充盈、下腹部触诊、排便或性交等诱发。约65%～80%的患者出现阵发性或持续性高血压。如果在排尿、膀胱充盈或按压膀胱时血压升高，对诊断该病有重要意义。

### （二）简述膀胱乳头状瘤膀胱造影及CT表现：

膀胱造影　可发现大小不一、数目不定的充盈缺损，表面可光整或凹凸不平。良性者基部较窄，可有蒂。此外，造影还可显示伴随的结石、炎症、积水及憩室等病变。

CT　乳头状瘤一般较小，呈乳头状突入膀胱内。肿瘤表面光滑，有蒂与膀胱相连，膀胱壁无浸润。增强扫描：肿瘤可有强化。乳头状瘤在病变早期时，难以与低度恶性的乳头状癌相鉴别。

## 十四、膀胱癌

### （一）膀胱癌的主要病因是什么？

膀胱癌的病因至今尚未完全明确，比较公认的有以下几个：

1. 长期接触芳香族类物质；

2. 吸烟；

3. 体内色氨酸代谢异常；

4. 膀胱黏膜局部长期受刺激；

5. 药物；

6. 寄生虫。

### （二）膀胱癌病理组织学分类包括哪些？

移行细胞癌（92%）、鳞癌（6%～7%）、腺癌（0.5%～2%）和未分化癌（1%以下）

### （三）膀胱癌影像学的主要表现有哪些？

1. 膀胱造影　膀胱内可有大小不一的充盈缺损，小的缺损易被造影剂掩盖而造成漏诊。膀胱双重造影有利于显示小的肿瘤。膀胱癌边缘多不规则，乳头状膀胱癌的表面凹凸不平，基底宽，局部膀胱壁变硬，膀胱变形。浸润型膀胱癌侵犯膀胱壁全层时，膀胱壁变硬、固定、增厚，并有不规则的充盈缺损，膀胱缩小。肿瘤侵犯输尿管口时，可出现输尿管和肾积水的表现。

2. CT　肿块呈乳头状，密度多较均匀，轮廓较光整，偶可见蒂。较大的肿块密度可不均，中央出现坏死液化，边缘不规则，呈菜花状。少数肿块内可见钙化。肿块的CT值多为20～50Hu，注入造影剂后，病灶强化不明显，与正常膀胱壁相似。CT不易确定癌灶侵犯膀胱壁的确切程度。但当癌灶突破膀胱壁向外侵犯时，CT易显示。癌灶最先侵犯膀胱壁周围的脂肪组织，致使透亮的脂肪层中出现软组织密度影。进一步侵犯前列腺和精囊时，使膀胱精囊三角区闭塞，前列腺精囊增大变形。再进一步则蔓延到盆壁。对大于10mm的淋巴结可视为有转移。

3. MRI　病灶在T1WI上呈略高于尿液的稍高信号，在T2WI上表现为高信号，但信号强度明显低于尿液。

### （四）膀胱癌病理的分期是什么？

0期：局限于黏膜层。

Ⅰ期：局限于黏膜下层。

Ⅱ期：局限于浅肌层。

Ⅲ期：限于膀胱局部和深肌层。

Ⅳ期：侵犯邻近器官、淋巴结和远处转移。

## 十五、膀胱感染性病变

### （一）膀胱结核典型影像学表现是什么？

CT扫描显示：膀胱壁局限性或弥漫性增厚，膀胱壁上多发小结节，为结核性肉芽肿。增强扫描时，膀胱壁或结节可不规则强化。膀胱结核中晚期多表现为膀胱壁僵硬，范围较大，甚至出现膀胱挛缩、闭塞。膀胱结核的溃疡可穿透膀胱壁形成膀胱—阴道瘘或膀胱—直肠瘘。

### （二）简述膀胱炎的膀胱造影、CT及MRI表现

1. 膀胱造影　可见膀胱壁毛糙不平，病情较重时膀胱容积缩小。

2. CT　多数急性膀胱炎的CT表现正常，部分病例可有膀胱容积缩小，膀胱壁广泛增厚。CT平扫时增厚的膀胱壁为软组织密度，增强扫描时呈均匀强化。慢性膀胱

炎时可见膀胱壁厚，由于慢性炎症以纤维瘢痕为主，血供不丰富，故增强扫描时膀胱壁的强化程度不及急性膀胱炎。CT发现膀胱壁线样钙化时，应考虑膀胱血吸虫病或结核可能，偶也见于细菌性感染。

3. MRI　由于充血、水肿的膀胱内膜含水量很高，增厚膀胱壁在T1WI上的信号介于低信号的尿液与中等信号的肌肉信号之间，在T2WI呈高信号。

## 十六、膀胱结石

### （一）简述膀胱结石的临床表现

膀胱结石的主要症状包括膀胱刺激症，如尿频、尿急、尿痛和排尿困难。白天活动时膀胱刺激症更明显，夜间睡眠时上述症状可减轻或消失。典型的膀胱结石症状是排尿时尿流突然中断，阴茎头部剧痛。当改变体位时，则疼痛缓解，可继续排尿。可有血尿，常在排尿终了时出现血尿。

### （二）简述膀胱结石的影像学表现

1. 平片　膀胱结石内钙含量多，X线平片易于确诊。表现为圆形、卵圆形或不规则形，大小不等，可单发或多发。因所含化学成分不同而密度不同，边缘多较光整。可随体位改变而移动。

2. 膀胱造影　一般采用逆行造影，目的在于了解平片上发现的结石是否在膀胱内，以及发现阴性结石、膀胱憩室内结石及结石并发症。阴性结石表现为膀胱内充盈缺损，且随体位的改变充盈缺损也相应变动。

3. CT　膀胱结石在CT平扫上显示为块状高密度灶，CT值在100Hu以上，具有移动性，可明确诊断。

4. MRI　膀胱结石在T1Wl和T2Wl上都呈很低信号，圆形或类圆形，边界清，轮廓光滑。

## 十七、肾上腺囊肿

### （一）简述肾上腺囊肿的影像学表现、诊断及鉴别诊断

1. 影像学表现

CT：肾上腺类圆形或椭圆形肿块，呈均匀水样密度影，边缘光滑、锐利，壁薄而光滑。少数囊肿边缘可见弧形钙化。增强扫描时，病变一般无强化，囊肿合并感染其囊壁可有强化。

MRI：呈均匀长T1、极长T2信号，无强化。

2. 诊断与鉴别诊断　肾上腺囊肿影像学表现具有一定特征，即表现为肾上腺类圆形囊性肿块，CT和MRI检查分别为均匀水样密度和信号，无强化，诊断并不困难。

### （二）简述肾上腺髓脂瘤的影像学表现、诊断与鉴别诊断

1. 影像学表现

CT：肿瘤表现为单侧、偶尔为双侧性肾上腺肿块，类圆形或椭圆形，边界清晰，多数直径在10cm以下，少数者可较大。肿块为混杂密度，由不同比例的低密度脂肪灶和软组织密度灶组成。增强扫描时，肿块的软组织部分可发生强化。

MRI：肿块信号不均，内含不规则短T1高信号和长T2高信号灶，与皮下脂肪信号强度相同。这种高信号灶在脂肪抑制序列上信号强度明显减低。增强扫描时，肿块可不均匀强化。

2. 诊断与鉴别诊断 不均质肾上腺肿块内含有明显的成熟脂肪组织是髓脂瘤的特征，CT和MRI均能明确显示这种特征，诊断不难。肾上腺髓脂瘤主要与肾上腺区其他含脂肪肿块进行鉴别，如肾上极血管平滑肌脂肪瘤、腹膜后脂肪瘤、脂肪肉瘤、畸胎瘤、低密度肾上腺腺瘤等。鉴别关键在于正确定位，再结合临床资料，一般不难区别。MRI同/反相位有助于区分肾上腺髓脂瘤及皮质腺瘤。

### （三）简述肾上腺腺瘤的病理与临床、影像学表现及诊断与鉴别诊断

1. 病理与临床

肾上腺皮质腺瘤多发生于一侧，通常为单发，瘤体较小，直径多为2～3cm，包膜完整，内含丰富脂质。肿瘤生长缓慢，有恶变可能性。肿瘤多数具有内分泌功能，其中分泌过量糖皮质激素（主要是皮质醇）者称为皮质醇腺瘤，分泌醛固酮者称为醛固酮腺瘤，无分泌功能者为无功能腺瘤。

本病易发年龄为20～40岁，男女之比为1∶3。无功能腺瘤一般无临床症状，多为偶然发现。皮质醇腺瘤患者表现为满月脸、向心性肥胖、皮肤紫纹、水牛背、乏力、多毛和面部痤疮。醛固酮腺瘤患者表现为高血压、肌无力、夜尿增加，实验室检查示血及尿醛固酮水平增高、血钾减低和肾素水平下降。

2. 影像学表现

CT：肾上腺类圆形或椭圆形肿块，直径多在2cm以下，与肾上腺侧肢相连或者位于两侧肢之间，边界清楚，其密度均匀，由于富含脂质，肿瘤密度常接近于或稍低于水。增强扫描时病变轻度均匀强化，动态增强时表现为快速强化和对比剂迅速廓清。病侧肾上腺多能清楚显示，可受压、变形，但无萎缩性改变。较大肿瘤可出现坏死、囊变或出血等表现。

MRI：在T1WI和T2WI上肾上腺肿块绝大多数呈均质信号，其强度高于肌肉，低于脂肪，类似肝脏信号，边界清、光滑。增强扫描常见轻度强化。化学位移成像时，肿块在反相位上的信号明显低于同相位上的信号，提示肿瘤细胞内含有较多脂质。

3. 诊断与鉴别诊断 CT上肾上腺腺瘤表现有一定的特征，即体积小，水样低密度，轻度均匀强化，MRI上反相位检查显示肿块内含丰富脂质，结合临床和实验室检查较易诊断。需与肾上腺囊肿鉴别，两者均可成水样低密度，但肾上腺囊肿无任何强化。如行MRI检查，腺瘤和囊肿在T1WI和T2WI上的信号均明显不同。

**（四）简述肾上腺嗜铬细胞瘤的病理与临床、影像学表现及诊断与鉴别诊断**

1. 病理与临床　嗜铬细胞瘤多发生于肾上腺髓质，占全部嗜铬细胞瘤的90%。肾上腺外嗜铬细胞瘤也称副神经节瘤，占10%左右，常位于腹主动脉旁、后纵隔、颈总动脉旁或膀胱壁。嗜铬细胞瘤可分泌儿茶酚胺。病理上嗜铬细胞瘤常较大，易发生坏死囊变和出血。本病以20~40岁最多见，儿童少见，多数为单侧，约有10%为双侧，少数可多发。绝大多数为良性，10%为恶性。典型的临床表现为阵发性高血压、头痛、心悸、焦虑和代谢紊乱等，发作数分钟后症状缓解。实验室检查：24小时尿中儿茶酚胺的代谢产物香草基扁桃酸明显增高。

2. 影像学表现

CT：肾上腺圆形或椭圆形肿块，直径常为3~5cm，但也可更大。肿瘤常因坏死、出血而密度不均，内有单发或多发低密度区，甚至呈囊性表现，钙化较少见。增强扫描时肿瘤实体部分明显强化，其内低密度区无强化。

MRI：典型表现为T1WI上信号强度类似肌肉，T2WI上呈明显高信号，反映瘤体内含水量较多。瘤内有出血坏死时，瘤内可有短T1或更长T1、长T2信号灶。增强扫描时，肿瘤实体部分可明显强化。

3. 诊断与鉴别诊断　肾上腺是嗜铬细胞瘤最常发生的部位，若CT、MRI检查发现单侧或双侧肾上腺较大肿块，并具有上述表现，结合临床和实验室检查，可作出诊断。主要与肾上腺腺瘤、肾上腺转移瘤等鉴别。肾上腺皮质腺瘤病灶一般较小，内部发生坏死和囊变几率小于嗜铬细胞瘤，且通常含有脂质。肾上腺转移瘤一般呈两侧发生，病灶强化程度较低，T2WI上信号较低，并具有原发肿瘤病史等。

# 十八、肾上腺恶性肿瘤

**（一）简述肾上腺皮质腺癌的影像学表现、诊断与鉴别诊断**

1. 影像学表现

CT：具有不同分泌功能的和非功能性的肾上腺皮质癌均显示为肾上腺肿块，肿瘤往往较大，呈类圆形、分叶或不规则形。肿瘤出血、坏死和钙化多见，所以病灶往往密度不均，增强扫描不均匀强化。肿瘤易突破包膜，或有邻近脏器的侵犯。

MRI：肿块信号不均，在T1WI上主要表现为低信号，而在T2WI上呈显著高信号，内常有坏死和出血所致的更高信号。增强扫描时，肿块不均匀强化。MRI也能发现下腔静脉受侵、淋巴结转移等。

2. 诊断与鉴别诊断　CT及MRI发现肾上腺较大肿块，且内部密度和信号不均，特别是合并有下腔静脉侵犯和或淋巴结转移、其他脏器转移时，应提示可能为肾上腺皮质癌。主要与肾上腺神经节细胞瘤或较大单侧性转移瘤相鉴别。

### （二）简述肾上腺转移瘤的病理与临床、影像学表现及诊断与鉴别诊断

1. 病理与临床

肾上腺转移瘤：以肺癌转移最多，也可为乳腺癌、甲状腺癌、肾癌等恶性肿瘤转移。最初发生在肾上腺皮质，然后髓质也受累，较大者可有出血和坏死。转移瘤极少造成肾上腺功能改变，主要症状为原发瘤所致。

2. 影像学表现

CT：表现为肾上腺双侧或单侧肿块，以双侧稍多见，肿块呈类圆形、椭圆形或分叶状，一般较大。密度可均匀或较大肿瘤内有坏死的低密度区，增强扫描肿块呈均匀或不均匀强化。

MRI：转移瘤在T1WI上多为低或等信号，在T2WI上为高信号。在T1WI上出现高信号提示病灶内有出血。增强扫描时，病灶多呈均匀或不均匀强化。化学位移成像反相位上，转移瘤内不含脂质，故信号强度无明显改变。

3. 诊断与鉴别诊断　如有原发瘤病史时，较易与其他肾上腺肿瘤鉴别。当单侧发病时，不易区分，需随诊或穿刺活检。

## 十九、肾上腺结核

### 简述肾上腺结核的临床、影像学表现及鉴别诊断

1. 临床表现　主要症状为乏力、皮肤和黏膜色素沉着、食欲不振、低血压等，甚至出现肾上腺皮质危象。其中皮肤和黏膜色素沉着是最具有特征性的临床表现。

2. 影像学表现

CT：干酪化期表现为双侧肾上腺肿大，形成不规则肿块，其长轴与肾上腺一致，有干酪样坏死时，病变密度不均，病灶中心或边缘可伴有细小的钙化灶。增强扫描：肿块通常强化不均匀，坏死区无强化。在钙化期，肾上腺弥漫性钙化，其形态和方向多与肾上腺一致。

MRI：干酪化期表现为双侧肾上腺肿块，形态不规则，信号不均匀，在T1WI和T2WI上主要呈低信号，其内可有长T1、长T2信号灶。钙化期时，钙化灶在T1WI和T2WI上均呈极低信号。

3. 鉴别诊断

在干酪化期，肾上腺结核所致的双侧肾上腺肿块需与其他双侧肾上腺病变如转移瘤、淋巴瘤等鉴别。肾上腺结核钙化常见，常常合并肺结核，如同时有淋巴结肿大，则肿大淋巴结往往呈环形强化。

## 二十、肾上腺增生

### 简述肾上腺增生的临床及影像学表现、诊断及鉴别诊断

1. 临床表现　本病临床表现取决于肾上腺皮质增生细胞的分泌功能，因其分泌激素不同，临床表现各异。以皮质醇增多为主者，主要表现为向心性肥胖、皮肤紫

纹及骨质疏松等。以醛固酮增多为主者，表现为高血压、肌无力、多尿等。以性激素分泌过多者，表现为性征异常。

2.影像学表现

CT：弥漫性肾上腺增生呈双侧肾上腺普遍性增粗，侧肢厚度大于10mm和（或）面积大于150mm$^2$。局限性增生病灶呈结节状局部外突，密度无明显异常改变，增强扫描无明显异常强化。

MRI：双侧肾上腺弥漫性增大并结节，信号无明显异常改变。

3.诊断及鉴别诊断　　CT或MRI发现双侧肾上腺弥漫性增大，侧肢厚度和（或）面积大于正常值，不难诊断。结节增生主要与肾上腺皮质腺瘤鉴别，结节增生时对侧肾上腺也有增大，而腺瘤对侧肾上腺不但不增大，有时还萎缩。结节增生可在一侧或两侧肾上腺呈多发趋势，而腺瘤很少在同侧肾上腺腺体内多发。

## 二十一、腹膜后恶性肿瘤

**简述腹膜后脂肪肉瘤的病理与临床、影像学表现及鉴别诊断**

1.病理与临床

脂肪肉瘤是腹膜后肿瘤中最常见、也是最大的肿瘤。据肿瘤内脂肪细胞的分化程度，纤维组织或黏液性组织混合程度的不同而有不同的影像学表现。可分为三型：

（1）实体型：肿瘤分化不好，以纤维成分为主，其中脂肪成分少；

（2）假囊肿型：为黏液脂肪肉瘤；

（3）混合型：肿瘤内成分以纤维组织为主，伴散在的脂肪细胞。一般无明显症状，当肿瘤较大时可触及腹部包块，压迫和影响邻近器官而产生症状。最常见的症状为腹块、腹痛，以及相应脏器受压迫和刺激所产生的症状。

2.影像表现

CT：表现为腹膜后实性软组织肿块，通常密度不均，呈混合密度，含脂肪密度、水和软组织密度。有的呈水样密度，也有的呈单一的脂肪密度。当肿瘤生长迅速时，可侵犯邻近结构。

MRI：依据肿瘤内所含黏液和脂质不同，信号也亦有不同表现，分化成熟的脂肪肉瘤，可表现为T1WI上高信号、T2WI上高信号。在脂肪抑制序列上肿瘤信号可明显降低。增强扫描一般可见病灶有软组织样增强部分。分化较差的脂肪肉瘤与其他腹膜后肿瘤鉴别困难。

3.鉴别诊断　　主要与脂肪瘤鉴别。脂肪瘤为边界清楚的肿块，内密度均匀，无分隔，无强化，不易侵及周围组织。

## 二十二、腹膜后纤维化

**简述特发性腹膜后纤维化的影像学表现及鉴别诊断**

1.影像学表现

X线：尿路造影见单侧或双侧肾积水，上段输尿管不同程度、不同范围狭窄，下段输尿管移位和变细。

CT：表现为腹膜后片状、板状或边界清楚的软组织密度肿块，包绕腹主动脉、下腔静脉和输尿管。增强扫描时病变强化可不明显，或有不同程度的强化。往往同时发现肾盂及上段输尿管积水和下段输尿管狭窄、移位等表现。

MRI：T1WI上病灶信号强度类似于肌肉信号，T2WI上信号强度增加不是很显著，内可见小点片状高信号，代表未成熟的纤维化组织。增强扫描时，病变可呈明显或不明显强化。

2. 鉴别诊断　本病需与腹膜后具有融合表现的淋巴瘤和转移瘤鉴别，前者常造成腹主动脉明显前移，后者有原发瘤灶病史，且增强扫描两者强化程度不及活动期的腹膜后纤维化，有助于鉴别。

## 二十三、前列腺癌

### 简述前列腺癌的影像学表现及诊断与鉴别诊断

1. 影像表现

CT：早期前列腺癌仅可显示为前列腺增大，而密度无异常改变。进展期前列腺癌，CT能够显示肿瘤的被膜外侵犯，表现为前列腺正常形态消失，包膜连续性中断，病灶向周围组织突入，致周围脂肪间隙消失。肿瘤侵犯精囊腺，造成精囊不对称、精囊角消失和精囊腺增大。膀胱受累时，膀胱底壁增厚，以致出现突向膀胱内的分叶状肿块。肿瘤侵犯肛提肌时，使其增厚。CT可发现盆腔和腹膜后淋巴结转移及远隔器官转移。

MRI：对于发现前列腺癌和确定肿瘤大小、范围，尤其对于局限于前列腺被膜内的早期肿瘤，MRI价值较高，是医学影像学检查前列腺癌的首选方法。T1WI上前列腺癌与前列腺组织均呈较低信号，难以区分。T2WI上，前列腺癌主要表现为正常较高信号周围带内的低信号，其信号与正常组织有明显差异。DWI上，肿瘤为明显高信号结节。动态增强扫描时，肿瘤强化明显。MRS检查：前列腺癌的Cit峰明显下降和/或（Cho+Cre）/Cit的比值显著增高。当病灶局限在前列腺内，前列腺外缘完整，与周围静脉丛界限清楚，前列腺的包膜在T1WI上呈线样低信号。当病变侧包膜显示模糊或中断、不连续则提示包膜受侵。肿瘤侵犯前列腺周围脂肪时，表现为高信号的脂肪内出现低信号肿块。前列腺的外侧称为前列腺直肠三角，此区域正常结构的消失是前列腺周围受侵的典型影像学表现，其中精囊角消失是常见表现。

2. 诊断与鉴别诊断　对于局限于前列腺被膜内的早期前列腺癌，MRI为首选影像检查方法，表现为T2WI上前列腺较高信号的周围带内出现低信号结节是前列腺癌的主要诊断依据。对于中央带和移行带的早期前列腺癌，需与良性前列腺增生鉴别。动态增强MRI、DWI和MRS检查均有助于前列腺癌与良性前列腺增生的鉴别，特别是对检出和诊断位于中央带与移行带的早期前列腺癌具有很高的价值。

## 二十四、前列腺感染性病变

### （一）简述慢性前列腺炎的影像学表现

1. 平片　慢性前列腺炎可见到前列腺结石或斑点状钙化。

2. 膀胱造影　可见膀胱颈部因前列腺增大所致的弧形压迹，一般较轻。

3. 尿道造影　可显示后尿道延长、平直，对比剂可进入扩张的腺体分泌小管而使其显影，在精阜两侧呈放射状或树枝状影。

4. CT　表现常无特异性。部分病例仅显示前列腺体积略大，形态饱满，密度减低，但边缘光滑。有液化坏死时，可见有低密度灶。增强扫描时呈前列腺轻度强化，其内见分布不均的斑点状强化区。慢性前列腺炎有时也可表现为体积缩小，常常是慢性炎性增殖和纤维化改变的结果。

前列腺炎常常伴有精囊腺炎的存在，表现为双侧精囊腺对称性肿大，密度较低，当排泄管不畅时也可发生单侧的精囊肿大或形成潴留性囊肿。

5. MRI　急性前列腺炎表现为前列腺弥漫性增大，在T2WI上前列腺内信号混杂、不均匀，在T2WI高信号区内可见更长T2信号，代表假脓肿病变。部分病灶伴有钙化。MRI检查对前列腺炎或脓肿的诊断不及超声或CT，因为前列腺周围带的MRI信号较高，难以显示脓肿。

### （二）简述前列腺脓肿的临床及影像学表现

1. 临床表现　前列腺脓肿多为急性前列腺炎的并发症。除起病急、发热、畏寒、厌食、乏力等全身症状外，亦具有急性前列腺炎的局部症状。脓肿可引起膀胱急性尿潴留，会阴部可有红肿压痛或有脓肿形成。直肠指检前列腺体积增大，有波动感。

2. 影像学表现

膀胱和尿道造影：前列腺脓肿破溃向邻近器官如膀胱、后尿道穿通时，膀胱或尿道造影可见对比剂进入前列腺脓肿的腔内，显示为膀胱后下方的囊腔影。

CT：平扫示前列腺体积增大、形态不规则，内见单个或多个大小不等，边缘尚清的略低密度灶，CT值15~25Hu。增强扫描时该低密度灶的边缘呈轻度环状强化，中央区多无强化。

MRI：前列腺脓肿多表现为T1WI等或低信号，T2WI脓肿区表现为高信号，其信号强度比周围带高，增强后可见脓肿壁强化。病变可以向周围脂肪浸润。

## 二十五、前列腺增生

### 简述前列腺增生的影像学表现

1. 平片　偶可见伴有结石的致密影，上缘距耻骨联合较高，此为前列腺增生的间接征象。

2. 膀胱造影　前列腺增生使膀胱颈部上抬，在尿道口周围出现对称性弧形压迹，边缘光滑。

3. 尿道造影　后尿道变窄、延长，或其后方出现弧形压迹，或后尿道向前移位。后尿道有时仅表现为横径缩小，而前后径缩小不明显，正位片显示后尿道呈一裂隙状。尿道的受压部位边缘光滑，排尿时仍有一定的扩张度和位置居中，是前列腺增生的重要征象。据此可与前列腺癌鉴别。

4. CT　平扫前列腺体积增大。正常前列腺的上缘低于耻骨联合水平，如耻骨联合上方2cm或更高层面仍可见前列腺和（或）前列腺横径超过5cm，即可诊断前列腺增生。增大的前列腺密度均匀，形态规则，包膜完整，周围脂肪间隙清晰，增强扫描呈均匀同步强化。前列腺结节状增生表现为增大的前列腺内见单个或多个大小不等的结节灶。平扫时增生结节与正常前列腺组织的密度相似，增强扫描示增生结节与正常组织的强化特征一致。对突向膀胱的结节，需行延迟及薄层扫描，以便进一步提供与膀胱癌相鉴别的依据。前列腺增生时，前列腺周围脂肪间隙、肛提肌、闭孔内肌通常都可清晰显示，前列腺周围及盆腔内也无肿大淋巴结。

5. MRI　前列腺增生在T1WI上表现为前列腺体积增大、信号不均，但前列腺轮廓光整，两侧对称。在T2WI上表现为前列腺各径增大，周围带变薄或消失，其移行区和中央区依增生结节组织成分的不同而表现为不同信号，可以为低、等或高信号。增大的前列腺也可出现不规则或筛孔样低信号区，此型前列腺增生以间质组织增生为主。前列腺增生也可表现为高信号结节灶，此型增生以腺体增生为主，或腺体与间质增生并存，为混合型。腺体增生者，常有假包膜形成，为包绕中央带的环状低信号。

## 二十六、子宫先天畸形

### 简述子宫先天畸形的影像学表现

1. 子宫输卵管造影　能够显示子宫内腔，根据显影内腔的形态和有无纵隔及其长度可诊断出大多数的子宫畸形，并可明确畸形的类型。然而，造影检查不能显示子宫外形，因而限制了某些类型畸形的判断，如纵隔子宫与双角子宫的鉴别。此外，子宫腔粘连也限制了造影检查的应用。

2. CT　可发现先天性无子宫和较小的幼稚子宫及双子宫。MPR可多方位成像，为子宫先天性异常提供可靠的诊断信息。CT扫描还有助于显示子宫腔内积液或合并存在的盆腔内病变。

3. MRI　以其多轴位任意方向成像，为子宫先天性异常提供可靠的诊断方法。MRI无创、无辐射、软组织分辨率高、可多参数、多平面和多方位成像，能清楚显示不同类型子宫畸形的宫腔形态、宫底外形轮廓和子宫带状结构分层（内膜、结合带及深部肌层），可对子宫畸形进行准确的分型诊断，同时可了解整个泌尿生殖系统情况，为临床制定治疗方案提供详细全面的参考，是先天性子宫畸形的最佳无创性检查方法之一。

## 二十七、子宫恶性肿瘤

### （一）简述宫颈癌的影像学表现

1. 尿路造影　当肿瘤晚期侵犯输尿管和（或）膀胱时，尿路造影可发现输尿管、肾盂肾盏积水和膀胱壁不规则、僵硬。

2. CT　子宫颈增大，直径超过3.5cm，轮廓对称或不对称，增强扫描时肿瘤密度低于正常子宫颈组织，其中可有更低密度区提示为瘤内的坏死或溃疡。肿瘤浸润宫颈旁组织时，子宫颈外侧边缘不规则或模糊，子宫颈旁软组织内明显的不规则增粗条状影或软组织肿物，输尿管末端周围脂肪间隙不清晰。盆壁受侵时，表现为肿瘤与肌肉之间有粗条状影相连。直肠或膀胱受侵时，可见直肠或膀胱壁呈锯齿状增厚或肿瘤结节向直肠或膀胱腔内突出。盆腔淋巴结大于15mm，腹主动脉旁淋巴结大于10mm，或者淋巴结出现中心坏死、包膜外侵犯时，提示淋巴结转移。CT还可发现其他脏器的转移瘤。

3. MRI　检查在诊断宫颈癌中，尤其是动态增强MRI有助于较小病灶的检出，宫颈癌的MRI表现为宫颈增大，正常解剖分层消失，形成不规则软组织肿块。典型表现为T2WI呈中、高信号，较大的肿瘤内可有坏死或出血，从而使肿瘤呈非均质混杂信号。动态增强MRI有助于检出较小的病灶，肿瘤呈早期迅速强化，而子宫间质呈缓慢强化，诊断准确率可达95%～98%。宫颈癌治疗后复发在T2WI上呈显著高信号，而宫颈癌放疗后所致纤维化表现为低信号。

### （二）简述宫体癌的影像学表现

1. 盆腔动脉造影　可显示杂乱不规则的肿瘤血管及肿瘤染色。盆腔动脉造影的目的通常不是为了确诊宫体癌，而是随后进行介入治疗。

2. CT　平扫时肿瘤与正常子宫肌层密度相近，诊断价值有限。增强扫描时，表现为子宫增大或正常大小，子宫腔内可见软组织密度肿物，密度低于正常强化的子宫肌层。肿瘤可呈菜花状或结节状，周围为更低密度的子宫腔内积液所环绕。肿瘤也可以充填全部子宫腔。肿瘤侵犯肌层时，强化的正常子宫肌层出现局限或弥漫性低密度。子宫下段或子宫颈、阴道阻塞时，宫腔扩大，其内见积水、积血或积脓，呈液体密度。附件受侵表现为与子宫相连的软组织密度肿块，密度均匀或不均匀，形态不规则。有时可发现盆腔或腹膜后淋巴结转移、盆壁直接蔓延受侵。腹腔内播散表现为腹水以及腹膜、肠系膜或网膜的非均质肿块，大者可将邻近的肠管包绕其中。膀胱或直肠受累时，表现为与子宫肿块相连的局部膀胱壁或直肠壁增厚或形成肿块。CT可发现远处转移。

3. MRI　子宫体癌在T1WI上与子宫肌层信号相近，在T2WI上呈中、高信号，低于正常内膜的信号。MRI增强检查时肿块呈不均匀强化。大的肿瘤可使子宫腔扩大，并子宫腔积液。MRI也可检出盆腔或腹膜后淋巴结肿大及腹膜种植。

### 二十八、卵巢囊肿

**简述卵巢囊肿的临床表现及影像学表现**

1. 临床表现 依囊肿性质不同，临床表现各异。单纯性囊肿多无症状，囊肿破裂或扭转时出现急性腹痛。多囊卵巢病可表现为不孕、月经不规则及继发闭经、多毛和肥胖。巧克力囊肿的大小可随月经周期发生变化。

2. 影像学表现

平片价值有限，巨大囊肿可表现为盆腔软组织肿块影。

CT：典型表现为附件区或子宫直肠陷窝处均匀水样密度肿块，呈圆形或椭圆形，边缘光滑，壁薄，无内隔，增强扫描时无强化。多囊卵巢由于病变较小，常难于与肠管区分。如果囊肿发生出血，则CT可以根据囊内高密度血性液体做出诊断。

MRI：囊肿表现为薄壁囊性肿块，内部信号与水相同，即在T1WI上低信号，在T2WI上呈显著高信号。囊液含有蛋白时，T1WI上信号高于水。增强扫描时，囊肿通常无强化。由于内部存在出血，巧克力囊肿常在T1WI上呈高信号，在T2WI上的信号视出血时期而有所不同。

### 二十九、卵巢囊腺瘤

**简述卵巢囊腺瘤的影像学表现**

1. 平片 仅可发现较大的盆腹部软组织肿块影。胃肠道造影示肠管受压。

2. CT 表现为附件区单房或多房囊性肿块，肿块边界光整，浆液性囊腺瘤呈水样密度，囊壁薄，体积一般较小，囊壁上可见乳头状软组织突起。黏液性囊腺瘤囊内液体密度稍高，囊壁较厚，体积大，囊壁上很少有乳头状突起，而且多为单侧发生。增强扫描时，囊壁及乳头状突起有轻度均匀强化，囊腔不强化。

3. MRI 肿块内见多发分隔，常见于黏液性囊腺瘤。浆液性囊腺瘤表现为T1WI低信号和T2WI高信号。黏液性囊腺瘤由于囊液的蛋白含量较高，在T1WI和T2WI上均呈高信号。增强扫描时，囊壁和内部分隔常可强化。

### 三十、卵巢癌

**简述卵巢癌的CT及MRI表现**

1. CT 卵巢癌主要表现为盆腔不规则形包块，多为囊实性或实性肿块。囊腺癌体积较大，大部分为囊性，囊内容物CT值为10～20Hu，囊壁边缘不规则，囊内可见软组织密度成分。增强扫描时，囊壁、分隔等实性部分出现强化。卵巢癌可侵犯邻近器官，如膀胱、小肠、结肠等，表现为相应脏器周边脂肪层消失，脏器密度与卵巢癌相同。约30%的病例可出现腹水。可出现大网膜转移，表现为大网膜弥漫性增厚、密度不均匀增高，形成网膜饼。合并腹腔播散时，可在腹膜表面形成多发大小不等的软组织结节。黏液性囊腺癌的种植转移，可形成腹膜假性黏液瘤，表现为盆、腹腔内低密度肿块，内部有分隔，病灶压迫邻近脏器，常见在肝表面形成多个扇形压迹。淋巴结转移主要见于主动脉旁、髂内和髂外组淋巴结。

2. MRI　肿瘤在T1WI上呈低信号，在T2WI上呈明显高信号，可有或无分隔。肿瘤通常呈囊实性，囊壁较厚、不规整、伴不规则的间隔、壁结节或乳头状突起。由于囊内液体的成分不同，其MRI信号强度可不同。肿瘤增强后MRI表现与CT相同。

### 三十一、子宫输卵管结核

**简述子宫、输卵管结核的X线碘油造影表现**

1. 输卵管结核　早期见输卵管壶腹部扩张，边缘毛糙。继而波及输卵管全长，管腔狭窄并扩张，呈串珠状变形。广泛瘢痕增生时，输卵管僵硬呈绳索状，管腔狭窄或闭塞。

2. 子宫结核　早期无异常改变。子宫内膜炎可见内缘毛糙。出现肉芽增生和瘢痕形成时，子宫腔缩小变形，内缘凹凸不平。

3. 合并盆腔结核　碘油造影后24小时摄片，显示盆腔内碘油分布不均匀，聚集成团。

# 第二节　泌尿生殖系统自测试题

**一、以下每一道题下面有A、B、C、D、E五个备选答案，从中选择一个最佳答案。**
**A1型题**

1. 临床上最常用的泌尿系X线检查是（　　　）
　　A. 静脉尿路造影　　　　B. 逆行肾盂造影　　　　C. 血管造影
　　D. 腹膜后充气造影　　　E. 膀胱造影

2. 肾结核的感染途径（　　　）
　　A. 血行　　　　　　　　B. 淋巴　　　　　　　　C. 直接蔓延
　　D. 以上均可　　　　　　E. 以上均不可

3. 关于马蹄肾的描述，下列错误的是（　　　）
　　A. 左、右肾下极联合　　　　　　B. 易并发肾肿瘤
　　C. 偶见左右肾上极联合　　　　　D. 有多根肾动脉
　　E. 左右输尿管自肾门通过肾联合

4. 下列关于肾盂癌的描述，错误的是（　　　）
　　A. 以移行细胞癌最常见　　　　　B. 一般不累及输尿管或膀胱
　　C. 增强扫描时通常为轻度强化　　D. 肾窦内分叶状肿块，肾窦脂肪消失
　　E. 男性多见，多伴结石病史

5. 下列关于肾转移瘤的描述，错误的是（　　　）
　　A. 多来自肺、乳腺、胃肠道肿瘤　　B. 通常为多发性，可双侧或单侧发病

C. 多见于肾包膜下的肾皮质　　　　　　D. 病灶体积常常较大

E. 增强扫描时病灶轻度强化

6. 肾脓肿的主要病因是（　　　）

A. 直接蔓延感染　　　B. 尿路上行感染　　　C. 结石

D. 血行播散感染　　　E. 淋巴播散

7. 无临床意义的肾形态异常是（　　　）

A. 马蹄肾　　　　　　B. 多囊肾　　　　　　C. 驼峰肾

D. 海绵肾　　　　　　E. 肾结石

8. 肾癌发生转移，最常见的转移部位是（　　　）

A. 淋巴结　　　　　　B. 肺　　　　　　　　C. 肝

D. 骨　　　　　　　　E. 对侧肾脏

9. 排泄性尿路造影时同一侧肾区有两套肾盂、肾盏和输尿管，两输尿管汇合或分别进入膀胱。请问是下列先天异常中的（　　　）

A. 输尿管瓣膜　　　　B. 腔静脉后输尿管　　C. 肾盂输尿管重复畸形

D. 先天性巨输尿管　　E. 输尿管囊肿

10. 下列肾肿瘤起源于肾小管的是（　　　）

A. 淋巴瘤　　　　　　B. 肾细胞癌　　　　　C. 肾纤维瘤

D. 肾母细胞瘤　　　　E. 肾盂癌

11. 泌尿系统结核最常见的感染途径是（　　　）

A. 淋巴系统途径　　　B. 呼吸系统途径　　　C. 消化系统途径

D. 血行播散　　　　　E. 接触传染途径

12. 输尿管结石最常停留的部位是（　　　）

A. 肾盂漏斗部　　　　　　　　　　　　B. 输尿管起始部

C. 输尿管跨髂总动脉处　　　　　　　　D. 输尿管进入膀胱壁处

E. 输尿管的骨盆入口处

13. 下列关于"腺性膀胱炎"的论述，不正确的是（　　　）

A. 女性多见　　　　　　　　　　　　　B. 尿常规、活检提示有细菌感染

C. 影像表现有时与膀胱癌鉴别困难　　　D. 部分病变可恶变

E. 可能与炎症慢性刺激有关

14. 关于膀胱炎的静脉尿路造影X线表现，错误的是（　　　）

A. 急性期膀胱边缘较模糊　　　　　　　B. 慢性期膀胱体积可以不变

C. 慢性期膀胱边缘可呈锯齿状　　　　　D. 出现膀胱—输尿管反流

E. 合并膀胱憩室

15. 在立体透视时，节育环正常位置应该在（　　　）

A. 与耻骨联合重叠　　　　　　　　　　B. 耻骨联合上2~5cm

C. 耻骨联合上5~8cm　　　　　　　　　D. 耻骨联合上8cm以上

E. 耻骨联合下2~5cm

16. 患者，女，46岁。下腰部不适半年，加重2周。静脉尿路造影见右图。最可能的诊断是（　　　）

　　A. 膀胱癌

　　B. 膀胱乳头状瘤

　　C. 膀胱内血块

　　D. 膀胱阴性结石

　　E. 输尿管囊肿

17. 在肾结核早期阶段，下列哪种检查方法最有价值（　　　）
　　A. PPD试验　　　　　　　　　　B. 泌尿系超声检查
　　C. 尿找抗酸杆菌　　　　　　　　D. 胸部CT明确有无肺结核
　　E. 尿路X线造影检查

18. 下列哪项不是诱发泌尿系感染的危险因素（　　　）
　　A. 糖尿病　　　　　B. 妊娠　　　　　C. 前列腺肥大
　　D. 泌尿系结石　　　E. 直肠超声探头检查

19. 平片上不透X线结石占全部泌尿系统结石的（　　　）
　　A. 25%　　　　　B. 40%　　　　　C. 50%
　　D. 70%　　　　　E. 90%

20. 在逆行性尿路造影检查中，可能出现下列哪种正常生理性改变（　　　）
　　A. 肾盂肾盏不显影　　　　　　　B. 肾盂充盈缺损
　　C. 肾盂肾盏痉挛　　　　　　　　D. 肾盏肾盂边缘不规整
　　E. 肾盏肾盂扩张

21. 常累及双侧肾上腺的病变为（　　　）
　　A. 肾上腺增生　　　B. Cushing腺瘤　　　C. 肾上腺出血
　　D. Conn腺瘤　　　　E. 肾上腺皮质癌

22. 最常发生肾上腺转移的原发肿瘤是（　　　）
　　A. 甲状腺癌　　　　B. 黑色素瘤　　　　C. 肺癌
　　D. 脑膜瘤　　　　　E. 淋巴瘤

23. 关于肾上腺转移瘤的说法，哪项是错误的（　　　）
　　A. 可为单侧或双侧　　　　　　　B. 中央可出现坏死
　　C. 可有出血或钙化　　　　　　　D. CT可鉴别肾上腺原发及转移性肿瘤
　　E. 通常无内分泌症状

24. 腹膜后纤维化最常累及的器官为（　　　）
　　A. 胰腺　　　　　B. 肾脏　　　　　C. 肾上腺
　　D. 膀胱　　　　　E. 输尿管

25. 腹膜后良性肿瘤不包括（　　　）
　　A. 脂肪瘤　　　　B. 平滑肌瘤　　　　C. 淋巴瘤

D. 纤维瘤        E. 血管瘤

26. 女，32岁，右侧腰背部酸痛，CT提示右侧肾上腺区实性肿块，边界清晰，内有软组织成分脂肪及钙化，增强扫描时轻微强化，最有可能诊断为（    ）

     A. 髓脂瘤       B. 血管平滑肌脂肪瘤     C. 脂肪肉瘤

     D. 嗜铬细胞瘤       E. 肾上腺腺瘤

27. CT提示肾上腺区含脂肪肿块，内有钙化及脂—液平面，增强扫描时无明显强化，应首先考虑诊断为（    ）

     A. 髓脂瘤       B. 脂肪瘤       C. 皮质腺瘤

     D. 血管平滑肌脂肪瘤    E. 畸胎瘤

28. Cushing综合征最常见的原因是（    ）

     A. 肾上腺皮质增生     B. 肾上腺腺瘤       C. 胰岛细胞瘤

     D. 嗜铬细胞瘤       E. 功能性肾上腺癌

29. 下列哪项对Cushing综合征描述，哪一项不正确（    ）

     A. 属于肾上腺功能亢进性疾病

     B. 70% ~ 85%为肾上腺腺瘤引起，15% ~ 30%由肾上腺结节增生引起

     C. 主要由肾上腺增生引起

     D. 腺瘤体积小，密度多低于水，呈负值，少数呈等密度

     E. 增强扫描腺瘤轻度强化

30. 肾上腺瘤在MRI上信号大多数为（    ）

     A. T1WI上低信号，T2WI上高信号        B. T1WI上高信号，T2WI低信号

     C. T1WI和T2WI上均为稍高信号         D. T1WI和T2WI上均为低信号

     E. T1WI和T2WI上均为中等信号

31. 女性盆腔内囊实性肿块，形态不规则，有钙化，伴腹水和大网膜结节，最可能的诊断为（    ）

     A. 宫颈癌       B. 膀胱癌       C. 卵巢癌

     D. 结肠癌       E. 淋巴瘤

32. 有关子宫肌瘤CT表现的描述，错误是（    ）

     A. 可见子宫分叶状增大或外突的实性肿块    B. 宫旁脂肪层多存在

     C. 肌瘤坏死可形成囊性低密度区         D. 肿瘤内部出现钙化

     E. 增强扫描时肿块实性部分不增强

33. 有关宫颈癌的CT诊断，错误是（    ）

     A. 宫颈增大，形成不规则软组织肿块

     B. 可局限于宫颈或蔓延至子宫体和宫旁

     C. 向子宫外延伸出的分叶状肿块及盆壁软组织增厚

     D. CT在宫颈癌分期上优于MRI

     E. CT扫描盆腔淋巴结阴性，不能除外淋巴转移

34. 以下哪一项CT表现不支持卵巢囊性畸胎瘤的诊断（    ）

    A. 肿瘤呈密度不均的囊性肿物        B. 囊壁弧线形钙化

    C. 肿瘤呈脂肪密度                  D. 囊内钙化结节

    E. 肿瘤明显强化

35. 青年女性，盆腔内囊实性肿块，以囊性为主，含脂肪和钙化。最可能的诊断是（    ）

    A. 卵巢囊肿        B. 囊性畸胎瘤        C. 卵巢囊腺瘤

    D. 卵巢囊腺癌      E. 卵巢脂肪瘤

36. 已婚妇女，盆腔CT扫描为了较好地显示阴道和宫颈，可以放置（    ）

    A. 避孕环          B. 碘油          C. 纱布塞子或阴道栓

    D. 硫酸钡         E. 碘水

37. 以下哪一项CT表现不支持子宫肌瘤的诊断（    ）

    A. 子宫增大，分叶状         B. 子宫向外突出的软组织密度肿块

    C. 肿块内钙化              D. 肿块内低密度坏死区

    E. 增强后肿块密度明显高于子宫肌层

38. 以下关于宫颈癌CT表现的叙述，哪一项是错误的（    ）

    A. 宫颈增大，形成软组织密度肿块

    B. 肿块内坏死形成低密度区

    C. 子宫侧壁向外延伸不规则软组织影，提示为肿瘤向盆腔侵犯

    D. 肿瘤与邻近器官间脂肪消失，应诊断为该器官受侵

    E. CT上未见淋巴结肿大，不能排除淋巴转移

39. 患者，女，45岁。CT平扫：右肾增大，内有多房囊样结构，肾实质变薄，增强扫描描对比剂进入囊腔形成多发"液—液面"。考虑病变为（    ）

    A. 肾结核         B. 肾盂癌        C. 肾盂积水

    D. 多发性肾囊肿     E. 多囊肾

40. 患者，男，25岁，伴发热、寒战、左侧腰痛4天。一周前曾患背部疖肿，腹部平片发现左侧肾脏增大，周围可见渗出液体，左侧腰大肌阴影消失。最可能的诊断是（    ）

    A. 肾肿瘤         B. 肾周脓肿       C. 肾结核

    D. 肾盂积水       E. 肾盂肾炎

41. Ⅱ期宫颈癌的MRI影像特点为（    ）

    A. 膀胱或直肠周围脂肪界面消失

    B. 正常膀胱壁或直肠壁的低信号有中断

    C. 宫颈增大，外缘不对称

    D. 膀胱或直肠的黏膜信号中断

    E. 膀胱壁或直肠壁增厚或出现腔内肿块

42. 不属于卵巢囊肿CT特点的是（　　　）

    A. 囊肿边缘光滑　　　　　　　　　　B. 囊肿与周围组织结构分界清楚

    C. 常为多房性，有分隔　　　　　　　D. 囊壁厚度均匀一致

    E. 囊内容物呈均匀低密度

43. 有助于鉴别子宫肌瘤与子宫内膜癌的CT征象是（　　　）

    A. 子宫外形和大小　　　　　　　　　B. 肿块大小和密度

    C. 肿瘤轮廓和边缘　　　　　　　　　D. 病变强化特征

    E. 子宫周围脂肪间隙模糊

44. 关于卵巢囊性畸胎瘤的描述，不正确的是（　　　）

    A. 是卵巢最常见的良性肿瘤

    B. 肿瘤内部的液性脂肪呈短T1长T2信号，与皮下脂肪相似

    C. MRI上畸胎瘤的瘤内或边缘可出现化学位移伪影

    D. 肿瘤内部结构特征主要有碎屑和壁结节

    E. 肿瘤常出血和坏死

45. 下列检查方法常兼有治疗作用的是（　　　）

    A. 子宫输卵管碘油造影　　　　　　　B. 盆腔充气造影

    C. 盆腔动脉造影　　　　　　　　　　D. 盆腔静脉造影

    E. 腹部平片

46. 以下有关输卵管结核的X线表现中，不妥的是（　　　）

    A. 输卵管僵直呈锈铁丝状

    B. 管腔内干酪坏死显示为不规则充盈缺损

    C. 输卵管壶腹部积水扩张呈桑葚状或腊肠状

    D. 多段性狭窄呈串珠状

    E. 输卵管边缘毛糙，见细小壁龛或闭塞

47. 关于子宫肌瘤的CT表现，不正确的是（　　　）

    A. 子宫外形呈分叶状增大

    B. 平扫诊断价值不大，通常仅可见轮廓改变

    C. 增强扫描都能清楚显示病灶

    D. 黏膜下肌瘤可引起子宫腔变形移位

    E. 肌层内小的肌瘤往往不引起子宫轮廓改变

48. 下列哪一项不是卵巢恶性肿瘤的影像学表现（　　　）

    A. 肿瘤壁不规则，壁结节融合成块　　B. 肿瘤内分隔厚且不规则

    C. 肿瘤周围可有化学位移伪影　　　　D. 合并网膜饼

    E. 有肝转移灶

49. 宫颈癌在T2WI显示阴道下1/3的正常低信号阴道壁被高信号肿物侵犯，但无盆壁浸润，应该分期为（　　　）

A. ⅡA期　　　　　B. ⅡB期　　　　　C. ⅢA期

D. ⅢB期　　　　　E. ⅣA期

50. 子宫内膜癌侵犯深肌层的主要影像学征象是（　　　）

A. 结合带被破坏　　　　　　　　　B. 结合带变薄

C. 子宫体轮廓不规整　　　　　　　D. 子宫内膜轮廓不规整

E. 子宫内膜信号异常

51. 肾结核最早的病变发生于（　　　）

A. 肾乳头部　　　　　B. 肾盂内　　　　　C. 肾小管内

D. 肾盏内　　　　　　E. 肾小球内

52. 泌尿系统结石的首选检查方法是（　　　）

A. 静脉肾盂造影　　　B. 逆行肾盂造影　　　C. 膀胱造影

D. 腹部泌尿系统平片　　E. CTA

53. 患者，男，45岁，血尿一周。CT：右侧肾盂内可见一铸型软组织肿块影，肿块跨肾盂内外生长，密度较均匀，增强扫描肿块呈不均匀中度强化，增强肾皮质期密度近似周围正常肾实质，增强肾排泄期密度下降，低于周围正常肾实质。应该考虑诊断为（　　　）

A. 肾腺瘤　　　　　　B. 肾盂癌　　　　　C. 肾透明细胞癌

D. 肾鳞状细胞癌　　　E. 肾乳头状癌

54. 关于肾转移瘤影像学描述中，不正确的是（　　　）

A. 常多发　　　　　　　　　　　　B. 转移灶为等密度

C. 增强后强化低于周围正常肾组织　　　D. 患肾无功能

E. 半数为双侧

55. 肾自截的X线征象为（　　　）

A. 肾功能衰竭，尿路造影不显影，肾实质钙化

B. 肾脏轮廓增大　　　　　　　　C. 肾盏呈虫蚀样破坏

D. 肾小盏扩大，显影变淡　　　　E. 以上均可

56. 肾癌尿路造影可见（　　　）

A. 肾盂肾盏呈蜘蛛足样表现　　　B. 肾盂变形

C. 输尿管受压移位　　　　　　　D. 肾盂不显影

E. 以上均可见

57. 尿路造影检查时，不造成肾盂肾盏充盈缺损的是（　　　）

A. 血块　　　　　　　B. 低密度结石　　　　C. 白细胞管型

D. 气泡　　　　　　　E. 肿瘤

58. 哪一项不是肾细胞癌的CT表现（　　　）

A. 平扫多呈等密度或略低密度

B. 较大肾癌密度不均匀

C. 中心或边缘可有钙化

D. 增强扫描实质期肿瘤强化程度高于肾实质

E. 肾静脉和下腔静脉内可有癌栓

59. 肾盂肿瘤应首选的检查方法为（　　　）

  A. M型超声    B. 逆行肾盂造影   C. IVP

  D. KUB     E. MRA

60. 肾结石与胆石平片鉴别应摄（　　　）

  A. 腹部站立后前位  B. 腹部侧卧前后位   C. 腹部站立前后位

  D. 腹部仰卧前后位  E. 腹部侧位

61. 有关膀胱癌和结石的影像学鉴别，错误的说法是（　　　）

  A. CT扫描有助于明确病变与膀胱壁的关系

  B. 癌与结石均不随体位改变而移动

  C. 膀胱癌可浸润膀胱壁

  D. 膀胱癌的边缘不光整，而结石则光滑

  E. X线平片易于发现结石，不易发现膀胱癌

62. 子宫输卵管造影，正常宫腔容积平均为（　　　）

  A. 7mL     B. 6mL     C. 5mL

  D. 4mL     E. 3mL

63. 膀胱癌的病理类型中，发病率由高到低依次为（　　　）

  A. 鳞癌，移行细胞癌，腺癌    B. 移行细胞癌，鳞癌，腺癌

  C. 腺癌，鳞癌，移行细胞癌    D. 移行细胞癌，腺癌，鳞癌

  E. 鳞癌，腺癌，移行细胞癌

64. 在下列病变中，对"输尿管移位"特点描述，错误的是（　　　）

  A. 肾上极肿瘤：输尿管可不移位

  B. 腹膜后纤维化：输尿管中段向内移位

  C. 恶性淋巴瘤：输尿管中段向外移位

  D. 子宫肌瘤：输尿管下段向外移位

  E. 肾旋转不良：输尿管上段向内移位

65. 下列哪一项是逆行肾盂造影检查的禁忌症（　　　）

  A. IVP成像质量满意、能够做出诊断  B. 青霉素过敏者

  C. 肝功能损害        D. 下尿路急性感染

  E. 肾功能严重损害

66. 在膀胱良、恶性肿瘤的鉴别诊断中，最具价值的CT表现是（　　　）

  A. 盆壁淋巴结肿大  B. 肿块内部钙化   C. 肿块大小

  D. 肿块形态     E. 肿块位置

67. 子宫输卵管造影的适应证包括下列哪项（　　　）

  A. 不孕症        B. 生殖道畸形

  C. 月经以外的子宫出血    D. 观察各种绝育措施后输卵管的情况

E. 以上全是

68. 先天性输尿管囊肿的典型X线表现为（    ）

    A. 膀胱内充盈缺损，边缘不规则

    B. 输尿管局部膨大呈囊状

    C. 膀胱内圆形充盈缺损，边缘光滑，伴输尿管积水

    D. 膀胱内充盈缺损，膀胱壁僵硬

    E. 以上均不是

69. 关于"肾结核"的影像，下列说法哪项不正确（    ）

    A. 不规则钙化        B. 肾盏破坏        C. 肾盂可以无破坏

    D. 均出现肾影缩小        E. IVP示肾盂显影浅淡

70. 下列关于"膀胱结核"的诊断要点，错误的是（    ）

    A. 多继发于生殖系统结核        B. 多继发于肾结核

    C. 膀胱体积缩小        D. 膀胱壁线样钙化

    E. 合并输尿管积水

71. 患者，女，35岁，乏力、皮肤和黏膜色素沉着、食欲不振、低血压，CT检查提示双侧肾上腺不规则肿块，密度不均，病灶中心或有细小的钙化灶。增强扫描，肿块周边部及内隔发生强化，坏死区无强化，应该首先考虑为（    ）

    A. 肾上腺嗜铬细胞瘤    B. 肾上腺结核        C. 肾上腺腺瘤

    D. 肾上腺皮质癌     E. 肾上腺髓脂瘤

72. 患者，男，32岁，体检发现左侧肾上腺肿块，MRI提示左侧肾上腺肿块，T1WI（同相位）和T2WI上信号均匀，与肝脏信号相近，T1WI反相位上信号减低。增强扫描：病灶轻度强化，应该首先考虑为（    ）

    A. 肾上腺嗜铬细胞瘤    B. 肾上腺结核        C. 肾上腺腺瘤

    D. 肾上腺皮质癌     E. 肾上腺髓脂瘤

73. 患者，男，72岁。1年前因为患肺癌曾做过手术，现复查腹部CT发现双侧肾上腺区一不规则软组织肿块影，内部密度不均匀，增强扫描后肿块不均匀强化。最可能的诊断是（    ）

    A. 肾上腺增生        B. 肾上腺转移瘤        C. 肾上腺淋巴瘤

    D. 肾上腺腺瘤        E. 肾上腺嗜铬细胞瘤

74. 患者，男，65岁。尿频、夜尿次数增多、排尿困难半年余，不能排尿1天入院，PSA 32.18ng/mL，MRI T2WI上前列腺周围带内可见低信号结节，DWI高信号，最可能的诊断是（    ）

    A. 前列腺良性增生    B. 前列腺癌        C. 前列腺囊肿

    D. 前列腺炎        E. 前列腺出血

75. 患者，男，55岁，背部及腹部疼痛等半年余，CT检查示腹膜后片状软组织密度肿块，包绕腹主动脉、下腔静脉和输尿管，增强扫描病变强化不均匀，双侧肾盂及上段输尿管扩张，最可能的诊断是（    ）

    A. 腹膜后淋巴瘤　　　　　　　　　B. 腹膜后脂肪肉瘤

    C. 腹膜后平滑肌瘤　　　　　　　　D. 腹膜后转移瘤

    E. 特发性腹膜后纤维化

76. 患者，男，66岁，腰背部疼痛1月余，CT检查提示右侧腹膜后巨大混杂密度肿块，密度不均，内可见脂肪密度及软组织密度，增强扫描软组织可见结节样强化，最可能诊断是（　　　）

    A. 腹膜后淋巴瘤　　　　　　　　　B. 腹膜后脂肪肉瘤

    C. 腹膜后平滑肌瘤　　　　　　　　D. 腹膜后转移瘤

    E. 腹膜后脂肪瘤

77. 关于肾上腺结核的描述中，下列描述错误的是（　　　）

    A. 干酪化期表现为双侧肾上腺肿大，形成不规则肿块，其长轴与肾上腺不一致

    B. 有干酪样坏死时，病变密度不均，病灶中心或边缘可伴有细小的钙化灶

    C. CT增强扫描肿块周边部及内隔发生强化，坏死区无强化

    D. 在钙化期，肾上腺弥漫性钙化，其形态和方向多与肾上腺一致

    E. 皮肤和黏膜色素沉着是最具有特征性表现

78. 患者，男，42岁，体检发现左侧肾上腺肿块，CT检查示左肾上腺圆形肿块，密度均匀，CT值8Hu。肿块边缘光滑并可见弧形钙化，增强扫描时病灶无强化，最可能的诊断是（　　　）

    A. 肾上腺囊肿　　　　B. 肾上腺髓脂瘤　　　　C. 肾上腺结核

    D. 肾上腺腺瘤　　　　E. 肾上腺嗜铬细胞瘤

79. 下列关于前列腺癌的描述，不正确的是（　　　）

    A. 双侧精囊腺不对称，局部信号减低，提示肿瘤侵犯精囊腺

    B. 前列腺周围脂肪内见低信号，提示前列腺周围脂肪受侵

    C. 病灶周边可见假包膜形成

    D. 病变附近的前列腺包膜模糊、中断，提示前列腺包膜受侵

    E. 合并腰椎多发成骨性病变

80. 关于肾上腺转移瘤，下列说法错误的是（　　　）

    A. 肾上腺转移瘤的诊断在很大程度上依赖于临床资料

    B. 肾上腺是转移瘤的好发部位

    C. 临床多伴有肾上腺功能异常

    D. 可以只发生于一侧肾上腺

    E. 在MRI反相位图像上信号不减低

81. 正常肾上腺侧支的厚度应小于（　　　）

    A. 2mm　　　　　　　　B. 4mm　　　　　　　　C. 5mm

    D. 8mm　　　　　　　　E. 10mm

82. 正常肾上腺面积应小于（　　　）

    A. 50mm$^2$　　　　　　B. 100mm$^2$　　　　　C. 150mm$^2$

D. 200mm$^2$          E. 250mm$^2$

83. 关于肾上腺CT检查的正确描述是（　　　）

    A. 肾上腺位于肾纤维囊内，周围有丰富的脂肪，因而显示清楚

    B. 正常肾上腺密度低于肾脏密度

    C. 肾上腺边缘多平直，但也可有外突结节

    D. 正常侧支厚度小于10mm，面积应小于200mm$^2$

    E. 增强检查时正常肾上腺均匀强化，仍不能分辨皮/髓质

84. 关于肾上腺含脂肪病变的错误描述是（　　　）

    A. 髓脂瘤是最常见的肾上腺原发性含脂肪肿瘤

    B. 畸胎瘤的典型表现为囊性肿块，含脂肪、软组织及钙化

    C. MRI通常可准确区分肾上腺原发脂肪肉瘤及腹膜后脂肪肉瘤侵犯肾上腺

    D. 平扫CT时肾上腺腺瘤的CT值可为负值

    E. 髓脂瘤在MRI反相位上的信号明显低于同相位

85. 关于肾上腺血管的解剖特点，正确的是（　　　）

    A. 肾上腺的血供非常丰富，一般由上、中、下三组动脉供应，变异较少

    B. 肾上腺的静脉同样丰富，与同名动脉伴行

    C. 肾上腺中动脉一般起自腹腔动脉

    D. 肾上腺中动脉也可起自同侧肾动脉

    E. 肾上腺下动脉分布于肾上腺中下部

86. 对于肾上腺病变的影像学检查，首选方法为（　　　）

    A. CT检查          B. MRI检查          C. USG检查

    D. ECT检查          E. PET检查

87. 有关肾上腺增生的说法，哪项是错误的（　　　）

    A. 一般表现为双侧肾上腺弥漫性增大

    B. 侧支厚度大于10mm和（或）面积大于150mm$^2$

    C. 增大的肾上腺的密度和形态保持正常

    D. 如果CT检查显示肾上腺形态小于正常，则可排除肾上腺增生

    E. 增生肾上腺边缘可有一些小结节影

88. 以下哪项不是肾上腺腺瘤的CT表现（　　　）

    A. 类圆形，边缘光滑，清楚，密度均匀

    B. 引起原醛症的瘤体较小（直径1～3cm）

    C. 皮质醇症的瘤体较大（直径2cm以上）

    D. 多数为双侧发病

    E. 增强扫描时，瘤体可轻度增强

89. 以下哪项不是肾上腺腺瘤的CT表现（　　　）

    A. 密度均匀的类圆形实性肿块          B. 肿块边缘光滑，与肾上腺相连

    C. 可见条或斑片状钙化          D. 常因含有脂类物质而呈低密度

　　E. 增强扫描呈轻度强化

90. 以下对于Cushing综合征的描述，错误的是（　　　）

　　A. Cushing综合征依病因分为垂体性、异位性和肾上腺性

　　B. 肾上腺性Cushing综合征反馈造成非肿瘤部位肾上腺萎缩，其他原因Cushing综合征造成双侧肾上腺增生

　　C. 可见于男、女任何年龄，但最常发生于中年女性

　　D. 典型症状为向心性肥胖、满月脸、皮肤紫纹、高血压等

　　E. 实验室检查，血、尿皮质醇减低；垂体性、异位性者血中ACTH升高而肾上腺性者ACTH降低

91. CT显示宫颈癌向外侵犯的重要影像学依据是（　　　）

　　A. 宫颈径线大于3mm

　　B. 宫颈呈分叶状

　　C. 宫颈周围脂肪消失，出现软组织密度结节

　　D. 宫颈与直肠壁分界不清

　　E. 宫颈与阴道壁分界不清

92. 下列哪一项病变不是在T1WI及T2WI均呈高信号（　　　）

　　A. 囊性畸胎瘤　　　　　B. 卵巢黏液性囊肿　　　　C. 卵巢囊肿出血

　　D. 巧克力囊肿　　　　　E. 卵巢浆液性囊肿

93. 有关子宫内膜癌的影像学表现，描述不正确的是（　　　）

　　A. CT显示肿块密度高于正常强化的子宫肌层

　　B. 肿块呈菜花状或结节状，充填全部子宫腔

　　C. 子宫下段或宫颈、阴道阻塞时，宫腔扩大积液

　　D. MRI及CT可检出盆腔淋巴结肿大及腹膜转移

　　E. 病变在T1WI上与子宫肌层信号相近，在T2WI上呈中、高信号

94. 下列关于卵巢癌MRI的描述中，不正确的是（　　　）

　　A. 盆腔内软组织肿块，与子宫分界不清

　　B. 实性肿瘤于T1WI上呈略低信号，T2WI上呈高信号影

　　C. 肿瘤内部有坏死或出血时，病灶信号可不均匀

　　D. 囊壁常厚薄不均，可见结节状或菜花状突起

　　E. 增强扫描时，肿瘤无明显强化

95. 有关孕妇子宫肌瘤的MRI表现，不正确的是（　　　）

　　A. 肌瘤内部可发生出血性梗死和坏死

　　B. MRI有助于判断子宫肌瘤的大小、数目和位置

　　C. 孕期子宫肌瘤更容易发生变性

　　D. 子宫肌瘤信号往往非常均匀

　　E. 孕妇子宫肌瘤的影像特点不同于非孕期

96. 关于卵巢囊性畸胎瘤的描述，不正确的是（　　　）

A. 绝大部分是良性

B. 可出现脂—液平面

C. 瘤内可出现甲状腺组织

D. 肿瘤内部可以出现碎屑、钙化和软组织结节

E. 增强扫描时肿瘤的软组织部分常有明显强化

97. CT上当前列腺超过耻骨联合上缘（      ）时，即可诊断前列腺增生。

    A. 30mm             B. 20mm             C. 10mm

    D. 25mm             E. 以上都不是

98. 宫颈癌临床分期的首选和最佳检查方法是（      ）

    A. X线平片          B. CT             C. 超声

    D. MRI            E. 子宫输卵管碘油造影

99. 下列关于子宫肌瘤的描述，哪项不正确（      ）

    A. 是子宫最常见的良性肿瘤

    B. 最好发于子宫体部

    C. 可分为壁间型、浆膜下型和黏膜下型

    D. 在MRI T1WI及T2WI上均呈低信号

    E. 好发于绝经期后的妇女

100. 下列关于卵巢畸胎瘤CT表现的描述，错误的是（      ）

    A. 绝大多数为囊性

    B. CT检查的敏感性和特异性均高于B超

    C. 病灶内可见到脂—液平面，并可随体位变动而改变位置

    D. 肿瘤内出现脂肪、骨或钙化组织是卵巢畸胎瘤的特异征象

    E. CT上发现瘤内有密度较高的壁结节，即可诊断为恶性畸胎瘤

101. 肾结核较为特征的CT表现为（      ）

    A. 肾功能改变            B. 肾外形改变

    C. 输尿管管壁增厚、狭窄、钙化     D. 肾皮质变薄

    E. 肾实质内单发或多发囊状低密度区

102. 一侧肾盂不显影，膀胱显著缩小、边缘毛糙，应首先考虑（      ）

    A. 慢性肾炎            B. 肾及膀胱结核

    C. 膀胱神经功能障碍         D. 肾腺瘤

    E. 膀胱癌

103. 肾癌与肾血管平滑肌脂肪瘤的鉴别诊断，下列错误的是（      ）

    A. 肾癌可有假包膜征，肾血管平滑肌脂肪瘤则无包膜

    B. 肾癌可有邻近器官或远处转移，肾血管平滑肌脂肪瘤则没有

    C. 肾血管平滑肌脂肪瘤有脂肪信号特征，肾癌则没有

    D. 注射Gd-DTPA后肾癌可以强化，而肾血管平滑肌脂肪瘤则不能

    E. 以平滑肌成分为主的肾血管平滑肌脂肪瘤难与肾癌区别

104. 肾细胞癌MRI增强扫描时的强化特点是（ ）
   A. 延迟期强化常不及肾实质    B. 可为不规则边缘强化
   C. 可为不均匀斑片状强化     D. 少数肾细胞癌可无明显强化
   E. 以上均是

105. 肾动脉狭窄最常见的原因为（ ）
   A. 大动脉炎              B. 动脉粥样硬化
   C. 动脉壁纤维肌肉增生      D. 先天性肾动脉发育不良
   E. 神经纤维瘤病

106. 肾脏轮廓能够在腹部平片上显示，这是由于（ ）
   A. 肾脏厚度较大    B. 肾脏密度较低    C. 肾脏周围脂肪组织密度
   D. 肠道清洁干净    E. 借助肠气密度

107. 肾囊肿合并亚急性期出血的MRI表现为（ ）
   A. T1WI上低信号、T2WI上高信号    B. T1WI及T2WI上均为低信号
   C. T1WI上等信号、T2WI上低信号    D. T1WI及T2WI上均为高信号
   E. 以上全不是

108. 有关成人型多囊肝与双侧性多发单纯肾囊肿的鉴别要点是（ ）
   A. 囊肿数目的多少、大小       B. 肾脏增大是否明显，有无家族史
   C. 囊肿有无强化             D. 囊肿内是否伴有出血
   E. 是否合并肝囊肿

109. 无临床意义的肾形态是（ ）
   A. 马蹄肾         B. 驼峰肾         C. 海绵肾
   D. 多囊肾         E. 以上都不是

110. 平片：一侧肾区有多发囊状钙化，内有絮状密度增高影及斑点状钙化。静脉肾盂造影：该侧肾不显影，而对侧肾有积水表现，应考虑为（ ）
   A. 肾自截         B. 多囊肾         C. 肾囊肿
   D. 肾肿瘤         E. 肾结石

111. 逆行肾盂造影示肾小盏中央开始向皮质呈放射状或肩状阴影，属于（ ）
   A. 肾盂静脉周围逆流  B. 肾盂肾窦逆流     C. 肾盂淋巴管逆流
   D. 肾盂静脉逆流    E. 肾小管逆流

112. 影像学检查发现右侧输尿管呈"S"形，应首先考虑（ ）
   A. 腔静脉后输尿管   B. 腹膜后纤维化     C. 游离肾
   D. 迷走血管压迫    E. 输尿管正常弯曲

113. 下列关于膀胱憩室的论述，错误的是（ ）
   A. 膀胱或膀胱憩室感染时可出现尿急尿频等症状
   B. 膀胱憩室可单发，亦可多发
   C. 正常膀胱内可见肌小梁间隔
   D. 膀胱憩室可见肌小梁间隔

E. 膀胱憩室与膀胱相通

114. 关于"子宫输卵管造影"的价值，下列说法错误的是（　　　）

A. 观察子宫、输卵管发育情况　　　　　B. 了解输卵管是否通畅

C. 诊断输卵管慢性炎症　　　　　　　　D. 可间接判断有无盆腔炎

E. 无治疗价值

115. 下列疾患中最不宜做静脉肾盂造影的是（　　　）

A. 成骨性骨肉瘤　　　　　　　　　　　B. 甲状腺功能亢进已经控制

C. 骨转移瘤　　　　　　　　　　　　　D. 多发性骨髓瘤

E. Ewing肉瘤

116. 肾结核感染途径为下列哪种（　　　）

A. 血行　　　　　　　B. 淋巴　　　　　　　C. 直接蔓延

D. 以上均可　　　　　E. 以上均不可

117. 有关节育器在盆腔X线正位投照时的形态，属异常形态的是（　　　）

A. 扁圆形　　　　　　B. 长圆形　　　　　　C. 圆形

D. 纵"一"字形　　　　E. 横"一"字形

118. 中年男性，全程无痛性血尿半年余，静脉肾盂造影显示肾盂输尿管及膀胱均可见充盈缺损影，最可能的诊断是（　　　）

A. 移行细胞癌　　　　B. 肾癌种植转移　　　C. 肾结核

D. 腺瘤　　　　　　　E. 转移瘤

119. 最常见的女性生殖系统结核是下列哪种（　　　）

A. 子宫内膜结核　　　B. 子宫颈结核　　　　C. 输卵管结核

D. 卵巢结核　　　　　E. 盆腔结核

120. 肾盂积水的影像改变，最早出现在（　　　）

A. 肾盂　　　　　　　B. 肾柱　　　　　　　C. 肾小盏穹隆部

D. 肾小盏杯口　　　　E. 肾大盏

121. 下列关于膀胱结核的临床及影像学表现，错误的是（　　　）

A. 膀胱壁出现线样钙化

B. 平片及X线造影对早期病变的诊断价值有限

C. 初段尿中发现抗酸杆菌，均可诊断本病

D. 对膀胱周围的结核性病变，CT价值高于平片及X线造影

E. 常合并肾脏、输尿管结核

122. 关于子宫输卵管造影的禁忌症，错误的是（　　　）

A. 不孕症　　　　　　　　　　　　　　B. 分娩、流产、清宫术后6周内

C. 内生殖器急性炎症　　　　　　　　　D. 妊娠

E. 碘过敏

123. 以下哪一项是逆行肾盂造影的禁忌证（　　　）

A. 甲亢　　　　　　　　　　　　　　　B. 下尿路感染

C. 静脉尿路造影时泌尿系显影不满意　　　　D. 肾功能严重损害

E. 肝功能严重损害

124. 下列哪种病变一般不表现为单侧肾影缩小（　　　）

　　A. 肾梗死　　　　　　B. 肾结核　　　　　　C. 肾血管平滑肌脂肪瘤

　　D. 肾动脉狭窄　　　　E. 肾发育不良

125. 关于肾结核的描述，错误的是（　　　）

　　A. 90%肾结核系由尿路逆行感染所致

　　B. 肾实质内钙化点可由干酪样病变而来

　　C. 肾乳头部见边缘模糊的低密度病灶或空洞

　　D. 实质破坏、纤维化可使肾外形缩小，表面不光整

　　E. 晚期肾结核可发生全肾钙化

126. 静脉肾盂造影见输尿管膀胱开口处有一圆形充盈缺损，轮廓光滑，呈"蛇头状"或"光晕"征，常见于下列哪种病变（　　　）

　　A. 膀胱憩室　　　　　B. 输卵管下段结石　　　　C. 膀胱癌

　　D. 膀胱结石　　　　　E. 输尿管囊肿

127. 关于肾结核影像特点，哪种是错误的（　　　）

　　A. 早期肾结核的肾影大小正常　　　　　B. 肾影可增大

　　C. 病变早期就有肾盂破坏　　　　　　　D. 病变晚期可出现肾自截

　　E. 多为一侧肾脏侵犯

128. 无法发现透X线结石的检查方法为（　　　）

　　A. MRU　　　　　　　B. CT　　　　　　　C. 腹部X线平片

　　D. IVP　　　　　　　E. MRI

129. 每个肾脏有肾小盏的数为（　　　）

　　A. 5 ~ 8个　　　　　B. 6 ~ 8个　　　　　C. 6 ~ 14个

　　D. 6 ~ 10个　　　　　E. 8 ~ 10个

130. 膀胱输尿管反流，仅见于下列哪种检查（　　　）

　　A. 逆行性尿路造影　　B. 排泄性尿路造影　　C. CT尿路成像

　　D. MRI尿路成像　　　E. 以上都可

131. 原发性醛固酮增多症65% ~ 95%是由于下列哪项肾上腺病变引起的（　　　）

　　A. 肾上腺增生　　　　B. 嗜铬细胞瘤　　　　C. 转移瘤

　　D. Conn腺瘤　　　　　E. Cushing腺瘤

132. 原发醛固酮增多症可由哪项肾上腺病变引起（　　　）

　　A. 肾上腺皮质增生　　B. 淋巴瘤　　　　　　C. 转移瘤

　　D. 肾上腺结核　　　　E. 肾上腺嗜铬细胞瘤

133. 关于Conn综合征的错误描述是（　　　）

　　A. 即原发醛固增多症

　　B. 即原发皮质醇增多症

C. Conn腺瘤瘤体通常较小，直径多为1~2cm

D. Conn腺瘤病理切面为橘黄色，含有丰富的脂类物质

E. 属于肾上腺功能亢进性病变

134. 关于Conn综合征的描述，错误的是（　　）

    A. Conn腺瘤多为单发

    B. 临床表现为高血压，肌无力和夜尿增多

    C. Conn腺瘤瘤体通常较大，直径多为3~5cm

    D. Conn腺瘤包膜完整

    E. 属于肾上腺功能亢进性病变

135. 关于Conn综合征的CT表现，哪项是错误的（　　）

    A. Conn腺瘤呈类圆或椭圆形，与肾上腺相连

    B. 病灶较小，直径多在2cm以下，偶可达3cm左右

    C. 常呈水样密度，边界清楚

    D. 轻度均匀强化

    E. 病侧肾上腺出现受压变形或萎缩

136. 原发性醛固酮增多症90%是由下列哪一肾上腺病变引起的（　　）

    A. 皮质腺瘤　　　　B. 皮质腺癌　　　　C. 肾上腺皮质增生

    D. 嗜铬细胞瘤　　　E. 肾上腺炎

137. 关于肾上腺嗜铬细胞瘤，哪项是错误的（　　）

    A. 常为圆或卵圆形实性肿块　　　B. CT增强扫描通常无强化

    C. 较大肿块中心常有坏死　　　　D. 少数伴有钙化

    E. 少数为较大的厚壁囊性肿块

138. 关于肾上腺嗜铬细胞瘤，哪项是正确的（　　）

    A. 常为圆或卵圆形囊性肿块　　　B. 多为混杂密度肿块

    C. 肿块中心无坏死、囊变　　　　D. 常见钙化

    E. 多无症状

139. 患者，女，30岁，阵发性高血压，伴出汗、头痛和心悸，MRI检查在腹主动脉旁可见一直径3mm肿块，包膜完整，T1WI上呈低信号，T2WI上呈高信号，其强度接近脑脊液，注射Gd-DTPA后不均匀强化，应首先考虑为（　　）

    A. 淋巴瘤　　　　B. 神经纤维瘤　　　　C. 脂肪肉瘤

    D. 异位嗜铬细胞瘤　　　E. 囊肿

140. 嗜铬细胞瘤也称为10%肿瘤，是指（　　）

    A. 10%肿瘤位于肾上腺之外　　　B. 10%为多发肿瘤

    C. 10%为恶性肿瘤　　　　D. A+B　　　　E. A+B+C

141. 下列哪项不符合子宫肌瘤的MRI征象（　　）

    A. 能发现直径小于3mm的子宫肌瘤

B. 肌瘤在T1WI上信号强度类似子宫

C. T2WI上呈明显高信号，且边界清楚

D. 较大肌瘤内可有代表退变的异常信号

E. 增强扫描时肌瘤常为不均匀强化

142. 盆腔充气造影时发现在子宫两侧、近盆壁处各有一表面光滑、密度均匀的椭圆形阴影，它最可能为（　　　）

A. 膀胱　　　　　B. 卵巢　　　　　C. 直肠

D. 圆韧带　　　　E. 输卵管

143. 以下哪一项不是II期子宫颈癌的CT征象（　　　）

A. 增大宫颈的边缘不规则或模糊　　　B. 宫旁脂肪组织密度增高

C. 出现与宫颈相连的软组织肿块　　　D. 输尿管周围脂肪密度增高

E. 盆腔淋巴结增大

144. 女性生殖系统最常见的良性肿瘤是（　　　）

A. 子宫平滑肌瘤　　B. 子宫腺肌瘤　　　C. 卵巢成熟型畸胎瘤

D. 卵巢浆液性囊腺瘤　E. 卵巢黏液性囊腺瘤

145. 下列有关卵巢囊腺瘤影像学表现的说法，错误的是（　　　）

A. 胃肠造影可见盆腔肠管受压

B. 囊壁及乳头状突起有轻度均匀强化，囊腔不强化

C. 浆液性囊腺瘤呈水样密度，囊壁较薄

D. 浆液性囊腺瘤内液体密度稍高，囊壁较厚，囊壁上常有乳头状突起

E. 黏液性囊腺瘤由于蛋白含量较高在T1WI及T2WI上均呈高信号

146. 下列哪一项不是子宫输卵管造影术的禁忌证（　　　）

A. 妊娠3个月后　　　　　B. 严重的肝肾功能障碍

C. 子宫输卵管结核　　　　D. 清宫术后4周内

E. 内生殖器急性炎症

147. 关于子宫内膜癌的说法，错误的是（　　　）

A. 是子宫内膜最常见的恶性肿瘤　　B. 多为腺癌

C. CT是子宫内膜癌的最主要诊断方法　D. 发病高峰为55～56岁

E. 宫腔常增大或分叶状

148. 输卵管僵硬、狭窄、扩张或不通的最常见原因是（　　　）

A. 结核　　　　　B. 良性肿瘤　　　　C. 恶性肿瘤

D. 细菌感染　　　E. 异位妊娠

149. 常见子宫畸形的类型不包括（　　　）

A. 单角子宫　　　　　B. 双角子宫　　　　C. 双子宫

D. 后位子宫　　　　　E. 纵隔子宫

150. 关于前列腺增生的描述，正确的是（　　　）

A. 好发于周围带，并压迫尿道引起梗阻

B. 多见于老年人，由前列腺腺体、结缔组织和平滑肌不同程度增生引起

C. 增大的前列腺可突入膀胱颈部，伴膀胱壁不规则增厚

D. 最佳影像学检查技术为CT平扫及增强扫描

E. 首选影像学检查方法是MRI平扫和增强扫描

151. 关于肾癌的影像学检查方法，说法错误的是（　　　）

A. 尿路造影可见肾盂肾盏受压移位，但肯定不会出现肾盂边缘不规则

B. CT平扫可表现为肾实质肿块，增强扫描动脉期病灶显著强化

C. MRI T1WI上可呈低信号，T2WI上可为混杂信号，周边可有假包膜

D. 影像学检查可进行肿瘤分期和鉴别诊断

E. X线平片可能发现第十二肋骨破坏

152. 先天性发育不全与后天肾萎缩最主要的鉴别点是（　　　）

A. 后者主要是肾实质萎缩而肾盂肾盏无明显变小

B. 前者一侧肾体积变小，形态不规则

C. 前者肾皮质变薄

D. 前者肾血管细小，输尿管也细小

E. 后者常为单侧肾萎缩，对侧代偿性肥大

153. 关于黄色肉芽肿性肾盂肾炎，下列叙述正确的是（　　　）

A. 经常可并发肾结石

B. 属于肾脏特发性病变，与感染有关

C. 局限于肾实质内，不累及肾周结构

D. 病理改变是大量成熟的脂肪组织和纤维组织

E. 特征性改变是肾脏体积增大并且瘢痕形成

154. 肾透明细胞癌最具有特征性表现的是（　　　）

A. 平扫CT呈混杂密度的肿块

B. 肿块突向肾外生长，肾轮廓变形

C. 发生肾静脉和下腔静脉血栓

D. CT增强扫描病灶呈快进快出的强化特点

E. 病灶内不含脂肪

155. Wilms瘤下列说法不正确的是（　　　）

A. 儿童最常见的恶性肿瘤之一，1～5岁好发，不见于成人

B. 可发生于肾脏任何部位，肿块巨大，钙化常呈点状或弧状

C. 静脉尿路造影：肾盂肾盏系统局部或广泛分开、拉长、变短或推移

D. 肿瘤内部常出现液化、坏死、囊变、出血

E. 合并肺内多发结节

156. B超发现肾内2cm大小结节，回声略高，不均匀。CT示结节内密度混杂，CT值-60～35Hu，边界清楚。应首先诊断为（　　　）

A. 肾母细胞瘤　　　　B. 肾盂癌　　　　　　C. 肾血管平滑肌脂肪瘤

D. 肾腺癌         E. 肾囊肿出血

157. 长期血液透析患者，近日发现肉眼血尿，B超见右肾有一不均质强回声团，CT平扫见肿块内有钙化。最可能的诊断为（     ）

    A. 肾母细胞瘤         B. 血管平滑肌脂肪瘤     C. 肾细胞癌

    D. 肾囊肿出血         E. 肾转移瘤

158. 患者，女，40岁。CT平扫示右肾近髓质部圆形较高密度影，直径约2.0cm，边缘清楚锐利，CT值50Hu，增强扫描该病变无强化，最可能的诊断是（     ）

    A. 肾结石         B. 高密度囊肿         C. 肾细胞癌

    D. 肾错构瘤         E. 肾盏积水

二、以下提供若干组考题，每组考题共用答案或共用题干，从中选择最佳答案。

B型题

（159~163题共用备选答案）

    A. 肾结石         B. 胆结石         C. 肠系膜淋巴结钙化

    D. 肾结核钙化         E. 膀胱结核

159. 呈鹿角状，侧位与脊柱重叠（     ）

160. 形态不规则，密度不均匀，位于肾皮质内（     ）

161. 呈多发石榴籽样，右上腹脊柱前方（     ）

162. 呈卵圆形，内部密度不均匀，活动范围大（     ）

163. 呈不规则线样，膀胱变形、体积缩小（     ）

（164~166题共用题干）

患者，女，35岁。6年来反复低热、腰痛、伴尿频、尿痛，多次尿常规：尿比重均为1.010，蛋白+、红细胞0~2/HP、白细胞15~20/HP。CT检查如下图。

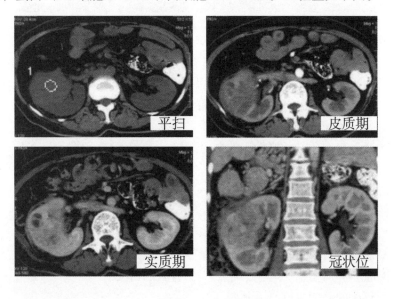

164. 最可能的诊断是（　　　）

    A. 肾结核　　　　　　　B. 肾脓肿　　　　　　　C. 肾癌

    D. 黄色肉芽肿性肾盂肾炎

165. 关于该病的描述，正确的是（　　　）

    A. 病因不明，可能与尿路梗阻、感染有关

    B. 病变始于肾盂而后侵及肾实质，进而可累及肾周间隙及其他腹膜后间隙，后期发生纤维化

    C. 本病常并有肾结石和尿路梗阻

    D. 需要与肾癌进行鉴别

166. 关于该病的MRI表现（　　　）

    A. 肾脏体积局部或弥漫性增大

    B. 肾脏内部信号不均，皮髓质交界区模糊不清

    C. CT上病灶不均匀强化

    D. 肾周脂肪间隙不清，部分肾周筋膜可见增厚

（167～169题共用题干）

患者，女，50岁。体检发现右侧肾上腺区肿块1天。CT检查如下图，患者不伴头痛、头晕，不伴心悸、视物模糊。查体：BP120/75mmHg。

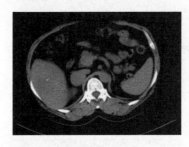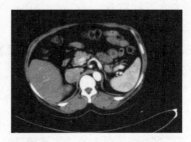

167. 应该首先考虑为（　　　）

    A. 肾上腺增生　　　　　　B. 肾上腺腺瘤　　　　　　C. 肾上腺结核

    D. 肾上腺嗜铬细胞瘤　　　E. 肾上腺脓肿

168. 下列有关该病变的说法中，正确的是（　　　）

    A. 常见临床表现为阵发性高血压、头痛、心悸、多汗

    B. 肾上腺皮质是肿瘤发生的主要部位

    C. 实验室检查：24小时儿茶酚胺代谢物明显低于正常

    D. 老年人易发病

    E. 10%的病例发生在肾上腺内

169. 有关该病CT表现的描述，错误的是（　　　）

    A. 肿瘤内有脂肪可以呈低密度

    B. 较小肿瘤密度均匀，CT平扫类似肾脏的密度

    C. 较大的肿瘤可以出现囊变

D. 增强扫描时肿瘤明显强化，其内低密度区无强化

E. 10%的病例可为多发性

（170～172题共用题干）

患者，男，76岁。尿频、夜尿次数增多、排尿困难3个月余，不能排尿1天入院，PSA 20.49ng/mL，MRI检查T2WI周围带可见低信号结节，DWI高信号。

170. 最可能的诊断是（　　　）

　　A. 前列腺良性增生　　B. 前列腺癌　　　　　　C. 前列腺囊肿

　　D. 直肠癌　　　　　　E. 直肠息肉

171. 确诊该病的最佳影像学检查方法是（　　　）

　　A. B超　　　　　　　B. CT　　　　　　　　　C. 静脉泌尿系造影

　　D. MRI+MRS　　　　E. 腹部平片

172. 关于该病说法，不正确的是（　　　）

　　A. 易发生于前列腺中央带　　　　　　　　　B. DWI常呈高信号

　　C. CT动态增强早期可见明显强化　　　　　D. 可发生成骨性转移

　　E. MRS有利于该病的诊断与鉴别诊断

（173～175题共用题干）

患者，女，58岁，绝经后阴道出血3个月。妇科检查：阴道黏膜正常，宫颈光滑，子宫稍大。诊刮：刮出的内膜为糜烂样。盆腔CT平扫及增强：子宫增大，子宫腔内可见软组织密度肿块，肿块呈菜花状，密度低于正常强化的子宫肌，右侧附件区可见与子宫相连的软组织肿块，盆腔内可见多个肿大淋巴结。膀胱及直肠壁光整，其内未见异常密度影，骨盆未发现异常。

173. 你认为该患者最可能的诊断是（　　　）

　　A. 子宫颈癌Ⅱ期　　　B. 子宫内膜癌Ⅱ期　　　C. 子宫内膜癌Ⅲ期

　　D. 子宫内膜癌Ⅳ期　　E. 卵巢癌Ⅳ期

174. 该病变最主要的转移途径是（　　　）

　　A. 种植转移　　　　　B. 血行转移　　　　　　C. 淋巴转移

　　D. 直接蔓延　　　　　E. 骨转移

175. 该患者恰当的治疗措施是（　　　）

　　A. 全子宫切除

　　B. 全子宫切除及双侧附件切除术

　　C. 扩大子宫切除+双侧附件切除

　　D. 广泛子宫切除+盆腔淋巴结清除

　　E. 放疗后再行广泛子宫切除+盆腔淋巴结清扫+腹主动脉淋巴结活检术

（176～178题共用题干）

患者，女，绝经后不规则阴道流血，并有下腹部及腰部疼痛。CT提示子宫腔内可见软组织密度肿物，肿瘤呈菜花状或结节状。妇科检查：宫颈口有突出物质，质脆，触之易出血。

176. 最可能的诊断为（　　　）

    A. 子宫肌瘤　　　　　B. 宫颈癌　　　　　　　　C. 子宫内膜癌

    D. 子宫腺肌病　　　　E. 平滑肌肉瘤

177. 有关该病的CT表现，错误的是（　　　）

    A. 增强扫描时病变密度高于正常强化的子宫肌层

    B. 肿块呈菜花状或者结节状

    C. 肿块周围可为更低的积液所环绕

    D. 出现盆壁淋巴结转移

    E. 肿瘤填满整个子宫腔

178. 下列有关子宫内膜癌的描述，错误的是（　　　）

    A. 主要表现为绝经后不规则阴道流血

    B. CT增强扫描与平扫价值相当

    C. 需要与平滑肌肉瘤鉴别

    D. 在T分期方面，MRI的价值优于CT

    E. CT增强时肿瘤呈明显强化

（179～183题共用题干）

    A. 膀胱内种植转移　　B. 腹膜腔种植转移　　　　C. 成骨性骨转移

    D. 肺转移　　　　　　E. 淋巴转移

179. 卵巢癌易发生（　　　）

180. 肾盂癌易发生（　　　）

181. 前列腺癌易发生（　　　）

182. 肾母细胞癌易发生（　　　）

183. 膀胱肿瘤易发生（　　　）

（184～186题共用题干）

患儿，男，2岁。家长无意中发现右侧腹部包块，遂来医院就诊。

184. 应该怀疑为（　　　）

    A. 肝母细胞瘤　　　　　　　　　　　　B. 肾母细胞瘤

    C. 神经母细胞瘤　　　　　　　　　　　D. 肠套叠

185. 若CT图像如下，首先考虑为（　　　）

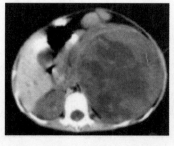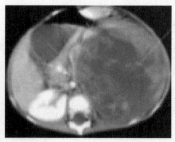

    A. 肝母细胞瘤                    B. 肾母细胞瘤

    C. 神经母细胞瘤                D. 肠套叠

186. 以下关于该病描述,正确的是(　　　)

    A. 是小儿最常见的肾脏恶性肿瘤

    B. 临床表现主要为腹部包块,可出现厌食、恶病质、腹痛及镜下血尿

    C. CT表现为肾内巨大肿瘤,密度不均,出血、坏死、囊变多见

    D. 肾静脉和下腔静脉内可见充盈缺损

    E. 可见腹膜后淋巴结肿大或远处转移

(187～189题共用题干)

患者,男,60岁,腰疼半年,血尿半月,行双肾CT平扫及增强检查,如下图。

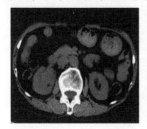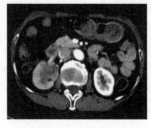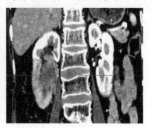

187. 根据病史及影像资料,应该首先考虑为(　　　)

    A. 肾癌          B. 血管平滑肌脂肪瘤          C. 脂肪瘤

    D. 肾盂癌          E. 肾囊肿

188. 以下有关本病说法,正确的有(　　　)

    A. 主要临床症状为血尿和腰疼

    B. 以腺癌最常见

    C. 可同时累及同侧输尿管及膀胱

    D. 女性发病率高于男性

    E. 晚期可出现贫血和体重减轻等症状

189. 关于本病的影像表现说法,正确的有(　　　)

    A. 尿路造影主要显示肾盂、肾盏不规则充盈缺损

    B. 分化较好的肿瘤,常只形成充盈缺损,不侵及肾实质

    C. 病灶周围肾窦脂肪受压变薄或消失

    D. CT增强扫描时病灶呈轻度强化

    E. 可侵犯肾脏周围组织和邻近器官

(190～192题共用题干)

患者,女,51岁,体检发现左侧肾上腺肿物一个月,CT检查如下图,

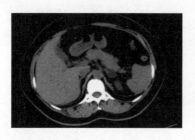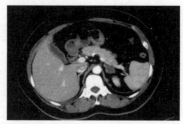

190. 最可能的诊断为（　　　）

　　A. 肾上腺增生　　　　　　　B. 肾上腺腺瘤　　　　　C. 肾上腺结核

　　D. 肾上腺嗜铬细胞瘤　　　　E. 肾上腺髓质瘤

191. 该病的首选影像学检查方法是（　　　）

　　A. MRI　　　　　　　　　　B. CTA　　　　　　　　C. DSA

　　D. X线　　　　　　　　　　E. B超

192. 有关该病的CT表现，不正确的是（　　　）

　　A. 肾上腺的类圆形或椭圆形肿块，直径多在2cm以下

　　B. 边界清楚，其密度均匀一致，常常近于水样密度

　　C. 增强扫描时病变轻度均匀强化

　　D. 病侧肾上腺多能显示清楚，可受压、变形、萎缩

　　E. 较大肿瘤可出现坏死、囊变或出血等表现

（193～194题共用题干）

经产妇，68岁，绝经16年。阴道反复流血3个月就诊。查体：肥胖，一般情况好，血压160/110mmHg。妇科检查：阴道少量流血，宫颈光滑，子宫正常大，双侧附件未见异常。

193. 最可能的诊断是（　　　）

　　A. 子宫颈癌　　　　B. 子宫肌瘤　　　　　　C. 子宫内膜息肉

　　D. 子宫内膜癌　　　E. 子宫颈炎

194. 下列首选的辅助检查是（　　　）

　　A. 经阴道超声　　　B. 阴道镜检　　　　　　C. 阴道图片细胞学检查

　　D. 后穹窿穿刺检查　E. 腹腔镜检查

（195～198题共用题干）

患者，女，38岁。因月经过多，经期延长，反复流产而就诊。触诊：子宫增大。

195. 首先要考虑的疾病是（　　　）

　　A. 子宫内膜癌　　　B. 子宫平滑肌瘤　　　　C. 输卵管结核

　　D. 葡萄胎　　　　　E. 子宫腺肌症

196. 首选的影像学检查方法为（　　　）

　　A. 子宫输卵管造影　　　　　B. CT　　　　　　　　C. MRI

　　D. 超声检查　　　　　　　　E. DSA

197. 最敏感的影像学检查方法为（　　　）

    A. 子宫输卵管造影　　　　B. CT　　　　　C. MRI

    D. 超声检查　　　　　　　E. DSA

198. 该病典型的MRI表现为（　　　）

    A. T1WI上信号强度类似子宫肌层，T2WI上呈明显低信号

    B. T1WI上信号强度低于子宫肌层，T2WI上呈明显低信号

    C. T1WI上信号强度高于子宫肌层，T2WI上呈明显低信号

    D. T1WI上信号强度类似子宫肌层，T2WI上呈高信号

    E. T1WI上信号强度类似子宫肌层，T2WI上呈等信号

（199～201题共用题干）

    患者，男，65岁。无痛性血尿1周，不伴尿急、尿痛。尿常规示：红细胞4～5/HP，白细胞0～2/HP，蛋白（＋）。查体：双肾区叩击痛阴性，尿道未见异常。超声示左肾混杂回声肿块。

199. 为进一步了解肾肿块的性质，可选的影像学检查包括（　　　）

    A. 腹部平片　　　　　　　B. CT　　　　　　　　C. MRI

    D. 逆行膀胱造影　　　　　E. MRU　　　　　　　F. IVP

200. CT检查所示如下图，应该诊断为（　　　）

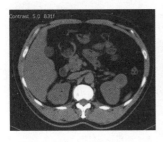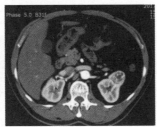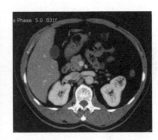

    A. 肾癌　　　　　　　　　B. 肾盂癌　　　　　　C. 肾囊肿

    D. 肾错构瘤　　　　　　　E. 肾母细胞瘤　　　　F. 肾转移瘤

201. 关于该病变的说法，错误的是（　　　）

    A. 病灶可合并出血、钙化　　　B. 通常是乏血供肿瘤

    C. 女性多于男性患者　　　　　D. 典型的CT增强表现为"快进快出"

    E. 肾实质内肿块

（202～203题共用题干）

    患者，女，40岁，体检发现右侧肾上腺区肿块，CT检查如右图。

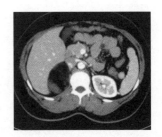

202. 最可能的诊断为（　　　）

    A. 肾上腺囊肿　　　　B. 肾上腺腺瘤

    C. 肾上腺结核　　　　D. 肾上腺嗜铬细胞瘤

    E. 肾上腺髓脂瘤

203. 关于该病的CT表现中，哪个是错误的（　　）

    A. 为单侧、偶尔为双侧性肾上腺肿块

    B. 类圆形或椭圆形，边界清晰

    C. 多数直径在10cm以下，少数者可较大

    D. 肿块为混杂密度，由不等程度的低密度脂肪灶和软组织密度灶组成

    E. 增强扫描时肿块无强化

（204～205题共用题干）

患者，男，68岁，腹部膨隆3月，上腹部饱胀1月余，CT检查示腹腔及腹膜后肿块，如右图。

204. 最有可能的诊断为（　　）

    A. 脂肪瘤　　　　　　　B. 脂肪肉瘤

    C. 平滑肌肉瘤　　　　　D. 嗜铬细胞瘤

    E. 神经节细胞瘤

205. 下列关于该病的描述，错误的是（　　）

    A. 是腹膜后肿瘤中最常见的恶性肿瘤

    B. 可分为三种类型：实体型、假囊肿型、混合型

    C. CT上可密度不均，呈混合密度，含脂肪密度、水和软组织密度

    D. CT增强扫描一般可见病灶软组织部分有强化

    E. 肿瘤不侵犯邻近器官

（206～208题共用题干）

患者，男，67岁。临床表现为尿频、尿急、尿痛、尿流中断和排尿不尽。直肠指检示前列腺增大，质韧，边缘清楚，未触及不规则硬结。血清PSA为9.5ng/ml。

206. 最可能的诊断是（　　）

    A. 先天性前列腺囊肿　　　　B. 前列腺癌　　　C. 前列腺增生

    D. 尿道结石　　　　　　　　E. 膀胱癌

207. 首选的影像学检查是（　　）

    A. CT平扫　　　　　　B. 经直肠超声检查

    C. MRI+MRS　　　　　D. 排泄性尿路造影

    E. 经腹超声检查

208. 为进一步除外前列腺癌，还可以选择的影像学检查是（　　）

    A. CT平扫　　　　　　B. 经直肠超声检查　　　C. MRI+MRS

    D. 排泄性尿路造影　　E. 经腹超声检查

（209～212题共用题干）

患者，女，41岁。已婚。下腹部疼痛2天。患者于1年前开始出现月经量增多，伴不规则阴道出血，经期延长至7～8天，周期为20～25天，伴尿频，便秘。查体：心肺无异常，腹部可触及肿块。无高血压史，无结核等传染病病史。

209. 最可能的初步诊断为（　　）

A. 子宫颈癌　　　　　B. 卵巢囊腺瘤　　　　C. 卵巢囊肿

D. 子宫肌瘤　　　　　E. 卵巢癌　　　　　　F. 子宫内膜癌

210. 该病的首选影像学检查方法为（　　　）

A. CT　　　　　　　　B. 子宫输卵管造影　　C. 超声检查

D. 宫腔镜　　　　　　E. X线检查

211. 为进一步确诊，最具意义的检查是（　　　）

A. MRI　　　　　　　B. CT　　　　　　　　C. 子宫输卵管造影

D. 宫腔镜　　　　　　E. 子宫穿刺术　　　　F. B超检查

212. 关于本病的说法，正确的有（　　　）

A. 是女性生殖系统最常见的良性肿瘤

B. 在T2WI上通常表现为高信号影

C. 可发生玻璃样变性、脂肪样变性、黏液样变性

D. 肿瘤内可发生坏死、囊变、钙化、出血等

E. 患者症状与肿瘤大小及数目关系不密切

F. 以上全部正确

（213～215题共用题干）

患者，女，54岁，不规则阴道出血伴下腹疼痛2个月。查体：心肺无异常，腹部触诊未及肿块。影像学表现如右图所示。

213. 最可能的诊断是（　　　）

A. 子宫颈癌　　　　　B. 子宫内膜息肉

C. 子宫肌瘤　　　　　D. 子宫内膜癌

E. 子宫腺肌症　　　　F. 子宫萎缩

214. 该病在妇科的首选影像筛选方式为（　　　）

A. CT　　　　　　　　B. X线检查　　　　　C. B超

D. MRI　　　　　　　E. 宫腔镜　　　　　　F. 病理活检

215. 能够确诊的该病检查方式是（　　　）

A. CT　　　　　　　　B. MRI　　　　　　　C. 子宫镜

D. 子宫诊刮术　　　　E. 子宫穿刺术　　　　F. PET-CT

（216～218题共用题干）

女，38岁，经期延长、月经量增多，痛经，进行性加重，痛经需要服用的止痛药物剂量明显增加。查体：外阴呈已婚已产式，子宫均匀增大呈球形，宫颈表面光滑。

216. 该患者MR检查如右图。

最可能的诊断是（　　　）

A. 多发子宫肌瘤　　　B. 子宫内膜癌

C. 慢性盆腔炎　　　　D. 宫颈癌

E. 子宫腺肌症

217. 该病首选的影像学检查方法是（　　　）

    A. X线　　　　　　　　　B. CT

    C. 经阴道超声检查　　　　D. MRI

    E. PET–CT　　　　　　　F. MRU

218. 下列关于该病与子宫肌瘤的鉴别诊断，正确的有（　　　）

    A. 腺肌瘤子宫增大的程度不及该病

    B. 该病多呈圆形，子宫腺肌瘤多呈卵圆形或不规则形

    C. 该病有假包膜，边界清晰。子宫腺肌瘤一般没有假包膜，边界模糊

    D. 该病的病灶集中，内部结构致密，超声检查时可呈低、强或强弱不均回声，但以低回声多见，瘤体内可见栅栏样图像。子宫腺肌瘤内部结构松散，超声检查时可见散在的强光点、光斑和条索，瘤体内无栅栏样图像，而见多个散在小无回声区

    E. 该病与周围正常肌层之间常可较多扭曲的流空血管影，而子宫腺肌症周围则很少见到流空血管影。

（219～221题共用题干）

患者，女，58岁，右肾区疼痛及尿频、尿急、尿痛数月，偶有发热、全身不适、乏力、厌食、消瘦和便秘。CT检查如下图。

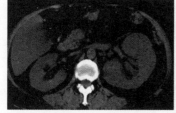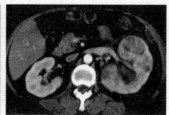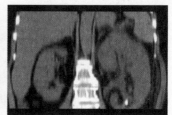

219 最可能的诊断是（　　　）

    A. 肾梗死　　　　　　B. 肾癌　　　　　　　C. 肾盂癌

    D. 肾盂肾炎　　　　　E. 黄色肉芽肿性肾炎

220. 为进一步明确诊断，下一步应做的检查是（　　　）

    A. IVP　　　　　　　B. MRI　　　　　　　C. B超

    D. 血常规　　　　　　E. 尿常规+细菌培养

221. 对于该病，说法正确的是（　　　）

    A. 女性多于男性

    B. 常伴发肾结石

    C. 为以含胆固醇酯的泡沫细胞为特征的黄色肉芽肿

    D. 肾周可有渗出，肾前筋膜增厚

    E. 始于肾盂，进而破坏周围髓质与实质

（222～224题共用备选答案）

  A.全程肉眼血尿  B.终末血尿  C.镜下血尿

  D.初始血尿  E.乳糜尿

222.泌尿系结核血尿特点（  ）

223.泌尿系肿瘤血尿特点（  ）

224.泌尿系结石血尿特点（  ）

（225～226题共用题干）

患者，女，44岁，体检发现左侧肾上腺肿块，CT检查如下图。

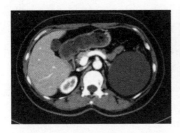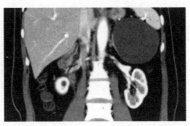

225.最有可能的诊断为（  ）

  A.肾上腺腺瘤  B.肾上腺囊肿  C.肾上腺髓质瘤

  D.肾上腺嗜铬细胞瘤  E.肾上腺转移瘤

226.下列关于该病的描述，错误的是（  ）

  A.CT表现为肾上腺类圆形或椭圆形肿块，呈均匀水样密度影

  B.边缘光滑、锐利，壁薄而光滑，少数囊肿边缘可见弧形钙化

  C.增强扫描时病变一般无强化

  D.MRI反相位上信号明显减低

  E.T2WI上病变信号强度与脑脊液相似

（227～229题共用题干）

患者，女，14岁。发现腹部巨大肿块2个月并增大4天。查体：腹部膨隆，扪及包块，活动度差，叩诊无移动性浊音。B超：盆腔肿物呈囊实性，内部回声欠均匀，并见细条状低回声伴声影。

227.下一步最需要做的检查是（  ）

  A.宫腔镜  B.CT  C.腹部平片

  D.MRA  E.超声心动图

228.该患者的CT图像如下，应该诊断为（  ）

  A.腹膜后脂肪瘤

  B.肠系膜囊肿

  C.卵巢浆液性囊腺瘤

  D.卵巢黏液性囊腺瘤

  E.卵巢畸胎瘤

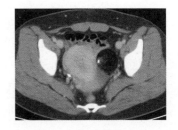

229. 关于该疾病的说法，不正确的是（　　　）

  A. 常伴腹水　　　　　　　　　B. 由脂肪、毛发和液体混合形成低密度区

  C. 囊性包块中见到弧形钙化影　　D. 常发生种植转移

  E. 好发于40～50岁　　　　　　F. 增强扫描明显不均匀强化

（230～232题共用题干）

  患者，女，绝经后不规则阴道流血，并有下腹部及腰部疼痛，CT提示子宫腔内可见软组织密度肿物，肿瘤呈菜花状或结节状，妇科检查宫颈口突出物质，质脆，触之易出血。

230. 最可能的诊断为（　　　）

  A. 子宫肌瘤　　　　　　　　B. 宫颈癌　　　　　　　　C. 子宫体癌

  D. 子宫腺肌病　　　　　　　E. 平滑肌肉瘤　　　　　　F. 以上均不是

231. 以下有关该病变的CT表现，哪些是错误的（　　　）

  A. 增强扫描时病变的密度高于正常子宫肌层

  B. 肿块呈菜花状或者结节状

  C. 周围可为更低的积液所环绕

  D. 附件可受侵

  E. 肿瘤可以填满整个子宫

  F. 不发生淋巴结及远处转移

232. 对于该病的说法，哪些是正确的（　　　）

  A. 该病的确诊依据是刮宫及病理检查

  B. MRI具有较高的诊断价值

  C. 肿瘤侵犯结合带时，出现结合带信号中断

  D. CT增强扫描对该病无任何意义

  E. 好发年龄为30～40岁

  F. MRI复查有助于观察治疗效果和判断肿瘤有否复发

（233～235题共用题干）

  患者，女，55岁。腹胀、腹痛3个月。患者自觉腹胀明显，并觉隐痛，食欲欠佳。查体：腹膨隆，移动性浊音阳性，左侧附件区扪及肿块。实验室检查：血CA125显著增高。无结核、肝病史。

233. 根据患者的症状，哪些检查可以选做（　　　）

  A. X线　　　　　　　　　B. CT　　　　　　　　　C. MRI

  D. B超　　　　　　　　　E. 宫腔镜　　　　　　　F. DSA

234. 最可能的诊断是（　　　）

  A. 卵巢囊肿　　　　　B. 卵巢囊腺癌+腹水　　　C. 卵巢囊腺癌伴腹膜转移

  D. 卵巢囊腺瘤　　　　E. 巧克力囊肿　　　　　　F. 卵泡病变

235. 该病的影像学表现包括（　　　）

  A. 附件区见囊性肿物影　　　　　　　　　B. 囊壁内见小壁结节

C. CT增强扫描时腹膜呈结节性强化    D. 大量腹水

E. 肿瘤侵犯子宫    F. 以上均不对

（236～238题共用题干）

患者，女，35岁，已婚。发现腹部包块2天。患者自觉腹部增大，触及肿物，无其他不适。影像学表现如右图所示。

236. 根据患者的症状，哪些检查可以选做（    ）

    A. X线    B. CT

    C. MRI    D. B超

    E. 宫腔镜    F. 腹腔镜

237. 最可能的诊断是（    ）

    A. 子宫肌瘤    B. 卵巢囊腺癌    C. 卵巢囊腺瘤

    D. 卵巢囊肿    E. 畸胎瘤    F. 巧克力囊肿

238. 根据患者的以上影像学表现，鉴别诊断主要包括（    ）

    A. 子宫肌瘤    B. 卵巢囊腺癌    C. 卵巢囊腺瘤

    D. 肠系膜恶性肿瘤    E. 腹膜后恶性肿瘤    F. 卵巢巧克力囊肿

三、以下每一道题下面有A、B、C、D、E五个备选答案，从中选择二个或二个以上答案。

X型题

239. 泌尿系常用的影像学检查方法包括（    ）

    A. 超声    B. 腹部X线平片    C. CT

    D. 尿路造影    E. MRI

240. 肾缺如的影像特征包括（    ）

    A. 肾缺如常为单侧    B. 正常肾床区无肾脏

    C. 扩大CT扫描范围也找不到肾脏    D. 对侧肾脏体积明显增大

    E. 一定伴有其他畸形

241. 肾脏发育不全的CT表现（    ）

    A. 一侧肾脏体积明显变小

    B. 患肾的皮髓质等量减少

    C. 增强扫描时患侧肾脏的肾皮髓质强化方式与正常肾相似

    D. 对侧肾脏明显增大

    E. 患侧肾盂肾盏扩张

242. 异位肾的影像表现包括（    ）

    A. 正常肾床区无肾脏

    B. 静脉尿路造影在盆腔里发现肾盂肾盏显影

    C. CT扫描在胸腔内发现肾盂肾盏显影

    D. 异位肾脏常体积增大

E. CT增强扫描可见正常肾脏强化特征

243. 能较好显示肾盂输尿管重复畸形的影像检查方法有（　　　）

    A. 平片　　　　　　　　B. 尿路造影　　　　　　　C. CT三维成像

    D. MRU　　　　　　　　E. 超声

244. 鞘膜积液的临床类型可分为（　　　）

    A. 睾丸鞘膜积液　　　　B. 精索鞘膜积液　　　　　C. 精索睾丸鞘膜积液

    D. 交通性鞘膜积液　　　E. 睾丸炎性鞘膜积液

245. 膀胱炎有哪些类型（　　　）

    A. 慢性膀胱炎　　　　　B. 细菌性膀胱炎　　　　　C. 腺性膀胱炎

    D. 嗜酸性膀胱炎　　　　E. 产气性膀胱炎

246. 关于膀胱原发恶性肿瘤，正确的说法有（　　　）

    A. T1WI主要用于评价前列腺受侵情况

    B. T1WI可以观察膀胱周围脂肪和邻近器官的受侵情况

    C. 移行细胞癌是最常见的膀胱原发恶性肿瘤

    D. MRI增强扫描时，膀胱癌可以明显强化

    E. T2WI可用于评价膀胱壁肌层浸润的深度

247. 输尿管结核的影像学表现包括（　　　）

    A. 输尿管扩张　　　　　　　　　　B. 输尿管壁增厚

    C. 输尿管狭窄与扩张交替存在，呈串珠状　　D. 输尿管壁线样钙化

    E. 输尿管管壁环形强化

248. 在逆行性尿路造影检查中，可出现哪些肾脏回流征象（　　　）

    A. 肾小盏回流　　　　　B. 肾大盏回流　　　　　　C. 肾小管回流

    D. 肾窦回流　　　　　　E. 淋巴管回流

249. 轴位肾上腺形态可为（　　　）

    A. 斜线状　　　　　　　B. 倒"V"形　　　　　　　C. 倒"Y"形

    D. 三角状　　　　　　　E. 结节状

250. 肾上腺病变可依对肾上腺功能影响而分为（　　　）

    A. 功能亢进性　　　　　B. 功能低下性　　　　　　C. 功能正常性

    D. 非功能性　　　　　　E. 以上都对

251. 可累及双侧肾上腺的病变有（　　　）

    A. 肾上腺结核　　　　　B. 嗜铬细胞瘤　　　　　　C. 肾上腺腺瘤

    D. 肾上腺转移瘤　　　　E. 肾上腺增生

252. 下列有关前列腺癌的T分期，描述正确的是（　　　）

    A. T1期：临床不可触及且影像检查难以显示，仅组织学检查偶尔发现

    B. T2期：肿瘤局限也在腺体内

    C. T3期：肿瘤已至前列腺包膜外或侵犯精囊，但肿瘤尚未固定

    D. T4期：肿瘤已固定或侵犯T3期以外的邻近器官或结构，并出现淋巴结转

移或骨转移等

　　E. 以上都是

253. 下列关于前列腺癌远处转移的描述，叙述正确的是（　　　）

　　A. 骨转移常见　　　　　　　　　　B. 不发生混合型骨转移

　　C. 可发生肺转移　　　　　　　　　D. 成骨性骨转移多于溶骨性骨转移

　　E. 可发生溶骨性骨转移

254. 子宫输卵管造影的适应证包括（　　　）

　　A. 寻找子宫出血原因　　　　　　　B. 不孕症

　　C. 欲再通输卵管，了解输卵管情况　D. 鉴别结核及炎症

　　E. 应在月经后5～7天进行

255. 关于卵巢畸胎瘤的MRI表现，正确的有（　　　）

　　A. MRI可清楚显示肿瘤内部的脂肪—水界面

　　B. 应用脂肪抑制技术，可以区别脂肪与出血

　　C. 脂肪在T1WI上呈高信号影，在T2WI上呈中等偏高信号

　　D. 如肿瘤内部有分层、漂浮碎屑、掌状突起等征象，则可除外皮样囊肿

　　E. 肿瘤内部钙化在T1WI及T2WI上均呈现低信号

256. 以下关于MRU（磁共振尿路成像）的说法，哪些是正确的（　　　）

　　A. 成像的物质基础是水具有症状的肌壁间肿瘤和黏膜下肿瘤

　　B. 属于T1WI　　　　　　　　　　C. 无需外源性对比剂

　　D. 特别适合于严重梗阻患者　　　　E. 不适合于肾功能严重受损者

257. 关于子宫肌瘤的描述，正确的是（　　　）

　　A. 常见症状为宫血，经量多　　　　B. 30岁以上妇女有50%患此病

　　C. 是最常见的子宫良性肿瘤　　　　D. 临床查体中可偶然发现

　　E. 极易恶变

258. 子宫发育畸形包括（　　　）

　　A. 重复子宫　　　　B. 半隔型子宫　　　　C. 双角子宫

　　D. 单角子宫　　　　E. 全隔型子宫

259. 马蹄肾的MRI表现包括（　　　）

　　A. 两肾上极或下极相互融合，状如马蹄

　　B. 马蹄肾的MRI信号同正常肾实质

　　C. 双肾下极融合的峡部位于主动脉前方

　　D. 合并肾旋转不良，肾盏朝前，输尿管越过峡部两侧前方下行

　　E. 可合并肾积水及结石

260. 多囊肾的尿路造影表现包括（　　　）

　　A. 双侧肾盏不规则增大、延长、分开和奇异状变形

　　B. 肾盂的形态轮廓改变可能不明显

　　C. 肾功能损害严重，可见静脉尿路造影显影不佳

D. 逆行尿路造影不能直接显示囊肿

E. 肾动脉主干变细

261. 肾囊肿CT表现包括（　　　）

A. 肾脏实质内见单发、多发圆形或类圆形大小不等均匀水样密度区

B. 病灶边界清楚锐利，较大病灶可突向肾轮廓以外

C. 可见囊壁弧状或环状高密度钙化影

D. 增强扫描示病灶边界更加清楚，囊壁菲薄且光滑，病灶无强化

E. 延迟扫描示邻近集合系统受压可有变形、移位等表现

262. 成人型多囊肾的MRI表现包括（　　　）

A. 肾脏实质被大小不等的囊肿代替

B. 囊肿边缘光滑，呈长T1、长T2信号，其内信号较均匀

C. 伴有囊内出血者囊肿内可见信号不均匀增高

D. 增强扫描病灶不强化

E. 可以合并多囊肝及胰脾多发囊肿

263. 肾癌的最常见症状有哪些（　　　）

A. 血尿　　　　　　B. 蛋白尿　　　　　　C. 发热

D. 疼痛　　　　　　E. 高血压

264. 鞘膜积液的临床类型可分为（　　　）

A. 睾丸鞘膜积液　　B. 精索鞘膜积液　　C. 精索睾丸鞘膜积液

D. 交通性鞘膜积液　E. 睾丸炎性鞘膜积液

265. 膀胱炎有哪些类型（　　　）

A. 慢性膀胱炎　　　B. 细菌性膀胱炎　　C. 腺性膀胱炎

D. 嗜酸性膀胱炎　　E. 产气性膀胱炎

266. 关于膀胱原发恶性肿瘤，正确的说法有（　　　）

A. T1WI主要用于评价前列腺受侵情况

B. T1WI可以观察膀胱周围脂肪和邻近器官的受侵情况

C. 移行细胞癌是最常见的膀胱原发恶性肿瘤

D. MRI增强扫描时，膀胱癌可以明显强化

E. T2WI可用于评价膀胱壁肌层浸润的深度

267. 输尿管结核的影像学表现包括（　　　）

A. 输尿管扩张　　　　　　　　　　B. 输尿管壁增厚

C. 输尿管狭窄与扩张交替存在，呈串珠状　　D. 输尿管壁线样钙化

E. 输尿管管壁环形强化

268. 在逆行性尿路造影检查中，可出现哪些肾脏回流征象（　　　）

A. 肾小盏回流　　　B. 肾大盏回流　　　C. 肾小管回流

D. 肾窦回流　　　　E. 淋巴管回流

269. 下列关于前列腺癌的描述，正确的是（　　　）

A. 精囊角消失是前列腺周围受侵的常见表现

B. 前列腺周围脂肪内见低信号结节，提示前列腺周围受侵

C. 很少发生于外周带

D. MRS有助于区分前列腺癌与前列腺增生

E. 95%为腺癌

270. 下列关于前列腺癌的说法，正确的是（　　　）

A. 前列腺癌多起源于后叶外周带

B. 仰卧位CT扫描膀胱精囊角消失是肿瘤外侵的征象

C. 对于癌结节的显示应采用窄窗口技术

D. CT扫描可确定晚期病变范围

E. 前列腺癌常向后侵犯直肠

271. 有关前列腺癌CT检查的正确描述是（　　　）

A. 前列腺内发现稍低密度结节即可诊断为前列腺癌

B. 前列腺癌多起源于后叶外周带

C. 膀胱精囊角消失是肿瘤外侵的一个征象

D. 前列腺外形轻度隆起是肿瘤外侵的征象

E. CT扫描可以确诊前列腺癌

272. 下列关于前列腺癌CT检查的描述，哪些是正确的（　　　）

A. 早期前列腺癌的CT检出率较高

B. CT显示骨盆高密度改变应该怀疑为骨转移瘤

C. CT对前列腺癌淋巴结转移的诊断正确性与MRI相当

D. CT上早期前列腺癌与正常前列腺组织的密度差别小

E. 早期前列腺动态增强扫描为富血管结节

273. 关于肾上腺皮质癌，下列说法正确的是（　　　）

A. 65%肿瘤为功能性

B. 病灶T1WI上为低信号，T2WI上为高信号

C. 直径多超过6cm

D. CT增强扫描动脉晚期肿瘤强化明显

E. 肿瘤侵犯下腔静脉时，管腔内可出现充盈缺损

274. 输卵管结核的X线表现有哪些（　　　）

A. 管腔内干酪坏死显示不规则充盈缺损

B. 输卵管僵直呈铁锈丝状

C. 多段性狭窄与扩张并存，呈串珠状

D. 壶腹部积水扩张呈桑葚状或腊肠状

E. 输卵管边缘毛糙，见细小壁龛或闭塞

275. 关于宫颈癌的CT表现，正确的是（　　　）

A. 宫颈增大，形成不规则软组织肿块

B. 可局限于宫颈，也可蔓延至子宫体和宫旁

C. CT扫描盆腔淋巴结阴性，不能除外淋巴结转移

D. 向子宫外延伸出的分叶状肿块及盆壁软组织增厚

E. CT在宫颈癌分期上优于MRI

276. 关于子宫肌瘤CT表现，正确的是（　　）

 A. 增强扫描能清楚显示病灶

 B. 子宫外形呈分叶状增大

 C. 平扫诊断价值不大，通常仅可见轮廓改变

 D. 黏膜下肌瘤可引起子宫腔变形移位

 E. 肌层内小的肌瘤不引起子宫轮廓改变

277. 下述哪些征象提示恶性卵巢肿瘤（　　）

 A. 肿瘤直径大于5cm   B. 肿瘤内实性成分多

 C. 肿瘤边界不清    D. 增强扫描时肿块实性成分无强化

 E. 肿瘤囊壁明显厚薄不均

278. 有关"子宫内膜癌"的诊断要点，正确的是（　　）

 A. 绝经前后为高发年龄段  B. CT增强扫描时肿瘤呈结节样强化

 C. 生长缓慢，转移晚   D. 可有宫腔积液或者积血

 E. CT平扫时肿瘤密度往往均匀，且边界清楚

279. 肾细胞癌的病理类型有（　　）

 A. 透明细胞癌  B. 乳头状癌   C. 嫌色细胞癌

 D. 集合管癌  E. 未分类癌

280. 肾癌的CT表现包括（　　）

 A. 肾实质内肿块，呈等、低、高混杂密度影，可见钙化

 B. 病灶边界清晰或模糊

 C. 增强扫描时病灶不均匀强化，可见低密度包膜影

 D. 下腔静脉内可见充盈缺损

 E. 肾血管旁、腹膜后淋巴结肿大及不均匀强化

281. 肾盂癌的病理类型包括（　　）

 A. 移行细胞癌   B. 鳞癌   C. 腺癌

 D. 透明细胞癌   E. 嫌色细胞癌

282. 肾盂癌的常见CT表现包括（　　）

 A. 肾窦区肿块，呈等或稍低密度，肿块较大时可侵犯肾实质

 B. 增强扫描：肿块轻度强化

 C. CT增强排泄期可显示肾盂内的充盈缺损

 D. 肾窦区肿块含脂肪

 E. 肾盂肾盏高密度肿块伴钙化

283. 血管平滑肌脂肪瘤的特征是（　　）

A. 女性较男性多见

B. 约20%患者伴有结节性硬化

C. 多无临床症状，出现症状时以腹部疼痛最多见

D. 可单发，也可多发

E. 常见血尿

284. 输尿管结石需与下列哪些病变相鉴别（　　　）

　　A. 胆结石　　　　　　　　B. 腹部淋巴结钙化　　　　　　C. 肾结核

　　D. 静脉石　　　　　　　　E. 肾囊肿

285. 输尿管的三个生理狭窄包括（　　　）

　　A. 肾盂–输尿管连接处　　　　　　　　B. 输尿管入膀胱处

　　C. 输尿管与髂总动脉交叉处　　　　　　D. 输尿管平第3腰椎处

　　E. 输尿管与精索交叉处

286. 肾盂积水在静脉肾盂造影上的表现为（　　　）

　　A. 肾盂、肾盏呈囊状扩大　　　　　　　B. 肾盏变成杆状，肾盂扩大

　　C. 肾小盏杯口圆钝　　　　　　　　　　D. 肾小盏杯口锐利

　　E. 肾盂、肾盏缩小

287. 有助于膀胱癌定性诊断的X线表现是（　　　）

　　A. 膀胱区充盈缺损　　　　　　　　　　B. 肾盂积水

　　C. 输尿管积水　　　　　　　　　　　　D. 膀胱壁不规整、僵直

　　E. 膀胱钙化

288. 膀胱癌的CT表现有哪些（　　　）

　　A. 膀胱壁突入腔内的软组织密度肿块　　　　B. 肿块呈分叶或菜花状

　　C. 肿块内部可见点状钙化　　　　　　　　　D. 肿块有蒂附于膀胱壁

　　E. 增强扫描排泄期表现为膀胱内充盈缺损

289. 关于肾上腺转移瘤，下列说法错误的是（　　　）

　　A. 与肝、肺、骨一样，都是转移瘤的好发部位

　　B. CT上易于与淋巴瘤区分

　　C. 无原发恶性肿瘤病史即可排除肾上腺肿块为转移瘤

　　D. MRI反相位上肿块信号通常有减低

　　E. 通常表现为双侧肾上腺肿块

290. 下列关于正常肾上腺的MRI表现，说法正确的是（　　　）

　　A. 位于肾筋膜囊内

　　B. 肾上腺厚度小于10mm

　　C. MRI不能分辨出肾上腺皮、髓质结构

　　D. 常规T1WI和T2WI上，肾上腺信号强度类似于正常肝脏组织

　　E. T1WI和T2WI并脂肪抑制技术检查，肾上腺信号显著高于周围被抑制的脂
　　　肪组织

291. 关于肾上腺囊肿的CT描述，下列说法正确的是（　　　）

A. 肾上腺类圆形或椭圆形肿块　　　　　　B. 通常呈均匀水样密度影

C. 边缘光滑、锐利，壁薄而光滑　　　　　D. 边缘可见弧形钙化

E. 合并感染时病变可出现环形强化

292. 关于肾上腺腺瘤的CT表现，下列说法正确的是（　　　）

A. 肾上腺类圆形或椭圆形肿块，直径多在2cm以下，与肾上腺侧肢相连

B. 边界清楚，其密度均匀，常常近于水样密度

C. 增强扫描时病变轻度均匀强化

D. 病侧肾上腺多能显示清楚，可受压、变形，但无萎缩性改变

E. 较大肿瘤可出现坏死、囊变或出血等表现

293. 腹膜后间隙包括哪些（　　　）

A. 前肾旁间隙　　　　B. 肾周间隙　　　　C. 肾前间隙

D. 肾后间隙　　　　E. 后肾旁间隙

294. CT平扫时，可清楚显示的生殖系统器官有（　　　）

A. 前列腺　　　　B. 睾丸　　　　C. 子宫

D. 精囊腺　　　　E. 输卵管

295. 关于前列腺良性增生的描述，哪些不对（　　　）

A. 中央带多见　　　　　　　　B. 多为间质增生

C. 移行带多见　　　　　　　　D. 上缘位于耻骨联合上2cm以上

E. 与前列腺癌易于鉴别

296. 一般情况下，以下哪些盆腔肿块在MRI　T1WI上不呈高信号（　　　）

A. 卵巢囊肿　　　B. 卵巢子宫内膜异位症　　　C. 卵巢黏液性囊腺瘤

D. 卵巢畸胎瘤　　　E. 盆腔炎性肿块

297. 有关子宫肌瘤的CT表现，下列哪些是正确的（　　　）

A. 肌瘤坏死可形成囊性低密度影

B. 可发生钙化

C. 增强扫描时肌瘤与正常子宫同样强化

D. 宫旁脂肪间隙多无异常

E. 子宫分叶状增大

298. 下列关于卵巢滤泡囊肿的描述，正确的有（　　　）

A. 单侧卵巢发病　　　B. 囊壁菲薄　　　C. 直径多超过5cm

D. 囊液水样密度　　　E. 可自行消失

299. 以下有关肾母细胞瘤的说法，正确的有（　　　）

A. 又称Wilms瘤

B. 为儿童期最常见的恶性肿瘤之一

C. 约68%见于1～5岁儿童

D. 不见于成人

E. 肿瘤常转移至局部淋巴结以及肝、肺、脑

300. 急性肾盂肾炎的CT表现包括（　　）

A. 病灶可累及单侧或双侧肾脏，肾脏体积可增大

B. 病灶区密度不均，呈稍低密度改变

C. 增强扫描时肾实质强化减弱，皮髓分界不清，并可见多发不强化区

D. 延时扫描时病灶呈多发、大小不等的低密度影

E. 肾脂肪囊密度增高，可见多发纤维条索影

301. 慢性肾盂肾炎的CT表现包括（　　）

A. 受累肾脏体积缩小，形态不规则，表面不光滑

B. 肾实质厚薄不一

C. 肾窦脂肪组织增多

D. 增强扫描：肾功能减弱，肾实质变薄

E. 肾盂肾盏变形、扩张或积水

302. 肾结石的临床特征包括（　　）

A. 多见于20～50岁人群，男多于女

B. 典型症状包括疼痛、血尿和排石史

C. 疼痛一般为间隙性，肾绞痛表现为沿下腹部、会阴、腹股沟突发短时间剧烈疼痛

D. 疼痛期间，镜下血尿多见，肉眼血尿少见

E. 结石引起肾积水和感染时，可出现感染中毒症状

303. 肾结石的CT表现包括（　　）

A. 肾盂肾盏内见单发或多发高密度影，边界清晰锐利，CT值多在100Hu以上

B. 结石引起梗阻时，结石以上肾盏或肾盂肾盏扩张，肾实质变薄

C. CT延时扫描可进一步确定病灶位于肾盂肾盏内

D. 肾积水严重时，可致肾功能明显减弱

E. X线阴性结石少见

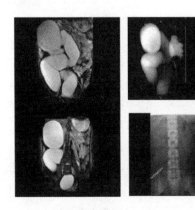

304. 女，28岁，持续性腰痛加重2天，伴尿频、尿急、尿痛及发热，MRI如右图，法正确的是（　　）

A. 可见单侧输尿管明显扩张积水，同侧的肾盂肾盏也扩张

B. 考虑为先天性巨输尿管

C. 考虑为输尿管下端结石并积水

D. 考虑为输尿管癌并积水

E. 考虑为肾及输尿管结核

305. 下列哪些病变可发生膀胱壁钙化（　　）

A. 药物导致的膀胱炎如环磷酰胺　　　　　　B. 放疗导致的膀胱炎

    C. 膀胱结核                     D. 膀胱肿瘤

    E. 膀胱癌及血吸虫病

306. 关于腺性膀胱炎，描述正确的是（　　　）

    A. 慢性感染被认为是其发生的主要诱因     B. 膀胱壁可见钙化

    C. 膀胱壁弥漫性均匀性增厚         D. 膀胱壁局限性不规则增厚

    E. 一般不侵犯肌层

307. 男，47岁，腰痛、腰胀2月余，伴低热、乏力，影像资料以下。下列哪项说法是正确的（　　　）

    A. 右侧输尿管多发性狭窄，呈"串珠样"改变

    B. 右侧输尿管多发性生理性狭窄     C. 右侧肾盂轻度积水

    D. 考虑为右输尿管占位病变         E. 考虑为右输尿管结核

308. 下列关于膀胱憩室的描述，正确的是（　　　）

    A. 膀胱憩室分先天性和后天性     B. 膀胱憩室可单发，亦可多发

    C. 膀胱憩室内有时可见结石     D. 输尿管可异位开口于膀胱憩室

    E. 膀胱憩室均小于膀胱

309. 嗜铬细胞瘤称为10%肿瘤，是指（　　　）

    A. 10%肿瘤位于肾上腺外     B. 10%为双侧发生

    C. 10%为恶性             D. 10%为家族性

    E. 以上全对

310. 以下有关肾上腺髓脂瘤CT表现，哪些是正确的（　　　）

    A. 通常为单侧，偶尔为双侧性肾上腺肿块

    B. 类圆形或椭圆形，边界清晰

    C. 多数直径在10cm以下，少数者可较大

    D. 肿块为混杂密度，由不等程度的低密度脂肪灶和软组织密度灶组成

    E. 增强扫描时肿块的软组织部分可发生强化。

311. 下列哪些征象支持卵巢囊性畸胎瘤的诊断（　　　）

    A. 囊壁弧线状钙化         B. 脂肪密度

    C. 密度不均的囊性肿物     D. 囊内钙化结节

    E. 可见脂—液平面

312. 卵巢癌的CT表现有哪些（　　　）

　　A. 腹腔内囊性、囊实性或实性肿块　　　B. 腹水

　　C. 大网膜软组织肿块　　　　　　　　　D. 腹膜腔假性黏液瘤

　　E. 钙化性转移

313. 有关卵巢的描述，不正确的是（　　　）

　　A. 成人卵巢呈杏仁状，大小约3cm×1.5cm×1.0cm

　　B. CT扫描可不显示

　　C. 常见的卵巢良性病变包括囊肿、囊腺瘤以及畸胎瘤

　　D. 恶性肿瘤的发病率在女性生殖器官肿瘤中居第一位

　　E. Krukenberg瘤属于卵巢原发肿瘤

314. 有关宫颈癌的临床分期，正确的是（　　　）

　　A. I期：肿瘤限于宫颈

　　B. II期：肿瘤超出宫颈而未达盆壁或阴道下1/3

　　C. IIIa期：肿瘤累及阴道下1/3

　　D. IIIb期：肿瘤浸润宫旁达盆腔，或出现肾盂积水或肾无功能

　　E. IV期：肿瘤播散超出真盆腔，累及膀胱或直肠黏膜

315. 关于卵巢Krukenberg瘤的描述，正确的有（　　　）

　　A. 影像学多为单侧卵巢实性肿块

　　B. 易发生于40～50岁，转移瘤的症状往往较原发瘤更明显

　　C. 生长迅速，预后差

　　D. 原发瘤多为胃肠道肿瘤，也可见于乳腺肿瘤

　　E. 含大量印戒细胞

316. 关于女性生殖系统的影像学检查，哪些是正确的（　　　）

　　A. 超声检查简便易行，无损伤，是首选的检查方法

　　B. CT检查图像清晰，解剖关系明确，有利于肿瘤分期

　　C. MRI检查对生殖系统先天畸形及肿瘤分期有很高价值

　　D. X线检查由于对性腺的辐射作用，目前已较少应用

　　E. 子宫输卵管造影也是一种常用的检查方法

317. 以下哪些情况禁行子宫输卵管造影（　　　）

　　A. 生殖器急性炎症　　　　B. 月经期　　　　　　C. 排卵期

　　D. 子宫出血　　　　　　　E. 妊娠期

318. 关于女性生殖系统X线检查，正确的有（　　　）

　　A. X线平片可显示女性内生殖器的形态及大小

　　B. X线平片可显示盆腔内异常钙化，其形态有助于病变的诊断

　　C. 子宫输卵管造影时正常输卵管呈迂曲柔软的线状影

　　D. 盆腔动脉造影能显示生殖系统恶性肿瘤的供血血管及肿瘤染色

　　E. 子宫输卵管造影是检查子宫输卵管结核的主要影像学方法

# 第三节  自测试题答案

A1型题

| | | | | | | | | | | |
|---|---|---|---|---|---|---|---|---|---|---|
| 1. A | 2. D | 3. B | 4. B | 5. D | 6. D | 7. C | 8. B | 9. C | 10. B | 11. D |
| 12. D | 13. B | 14. B | 15. B | 16. E | 17. E | 18. E | 19. E | 20. C | 21. A | 22. C |
| 23. D | 24. E | 25. C | 26. A | 27. E | 28. A | 29. B | 30. C | 31. C | 32. E | 33. D |
| 34. E | 35. B | 36. C | 37. E | 38. D | 39. C | 40. B | 41. C | 42. C | 43. D | 44. E |
| 45. A | 46. C | 47. C | 48. C | 49. A | 50. A | 51. A | 52. D | 53. B | 54. D | 55. A |
| 56. E | 57. C | 58. D | 59. C | 60. E | 61. B | 62. B | 63. B | 64. E | 65. D | 66. A |
| 67. E | 68. C | 69. D | 70. A | 71. B | 72. C | 73. B | 74. B | 75. E | 76. B | 77. A |
| 78. A | 79. C | 80. C | 81. E | 82. C | 83. E | 84. E | 85. A | 86. A | 87. D | 88. D |
| 89. C | 90. E | 91. C | 92. E | 93. A | 94. E | 95. D | 96. D | 97. B | 98. D | 99. E |
| 100. E | 101. C | 102. B | 103. D | 104. E | 105. A | 106. C | 107. D | 108. B | 109. B | 110. A |
| 111. E | 112. A | 113. D | 114. E | 115. D | 116. D | 117. D | 118. A | 119. C | 120. D | 121. C |
| 122. A | 123. B | 124. C | 125. A | 126. E | 127. C | 128. C | 129. C | 130. A | 131. D | 132. A |
| 133. B | 134. C | 135. E | 136. A | 137. B | 138. B | 139. D | 140. E | 141. B | 142. B | 143. E |
| 144. A | 145. D | 146. C | 147. C | 148. C | 149. C | 150. D | 151. A | 152. A | 153. A | 154. D |
| 155. A | 156. C | 157. C | 158. B | | | | | | | |

B型题

| | | | | | |
|---|---|---|---|---|---|
| 159. A | 160. D | 161. B | 162. C | 163. E | 164. D |
| 165. ABCD | 166. ABCD | 167. D | 168. A | 169. A | 170. B |
| 171. D | 172. A | 173. D | 174. C | 175. A | 176. ACD |
| 177. D | 178. C | 179. B | 180. A | 181. C | 182. D |
| 183. E | 184. ABC | 185. B | 186. ABCDE | 187. D | 188. ACE |
| 189. ABCDE | 190. B | 191. A | 192. D | 193. D | 194. A |
| 195. B | 196. D | 197. C | 198. A | 199. BC | 200. A |
| 201. BC | 202. E | 203. E | 204. B | 205. E | 206. C |
| 207. B | 208. C | 209. D | 210. C | 211. A | 212. ACD |
| 213. D | 214. C | 215. D | 216. E | 217. C | 218. ABCDE |
| 219. E | 220. DE | 221. ABCDE | 222. B | 223. A | 224. D |
| 225. B | 226. D | 227. B | 228. E | 229. ADE | 230. C |
| 231. AF | 232. ABCF | 233. BCD | 234. BC | 235. ABCD | |
| 236. BCD | 237. B | 238. CDE | | | |

X型题

| | | | | |
|---|---|---|---|---|
| 239. ABCDE | 240. ABCD | 241. ABCD | 242. ABCE | 243. BCD |
| 244. ABCD | 245. ABCDE | 246. BCDE | 247. ABCDE | 248. CDE |
| 249. ABCD | 250. ABCDE | 251. ABCDE | 252. ABCDE | 252. ACDE |
| 254. BCDE | 255. ABCE | 256. ACD | 257. ACD | 258. ABCDE |
| 259. ABCDE | 260. ABCD | 261. ABCDE | 262. ABCDE | 263. ACD |
| 264. ABCD | 265. ABCDE | 266. BCDE | 267. ABCDE | 268. CDE |
| 269. ABDE | 270. ABCE | 271. BC | 272. BCDE | 273. ABCDE |
| 274. ABCE | 275. ABCD | 276. BCDE | 277. ABCE | 278. ABCD |

279. ABCDE    280. ABCDE    281. ABC     282. ABC     283. ABCD
284. BD       285. ABC      286. ABC     287. AD      288. ABCDE
289. BCD      290. ABCDE    291. ABCDE   292. ABCDE   293. ABE
294. ABCD     295. ABE      296. BCD     297. ABCDE   298. ABDE
299. ABCE     300. ABCDE    301. ABCDE   302. ABCDE   303. ABCDE
304. AB       305. ABCDE    306. ABCDE   307. ACE     308. ABCD
309. ABCDE    310. ABCDE    311. ABCDE   312. ABCDE   313. DE
314. ABCDE    315. BCDE     316. ABCDE   317. ABDE    318. BCDE

（于小平　文　露　艾昭东　侯伟伟　夏喜斌）

# 第十二章  骨与关节影像

## 第一节  骨与关节疾病问答

### 一、骨骼与关节基本病变

1.骨骼有哪几种基本病变？

（1）骨质疏松；

（2）骨质软化；

（3）骨质破坏；

（4）骨质增生硬化；

（5）骨膜反应；

（6）软骨钙化；

（7）骨质坏死；

（8）骨骼变形；

（9）骨内矿物质沉积。

2.简述导致骨质软化的常见疾病典型X线表现和诊断要点。

（1）导致骨质软化的常见疾病佝偻病、肾性骨病、甲状旁腺功能亢进。

（2）典型X线表现：骨骺先期钙化带不规则变薄、模糊、消失，骺板增厚膨出，干骺端宽大呈毛刷状改变，中央凹陷呈杯口状。骨骺骨化中心出现延迟，出现骨骼弯曲变形和假骨折线。

（3）常见疾病的诊断要点是：

1）佝偻病维生素D缺乏所致，出现骨质软化的典型X线表现，胸部表现有鸡胸、串肋胸。下肢呈O形或X形腿。

2）肾性佝偻病：由慢性肾病所致钙、磷代谢紊乱。除骨质软化表现外，还继发甲状旁腺功能亢进，骨膜下骨质吸收，软骨下骨质吸收，骨皮质变薄。骨质硬化为肾性骨病主要特征。

3）甲状旁腺功能亢进除骨质软化表现外，还有骨质疏松、骨膜下骨吸收，软骨下骨吸收，骨质硬化，关节软骨钙化，尿路结石，软组织钙化。

3.试述骨质疏松的定义、病因及X线表现。

骨质疏松是指单位体积内骨组织含量减少，即骨内有机成分和无机成分含量都减少，但两者的比例仍正常。分全身性和局限性两类。全身性骨质疏松的病因主要有：先天性疾病，如成骨不全；内分泌紊乱，如甲状旁腺功能亢进；医源性，如长期激素治疗者；老年及绝经后骨质疏松；营养性或代谢性疾病，如维生素C缺乏症；

酒精中毒；病因不明，如青年性特发性骨质疏松等。局限性骨质疏松的病因多见于肢体失用、炎症、肿瘤等。

X线表现：平片上出现征象比较迟，骨内钙盐丢失30%～50%才能显示阳性X线征。主要是骨质密度普遍性减低。在长骨表现为：骨皮质变薄或分层，骨松质的骨小梁变细、减少，但边缘清晰。在脊柱表现为：栅栏状排列的纵行骨小梁，周围骨皮质变薄。严重的骨质疏松可使椎体变扁，其上下缘内陷呈双凹状；且常因轻微外伤而压缩呈楔形。

4.试述骨质增生硬化的定义、X线表现及常见病。

骨质增生硬化是指单位体积内骨量的增多。

其X线表现是：骨质密度增高，伴有或不伴有骨骼的增大、变形，骨小梁增多、增粗、密集，骨皮质增厚，这些都导致受累骨密度增高。局限性骨质增生硬化常见于慢性炎症、外伤后的修复和某些成骨性骨肿瘤，全身性骨质增生往往由代谢性骨病、中毒或遗传性骨发育障碍所致，如：肾性骨硬化、氟中毒、铅中毒、石骨症等。

5.死骨形成的主要原因是什么？其X线表现是什么？其原因是什么？

（1）死骨形成的主要原因是血液供应的中断。

（2）其X线表现为：骨质局限性密度增高。

（3）原因

1）死骨骨小梁表面有新骨形成，骨小梁增粗，骨髓腔内亦有新骨形成即绝对密度增高；

2）死骨周围骨质被吸收或在肉芽组织脓液包绕衬托下，显示为相对高密度。

6.关节有哪些基本病变？每一种基本病变有何X线特点？

（1）关节的基本病变有：关节肿胀、关节破坏、退行性骨关节病、关节强直、关节脱位。

（2）其X线特点

1）关节肿胀关节周围软组织肿胀，密度增高，大量关节积液可见关节间隙增宽。

2）关节破坏：当破坏只累及关节软骨时，仅见关节间隙变窄。当累及关节面骨质时，则出现相应部位的骨质破坏和缺损严重时可引起关节脱位和变形。

3）退行性骨关节病变：早期主要是骨性关节面模糊、中断、消失。中晚期表现为关节间隙变窄，软骨下骨质囊变和骨性关节面边缘骨赘形成。

4）关节强直：①骨性强直：关节间隙明显变窄或消失，并有骨小梁通过关节连接两侧骨端。②纤维性强直：可见狭窄的关节间隙，无骨小梁通过。

## 二、创伤性骨折

1.长骨骨折移位如何判断？分析骨折应注意什么？

（1）长骨骨折移位是以骨折近端为基准来确定骨折远端的移位方向。

1）横行移位：指向前、后、内外的平行移位；

2）纵行移位：沿纵轴方向的重叠和分离移位；

3）成角移位：骨折端纵轴线相交成角，角顶点指向成角的方向；

4）旋转移位：骨折端沿纵轴旋转，可根据解剖标志判断旋转方向和程度。

（2）骨折分析应注意

1）骨折的部位和类型；

2）骨折移位情况，是否累及关节面；

3）骨折的性质是外伤性、疲劳性或病理性；

4）新鲜或陈旧骨折；陈旧骨折应注意有无骨痂形成，有无骨折愈合不良、不愈或畸形愈合，有无合并骨坏死或感染等。

2. 儿童骨折的常见形式及其X线特点？

（1）儿童骨折的常见形式为

1）青枝骨质；

2）骺离骨折。

（2）X线特点

1）青枝骨折骨皮质未见明显断裂，而是出现局限性的皱折或凹陷、凸起，似嫩枝折曲后的表现。

2）骺离骨折表现为骨骺移位或骨骺线增宽等。

3. 何谓Colles骨折？

Colles骨折又称伸展型桡骨远端骨折，为桡骨远端2～3cm以内的横行或粉碎性骨折，远侧段向背侧或桡侧移位，断端向掌侧成角畸形，可伴尺骨茎突骨折。

4. 颅骨骨折有哪些类型？有何X线表现？

（1）颅骨骨折分为线性骨折、凹陷性骨折、粉碎性骨折和穿入性骨折四种类型。

（2）颅骨骨折线与颅骨血管压迹不同，表现为：走向僵直，密度低，多不跨过颅缝。

1）线性骨折：X线表现颅骨出现线样低密度负影，骨皮质不连续，骨小梁中断；

2）凹陷性骨折：颅骨向内凹陷，断裂；小孩则不一定出现骨折线，仅表现为局部凹陷。

3）粉碎性骨折：多块碎骨片形成，碎骨片可分离，凹入或重叠移位。

4）穿入性骨折是由于颅骨穿通伤所致。

5. 肩关节脱位分几型？以最常见脱位为例试述其X线表现？

肩关节脱位可以分前脱位、后脱位两种类型。以前脱位多见，其X线表现为：肱骨头前脱位时，常同时向下移位，位于肩胛盂下方，又称盂下脱位。也可向上移位，位于喙突下方或锁骨下方，分别称之喙突下或锁骨下脱位。肩关节脱位常伴有肱骨大结节或肱骨颈骨折。

6. 放射科医生容易漏诊的骨折有哪些？

（1）肋骨骨折在早期没有错位时，常规的正位或斜位摄片位置很难显示骨折。临床高度怀疑肋骨骨折时应在透视下多方位观察或多方位点片。

（2）儿童长骨端的撕脱骨折，骨折片有时难与正常骨骺或骨化中心鉴别，加照对侧的X光片对比。成人骨端撕脱骨折应与正常变异鉴别。

（3）骨骺分离（骺离骨折）常易漏诊。

（4）嵌插骨折多见于股骨颈，在X线片上由于没有直接的骨折线可见，只表现为骨小梁错位使局部骨密度增高，所以容易漏诊。应仔细观察骨小梁的走行，必要时进一步检查。

## 三、骨关节化脓性感染

1. 简述急性化脓性骨髓炎的影像表现。

X线及CT表现：

（1）软组织肿胀；

（2）骨质破坏；

（3）死骨形成。表现为小片或长条状高密度致密影，周围有低密度脓液或肉芽组织环绕；

（4）骨膜增生或骨膜反应。呈层状、花边状高密度影，多与骨长轴平行；

（5）骨质增生。CT表现能很好显示软组织感染、骨膜下脓肿、骨髓内的炎症、骨质破坏，特别是能显示平片难以显示的小的骨质破坏、小死骨及轻微的软组织改变。

MRI表现：骨质增生硬化表现为骨髓腔内T1WI与T2WI均呈低信号区，骨皮质增厚；其内骨质破坏区表现为T1WI低信号与T2WI高信号区，压脂序列有利于小的骨质破坏区的显示。死骨表现为T1WI均匀或不均匀低信号，T2WI为中到高信号，周围绕以肉芽组织和脓肿形成的T1WI呈低信号带、T1WI呈高信号带。

2. 简述慢性化脓性骨髓炎的影像表现。

X线、CT表现：骨破坏周围广泛的增生硬化；可见脓腔和死骨；骨内膜增生使骨髓腔变窄或消失，骨外膜增生使骨干增粗，骨外缘不规则；在CT上更易显示骨质硬化掩盖下的骨质破坏、脓腔和死骨。

MRI表现：骨质增生硬化、骨皮质增厚表现为骨髓腔内T1WI与T2WI低信号，其内骨质坏区表现为T1WI低信号与T2WI高信号区，压脂序列有利于小的骨质破坏区的显示。死骨表现为T1WI均匀或不均匀低信号，T2WI为中到高信号，周围环以肉芽组织和脓肿形成的T1WI呈低信号带、T2WI呈高信号带。

3. 简述慢性硬化性骨髓炎（Garre骨髓炎）的X线、CT表现。

X线、CT表现：骨膜增生，皮质增厚，髓腔狭窄或闭塞；局限或广泛的骨质硬化，边界不清；一般无骨质破坏或死骨。

4. 简述慢性骨脓肿（Brodie脓肿）的影像学表现。

X线、CT表现：病变常位于干骺端骨松质中，以胫骨上端和桡骨下端多见；骨质破坏呈圆形或卵圆形，边缘整齐，绕以硬化边或硬化带。在MRI上骨脓肿可表现颇具特征的"靶征"或"晕征"。

5.化脓性关节炎与关节结核的X线鉴别要点有哪些？

（1）化脓性关节炎关节结核；

（2）发病年龄婴幼儿，起病急，症状明显儿童和青年，起病缓慢，症状不典型；

（3）关节间隙早期即有变窄、正常或增宽，晚期出现关节间隙变窄；

（4）关节软骨较早出现破坏晚期出现破坏；

（5）关节骨质破坏先见于关节的持重面。骨型结核可有不对称性破坏，滑膜型结核关节面边缘呈虫蚀状骨质破坏。

## 四、骨关节结核

1.关节结核的X线表现有哪些？

（1）滑膜型：较常见，多累及大关节。早期表现为关节肿胀；病变发展时关节面边缘出现虫蚀样骨质破坏，上下关节面同时受累进而整个关节面破坏、关节间隙变窄，可发生关节半脱位，邻近骨骼骨质疏松明显，肌肉萎缩。一般无骨质增生。多遗留纤维性关节强直。

（2）骨型：继发于骨骺或干骺端结核，故早期即有明显的骨质破坏和关节肿胀；以后见关节间隙不对称性狭窄，关节面骨质破坏。

2.试述脊柱结核的X线及CT表现。

（1）中心型结核主要表现为椎体骨质破坏、塌陷，可为相邻的多个椎体受累，其内可见小死骨形成；后期椎间隙变窄。

（2）边缘型主要表现为椎体前缘或上、下缘骨质破坏，常累及两个椎体，相应椎间隙狭窄，椎旁冷脓肿形成，椎旁脓肿内可见钙化。后期可见椎体融合和脊柱后突畸形。

（3）韧带下型开始仅可见椎旁冷脓肿，继而逐渐出现椎体边缘骨质破坏，最后可出现椎体骨质破坏和椎间隙狭窄。

（4）附件结核表现为椎弓的骨质破坏及其周围的冷脓肿形成，椎体和椎间隙可无明显异常改变。

3.简述短管骨结核X线表现。

常为双侧多发，多位于短管骨骨干，表现为囊状骨质破坏，其内可见小死骨，层状骨膜增生，骨干膨胀增粗，但皮质变薄，形如纺锤，称为"骨气鼓"，为典型表现。

## 五、骨肿瘤与肿瘤样病变概论

放射科医生在诊断骨肿瘤和肿瘤样病变中应注意的事项？

（1）年龄与肿瘤发病的关系：年龄的分布在多数骨肿瘤患者中有相对的规律性，尤其是恶性肿瘤，年龄更有参考价值。骨肉瘤、骨软骨瘤、软骨母细胞瘤好发于青少年；转移瘤、骨髓瘤、软骨肉瘤多见于40岁以上；尤因肉瘤少年多见；骨巨细胞瘤好发年龄是20～40岁。

（2）骨肿瘤的发病率：骨软骨瘤是最常见的骨良性肿瘤；骨转移瘤是最常见的骨恶性肿瘤；骨肉瘤是青少年最常见的骨原发恶性肿瘤。

（3）骨肿瘤的发病部位：不同的骨肿瘤均有其一定的好发部位，对鉴别诊断有一定的帮助，如骨巨细胞瘤好发于长骨骨端，骨肉瘤好发于长骨干骺端，骨髓瘤好发于扁骨和异形骨，非骨化性纤维瘤好发于长骨骨干靠近干骺端的骨皮质区域。

（4）临床表现：良性骨肿瘤一般无全身症状，局部症状、体征也不明显。恶性骨肿瘤常有局部边缘不清的肿块，疼痛、夜间痛明显，但一般无高热病史，此点可作为骨肉瘤与急性骨髓炎的鉴别点之一。骨肉瘤患者血碱性磷酸酶增高；骨髓瘤患者的骨髓涂片可见骨髓瘤细胞，其尿中可查到本周蛋白（Bence-Jones protein）。

## 六、良性骨肿瘤

1.试述骨软骨瘤的影像学表现。

X线、CT表现：表现为骨性突起，其皮质与正常骨皮质相连，背离关节生长，基底部可呈细蒂状或宽基底，软骨帽可见钙化，邻近骨骼常可受压变形移位或形成压迹；位于长骨者多以窄基底连于干骺端；位于扁骨或不规则骨如肩胛骨、骨盆者多形态不规则、基底较宽，易恶变为软骨肉瘤，恶变时表现为软骨帽钙化溶解减少或消失，瘤体出现骨质破坏，周围形成软组织肿块。CT有利于显示扁骨或不规则骨的骨软骨瘤的基底部，对明确诊断有明显的优越性。

MRI：骨软骨瘤的软骨帽在T1WI上呈低信号，在脂肪抑制T2WI上为明显高信号。

2.试述骨巨细胞瘤的X线、CT表现。

巨细胞瘤以20～40岁多见，主要症状为局部疼痛、肿胀、压痛，可有局部皮肤发热和静脉曲张。

（1）以膝关节周围的股骨下端和胫骨上端虽为常见，其次为桡骨远端，肱骨近端和腓骨上端也较多见；

（2）多位于骨骺闭合后的长骨骨端；累及至关节面下是典型特点；

（3）多表现为偏心性溶骨性破坏，有横向发展的趋势，边界清楚但无硬化边；

（4）膨胀性生长，骨皮质变薄；

（5）病变低密度区内可见到不完整的骨嵴；

（6）除非发生病理骨折，一般无骨膜反应；

（7）提示恶性的征象有：病变与正常交界区见到筛孔样骨质破坏；骨皮质破坏中断，并形成软组织肿块；骨膜增生并中断形成骨膜三角；病变增大迅速。

CT可显示骨巨细胞瘤边缘有嵴状突起，增强扫描肿瘤明显强化，囊变区可见液—液平面。

3.试述非骨化性纤维瘤的临床及X线、CT表现。

非骨化性纤维瘤是一种由骨髓结缔组织发生的良性肿瘤，临床好发于8～20岁的青少年的长骨，无症状或症状轻微，偶有酸痛和肿胀。骨骼发育趋于成熟时，可自行消失。

X线、CT表现：

（1）多发生于四肢长骨的一侧，基底位于皮质，距骺板3～4cm，并随年龄增长向骨干侧移位；胫骨、股骨、腓骨多见，可多骨多发；

（2）呈边界清楚有薄层硬化边的圆形或卵圆形的骨质破坏区，边缘膨胀，常多个病灶毗连呈串珠或泡沫状，病变区域的长轴与长骨平行；

（3）少数病例可自愈。

4. 试述软骨瘤分类及X线、CT表现。

软骨瘤据病灶数目可分为单发性软骨瘤和多发性软骨瘤，据病变部位可分为内生性软骨瘤和外生性（皮质旁）软骨瘤。单发性内生软骨瘤多见于干骺和骨干髓腔。多发性软骨瘤可发生于骨髓腔、骨皮质（哈弗管）和骨膜，其中以髓腔（内生性）者多见。Ollier病（Ollier disease）是伴有软骨发育障碍和肢体畸形的多发性软骨瘤，有单侧发病倾向。多发性软骨瘤并发软组织血管瘤则称Maffucci综合征。

X线：平片显示，病变常开始于干骺部，随骨生长而渐移向骨干。病变位于骨干者多为中心性生长，而位于干骺端者则以偏心性生长为主。内生性软骨瘤位于髓腔内，表现为边界清楚的类圆形骨质破坏区，多有硬化缘与正常骨质相隔。病变邻近的骨皮质变薄或偏心性膨出，其内缘因骨嵴而凹凸不平或呈多弧状。由于骨嵴的投影，骨破坏区可呈多房样改变。骨破坏区内可见小环形、点状或不规则钙化影，以中心部位较多。

CT：可显示髓腔内异常软组织影，密度略低于肌肉，其内可见小环形、点状或不规则钙化影，邻近皮质变薄，边缘光滑锐利，一般无中断，内缘凹凸不平。增强扫描轻度强化。

5. 试述软骨母细胞瘤影像学表现。

软骨母细胞瘤又称成软骨细胞瘤。极少数软骨母细胞瘤在组织形态上是良性，但可表现出侵袭性行为和发生转移或恶变为肉瘤。

X线：平片可见，肿瘤多位于干骺愈合前的骨骺。发生于关节面下的肿瘤可突破骨端进入关节，亦可跨越骺板向干骺端扩展，但单纯位于干骺端而不累及骺板和骨骺者极少见。病灶多为圆形或不规则形局限性骨破坏区，有轻度偏心性膨胀，少数呈分叶状或多房状。病灶边界清楚，常显示有硬化边，病变可穿破骨皮质形成局限的软组织肿块。20%～50%的病例在骨破坏区内可出现钙化，多呈小点状、斑片状甚至团块状。

CT：较容易显示骨破坏区内的少量钙化以及邻近关节的积液和病灶周围的软组织肿胀。

MRI：肿瘤在T1WI上呈低信号，而在T2WI上可呈均质高信号，也可因钙化为低信号或因出血囊变区为明显高信号而呈现不同程度的混杂信号。脂肪抑制T2WI上软组织的非特异性炎性反应和关节积液是高信号，病灶周围髓腔内的充血水肿也呈高信号。增强后肿瘤可有不同程度的强化。

6. 简述骨样骨瘤的临床及影像学特点。

临床：病灶部位疼痛，夜间痛明显，服用水杨酸类药物可解除疼痛为本病特点。

X线、CT表现：多见于股骨及胫骨的骨干、脊柱的椎弓、距骨，表现为0.1~1.5cm的瘤巢透亮区及周围明显的骨质硬化，瘤巢内常见小点状钙化。CT对显示骨质硬化掩盖下的瘤巢及其内的点状钙化，特别对于显示脊柱椎弓和距骨的病变有明显的优越性。

7. 试述骨母细胞瘤的影像学表现。

骨母细胞瘤又称成骨细胞瘤，绝大多数为良性，少数一开始就是恶性或发生恶变，称为恶性骨母细胞瘤，高于骨样骨瘤的发病率。

X线：约1/3强的病例发生于脊椎，且多见于附件；其次是长管状骨，约占1/3弱，多见于骨干和干骺端；其余的见于手足骨、颅骨和骨盆等处。肿瘤大小2~10cm不等，表现为类圆形膨胀性骨质破坏，边界清楚，可有少量骨膜新生骨。早期病灶内无或有密度不一的斑点状、索条状钙化和骨化影，随病程进展，钙化和骨化更为广泛、致密。

CT：对肿瘤内的钙化和骨化影的显示及对发生于脊椎和其他解剖较复杂的部位的肿瘤显示较好。

MRI：肿瘤内的非钙化骨化部分在T1WI上为低到中等信号，在T2WI上呈高信号；钙化、骨化部分在各扫描序列上均呈低信号。病灶周围的骨髓和软组织内可出现反应性充血水肿，表现为长T1、长T2信号。

## 七、恶性骨肿瘤

1. 试述骨转移瘤影像学表现。

（1）X线

1）溶骨性骨转移瘤表现为斑片状或融合大片状骨质破坏区，易并发病理骨折，在脊柱表现为椎体骨质破坏密度减低，椎体可塌陷但椎间隙保持正常，椎弓常见受累出现骨质破坏；

2）成骨性骨转移瘤最多来源于前列腺癌，表现为斑片状、结节状骨密度增高，骨轮廓多无改变，发生于椎体时，椎体不被压缩，形态基本正常；③混合性骨转移瘤兼有前两者的特点，即溶骨与成骨同时存在。

（2）CT：能清晰显示较小的骨质破坏、密度轻度增高的成骨转移区域和局部的软组织肿块。

（3）MRI：大多数骨转移瘤在T1WI上呈低信号，在T2WI上呈高信号，其内信号不均。加用脂肪抑制序列肿瘤不被抑制而呈高信号，显示更清楚；增强扫描常见肿瘤呈明显不均匀强化。

2. 试述骨肉瘤的临床及影像学表现。

（1）临床表现：

多见于青少年，半数以上的骨肉瘤发病年龄在20岁以下；主要症状为疼痛、肿胀、运动障碍。

（2）X线表现

1）骨质破坏：呈斑片状、筛孔状或融合成大片状；

2）肿瘤骨：呈云絮状、斑块状、针状高密度，可位于骨内或软组织肿块内；

3）瘤软骨钙化：呈点状、弧形或环形高密度，一般位于肿瘤的外围；

4）软组织肿块，其内可见瘤骨或瘤软骨钙化；

5）骨膜增生，可被破坏中断于局部形成骨膜三角。分型：根据骨质破坏和肿瘤骨的多少，将骨肉瘤分为三种类型：①成骨型骨肉瘤：大量肿瘤骨形成，骨膜增生明显，骨质破坏不明显；②溶骨型骨肉瘤：骨质破坏明显，肿瘤骨与骨膜增生不明显；③混合型骨肉瘤：前两者的X线征象并存。

（3）CT与MRI表现：

CT有利于小的骨质破坏和小的肿瘤骨及软组织肿块的检出。在MRI上大多数骨肉瘤在T1WI上表现为不均匀的低或中等信号，在T2WI上表现为不均匀的高信号，软组织肿块外形不规则，周围可伴有水肿带。骨膜增生、瘤骨在T2WI上显示为低信号。MRI是显示骨肉瘤髓腔浸润范围的最佳方法，也是发现跳跃病灶的最敏感检查的方法。

3. 简述软骨肉瘤的影像学表现。

常见于股骨、胫骨、肱骨、骨盆、肩胛骨。表现为骨质破坏区及其内软骨钙化或骨化，可穿破骨质形成大的软组织肿块，骨膜反应少见。

4. 试述骨髓瘤的临床及影像学表现。

骨髓瘤以50～70岁中老年多见，主要症状为骨骼疼痛、软组织肿块及病理骨折。40%～60%患者本周蛋白尿。骨髓穿刺可查到骨髓瘤细胞。

CT、X线表现：

（1）好发于中轴骨红骨髓分布区，如颅骨、脊柱、肋骨、骨盆等。

（2）早期X线可表现正常。

（3）常见弥漫性骨质疏松。表现为骨质密度减低，骨小梁细而稀少，骨皮质变薄。

（4）多发性骨质破坏呈多骨、多发骨破坏区，边界锐利呈穿凿状，无硬化边。

（5）可见软组织肿块和病理性骨折。

（6）在脊柱主要表现椎体的骨质破坏和病理性压缩骨折，椎弓多不受累。

5. 简述述脊索瘤的X线及CT表现。

主要为颅底和骶尾骨的膨胀性、溶骨性骨质破坏，内有残留骨质或小点状钙化。CT可显示软组织肿块和其内小的钙化。

6. 试述尤因肉瘤的临床及影像学表现。

临床：好发于青少年，半数以上发生于四肢长骨，扁骨中以髂骨和肋骨多见。全身症状可有低热及血沉增快，局部症状以疼痛为主。局部肿块有时早于骨骼改变出现。早期可发生骨骼、肺和其他脏器转移。本病对放疗极为敏感。

X线、CT表现：

（1）病变起于髓腔，呈虫蚀样或筛孔样溶骨性破坏，也可表现为大片或"地图样"溶骨性破坏，髓腔扩大，皮质穿破。

（2）约半数患者出现骨膜反应，呈层状或"葱皮样"，肿瘤突破骨膜后可形成Codman三角。

（3）发生于扁骨者可见骨质硬化。

（4）骨外形改变本病常引起骨的膨胀性改变，为持续性骨膜反应所致。

（5）软组织肿块多见，有时软组织肿块大于骨质破坏范围或主要表现为软组织肿块。

## 八、骨肿瘤样病变

1.试述骨纤维异常增殖症的临床及X线、CT表现。

（1）临床：一般无症状，局部可隆起并可有压迫症状。可并发病理骨折。骨纤维异常增殖症合并性早熟和皮肤色素沉着称为Albright综合征。

（2）X线、CT表现：以长骨及颅骨受累多见，表现多种多样，主要表现为：

1）囊状骨质破坏区边缘硬化；

2）毛玻璃样改变；

3）丝瓜瓤样改变和患骨骨干增粗膨大；

4）骨质硬化改变，颅面部病变通常以增生硬化为主。

2.试述骨嗜酸性肉芽肿的临床及影像学表现。

（1）临床：好发于儿童，一般无症状，多数为单发。发病部位以颅骨最多，股骨次之，再依次为脊柱、肋骨、骨盆等。

（2）X线、CT表现

1）颅骨：最常累及额骨、顶骨，表现为圆形或类圆形穿凿样骨质破坏，边缘骨质多发破坏可融合成大片"地图"样骨缺损；

2）长骨：常发生于骨干或干骺端，呈中心性溶骨破坏，长圆形，边缘清楚；骨皮质变薄；可有层状骨膜增生；

3）椎体：侵犯单个或多个椎体（连续性或跳跃性），表现为溶骨性破坏，椎体压缩成呈薄板状，其横径及前后径均超出相邻椎间隙正常，可出现椎旁局限性软组织肿胀；修复期，椎体密度增高，少数可完全或接近正常大小和形态。

3.试述动脉瘤样骨囊肿的影像学表现。

多发生于青少年，常有外伤史，症状以局部疼痛和肿块为主，可合并病理骨折。影像学表现：以长骨和脊柱多见。长骨病变通常位于干骺端，呈偏心性吹气球样膨胀性改变，可突入周围软组织，病灶边缘可钙化或骨化形成薄层骨壳。CT或MRI可见囊内有液—液平面。脊柱的病变呈特征性的膨胀性改变，常累及椎体后部或整个椎体。

## 九、慢性关节病

1. 试述类风湿关节炎的影像学表现。

X线、CT表现：

（1）关节周围软组织肿胀：呈对称性梭形，最常见于近侧指间关节；其次为掌指关节和腕关节的尺侧。

（2）骨膜增生：起初，呈层状新骨形成，继而呈一致性增厚，并与骨皮质融合，通常限于邻近关节部。

（3）关节邻近骨质疏松。

（4）关节间隙变窄：是关节软骨破坏的结果，常见于指间关节、腕、膝和肘关节。

（5）骨侵蚀和假囊肿形成：骨侵蚀常显示为关节皮质面的边缘性破坏、表浅性侵蚀、中断，近侧指间关节出现最早。手骨的改变对早期诊断十分重要。假囊肿最常见于关节软骨下方常呈多发、较小的透亮影，周边有骨硬化，最后可为骨质充填。

（6）关节脱位与半脱位：寰枢椎半脱位常见，并可是早期唯一的表现。脱位以指间关节、掌指关节和肘关节为著，常造成手指向尺侧偏斜畸形，是本病的典型晚期表现。

（7）滑膜囊肿：常见于膝、髋和肩，其他关节亦可发生。滑膜囊肿为正常滑膜之延伸，或为关节囊破裂的结果。

MRI表现：可清楚显示关节间隙变窄、骨性关节面侵蚀及关节周围软组织肿胀，还可显示X线平片和CT不能显示的下列病变。

（1）血管翳：早期位于关节间隙边缘部呈长T1、长T2信号，间歇期或后期，血管翳内纤维成分增多，T1WI和T2WI上均呈中等信号。

（2）腱鞘炎：50%~64%患者有腕背侧腱鞘炎。正常肌腱周围腱鞘内可有少量液体，但不超过1mm，宽度大于1mm以上即为腱鞘积液。

（3）关节软骨改变：脂肪抑制质子密度加权及T2WI上，关节软骨连续性中断或出现局限性缺损，中晚期则关节软骨破坏消失。

2. 试述强直性脊柱炎的临床及影像学表现。

临床表现：强直性脊柱炎可累及滑膜关节、软骨性关节及肌腱和韧带于骨表面的附着部，多从骶髂关节开始向上发展，依次累及腰、胸、颈椎。少数从颈椎开始向下发展。约1/3的病例可累及外周关节，以髋关节常见。多发生于30岁以下，男性多于女性。发病隐匿，下腰部疼痛不适为主要症状，脊柱活动受限，晨僵。晚期出现脊柱和关节强直。

X线、CT表现：

（1）本病多自骶髂关节开始，为双侧对称性受累，向上逐渐扩展至脊柱。少数病变自颈椎或下段胸椎开始，向下扩延。

（2）骶髂关节改变：从骶髂关节的中下2/3处开始，早期关节边缘模糊，主要发生在关节的髂骨侧，骶骨侧改变较轻。因关节面的侵蚀破坏致关节间隙增宽（假性增宽）。继而关节出现锯齿状或串珠状破坏，周围骨质硬化。病变进一步发展，整个关节间隙逐渐变窄、消失，骶髂关节发生骨性强直，有粗糙的条束状骨小梁交错通过关节，而软骨下骨硬化带缓慢消失，病变才停止。

（3）方形椎改变：关节突间小关节有糜烂和软骨下骨硬化。椎间盘纤维环外层钙化。病变晚期脊椎呈竹节状强直。两侧椎间小关节之关节囊和关节周围韧带钙化，呈两条平行的纵行致密"轨道状"影，而棘上韧带钙化则为单条正中致密带。

（4）髋关节改变：是最常侵犯的外周关节，多为双侧受累。

（5）胸骨改变：有边缘糜烂，并可发生骨性强直。

（6）耻骨联合和坐骨结节改变：与骶髂关节处的改变相类似，在女性中，耻骨骨炎较严重但产生骨性强直罕见。坐骨结节处有骨侵蚀和附丽病改变。

（7）附丽病：又称附着点炎，是指肌腱、关节囊、韧带于骨附着处的骨化和骨质侵蚀改变，常见于坐骨结节、髂骨嵴、坐骨耻骨支、股骨大小粗隆、跟骨结节等处。X线表现为具有骨密度的细条索状影自骨面伸向附近的韧带、肌腱，宛如浓厚的胡须。

MRI表现：

（1）骶髂关节滑膜炎：主要表现为关节积液，呈长T1长T2样信号。

（2）关节软骨破坏：软骨表面不规则，软骨连续性中断。软骨破坏后可继发骶髂骨骨髓水肿，表现为关节面周围髓腔斑片状长T1长T2信号。

（3）软骨下骨侵蚀：骨质缺损区呈长T1长T2信号。

3.试述色素沉着绒毛结节性滑膜炎的影像学表现及鉴别。

X线、CT表现：

（1）膝关节最易受累，其次为髋、踝、肩、肘、足跗间及腕关节。

（2）早期显示关节周围软组织肿胀及关节积液征，以CT显示清楚。

（3）关节软骨受破坏时，出现关节间隙变窄。

（4）软骨下骨改变。表现为关节骨之边缘部骨侵蚀破坏，伴边界不清的小囊状透亮区。

MRI表现：具特征性。

（1）关节滑膜呈结节状和（或）弥漫性增厚，T1WI与肌肉信号相似，T2WI高信号或不均匀的高低混杂信号。由于含铁血黄素沉积，在T2WI上见有霉斑样或胡须样低信号，为本病特征性表现。

（2）滑囊、腱鞘或关节腔内积液呈长T1、长T2信号。

（3）压迫性骨吸收，病变边界清楚，与邻近正常骨之间出现长T1、短T2硬化线。

本病需与滑膜肉瘤、血友病性关节炎、类风湿关节炎等相鉴别。

（1）如果关节旁软组织肿块呈单发结节状且有散在钙斑，则滑膜肉瘤的可能性大。

（2）血友病性关节炎为多关节病变，因继发关节内出血，故关节破坏更广泛、关节面不规则间隙狭窄，发生于膝关节常见股骨髁间凹加深、出凝血时间皆异常，均可作为鉴别诊断的参考。

（3）类风湿性关节炎主要为四肢小关节病变，关节间隙变窄更为明显，伴明显骨质疏松，但无关节内肿块阴影。

## 十、骨缺血性疾病

1. 试述成人股骨头缺血坏死的影像学表现及鉴别。

X线表现：

（1）初期：股骨头皮质下方可出现新月状透亮影（新月征），以及条带状和（或）斑片状硬化。

（2）中期：股骨头塌陷、扁平，轮廓不规则。股骨头皮质呈台阶样断开（台阶征）、成角和股骨头。

基底外侧出现平行的双皮质影（双边征）亦为股骨头塌陷的征象。股骨头内密度改变可为：

1）单纯硬化，条带状和斑片状骨密度增高，包括邻近股骨颈的横行硬化带（颈横线）；

2）混合硬化，硬化区和透亮区并存，包括伴有硬化边的囊状透亮区和裂隙样透亮线（裂隙征）；

3）死骨，股骨头上部呈单纯硬化或混合硬化密度，周围伴有透亮带或并行的透亮带和硬化带；

4）股骨头基底部可出现病理骨折，股骨颈下方皮质增厚或骨膜增生。

（3）晚期：股骨头明显变扁或呈蕈状变形，内为弥漫或局限性不规则硬化或透光区，股骨颈增粗，可伴有髋关节半脱位和退变。

CT表现：早期，股骨头外形完整无碎裂，但股骨头星芒状结构变形，股骨头内可有点片状或条带状密度增高影，周边部分呈丛状改变或相互融合。晚期，股骨头塌陷、碎裂，股骨头内星芒状结构消失，代之以斑片状、条带状钙质样高密度硬化和软组织密度透光区。

MRI表现：股骨头内地图样或半月形异常信号坏死区边缘呈现线样长T1和长或短T2信号，称为"线样征"或"双线征"，为股骨头缺血坏死的特异性表现。

成人股骨头缺血坏死需与退行性骨关节病鉴别，前者关节间隙一般无改变，后者关节间隙明显变窄，骨质增生及关节下囊变显著，股骨头塌陷及股骨颈缩短变粗不如缺血坏死明显，CT检查无特征性"双边征"出现。

2. 试述骨梗死的影像表现。

X线、CT表现：

（1）单发或多发的囊状及分叶状透光区，长径0.5~3cm，多围以1~3cm厚的硬化边；

（2）硬化斑块影、条带状钙化骨化影、绒毛状骨纹和骨外膜增生。

（3）绒毛状骨纹，多见于长骨骨端或小儿干骺部；

（4）骨外膜增生，早期呈层状，晚期与皮质融合，致皮质增厚、骨干增粗；

（5）骨内膜钙化或骨化呈条状致密影，沿皮质内缘平行延伸。

MRI：呈典型地图样表现，在T2WI上病灶外缘呈高信号，向内可有或没有不完整的低信号边，再向内可以是不均匀高信号，也可以是低信号。也有的边缘呈三层结构，即高—低—高信号，颇似地图，具有特征性。T1WI上都有低信号边缘，与T2WI的高信号边相一致。再向内为不规则略高信号，或低信号。

## 十一、脊柱疾病

1. 试述脊柱退行性变的影像学表现。

X线表现：

（1）椎体边缘骨刺形成。

（2）椎间隙狭窄。

（3）Schmorl结节：在椎体上下边缘造成弧形凹陷。

（4）髓核和韧带钙化。

（5）椎间盘真空现象。

（6）小关节间隙变窄，关节面的骨质密度增高，椎间孔缩小。

CT表现：椎间盘膨出。膨出椎间盘的外周可有弧形钙化。"真空现象"和髓核钙化。黄韧带变性增厚（正常不超过5mm）；后纵韧带肥厚、钙化和骨化。

MRI表现：

（1）椎间盘变性：T2WI上椎间盘呈低信号。

（2）椎间盘内积气和钙化：在T1WI和T2WI上均呈低信号或无信号区。

（3）椎间盘膨出。

（4）椎体边缘骨质增生或骨赘。

（5）相邻椎体终板下骨髓信号改变

1）长T1长T2信号，病理基础为椎体终板破裂，富血管的肉芽组织侵入邻近的骨髓中，致T1、T2时间延长；

2）短T1中等T2信号，病理基础为椎体终板下骨髓内脂肪沉积明显增多（黄骨髓转换）；

3）长T1短T2信号，代表椎体终板的骨质增生、硬化表现。

（6）黄韧带、后纵韧带的肥厚、钙化或骨化：表现为长T1短T2信号。

2. 试述脊椎滑脱症的影像学表现。

X线表现：

（1）脊椎滑脱前移：侧位片显示滑脱椎体移向前方或前下方，使椎体前、后缘连线的连续性中断、错位。脊椎滑脱前移程度常用Meyerding法测量：将下位椎体上缘分成四等份，以此来衡量上位椎体滑脱前移的程度。上位椎体后下缘超过下位椎体上面的1/4、2/4、3/4和完全超过者，分别为Ⅰ、Ⅱ、Ⅲ、Ⅳ度滑脱，重度滑脱者除向前移位外，并向下移位。

（2）脊椎椎弓峡部改变：椎弓崩裂者可见椎弓峡部有裂隙，断端骨质可硬化增生，滑脱严重者，断裂间隙明显增宽，一般以斜位片显示为佳。退变性滑脱，椎弓峡部正常，但小关节面明显增生肥大，关节间隙变狭窄，椎体亦有增生改变，整个脊椎前移。

CT表现：CT横断扫描时，由于椎体前移，造成上、下椎体的相邻终板在同一层面前后错位显示，呈"双终板"征或"双边征"。椎弓崩裂者，横断CT可见"双关节征"，CT矢状位多平面重组可直接显示椎弓峡部的裂隙。

MRI表现：矢状位显示椎体滑脱的程度，与X线侧位平片表现类似。同时可显示椎间盘及椎管内的改变。椎弓崩裂性脊椎滑脱时，椎管无狭窄，同水平椎管前后径反而增宽，硬膜囊无受压，椎间关节无明显退变；退行性脊椎滑脱时，多有同水平椎间盘和椎间关节有明显退变，椎管前后径变窄，椎弓峡部无断裂征象。

3. 试述寰枢椎脱位的影像学表现。

X线、CT表现：

（1）寰枢椎关节间隙增宽：侧位片上寰椎前弓后缘与枢椎齿状突前缘之关节间隙增宽，此征象为诊断寰枢椎脱位的主要根据，此关节间隙正常成人均在2mm以下，儿童在4mm以下。在成人若超过2mm应怀疑有脱位可能，3mm以上者可肯定有寰枢椎脱位；儿童若超过4mm应怀疑有脱位，5mm以上者可肯定有脱位。

（2）齿状突与寰椎侧块的关系失常：张口位片、CT片正常情况下枢椎齿状突居中，寰椎侧块的上、下关节面与枕骨髁、枢椎侧块上关节面形成关节，两侧对称。脱位较明显时，齿状突偏位，两侧侧块的小关节不对称、错位或相互重叠，此征象为诊断脱位的辅助征象。由于正常人也可略不对称，尤其在头位不正的情况下，故应密切结合侧位片的上述征象，方可确诊。

（3）CT横断及冠、矢状位多平面重组对寰枢关节及其脱位显示更为清晰，是诊断本病的最佳方法。

4. 试述椎管狭窄的分类及影像学表现。

（1）分类：病因分为先天性和获得性两类。先天性包括：

1）特发性狭窄，只有脊椎发育异常，不伴其他骨骼发育异常；常累及多个脊椎，亦可为一个或两个脊椎；颈椎和腰椎发病率相近似，前者常为C3～C6，后者常为L1～L4；

2）先天性骨骼发育异常伴椎管狭窄，如软骨发育不全。

（2）获得性包括：退行性变、创伤、炎症、椎体肿瘤（血管瘤）或肿瘤样病变、手术等。依狭窄的部位分：

1）中心型：椎管中心部位狭窄；

2）侧隐窝狭窄；

3）神经孔狭窄。

X线与CT表现：

（1）X线表现：脊椎退变、不稳韧带钙化等改变。黄韧带钙化表现为椎间孔区及椎板间条状或结节状高密度影。颈椎钩椎关节引起的椎间孔狭窄、变形。X线平片测量椎管的矢状径对骨性椎管狭窄的诊断有重要意义。颈椎矢状径正常大于13mm，以10～13mm为界限，10mm以下应考虑椎管狭窄。腰椎矢状径正常大于18mm，15～18mm为界限，小于15mm应考虑椎管狭窄。

（2）CT表现：显示椎管横断面的大小和形态，椎体边缘的骨增生和小关节突的肥大增生，椎管内的韧带增厚。其正常值下限：颈椎椎管矢状径为10mm，腰椎椎管矢状径为15mm。侧隐窝矢状径为2mm。在先天性狭窄，椎弓根增厚增宽，椎管普遍性减小。椎管在颈椎变扁，在腰椎则三角形更明显。

MRI表现：

（1）椎体、椎间关节增生及黄韧带、后纵韧带钙化或骨化，一般呈长T1短T2信号。

（2）椎间盘膨出或突出。

（3）椎管、椎间孔及侧隐窝狭窄、变形。

（4）硬膜外脂肪受压、变形或消失。

（5）硬膜囊前或侧后缘受压、变形、移位。

（6）脊髓受压、移位，重者可出现缺血、变性，甚至坏死和囊变，表现为脊髓内单或多节段长T1长T2信号。

5. 试述椎间盘突出的影像表现。

X线表现：

（1）单一椎间隙变窄或前窄后宽；

（2）椎体后缘唇样肥大增生、骨桥或游离骨块。

CT表现：

（1）椎间盘向椎管内局限性突出，密度高于硬脊膜囊。

（2）髓核游离。

（3）硬膜外脂肪影不对称或消失。

（4）硬膜囊受压变形。

（5）神经根的压迫和移位。

MRI表现：

（1）直接征象

1）髓核突出：髓核突出于低信号纤维环之下，呈扁平形、圆形、卵圆形或不规则形，突出与未突出部分之间多有一"窄颈"相连；椎间盘信号强度依髓核变性程度而异，一般呈等T1、中长T2信号，变性明显者呈短T2信号；

2）髓核游离：髓核突出于低信号的纤维环之外，突出部分与髓核本体无联系；游离部分可位于椎间盘水平，也可移位于椎间盘上或下方的椎体后方；

3）Schmorl结节：为一特殊类型的椎间盘突出，表现为椎体上/下缘半圆形或方形压迹，其内容与同水平髓核等信号，周边多绕一薄层低信号带。

（2）间接征象

1）硬膜囊、脊髓或神经根受压，表现为局限性弧形受压，与突出的髓核相对应，局部硬膜外脂肪变窄或消失；

2）受压节段脊髓内等或长T1长T2异常信号，为脊髓内水肿或缺血变性改变；

3）硬膜外静脉丛受压、迂曲，表现为突出层面椎间盘后缘与硬膜囊之间出现短条或弧状高信号。

## 十二、代谢性骨病

1.试述佝偻病的临床及影像学表现。

临床：多见于6个月至1岁婴儿，长期患病妨碍维生素D吸收最多见。早期症状为睡眠不安，夜惊及多汗。之后出现肌肉松弛，肝脾肿大，出牙晚等。查体可见前囟晚闭，方颅，串珠肋，鸡胸，O形腿或X形腿等。

X线、CT表现：本病以腕、踝、膝和肋骨前端的骨质改变最显著。

（1）活动期

1）早期干骺端临时钙化带不规则，模糊和变薄，以至消失；

2）干骺端宽大，其中心部凹陷，明显者呈杯口状变形，其边缘因骨样组织不规则钙化而呈毛刷状致密影，向骨骺方向延伸；

3）骨骺出现延迟，密度低，边缘模糊，甚至可不出现；

4）骨骺与干骺端的距离由于骺板软骨增生、肥大、堆积、不骨化而增宽；

5）周身骨骼除显示骨密度减低，皮质变薄和骨小梁粗糙而模糊外，长骨骨干可因骨膜下骨样组织形成而变粗，且边缘模糊；

6）肋骨前端由于软骨增生而呈宽的杯口样膨大；

7）由于骨质软化，承重长骨常弯曲变形，在下肢出现O形腿或X形腿畸形；

8）少数病例可出现青枝骨折和假性骨折。

（2）恢复期

1）临时钙化带重新出现并逐渐加厚；

2）干骺端由于钙盐沉积使杯口状凹陷和毛刷状改变减轻、消失，边缘逐渐清楚而规则；

3）骨骺与干骺端的距离恢复正常，骨骺相继出现并骨化；

4）骨膜下骨样组织钙化与皮质融合，在骨干的凹面呈均匀性增厚和致密；

5）骨干密度和骨小梁结构逐渐恢复正常；

6）严重的畸形多不能完全恢复。

2.试述痛风的影像学表现。

X线与CT表现：

（1）早期：手、足小关节肿胀，无骨破坏。

（2）部位：常先出现于第1跖趾关节，后逐渐侵及腕、踝、肘等大关节。

（3）关节局部软组织肿胀：典型表现为卵圆形，界限较分明的密度略高区，常偏于关节一侧，可钙化。

（4）骨质破坏：典型表现为关节端出现边缘锐利的小囊状或穿凿状圆形或椭圆形骨缺损区，其边缘部翘起且突出颇具特征。

（5）病灶周围骨密度及结构正常。

（6）软骨破坏：为较晚期表现，呈现关节间隙变窄，关节面不规则且可并发关节退变，出现骨端硬化及关节边缘骨赘。

MRI表现：骨质破坏区和关节周围软组织肿块，一般表现为长T1长T2异常信号。关节旁痛风结节T1WI多为均匀低信号，T2WI多呈较均匀的等、高信号。其中蛋白成分为高信号，钙化、含铁血黄素、纤维组织和尿酸结晶为低信号。病灶多均匀强化，少数不均匀和周边强化。肌腱、韧带、肌肉甚至骨髓也可有强化。

## 十三、甲状旁腺功能亢进症

试述原发性甲状旁腺功能亢进引起的骨病的影像学表现。

X线、CT表现：

（1）普遍性骨质疏松：骨密度减低，骨皮质变薄、骨小梁稀疏而纤细。

（2）骨质吸收：包括骨膜下骨吸收、皮质内骨吸收、软骨下骨吸收和局限性骨吸收并囊样变。

1）骨膜下骨吸收：为本症主要特征。最早见于中节指骨的桡侧基底部与骨干的交界处。另一常见部位为颌骨牙槽的硬板。

2）皮质内骨吸收：因皮质内管状系统扩大而形成的隧道状或条状透亮改变，称皮质条纹征。

3）软骨下骨吸收：多发生在锁骨肩峰端、骶髂关节和耻骨联合等处。

4）局限性骨质破坏：为纤维囊性骨炎表现，多发生在松质骨部分，又称"棕色瘤"。破坏范围大小不一，呈囊状透亮区，可有膨胀，好发于骨盆、长骨和颌骨，发生于长骨者，类似骨巨细胞瘤。

（3）骨质软化。

（4）骨质硬化：以长骨干骺部、颅骨和椎体终板附近较为明显。

（5）其他改变

1）软组织钙化，多见于关节周围。

2）尿路结石，为本病的常见并发症。

MRI表现：在本病骨骼改变应用不多，甲状腺旁区可显示甲状旁腺腺瘤，表现为等T1等T2结节，增强扫描呈明显强化。棕色瘤在MRI表现为边缘清楚的长T1长T2信号。

# 第二节 骨与关节影响自测试题

**一、以下每一道题下面有A、B、C、D、E五个备选答案，请从中选择一个最佳答案。**

### A1题型

1. 儿童短管骨结核最具特征性的X线表现是（　　）

A. 单纯骨皮质破坏　　　B. 骨质增生硬化　　　　　C. 骨气鼓

D. 死骨及窦道形成　　　E. 以上都不是

2. 关于四肢关节的X线描述，正确的是（　　）

A. 关节同隙代表关节腔

B. X线所见关节间隙包括关节软骨及其间的真正微小间隙和少量滑液

C. 小儿的关节间隙较成人的狭窄

D. 随年龄的增长，小儿的关节隙逐渐加宽

E. 关节软骨及关节囊可以在X线片上明显显示

3. 短管状骨结核的好发部位（　　）

A. 末节指（趾）骨　　　B. 中节指（趾）骨　　　　C. 近节指（趾）骨

D. 第一掌骨　　　　　　E. 中指远节指骨

4. 跖骨头骨骺缺血坏死好发部位是（　　）

A. 第一跖骨头　　　　　B. 第二跖骨头　　　　　　C. 第三跖骨头

D. 第四跖骨头　　　　　E. 第五跖骨头

5. 幼年性强直性脊柱炎最早出现症状和X线异常表现的部位是（　　）

A. 髋关节　　　　　　　B. 骶髂关节　　　　　　　C. 耻骨联合

D. 颈椎　　　　　　　　E. 腰椎

6. 肩关节脱位常见的方向为（　　）

A. 前下方　　　　　　　B. 前上方　　　　　　　　C. 后下方

D. 肩关节盂中央脱位　　E. 后方

7. 关于骨关节的描述下列哪项是错误的（　　）

A. 关节软骨在X线平片上不显影

B. 小儿长骨两端的骨骺为二次骨化中心

C. X线平片上小儿长骨的骺板软骨表现为小点状骨性致密影

D. 儿童的关节间隙在X线平片上显得较宽

E. 干骺端为骨骺线未闭合前的长骨的构成部分

8. 一定单位体积内骨组织有机成分正常，而钙盐含量减少见于（　　）

A. 骨质破坏　　　　　　B. 骨质疏松　　　　　　　C. 骨质软化

D. 骨质坏死　　　　　　E. 骨质增生硬化

9. 指出骨样组织的钙盐沉积发生障碍可发生何种基本病变（　　）

  A.骨质破坏    B.骨质疏松    C.骨质软化

  D.骨质增生    E.骨膜反应

10.下列哪点描述不正确（  ）

  A.骨质增生与骨质疏松的X线表现相反

  B.骨质破坏的X线表现为局部骨质密度降低

  C.X线片显示关节面不规则缺损，表示有关节软骨和骨性关节面同时破坏

  D.骨质软化是指单位体积内骨基质和矿物质含量同时减少

  E.骨膜增生的常见原因是：炎症，肿瘤，外伤，骨膜下出血，血管性病变和生长发育异常

11.强直性脊柱炎首先累及的部位（  ）

  A.腰椎    B.胸椎    C.颈椎

  D.髋关节    E.骶髂关节

12.关于强直性脊柱炎，以下哪项不正确（  ）

  A.本病多发于30岁以下

  B.女性多于男性

  C.发病隐匿，下腰部疼痛不适为主要症状

  D.脊柱活动受限，有晨僵

  E.晚期出现脊柱和关节强直

13.椎体骺板缺血坏死的好发部位（  ）

  A.胸椎上段和中段    B.胸椎下段和腰椎上段

  C.胸椎中段和下段    D.腰椎

  E.腰椎下段

14.关于椎间孔的叙述下列哪项是正确的（  ）

  A.颈、腰椎椎间孔均在斜位上显示最清楚

  B.颈椎椎间孔在侧位上显示最清楚

  C.腰椎椎间孔在斜位显示最清楚

  D.颈、腰椎椎间孔均在侧位显示最清楚

  E.颈椎椎间孔在斜位显示清楚，腰椎椎间孔在侧位显示清楚

15.类风湿性关节炎最常起于什么关节（  ）

  A.对称的远侧指间关节    B.对称的近侧指间关节

  C.对称的掌指关节    D.双腕关节

  E.双侧骶髂关节

16.下列病变多见于骨干的是（  ）

  A.骨囊肿    B.骨巨细胞瘤    C.尤文肉瘤

  D.脊索瘤    E.骨肉瘤

17.化脓性骨髓炎主要应与下列哪种疾病鉴别（  ）

A. 骨髓瘤　　　　　B. 骨肉瘤　　　　　　C. 骨结核

D. 软骨肉瘤　　　　E. 早期骨梅毒

18. 急性化脓性骨髓炎的病理变化特点是（　　　　）

A. 局部骨质疏松　　　　　　　　B. 以骨质破坏为主，周围伴骨质硬化

C. 以骨质增生硬化为主　　　　　D. 早期即有骨质破坏出现

E. 以骨质破坏为主，一般没有明显骨质增生硬化

19. 血源性骨髓炎最常见的病原菌是（　　　　）

A. 溶血性葡萄球菌　　B. 大肠埃希菌　　　　C. 肺炎双球菌

D. 链球菌　　　　　　E. 金黄色葡萄球菌

20. 干骺端是指（　　　　）

A. 成人长骨骨干两端较粗大的部分　　B. 小儿长骨未完成发育的两末端

C. 成人长骨的两个骨端　　　　　　　D. 成人长骨的远端

E. 小儿长骨骨干两端较粗大的部分

21. 前臂骨折必须要首先纠正的错位是（　　　　）

A. 侧方错位　　　　　B. 旋转错位　　　　　C. 成角错位

D. 短缩错位　　　　　E. 分离错位

22. 有关椎间盘变性的叙述，错误的是（　　　　）

A. 多发生于中老年人　　　　　　B. 髓核含水量增加

C. 椎间盘以低信号为主　　　　　D. 椎间盘内信号可不均匀

E. 可伴有椎间盘突出

23. 最容易损伤脊髓的外伤是（　　　　）

A. 横突孔骨折伴附件骨折　　　　B. 椎体压缩性骨折伴横突骨折

C. 胸椎骨折伴肋骨骨折　　　　　D. 下腰椎骨折，骨折碎片进入椎管

E. 胸椎附件骨折，骨折碎片进入椎管

24. 脊柱动脉瘤样骨囊肿好发于（　　　　）

A. 椎体　　　　　　　B. 椎管　　　　　　　C. 附件

D. 椎旁　　　　　　　E. 椎间孔

25. 横突骨折最常见的部位（　　　　）

A. 颈椎　　　　　　　B. 胸椎　　　　　　　C. 腰椎

D. 颈胸椎　　　　　　E. 骶椎

26. 腰椎黄韧带超过多少为增厚（　　　　）

A. >2mm　　　　　　B. >3mm　　　　　　C. >4mm

D. >5mm　　　　　　E. >6mm

27. 正常成人腰椎侧隐窝前后径是（　　　　）

A. >2mm　　　　　　B. >3mm　　　　　　C. >4mm

D. >5mm　　　　　　E. >6mm

28. 嗜酸性肉芽肿最易累及什么部位（　　　　）

A. 腰椎　　　　　　B. 颅骨　　　　　　C. 肋骨

D. 股骨　　　　　　E. 骨盆

29. Schmorl结节是指椎间盘（　　　）

　　A. 向前突出　　　　B. 向后突出　　　　C. 向椎间孔突出

　　D. 向椎旁突出　　　E. 向椎体内突出

30. 下腰椎黄韧带增厚、钙化主要引起（　　　）

　　A. 脊髓受压　　　　B. 神经受压　　　　C. 椎板受压

　　D. 椎管狭窄　　　　E. 椎间孔狭窄

31. 下列哪种疾病见于Albright综合征（　　　）

　　A. 骨软骨瘤　　　　B. 骨血管瘤　　　　C. 骨髓瘤

　　D. 骨纤维异常增殖症　E. 非骨化性纤维瘤

32. 脊柱化脓性骨髓炎发病年龄多见于（　　　）

　　A. 儿童期　　　　　B. 少年期　　　　　C. 成人期

　　D. 老年人　　　　　E. 无差别

33. 急性化脓性骨髓炎骨膜下脓肿形成时间一般在（　　　）

　　A. 3日以内　　　　B. 3～5日　　　　　C. 5～7日

　　D. 8～10日　　　　E. 14日以后

34. 急性化脓性骨髓炎对骨质最大危害是指（　　　）

　　A. 病变发展快　　　B. 骨破坏广泛　　　C. 骨增生硬化严重

　　D. 骨内外脓肿形成　E. 易发展为慢性病变

35. 前列腺癌骨转移常表现为（　　　）

　　A. 成骨型　　　　　B. 溶骨型　　　　　C. 混合型

　　D. 硬化型　　　　　E. 纤维型

36. 骨结核与骨髓炎鉴别错误的说法是（　　　）

　　A. 骨结核病程长于骨髓炎

　　B. 骨结核死骨比骨髓炎大而常见

　　C. 骨结核比骨髓炎较多发纤维性关节强直

　　D. 骨结核与骨髓炎均可引起软组织肿胀

　　E. 骨髓炎骨质破坏伴硬化、结核硬化少

37. 椎间盘脱出的部位最常见于（　　　）

　　A. 颈1～2　　　　　B. 胸3～4　　　　　C. 腰4～5

　　D. 腰1～2　　　　　E. 颈7～胸1

38. 下面关于青枝骨折错误的说法是（　　　）

　　A. 可以是不见骨折线　　　　　　B. 是不完全性骨折

　　C. 好发于儿童　　　　　　　　　D. 局部骨皮质凹陷、隆起

　　E. 可有对位不良

39. 最易发生成骨性转移的原发肿瘤是（　　　）

A. 肝癌    B. 前列腺癌    C. 乳腺癌

D. 甲状腺癌    E. 肺癌

40. 化脓性骨髓炎骨包壳的形成来源自（  ）

  A. 感染性肉芽组织的钙化    B. 脓液的钙化

  C. 软组织内的异位钙化    D. 骨膜产生的新骨

  E. 未遭破坏的皮质骨

41. 外生骨疣指的是什么（  ）

  A. 致密型骨瘤    B. 海绵型骨瘤    C. 骨软骨瘤

  D. 骨样骨瘤    E. 骨母细胞瘤

42. 下列哪一个骨肿瘤及肿瘤样病变最好发于儿童时期的脊柱（  ）

  A. 骨囊肿    B. 动脉瘤样骨囊肿    C. 骨嗜酸性肉芽肿

  D. 软骨黏液样纤维瘤  E. 骨巨细胞瘤

43. 结核分枝杆菌最多通过什么途径进入骨或关节部位（  ）

  A. 直接扩散    B. 淋巴系统    C. 开放性损伤

  D. 血液循环    E. 呼吸道传播

44. 骨肉瘤主要转移途径（  ）

  A. 消化道转移    B. 跳跃性    C. 种植播散

  D. 淋巴转移    E. 血行转移

45. 骨盆骨折时，易受损的是哪部分尿道（  ）

  A. 前列腺部尿道      B. 膜部和球部尿道

  C. 阴茎部尿道      D. 前列腺部和膜部尿道

  E. 以上都不是

46. 关于脊椎滑脱症下列哪项描述不正确（  ）

  A. 滑脱椎体的移位方向是以下部椎体为基准

  B. 滑脱的程度按Meyerding法，可分为四度

  C. 脊椎滑脱程度的测量方法，常用的有Meschan法和Meyerding法

  D. 都有椎弓峡部断裂，一般以斜位片显示为佳

  E. CT横断扫描可见"双边征"和"双关节征"

47. 关于痛风的描述下列哪项不正确（  ）

  A. 痛风患者血尿酸常增高

  B. 初期尿酸钠沉积于关节内，刺激滑膜，导致滑膜增生，肉芽组织形成

  C. 尿酸钠沉积于关节周围软组织中可导致痛风结节形成

  D. 男性发病明显多于女性，有家族遗传倾向

  E. 多累及膝、踝等大关节

48. 肩关节最常见的脱位是（  ）

  A. 前脱位    B. 后脱位    C. 肩关节盂下脱位

  D. 锁骨下脱位    E. 喙突下脱位

49. 关于骨软骨瘤的叙述错误的是（　　　　）

    A. 生长缓慢，但症状多明显

    B. 好发于四肢长骨的干骺附近，特别是股骨下端、胫骨上端及肱骨上端

    C. 又称骨软骨性外生骨疣

    D. X线摄片显示有正常骨组织的疣状肿物，界限清楚

    E. 多见于儿童

50. 下述哪一种骨肿瘤为非膨胀性生长（　　　　）

    A. 骨巨细胞瘤　　　　　B. 骨囊肿　　　　　　　C. 动脉瘤样骨囊肿

    D. 骨外生骨疣　　　　　E. 骨内生软骨瘤

51. 形成急性血源性骨髓炎大块死骨的原因主要是（　　　　）

    A. 骨膜掀起、骨膜血管断裂

    B. 骨膜掀起、骨膜血管断裂和骨的滋养血管栓塞

    C. 脓肿直接破坏骨组织

    D. 病理骨折

    E. 骨的滋养血管栓塞

52. 诊断成人脊柱结核最可靠的依据是（　　　　）

    A. 有低热，盗汗史

    B. 血沉快

    C. 结核菌素试验（+）

    D. X线摄片显示椎间隙狭窄，相邻椎体边缘模糊及椎旁脓肿形成

    E. 全身虚弱、贫血

53. 关于非骨化纤维瘤的描述，下列哪项是错误的（　　　　）

    A. 好发于四肢长骨距骺板3~4cm的干骺部

    B. 起源于骨髓结缔组织的良性肿瘤

    C. 以胫骨、股骨、腓骨多见，可多骨多发

    D. 呈边界欠清无硬化边的圆形或卵圆形边缘膨胀的骨质破坏区

    E. 少数病例可自愈

54. 骨巨细胞瘤的常见表现为（　　　　）

    A. 常见于青少年

    B. 溶骨性骨质破坏，边界常模糊

    C. 周围见软组织肿块影

    D. 多表现为偏心性骨质破坏，有横向发展趋势

    E. 常有骨膜反应

55. 哪项不是良性肿瘤的主要鉴别依据（　　　　）

    A. 生长快或慢　　　　　　　　　　B. 是否对周围组织产生压迫移位

    C. 膨胀性或浸润性骨质破坏　　　　D. 有无软组织肿块

    E. 有无骨膜反应

56. 骨良性肿瘤中，以哪种发病率最高（　　　　）

A. 软骨瘤 B. 骨瘤 C. 骨软骨瘤

D. 成骨细胞瘤 E. 骨巨细胞瘤

57. "皂泡影"常见于（　　）

A. 软骨瘤 B. 软骨母细胞瘤 C. 骨样骨瘤

D. 骨瘤 E. 骨巨细胞瘤

58. 骨软骨瘤的临床表现为（　　）

A. 生长较快，伴明显疼痛

B. 肿块明显，表面皮肤有静脉怒张

C. X线可见骨膜反应

D. 本身无症状，但可压迫周围组织，影响功能

E. 肿物与周围界线不清

59. 关于尤文肉瘤下列叙述错误的是（　　）

A. 肿瘤位于髓腔，为累及骨髓的恶性小圆形细胞类肿瘤的一种

B. 瘤内可出血，坏死形成囊腔

C. 可见葱皮状的骨膜反应

D. 多发生于30岁以内

E. 对放射线不敏感

60. 骨肉瘤的好发年龄是（　　）

A. 婴幼儿 B. 11～20岁 C. 20～25岁

D. 20～40岁 E. 40岁以上

61. 下述哪个肿瘤来源于骨髓及造血组织（　　）

A. 骨巨细胞瘤 B. 骨样骨瘤 C. 骨软骨瘤

D. 尤文肉瘤 E. 动脉瘤样骨囊肿

62. 下列哪项临床表现对诊断骨髓瘤最有价值（　　）

A. 50岁以上的男性 B. 进行性贫血 C. 血清钙及球蛋白升高

D. 全身性疼痛 E. 尿中出现本-周（Bence-Jones）蛋白

63. 关于骨髓瘤的描述，下列哪些是错误的（　　）

A. 起源于骨髓网织细胞 B. 多有骨质增生和骨膜增生

C. 多发性骨质破坏 D. 常见软组织肿块和病理性骨折

E. 常见弥漫性骨质疏松

64. 关于骨肉瘤的叙述正确的是（　　）

A. 起源于原始分化不良的细胞，即原始间充质细胞

B. 高度恶性的骨肿瘤

C. 多见于生长最活跃的部位，如股骨远端，胫骨、腓骨和肱骨近端的干骺端

D. 多发生在年轻人

E. 以上叙述都正确

65. 骨瘤好发部位是（　　）

　　A. 长骨　　　　　　　　B. 短骨　　　　　　　　C. 椎骨

　　D. 颅骨及颜面骨　　　　E. 髂骨

66. 关于急性血源性骨髓炎的叙述错误的是（　　　）

　　A. 最常见的致病菌为链球菌

　　B. 常见于10岁以下儿童

　　C. 多发生在长骨的干骺端

　　D. X线片一般在发病2周左右才显示骨质破坏和骨膜反应

　　E. 骨质增生轻微

67. 成骨型骨肉瘤以下列哪项为特征（　　　）

　　A. 软组织肿胀　　　　B. 引起病理骨折　　　　C. 骨皮质破坏为主

　　D. 瘤骨形成为主　　　E. 早期骨皮质受侵

68. 属于骨恶性肿瘤者（　　　）

　　A. 神经节细胞瘤　　　B. 皮质旁软骨瘤　　　　C. 脂肪瘤

　　D. 脊索瘤　　　　　　E. 骨黄色纤维瘤

69. 骨肉瘤最早发生转移的部位多为（　　　）

　　A. 骨　　　　　　　　B. 肝　　　　　　　　　C. 淋巴结

　　D. 肺　　　　　　　　E. 心包

70. 单发性内生软骨瘤多发于（　　　）

　　A. 手掌指骨　　　　　B. 胫骨　　　　　　　　C. 足骨

　　D. 肋骨　　　　　　　E. 股骨

71. 一个可靠的骨肿瘤诊断必须依靠（　　　）

　　A. 病理活检或穿刺　　　　　　　B. 临床各项化验结果

　　C. 影像各种诊断方法　　　　　　D. 临床、病理、影像三者结合

　　E. 以上均不全面

72. 关于转移性骨肿瘤描述，下述哪项是错误的（　　　）

　　A. 最常见的骨恶性肿瘤

　　B. 以发生在脊柱，骨盆，肋骨多见

　　C. 发生在脊柱时，椎体破坏，椎间隙变窄

　　D. 常伴病理性骨折

　　E. 一般无骨膜增生

73. 骨肿瘤样病变不包括（　　　）

　　A. 骨纤维异常增殖症　　B. 骨嗜酸性肉芽肿　　　C. 骨囊肿

　　D. 动脉瘤样骨囊肿　　　E. 非骨化性纤维瘤

74. 关于骨质疏松的描述错误的是（　　　）

　　A. 骨的单位体积内正常钙化的骨组织减少，钙盐含量与有机成分的比例失常

　　B. 成骨不全、甲状旁腺功能亢进均可引起全身性骨质疏松

　　C. 长期服用激素可引起骨质疏松

D. 严重的骨质疏松时，椎体呈鱼椎骨状

E. 骨皮质变薄、骨小梁变细

75. 引起软组织内钙化或骨化的常见原因，下列哪项不正确（　　）

  A. 出血      B. 坏死      C. 脂肪瘤

  D. 结核      E. 寄生虫

76. 下列骨折类型中，哪种最易漏诊（　　）

  A. 青枝骨折     B. Ⅱ型骨骺骨折    C. 嵌插骨折

  D. 横行骨折     E. 螺旋形骨折

77. 椎体骺板缺血坏死的最好发部位是（　　）

  A. T4～8      B. T8～11     C. T12～L3

  D. L1～L3      E. L3～L5

78. 长骨结核的影像表现，下列哪项不正确（　　）

  A. 骨骺和干骺结核在长骨结核中最为多见   B. 病灶不跨越骨骺板

  C. 破坏区内可见泥沙状死骨     D. 骨干结核可见明显增生硬化

  E. 以上都不是

79. 关节结核的下列哪些描述不正确（　　）

  A. 关节结核多继发于肺结核     B. 多见于成年人

  C. 好发于持重的大关节      D. 关节间隙变窄出现较晚

  E. 晚期可发生关节纤维性强直

80. 下列叙述正确的是（　　）

  A. 骨软骨瘤好于中年人      B. 尤文肉瘤多见于青年人

  C. 骨巨细胞瘤发于20岁以下的青少年   D. 软骨母细胞瘤好于青年

  E. 软骨肉瘤多见于30岁以上

81. 最常见的恶性骨肿瘤是（　　）

  A. 骨肉瘤      B. 骨髓瘤      C. 软骨肉瘤

  D. 骨母细胞瘤    E. 骨转移瘤

82. 骨肿瘤的好发部位错误的是（　　）

  A. 骨巨细胞瘤好发于长骨的干骺端   B. 骨肉瘤好发于长骨的干骺端

  C. 骨髓瘤好发于扁骨      D. 骨瘤好发于颅骨

  E. 非骨化性纤维瘤好发于骨皮质

83. 关于非骨化性纤维瘤的描述错误的是（　　）

  A. 肿瘤由坚韧的纤维结缔组织构成   B. 好发于青少年的长骨

  C. 病变的长轴与长骨垂直     D. 可多骨发生

  E. 少数病例可以自愈

84. 关于软骨瘤的描述，下列哪项是错误的（　　）

  A. 肿瘤呈膨胀性生长，有纤维包膜   B. 易发生于青年人

  C. 可分为皮质型和骨膜型两种类型   D. 常见于短管状骨

  E. 有硬化边

85.最常见的原发性恶性骨肿瘤（　　）

    A.骨肉瘤        B.软骨肉瘤        C.骨髓瘤

    D.骨纤维肉瘤        E.骨淋巴瘤

86.动脉瘤样骨囊肿的描述错误的是（　　）

    A.常有外伤史        B.病变部位可闻及血管杂音

    C.长骨和脊柱是好发部位        D.病灶边缘可见钙化

    E.发生在青少年的长骨病变常位于骨干

87.关于色素沉着绒毛结节性滑膜炎的描述不正确的是（　　）

    A.关节积液呈巧克力色        B.滑膜明显增厚，滑膜表面上绒毛增生

    C.关节软骨无破坏        D.关节内可见肿块影

    E.膝关节最易受累

88.化脓性骨髓炎最早骨质破坏部位在（　　）

    A.骨皮质        B.骨干        C.干骺端松质骨

    D.骨骺        E.骨髓腔

89.骨折愈合X线协助临床判断骨折后肢体能否持重的标志（　　）

    A.内骨痂形成        B.外骨痂形成        C.内、外骨痂形成

    D.成桥连接骨痂形成     E.“骨痂托”形成

90.关于股骨头缺血坏死MRI显示的双线征的描述哪项正确（　　）

    A.在质子密度加权像显示最好        B.在T2加权像显示最好

    C.条状高信号代表反应性硬化        D.条状低信号代表充血的肉芽组织

    E.在T1加权像显示最好

## 二、多选题

### X题型

91.Albright综合征临床表现不包括（　　）

    A.内分泌紊乱        B.软组织肿物        C.血管瘤

    D.性早熟        E.皮肤色素沉着

92.椎体缺血坏死可出现以下哪些X线表现（　　）

    A.椎体变扁呈厚薄一致的致密扁盘状        B.椎体前后径及横径均增大

    C.椎间隙正常或稍增宽        D.多侵及椎弓根

    E.腰大肌边缘模糊

93.诊断急性化脓性骨髓炎，MRI不优于常规X线和CT的方面是（　　）

    A.显示小破坏区和死骨方面        B.显示骨质破坏和死骨方面

    C.早期确定急性化脓性骨髓炎方面        D.显示骨膜下脓肿方面

    E.确定髓腔侵犯和软组织感染的范围方面

94.关于下段胸椎压缩骨折，正确的摄片体位是（　　）

    A.胸椎正位        B.胸椎侧位        C.胸椎斜位

    D.胸腰段正位        E.胸腰段侧位

95. 脊柱骨质增生可见于（　　　　）

    A. 特发性肥大性骨关节病　　　　　　B. 强直性脊柱炎

    C. 脊柱结核愈合期　　　　　　　　　　D. 畸形性骨炎

    E. 脊柱外伤

96. 下列关于骨肿瘤的描述，正确的有（　　　　）

    A. 骨肉瘤是国内最常见的骨恶性肿瘤　　B. 只有骨肉瘤才有Codman三角

    C. 良性骨肿瘤多无软组织肿胀　　　　　D. 良性骨肿瘤一般不发生转移

    E. 只有恶性骨肿瘤才有明显的骨膜增生

97. 可发生病理性骨折的骨骼病变包括（　　　　）

    A. 骨囊肿　　　　　　B. 骨转移瘤　　　　　　C. 急性化脓性骨髓炎

    D. 骨巨细胞瘤　　　　E. 成骨不全

98. 有关半月板撕裂的MRI表现有（　　　　）

    A. T2WI加脂肪抑制显示半月板最好　　B. T2WI低信号半月板内有线样高信号

    C. 魔角现象可引起假阳性　　　　　　　D. MRI诊断半月板撕裂的特异性为94%

    E. T2WI高信号半月板内有点状低信号

99. 纤维性骨质缺损的CT征象为（　　　　）

    A. 皮质内囊状或不规则、无膨胀性的骨质缺损区

    B. 皮质内囊状或不规则、膨胀性的骨质缺损区

    C. 病灶边缘清楚，外侧骨壳可完整或缺损

    D. 邻近可有轻度软组织肿胀

    E. 常无骨膜反应

100. 化脓性骨髓炎的X线表现为（　　　　）

    A. 骨质破坏　　　　　B. 死骨形成　　　　　C. 骨膜增生

    D. 新生骨　　　　　　E. 软组织肿块

101. 骨梗死的X线表现为（　　　　）

    A. 囊状及分叶状透光区　　　　　B. 硬化斑块影

    C. 条带状钙化骨化影　　　　　　D. 绒毛状骨纹

    E. 骨外膜增生

102. 退行性骨关节病中四肢大关节的X线表现是（　　　　）

    A. 承重区变凹变扁　　　　　　　B. 关节面下囊肿

    C. 非承重区骨质增生　　　　　　D. 关节腔有游离体

    E. 关节间隙变窄

## 三、案例分析题

103. 女，12岁，左上臂疼痛3月余。查体软组织无肿胀，皮肤温度不高。患者所做检查，你考虑那些疾病？（　　　　）

    A. 骨巨细胞瘤　　　　　B. 骨囊肿　　　　　　C. 软骨黏液样纤维瘤

    D. 动脉瘤样骨囊肿　　　E. 骨纤维异常增殖症

104. 女，12岁，左上臂疼痛3月余。查体软组织无肿胀，皮肤温度不高。你的诊断依据是那些？（　　　）

　　A. 肱骨上段可见一椭圆形占位，密度较均匀毛玻璃样改变

　　B. 周围骨皮质变薄，有轻度膨胀

　　C. 病变起于儿童时期，进展缓慢，多无明显症状

　　D. 本病常伴发病理性骨折

　　E. 病变多见于老年人

105. 女，12岁，左上臂疼痛3月余。查体软组织无肿胀，皮肤温度不高。本病的X-线表现还有哪些？（　　　）

　　A. 骨性面　　　　　　　　　　　　B. 单房或多房囊状透光区

　　C. 囊内有磨玻璃样钙化　　　　　　D. 本病多发生于短管状骨

　　E. 囊性病变周围常有骨硬化

106. 女，12岁，左上臂疼痛3月余。查体软组织无肿胀，皮肤温度不高。本病需于哪些病变鉴别？（　　　）

　　A. 骨囊肿　　　　　B. 骨嗜酸性肉芽肿　　　C. 动脉瘤样骨囊肿

　　D. 尤文肉瘤　　　　E. 寻常性骨肉瘤

107. 女，12岁，左上臂疼痛3月余。查体软组织无肿胀，皮肤温度不高。本病发生恶变最常见为下述哪一种肿瘤（　　　）

　　A. 骨纤维肉瘤　　　B. 软骨肉瘤　　　　　　C. 巨细胞瘤

　　D. 成骨肉瘤　　　　E. 骨血管肉瘤

108. 患者，男，76岁。主因全身多骨疼痛，腰痛入院。为明确诊断，必要的实验室检查是（提示骨盆、腰椎X线片显示骨盆、腰椎多发棉絮状高密度影；盆腔MRI扫描T1WI序列显示前列腺右侧外周带类圆形低信号影。）（　　　）

　　A. 结核菌素试验　　B. 痰培养　　　　　　C. 血PSA

　　D. 血流变　　　　　E. 本周蛋白　　　　　F. 血钙

109. 患者，男，76岁。主因全身多骨疼痛，腰痛入院。对于此病例骨盆和腰椎多发棉絮状高密度影的鉴别诊断，不应包括（　　　）

　　A. 多发骨纤维异常增生症　　　　　B. 蜡油样骨病

　　C. 多发骨岛　　　　　　　　　　　D. 畸形性骨炎

　　E. 多发成骨性骨转移　　　　　　　F. 甲状旁腺功能亢进

110. 患者，男，76岁。主因全身多骨疼痛，腰痛入院。影像检查中出现的多发骨高密度影，应主要考虑（　　　）

　　A. 多发骨纤维异常增生症　　　　　B. 蜡油样骨病

　　C. 多发骨岛　　　　　　　　　　　D. 畸形性骨炎

　　E. 前列腺癌多发骨转移　　　　　　F. 甲状旁腺功能亢进

111. 患者，男，22岁，长期存在骨和关节变形，近期出现右肘关节疼痛，进行性加重。行右肘关节X线正侧位片检查，病变显示的征象包括（　　　）

A. 累及干骺、骨干      B. 累及多骨

C. 髓腔内混杂密度影，病灶内含钙化    D. 骨破坏形成软组织肿块

E. 出现骨变形      F. 受累骨未见骨膜反应

112. 患者，男，22岁，长期存在骨和关节变形，近期出现右肘关节疼痛，进行性加重。行右肘关节X线正侧位片检查，如患者无家族史，呈单侧发病，智力正常，则首选诊断为（   ）

    A. 内生软骨瘤（Ollier病）      B. 遗传性多发性外生骨疣

    C. 神经纤维瘤病      D. 进行性骨干发育不良

    E. 干骺发育不良      F. Albright综合征

113. 患者，男，12岁，手指细长，手臂弯曲，全身多发骨折，蓝色巩膜，结合图像，最可能的诊断是（   ）

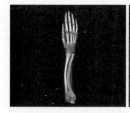 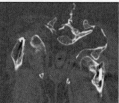 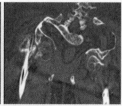 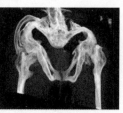

    A. 马方综合征      B. 成骨不全      C. 软骨发育不全

    D. 石骨症      E. 特发性骨质溶解症

114. 以下骨质增生硬化概念表述不妥的是（   ）

    A. 骨质增生硬化是成骨增多      B. 骨质增生硬化是破骨减少

    C. 多属于机体代偿反应      D. 骨质增生硬化是成骨增多、破骨减少

    E. 骨质增生硬化就是骨量的增多

115. 患者，男，59岁，胸、腰背痛3个月。X线片示胸腰椎广泛骨质疏松，数个椎体变扁，椎间隙正常，椎弓根正常，右侧有一肋骨呈膨胀改变，应首先考虑的诊断是（   ）

    A. 多发骨髓瘤      B. 转移瘤      C. 老年性骨质疏松

    D. 甲状旁腺功能亢进      E. 特发性骨质溶解症

## 四、共干题。

### A3/A4型题

（116~118题共用题干）

患者男性，17岁，因左下肢疼痛3个月入院；查体：左小腿中段局部肿胀，组织增厚较硬，有压痛，局部皮温稍高。体温38.2℃，实验室检查：WBC：$13.8 \times 10^{12}$/L，N：78%；X线平片见右图：

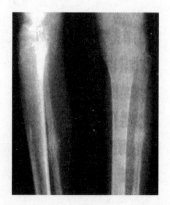

116. 根据以上临床资料及影像学检查，需要考虑哪些疾病（   ）

A. 急性骨髓炎　　　　　B. 转移性神经母细胞瘤

C. 骨干结核　　　　　　D. 尤因肉瘤

E. 骨髓瘤　　　　　　　F. 骨肉瘤

117. 该病最可能的诊断为（　　　　）

A. 急性骨髓炎　　　　　　　B. 骨样骨瘤

C. 骨干结核　　　　　　　　D. 尤因肉瘤

E. 腓骨恶性淋巴瘤　　　　　F. 骨肉瘤

118. 急性骨髓炎与尤因肉瘤有哪些主要的鉴别点（　　　　）

A. 尤因肉瘤起病急，病史更短

B. 骨髓炎有发热、白细胞增高等全身症状

C. 前者常有弥漫性的软组织肿胀，后者常形成局部软组织肿块

D. 当两者鉴别困难时可以用诊断性放射性治疗来区分

E. 前者的骨质破坏与增生同时存在，而后者无此种关系

F. 尤因肉瘤常可见Codman三角，而急性骨髓炎一般无此征象

（119～122题共用题干）

患者，女，52岁。双手晨僵感1年余，关节肿胀3月余。

119. 从临床表现来考虑，可能是哪种疾病（　　　　）

A. 风湿关节炎　　　　B. 类风湿性关节炎　　　　C. 化脓性关节炎

D. 骨关节结核　　　　E. 骨肿瘤　　　　　　　　F. 骨性关节炎

120. 为了明确诊断还需要做哪些检查（　　　　）

A. 双手X线平片检查　　　　B. CTA　　　　　　　C. MRI

D. 放射性同位素扫描　　　　E. 血清类风湿因子检查

F. 血沉　　　　　　　　　　G. 抗"O"试验

121. 双手X线平片如图所示，类风湿因子阳性，抗"
h，该病最可能的诊断是什么？（　　　　）

A. 风湿性关节炎

B. 类风湿性关节炎

C. 化脓性关节炎

D. 骨关节结核

E. 骨肿瘤

F. 骨性关节炎

122. 请列出诊断依据（　　　　）

A. 患者为女性　　　　　　　B. 52岁，处于好发年龄

C. 晨僵一年余　　　　　　　D. 双手多个小关节病变

E. 类风湿因子阳性　　　　　F. 指间关节狭窄，关节肿胀

（123～125题共用题干）

患者，男，60岁。贫血、腰背部及胸骨疼痛并慢性肾衰竭2年余。头颅X线平片

和胸椎CT显示骨质疏松和多发骨质破坏。

123. 最可能的诊断是（　　　）

    A. 骨转移瘤　　　　　B. 白血病　　　　　　C. 类风湿关节炎

    D. 多发性骨髓瘤　　　E. 原发性骨质疏松

124. 若为多发性骨髓瘤，MRI SE T1WI上最典型的征象是（　　　）

    A. "椒盐"征　　　　　B. 弥漫性高信号　　　C. 椎体压缩骨折

    D. 合并椎旁脓肿　　　E. 只限于椎弓根受累

125. 确诊本病，最需要做的检查是（　　　）

    A. MRI增强扫描　　　B. CT增强扫描　　　　C. 核素扫描

    D. 骨髓穿刺活检　　　E. 尿常规

（126～128题共用题干）

患者，男，24岁。进行性腰部疼痛、僵硬5年。X线平片示双侧骶髂关节髂骨侧关节面呈锯齿状破坏，周围骨质硬化，骶髂关节间隙变窄，脊柱呈方形椎改变。

126. 最有可能的诊断是（　　　）

    A. 类风湿关节炎　　　B. 强直性脊柱炎　　　C. 痛风性关节炎

    D. 甲状旁腺功能亢进症　　　　　　　　　　E. 退行性骨关节病

127. 以下实验室检查最有可能是阳性的是（　　　）

    A. 类风湿因子　　　　B. 本周蛋白　　　　　C. HLA-B27

    D. 抗双链DNA抗体　　E. 抗Sm抗体

128. 该病最常侵犯的外周关节是（　　　）

    A. 髋关节　　　　　　B. 肩关节　　　　　　C. 肘关节

    D. 膝关节　　　　　　E. 踝关节

**B型题**

（129～131题共用备选答案）

    A. 骨骺　　　　　　　B. 干骺端　　　　　　C. 骨干

    D. 扁骨　　　　　　　E. 短骨

129. 骨转移瘤好发于（　　　）

130. 尤文肉瘤好发于（　　　）

131. 软骨母细胞瘤好发于（　　　）

（132～134题共用备选答案）

    A. 夜间痛明显，服用水杨酸类药物可缓解

    B. 血尿酸升高，皮下尿酸盐结晶沉积

    C. 血清碱性磷酸酶升高，血清钙升高，血清磷降低

    D. 维生素D水平降低

    E. 本周蛋白尿

132. 多发性骨髓瘤（　　　）

133. 骨样骨瘤（　　　）

134. 甲状旁腺功能亢进症（　　　）

（135～136题共用备选答案）

　　A. 骨折线穿过干骺端、骺板和骨骺的骨折

　　B. 骺板压缩性损伤，一般不具有骨损伤，最初多无X线异常表现

　　C. 骨骺与干骺端分离，整个骺板都断裂

　　D. 部分骺板断裂，可以有干骺端小的骨折片仍与骨骺相连，但干骺端主要
　　　　部分与骨骺分离

　　E. 骨骺骨折延伸到干骺端，并波及关节面，可以部分与干骺端分离

135. 骨骺损伤Salter-Harris分型法Ⅰ型的是（　　　）

136. 骨骺损伤Salter-Harris分型法Ⅴ型的是（　　　）

（137～139题共用备选答案）

　　A. 良性骨肿瘤　　　　　　　　B. 恶性骨肿瘤　　　　　　C. 肿瘤样病变

　　D. 继发性骨肿瘤　　　　　　　E. 潜在恶性骨肿瘤

137. 骨的纤维结构不良属于（　　　）

138. 脊索瘤属于（　　　）

139. 非骨化性纤维瘤属于（　　　）

（140～143题共用备选答案）

　　A. MRI　　　　　　　　　　　B. CT　　　　　　　　　　C. ECT

　　D. X线平片　　　　　　　　　E. 超声成像

140. 检查骨关节常用方法是（　　　）

141. 检查关节与软组织的最佳方法是（　　　）

142. 检查四肢软组织的首选方法是（　　　）

143. 检查椎间盘和脊髓的最佳方法是（　　　）

（144～146题共用备选答案）

　　A. 均匀致密阴影　　　B. 横行薄层致密线影　　　　C. 均匀半透明影

　　D. 松质骨结构影　　　E. X线平片不显示

144. 临时钙化带（　　　）

145. 骨骺（　　　）

146. 骨骺软骨（　　　）

（147～149题共用备选答案）

　　A. 椎体骨软骨病　　　　　　　B. 椎体压缩性骨折　　　　C. 脊椎结核

　　D. 脊椎化脓性骨髓炎　　　　　E. 椎体转移瘤

147. 常为单个椎体受累，椎体压缩呈楔形和扁平形密度增高，其余骨质正常椎
　　间隙正常（　　　）

148. 椎体呈不同程度的骨质破坏，椎体呈楔形和扁平形改变。相邻椎间隙一般保
　　持完整，也常见到附件骨质破坏（　　　）

149. 多见于2～15岁儿童，多数涉及一个椎体，病椎密度增高，全部塌陷呈盘

状，铜板状，椎体前后径及横径增宽，椎间隙正常或加宽（　　）

（150～152题共用备选答案）

    A.恶性骨肿瘤　　　　　　B.骨感染　　　　　　C.骨软骨病

    D.骨代谢障碍性疾病　　　E.骨内分泌性疾病

150.病变范围较广泛，破坏和增生是相互联系而存在，骨膜反应开始不规则，逐渐趋向光滑而规则，较少出现软组织肿块（　　）

151.病变范围较局限，骨质破坏呈进行性，骨膜反应开始较光滑，随后变为模糊、残缺、中断或破坏，消失破坏区周围有软组织块影（　　）

152.骨结构模糊，不规则，病骨体积缩小，密度增高，继而病骨碎裂、坏死、吸收，被新骨代替，可遗留畸形，软组织无改变（　　）

（153～155题共用备选答案）

    A.增生性关节炎　　　　　B.夏科关节病　　　　　C.类风湿关节炎

    D.关节骨软瘤病　　　　　E.大骨节病

153.病变进展较快，关节形态和结构完全消失，早期即有半脱白，关节碎裂，骨密度增高，骨端之间有大量骨碎屑和不规则骨块，并有大量软组织钙化（　　）

154.病变累及四肢各个关节，以手、足踝、和肘部最为多见，病变多发而对称。主要X线表现为长管骨干骺部发育障碍，骨骺早期愈合和骨端变形（　　）

155.好发于40岁以上，男性多见，病变进展慢，仅侵犯少数大关节，骨端可见骨硬化和骨赘形成，关节间隙不对称性变窄，但无强直现象（　　）

# 第三节　自测试题答案

**A1型题**

1. C　2. B　3. C　4. B　5. A　6. A　7. C　8. C　9. C　10. D　11. E

12. B　13. B　14. E　15. B　16. C　17. B　18. B　19. E　20. E　21. B　22. B

23. E　24. A　25. C　26. D　27. B　28. B　29. E　30. D　31. D　32. C　33. B

34. B　35. A　36. B　37. C　38. E　39. B　40. D　41. C　42. C　43. D　44. E

45. B　46. D　47. E　48. A　49. A　50. D　51. B　52. D　53. D　54. D　55. B

56. C　57. E　58. D　59. E　60. B　61. D　62. E　63. B　64. E　65. D　66. A

67. D　68. D　69. D　70. A　71. D　72. C　73. E　74. A　75. C　76. B　77. B

78. B　79. B　80. D　81. E　82. A　83. C　84. C　85. A　86. E　87. C　88. C

89. D　90. B

**X型题**

91. BC　　　92. ABC　　　93. AB　　　94. DE　　　95. ABCDE

96. ACD　　　97. ABCDE　　　98. ABCD　　　99. ACDE　　　100. ABC

101. ABCDE　　102. ABCDE

案例分析题

103. E　　　　104. ABCD　　　105. ABCE　　　106. ABC　　　　107. A

108. CEF　　　109. F　　　　　110. E　　　　　111. ABCEF　　　112. A

113. B　　　　114. E　　　　　115. A

A3/A4型题

116. ABCDF　　117. D　　　　　118. CDEF　　　119. B　　　　　120. ACEFG

121. B　　　　122. ABCDEF　　123. D　　　　　124. A　　　　　125. D

126. B　　　　127. C　　　　　128. A

B型题

129. D　　　　130. C　　　　　131. A　　　　　132. E　　　　　133. A

134. C　　　　135. C　　　　　136. A　　　　　137. C　　　　　138. B

139. A　　　　140. D　　　　　141. A　　　　　142. E　　　　　143. A

144. B　　　　145. D　　　　　146. E　　　　　147. B　　　　　148. E

149. A　　　　150. B　　　　　151. A　　　　　152. C　　　　　153. B

154. E　　　　155. A

（喻奇志　钟　正）

# 第十三章 数字减影血管造影（DSA）成像理论

## 第一节 DSA成像理论基础问答

### 成像原理

#### （一）简述DSA的成像原理

数字减影血管造影（digital subtraction angiography，DSA）是将X线机对准人体的某一部位首次摄片，用碘化铯荧光探测器接受穿过人体的剩余X线，使之变成光学图像，经影像增强器增强后，再用高分辨率摄像机扫描，所得图像经模/数（A/D）转换成数字信号在数字储存器中存储。（X线—人体—穿透的X线—X线荧光屏—影像增强器—摄像管/CCD—视频信号；X线—人体—穿透的X线平板探测器—数字信号）。注入造影剂后，再次同部位成像并转换成数字信号，两次数字相减，消除相同的信号，再经数/模（D/A）转换只留下含对比剂的血管像。

实际上，数字减影血管造影术是消除了骨骼、软组织等信息，突出了被造影器官的血管影像的方法。

原始X线图像是模拟图像，通过摄像机扫描将图像矩阵化，分成许多小的像素，像素构成图像的基本单位。图像的数字化是测到的每个像素的衰减值，并把测量到的数值转变为数字，这种模拟图像数字化的过程称为模/数转换（A/D）。数/模转换（D/A）将电子计算机处理过的数字，通过数/模转换器变成模拟图像在监视器上显示。

#### （二）简述DSA的减影程序

1. 摄取普通平片。
2. 制备mask片，或称蒙片。
3. 摄取血管造影片。
4. 把mask片与血管造影片重叠一起翻印成减影片。

普通平片与血管造影片应为同部位、同条件曝光。所谓mask片就是与普通平片的图像完全相同，而密度相反的图像通常为不含造影剂的图像，可以为造影序列中的任一帧图像，可以是动态蒙片。

#### （三）试述DSA成像链

X线透射成像是基于人体组织结构对X线的吸收差异，由于人体各部位存在密度和厚度的差异，对X线吸收不同，透过人体各部位的X线强度亦不同，最后有差别的剩余X线投影到一个检测平面上，即形成一幅人体的X线透射图像。X线信号不可见，检测器把X线信号转换为光信号，电视摄像机又将光信号转换成电子信号，再通过模/数转换器电子信号转换为数字信号。

一幅完整的DSA数字X线图像形成必须经过X线球管、X线能谱滤过器、滤光栅、影像增强管、光学系统、电视摄像机及A/D转换器等。因此，系统所获得的数字图像是这一系列环节（即成像链）共同贡献的结果。如果其中的任何一个部分出了问题，或者质量低劣，都会对最后形成的数字X线图像产生影响，降低图像质量。此外，各参数的选择（造影程序、流率、流量、延时等）、病人的配合，也是DSA成像的关键影响因素，伪影是最大的影响因素。

### （四）简述DSA各种成像方法的选择原则

根据将造影剂注入静脉或动脉而分为静脉DSA（IV-DSA）和动脉DSA（IA-DSA）。

凡经静脉途径置入导管或套管针注射造影剂行DSA检查者，皆称IV-DSA。

如将导管尖端或套管针置于外周浅静脉（外周法）、或将导管尖端置于上腔静脉或右心房（中心法）注射造影剂行DSA并显示动脉者，称非选择性IV-DSA。如将导管尖端置于或邻近于受检静脉或心腔注射造影剂者，称选择性IV-DSA。

外周法或中心法，都属DSA最初采用"经静脉注射造影剂来显示动脉的再循环法"。由于前者的缺点较多，现已很少应用。中心法主要用于主动脉及其主干病变行IA-DSA有困难的病例，如大动脉炎、主动脉缩窄症等。

选择性IV-DSA：经静脉穿刺插管，将导管先端置于靶静脉、心腔或其静脉回流回路之邻近部位行DSA。常用于上、下腔静脉疾病和累及右心、肺动脉、肺静脉的先天性心血管畸形的诊断。如房间隔缺损、法乐氏四联症、肺动脉狭窄、肺静脉畸形引流、肿瘤所致的腔静脉狭窄或受侵犯、布-加综合征和肾静脉血栓形成等。

大动脉炎或栓塞所致的腹主动脉明显狭窄或闭塞等病例，采用选择性IV-DSA诊断更有优越性。

动脉DSA是指经皮穿刺股动脉、肱动脉或腋动脉，在特殊情况下，经颈动脉过锁骨下动脉穿刺，根据诊断的需要放置导管先端，通过设置高压注射器注射参数及恰当采集参数，使感兴趣区的血管显示。导管先端置于主动脉受选部位近端2cm处造影者，称非选择性IA-DSA，进一步置入到选择动脉的主干或主干分支，则为选择性DSA，或超选择性DSA。动脉DSA不需经过体循环，与心输出量无关。

非选择性IA-DSA多用于主动脉或其主干病变的诊断，如动脉导管未闭、主肺动脉间隔缺损、肾动脉狭窄以及心脏病变，如左向右分流的室间隔缺损、主动脉瓣和二尖瓣病变及永存共同动脉干等。

选择性IA-DSA则被广泛应用于脏器的各种病变和累及左心、冠状动脉的病变诊断，如呼吸、消化、神经、泌尿生殖及骨骼系统等肿瘤和其他疾病的诊断。

对于主动脉及其主干疾患可首选非选择性，如必要时，再行非选择IA-DSA。对于老年人和（或）心功能低下者，应首选非选择性IA-DSA。上、下腔静脉疾患，四肢静脉疾患，右心、肺动脉、肺静脉的先天性单发、复合或复杂的心血管畸形应首选选择性Ⅳ-DSA。

造影前估计采用非选择性Ⅳ-DSA不能清晰显示主动脉和其主干疾患者，如动脉导管未闭、主肺动脉间隔缺损和肾动脉分支狭窄等，应首选非选择性IA-DSA。对一些老年患者（多有动脉硬化所致血管迂曲）和多次行导管内灌注化疗肿瘤者（多伴有侧支形成），先行侦察性非选择性IA-DSA，再选择性IA-DSA的插管。

不论采用Ⅳ-DSA还是IA-DSA法，为了能清地晰显示解剖畸形，应尽量将导管先端放置有利于造影剂流向的邻近病变区。

术前详细分析病史与各项检查资料，针对不同病例和不同受检部位或血管慎重选择最适宜的造影方法是非常重要的。

### （五）简述DSA减影方式

时间减影是目前DSA的主要使用方式，在注入的对比剂团块进入兴趣区之前，将一帧或多帧图像作mask像储存起来，并与时间顺序出现的含有对比剂的充盈像一一地进行相减。这样，两帧间相同的影像部分被消除了，而对比剂通过血管引起高密度的部分被突出地显示出来。

因造影像和mask像两者获得的时间先后不同，故称时间减影。DSA减影方式包括常规方式、脉冲方式、超脉冲方式、时间之隔差方式、心电触发脉冲方式、能量减影、混合减影及路标方式。

缺点：如患者运动或配合不好，图像质量下降。

能量减影：高能量摄影片减去低能量摄影片，每次需要两次曝光。

缺点：骨骼、高密度物体不能减影。小血管被减去，显示不清。

混合减影：时间减影与能量减影混合应用。

### （六）什么是动态DSA？

DSA成像过程中mask像与造影像必须完全相重，才能显示DSA的减影的血管图像。所以，将DSA成像过程中，球管、人体和检测器的规律运动的情况下，而获得DSA图像的方式称之为动态DSA。是血管造影和体层摄影的结合，能提高小血管的显示。

### （七）试述DSA适应证、禁忌证与并发症

1. 适应证　血管性疾病：血管瘤、血管畸形、血管狭窄、血管闭塞、血栓形成等。血管疾病的介入治疗、血管手术后随访。肿瘤性疾病：了解肿瘤的血供、范围及肿瘤的介入治疗；肿瘤治疗后的随访。心脏冠状动脉疾病：冠心病和心肌缺血的诊断、冠状动脉疾病的介入治疗、心脏疾病的诊断与介入治疗等。血管外伤的诊断与介入治疗。

2. 禁忌证　碘过敏。全身情况衰竭，严重的心、肝、肾功能不全，严重的凝血功能障碍，有明显出血倾向。严重的动脉血管硬化。高热、急性感染及穿刺部位感染。恶性甲状腺功能亢进、骨髓瘤。女性月经期及妊娠3个月以内者。

3.并发症

（1）穿刺插管所致并发症：暂时性动脉痉挛。局部血肿。假性动脉瘤、夹层动脉瘤、动静脉瘘。动脉切割、血管破裂。气栓、血栓形成、动脉粥样硬化斑块脱落、动脉栓塞。严重心律失常。导管在动脉内折断。

（2）对比剂过敏所致严重并发症：休克、惊厥、喉头水肿、急性肺水肿、急性肾衰、横断性脊髓炎、癫痫和脑水肿等。

# 第二节　DSA成像理论基础自测试题

一、以下每一道题下面有A、B、C、D、E五个备选答案，从中选择一个最佳答案。

### A1型题

1.关于DSA的临床应用，哪项描述不正确（　　　）

  A.所用对比剂浓度低，剂量少　　　　　B.可行数字化信息存储

  C.可实时观察血流的动态图像　　　　　D.可作为功能检查手段

  E.DSA图像质量高，血管及其病变显示清楚

2.DSA需要对两次采集的图像进行数字图像处理中的（　　　）

  A.图像相减　　　　　B.图像相加　　　　　C.图像相乘

  D.图像积分　　　　　E.图像相除

3.关于DSA成像的基本原理，哪项描述不正确（　　　）

  A.经计算机减影处理　　　　　　B.数字荧光成像是DSA的基础

  C.需将影像增强电视系统图像像素化　　D.图像进行模拟减影

  E.经A/D转换器，将像素转换为数字，即数字化

4.DSA的时间减影方式中没有（　　　）

  A.时间之隔差方式　　　B.路标方式　　　　　C.脉冲方式

  D.双能方式　　　　　　E.常规方式

5.关于数字减影血管造影的叙述，哪项是错误的（　　　）

  A.通过光学减影技术消除骨骼和软组织影，使血管显影清晰

  B.该技术应用已较普遍　　　　　C.1977年获得第一张DSA图像

  D.需要水溶性碘对比剂　　　　　E.属X线检查法

6.DSA的中文全称为（　　　）

  A.数字血管成像　　　　B.数字减影成像　　　　C.数字血管断层成像

  D.数字减影血管造影　　E.数字造影血管减影

7.DSA的常用成像方式是（　　　）

  A.能量减影　　　　　　B.K—缘减影　　　　　C.时间减影

  D.体层减影　　　　　　E.混合减影

8.DSA是（　　　）

A. X线平片系统与计算机数字图像系统的结合

B. X线电视系统与计算机数字图像系统的结合

C. X线电视系统与血管造影系统的结合

D. X线平片系统与血管造影系统的结合

E. 以上说法均不正确

9. 影响DSA影像质量的因素（　　　）

   A. 噪声　　　　　　　　　　　　　B. 造影剂浓度

   C. 被检者的器官状态和精神状态　　D. 运动伪影

   E. 以上各项全都是

10. DSA成像方式分为（　　　）

   A. 颅脑DSA和躯干DSA　　　　　　B. 局部DSA和全身DSA

   C. 静脉DSA和动脉DSA　　　　　　D. 上肢DSA和下肢DSA

   E. 模拟DSA和数字DSA

11. 下列有关DSA叙述，正确的是（　　　）

   A. 小血管成像用低浓度、小剂量对比剂

   B. 大血管成像用高浓度、大剂量对比剂

   C. DSA具有高的空间分辨率

   D. DSA的信噪比高

   E. DSA具有高的对比分辨率

12. DSA基于（　　　）

   A. 断层成像　　　　B. 模拟成像　　　　C. 核素成像

   D. 超声波成像　　　E. 数字荧光成像

13. 影响DSA X线能量选择的因素是（　　　）

   A. 摄影部位　　　　B. X线强度　　　　C. X线量

   D. X线检测器与被照体的吸收特性　　　E. 曝光时间

14. DSA显示血管的能力与血管内碘浓度和曝光量平方根的乘积（　　　）

   A. 成无关　　　　　B. 成平方根关系　　　C. 成正比

   D. 成反比　　　　　E. 成平方关系

15. 混合减影结合了（　　　）

   A. 能量减影和动脉减影　　　　　　B. 动脉减影和静脉减影

   C. 时间减影和动脉减影　　　　　　D. 时间减影与静脉减影

   E. 时间减影和能量减影

16. 混合减影经历了哪两个阶段（　　　）

   A. 先消除噪声，再消除伪影　　　　B. 先消除背景，再消除伪影

   C. 先消除骨骼，再消除对比剂　　　D. 先消除软组织，后消除骨组织

   E. 先消除软组织，再消除对比剂

17. 蒙片与造影片配准不良，会产生（　　　）

  A. 运动性伪影         B. 雪花噪声        C. 卷折伪影

  D. 金属伪影         E. 容积效应

18. DSA能量减影常使用的的两种管电压为（　　　　）

  A. 90kV和150kV      B. 50kV和110kV      C. 80kV和140kV

  D. 70kV和130kV      E. 60kV和120kV

19. IV-DSA的缺点不包括（　　　　）

  A. 有一定损伤性      B. 需要高浓度造影剂    C. 小血管显示效果不好

  D. 外周静脉显示效果差  E. 造影剂到达兴趣区时被稀释严重

20. 在DSA检查中，与提高信噪比直接相关的因素是（　　　　）

  A. X线剂量         B. 摄影体位        C. 采像速率

  D. 球管焦点         E. 矩阵大小

21. 由 stewart-hamilton关系式得到DSA的提示不包括（　　　　）

  A. 兴趣区血管内峰值碘浓度与注射对比剂的剂量有关

  B. IV-DSA时，注射位置可行中心或外周注射对比剂

  C. 动脉内碘浓度与对比剂的碘浓度成正比

  D. IV-DSA时，动脉内碘浓度取决于所给予的碘注射速率

  E. 心功能差的病人，心输出量低，而中心血量高

22. 关于DSA成像过程的叙述，错误的是（　　　　）

  A. 模拟信息经A/D转换成数字信息

  B. 血管像被减去，显示骨骼与软组织影像

  C. 造影图像的信息与未造影图像信息相减

  D. 增强未造影图像和造影图像的X线信号

  E. 高分辨率的摄像机对增强的图像扫描

23. 动态DSA的C形臂运动方式不包括（　　　　）

  A. 钟摆运动         B. 岁差运动        C. 旋进运动

  D. 步进运动         E. 旋转运动

24. DSA成像系统中不包括（　　　　）

  A. 网络服务器        B. X线机        C. 快速图像处理机

  D. 图像采集卡        E. 图像检测器

25. DSA双能减影前首先将130kV状态时采集的影像进行因数加权时，可以很好的消除软组织和气体影，留下明显的碘信号（　　　　）

  A. 6.33        B. 4.33        C. 8.33

  D. 1.33        E. 2.33

26. 关于影响DSA对比剂注射流率的叙述，错误的是（　　　　）

  A. 与注射压力成正比        B. 与导管半径的四次方成正比

  C. 与导管端相对于血管的方位有关    D. 与对比剂黏度成反比

  E. 与导管长度成正比

27. IA-DSA的优点不包括（　　）

　　A. 可全身成像　　　　　B. 便于介入治疗　　　C. 血管交叠少

　　D. 减少了移动伪影　　　E. 造影剂浓度低

28. DSA双能减影时，后一帧图像比前一帧图像的碘信号大约减少（　　）

　　A. 70%　　　　　　　　B. 80%　　　　　　　　C. 60%

　　D. 100%　　　　　　　 E. 50%

29. 决定DSA信号强度的最主要因素是（　　）

　　A. 曝光时间　　　　　　B. X线量　　　　　　　C. 血管内碘浓度

　　D. X线管管电压　　　　 E. 摄影部位

30. 理想的DSA摄影条件，应达到（　　）

　　A. 足够高的信噪比　　　B. 最小的X线脉冲宽度　C. 最低的病人照射剂量

　　D. 适当的X线管负荷　　 E. 以上各项均应达到

二、以下提供若干组考题，每组考题共用在考题前列出的A、B、C、D、E五个备选
答案。每个备选答案可能被选择一次，多次或不被选择。

　　B型题

　　（31～34题共用备选答案）

　　A. 手动减影　　　　　　B. 混合减影　　　　　　C. 时间减影

　　D. 双能减影　　　　　　E. 超脉冲方式

31. 在短时间内进行每秒6～30帧的X线脉冲摄像，然后逐帧高速重复减影的是
　　（　　）

32. DSA减影方式中，采用不同时间进行图像采集，并进行减影处理的是
　　（　　）

33. DSA减影方式中，采用不同曝光能量进行图像采集，并进行减影处理的是
　　（　　）

34. DSA减影方式中，先采用不同曝光能量进行图像采集并减影，再采用不同时
　　间进行图像采集并减影处理的是（　　）

　　（35～37题共用备选答案）

　　A. 静脉DSA　　　　　　B. 动态 DSA　　　　　　C. 数字电影减影

　　D. 旋转DSA　　　　　　E. 动脉DSA

35. DCM的中文全称是（　　）

36. IA-DSA的中文全称是（　　）

37. IV-DSA的中文全称是（　　）

# 第三节　自测试题答案

A1型题

1.E　2.A　3.D　4.D　5.A　6.D　7.C　8.B　9.E　10.C　11.E　12.E　13.B　14.C
15.E　16.D　17.A　18.D　19.D　20.A　21.D　22.B　23.C　24.A　25.D　26.E　27.A
28.B　29.C　30.E

B型题

31. E　32. C　33. D　34. B　35. C　36. E　37. A

（胡　达　谭力强）

# 附 录

## 一、放射医学"三基"培训考试模拟试卷（一）

**A1型题**

1. 患者，男，70岁，痰中带血丝2周，伴刺激性咳嗽。X线胸片如下图。应诊断为（　　）

   A. 右上肺结核并肺门淋巴结增大

   B. 肺动脉高压

   C. 右肺中央型肺癌

   D. 右肺脓肿

   E. 升主动脉瘤

2. 左侧喉返神经麻痹，最可能的原因是哪一组淋巴结转移瘤（　　）

   A. 右肺门　　　　　　B. 胸骨后　　　　　　C. 主肺动脉窗

   D. 气管旁　　　　　　E. 隆突下

3. 小脑囊实性肿瘤，壁结节轻度强化，周围轻度水肿，最可能的诊断是（　　）

   A. 毛细胞星形细胞瘤　　B. 室管膜瘤　　　　　C. 髓母细胞瘤

   D. 血管网状细胞瘤　　　E. 囊性转移瘤

4. 以下哪种征象不出现在颈动脉海绵窦瘘患者（　　）

   A. 眼上静脉增粗　　　　B. 眼下静脉增粗　　　C. 视神经增粗

   D. 眼肌充血增粗　　　　E. 患侧海绵窦萎缩

5. 40岁，男性患者，消化道钡餐示食管壁蠕动减弱，钡剂排空延迟，食管下段可见串珠状充盈缺损。应首先考虑（　　）

   A. 贲门失弛缓症　　　　B. 反流性食管炎　　　C. 食管下段食管癌

   D. 贲门癌　　　　　　　E. 食管下段静脉曲张

6. 听神经瘤的主要症状为（　　）

   A. 头疼、呕吐　　　　　B. 声音嘶哑　　　　　C. 共济失调

   D. 耳鸣、耳聋　　　　　E. 面部感觉减退

7. 男性，66岁，胸、腰背痛4个月。X线片示胸腰椎广泛骨质疏松，数个椎体变扁，各椎间隙正常，椎弓根正常，左侧有一肋骨呈膨胀性改变，应首先考虑的诊断是（　　）

   A. 多发性骨髓瘤　　　　B. 转移瘤　　　　　　C. 老年性骨质疏松

   D. 甲状旁腺功能亢进　　E. 特发性骨质溶解症

8. 马德隆（Madelung）畸形的X线表现中，哪项是错误的（　　）

   A. 桡骨远端关节面的内倾角加大，内侧有缺损

   B. 桡骨远端骨骺呈三角形变形，尖端指向内侧

   C. 桡骨短而弯，尺骨相对地增长

D. 桡骨远端关节面与远端突出的尺骨远端形成 "V" 形切迹

E. 腕骨角减小，远列腕骨排列成楔形，月状骨位于尖端

9. 关于副鼻窦的有关描述，下列哪项不正确（　　　）

A. 真菌性副鼻窦炎局限于副鼻窦的黏膜，产生的炎性肉芽组织不断增大，可使鼻窦膨大，但不破坏副鼻窦骨壁，与副鼻窦恶性肿瘤不同

B. 由于鼻腔和副鼻窦同眼眶、颅脑关系密切，因而鼻腔和副鼻窦的炎症易向眼眶和颅内扩展，并引起相应的并发症

C. 鼻腔和副鼻窦息肉主要为持续性鼻塞、嗅觉减退、头痛、闭塞性鼻音

D. 副鼻窦窦口阻塞的常见原因有鼻腔和副鼻窦的炎症、外伤、肿瘤、解剖变异、手术后骨质增生或瘢痕形成

E. 蝶窦及后组筛窦黏液囊肿压迫眶尖可导致失明、眼肌麻痹、感觉障碍等眶尖综合征

10. 胸骨左缘第二肋间连续性机器样杂音，胸片示主动脉弓及肺动脉段突出，肺血增多，下述疾病中哪一种可能性大（　　　）

　　A. 房间隔缺损　　　　　　B. 室间隔缺损　　　　　　C. 肺动脉瓣狭窄

　　D. 动脉导管未闭　　　　　E. 法洛四联症

11. 脑静脉分浅、深两组，深静脉引流（　　　）

　　A. 大脑深静脉、胼胝体静脉　　　　　B. 基底节静脉、脉络丛静脉

　　C. 上矢状窦　　　　　　　　　　　　D. A+B

　　E. A+B+C

12. 子宫颈癌的MRI表现是（　　　）

　　A. T2WI加权像为低信号　　　　　　B. T2WI加权像为等信号

　　C. T2WI加权像为高信号　　　　　　D. A+B

　　E. A+B+C

13. 女，42岁，胸痛3天，CT检查示右肺中叶近外侧胸壁处类圆形病灶，边界清楚，无钙化，邻近胸膜增厚，增强扫描呈厚壁环样强化。为明确诊断应采取的最佳措施是（　　　）

　　A. 纤维支气管镜检查　　　　　B. MRI　　　　　　　C. PPD

　　D. 抗炎治疗后复查　　　　　　E. ESR

14. 女性，63岁。CT发现右侧颞叶异常密度灶，无任何症状及体征。CT诊断（见右图）最大可能是（　　　）

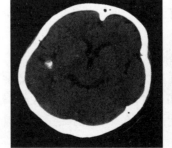
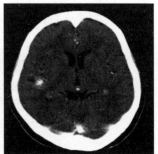

A. 正常钙化灶　　　　　B. 脑膜瘤　　　　　　　C. 少突胶质细胞瘤

D. 海绵状血管瘤　　　　E. 脑出血

15. 眼型Graves病最易累及以下哪组眼外肌，使之增粗（　　　　）

A. 下直肌和内直肌　　　B. 上直肌和外直肌　　　C. 下直肌和外直肌

D. 上直肌和内直肌　　　E. 上直肌和下直肌

16. 可分泌激素的肿瘤是（　　　　）

A. 鳞状细胞癌　　　　　B. 移性上皮癌　　　　　C. 淋巴瘤

D. 类癌　　　　　　　　E. 腺癌

17. 左心房增大最早出现的X线征象是（　　　　）

A. 轻度肺淤血　　　　　　　　　　　　B. 左心耳突出

C. 左前斜位左主支气管抬高　　　　　　D. 心脏右缘出现双房影

E. 服钡餐见食管局限性压迹

18. 女，40岁，咽部异物感一年余，痰中带血2个月，CT如图所示，最可能的诊断为（　　　　）

A. 鼻咽癌　　　　　　　B. 咽旁混合瘤　　　　　C. 咽部神经纤维瘤

D. 小唾液腺瘤　　　　　E. 咽旁脓肿

19. 眼球内T1WI呈高信号，通常不发生在（　　　　）

A. 黑色素瘤　　　　　　B. Coats病　　　　　　　C. 出血

D. 视网膜母细胞瘤　　　E. 炎症

20. 脑内多发海绵状血管瘤与转移瘤鉴别的主要依据（　　　　）

A. 肿瘤部位　　　　　　B. 肿瘤大小　　　　　　C. 肿瘤密度

D. 有钙化　　　　　　　E. 瘤周水肿

21. 男，15岁，左大腿疼痛2个月。X线片示：左股骨下端干骺端偏心性气泡样膨胀性改变，边缘环绕薄层骨壳，应首先考虑的诊断是（　　　　）

A. 软骨瘤　　　　　　　B. 骨巨细胞瘤　　　　　C. 动脉瘤样骨囊肿

D. 骨纤维异常增殖症　　E. 非骨化性纤维瘤

22. 男，16岁，因反复鼻衄行鼻咽CT检查，示鼻咽顶后壁较大软组织肿块，向前进入鼻腔、筛窦和上颌窦，向外侧经扩大的翼上裂进入翼腭窝和颞窝，向上经蝶窦和破裂孔达海绵窦，邻近骨骼可见压迫性改变，增强扫描后可见肿瘤强化明显，应首先考虑诊断为（　　　　）

A. 鼻咽癌　　　　　　　B. 鼻咽纤维血管瘤　　　C. 鼻咽增殖体肥大

D. 脊索瘤　　　　　　　E. 鼻咽淋巴瘤

23. 子宫肌瘤超过多大时，恶性变的可能性明显增大（　　　）

A. 5cm　　　　　　　　B. 10cm　　　　　　　C. 15cm

D. 20cm　　　　　　　E. 25cm

24. 子宫内膜癌侵犯深肌层的主要征象是（　　　）

A. 结合带变薄　　　　　B. 结合带被破坏　　　　C. 子宫内膜出血

D. 子宫内膜信号异常　　E. 子宫内膜轮廓不规整

25. 胸腺瘤与胸腺增生的鉴别要点，下列错误的是（　　　）

A. 胸腺增生多见于青少年　　　　　　　B. 胸腺瘤很少发生于20岁以下者

C. 伴有重症肌无力者为胸腺瘤，而非胸腺增生

D. 胸腺增生多无明显肿块轮廓　　　　　E. 胸腺瘤可出现坏死、囊变和出血

26. 40岁男性，右下颌骨膨隆。CT示右下颌角有一2.5cm×3.0cm囊实性肿块，分叶多房状，最可能的诊断是（　　　）

A. 造釉细胞瘤　　　　　B. 含牙囊肿　　　　　　C. 纤维瘤

D. 软骨瘤　　　　　　　E. 骨肉瘤

27. 绒癌可以转移到各种脏器，最常见的是下列哪种顺序（　　　）

A. 脑、心脏　　　　　　B. 肺、阴道、脑　　　　C. 肠、肺

D. 心脏、肠　　　　　　E. 胃、肠、阴道

28. 下述动脉导管未闭的X线表现，错误的是（　　　）

A. 肺动脉段突出　　　　B. 漏斗征　　　　　　　C. 主动脉结缩小

D. 主动脉结增大　　　　E. 肺门影增大

29. 甲状腺显影中，下列哪一种情况不出现"冷结节"（　　　）

A. 囊肿　　　　　　　　B. 高功能腺瘤　　　　　C. 腺瘤出血

D. 亚急性甲状腺炎　　　E. 腺瘤退行性变

30. 关于乳腺纤维腺瘤的叙述，错误的是（　　　）

A. 钙化型乳腺纤维腺瘤信号不均匀

B. 青年妇女最常见的乳腺纤维良性肿瘤

C. 胶原纤维为主的纤维腺瘤T2WI信号较低

D. 病灶呈类圆形，可有分叶

E. T1WI呈等至略高信号

31. 有癫痫史，CT示脑内多发囊性病灶，无灶周水肿。同时可见多发钙化灶，查体发现皮下多发硬结，最可能的诊断是（　　　）

A. 脑囊虫病　　　　　　B. 结核性脑膜炎　　　　　C. 转移瘤

D. 化脓性脑膜炎　　　　E. 结核瘤

32. 关于卵巢巧克力囊肿，下列描述哪项不对（　　　）

A. 半数以上累及双侧卵巢　　　　　　　B. 单发或多发囊肿

C. 囊肿常与邻近结构粘连　　　　　D. 囊肿直径多大于6cm

E. 病理为黄体囊肿

33. 患儿，女，5岁，因头痛就诊，MRI示小脑蚓部见一大小约3cm×4cm肿块影，增强扫描明显强化，四脑室受压、变扁、位置前移，幕上脑积水，最有可能的诊断是（　　　）

A. 脑膜瘤　　　　　　　B. 髓母细胞瘤　　　　　　　C. 血管母细胞瘤

D. 室管膜瘤　　　　　　E. 脉络丛乳头状瘤

34. 形成死骨的主要原因是（　　　）

A. 先天畸形所致的骨关节异常活动　　　　　B. 骨肿瘤

C. 代谢异常　　　　　　　　　　　　　　　D. 血液供应中断

E. 病毒感染

35. 女，25岁。股骨下端后方软组织内有一致密性骨性肿块，以宽基底附着于骨皮质上，与皮质间有线性透亮间隙，应考虑的诊断是（　　　）

A. 骨软骨瘤　　　　　　B. 骨瘤　　　　　　　C. 骨肉瘤

D. 皮质旁骨肉瘤　　　　E. 骨化性肌炎

36. CT鉴别小脑星形细胞瘤与血管网状细胞瘤的主要依据是（　　　）

A. 囊性变特点　　　　　B. 有无壁结节　　　　　C. 肿瘤钙化量

D. 瘤周水肿　　　　　　E. 壁结节增强程度

37. 青年农民，突发畏寒、高热、全身肌肉酸痛，以腓肠肌为著，3天后出现咳嗽、咯血，胸片示肺纹理增粗、结构模糊，双肺多个斑片状模糊影，最可能的诊断是（　　　）

A. 农民肺　　　　　　　B. 肺钩端螺旋体病　　　　　C. 过敏性肺炎

D. 间质性肺炎　　　　　E. 支气管肺炎

38. 下述前列腺癌转移特点，哪项不对（　　　）

A. 前列腺周围脂肪信号不均　　　　　B. 很少累及直肠

C. CT常高估肿瘤范围　　　　　　　　D. 多为成骨性转移

E. 直接侵犯以精囊腺最常见

39. 以下哪项不是侵袭性胸腺瘤的CT表现（　　　）

A. 肿块周围界线不清　　B. 肿块有分叶和毛刺　　C. 肿块密度不均匀

D. 上腔静脉受压变形　　E. 肿块边缘有钙化

40. 下述哪项不是提示恶性卵巢肿瘤的指征（　　　）

A. 肿瘤直径大于5cm　　B. 肿瘤内实性成分多　　C. 肿瘤边界不清

D. 增强扫描实性成分无强化　　　　　E. 肿瘤囊壁厚薄不均

41. 非骨化纤维瘤好发部位是（　　　）

A. 胫骨近端及股骨远端　　　　　　　B. 肱骨远端肋骨近端

C. 腓骨远端　　　　　　D. 掌指骨　　　　　　E. 以上均不是

42. 对痛风最有诊断价值的X线征象是（　　　）

A. 双侧性小关节破坏　　　　　　　　　　B. 关节局部软组织肿胀伴钙化

C. 关节间隙变窄，骨端硬化及边缘骨赘　　D. 骨端小囊状骨玻坏

E. 骨端穿凿样骨缺损伴边缘皮质翘起

43. 下述胰头癌十二指肠曲的X线征象中，错误的是哪一项（　　　　）

A. 球后段出现笔杆征　　　　　　　　　　B. 黏膜呈毛刷状尖角状

C. 腔边出现反"3"字形改变　　　　　　　D. 肠腔内出现充盈缺损

E. 肠壁出现双边影

44. 有关骨巨细胞瘤的CT表现，不正确的描述是（　　　　）

A. 溶骨性破坏，边缘假分隔征　　　　B. 骨皮质或包壳变薄、中断

C. 局部骨膜反应及伴随的软组织肿块　D. 瘤体内囊样低密度

E. 瘤体内钙化或骨化

45. 多发性硬化发生部位较少见的有（　　　　）

A. 侧脑室体部周围脑白质　　　　　　B. 侧脑室三角区周围脑白质

C. 视交叉　　　　　　　　　　　　　D. 脑干

E. 内囊

**A3/A4型题**

（46～47题共用以下题干）

男性，49岁，喉异物感半年余，近1个月发现颈部多发硬性包块，CT示喉腔内肿块，向前通过前联合侵犯对侧，向外侵及喉旁间隙，颈鞘周围可见多发结节影。

46. 该患者应诊断为（　　　　）

A. 喉癌　　　　　　B. 转移瘤　　　　　　C. 乳头状瘤

D. 炎症　　　　　　E. 鼻咽癌

47. 需要与哪项疾病进行鉴别（　　　　）

A. 喉癌　　　　　　B. 转移瘤　　　　　　C. 乳头状瘤

D. 炎症　　　　　　E. 鼻咽癌

（48～50题共用以下题干）

造影显示肾静脉下方下腔静脉壁呈圆形膨出，大小约6cm×6.5cm。

48. 称之为（　　　　）

A. 下腔静脉狭窄　　　　B. 下腔静脉狭窄后扩张

C. 下腔静脉瘤　　　　　D. 下腔静脉憩室

E. 下腔静脉溃疡

49. 上述征象见于（　　　　）

A. 肝硬化　　　　　　B. 肝癌　　　　　　C. 下腔静脉血栓

D. 布-加综合征　　　E. 下腔静脉夹层

50. 上述疾病首选的治疗措施是（　　　　）

A. 手术　　　　　　B. 介入治疗　　　　　C. 放疗

D. 化疗　　　　　　E. 中医治疗

（51～52题共用以下题干）

患者，女性，56岁，下腹部包块3个月余，盆腔MRI图像如下。

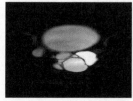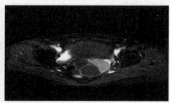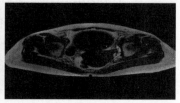

51.本例最可能的诊断为（　　　）

　　A.囊性畸胎瘤　　　　B.巧克力囊肿　　　　C.浆液性囊腺瘤

　　D.黏液性囊腺瘤　　　E.囊腺癌

52.关于本病的描述，错误的是（　　　）

　　A.生长缓慢，早期可无症状

　　B.常表现为单侧性多房囊性肿块，各房大小不一，肿瘤常较大

　　C.囊壁厚薄不均，边缘多光整，囊壁多有乳头状突起

　　D.囊液较稠厚，各房内囊液黏稠度不一，因而信号不一致，通常在T1WI为稍低、等或中高信号，T2WI为高信号

　　E.增强扫描，囊壁、结节呈轻中度强化，囊内容物无强化

（53～55题共用以下题干）

男性，心悸气急10年，反复咯血，心尖部舒张期隆隆样杂音，第一心音亢进，可闻及开瓣音，P2亢进，近日来阵发性心悸，心电图示：快速房颤，X线呈梨形心。

53.此病例M超声心动图二尖瓣频谱为（　　　）

　　A.无明显改变　　　　B.前叶呈城垛样改变　　　C.CD段呈吊床样改变

　　D.CD段呈双线征　　　E.EF斜率增加

54.本病最可能诊断为（　　　）

　　A.VSD　　　　　　　B.ASD　　　　　　　　C.ECD

　　D.二尖瓣狭窄　　　　E.二尖瓣关闭不全

55.本病下一步应做何检查（　　　）

　　A.心电图　　　　　　B.X线摄片　　　　　　C.超声心动图

　　D.右心导管　　　　　E.放射性核素扫描

（56～57题共用以下题干）

患者，男，60岁，糖尿病17年余，卧床3年余，发热、咳嗽、咳痰4天，否认畜牧区居住史。胸部CT平扫如图。

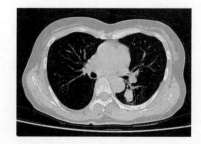

56.则该患者最合理的诊断为（　　　）

　　A.癌性空洞　　　　　B.肺囊肿

　　C.肺脓肿　　　　　　D.曲菌感染

E. 肺包虫病

57. 进一步确诊，需行（　　　）

    A. 痰检　　　　　　　B. 血沉检查　　　　　　C. 胸部CT增强扫描

    D. 胸部MRI扫描　　　E. 肺核素灌注扫描

（58～60题共用以下题干）

男，20岁，足球赛后右膝关节疼痛，行走时绞索。体检：右膝关节肿胀，外侧压痛明显。

58. 根据描述，最可能的诊断是（　　　）

    A. 骨折　　　　　　　B. 肌肉挫伤　　　　　　C. 半月板损伤

    D. 骨肿瘤　　　　　　E. 皮下血肿

59. 诊断该疾病准确率较高的是（　　　）

    A. CT平扫　　　　　　B. MRI　　　　　　　　C. 超声

    D. X线　　　　　　　　E. ECT

60. 诊断该疾病的较典型表现为（　　　）

    A. CT表现为膝关节高密度影

    B. CT表现为半月板低密度影

    C. X线表现为肌肉高密度影

    D. MRI冠状面和矢状面上都看到肌肉内异常信号影

    E. MRI冠状面和矢状面上都看到半月板内异常信号影

**X型题**

61. 正常前列腺的中央带与外周带在T2WI的信号特点，正确的是（　　　）

    A. 两部分均为高信号　　　　B. 两部分均为低信号

    C. 中央带为低信号　　　　　D. 外周带为高信号

    E. 中央带为等信号

62. T1WI和T2WI上均呈高信号的病变是（　　　）

    A. 宫颈腺囊肿　　　　　　　B. 卵巢浆液性囊肿

    C. 卵巢黏液性囊肿　　　　　D. 巧克力囊肿

    E. 卵巢囊肿合并出血

63. 诊断急性化脓性骨髓炎MRI在哪些方面不优于CT（　　　）

    A. 显示小破坏区和死骨方面

    B. 确定髓腔侵犯和软组织感染的范围方面

    C. 早期确定急性化脓性骨髓炎方面

    D. 显示骨膜下水肿方面

    E. 显示骨质破坏和死骨方面

64. 关于子宫内膜异位症，正确的说法是（　　　）

    A. 多位于盆腔

    B. 多发囊性病变，信号强度随月经周期出血阶段不同而变化

C. 好发部位分别是卵巢、子宫浆膜面及子宫直肠隐窝等

D. 典型的内膜异位即巧克力囊肿

E. MRI典型表现为T1WI、T2WI均为高信号

65. 下列哪些是肝包虫囊肿的特征表现（　　　）

  A. 子囊密度高于母囊       B. 囊内密度均匀，增强后明显强化

  C. 囊壁可呈弧形或蛋壳样钙化    D. 母囊内出现子囊，数目不一

  E. 内囊可分离，悬浮于囊液中

66. 相据脑梗死的各期MRI表现可分为（　　　）

  A. 超急性期（0~6小时）     B. 急性期（6~24小时）

  C. 亚急性期（2~7天）      D. 稳定期（8~14天）

  E. 慢性期（>15天）

67. 下列关于卵巢癌的CT表现有哪些（　　　）

  A. 盆腔内囊性、囊实性或实性肿块   B. 腹水

  C. 大网膜转移        D. 腹膜腔播散

  E. 钙化性转移

68. 下列描述中，属于椎间盘髓核溶解术禁忌证的是（　　　）

  A. 颈椎间盘突出

  B. 腰椎间盘突出已钙化或合并隐窝骨性狭窄者

  C. 腰椎间盘突出合并脊柱滑脱

  D. 腰椎间盘突出

  E. 腰椎间盘突出合并椎体肿瘤

69. 颅底骨质增生肥厚见于以下哪些疾病（　　　）

  A. 骨纤维异常增殖症      B. 鼻咽癌颅底侵犯

  C. 脑膜瘤         D. 畸形性骨炎

  E. 骨髓炎

70. 关于视神经胶质瘤，下列描述正确的是（　　　）

  A. 低度恶性        B. 学龄前儿童多见

  C. 双侧同时发病       D. 一侧视神经孔扩大

  E. 可伴发神经纤维瘤病

71. CT灌注成像可被应用于（　　　）

  A. 急性或超急性脑局部缺血的诊断   B. 脑梗死及缺血半暗带的判断

  C. 脑瘤新生血管的观察      D. 急性心肌缺血的研究

  E. 肝、胰、肾脏血流的研究

72. 关于牙龈癌，以下描述正确的是（　　　）

  A. 是颌骨最常见的恶性肿瘤     B. 青年人多见

  C. 男性多于女性       D. 鳞癌多见

E. 腺癌多见

73. 前列腺癌CT检查的正确描述是（　　　）

　　A. 前列腺内稍低密度结节为癌结节

　　B. 前列腺癌多起源于后叶周边带

　　C. 膀胱精囊三角的消失是肿瘤外侵的一个征象

　　D. 前列腺外形轻度隆起是癌肿外侵的征象

　　E. 增强扫描可以确诊前列腺癌

74. 下列哪些盆腔肿块具有CT特征性表现（　　　）

　　A. 卵巢子宫内膜异位症　　　　　　　B. 卵巢囊肿

　　C. 卵巢囊腺瘤　　　　　　　　　　　D. 卵巢畸胎瘤

　　E. 盆腔炎性肿块

75. 下列有关鼻咽纤维血管瘤的CT表现正确的是（　　　）

　　A. 翼腭窝区软组织密度肿块　　　　　B. 肿块体积大，呈膨胀性生长

　　C. 翼腭窝扩大　　　　　　　　　　　D. 压迫上颌窦后壁弯曲变形并向前移位

　　E. 肿块强化不明显

76. 支气管异物的间接X线征象中包括下列哪项（　　　）

　　A. 肺不张　　　　　　　B. 肺部感染　　　　　　　C. 纵隔摆动

　　D. 横 "S" 征　　　　　　E. 肺门增大

77. 有关肺癌CT增强扫描特点的叙述，下列哪些是正确的（　　　　）

　　A. 一般认为肺癌强化后CT值高于良性结节，低于活动性炎性病灶

　　B. 增强幅度大，约为20～60Hu

　　C. 时间密度曲线上升速度慢，峰值持续时间短

　　D. 血流灌注低

　　E. 85%患者最终为均匀强化

78. 多个边缘清楚的结节或肿块，可见于哪种情况（　　　）

　　A. 转移性肿瘤　　　　　B. 细支气管肺泡癌　　　　C. 原发肺癌血源性肺扩散

　　D. 大细胞癌　　　　　　E. 多发原发肺癌

79. 下列关于卵巢癌MRI的描述，正确的有（　　　）

　　A. 卵巢癌囊性部分厚薄不均，可见结节状或菜花状突起

　　B. 盆腔内软组织肿块，与子宫分界不清

　　C. 实性肿瘤于T1WI呈略低信号，T2WI呈高信号

　　D. 增强扫描肿瘤无明显强化

　　E. 肿瘤内部有坏死或出血时，病灶信号可不均匀

80. 乳腺癌X线的间接征象为（　　　）

　　A. 肿块　　　　　　　　B. 钙化　　　　　　　　　C. 乳头凹陷

　　D. 静脉血管增多、增粗

　　E. 乳晕增厚、皮肤增厚、皮下脂肪层模糊

**案例分析题**

（81～83题共用以下案例）

男，16岁，下背痛和晨起僵硬1个月，活动后减轻，伴乏力，低热。

81. 影像学检查路线宜首选何种检查（　　　）

  A. 腰椎正侧位X线片    B. 腰椎CT平扫

  C. 腰椎MRI平扫     D. 骶髂关节X线平片

  E. 骶髂关节MRI增强扫描

82. 若骶髂关节X线平片显示双侧骶髂关节间隙变窄，边缘模糊，关节面下囊变，关节两侧硬化，则最可能的诊断为（　　　）

  A. 类风湿性关节炎  B. 强直性脊柱炎  C. 骶髂关节结核

  D. 骶髂关节化脓性炎症  E. 银屑病关节炎

83. 为进一步明确诊断，以下哪种实验室检查最有价值（　　　）

  A. 血清类风湿因子检测  B. 血清HLA-B27检测

  C. 血冷凝集试验    D. 血常规

  E. 血沉

（84～86题共用以下案例）

男，61岁，无痛性血尿1月余，加重3天。

84. 根据上述病例，引起血尿症状的病变可能有（　　　）

  A. 尿路结石    B. 原发性肾紫癜症  C. 肾外病变

  D. 肿瘤      E. 肾盂肾炎    F. 肾结核

85. 病人应首先选择做哪些检查（　　　）

  A. US      B. CT      C. ECT

  D. MRI     E. IVP     F. DSA

86. 如图所示，应首先考虑哪种疾病（　　　）

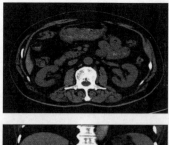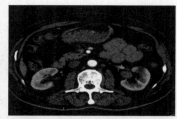
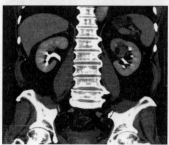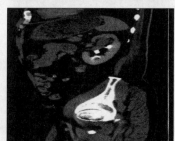

A. 肾癌　　　　　　　　　B. 肾盂移行细胞癌　　　C. 阴性结石

D. 肾盂平滑肌瘤　　　　　E. 息肉　　　　　　　　F. 先天变异

（87～92题共用以下案例）

患者，68岁，主诉右上腹疼痛，恶心纳差1月余。实验室检查：AFP＞350pg/L。

87. 依据上述临床表现，你认为患者可能患哪些疾病（　　　）

A. 慢性胃炎　　　　　　　B. 慢性胰腺炎　　　　　C. 胆囊炎

D. 肝脏恶性肿瘤　　　　　E. 胰腺肿瘤

88. 还应该做哪些检查？（　　　）

A. US　　　　　　　　　　B. DSA　　　　　　　　C. ECT

D. CT　　　　　　　　　　E. MRI

89. 患者做了CT平扫和动态增强扫描，检查图像如下，你考虑为哪种疾病？（　　　）

A. 肝腺瘤　　　　　　　　B. 肝血管瘤　　　　　　C. 肝脓肿

D. 肝淋巴瘤　　　　　　　E. 肝细胞性肝癌

90. 你的诊断依据是那些？（　　　）

A. 增强扫描表现为病灶强化程度呈速升速降型，峰值较肝实质高，而持续时间短

B. 病灶强化由周边开始，并向中心扩展，延迟后，病灶呈等密度

C. 动态增强CT动脉期，病灶明显增强，呈小结节状

D. 动态增强CT门脉期，病灶呈等密度

E. 动态增强CT平衡期，病灶呈相对低密度

91. 为进一步确诊你所诊断的疾病还应做哪些检查？（　　　）

A. 腹腔镜　　　　　　B. DSA　　　　　　　　　C. AFP与CEA的检查

D. 酶学检查　　　　　E. 血清脂肪酶生化检查

92. 该病需与哪些疾病鉴别？（　　　）

A. 慢性肝脓肿　　　　B. 肝硬化结节　　　　　　C. 肝脏血管瘤

D. 胃癌　　　　　　　E. 肝转移瘤

（93～98题共用以下案例）

女性，55岁，鼻塞、头痛1周，无任何阳性体征。

93. 根据上述资料，你认为应该做哪些检查（　　　）

A. CT　　　　　　　　　　B. MRI　　　　　　　　C. IVP

D. US　　　　　　　　　　E. ECT

94. 患者行MRI检查图像如下：你首先考虑患者患何种病（  　　）

A. 包虫病　　　　　　　B. 表皮样囊肿　　　　　C. 蛛网膜囊肿

D. 皮样囊肿　　　　　　E. 毛细胞星形细胞瘤

95. 你的诊断依据是哪些（  　　）

A. 囊性占位性病变　　　B. 与脑脊液信号类似　　C. 周围有明显水肿

D. MRI增强示病变无强化　　　　　　　　　　　E. 病灶可以强化

96. 蛛网膜囊肿最常见好发于下面哪个部位（  　　）

A. 桥小脑角　　　　　　B. 小脑旁间隙　　　　　C. 环池或鞍上池

D. 四叠体池　　　　　　E. 颞窝

97. 应该与哪些疾病鉴别（  　　）

A. 颅颊裂囊肿　　　　　B. 表皮样囊肿　　　　　C. 毛细胞星形细胞瘤

D. 皮样囊肿　　　　　　E. 肠源性囊肿

98. MRI与CT相比，MRI显示本病的优势为（  　　）

A. 典型者T1WI呈低信号，T2WI呈高信号

B. 当本病发生囊内出血时T1WI和T2WI常为高信号

C. 当伴有感染时囊内蛋白质含量较高，T1WI和下T2WI信号高于脑脊液

D. MRI对于显示囊肿及邻近脑实质的受压移位较CT优越

E. CT显示本病内的密度较MRI优越

（99～100题共用以下案例）

胃癌患者，胸痛1个月，进行性加重，最近出现呼吸困难。CT平扫发现左侧多发散在的胸膜结节，并见大量胸腔积液，CT增强扫描结节明显强化。

99. 最可能的诊断为（  　　）

A. 并发结核性胸膜炎　　B. 并发液气胸　　　　　C. 并发肺转移瘤

D. 并发胸膜转移瘤　　　E. 弥漫性胸膜间皮瘤

100. 下列哪种检查方法能进一步区别胸膜转移瘤与弥漫性胸膜间皮瘤（  　　）

A. 胸部MRI平扫　　　　　　　　　B. 胸部MRI增强扫描

C. 痰检　　　　　　　　　　　　　D. 胸膜活检

E. 支气管镜检查

# 二、放射医学"三基"培训考试模拟试卷（二）

**A1型题**

1. 慢性化脓性骨髓炎的主要X线表现为（　　）
   　A. 骨皮质增厚　　　　　B. 骨干增粗　　　　　C. 骨膜增生
   　D. 骨质破坏　　　　　　E. 骨质增生硬化

2. 下述哪种疾病的特征影像是反"S"征（　　）
   　A. 右下肺肺脓肿　　　　B. 右上肺中央型肺癌　　C. 右下肺周围型肺癌
   　D. 左上肺错构瘤　　　　E. 左下叶背段结核瘤

3. 女，48岁，腰痛，发热，结合图像，最可能的诊断是（　　）

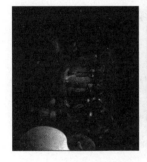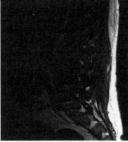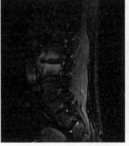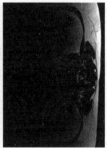

   　A. 化脓性脊柱炎　　　　B. 脊椎结核　　　　　C. 椎间盘突出
   　D. 脊柱转移瘤　　　　　E. 椎体压缩骨折

4. 肺转移瘤见不到的X线征象（　　）
   　A. 多发三角形影　　　　B. 多发结节状影　　　C. 大量粟粒状影
   　D. 单发球形影　　　　　E. 多发片状影

5. 关于视神经鞘脑膜瘤，叙述正确的是（　　）
   　A. 多双侧发生　　　　　B. 穿破硬膜向心性生长　C. 瘤内罕见钙化
   　D. 穿破硬膜向外离心性生长　　　　　　　　　E. 沿硬膜外间隙生长

6. 肺泡性肺水肿的典型X线征象是（　　）
   　A. 肺纹理模糊　　　　　B. 含气支气管征　　　C. 肺门旁"蝶翼状"影
   　D. 出现间隔线　　　　　E. 胸膜腔少量积液

7. 男，38岁，头晕头痛1月余，CT检查如图，最可能的诊断是（　　）

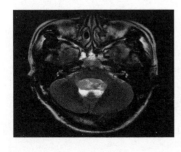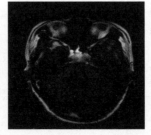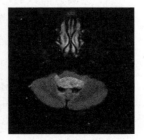

    A. 星形细胞瘤         B. 脑膜瘤         C. 转移瘤

    D. 结核球           E. 室管膜瘤

8. 关于子宫肌瘤，下列描述哪项不对（     ）

    A. 是最常见的女性生殖系统肿瘤         B. 恶变者多为绝经后女性

    C. 多发肌瘤不少见                 D. 以浆膜下肌瘤最常见

    E. 较大的肌瘤可囊变

9. 急性胰腺炎，CT发现肿大胰腺周围出现气体影则提示（     ）

    A. 消化道穿孔         B. 肠麻痹         C. 气腹

    D. 肠梗阻           E. 脓肿形成

10. 男，8岁，头痛，CT示小脑桥脑角池、桥前池、右侧大脑角池、脚间池和鞍旁不规则的低密度病变无增强，最可能的诊断是（     ）

    A. 脑囊虫病         B. 蛛网膜囊肿         C. 皮样囊肿

    D. 脑萎缩           E. 表皮样囊肿

11. 蛛网膜下腔出血的最佳CT扫描时间（     ）

    A. 3～5天         B. 1～3天         C. 1～10天

    D. 1～5天         E. 第1周

12. 男性，56岁。有动脉粥样硬化病史。突然感到剧烈刀割样胸痛2小时，向背部放射。体检发现主动脉瓣区可闻及舒张期杂音，考虑为主动脉夹层可能。夹层内膜撕裂的好发部位是（     ）

    A. 主动脉弓         B. 主动脉峡部         C. 降主动脉

    D. 升主动脉         E. 升主动脉根部和主动脉峡部

13. 以下关于干酪性肺炎的说法不正确的是（     ）

    A. 好发于抵抗力极低、对结核菌素敏感性高的病人

    B. 因干酪样坏死明显，故传染性低

    C. X线表现为叶段性实变，并可见急性空洞

    D. 以渗出性和干酪性病变为主

    E. 纵隔可见环样淋巴结

14. 关于先天性主动脉窦瘤破裂下列哪项描述是错误的（     ）

    A. 主动脉窦瘤最多见于右冠状动脉窦

    B. X线胸部平片无左心室增大的征象

    C. 穿破方向以右心室最多见

    D. 血流动力学异常为左向右分流

    E. 胸骨左缘有震颤及连续性机器样杂音

15. 在CT横断面上肝内门静脉与肝静脉的鉴别点，下述哪项是错误的（     ）

    A. 肝静脉与门静脉走行相反

    B. 肝静脉在肝叶间或段间走行，而肝门静脉分支则出现于叶内或段内

    C. 门静脉属支多较直，而肝静脉分支多弯曲或具有多种形状

D. 肝静脉越近膈肌其口径越大

E. 门静脉越近肝门其口径越大

16. 在风湿性心脏病、二尖瓣狭窄的病人，观察左心房最佳位置是（ ）

    A. 胸部左前斜（吞钡）位     B. 胸部右后斜位

    C. 胸部后前位     D. 胸部侧位

    E. 胸部右前斜（吞钡）位

17. 关于腕关节侧位摄影，以下错误的是（ ）

    A. 被检测腕部桡侧靠近暗盒     B. 尺骨茎突置于胶片中心

    C. 中心线对准桡骨茎突垂直射入暗盒     D. 被检测手呈半握拳或伸直

    E. 患者侧坐于摄影床旁

18. 患者女，50岁，乳腺癌手术后，未行化疗，结合CT图像，最可能的诊断是（ ）

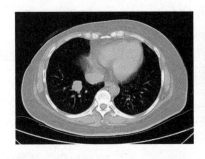 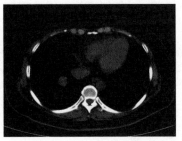

    A. 肺转移瘤     B. 肺结核     C. 间质性肺炎

    D. 肺结节病     E. 肺曲菌病

19. 关于脑膜瘤的描述，错误的是（ ）

    A. 起源于脑膜细胞，最好发于脑表面富有蛛网膜颗粒的部位

    B. 大部分位于幕上，以大脑凸面和矢状窦旁多见

    C. 质地坚硬，包膜完整

    D. 由颈外动脉分支供血，血供丰富，颈内动脉不供血

    E. 与局部颅骨或硬脑膜呈广基底紧密相连

20. 颅内脊索瘤好发于（ ）

    A. 蝶鞍区     B. 斜坡     C. 桥小脑角区

    D. 中颅窝     E. 颈静脉区

21. 关于支原体肺炎，下列描述哪项正确（ ）

    A. 抗生素治疗有效     B. 血冷凝集试验比值低

    C. 上肺野分布     D. 肺纹理增多，网状阴影

    E. 团块状阴影

22. 我国肝癌病理协作组制定小肝癌的诊断标准中规定的单个结节最大的直径是（ ）

A. <1.0cm  　　　　B. <2.0cm  　　　　C. <3.0cm

D. 4.0cm  　　　　E. 5.0cm

23. 颅面血管瘤病和结节性硬化共有的征象为（　　　）

A. 脑水肿  　　　　B. 脑实质钙化  　　　　C. 中线移位

D. 脑室扩大  　　　　E. 颅板增厚

24. 内囊后肢的外侧为（　　　）

A. 尾状核  　　　　B. 尾状核尾  　　　　C. 丘脑

D. 间脑  　　　　E. 豆状核

25. 关于子宫解剖的MRI表现，描述正确的是（　　　）

A. 子宫内膜正常厚度达5mm  　　　　B. 子宫内膜T2加权像呈低信号

C. 结合带T2加权像呈低信号  　　　　D. 子宫肌层T1加权像呈高信号

E. 子宫峡部位于宫颈和阴道交界处

26. 关于肝癌CT平扫表现，描述错误的是（　　　）

A. 大多数为低密度，也有等密度或高密度

B. 合并脂肪肝或肝硬化伴脂肪变性时，癌灶与周围肝组织间密度差缩小

C. 脂肪肝特别显著时，病灶表现为较高密度

D. 病灶可发生坏死、出血和钙化

E. 肿瘤细胞分化越好，其密度与正常肝组织差异越明显

27. 关于鼻咽癌的CT特点，下列说法哪项正确（　　　）

A. 咽隐窝变浅  　　　　B. 两侧咽腔对称  　　　　C. 咽肌局限性变薄

D. 咽旁间隙向内移位  　　E. 椎前淋巴结肿大

28. 成人脊椎结核与肿瘤X线片主要鉴别点是（　　　）

A. 椎体破坏程度  　　　　　　　　B. 椎间隙是否变窄或消失

C. 死骨形成  　　　　　　　　　　D. 椎旁软组织阴影

E. 以上都是

29. 关于眼眶爆裂骨折，下列描述哪项措误（　　　）

A. 眼底骨质断裂  　　　B. 碎骨片向眶外移位  　　　C. 上颌窦内密度增高

D. 多数患者不需要手术治疗  　　　　　　E. 泪滴征

30. 胸部平片上，下列哪项不属于左心室扩大的表现（　　　）

A. 可呈靴形心  　　　　B. 反向搏动点上移  　　　　C. 心尖圆钝、上翘

D. 心尖向左下方延长  　　E. 左前斜位，心后间隙变小、消失

31. 注射Gd-DTPA后，下列描述的肿瘤，增强速度最慢的是（　　　）

A. 垂体瘤  　　　　B. 转移瘤  　　　　C. 垂体微腺瘤

D. 脑膜瘤  　　　　E. 听神经瘤

32. 男，80岁，尿频，排尿困难4年，加重1个月，CT图像见下图，最有可能的诊断是（　　　）

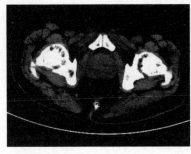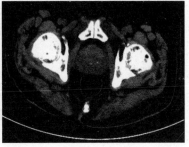

A. 前列腺炎　　　　　B. 前列腺增生　　　　　C. 前列腺癌

D. 前列腺脓肿　　　　E. 前列腺囊肿

33. "心脏局部出现矛盾运动"是下列哪种疾病的特点（　　　）

A. 心肌炎　　　　　　B. 心包积液　　　　　　C. 室壁瘤

D. 克山病　　　　　　E. 缩窄性心包炎

34. 有关齿状突骨，不正确的是（　　　）

A. 与枢椎椎体不连

B. 齿状突有两个原发骨化中心

C. 齿状突骨畸形可引起环枢关节脱位

D. 齿状突尖部继发骨化中心在出生后2~4月出现

E. 齿状突尖部终末骨可引起枕大孔变小

35. 男，48岁，右上腹痛，发热、恶心、呕吐10天，1天前触及左上腹囊性包块，有胆囊结石史，CT平扫胰体尾大片低密度区，其前方166mm×188mm囊肿周围可见不规则包膜，双侧肾前筋膜显影，十二指肠受压移位。最可能的诊断为（　　　）

A. 胰囊腺瘤　　　　　B. 胰体尾部癌　　　　　C. 急性胰腺炎

D. 胰腺囊肿　　　　　E. 胰腺转移癌

36. 不属于垂体微腺瘤的常见症状的是（　　　）

A. 月经不规律　　　　B. 泌乳　　　　　　　　C. 肢端肥大

D. 视力障碍　　　　　E. 尿崩症

37. 患者，女，34岁，自幼左侧乳头内陷，未哺乳。发现左乳肿块2周，边界不清，与皮肤粘连，近2天来出现肿块增大，伴局部红肿热痛，无波动感，目前最恰当的治疗方法是（　　　）

A. 抗感染　　　　　　B. 放疗　　　　　　　　C. 化疗

D. 切除活检　　　　　E. 切取活检

38. 男，28岁，有咳嗽、咳痰、咯血、胸痛，在右上肺尖发现一直径2cm球形阴影周围有索状阴影，边缘清楚，其内有点状钙化，最可能的诊断是（　　　）

A. 包虫囊肿　　　　　B. 错构瘤　　　　　　　C. 肺癌

D. 炎性假瘤　　　　　E. 结核球

39. 女，56岁。食管癌术后9个月，头痛伴恶心、呕吐10余天。CT强化扫描示双侧大脑半球多个大小不一环状心结节状强化灶，周围见低密度水肿带，CT诊断首选（　　）

 A. 脑膜瘤      B. 室管膜瘤      C. 脑囊虫病

 D. 转移瘤      E. 动静脉畸形

40. 原发性肝癌肝外血行转移最常见的部位是（　　）

 A. 脑       B. 脊髓       C. 肺

 D. 肾上腺      E. 肾

41. 正常成人前列腺最大径是（　　）

 A. 小于3.5cm     B. 小于4cm     C. 小于4.5cm

 D. 4.5cm至5cm     E. 以上都不是

42. 小脑星形细胞瘤影像学检查时，常见的征象不包括（　　）

 A. 多位于小脑半球，少数在小脑蚓部

 B. 肿瘤可为囊性或实性      C. 病变呈长T1长T2信号影

 D. 病变无强化         E. 水肿不明显

43. 有关肾错构瘤的描述，错误的是（　　）

 A. 错构瘤含有脂肪、平滑肌和血管成分

 B. 可偶见自发性出血

 C. 典型表现为双肾多发病变，偶见钙化

 D. 20%～40%的错构瘤患者伴发结节性硬化

 E. 可无临床症状

44. 骨肉瘤主要转移途径（　　）

 A. 血行转移      B. 淋巴转移      C. 跳跃性

 D. 种植播散      E. 消化道转移

45. CT图像显示左侧肾上腺区含脂肪密度肿块，边缘光滑，CT诊断应首选（　　）

 A. 肾上腺腺瘤     B. 血管平滑肌脂肪瘤     C. 肾上腺纤维瘤

 D. 髓样脂肪瘤     E. 肾上腺囊肿

**A3/A4型题**

（46～50题共用以下题干）

患者男，68岁，饮酒后不能自行排尿5h急诊住院，查体发现耻骨上有包块，轻压痛。

46. 为明确诊断，最简便的影像学诊断方法是（　　）

 A. CT检查      B. MRI检查      C. B超检查

 D. KUB       E. 膀胱造影

47. 该患者最可能的病因是（　　）

 A. 前列腺增生     B. 尿道狭窄     C. 膀胱肿瘤

 D. 尿道结石      E. 神经源性膀胱炎

48.该病变的影像学表现是（　　　）

　　A.前列腺体积增大，两侧对称

　　B.增大的前列腺边缘光滑、清晰

　　C.移行带与中央带增大，外周带受压变窄

　　D.T1WI上增大的前列腺呈均匀低信号

　　E.T2WI上以腺体增生为主者表现为高信号，以间质增生为主者表现为低信号

49.老年男性急性尿潴留常见的病因是（　　　）

　　A.前列腺增生　　　　　B.尿道外伤　　　　　　　C.膀胱异物

　　D.尿道结石　　　　　　E.尿道肿瘤

50.急性尿潴留常见的处理方法是（　　　）

　　A.利尿　　　　　　　　B.针灸　　　　　　　　　C.膀胱穿刺

　　D.膀胱造瘘　　　　　　E.导尿

（51～53题共用以下题干）

女，62岁，右上腹部不适，CT检查如下图。

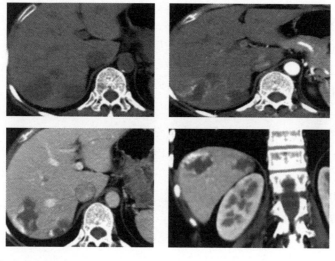

51.最可能的诊断是（　　　）

　　A.肝血管瘤伴转移癌　　　　　　　　B.肝多发血管瘤

　　C.肝血管瘤伴肝癌　　　　　　　　　D.肝血管瘤伴肝脓肿

　　E.肝血管瘤伴炎性肉芽肿

52.关于该病的描述，下列哪项不正确（　　　）

　　A.病理上可分为海绵状血管瘤和毛细血管性血管瘤

　　B.平扫多呈低密度

　　C.增强扫描从病灶周边部开始强化

　　D.病灶边缘增强的密度与同一层面的主动脉密度相似

　　E.与肝癌相比，血管瘤向病灶中心增强的速度较快

53. 肝内病变的MRI表现，错误的是（    ）

    A. 肝囊肿在T1WI上呈极低信号，T2WI上呈明显高信号

    B. 肝癌及肝血管瘤在T1WI上均为稍低信号，而在T2WI上肝癌为稍高信号，血管瘤为极高信号

    C. 大多数肝内病变在T1WI呈低信号，T2WI上为高信号

    D. 肝内结石或钙化在T1WI及T2WI上均为低信号

    E. 巨块型肝癌有液化坏死或出血者以及血管瘤伴血栓形成者，常为混杂信号

（54～56题共用以下题干）

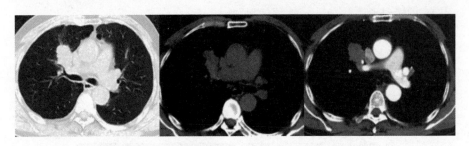

54. 最可能的CT诊断为（    ）

    A. 中心型肺癌      B. 周围型肺癌      C. 淋巴瘤

    D. 炎性假瘤      E. 肺结核

55. 患者有以下哪种症状或体征更有助于上述诊断（    ）

    A. 大口咯血      B. 发热      C. 血沉快

    D. 血丝痰      E. 腋窝淋巴结肿大

56. 为进一步明确诊断，应行以下哪种检查（    ）

    A. USG      B. MRI      C. 纤维支气管镜

    D. PPD      E. 仿真内镜

（57～58题共用以下题干）

男性，50岁，双手及双足小关节肿胀、疼痛，反复发作10年。X线片示双侧第一跖趾关节间隙变窄，边缘有小囊状骨质破坏伴骨端骨质增生。

57. 应首先考虑的诊断是（    ）

    A. 类风湿关节炎      B. 痛风      C. 退行性骨关节病

    D. 银屑病性关节炎      E. 着色性绒毛结节性滑膜炎

58. 根据以上情况，进一步证实诊断的检查手段是（    ）

    A. 穿刺活检      B. MRI      C. 查类风湿因子

    D. 查血尿酸      E. 不需要其他检查即可诊断

（59～60题共用以下题干）

患者，男性，60岁，右下腹痛3个月，有时腹泻，大便隐血试验阳性。钡剂灌肠检查显示升结肠中段一不规则形充盈缺损，局部管壁僵硬，结肠袋消失。

59. 最有可能的诊断为（　　　）

A. 增生型结肠癌　　　B. 浸润型结肠癌　　　C. 溃疡型结肠癌

D. 结肠腺瘤　　　　　E. 结肠淋巴瘤

60. 若进一步进行下腹部CT检查，主要价值为（　　　）

A. 可以明确诊断　　　　　　　B. 显示结肠狭窄程度

C. 显示肠壁功能变化　　　　　D. 显示病变向周围组织侵犯情况

E. 显示结肠黏膜破坏情况

**X型题**

61. 胼胝体的组成部分有（　　　）

A. 胼胝体嘴部　　　B. 胼胝体膝部　　　C. 胼胝体体部

D. 胼胝体中部　　　E. 胼胝体压部

62. MRI目前对哪些疾病具有重要诊断价值（　　　）

A. 胃肠道疾病　　　B. 脊髓与椎间盘病变　　　C. 脑脱髓鞘病变

D. 脑干与幕下区病变　　E. 眶内肿瘤

63. 骨肿瘤样变包括（　　　）

A. 骨纤维异常增殖症　　B. 骨嗜酸性肉芽肿　　　C. 骨囊肿

D. 动脉瘤样骨囊肿　　　E. 非骨化纤维瘤

64. 肝脓肿X线平片检查所见有哪些（　　　）

A. 右下肺盘状不张　　　B. 膈肌升高　　　C. 肝向下增大

D. 右侧胸腔积液　　　　E. 结肠肝曲上移

65. 对眼型Graves病叙述，不正确的是（　　　）

A. 主要CT特征是眼外肌增厚，眼球突出

B. 所有患者都有甲状腺功能亢进的表现

C. 球后脂肪间隙模糊

D. 增强后不同程度强化

E. 肌腹增粗

66. 以下符合皮样囊肿影像学表现的是（　　　）

A. 眉弓下皮样囊肿可见颧额缝增宽　　　　　B. 囊壁厚薄均匀

C. 可向鼻窦内生长　　　　　　　　　　　　D. 向颅内发展者常见

E. 类圆形骨质缺损

67. 主动脉型心脏见于以下哪些疾病（　　　）

A. 肺动脉狭窄　　　B. 高血压　　　C. 主动脉缩窄

D. 引起左心室增大的疾病　　　　　E. 二尖瓣狭窄

68. 关于妊娠期滋养细胞疾病在MRI检查中的表现，正确的是（　　　）

A. 影像学对妊娠期滋养细胞疾病的诊断是有限的

B. MRI可显示恶性葡萄胎及绒毛膜癌的子宫浸润程度

C. 葡萄胎血供丰富，增强扫描病变显著强化

D. 完全性葡萄胎在T2WI上为低信号

E. MRI有助于恶性葡萄胎及绒毛膜癌的分期

69. 属于眼眶构成骨的是（　　）

    A. 上颌骨　　　　　　　　B. 腭骨　　　　　　　　C. 泪骨

    D. 额骨　　　　　　　　　E. 颞骨

70. 垂体瘤容易发生（　　）

    A. 沿脑脊液种植　　　　B. 出血、囊变　　　　　C. 侵犯海绵窦

    D. 压迫视交叉　　　　　E. 破坏蝶鞍

71. 下列关于MRI检查乳腺病变作用中，描述正确的是（　　）

    A. 显示病变与周围结构关系

    B. 能显示病变的形态和大小

    C. 对深层组织的侵犯程度

    D. 增强扫描有助于良恶性病变鉴别和明确病变实际大小

    E. 能显示病变中微小钙化

72. 下列关于肝腺瘤，说法不正确的是（　　）

    A. 肿瘤通常有包膜

    B. 镜下细胞排列杂乱无章，无正常肝小叶结构

    C. 肿瘤内可见脂肪

    D. 肿瘤内含胆管

    E. 肿瘤实质内不易出血

73. 星形细胞瘤分四级，下列不属于I型星形细胞瘤的征象是（　　）

    A. 常无增强　　　　　　B. 常伴有出血　　　　　C. 花冠状增强

    D. 瘤周水肿明显　　　　E. 无明显占位效应

74. 先天子宫发育畸形包括（　　）

    A. 重复子宫　　　　　　B. 半隔型子宫　　　　　C. 双角子宫

    D. 单角子宫　　　　　　E. 全隔型子宫

75. 颈内动脉海绵窦瘘的CT表现包括（　　）

    A. 突眼　　　　　　　　B. 眼上静脉迂曲扩张　　C. 患侧海绵窦扩大

    D. 眼外肌可增粗，密度增高　　　　　　　　　　　E. 视神经增粗

76. 乳腺癌的CT表现，哪些是正确的（　　）

    A. 肿块密度不均，高于正常腺体密度

    B. 肿块密度与正常腺体密度相似

    C. 肿块边缘分叶、毛刺

    D. 肿块轻度强化，CT值升高小于20Hu

    E. 肿块明显强化，CT值升高50Hu以上

77. Caroli病可有以下CT表现（　　）

    A. 肝内胆管扩张，右叶为主　　　　　　　　B. 肝门区中心胆管不扩张

  C. 肝内多个小囊状区域，与肝内胆管不连接

  D. 扩张的肝内胆管可有小结石影   E. 肝硬化表现

78. 胆管细胞囊腺癌CT表现包括（  ）

  A. 实质部分为高密度  B. 囊壁厚薄不均   C. 可见囊壁结节

  D. 囊内液体密度  E. 病变显著强化

79. 下列属于周围型肺癌主要征象的是（  ）

  A. 分叶征     B. 支气管充气征   C. 强化征

  D. 横 "S" 征    E. 毛刺征

80. 下列哪些是MRI诊断关节疾病的优势（  ）

  A. 时间分辨率高   B. 密度分辨率高   C. 软组织对比分辨率高

  D. 多参数成像   E. 多方向扫描

**案例分析题**

（81～87题共用以下案例）

  患者女，54岁，月经不规律5年。既往规律，初潮12岁，周期30～32d，经期4～5d，49岁起月经不规律，有时1个月2次，有时半年1次，每次持续5～20天不止，曾肌内注射黄体酮。自己认为"更年期"，未正规就诊。近1年阴道不规则出血频繁，量较前增多，伴有下腹隐痛，乏力，此次"月经"时断时续，淋漓不净持续30d余。

  （提示查体：一般状况良好，无明显贫血貌。阴道见少量血液，宫颈光滑，子宫稍大稍软，双侧附件未及增厚或包块。）

81. 关于该病变，首选的检查方法是（  ）

  A. 妇科检查    B. B超     C. X线检查

  D. CT检查    E. MRI检查    F. 子宫动脉造影检查

82. 可以明确诊断的检查是（  ）

  A. 子宫动脉造影检查  B. 超声检查   C. X线检查

  D. CT检查    E. MRI检查    F. 诊断性清宫

83. 可用于确定该病变临床分期的检查是（  ）

  A. 超声检查       B. 子宫动脉造影检查

  C. X线检查       D. CT平扫加增强检查

  E. MRI平扫加增强检查    F. 子宫输卵管造影检查

84. 可以发现该病变宫外浸润的检查是（  ）

  A. 超声检查   B. 子宫动脉造影检查  C. X线检查

  D. CT平扫加增强检查  E. MRI平扫加增强检查 F. 子宫输卵管造影检查

85. 该病变的MRI表现是（  ）

  A. T1WI、T2WI上均呈混杂信号

  B. T1WI、T2WI上均呈低信号

  C. T1WI、T2WI上均呈高信号

D. T1WI上呈等信号，T2WI上多数呈高信号，但也可呈等、低信号

E. T1WI上呈高信号，T2WI上呈等信号

F. T1WI上低高信号，T2WI上呈等信号

86. 最可能的诊断是（盆腔超声示子宫内膜增厚，最厚处约1.8cm，另见宫腔内不规则混合回声3.5cm×4.6cm。）（　　　　）

A. 子宫腺肌症　　　　B. 子宫内膜不典型增生　　　　C. 子宫内膜癌

D. 子宫平滑肌肉瘤　　E. 子宫肌瘤　　　　　　　　　F. 宫颈癌

87. 最常采取的治疗措施包括（　　　　）

A. 放射治疗　　　　　　　　　B. 手术切除

C. 化学药物治疗　　　　　　　D. 化学药物治疗+放射治疗

E. 激素治疗　　　　　　　　　F. 综合治疗

提示诊断性清宫病理结果为：高分化子宫内膜样癌。

（88～90题共用以下案例）

患者男，20岁，癫痫病史。头部CT显示如下图。

88. 可能的诊断是（　　　　）

A. 未见异常

B. 右侧额叶可疑混杂密度影

C. 脑沟增宽

D. 脑萎缩

E. 脑结核

F. 脑梗死

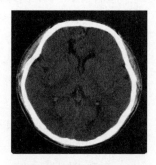

89. 可能的诊断为（　　　　）

（提示进一步MRI检查如下图。）

A. 海绵状血管瘤

B. 动静脉畸形

C. 发育性静脉畸形

D. 发育性静脉畸形伴海绵状血管瘤

E. 脑梗死

F. 脑出血

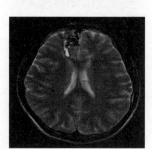

90. 动静脉畸形的典型MRI表现是（　　　　）

A. MRI T2WI上显示无占位效应的"黑蠕虫"征（血管流空）

B. 可发生脑、脊髓的任何部位

C. 85%发生于幕上，15%后颅窝

D. 病变大小不一，由增粗粗大的血管团组成

E. 畸形血管团内可见正常脑组织

F. 病变可自行消退

（91～95题共用以下案例）

患者男，25岁，左耳流脓液、听力下降5年。查体：左侧鼓膜穿孔，传导性耳聋，CT检查如下图。

91.临床拟诊为（　　　）

    A.慢性中耳乳突炎伴胆脂瘤形成

    B.急性化脓性中耳炎

    C.神经鞘膜瘤

    D.组织细胞增生症

    E.鼓室球瘤

    F.外耳道胆脂瘤

92.慢性中耳炎引起颅内感染，累及部位多为（　　　）

    A.额叶            B.顶叶           C.枕叶

    D.颞叶            E.小脑半球       F.桥脑

93.慢性中耳乳突炎的并发症包括（　　　）

    A.脑膜炎                  B.脑脓肿

    C.颅底骨髓炎            D.头皮下脓肿

    E.颈内静脉炎和乙状窦脓肿     F.颈静脉球高位

94.关于慢性中耳炎与胆脂瘤的关系，表述正确的是（　　　）

    A.胆脂瘤可分为先天性和获得性两类

    B.慢性化脓性中耳乳突炎的X线表现因其病变程度和乳突气化类型而不同，可分为单纯型、肉芽肿型和胆脂瘤型

    C.中耳先天性胆脂瘤患者没有中耳感染病史

    D.肉芽肿型破坏骨质边界清晰

    E.胆脂瘤中的胶原酶或者其他异种炎症过程可引起骨质破坏

    F.CT胆脂瘤的特征是骨棘或外耳道棘骨质破坏，破坏骨质边界清晰

    G.MRI增强检查显示胆脂瘤强化不明显或无强化，而肉芽组织明显强化

95.胆脂瘤型中耳乳突炎多发于（　　　）

    A.气化型乳突     B.囊肿型乳突     C.硬化型乳突

    D.板障型乳突     E.混合型乳突     F.液化型乳突

（96～97题共用以下案例）

患者女性，31岁。腹胀，腹痛伴呕吐1天，透视见腹部有多个气液平面。

96.首先考虑的诊断是（　　　）

    A.结肠癌           B.结肠炎          C.息肉恶变

    D.肠梗阻           E.结肠息肉

97.急腹症的病因包括（　　　）

    A.胆囊炎           B.肠道肿瘤       C.胆囊息肉

    D.宫外孕           E.肠粘连

（98～100题共用以下案例）

63岁，男，突然出现剧烈头痛6小时，伴呕吐无发热，无高血压病史，右侧瞳孔对光反射消失，上眼睑下垂，眼球向上、下及内侧运动受限，颈项强直，克氏征阳性。CT示右大脑外侧裂，枕大池呈高密度影。

98. 最可能的诊断为（　　　）

    A. 脑干出血　　　　　　B. 脑室出血　　　　　　C. 小脑出血

    D. 蛛网膜下腔出血　　　E. 内囊出血

99. 为进一步治疗及预防，最有意义的检查是（　　　）

    A. 脑电图　　　　　　　B. 颅脑X线平片　　　　C. 腰穿

    D. 头颅增强CT扫描　　 E. 全脑血管造影

100. 该患者未受累的脑神经是（　　　）

    A. 右侧滑车神经　　　　B. 右侧三叉神经　　　　C. 右侧动眼神经

    D. 右侧展神经　　　　　E. 右侧面神经

# 三、放射科执业医师资格考试模拟试卷

**A1型题**

1. 中年女性，咳嗽、胸痛、胸闷1个月余。立位胸片示右肺边缘模糊致密影，阴影上缘位于第4前肋水平，外高内低，患者横膈显示不清，应首先考虑（　　　）

    A. 右侧自发性气胸　　　　B. 右下肺实变　　　　C. 右下肺不张

    D. 右侧大量胸腔积液　　　E. 右侧中等量胸腔积液

2. 下列哪种骨折对小儿的生长发育影响最明显（　　　）

    A. 长骨粉碎骨折　　　　　　　　　　B. 长骨骨折对位不良

    C. 骨折线通过骨骺、骺板和干骺端　　D. 扁骨骨折对线差

    E. 骨骺分离与干骺端骨折片一起移位

3. 显示脑囊虫头节最佳的检查方法为（　　　）

    A. MRI　　　　　　　　B. PET　　　　　　　　C. X线平片

    D. CT　　　　　　　　 E. SPECT

4. 视神经胶质瘤的CT表现（　　　）

    A. 视神经柱状增大、视神经管扩大　　B. 增强呈"路轨"征

    C. 肌锥外肿块　　　　　　　　　　　D. 钙化多见

    E. 与视神经分界清

5. 有关星形细胞瘤的MRS，描述正确的是（　　　）

    A. Cho升高　　　　　　　　B. Cho升高的程度与肿瘤的恶性度无关

    C. 病变周围水肿区Cho正常　　D. NAA正常或升高

    E. 病变内无Lac峰

6. 下列与肺心病不符的X线征象是（　　　）

　　A. 肺气肿　　　　　　　　B. 右心室增大　　　　　　C. 左心室明显增大

　　D. 右前斜位见肺动脉圆锥突出　　　　　　E. 右下肺动脉直径＞15mm

7. 关于胆囊结石的表述，错误的是（　　　）

　　A. CT检查能粗略反映结石的化学成分

　　B. 口服胆囊造影CT检查可表现为低密度充盈缺损

　　C. CT是胆囊结石的最常检查手段

　　D. 结石的中心可由蛔虫皮或虫卵构成

　　E. 泥沙样结石可与胆汁形成密度不同的液平面

8. 男，40岁，头痛，CT示斜坡破坏，有一3cm×4cm混杂密度影伴斑点状钙化，最可能的诊断是（　　　）

　　A. 脊索瘤　　　　　　　　B. 脑膜瘤　　　　　　　　C. 垂体瘤

　　D. 颅咽管瘤　　　　　　　E. 基底动脉

9. 关于视网膜母细胞瘤的影像学特点，说法错误的是（　　　）

　　A. 肿瘤呈乳头样或扁平状，多发病灶　　　　　　B. 常为双眼发病

　　C. 视神经可增粗，视神经孔可扩大　　　　　　D. 砂粒样、斑块样钙化

　　E. 向球外生长者预后不良

10. 缩窄性心包炎的特征性X线征象是（　　　）

　　A. 心影近似三角形　　　　　　B. 两心缘僵直，分界不清，伴胸膜炎改变

　　C. 心脏搏动减弱，消失　　　　D. 上腔静脉扩张

　　E. 心包壳状钙化

11. 关于神经源性肿瘤，正确的是（　　　）

　　A. 是前纵隔最常见的肿瘤　　　　　　B. 常表现为椎旁肿块

　　C. 常有分叶　　　　　　　　　　　　D. 含脂肪和钙化的软组织肿块

　　E. 与邻近器官界限不清

12. 子宫内膜癌行MRI检查时，T1WI肿瘤内部出现高信号影常提示（　　　）

　　A. 肿瘤囊变　　　　　　B. 肿瘤内钙化　　　　　　C. 肿瘤液化、坏死

　　D. 肿瘤内出血　　　　　E. 肿瘤纤维化

13. 男，61岁，发现做颈部肿块半年，CT增强扫描如图所示，最可能的诊断是（　　　）

　　A. 颈部肿大淋巴结

　　B. 颈动脉夹层

　　C. 神经鞘瘤

　　D. 颈动脉体瘤

　　E. 甲状腺癌

14. 多形性胶质母细胞瘤的典型CT表现为（　　　）

    A. 病灶不均匀强化　　　B. 花环样环状强化　　　C. 病灶边缘不锐利

    D. 占位效应较重　　　E. 病灶内钙化

15. 女，76岁，2小时前跌倒后手掌着地，右腕部肿痛。根据右腕关节正侧位片，应诊断为（　　　）

    A. Colles骨折

    B. Smith骨折

    C. Bartonit骨折

    D. Monteggia骨折

    E. Galeazzi骨折

16. 男，51岁，舌根疼痛肿胀1个月余，CT检查如图，最可能的诊断是（　　　）

    A. 舌囊肿　　　　　　B. 舌癌　　　　　　C. 舌转移瘤

    D. 舌脓肿　　　　　　E. 舌神经纤维瘤

17. 患者，女，22岁，心悸、气短，X线平片示：双肺纹理多，透光差，双肺门大，搏动减弱，食管心房段受压移位，心前间隙变小，最可能的诊断是（　　　）

    A. 房间隔缺损　　　B. 室间隔缺损　　　C. 动脉导管未闭

    D. 法洛四联症　　　E. 风湿性心脏病二尖瓣狭窄

18. 颅中窝有许多孔道，由前向后依次为（　　　）

    A. 视神经孔、眶上裂、破裂孔、卵圆孔、棘孔

    B. 视神经孔、眶上裂、卵圆孔、破裂孔、棘孔

    C. 视神经孔、卵圆孔、眶上裂、破裂孔、棘孔

    D. 视神经孔、卵圆孔、眶上裂、棘孔、破裂孔

    E. 视神经孔、破裂孔、眶上裂、卵圆孔、棘孔

19. 下列哪项无骨质硬化表现（　　　）

    A. 急性骨挫伤　　　B. 骨梗死　　　C. 缺血性坏死

    D. 骨岛　　　　　　E. 慢性炎症

20. 下列哪项不是骨纤维结构不良的X线表现（　　　）

    A. 骨皮质膨胀，无骨膜反应　　　　　　B. 颅骨硬化及颅底畸形

    C. 骨干囊状透亮区，呈磨砂玻璃状　　　D. 骨骺延迟闭台，无病理骨折

    E. 病变呈多房状

21. 对诊断上颌窦癌，最有价值的征象为（　　　）

    A. 窦腔密度高伴骨质破坏　　　　　　　B. 窦腔密度高伴骨质增生

    C. 窦腔密度高伴骨壁膨胀　　　　　　　D. 窦腔密度高伴气液平面

    E. 窦腔密度高伴同侧鼻腔高密度

22. 胆脂瘤是慢性化脓性中耳炎的并发症之一，其X线典型表现为（　　　）

    A. 硬化型乳突

    B. 乳突内圆形、边界清楚、边缘硬化之透亮区

    C. 乳突内不规则形、边界模糊不清之透亮区

    D. 不规则状虫蚀样骨质破坏

    E. 片状不规则骨质硬化

23. Gd-DTPA注射后，肝脓肿的脓腔的脓壁可呈（　　　）

    A. 双线征　　　　　　B. 花环征　　　　　　C. 牛眼征

    D. 灯泡征　　　　　　E. 晕环征

24. 克山病是一种什么病（　　　）

    A. 心脏肿瘤　　　　　B. 先天性心脏病　　　C. 高血压心脏病

    D. 冠状动脉硬化性心脏病　　　　　　　E. 累及心肌的地方病

25. 男，67岁，上腹不适，体重下降2个月CT发现脾脏内多发病灶，增强扫描呈结节样或不均质强化，最有可能的诊断是（　　　）

    A. 脾转移瘤　　　　　B. 脾肉瘤　　　　　　C. 脾血管瘤

    D. 脾炎性假瘤　　　　E. 脾梗死

26. 腔内型中心型肺癌的早期X线征象是（　　　）

    A. 阻塞性肺气肿　　　B. 阻塞性肺不张　　　C. 阻塞性肺炎

    D. 肺门区肿块　　　　E. 以上匀否

27. 哪一种改变不能引起继发性椎管狭窄（　　　）

    A. 黄韧带肥厚　　　　B. 椎间盘向后膨隆　　C. 椎体后缘骨质增生

    D. 椎小关节增生　　　E. 强直性脊柱炎

28. 维生素D缺乏病初期最早出现X线改变的部位是（　　　）

    A. 肋骨胸骨端　　　　B. 胫骨远侧干骺端　　C. 桡骨近侧干骺端

    D. 尺骨远侧干骺端　　E. 肱骨远侧干骺端

29. 副鼻窦黏液囊肿（　　　）

    A. 是恶性病变　　　　　　　　　　　　B. 由黏液腺分泌阻塞引起

    C. 由副鼻窦口阻塞引起　　　　　　　　D. 有骨质破坏，呈气样密度

E. CT增强描有明显增强

30. 下述恶性胸膜间皮瘤CT诊断要点，错误的是（　　　）

    A. 胸膜结节可均匀强化　　　　　　　　B. 胸腔积液

    C. 胸膜弥漫性、结节样增厚　　　　　　D. 胸膜局限性肿块

    E. 胸廓可变形，纵隔可移位

31. 关于颅内表皮样囊肿的描述，错误的是（　　　）

    A. 好发于桥小脑角区，中线附近　　　　B. 具有"钻缝"特点

    C. 增强扫描无强化　　　　　　　　　　D. 团块型表皮样囊肿沿蛛网膜下腔蔓延

    E. 病变边缘清楚

32. 关于肝腺瘤的影像学表现，错误的是（　　　）

    A. 脂肪抑制图像中信号减低

    B. 动脉期明显强化，门脉期或延迟期呈等或稍低密度

    C. 化学位移去相位图像显示信号减低

    D. 注射Gd-BOPTA和Mn-DPDP后呈持续强化

    E. 注射SPIO后信号轻微减低或不减低

33. 股骨头后脱位，首选的侧位摄影体位是（　　　）

    A. 蛙式位　　　　　　B. 谢氏位　　　　　　C. 侧卧侧位

    D. 仰卧水平侧位　　　E. 俯卧水平侧位

34. 女，48岁，头痛不适，CT检查如图，最可能的诊断是（　　　）

    A. 转移瘤

    B. 脑膜瘤

    C. 室管膜瘤

    D. 海绵状血管瘤

    E. 动脉瘤

35. 生殖细胞瘤最常见的部位是（　　　）

    A. 鞍上区　　　　　　B. 鞍旁区　　　　　　C. 桥小脑角区

    D. 松果体区　　　　　E. 脑室区

36. 动脉导管未闭最典型的X线征象是（　　　）

    A. 肺血增多　　　　　B. 主动脉结增宽凸出　　C. 左心室增大

    D. 右心室增大　　　　E. 左心房增大

37. 女，2岁，突眼，CT示右眼球内团块样钙化周围有软组织密度块影，诊断（　　　）

    A. 炎性假瘤　　　　　B. 黑色素瘤　　　　　C. 视网膜母细胞瘤

    D. 神网膜血管瘤　　　E. 视神经胶质瘤

38. 股骨头骨骺缺血坏死早期X线表现中，下列哪项最有诊断价值（　　　）

    A. 股骨头骨骺密度增加　　　　　　　　B. 髋关节间隙增宽

C. 内侧关节间隙增宽或股骨头向外侧脱位

D. 患侧股骨头骨化中心较小

E. 患侧股骨头骨骺边缘透亮带

39. 下列尤文肉瘤的X线表现中，哪项不符合（　　　）

A. 骨干中心型病灶位于骨干中段髓腔内，呈弥漫性骨质疏松及斑点状、虫蚀样破坏

B. 骨干周围型皮质外缘常呈蝶形破坏，肿瘤多呈卵圆形或分叶状向外扩展

C. 干骺中心型位于干骺端中央，骨质破坏与骨质硬化同时出现

D. 发生于骨外者表现为大小不等的软组织肿块，边界不清

E. 干骺周围型位干骺端边缘，多呈膨胀性骨破坏

40. 室管膜瘤最好发于（　　　）

A. 左侧侧脑室　　　　B. 右侧侧脑室　　　　C. 第四脑室

D. 第三脑室　　　　E. 导水管

41. 女性，56岁。右侧听力下降6个月，根据CT图像（见图），最可能的诊断是（　　　）

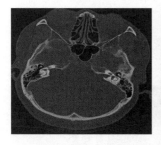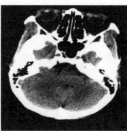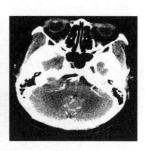

A. 听神经瘤　　　　B. 三叉神经瘤　　　　C. 脑膜瘤

D. 海绵状血管瘤　　　　E. 动脉瘤

42. 45岁女性，临床、实验室检查提示梗阻性黄疸，CT扫描示肝脏一致性明显增大，肝内外胆管无明显扩张，首先考虑（　　　）

A. 壶腹癌　　　　B. 肝门部胆管癌　　　　C. 原发性胆汁淤积性肝硬化

D. 肝内胆管结石　　　　E. 胆总管结石

43. 关于胆脂瘤的特征性CT表现，下列哪项说法错误（　　　）

A. 低密度　　　　B. 无瘤周水肿　　　　C. 沿脑脊液间隙走行

D. 明显强化　　　　E. 无明显占位效应

44. 下列哪项是矽肺X线特征征象（　　　）

A. 团块阴影　　　　B. 结节阴影　　　　C. 网状阴影

D. 边缘性肺气肿　　　　E. 肺门淋巴结蛋壳样钙化

45. 眼直肌增粗，最常见于下列哪种疾病（　　　）

A. 肢端肥大症　　　　B. 眼眶蜂窝织炎　　　　C. 突眼性甲状腺肿

D. 结节病　　　　E. 炎性假瘤

46. 男，40岁，颅内肿瘤切除术后22天，根据所提供图像，最可能的诊断是
（　　　）

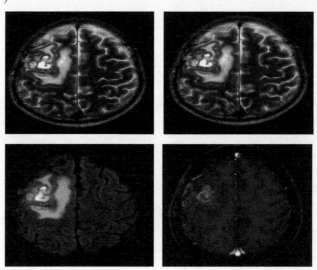

    A.（右额叶）脑脓肿                B.（右额叶）脑出血

    C.（右额叶）星形细胞瘤Ⅱ—Ⅲ级      D.（右额叶）脑转移瘤

    E.（右额叶）放射性脑炎

47. 肝右叶病灶，结合图像，最可能的诊断是（　　　）

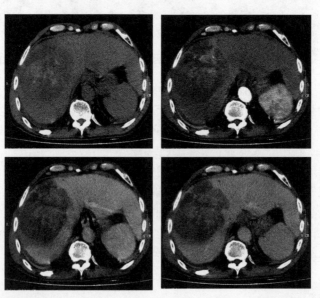

    A.肝血管瘤破裂      B.FNH破裂           C.肝血管平滑肌瘤破裂

    D.肝癌并破裂      E.布—加综合征

48. 一患者，肺门旁有一圆形阴影，轮廓清楚，光整，直径约3cm，其中可见爆米花状钙化，其余肺野外清晰，无自觉症状，首先考虑（　　　）

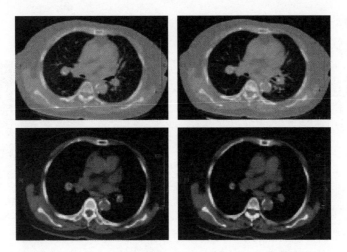

A. 肺癌　　　　　　B. 球形肺炎　　　　　C. 结核球

D. 炎性假瘤　　　　E. 错构瘤

49. 关于年龄与肿瘤发病关系的叙述，正确的是（　　　）

　　A. 年龄的分布在骨肿瘤患者中没有规律

　　B. 骨巨细胞瘤好发年龄是20～40岁

　　C. 转移瘤、骨髓瘤、软骨肉瘤多见于30岁以下

　　D. 尤文瘤多见于老年人

　　E. 骨肉瘤、骨软骨瘤、软骨母细胞瘤好发于中年以上

50. 下述关于子宫肌瘤介入治疗的适应症，正确的是（　　　）

　　A. 明显精神障碍者

　　B. 病变直径大于3cm，动态观察继续增大者

　　C. 临床上有严重出血倾向且不能纠正者

　　D. 具有症状的肌壁间肿瘤和黏膜下肿瘤

　　E. 浆膜下肿瘤

51. 关于鼻咽部纤维血管瘤的表述不正确的是（　　　）

　　A. 好发于50岁以上男性　　　B. 多起源于枕骨斜坡、蝶骨体及后鼻孔的骨膜

　　C. 为无包膜的血管性肿瘤　　　D. 相邻骨结构异常

　　E. 增强CT扫描病变显著强化

52. 患者女，51岁，发现粒细胞减少1天，反复发热12天，PPD（－），结合图像，最常考虑的疾病是（　　　）

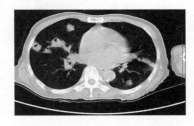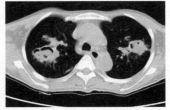

A. 肺炎      B. 肺结核      C. 肺曲菌病

D. 肺脓肿      E. 肺癌

53. 男，13岁。右腿痛半年，如图，最可能的诊断为（    ）

A. 石骨症

B. 骨髓炎

C. 骨结核

D. 骨纤维异常增殖症

E. 骨岛

54. 关于感染所致的支气管扩张病理改变（    ）

A. 支气管管壁肿胀      B. 支气管上皮脱落

C. 支气管管壁周围有纤维组织增生    D. 支气管壁内炎细胞浸润

E. 支气管管壁平滑肌减少成缺如

55. 女，69岁，左眼肿胀5天，MRI检查如图，最可能的诊断是（    ）

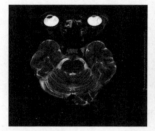 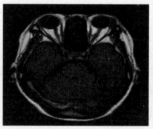 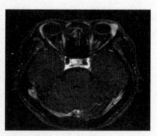

A. 眶内囊肿      B. 泪腺混合瘤      C. 眶内血管瘤

D. 眶内结核      D. 眶内炎性假瘤

56. 肿瘤经照射后一段时间，细胞的缺氧水平可低于照射前，是由于发生了（    ）

A. 细胞周期再分布      B. 放射损伤修复      C. 再群体化

D. 缺氧细胞再氧合      E. 以上均不对

57. 为了观察心房与心室的关系，主动脉根部及左室流出道应选哪种MRI扫描位置（    ）

A. 横轴位      B. 矢状位      C. 平行于室间隔的心脏长轴位

D. 垂直于室间隔的心脏短轴位      E. 垂直于室间隔的心脏长轴位

58. 患者，女性，63岁，左乳触及肿物1周，乳腺钼靶图像如下，最可能的诊断为（    ）

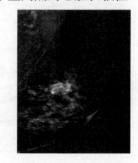

A. 乳腺癌

B. 乳腺纤维腺瘤

C. 乳腺增生结节

D. 乳腺导管内乳头状瘤

E. 急性乳腺炎

59. X线胶片卤化银颗粒平均大小为（　　　）

    A. 1.0μm　　　　　　　B. 1.2μm　　　　　　　C. 1.5μm

    D. 1.71μm　　　　　　E. 2.0μm

60. 中枢神经系统放疗常用体位是（　　　）

    A. 仰卧位　　　　　　　B. 俯卧位　　　　　　　C. 左侧卧位

    D. 屈膝卧位　　　　　　E. 右侧卧位

**A3/A4型题**

（61～63题共用以下题干）

病人，女，50岁，1年前开始出现厌食、乏力、嗜睡、怕冷、记忆力减退、皮肤干燥，触诊甲状腺不大。

61. 该病人临床上应初步诊断为（　　　）

    A. 甲状腺功能亢进　　　　　　　　B. 甲状腺功能减退症

    C. 亚急性甲状腺炎　　　　　　　　D. 慢性淋巴细胞甲状腺炎

    E. 单纯性甲状腺肿

62. 确诊该病最敏感的指标为（　　　）

    A. T3　　　　　　　　B. T4　　　　　　　　C. TSH

    D. TEH　　　　　　　E. rT3

63. 若确诊为该病，欲鉴别其为原发或继发可进行下面哪项检查（　　　）

    A. 甲状腺摄131.I功能试验　　　　　B. 甲状腺激素抑制试验

    C. TRH兴奋试验　　　　　　　　D. 碘—过氯酸钾释放试验

    E. 甲状腺血流显像

（64～66题共用以下题干）

男，70岁。上腹不适、黄疸1个月，CT检查如图。

64. 胆系梗阻位置为（　　　）

    A. 胆总管下端　　　　　B. 胆总管中段　　　　　C. 壶腹

    D. 肝门区　　　　　　　E. 肝内胆管

65. CT诊断最可能为（　　　）

    A. 胆管结石　　　　　　B. 胆管细胞癌　　　　　C. 硬化性胆管炎

    D. 慢性胆管炎　　　　　E. 胰腺癌

66. 分型属于（　　）

    A. 阴性结石　　　　　　B. 胆管细胞癌浸润型　　C. 纤维型

    D. 慢性胆管炎急性发作　　　　　　　　　　E. 未分化癌

（67~69题共用以下题干）

患者男，68岁，被诊断为"肾细胞癌"。

67. 肾细胞癌最常见的组织病理学类型为（　　）

    A. 乳头状癌　　　　　B. 透明细胞癌　　　　　C. 肾集合管癌

    D. 未分类肾细胞癌　　E. 嫌色细胞癌

68. 关于肾癌，不正确的说法是（　　）

    A. 可继发肾积水　　　　　　B. 主要症状为无痛性血尿和肿块

    C. 肾盏受压及破坏　　　　　D. IVP可阴性

    E. 肿瘤无钙化

69. 肾癌与肾血管平滑肌脂肪瘤的鉴别诊断，应根据（　　）

    A. 肿瘤边界　　　　　B. 肿瘤大小　　　　　C. 瘤内有无脂肪

    D. 肿瘤有无强化　　　E. 肿瘤密度是否均匀

（70~72题共用以下题干）

男，62岁，左下肢活动不灵3天，CT普通扫描示：右基底节区见一圆形低密度灶，边欠清，直径约为0.5cm，中线居中。

70. 本病例最可能诊断为（　　）

    A. 腔隙性脑梗死　　　B. 脑出血　　　　　C. 脑囊虫

    D. 脑软化灶　　　　　E. 星形细胞瘤

71. 下列最为敏感的检查方法是（　　）

    A. 脑电图　　　　　　B. CT平扫　　　　　C. MRI检查

    D. 增强扫描　　　　　E. 脑血管造影

72. 最需与本病例进行鉴别诊断是（　　）

    A. 腔隙性脑梗死　　　B. 脑出血　　　　　C. 脑囊虫

    D. 脑软化灶　　　　　E. 星形细胞瘤

（73~75题共用以下题干）

患者男，49岁，上腹隐痛1个月余，向腰背部放射，并出现进行性黄疸，CT平扫发现胰头体积增大，形态失常，并可见低密度肿块影，肝内外胆管扩张，胆囊体积增大。

73. 根据以上病史，最可能的诊断是（　　）

    A. 慢性胰腺炎　　　　B. 胰腺癌　　　　　C. 胰岛细胞瘤

    D. 胰腺囊腺瘤　　　　E. 急性胰腺炎

74. 如果考虑为胰腺癌，影像学表现不可能出现的是（　　）

    A. 上消化道造影见十二指肠降部呈反"S"字征

B. 胰管扩张

C. 增强扫描早期病变可见明显均匀强化

D. 增强扫描早期病变强化程度低于正常胰腺

E. 周围血管被病变包绕

75. 关于胰腺癌的治疗预后，错误的是（　　　）

A. 早期诊断对治疗预后影响关键

B. 目前治疗仍以手术根治为主

C. 晚期或手术前后均可进行化疗、放疗和对症支持治疗

D. 随着放疗技术的进展，放疗可延长患者的存活期

E. 本病预后较好，在症状出现后平均寿命为2年以上

（76～80题共用以下题干）

患者女，45岁，风湿性关节炎20年，近日胸闷，憋气。无发热咳嗽。查体：双侧面颊部发红，胸骨左缘第3肋间可闻及收缩期杂音，CR见左心房增大。

76. 此患者最可能的诊断为（　　　）

A. 先天性心脏病

B. 高血压心脏病

C. 风湿性心脏病右房室瓣狭窄

D. 风湿性心脏病左房室瓣狭窄

E. 风湿性心脏病左房室瓣狭窄并关闭不全

77. 该病X线平片诊断的依据是（　　　）

A. 左心房高度增大　　　　　　　　B. 左房室瓣型心脏

C. 左、右心室均增大　　　　　　　D. 左房、左室均增大

E. 左房增大，左室不大

78. 该病X线改变不正确的是（　　　）

A. 肺间质水肿　　　B. 左房室瓣型心脏　　　　C. 右心室增大

D. 肺动脉段突出　　　E. 左心室增大

79. 左心房增大的早期X线平片征象是（　　　）

A. 气管分叉受压抬高　　B. 食管受压移位　　　　C. 双重阴影

D. 右心缘双弧征　　　E. 左心缘四弓征

80. 风湿性心脏病左房室瓣狭窄伴关闭不全时，可以出现心腔扩大的是（　　）

A. 左心室和右心室　　　B. 右心房和右心室　　　　C. 左心房和左心室

D. 左心房和右心房　　　E. 右心室和左心房

案例分析题

（81～84题共用以下案例）

患者男，21岁，B超查体偶然发现肝右叶占位。

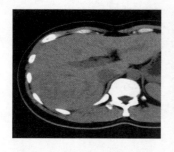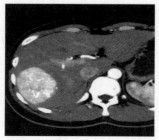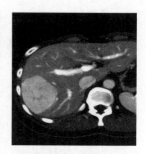

81. 关于该病变中央瘢痕的强化，最恰当的是（　　　）

（提示CT示：肿块呈稍低密度，密度均一，境界清楚，中央有星状瘢痕。诊断为FNH）

  A. 延迟强化    B. 早期强化    C. 不强化

  D. 轻度强化   E. "快进慢出"型强化  F. 明显持续强化

  G. "快进快出"型强化

82. 关于中央瘢痕的MRI表现，正确的是（　　　）

  A. T1WI呈高信号，T2WI呈高信号  B. T1WI呈高信号，T2WI呈低信号

  C. T1WI呈低信号，T2WI呈高信号  D. T1WI呈低信号，T2WI呈低信号

  E. T1WI呈等信号，T2WI呈等信号  F. T1WI呈高信号，T2WI呈等信号

  G. T1WI呈等信号，T2WI呈低信号

83. 关于FNH的鉴别诊断，以下错误的是（　　　）

  A. 肝细胞癌中心瘢痕T1WI和T2WI多均呈高信号，且强化明显

  B. MRI反相位检查或脂肪抑制图像对肝细胞腺瘤与FNH鉴别无意义

  C. 纤维板层状肝细胞癌中央瘢痕多纤细，少见钙化

  D. 纤维板层状肝细胞癌强化呈"快进慢出"型，中央瘢痕无强化

  E. MRI特异性对比剂有助于与肝细胞癌鉴别

  F. 肝细胞腺瘤中央瘢痕亦常见

  G. 注射SPIO后HCC呈低信号，与之可鉴别

84. 注射MRI特异性对比剂后，关于FNH表现错误的是（　　　）

  A. 注射SPIO后信号明显降低

  B. 注射Gd-BOPTA后呈持续强化

  C. 注射Mn-DPDP后呈持续强化

  D. 注射Gd-BOPTA后表现与肝细胞腺瘤相似

  E. 注射SPIO后表现与肝细胞腺瘤相同

  F. 注射Mn-DPDP后表现与肝细胞腺瘤相似

  G. 注射SPIO后与HCC表现不同

（85～90题共用以下案例）

女，36岁。鼻塞、头痛3月余。实验室检查正常。

85. 你认为应做哪些检查？（　　　）

    A. CT         B. MRI         C. ECT

    D. X线平片         E. 放射性同位素骨扫描

86. 患者所做检查图像如下，你考虑为何种疾病（　　　）

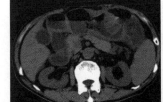

    A. 腺样体增生         B. 咽部脓肿         C. 鼻咽纤维瘤

    D. 喉癌         E. 鼻咽癌

87. 你的诊断依据是哪些？（　　　）

    A. 鼻咽顶后壁软组织增厚达1.5cm，密度不均匀

    B. 咽隐窝消失，左右两侧轮廓不对称

    C. 增强后强化不明显，咽旁、颈部淋巴结未见明显肿大

    D. 颅底及附近骨质有破坏

    E. MRI显示软组织及骨质较CT好

88. 本病最好发生于哪些部位？（　　　）

    A. 鼻咽腔顶壁         B. 侧壁、前壁和底壁     C. 咽喉

    D. 椎前软组织         E. 鼻黏膜

89. 最常见的转移有哪些？（　　　）

    A. 肺转移         B. 骨转移         C. 淋巴结转移

    D. 种植         E. 血行播散

90. 需与哪些病变鉴别？（　　　）

    A. 鼻咽纤维血管瘤     B. 鼻咽淋巴瘤     C. 椎体脓肿

    D. 咽部脓肿         E. 喉癌

（91～93题共用以下案例）

患者，男性，66岁。上腹部疼痛，不易缓解，吐咖啡色血液。行上腹CT增强扫描，如下图。

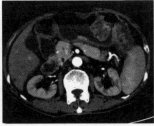
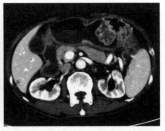

91. 该患者应首先考虑的诊断是（　　　）

    A. 胃恶性间质瘤　　　　　　B. 胃溃疡　　　　　　C. 胃黑色素瘤

    D. 胃癌　　　　　　　　　　E. 胃肉瘤　　　　　　F. 胃淋巴瘤

92. 关于该病转移方式的描述，错误的是（　　　）

    A. 经淋巴转移首先分别转移到幽门上组、下组，胃上组或脾胰组

    B. 通过胸导管转移到肺门淋巴结或左锁骨上淋巴结

    C. 通过门静脉转移到肝内十分常见

    D. 肺、骨转移较常见

    E. 晚期可种植于腹膜、卵巢或直肠陷凹上

    F. 以上都正确

93. CT对该病的诊断价值，不正确的为（　　　）

    A. 观察胃壁增厚的程度　　　　　　B. 发现癌肿胃壁外侵犯

    C. 常用于明确胃癌的诊断　　　　　D. 显示肝转移和肿大淋巴结

    E. 术后复查确定复发征象　　　　　F. 以上都不是

（94～96题共用以下案例）

女性，28岁。外伤后左侧突眼。MRI显示如下图。

94. 关于该病，描述正确的是（　　　）

    A. 左侧眼上静脉增粗　　　　　　B. 左侧海绵窦增宽

    C. 左侧颈内动脉增粗　　　　　　D. 颈内动脉变细

    E. 左侧眼球突出　　　　　　　　F. 右侧颈内动脉增粗

95. 该病可能的诊断是（　　　）

    A. 海绵状血管瘤　　　　　　　　B. 发育性静脉畸形

    C. AVM　　　　　　　　　　　　D. 毛细血管扩张症

    E. 动脉瘤　　　　　　　　　　　F. 左侧颈内动脉海绵窦瘘

    G. moyamoya

96. 需与该病别诊断的疾病包括（　　　）

    A. Tolosa-hunt综合征　　　　　　B. 海绵窦神经鞘瘤

    C. 海绵窦脑膜瘤　　　　　　　　D. 海绵窦动脉瘤

　　E.海绵窦AVM　　　　　　　　　　F.海绵窦海绵状血管瘤

（97~98题共用以下案例）

男，28岁，反复右上腹痛1年，进食后可缓解，有时夜间疼痛明显。

97.为明确诊断最好做哪种检查（　　　）

　　A.腹部X线平片　　　　　　　　　B.上消化道钡餐检查

　　C.上腹部CT检查　　　　　　　　　D.上腹部MRI检查

　　E.上腹部超声检查

98.若影像学检查显示胃幽门痉挛，开放延迟，胃分泌液增多，最有可能的诊断
　　为（　　　）

　　A.胃癌　　　　　　　B.胃溃疡　　　　　　　C.十二指肠溃疡

　　D.慢性胃炎　　　　　E.慢性胰腺炎

（99~100题共用以下案例）

男性，77岁，腹痛、呕吐，停止排便排气1天，行腹
部立位X线平片检查，如右图：

99.根据病史及腹部平片，应诊断为（　　　）

　　A.麻痹性肠梗阻

　　B.单纯性肠梗阻

　　C.绞窄性肠梗阻

　　D.痉挛性肠梗阻

　　E.乙状结肠扭转

　　F.乙状结肠癌

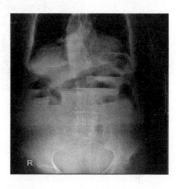

100.关于肠梗阻的影像表现，描述错误的是（　　　）

　　A.扩张的肠袢靠拢形成咖啡豆状为急性机械性小肠梗阻的典型表现

　　B.绞窄性小肠梗阻时肠袢嵌顿而充满液体，呈软组织团块阴影，形成"假
　　　肿瘤"征象

　　C.麻痹性肠梗阻的特点是大小肠呈均等积气、扩张，可有气—液平面，扩
　　　张的肠管相互靠近，肠间隙正常

　　D.急性不完全性结肠梗阻钡灌肠检查，钡剂一般在乙状结肠下端呈鸟嘴样
　　　改变

　　E.急性结肠梗阻时闭袢性扭转的特点是，结肠明显扩张，可达10~20cm，
　　　扩张的乙状结肠呈马蹄状，内有两个较宽的液面，其扩张的顶部可达中
　　　上腹部

　　F.以上都不是

# 四、晋升放射科主治医师考试模拟试卷

**A1型题**

1. 女性，21岁，左大腿肿块3个月。X线片和MRI片如图。应首先考虑的诊断是
（    ）

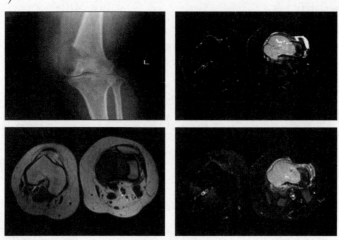

    A. 骨囊肿               B. 骨巨细胞瘤             C. 软骨瘤

    D. 软骨黏液纤维瘤      E. 非骨化性纤维瘤

2. 下列哪一项描述不符合化脓性脑膜炎的CT表现（    ）

    A. 基底池密度增高     B. 增强后脑膜强化     C. 脑室壁强化

    D. 脑实质内低密度区并团块状强化        E. 脑室扩大

3. 男，41岁，咳嗽，咳少量白痰伴胸部不适1个月余，痰中带血1次。CT示两
肺多发大小不等、不规则软组织密度结节，部分病灶内可见不规则空洞，壁
厚。首先考虑为（    ）

    A. 血源性肺脓肿               B. 细支气管肺泡癌

    C. 亚急性血行播撒型肺结核       D. 支气管扩张并感染

    E. 韦格肉芽肿

4. CT显示子宫颈癌向外后侵犯闭孔内肌和梨状肌，CT分期应属于（    ）

    A. ⅡA                B. ⅡB             C. ⅢA

    D. ⅢB               E. Ⅳ

5. 关于成骨细胞瘤的MRI影像中，下列哪项错误（    ）

    A. 肿瘤内的非钙化、骨化部分T1WI上为低到中等信号，T2WI上呈高信号

    B. 肿瘤的骨化、钙化部分在各扫描序列上均呈低信号

    C. 病灶周围的骨髓和软组织内反应性充血性水肿，表现为短T1、短T2信号

    D. 可清楚显示骨壳中断和局部软组织肿胀

    E. 发生于脊椎的病变如向椎管内扩展，可显示硬膜外肿块和脊髓受压

6. 男，12岁，发热头痛半个月，右小腿肿痛20天，X线片示右小腿软组织肿胀，内有网状阴影，层次不清，胫骨上端骨质稀疏，骨小梁模糊，似有斑点状透明区，最可能的诊断是（　　　）

  A. 类风湿关节炎　　　　B. 尤文肉瘤　　　　　　C. 急性化脓性骨髓炎

  D. 骨肉瘤　　　　　　　E. 右膝关节结核

7. 根据所提供的图像，最可能的诊断是（　　　）

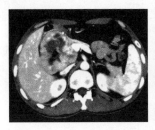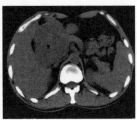

  A. 淋巴瘤　　　　　　　B. 肠道间质瘤　　　　　C. 腺癌

  D. 转移瘤　　　　　　　E. 以上都不是

8. 在肺源性心脏病中，提示重度肺动脉高压的X线征象是（　　　）

  A. 右心房重度增大　　　B. 右心功能不全　　　　C. 肺动脉圆锥隆起

  D. 肺动脉干增粗　　　　E. 肺门"残根"征

9. 食管平滑肌瘤的特征性X线表现是（　　　）

  A. 黏膜紊乱　　　　　　B. 充盈缺损　　　　　　C. 管腔变形

  D. 环行征　　　　　　　E. 浅分叶

10. 视神经梭形肿块，典型病例可见"轨道征"，常见于（　　　）

  A. 眶内炎性假瘤　　　　B. 黑色素瘤　　　　　　C. 视神经脑膜瘤

  D. 视网膜母细胞瘤　　　E. 视神经胶质瘤

11. 下述哪项不是食管贲门失弛缓症的典型X线表现（　　　）

  A. 透视时纵隔阴影增宽

  B. 透视时胃泡不明显

  C. 食管扩张，内有液体潴留时，钡剂呈雪花样散落

  D. 上段食管扩张，下端食管呈萝卜根样变细

  E. 下端食管呈鸟嘴样变细，管壁僵硬

12. 男，17岁，头痛半年，头颅CT平扫如图所示，最可能的诊断是（　　　）

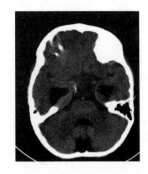

  A. 垂体瘤

  B. 颅咽管瘤

  C. 海绵状血管瘤

  D. 脊索瘤

  E. 蛛网膜囊肿

13. 泪腺上皮肿瘤，最常见的为（　　　）

    A. 腺样囊性癌　　　　　　B. 腺癌　　　　　　　　C. 多形性腺癌

    D. 未分化癌　　　　　　　E. 鳞状上皮癌

14. 男性病人，CT示左顶叶4cm×3cm囊性肿块，囊壁可见钙化，增强后囊壁轻度强化，左侧侧脑室受压变窄。应首先考虑（　　　）

    A. 皮样囊肿　　　　　　　B. 胆脂瘤　　　　　　　C. 结核瘤

    D. 星形细胞瘤　　　　　　E. 少突胶质细胞瘤

15. 结核性脑膜炎的CT表现不包括（　　　）

    A. 脑沟及脑池内呈高密度改变　　　　　　B. 增强扫描脑沟及脑池结节状强化

    C. 脑沟及脑池内可见钙化　　　　　　　　D. 后期可伴有脑积水

    E. 脑组织呈脑回样强化

16. 55岁女性，CT检查示"单侧卵巢实性肿瘤"，应首先考虑（　　　）

    A. 巧克力囊肿　　　　　　B. 畸胎瘤　　　　　　　C. 纤维瘤—泡沫细胞瘤

    D. 卵巢囊腺瘤　　　　　　E. 卵巢囊肿

17. 巨细胞瘤的特征性表现是（　　　）

    A. 溶骨性、膨胀性、偏心性病变，呈皂泡样改变

    B. 瘤体周围单房或多房的骨包壳

    C. 肿瘤内空腔

    D. 囊腔内液—液平面

    E. 肿瘤血供丰富，易出血

18. 有关肾上腺皮质腺癌的影像学表现以下哪一项是正确的（　　　）

    A. 肿块一般不低于5cm　　　　　　　B. 病灶里均匀性强化

    C. 病灶内可见钙化　　　　　　　　　D. T2WI病灶信号高于肝脏

    E. 病灶常累及肾静脉和下腔静脉

19. 听骨链中与鼓膜连接的是（　　　）

    A. 镫骨　　　　　　　　　B. 锤骨柄　　　　　　　C. 砧骨

    D. 锤骨头　　　　　　　　E. 砧骨长脚

20. 男，49岁，癫痫发作3次。CT示左额叶有一圆形低密度区，病灶呈不规则环形增强，最大可能是（　　　）

    A. 化脓性脑炎　　　　　　B. 胶质瘤　　　　　　　C. 病毒性脑炎

    D. 血管畸形　　　　　　　E. 结节性硬化

21. 男，48岁，CT平扫发现肝左叶3cm×4cm大小的低密度病灶，增强扫描动脉期病灶里不均质强化，边缘更加清晰，静脉期病灶强化范围增大，病灶远侧可见条样无强化影，延迟扫描病灶密度略低于周围肝组织，最可能的CT诊断为（　　　）

    A. 海绵状血管瘤　　　　　B. 胆管细胞癌　　　　　C. 肝细胞肝癌

    D. 炎性假瘤　　　　　　　E. FNH

22. 女性，60岁。发现左侧腮部肿块1年余，逐渐长大，无明显不适。CT检查如图所示，应首先考虑（　　）

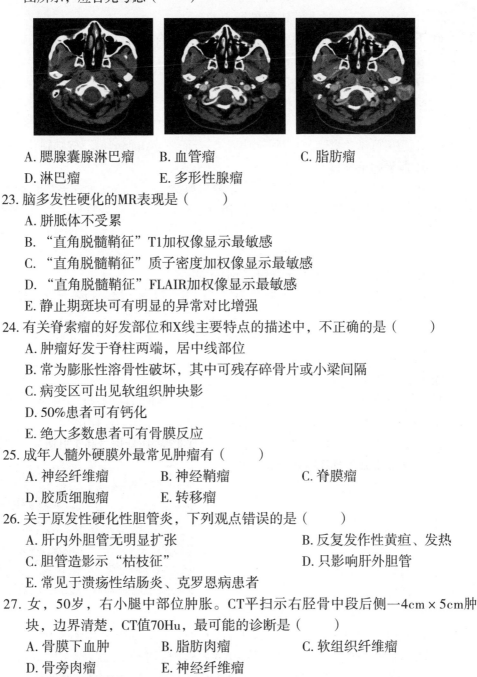

 A. 腮腺囊腺淋巴瘤  B. 血管瘤   C. 脂肪瘤

 D. 淋巴瘤    E. 多形性腺瘤

23. 脑多发性硬化的MR表现是（　　）

 A. 胼胝体不受累

 B. "直角脱髓鞘征"T1加权像显示最敏感

 C. "直角脱髓鞘征"质子密度加权像显示最敏感

 D. "直角脱髓鞘征"FLAIR加权像显示最敏感

 E. 静止期斑块可有明显的异常对比增强

24. 有关脊索瘤的好发部位和X线主要特点的描述中，不正确的是（　　）

 A. 肿瘤好发于脊柱两端，居中线部位

 B. 常为膨胀性溶骨性破坏，其中可残存碎骨片或小梁间隔

 C. 病变区可出见软组织肿块影

 D. 50%患者可有钙化

 E. 绝大多数患者可有骨膜反应

25. 成年人髓外硬膜外最常见肿瘤有（　　）

 A. 神经纤维瘤  B. 神经鞘瘤   C. 脊膜瘤

 D. 胶质细胞瘤  E. 转移瘤

26. 关于原发性硬化性胆管炎，下列观点错误的是（　　）

 A. 肝内外胆管无明显扩张    B. 反复发作性黄疸、发热

 C. 胆管造影示"枯枝征"    D. 只影响肝外胆管

 E. 常见于溃疡性结肠炎、克罗恩病患者

27. 女，50岁，右小腿中部位肿胀。CT平扫示右胫骨中段后侧一4cm×5cm肿块，边界清楚，CT值70Hu，最可能的诊断是（　　）

 A. 骨膜下血肿  B. 脂肪肉瘤   C. 软组织纤维瘤

 D. 骨旁肉瘤   E. 神经纤维瘤

28. 关于神经母细胞瘤的描述哪项是错误的（　　）

 A. 好发于成年人  B. 生长快   C. 常有出血坏死和钙化

 D. MRI易把肿瘤与肾脏分开   E. MRI易判断肿瘤是否侵入椎管

29. 正位胸片上，动脉导管未闭的特征表现为（　　　）

    A. 双房影           B. 漏斗征          C. 靴形心

    D. 梨形心           E. 平腰征

30. 下列哪种肿瘤转移时原发灶切除后转移灶可自行消失（　　　）

    A. 乳腺癌           B. 膀胱癌          C. 骨肉瘤

    D. 绒癌             E. 鼻咽癌

31. 胆囊腺肌增生症的特征性表现为（　　　）

    A. 胆影葡胺造影CT呈现"花环征"        B. 胆囊壁增厚

    C. 超声可见"囊壁—结石—声影"三合征    D. 胆囊壁不规则强化

    E. 胆囊内结节影

32. 男性，6岁。发热、面色苍白、牙龈出血2个月余。X线平片显示胫骨近端不规则虫蚀样骨质破坏，骺板下见横行透亮带及层状骨膜反应。应首先考虑哪种病（　　　）

    A. 骨髓瘤           B. 白血病          C. 淋巴瘤

    D. 组织细胞增生症     E. 镰状细胞贫血

33. 典型肝脓肿壁出现三层环状结构，腔内可有分隔，增强扫描时强化最明显的是（　　　）

    A. 水肿带           B. 炎性坏死组织      C. 纤维肉芽组织

    D. 脓肿内分隔      E. 以上都不是

34. 脑脊液鼻漏，常见于（　　　）

    A. 筛骨骨析          B. 额骨骨析       C. 蝶骨骨析

    D. 颞骨骨析          E. 鼻骨骨析

35. 女，26岁，手脚麻木1年余，伴头背部疼痛半月，加重7天，结合MRI检查，最可能的诊断是（　　　）

    A. 脊髓软化

    B. 脊髓空洞

    C. 脊髓内胶质瘤

    D. 脊髓内室管膜瘤

    E. 神经鞘膜瘤

36. 少突胶质细胞瘤的典型CT表现为（　　　）

    A. 病灶不均匀强化      B. 表现为环形强化      C. 病灶边缘不锐利

    D. 占位效应明显       E. 病灶内可见不规则钙化

37. 男，56岁，上腹不适3个月，CT检查发现胰腺区8cm×9cm大小的囊样病灶，囊壁及分隔厚薄不均，壁结节呈轻度强化。未见远侧胰管扩张。最可能的CT诊断为（　　　）

    A. 囊性胰腺癌        B. 浆液性囊腺瘤      C. 浆液性囊腺癌

D. 黏液性囊腺癌　　　　E. 胰腺假囊肿

38. 关于"间质性膀胱炎"描述，下列哪项是错误的（　　　）

A. 好发于中年女性

B. 免疫、神经内分泌功能异常者发病率较高

C. 活检和尿培养常有阳性发现

D. 多位于膀胱前壁和顶部

E. 造影表现与单纯性膀胱炎类似

39. 胎盘MRI检查表现为（　　　）

A. T1WI为等信号，T2WI为等信号

B. T1WI为略低信号，T2WI为略高信号

C. T1WI为低信号，T2WI为高信号

D. T1WI为高信号，T2WI为高信号

E. T1WI为等信号，T2WI为略高信号

40. 肝腺瘤与FNH的共同CT特征是（　　　）

A. 增强扫描动脉期病灶明显强化　　　　B. 包膜明显强化

C. 病灶内常见出血　　　　　　　　　　D. 无明显占位效应

E. 病灶内常见脂肪

41. 女，54岁，血尿1年余，右腰痛10天余，CT示右肾下极60mm×70mm肿块，突出肾外，中央有不规则低密度区，增强扫描早期病灶明显强化，中心低密度区无强化。最可能的诊断为（　　　）

A. 肾癌　　　　　　　B. 肾血管肌肉脂肪瘤　　　　　C. 肾腺瘤

D. 肾脓肿　　　　　　E. 肾转移癌

42. 下列有关扩张型心肌病的X线表现中，哪项不正确（　　　）

A. 两心室均增大，以左心室扩大较显著

B. 左心缘搏动减低且不规则，而右心缘搏动正常，甚至增强

C. 肺动脉无明显变化或轻度凸出

D. 主动脉结明显突出

E. 肺血管的表现一般在正常范围

43. CT示鞍上池囊实性占位病变，囊壁可见蛋壳样钙化，增强后实性部分强化，应考虑（　　　）

A. 脑膜瘤　　　　　　B. 垂体瘤　　　　　　　　　　C. 生殖细胞瘤

D. 颅咽管瘤　　　　　E. 动脉瘤

44. 垂体大腺瘤的CT表现中，下列哪项是错误的（　　　）

A. 肿瘤呈圆形，或呈分叶或不规则形　　　B. 垂体瘤钙化较多见

C. 平扫为等密度，或略高密度、低密度　　D. 冠状扫描显示肿瘤呈哑铃状

E. 增强扫描，大多数呈均匀强化

45. 婴儿骨髓炎的X线特点是（　　　）

　　A. 以骨质破坏为主　　　　　　　　B. 骨膜下脓肿形成晚，不易形成窦道

　　C. 干骺端骨质破坏，不累及骨骺　　D. 骨膜反应明显，死骨少见

　　E. 累及关节和导致患肢畸形常见

46. 人体进入外磁场后，质子磁矩重新排列，产生一个与外磁场磁力线方向一致的净磁矢量，称为（　　　）

　　A. 磁共振现象　　　　B. MR信号　　　　　C. 弛豫

　　D. 纵向磁化　　　　　E. 横向磁化

47. 肾上腺营养不良性脑白质病CT多表现为两侧大脑半球白质内对称性低密度最早多发生于（　　　）

　　A. 双侧内囊前支　　B. 侧脑室额角周围　　C. 侧脑室枕角周围

　　D. 侧脑室颞角周围　　E. 三脑室周围

48. 9岁，女，下肢跛行，颈、胸部皮肤色素沉着，乳房过早发育。X线片示右下肢多发膨胀性骨破坏，呈磨玻璃样密度，首先考虑的是（　　　）

　　A. 多发性软骨瘤　　　B. 骨纤维异常增殖症　　C. 神经纤维瘤病

　　D. Maffucci综合征　　E. Albright综合征

49. 金黄色葡萄球菌肺炎特征性X线征象是（　　　）

　　A. 肺气囊形成　　　　B. 两肺多发团片影　　　C. 肺脓肿形成

　　D. 脓气胸　　　　　　E. 肺不张

50. 患者，女，53岁。外伤后膝部活动受限，肿胀疼痛。摄左膝部侧位X线片如图所示，影像学诊断为（　　　）

　　A. 胫骨髁间隆突骨折

　　B. 胫骨平台骨折

　　C. 髌骨粉碎性骨折

　　D. 髌骨横断骨折

　　E. 膝关节脱位

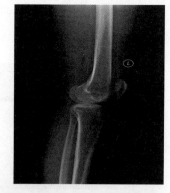

**A3/A4题**

（51～54题共用以下题干）

患者53岁。发热、咳嗽、咳痰3天，查体体温38.6℃，右上肺叩诊浊音。胸片如图：

51. 最可能的诊断为（　　　）

　　A. 右肺上叶不张

　　B. 右肺上叶大叶性肺炎

　　C. 过敏性肺炎

　　D. 右肺上叶占位性病变

　　E. 右肺上叶肺结核

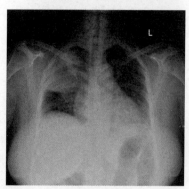

52. 此病例处于（　　）

    A. 早期           B. 晚期           C. 实变期

    D. 消散期          E. 亚临床期

53. 此病的主要致病因素为（　　）

    A. 霉菌           B. 肺吸虫         C. 结核菌

    D. 肺炎双球菌     E. 放线菌

54. 若此患者有糖尿病史10年，且经常抗炎治疗无效，则需重点鉴别疾病为（　　）

    A. 肺不张         B. 肺癌           C. 肺脓肿

    D. 干酪性肺炎     E. 肺水肿

（55～56题共用以下题干）

男，32岁。出现腹痛、低热、腹泻、贫血1年余，查体腹部未及明显肿块。

55. 应首先考虑的一组疾病是（　　）

    A. 肠结核、溃疡性结肠炎、结肠癌

    B. 肠结核、Crohn病、溃疡性结肠炎

    C. 结肠癌、肠结核、Crohn病

    D. 溃疡性结肠炎、肠结核、结肠息肉

    E. 结肠癌、Crohn病、结肠息肉

56. 首选的检查方法是（　　）

    A. 彩色多普勒超声    B. 气钡双对比肠道造影

    C. CT           D. MRI         E. DSA

（57～59题共用以下题干）

男，39岁，上腹部隐痛半年余，CT检查如图。

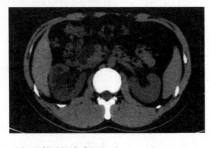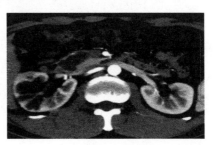

57. 最可能的诊断是（　　）

    A. 胰腺癌         B. 胰腺脓肿      C. 胰腺假性囊肿

    D. 胰腺囊腺瘤     E. 胰岛细胞瘤

58. 下述该病的特点，哪项不正确（　　）

    A. 浆液性囊腺瘤：恶性或潜在恶性肿瘤

    B. 黏液性囊腺瘤：恶性或潜在恶性肿瘤

    C. 黏液性囊腺瘤：瘤体较大，单房或多房

    D. 浆液性囊腺瘤：无恶变倾向

    E. 浆液性囊腺瘤：瘤体较小，囊实性，可有钙化

59. 在MRCP上显示"双管征"，最可能的肿瘤为（　　　）

    A. 胰头癌　　　　　　　B. 高位胆管癌　　　　　C. 胰岛细胞瘤

    D. 胆囊癌　　　　　　　E. 胰腺囊腺瘤

（60～62题共用以下题干）

男性，22岁，北方人士。反复鼻血并渐进性鼻塞2年。

60. 应首先考虑的原因是（　　　）

    A. 鼻咽癌　　　　　　　B. 鼻咽纤维血管瘤　　　　C. 鼻息肉

    D. 扁桃体炎症　　　　　E. 鼻中隔歪曲并鼻甲肥大

61. 该病男女发病率（　　　）

    A. 无性别差异　　　　　B. 男性略多于女性　　　　C. 男性明显多于女性

    D. 女性略多于男性　　　E. 女性明显多于男性

62. 该病多数起源于（　　　）

    A. 鼻甲　　　　　　　　B. 鼻中隔黏膜　　　　　C. 副鼻窦

    D. 蝶骨体、枕骨基部　　E. 鼻软骨

（63～65题共用以下题干）

男性，65岁，突发偏瘫21天，临床诊断为脑梗死，扩血管药物治疗后好转。

63. 复查CT平扫未见明显异常，最可能是因为（　　　）

    A. TIA完全恢复　　　　　　　　　B. 脑梗死模糊效应

    C. 脑出血完全吸收　　　　　　　　D. 静脉病变无法显示

    E. 颅后窝伪影影响观察

64. 为明确诊断首选的检查方法为（　　　）

    A. 强化扫描或数日后复查　　　　　B. 脑灌注成像

    C. CTA　　　　　　D. CTV　　　　　E. DSA

65. 若病情稳定，1周后复查，预计会出现何种征象（　　　）

    A. 高密度病灶　　　　　B. 混杂密度灶　　　　　C. 低密度灶

    D. 仍然为等密度　　　　E. 占位效应

（66～67题共用以下题干）

患者女，50岁，右上腹痛，向肩脚部放射，伴有消瘦、乏力。查体：皮肤巩膜黄染，墨菲（Murphy）征阳性。CT示胆囊底部软组织肿块（下图）。

66. 最可能的诊断为（　　　）

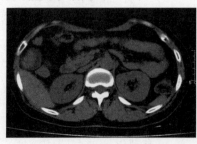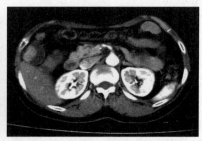

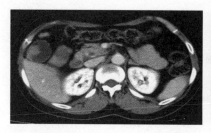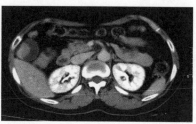

  A. 胆囊结石    B. 胆囊癌     C. 胆囊炎

  D. 胆囊腺肌症   E. 胆管炎

67. 该病CT增强检查的表现为（　　　　）

  A. 呈"快进快出"  B. 未见明显强化  C. 持续明显强化趋势

  D. 斑片状强化   E. 延时期强化

（68～69题共用以下题干）

2岁男孩突发性腹痛，大便有血，腹部可触及包块。

68. 下述疾病哪一种可能性大（　　　　）

  A. 急性阑尾炎   B. 小肠肿瘤   C. 小肠扭转

  D. 坏死性小肠炎  E. 肠套叠

69. 首选检查方法为（　　　　）

  A. 血管造影    B. MRI     C. CT

  D. 钡剂灌肠    E. 超声

（70～71题共用以下题干）

  男，50岁，因乙肝后肝硬化行原位肝移植术后1个月，抗病毒、保肝及抗排斥治疗。肝功能恢复正常后出院。出院后突发黄疸、发热再次住院，检查发现T管引流液内可见絮状物。

70. 首先应考虑的诊断为（　　　　）

  A. 乙肝复发    B. 超急性排斥反应  C. 移植肝功能恢复不良

  D. 急性排斥反应   E. 慢性排斥反应

71. 首选检查方法（　　　　）

  A. T管造影    B. B超     C. 腹部CT

  D. 肝穿活检    E. 肝动脉造影

（72～76题共用以下题干）

患者女，56岁，头痛伴呕吐1周。既往体健。MRI表现如下图。

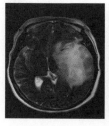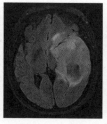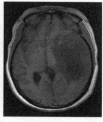

72. 临床拟诊为（　　　）

    A. 成髓细胞瘤　　　　B. 脑脓肿　　　　　　C. 转移瘤

    D. 成胶质胞瘤　　　　E. 少枝胶质细胞瘤

73. 关于该肿瘤，描述正确的是（　　　）

    A. 好发于额、颞叶大脑灰质及白质区　　　　B. 增强检查均匀强化

    C. 瘤周水肿轻微，占位效应显著　　　　　　D. CT平扫密度均匀

    E. 儿童青少年常见

74. 脑肿瘤强化行为主要取决于（　　　）

    A. 年龄　　　　　　　B. 部位　　　　　　　C. 肿瘤大小

    D. 使用离子型还是非离子型对比剂

    E. 脑屏障破坏程度及肿瘤的血供

75. 该肿瘤的转移途径不包括（　　　）

    A. 脑膜　　　　　　　B. 室管膜　　　　　　C. 淋巴转移

    D. 也可转移至颅外　　E. 血管周围间隙

76. 该肿瘤术后放疗后复发与放射性坏死的鉴别手段是（　　　）

    A. FLAIR　　　　　　B. T2*　　　　　　　C. PWI

    D. DWI　　　　　　　E. Gd-MRI

（77～78题共用以下题干）

患者，男，56岁。头晕、头痛4个月，查体：血压增高，舒张压＞120mmHg，腹部可闻及血管杂音。眼底视网膜水肿伴出血。

77. 患者有可能的疾病是（　　　）

    A. 原发性高血压　　　B. 门静脉高压　　　　C. 腹主动脉瘤

    D. 嗜铬细胞瘤　　　　E. 肾动脉狭窄

78. 为明确诊断应选用（　　　）

    A. 核医学　　　　　　B. 血管造影　　　　　C. CT

    D. 超声　　　　　　　E. MRI

（79～80题共用以下题干）

女，46岁，乙肝表面抗原阳性，USG发现肝内11cm×13cm大小的肿块，CT增强扫描动脉期病灶边缘出现不规则高强化，静脉期图像显示病灶明显缩小，中心可见裂隙样低密度区。

79. CT拟诊为（　　　）

    A. 巨大海绵状血管瘤　B. 巨大FNH　　　　　C. 巨大肝腺瘤

    D. 巨大肝肉瘤　　　　E. 巨块型肝癌

80. 为明确诊断应首先采用以下哪种处理方法（　　　）

    A. MRA　　　　　　　B. 经皮穿刺活检　　　C. CT灌注扫描

    D. CT延迟扫描　　　　E. CT三维后处理

**案例分析题**

（81~83题共用以下案例）

患者，男，49岁，进行性鼻塞及流脓血涕半年多，右侧面颊部隐痛不适一个月。CT检查图像如下：

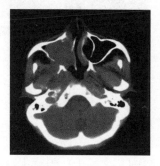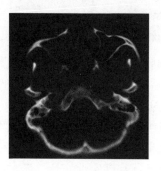

81. 本病最可能诊断为（　　　）
　　A. 上颌窦癌　　　　　　　B. 鼻息肉　　　　　　　C. 真菌感染
　　D. 黏液囊肿　　　　　　　E. 慢性上颌窦炎症　　　F. 黏膜下囊肿

82. 本病诊断依据为（　　　）
　　A. 男性，49岁　　　　　　B. 鼻塞、脓血涕　　　　C. 窦腔软组织肿块
　　D. 窦壁破坏　　　　　　　E. 病灶内钙化　　　　　F. 无骨质破坏

83. 本病最好发于（　　　）
　　A. 蝶窦　　　　　　　　　B. 上颌窦　　　　　　　C. 前组筛窦
　　D. 后组筛窦　　　　　　　E. 额窦　　　　　　　　F. 直窦

（84~88题共用以下案例）

男，64岁，乏力，上腹痛3个月，近来加剧。疼痛以夜间为重，坐起可缓解，向背部放射，胃纳差，近期体重下降。实验室检查正常。

84. 从题干所给的表现最可能的病变为（　　　）
　　A. 胰腺炎　　　　　　　　B. 胆囊炎　　　　　　　C. 心肌炎
　　D. 肝占位性病变　　　　　E. 肾占位性病变　　　　F. 肺炎

85. 应做哪些检查（　　　）
　　A. CT　　　　　　　　　　B. MRI　　　　　　　　C. MRCP
　　D. US　　　　　　　　　　E. DSA　　　　　　　　F. X线透视

86. 患者所做检查图如下，应考虑为何种疾病（　　　）

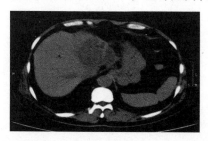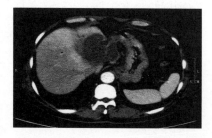

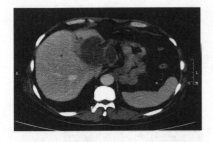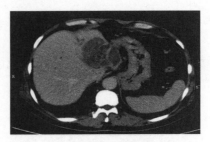

A. 肝细胞癌      B. 肝囊肿      C. 肝胆管细胞癌

D. 肝脓肿      E. 肝局灶性结节性增生    F. 肝脏淋巴瘤

87. 诊断依据是哪些（    ）

A. 胆管细胞癌是在肝硬化基础上发生的

B. 多发生于青壮年，可出现上腹不适、疼痛、上腹包块之表现

C. 病变呈低密度实性病灶，形态不规则，部分病灶内见钙化影

D. 增强扫描动脉期病灶有不均质强化，强化程度低于正常肝实质，静脉期强化高于动脉期

E. 病灶周围见小的卫星灶，病变远侧有局部肝内胆管扩张

F. 附近肝叶萎缩和门静脉分支闭塞

88. 病变来源于下列哪些组织或细胞（    ）

A. 肝细胞      B. 肝内胆管上皮细胞    C. 肝间叶细胞

D. 肝纤维组织      E. 胆管      F. 肝外组织

（89~90题共用以下案例）

女性，27岁，2月前无诱因出现右手末端麻木，逐渐发展为右侧偏身麻木。经激素治疗好转。

89. 患者行MRI检查图像如下：你首先考虑患者患何种病（    ）

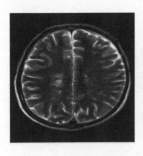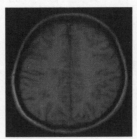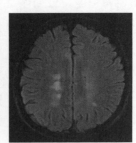

A. 脑白质营养不良      B. 多发性硬化      C. 血管炎

D. 多发性白质梗塞      E. 结节病

90. 下列哪些因素与多发硬化相关（    ）

A. 病因不清，可能与病毒感染后诱发自身免疫反应有关

B. 好发于20~40岁女性

C. 病程多为慢性，可反复发作和自行缓解

D. 脱髓鞘的斑块常围绕静脉血管分布

E. MRI上典型的征象为斑块长轴有与侧脑室壁呈直角的倾向

（91～93题共用以下案例）

患者男，88岁。摔倒后昏迷。头CT显示如右图。

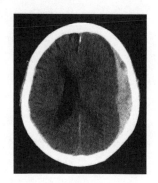

91. 下列描述正确的是（　　　）

　　A. 左侧额顶部硬膜下半月形混杂密度影

　　B. 脑皮质未见异常

　　C. 脑皮质受压内移

　　D. 中线结构右移位

　　E. 脑实质异常密度影

　　F. 右侧脑沟变窄

92. 可能的诊断为（　　　）

　　A. 硬膜下血肿　　　　　B. 正常　　　　　C. 硬膜外血肿

　　D. 脑裂伤　　　　　　E. 脑脓肿　　　　　F. 脑炎

93. 有关硬膜下血肿，描述正确的是（　　　）

　　A. 灰白质界面内移

　　B. 脑沟消失，脑室系统变形

　　C. 中线结构向健侧移位

　　D. CT增强扫描借助于皮层染色有助于等密度硬下血肿的检出

　　E. 显示病变的存在，MRI较CT敏感

　　F. 病变可呈高密度、等密度或混杂密度影

（94～97题共用以下案例）

患者男，60岁，肝癌术后8月余，因腰痛行腰椎MRI检查（如下图）。

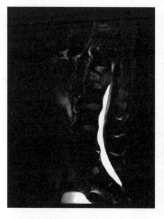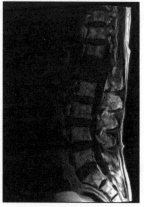

94. 关于压缩性骨折椎体的特点，描述正确的是（　　　）

　　A. 椎体后缘弧形后凸　　　　　　　　B. 椎体后缘平直

　　C. 椎体内可见长T1长T2信号影　　　　D. 椎体后缘局部信号正常

E. 椎体前后缘呈弧形突出，且前后径明显加长

F. 椎体后缘后凸，压迫硬膜囊

95. 观察上面的影像后，你认为正确的是（　　　　）

　　A. 基本可以明确T12椎体为转移瘤

　　B. 基本可以明确T12椎体为骨质疏松性压缩性骨折

　　C. DWI序列可以进一步提供鉴别椎体良恶性骨折的有价值信息

　　D. 必需再行CT检查，观察有无骨质破坏

　　E. 必须再进行CT增强检查

　　F. 必须再进行MRI增强检查

96. 正确的诊断为（　　　）

　　A. 椎体骨质疏松性压缩性骨折　　　　　B. 肝癌椎体转移

　　C. 单发椎体结核　　　　　　　　　　　D. 单发椎体浆细胞瘤

　　E. Paget病　　　　　　　　　　　　　F. 椎体嗜酸性肉芽肿

97. 鉴别椎体良、恶性压缩性骨折，支持良性病变的征象有（　　　）

　　A. 椎体后缘弧形后凸　　　　　　　　　B. 椎体内较均匀信号异常

　　C. 椎体前后径加长　　　　　　　　　　D. 椎体后上角后翘

　　E. 椎体内可见长T1长T2信号影　　　　F. 椎体后缘平直

　　G. DWI序列椎体呈高信号　　　　　　　H. DWI序列椎体呈低信号

（98～100题共用以下案例）

患者男，76岁。主因全身多骨疼痛，腰痛入院。

98. 为明确诊断，必须的实验室检查是（提示骨盆、腰椎X线片显示骨盆、腰椎多发棉絮状高密度影；盆腔MRI扫描T2WI序列显示前列腺右侧外周带类圆形低信号影。（　　　）

　　A. 血钙　　　　　　　　B. 本周蛋白　　　　　　C. 结核菌素试验

　　D. 痰培养　　　　　　　E. 血PSA　　　　　　　F. 血流变

99. 对于此病例骨盆和腰椎多发棉絮状高密度影的鉴别诊断，不应包括（　　　）

　　A. 畸形性骨炎　　　　　　　　B. 多发骨纤维异常增生症

　　C. 蜡油样骨病　　　　　　　　D. 多发骨岛

　　E. 甲状旁腺功能亢进　　　　　F. 多发成骨性骨转移

100. 影像检查中出现的多发骨高密度影，应主要考虑（　　　）

　　A. 甲状旁腺功能亢进

　　B. 多发成骨性骨转移

　　C. 蜡油样骨病

　　D. 多发骨岛

　　E. 畸形性骨炎

　　F. 多发骨纤维异常增生症

# 五、晋升放射科副主任医师考试模拟试卷

**A1型题**

1. 咽部钡餐造影标准侧位不易显示的解剖结构是（　　　）

    A. 会厌谿　　　　　　B. 甲状软骨　　　　　　C. 勺状软骨

    D. 梨状窝　　　　　　E. 舌根

2. 男，69岁，进行性吞咽困难2月余，结合图像，最可能的诊断为（　　　）

    A. 食管憩室　　　　　B. 食管静脉曲张　　　　C. 正常压迹

    D. 食管癌　　　　　　E. 食管平滑肌瘤

3. 颈内动脉虹吸段是指颈内动脉的（　　　）

    A. 眼段　　　　　　　B. 海绵窦段　　　　　　C. 岩段

    D. 颈段　　　　　　　E. 破裂孔段

4. 骨纤维肉瘤中央型的主要X线表现为（　　　）

    A. 骨旁软组织肿块和邻近部位的骨皮质毛糙、压迫性缺损

    B. 生长慢者破坏区可呈囊状，甚至膨胀性骨破坏

    C. 多骨多发溶骨性骨破坏，同时可伴有内脏和软组织的多发肿瘤

    D. 边缘模糊的溶骨性破坏，周围呈筛孔样改变

    E. 瘤区内无明显骨化及钙化，一般无骨膜反应

5. CT诊断成人寰枢关节半脱位，标准是寰椎前结节后缘与枢椎齿状突前缘间距大于（　　　）

    A. 2mm　　　　　　　B. 3mm　　　　　　　　C. 4mm

    D. 5mm　　　　　　　E. 6mm

6. Ⅲ度半月板撕裂的信号，MRI表现为（　　　）

    A. 半月板内小球状区　　　　　　B. 线样信号区未达关节面

    C. 线样区达关节面内外侧缘　　　　D. 线样区达半月板关节面上下缘

    E. 以上都对

7. 女，41岁，右耳耳鸣、听力下降伴头晕、步态不稳1年余，根据所提供图像，

最可能的诊断是（　　　）

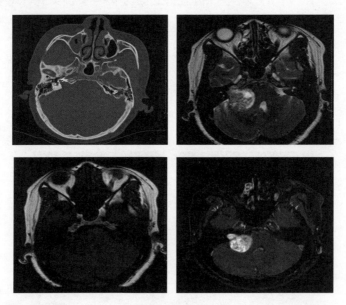

A.右侧神经纤维瘤　　　　B.右侧脑膜瘤　　　　　C.右侧胆脂瘤

D.右侧皮样囊肿　　　　　E.右侧听神经瘤

8.马蹄肾的影像学表现中，下列哪列不正确（　　　）

A.双侧肾盂旋转注良　　　　　　　　B.峡部不含有肾实质组织

C.双肾轴线异常　　　　　　　　　　D.峡部位于腹主动脉与下腔静脉的前方

E.峡部位于腹主动脉，下腔静脉与肠系膜上动脉之间

9.根据CT值推测胆系结石成分，从低到高依次为（　　　）

A.胆色素，胆固醇，含钙　　　　　　B.胆固醇，含钙，胆色素

C.胆固醇，胆色素，含钙　　　　　　D.胆色素，含钙，胆固醇

E.无规律

10.发生于胼胝体周围的"蛛网膜下腔出血"常继发于（　　　）

A.穿动脉动脉瘤破裂　　　　　　　　B.前交通动脉动脉瘤破裂

C.大脑中动脉动脉瘤破裂　　　　　　D.基底动脉动脉瘤破裂

E.后交通动脉动脉瘤破裂

11.下述肝门胆管癌的CT征象，哪项不对（　　　）

A.CT平扫，肝门区肿块呈等或低密度　B.肝内胆管一致或局限性扩张

C.增强早期，肿块无明显强化　　　　D.肝门部胆管形态可无变化

E.延迟扫描，肿块呈高密度

12.急性化脓性骨髓炎的病理变化特点是（　　　）

A.局部骨质疏松

B.早期即有骨质破坏出现

C. 以骨质增生硬化为主

D. 以骨质破坏为主，一般无明显骨质增生硬化

E. 以骨质破坏为主，周围伴骨质硬化

13. 肝硬化结节的MRI表现应为（　　）

A. 等T1、短T2　　　　　B. 等T1、长T2　　　　　C. 长T1、长T2

D. 短T1、短T2　　　　　E. 长T1、短T2

14. 不属于胃癌基本X线表现的是（　　）

A. 项圈征及狭颈征　　　　　　　　B. 胃壁僵硬、边缘不齐

C. Garman综合征　　　　　　　　　D. 胃呈皮革状

E. 黏膜皱襞破坏中断

15. 肺静脉高压诊断的重要指征是（　　）

A. 含铁血黄素沉着　　　B. 间隔线出现　　　　C. 上肺静脉扩张

D. 胸腔少量积液　　　　E. 钙化灶

16. 头部外伤3小时，CT示双侧侧脑室旁白质、胼胝体压部、大脑脚散在斑点样高密度灶，提示有可能是（　　）

A. 蛛网膜下腔出血　　　B. 脑白质剪切伤　　　　C. 脑挫伤

D. 脑穿通伤　　　　　　E. 背侧丘脑出血

17. 女，21岁，左腘窝肿块，疼痛10月，有压痛，压之有捏乒乓球感，结合影像学俭查，最可能的诊断是（　　）

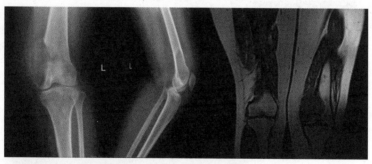

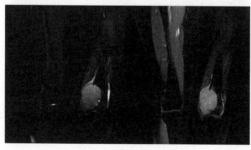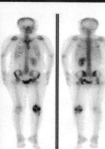

A. 骨结核　　　　　　B. 骨囊肿　　　　　　C. 骨巨细胞瘤

D. 动脉瘤样骨囊肿　　E. 成软骨细胞瘤

18. 腹膜后纤维化可伴有（　　　）

　　A. 纵隔纤维增生　　　　B. 全身性血管炎　　　　C. 眼眶内假瘤

　　D. 硬化性胆管炎　　　　E. 以上全是

19. 有关X线摄影，错误的是（　　　）

　　A. 斜射投照会造成影像歪曲失真

　　B. X线束是从X线管向人体做锥形投射，因此，将使X线影像有一定的放大和变形

　　C. 伴影的产生与焦点大小有关

　　D. 靶片距离越大，影像放大率越大

　　E. 减少伴影的方法是增大靶片距离

20. 男，18岁，左侧手第四指疼痛1月余，夜间加重，结合影像学检查，最可能的诊断是（　　　）

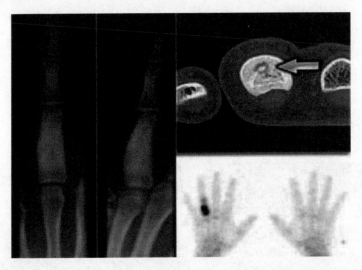

　　A. 骨瘤　　　　　　　　B. 慢性骨脓肿　　　　　C. 动脉瘤样骨囊肿

　　D. 骨结核　　　　　　　E. 骨样骨瘤

21. 关于"肾腺瘤"的影像，下述哪项不正确（　　　）

　　A. 瘤内常有出血、坏死　　　　　　B. 单发或多发实性肿块

　　C. 偶可累及双肾　　　　　　　　　D. 常有钙化

　　E. 瘤体中央可有星状瘢痕

22. 下列哪种疾病，胸片无肋骨下缘切迹（　　　）

　　A. 主动脉缩窄　　　　B. 肺动脉闭锁　　　　　C. 类风湿关节炎

　　D. 神经纤维瘤病　　　E. 上腔静脉阻塞

23. 女，43岁，右腰部疼痛不适2年余，加重3天，CT如图，应诊断为（　　　）

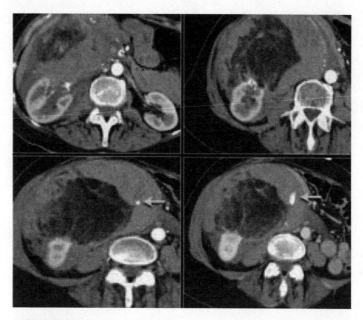

A. 右肾错构瘤并出血          B. 右肾脂肪肉瘤并出血

C. 右肾癌并出血               D. 右肾海绵状血管瘤并出血

E. 右肾脂肪瘤并出血

24. 内分泌性眼痛的特征性改变为（　　　）

A. 内直肌常受累           B. 眼外肌的眼球侧肌不增粗

C. 眼外肌增粗             D. 可累及多条眼外肌

E. T1和T2加权像眼外肌均为低或等信号

25. 急性心肌梗塞时心肌组织弛豫时间延长的主要原因为（　　　）

A. 心肌组织含水量不变      B. 心肌组织含水量增加

C. 心肌组织代偿性减少

D. 心肌组织含水量增加，T1和T2值与心肌水分呈非线性关系

E. 心肌组织含水量增加，T1和T2值与心肌水分呈线性关系

26. 男，50岁，有腰腿疼痛两个月，疼痛可向右下肢放射，结合图像，最可能的
诊断是（　　　）

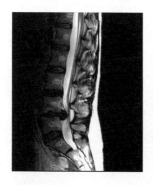 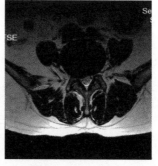

A. L5/S1椎间盘变性　　　　　B. L5/S1椎间盘膨出　　　C. L4/L5椎间盘突出

D. L4/L5椎间盘膨出　　　　　E. L5/S1椎间盘突出

27. 下列关于肠结核X线征象，错误的是（　　　）

　　A. 肠道运行正常　　　　　　　　　B. 回盲部可见跳跃征

　　C. 盲肠缩窄、收缩及变形　　　　　D. 回肠末端受侵，黏膜破坏

　　E. 回肠病变近侧端可见钡剂滞留，肠管扩张

28. 关于支气管肺炎说法错误的是（　　　）

　　A. 多见于婴幼儿及年老体弱患者

　　B. 治疗不佳可形成脓胸、慢性炎症及支气管扩张

　　C. 多见于双下肺

　　D. 是指肺泡内的纤维素性炎症

　　E. X线主要表现为沿支气管分布斑片影

29. 患者男，54岁，反复腹胀，乏力，双下肢水肿14年，加重8天，结合图像，最可能的诊断是（　　　）

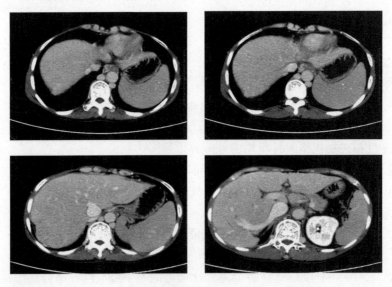

　　A. 肝癌　　　　　　　　B. 布-加综合征　　　　　C. 肝硬化

　　D. 脂肪肝　　　　　　　E. 转移癌

30. 所有膀胱上皮性肿瘤大部分为恶性，其细胞类型依其发病率由高到低依次为（　　　）

　　A. 鳞癌，腺癌，移行细胞癌　　　　B. 腺癌，鳞癌，移行细胞癌

　　C. 移行细胞癌，腺癌，鳞癌　　　　D. 鳞癌，移行细胞癌，腺癌

　　E. 移行细胞癌，鳞癌，腺癌

31. 男，26岁，左拇指肿块6个月，体查：类圆形，质较硬，边界清楚，结合图像，最可能的诊断是（　　　）

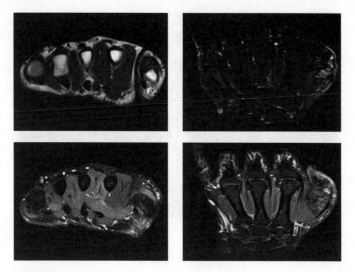

A. 未见明显异常　　　　　　B. 腱鞘囊肿　　　　　　C. 纤维瘤

D. 滑膜骨软骨瘤病　　　　　E. 腱鞘巨细胞瘤

32. 下列"阑尾炎"诊断要点，错误的是（　　　）

A. 管腔狭窄、管壁僵直　　　　　　　　　B. 阑尾内多发充盈缺损

C. 边缘毛糙　　　　D. 排空加快　　　　E. 定点压痛

33. 男，65岁，临床以黄疸就诊。CT增强见肝内胆管轻度扩张，胆总管上段明显扩张，直径约15mm，胆总管下段见软组织肿块且有强化，如图所示，应考虑（　　　）

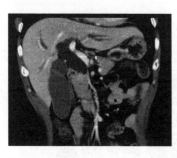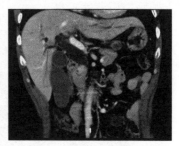

A. 胆总管结石　　　　B. 急性胆囊炎　　　　　C. 胆总管下段癌

D. 硬化性胆管炎　　　　E. 以上都不是

34. 关于"腮腺病变"的特点，下述说法哪项错误（　　　）

A. 肿瘤良恶性方面，CT诊断价值较高

B. 脓肿形成：有"液平面"

C. 慢性炎症：可有钙化

D. 恶性肿瘤：边缘模糊、密度不均，轮廓不清

E. 舍格林综合征：双侧腮腺增大，内有小囊性低密度影

35. 男，71岁，腰背痛3周。结合胸腰椎MRI片，最可能的诊断为（　　　）

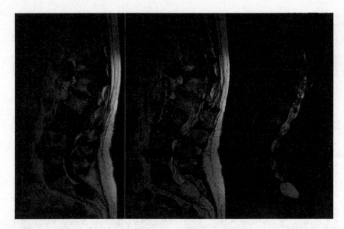

  A. 胸腰椎血管瘤  B. 胸腰椎转移瘤    C. 骨髓瘤

  D. 胸腰椎结核   E. 化脓性骨髓炎

36. 儿童期长骨发育和X线解剖表述错误的是（  ）

  A. 出生时骨干未完全骨化

  B. 儿童长骨为软骨内化骨

  C. 出生时股骨下端、胫骨上端即可见二次骨化中心

  D. 骺软骨尚未完全骨化

  E. 儿童长骨由骨干、干骺端、骨骺板及骨骺组成

37. 下列疾病不属于脱髓鞘病变的是（  ）

  A. 多发性硬化      B. 桥脑中央髓鞘溶解

  C. 肾上腺脑白质营养不良   D. 急性播散性脑脊髓炎

  E. 进行性多发性脑白质病

38. 患者，男，30岁，两手乏力、发麻，结合图像，最可能的诊断是（  ）

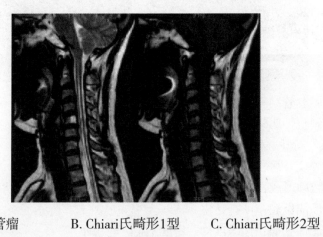

  A. 脊髓血管瘤   B. Chiari氏畸形1型  C. Chiari氏畸形2型

  D. Chiari氏畸形3型  E. Chiari氏畸形4型

39. 男，4岁，发现左前臂肿块1月余，结合图像，最可能的诊断是（  ）

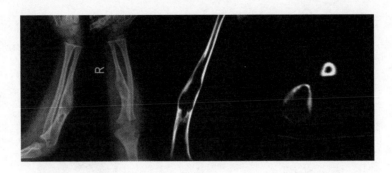

　　A. 骨巨细胞瘤　　　　B. 内生软骨瘤　　　　C. 骨纤维结构不良
　　D. Paget病　　　　　　E. 非骨化性纤维瘤

40. 女，45岁，系统性红斑狼疮10年，膝关节疼痛4年，结合图像，最可能的诊断是（　　　）

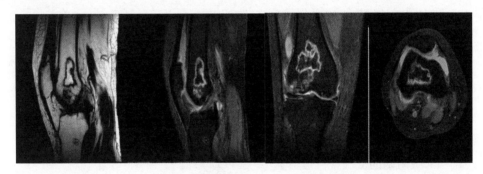

　　A. 骨肉瘤　　　　　　B. 剥脱性骨软骨炎　　C. 骨结核
　　D. 骨梗死　　　　　　E. 急性骨髓炎

**A3/A4型题**

（41～42题共用以下题干）

男性，17岁。因发现双肾多发占位入院。头及腹部CT显示如下图。

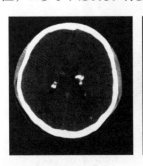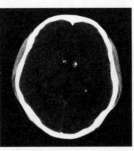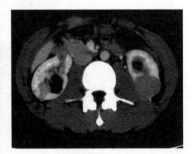

41. 病变的诊断为（　　　）
　　A. 脉络丛乳头状瘤　　　　　B. 结节性硬化
　　C. 室管膜瘤　　　　　　　　D. 脑膜瘤
　　E. 结节性硬化，管膜下巨细胞星形细胞瘤

42. 关于室管膜下巨细胞星形细胞瘤的描述，错
误的是（　　　）

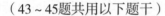

A. 每1~2年随访MR，评价有无新的SGCA

B. 结节性硬化，85%发生SGCA

C. 结节性硬化患者，癫痫加重或出现脑室梗
阻症状提示SGCA

D. 结节性硬化患者，孟氏孔附近增大，强化
肿块，提示SGCA

E. 50%家族遗传（结节性硬化），常染色体
显性遗传

（43~45题共用以下题干）

男，65岁，咳嗽，右胸痛，痰中带血丝1周。胸部后前位片示：右肺门影增大，右上肺大片状致密影，水平裂呈反S样改变。

43. 最可能的诊断是（　　　）

 A. 右上肺脓肿   B. 右肺炎   C. 右上肺结核

 D. 右侧中心型肺癌伴右上肺不张   E. 右上肺阻塞性肺炎

44. 右上肺大片状致密影侧位片位于（　　　）

 A. 右肺上叶前段  B. 右肺上叶尖后段  C. 右肺上叶

 D. 右肺中叶   E. 右肺下叶背段

45. 被阻塞的支气管（　　　）

 A. 右上叶前段支气管   B. 右肺上叶尖后段支气管

 C. 右肺中叶支气管   D. 右肺上叶支气管

 E. 右肺下叶背段支气管

（46~47题共用以下题干）

患者女性，35岁。阵发性劳力性呼吸困难及阵发性夜间呼吸困难。听诊可闻及奔马律。行胸部平片检查如下图：

46. 该病人可考虑下列哪种疾病（　　　）

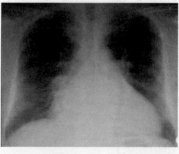

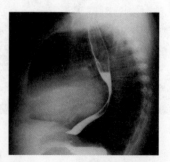

 A. 扩张型心肌病  B. 肥厚型心肌病  C. 限制型心肌病

 D. 室间隔缺损   E. 房间隔缺损

47.关于该病在X线透视下的征象下列哪项是正确的（　　　）

　　A.右心房段搏动减弱　　　　　　　B.两心缘搏动无明显减弱

　　C.左心室段搏动区域性减弱　　　　D.主动脉结搏动增强

　　E.心脏搏动快速有力

（48～51题共用以下题干）

　　患者女，56岁，发现左侧乳腺肿块2d，不痛，不发热。查体：左乳腺肿块，直径约3cm，质硬，不易活动，皮肤有凹陷。同侧腋窝淋巴结增大。

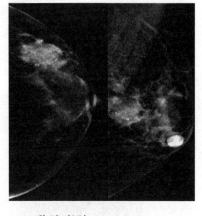

48.对于此患者，首选的检查手段为（　　　）

　　A.红外线扫描　　　　B.X线胸片检

　　C.乳腺钼靶检查　　　D.CT检查

　　E.MRI检查

49.本例的诊断应首先考虑（　　　）

　　A.乳腺纤维腺瘤　　　B.乳腺增生　　　　C.乳腺囊肿

　　D.乳腺错构瘤　　　　E.乳腺癌

50.关于乳腺癌内的钙化，不正确的是（　　　）

　　A.钙化最常见的是磷酸钙

　　B.中国人乳腺癌钙化的发生率高于欧美国家

　　C.泥沙或针尖样钙化

　　D.有些病钙化可为诊断乳腺癌的唯一阳性证据

　　E.钙化可位于癌旁的正常乳腺组织内

51.皮肤增厚的标准是（　　　）

　　A.皮肤厚度＞5mm

　　B.皮肤厚度＞3mm

　　C.切线位皮肤厚度超过乳腺胸肌表面皮肤

　　D.切线位皮肤增厚超过乳腺下方皮肤皱褶或乳晕

　　E.切线位皮肤厚度超过乳腺胸肌表面皮肤的2倍

（52～53题共用以下题干）

患者，男，45岁。突感胸骨后疼痛来院就诊。胸部CT平扫图像如下图。

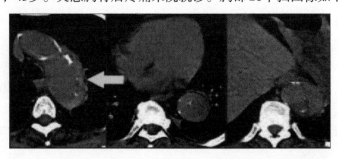

52. 本例应诊断为（　　　）

　　A. 胸主动脉夹层　　　　B. 主动脉瘤　　　　　　C. 主动脉壁内血肿

　　D. 主动脉炎　　　　　　E. 主动脉破裂

53. 若要明确诊断可建议进一步做何检查（　　　）

　　A. 超声　　　　　　　　B. X线胸片　　　　　　C. 核素扫描

　　D. MSCTA　　　　　　　E. MRI

（54～56题共用以下题干）

女，57岁，上腹部隐痛半年余，CT检查如下图。

54. 最可能的诊断是（　　　）

　　A. 胰腺脓肿　　　　　　B. 胰腺假性囊肿　　　　C. 胰腺囊腺瘤

　　D. 胰岛细胞瘤　　　　　E. 胰腺癌

55. 下述该病的特点，哪项不正确（　　　）

　　A. 浆液性囊腺瘤：无恶变倾向

　　B. 浆液性囊腺瘤：恶性或潜在恶性肿瘤

　　C. 浆液性囊腺瘤：瘤体较小，囊实性，可有钙化

　　D. 黏液性囊腺瘤：恶性或潜在恶性肿瘤

　　E. 黏液性囊腺瘤：瘤体较大，单房或多房

56. 在MRCP上显示"双管征"，最可能的肿瘤为（　　　）

　　A. 高位胆管癌　　　　　B. 胆囊癌　　　　　　　C. 胰腺囊腺瘤

　　D. 胰岛细胞瘤　　　　　E. 胰头癌

（57～60题共用以下题干）

患者男，45岁，间断低热2个月，体检发现脾肿大，腋窝可触及多个结节。质硬，可推动。

57. 为明确诊断，不需要检查的项目是（　　　）

　　A. 胸部X线　　　　　　B. 血常规　　　　　　　C. 结核菌素试验

　　D. 腹部CT　　　　　　E. 腹部平片

58. 胸部X线提示未见异常。血WBC：$7 \times 10^9$/L，淋巴细胞比例0.80。结核菌试验（－）。可排除的诊断是（　　　）

　　A. 脾血管瘤　　　　　　B. 脾转移瘤　　　　　　C. 霍奇金淋巴瘤

D. 非霍奇金淋巴瘤　　　E. 脾淋巴瘤（　　　）

59. 腹部CT提示脾内多个结节样低密度影，腹膜后可见多发增大淋巴结。为进一步明确诊断，有助于确诊的检查是（　　　）

A. 血管造影　　　　　　B. 腹部CT增强　　　　　　C. 腹部MRI平扫

D. 腹部MRI增强　　　　E. 腹部B超

60. 该患者进行了PET-CT检查，病变高度得取18F-FDG。最终诊断是（　　　）

A. 脾转移瘤　　　　　　B. 脾脓肿　　　　　　　　C. 脾血管瘤

D. 脾淋巴瘤　　　　　　E. 脾结核

**X型题**

61. 脉络膜黑色素瘤的声像图表现是（　　　）

A. 70%以上病灶可有钙斑

B. 半圆形或蘑菇形实性肿物自眼球壁突入玻璃体腔

C. 肿物前部回声密集明亮，后部回声渐减弱

D. 肿物局部眼球壁较周围正常区回声低

E. 继发视网膜剥离

62. 关于CT透视的叙述，下列正确的是（　　　）

A. 每两幅图像之间只有几分之一的数据差别

B. 是螺旋扫描

C. 用来监测穿刺过程中针的深度和方向

D. 用来进行CT值监测激发扫描

E. 每秒可获得6～10幅图像

63. 关于结肠正常影像，下列描述哪项正确（　　　）

A. 低张双对比造影可显示无名沟　　　B. 结肠黏膜有纵横斜3种方向

C. 升结肠的结肠袋比降结肠明显　　　D. 左半结肠黏膜皱襞以纵向为主

E. 左半结肠比右半结肠粗

64. 子宫输卵管造影的适应证包括（　　　）

A. 应在月经后5～7天进行　　　　　B. 寻找子宫出血原因

C. 鉴别结核与炎症　　　　　　　　D. 欲再通输卵管，了解情况

E. 不孕症

65. 下列经过海绵窦内的脑神经为（　　　）

    A. 动眼神经　　　　　B. 三叉神经运动支　　　　C. 展神经

    D. 三叉神经第二支　　E. 舌咽神经

66. 关于肺内结节的钙化，正确的是（　　　）

    A. 同心圆形钙化支持病变为良性结节

    B. 转移瘤不会出现钙化

    C. 无定形钙化若钙化越细、越少，则提示良性结节

    D. 爆米花样钙化是肺错构瘤的特征性表现

    E. 病变内钙化的有无对病变的定性诊断意义不如病变内钙化的形态分布

67. 评价超声灰阶声像图的质量主要依据（　　　）

    A. 动态分辨力　　　　B. 对比分辨力　　　　C. 图像均匀性

    D. 速度分辨力　　　　E. 细微分辨力

68. 鼻咽癌放疗靶区范围一般包括（　　　）

    A. 上颌窦的后1/3　　B. 蝶窦、蝶骨体　　　C. 喉咽

    D. 全部鼻咽壁　　　　E. 咽旁、后间隙

69. 经皮穿刺腰椎间盘溶解术的禁忌证为（　　　）

    A. 孕妇及14岁以下者　　　　　　　B. 过敏体质者

    C. 椎间盘脱出并有较明显钙化、骨化　D. 椎间盘脱出呈游离型

    E. 并发椎体滑脱者

70. 肌腱病变的超声征象，正确的为（　　　）

    A. 肌腱内钙盐沉积导致局部回声降低

    B. 肌腱损伤或炎症时发生水肿，病变部回声降低

    C. 肌腱断裂，局部纤维组织缺损，细胞成分减少，病变局部回声降低

    D. 肌腱退行性变多起于肌腱的止点附近，最终导致整个肌腱组织退变，病变处回声降低

    E. 肌腱内炎症或肉芽组织增生，病变出现强回声光点、光斑或强回声带

71. 来自神经内分泌细胞的肺癌包括（　　　）

    A. 大细胞癌　　　　　B. 类癌　　　　　　　C. 不典型类癌

    D. 支气管肺泡癌　　　E. 小细胞癌

72. 大叶性肺炎典型的病理变化分期包括下列哪一期（　　　）

    A. 机化期　　　　　　B. 红色肝样变期　　　C. 消散期

    D. 灰色肝样变期　　　E. 充血期

73. 下列关于小肾细胞癌的CT表现特点的描述，正确的是（　　　）

    A. 癌灶可隆起于肾轮廓外

B. 通常肿瘤直径＜3cm

C. 多数肿瘤密度均匀

D. 癌灶于增强早期可出现一过性不均匀明显强化

E. 多数肿瘤边缘模糊不清

74. 妊娠中后期胎儿在MRI检查中可清晰显示的结构有哪些（　　）

    A. 胸腔大血管　　　　　B. 肺脏　　　　　　　　C. 心脏

    D. 中枢神经系统　　　E. 四肢

75. 中晚期胃癌Borrmann分型为（　　）

    A. 结节蕈伞型：Ⅰ型　　　　　　　　B. 局限溃疡型：Ⅱ型

    C. 浸润溃疡型：Ⅲ型　　　　　　　　D. 弥漫浸润型：Ⅳ型

    E. 表浅隆起型：Ⅵ型

76. 骨梗死的X线改变包括（　　）

    A. 骨外膜增生　　　　　　　　B. 条带状钙化骨化影

    C. 囊状及分叶状透光区　　　　D. 硬化斑块影

    E. 绒毛状骨纹

77. 急性腹痛，呕吐，腹部有肠形及气过水声，作X线检查的主要目的是确定（　　）

    A. 有否胃肠道穿孔　　B. 有否肠梗阻　　　　C. 确定肠梗阻的大致部位

    D. 了解是否完全性梗阻　　　　　　E. 了解何种性质的梗阻

78. 肿瘤显像原理，是基于（　　）

    A. 多数肿瘤细胞无氧糖酵解异常旺盛

    B. 肿瘤细胞膜上葡萄糖转运蛋白对18F-FDG的转运速率相对增快

    C. 18F-FDG在肿瘤细胞内经己糖激酶作用转变为6-磷酸-18F-FDG而滞留在细胞内

    D. 多种肿瘤细胞内葡萄糖-6-磷酸激酶活性增高，致肿瘤内浓集的放射性很快消退

    E. 肿瘤局部18F-FDG摄取量与肿块内或活的肿瘤细胞数成正比

79. AIDS的肺部X线表现包括（　　）

    A. 弥漫性间质性肺炎　　　　　　B. 单侧不均匀性斑片样实变

    C. 两肺弥漫性均匀性实变　　　　D. 胸腔积液

    E. 混合性实变

80. 下列哪些是肺静脉高压征象（　　）

    A. 肺门截断现象　　　　　　　　B. 上肺静脉扩张，下肺静脉不扩张

    C. 肺野清晰　　　　　　　　　　D. kerleyB线

    E. 肺门呈蝶翼状

**案例分析题**

（81～85题共用以下案例）

患者男，45岁，咳嗽2周入院。影像检查如下图。

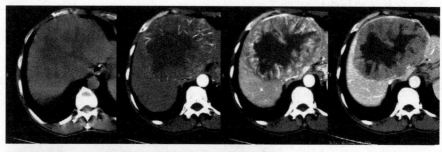

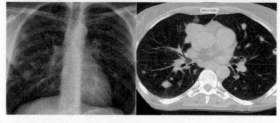

81. 对于转移瘤和原发癌的关系，描述正确的有（　　　　）

　　A. 中枢神经系统肿瘤易发生肺内转移

　　B. 脑转移瘤中最常见的原发肿瘤为肺癌

　　C. 肺内转移最多的原发瘤为肝癌

　　D. 乳腺癌肺转移可通过血行和淋巴途径，还可经胸膜播散

　　E. 原发支气管肺癌可转移到同侧和对侧

　　F. 睾丸精原细胞瘤的肺和淋巴结转移灶密度较低

82. 对于该病例，首选诊断为（　　　）

　　A. 肉芽肿性疾病　　　　B. 肺结核　　　　　　　C. 肺转移瘤

　　D. 支气管肺癌　　　　　E. 支气管肺泡癌　　　　F. 淋巴瘤

83. 该疾病的转移途径可以为（　　　）

　　A. 经支气管动脉　　　　　　　B. 经肺动脉

　　C. 经肺动脉至淋巴管而后到肺外围

　　D. 经纵隔淋巴结逆流到肺门淋巴结，再经肺内淋巴管到肺外周

　　E. 经胸膜腔　　　　　　　　　F. 经气道

84. 该例最可能的转移途径为（　　　）

　　A. 经支气管动脉　　　　　　　B. 经肺动脉

　　C. 经肺动脉至淋巴管而后到肺外围

　　D. 经纵隔淋巴结逆流到肺门淋巴结，再经肺内淋巴管到肺外周

　　E. 经胸膜腔　　　　　　　　　F. 经气道

85. 肺内转移结节可为（　　　）

    A. 单发结节　　　　　　　　B. 弥漫性粟粒结节

    C. 钙化结节　　　　　　　　D. 结节发生坏死形成空洞

    E. 含脂肪成分的结节　　　　F. 带毛刺的结节

（86~88题共用以下案例）

患者，男性，14岁，左大腿下部肿物、疼痛20余天。
体检：左股骨下段皮肤青紫，略肿胀，左股骨下段可触及
约7cm×5cm×4cm质韧肿物，有压痛，叩击痛，局部皮温不
高。实验室检查无异常。患者左股骨下段X线平片图像如右

86. 根据临床及影像表现，最可能的疾病为（　　　）

    A. 软骨肉瘤　　　　　B. 成骨性转移瘤

    C. 骨肉瘤　　　　　　D. 骨梗死

    E. Ewing肉瘤　　　　F. 化脓性骨髓炎

87. 患者又进行了CT和MRI检查，主要图像如下，CT和MRI对本病检查的优势为
（　　　）

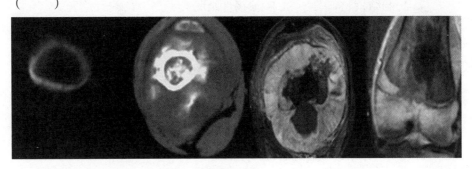

    A. CT增强扫描肿瘤的实质部分无明显强化

    B. CT发现肿瘤骨较平片明显

    C. CT能很好地显示肿瘤与邻近结构的关系

    D. CT能较好地显示肿瘤在髓腔的蔓延范围

    E. MRI是发现跳跃病灶的较理想的检查方法

    F. MRI能较好显示细小、淡薄的骨化或钙化

88. 本病的转移方式有（　　　）

    A. 骨转移　　　　　　B. 肺转移　　　　　　C. 淋巴结转移

    D. 跳跃性转移　　　　E. 以上都不是　　　　F. 以上都是

（89~92题共用以下案例）

男，28岁，主因腹痛、腹泻就诊。体格检查右下腹压痛，并可触及腹块。

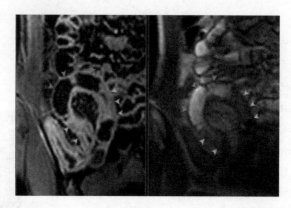

89. 最可能的诊断为（　　　）

    A. 消化性溃疡        B. 溃疡性结肠炎        C. 肠结核

    D. Crohn病        E. 小肠淋巴瘤        F. 慢性结肠炎

    G. 结肠憩室

90. 如患者结核菌素试验阳性，则还需要考虑的病变是（　　　）

    A. 肠结核        B. 溃疡性结肠炎        C. 慢性结肠炎

    D. 消化性溃疡        E. 肠淋巴瘤        F. Crohn病

91. Crohn病影像学表现为（　　　）

    A. 主要累及末段小肠和结肠        B. 病变跳跃式分布

    C. 肠壁边缘不规则        D. 肠管狭窄呈线样征

    E. 黏膜粗乱变平        F. 假憩室样囊袋状征象

    G. 易形成瘘管或窦道        H. 鹅卵石征

92. 为明确诊断，最适宜的检查方法为（　　　）

    A. B超        B. CT仿真结肠镜        C. CT

    D. MRI        E. X线平片        F. 消化道造影

提示检查发现多节段肠管呈线样狭窄，并可见多发纵行溃疡和横行裂隙。

（93～96题共用以下案例）

患者女，22岁，右侧颌面部隆起1年余。CT表现如下图。

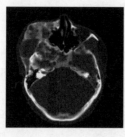 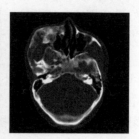

93. 临床拟诊为（　　　）

    A. 内生软骨瘤        B. 畸形性骨炎        C. 黄色瘤

    D. 骨纤维异常增生症    E. 骨瘤        F. 骨囊肿

94.儿童时期发病，若合并有皮肤色素沉着和性早熟，则称为：（　　　）

    A.结节性硬化                              B. Von Reckling hausen's病

    C. Sturge-Weber综合征                D. Dandy-Walker综合征

    E. Albright综合征                        F. Bournevill病

95.关于骨纤维异常增生症，正确的表述是（　　　）

    A.多为女性                                B.以骨纤维变性为主要病理学表现

    C.只累及单骨，是一种自限性疾病        D.病变可表现为丝瓜酪改变

    E.患者可表现为"骨性狮面"            F.影像学检查可见"坚发征"

96.骨纤维异常增生症需鉴别的疾病有（　　　）

    A.动脉瘤样骨囊肿                       B.巨细胞瘤

    C.非骨化性纤维瘤                      D.嗜酸细胞肉芽肿

    E.甲状腺功能亢进                      F.成骨性转移

（97~100题共用以下案例）

女，35岁，乏力，夜尿多。

97.应首选哪些检查（　　　）

    A.腹部平片               B. US                   C. CT

    D. MRI                   E. DSA                F. TCD

98.患者所做肾上腺CT和MRI平扫及增强图像如下，考虑哪种疾病可能性大（　　　）

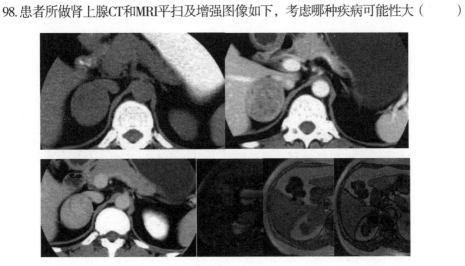

    A.肾上腺转移瘤       B.腹腔内肿大淋巴结     C.肾上腺囊肿

    D.肾上腺结核         E.肾上腺皮质瘤       F.肾上腺腺瘤

99.假如患者实验室检查发现血钾降低，肾素水平下降，同时表现为高血压、夜尿多、乏力，临床诊断考虑为哪种疾病（　　　）

    A.嗜铬细胞瘤                        B.糖尿病

    C.甲状腺功能亢进症               D.库欣综合征

    E.原发性肾上腺皮质功能低下症      F.继发性肾上腺功能低下症

100. 诊断依据是什么（        ）

    A. 直径多在3cm以上

    B. CT可见钙化灶

    C. CT表现为肾上腺的类圆形软组织影，边界清楚、均匀一致的低密度

    D. 病变在T1WI上瘤体信号接近肝脏，在T2WI上瘤体信号高于肝脏

    E. 增强扫描病变呈均一强化

    F. X线腹部平片可以诊断腹腔内占位性病变

# 六、晋升放射科主任医师考试模拟试卷

**X型题**

1. 化脓性脑膜炎的MRI表现是（        ）

    A. FLAIR序列显示敏感       B. 脑表面呈较弥漫的短T1信号

    C. 蛛网膜下腔有不规则强化      D. 无脑积水征象

    E. 脑内可出现脑梗死

2. 有关子宫体癌的描述，哪些正确（        ）

    A. 多为腺癌

    B. 最早发生于子宫肌层

    C. 疑为本病时应避免子宫输卵管造影

    D. 大体病理分为弥漫型、局限型

    E. 临床以绝经后阴道不规则流血为特征

3. 关于子宫输卵管造影价值，下列观点哪些正确（        ）

    A. 了解输卵管是否通畅       B. 观察子宫、输卵管发育情况

    C. 可间接判断有否盆腔炎      D. 诊断输卵管慢性炎症

    E. 无治疗价值

4. 关于肝脏囊腺瘤，下列说法不正确的是（        ）

    A. 为良性肿瘤，肿瘤边界清楚

    B. 瘤体内可见多个囊腔，与胆管不相通

    C. 肿瘤生长较快，通常早期就有症状

    D. 肿瘤起源于胆管，也称为胆管性囊腺瘤

    E. 常见于30岁以上的女性

5. 肝内胆管积气的常见原因为（        ）

    A. 消化道溃疡     B. 肝肠吻合术      C. 奥狄括约肌切开术

    D. 肾结石       E. 恶性肿瘤侵蚀

6. 宫颈癌Ⅲ期，肿瘤的MRI表现正确的是（        ）

    A. 正常膀胱壁或直肠壁低信号有中断，膀胱或直肠壁增厚

B. 正常膀胱或者直肠周围脂肪界面消失

C. 膀胱或者直肠周围脂肪界面消失

D. 肿块向下侵犯阴道的下部，向外延伸至盆壁

E. 可出现肾积水

7. 下列有关前列腺良性增生表现，哪些不对（　　　）

A. 多为间质增生　　　　　　　　B. 中央带多见

C. 移行带多见　　　　　　　　　D. 与前列腺癌易鉴别

E. 上缘位于耻骨联合上2cm以上

8. 对于K空间的基本概念与特征，以下哪项说法是正确的（　　　）

A. K空间填充中心区的原始数据决定图像的对比度

B. K空间填充中心区的原始数据信号最强

C. K空间是指患者的检查区域

D. K空间是一个数学的概念

E. K空间是MRI信号原始数据的填充空间

9. 孕妇子宫肌瘤的MRI表现，下列正确的是（　　　）

A. MRI有助于判断肌瘤的大小、数目和位置

B. 孕妇子宫肌瘤的影像特点与非孕期不相同

C. 肌瘤内部可发生出血性梗死和坏死

D. 子宫肌瘤信号均匀

E. 孕妇子宫肌瘤更易发生变性

10. 布-加综合征支架置入术的适应证有（　　　）

A. 下腔静脉长段完全性闭塞

B. 肝段下腔静脉膜性或节段性狭窄或闭塞，伴或不伴血栓形成

C. PTA疗效不佳或再狭窄病例

D. 患者极度衰弱、恶病质者

E. 下腔静脉癌性狭窄或闭塞

11. 多发性内生软骨瘤恶变的征象包括（　　　）

A. 肿瘤突破骨皮质侵犯软组织，形成软组织肿块

B. 骨皮质受压变薄，内缘呈波浪状

C. 短期内肿瘤迅速增大，病灶周围出现虫蚀样骨破坏

D. 肿瘤内出现长短不一粗大骨针

E. 肿瘤内原有钙化骨被吸收，消失或境界变模糊

12. 肾上腺双侧性肿块，常见于（　　　）

A. 肾上腺腺瘤　　　　B. 肾上腺转移瘤　　　　C. 肾上腺结核

D. 肾上腺皮质癌　　　E. 嗜铬细胞瘤

13. 直肠癌术后放疗的适应证包括（　　　）

A. 原位癌　　　　　　B. 肿瘤已侵透深肌层　　　　C. 肿瘤穿透肠壁

D. 病变部位与盆腔组织或器官有癌性粘连

E. 肠壁成盆腔有转移淋巴结

14. 为显示支气管通畅情况，CT成像最佳重组方式为（　　）

A. MIP　　　　　　　　B. MinIP　　　　　　　　C. MPR

D. 仿真内镜　　　　　　E. VR

15. 男性，45岁，有脂肪肝病史，若诊断为残存肝岛，以下影像学表现哪项与之相符（　　）

A. 占位效应　　　　　　　　　　B. 通常位于胆囊附近或包膜下

C. 边缘清楚且规则　　　　　　　D. 为正常肝组织密度

E. 增强扫描见血管被推移

16. 以下表现提示病变来自腹膜后的是（　　）

A. 肿瘤与腹膜后器官间脂肪间隔存在

B. 肿瘤与相邻后腹壁或盆腔肌肉脂肪间隙不清或消失

C. 肿瘤包裹腹主动脉或下腔静脉，腹部大血管向前及向对侧移位

D. 病变常累及双侧输尿管

E. 腹膜后器官（如胰腺、肾脏等）受压向前移位

17. 脑颅面血管瘤病，主要的临床及CT特点是（　　）

A. 面部血管痣，癫痫，基底节钙化　　B. 面部血管痣，癫痫

C. 癫痫，智力低下　　　　　　　　　D. 面部血管痣，智力低下

E. 大脑表浅部曲线样钙化，脑皮质萎缩

18. 细菌性肝脓肿的主要感染途径包括（　　）

A. 肝总动脉　　　　　　B. 下腔静脉　　　　　　C. 肠系膜上静脉

D. 直接蔓延　　　　　　E. 胆道

19. 超声诊断骨骼肌肉系统疾病，正确的描述为（　　）

A. 骨骼肌炎位于表浅部位，超声易于显示，并可实时评价肌腱和肌肉运动

B. 超声可显示关节间隙病变，如关节囊积液、滑膜增厚等

C. 超声可显示子宫内胎儿、新生儿及1岁以内婴儿的骨骼

D. 超声可显示正常骨的完整的声像图

E. 超声可显示骨膜下血肿

20. Macleod（Swyet-James）综合征（单侧透明肺综合征）受累肺表现

A. 呼气时，通常无气体潴留　　　　　B. 通常肺容积增加

C. 具有少血管之特征　　　　　　　　D. 支气管造影时末梢支气管缺如

E. 经单支肺静脉引流到膈下下腔静脉

21. 精原细胞瘤可发生于下述哪些部位（　　）

A. 后纵隔　　　　　　　B. 颈部　　　　　　　C. 前、中纵隔

D. 肺内　　　　　　　　E. 睾丸最常见

22. 中孔型室间隔缺损的血流动力学改变有（　　　）

    A. 肺动脉高压　　　　　B. 左心室增大　　　　　C. 左心房增大

    D. 右心室增大　　　　　E. 右心房增大

23. 肾的异常声像图表现中，哪些是正确的（　　　）

    A. 肾盂积水：肾窦分离，强回声肾窦一部分或全部为液性暗区替代

    B. 肾盂结石：肾窦内强回声光团伴后方声影

    C. 较大肾癌：肾实质内低回声肿块，边界较清，后方回声增强

    D. 肾盂肿瘤：肾窦分离，内有低回声区，其后方回声无增强

    E. 多囊肾：肾实质内单发或多发边缘光滑的液性无回声区，后方回声增强

24. 阴内动脉成形术的适应证包括（　　　）

    A. 严重高血压　　　　　B. 完全性阳痿　　　　　C. 近侧大血管无闭塞性病变

    D. 无阴茎静脉漏存在　　E. 血管病变为两侧

25. 正常前列腺前肌纤维质MRI表现特点正确的是（　　　）

    A. T1WI高信号　　　　　B. T1WI低信号　　　　　C. T2WI高信号

    D. T2WI等信号　　　　　E. T2WI低信号

26. 下列有关前列腺癌的临床分期，描述正确的是（　　　）

    A. Ⅱ期：肿瘤侵及被膜

    B. Ⅰ期：肿瘤局限于前列腺内

    C. Ⅳ期：前列腺癌伴有淋巴结、骨骼或其他器官转移

    D. Ⅲ期：肿瘤侵及精囊和膀胱颈

    E. 以上都是

27. 颌骨血管瘤（　　　）

    A. T1WI病灶呈低信号　　　　　　　　　B. T2WI呈高信号

    C. 多见于下颌骨中心部　　　　　　　　D. 病灶可明显强化

    E. 有低信号纤维间隔

28. 脑囊虫病的CT表现包括（　　　）

    A. 脑实质内多发点状钙化影　　　　　　B. 硬膜下积液

    C. 脑实质内的囊性灶，囊内可见小结节　D. 脑白质区广泛低密度影

    E. 不发生于外侧裂池

29. 关于正常前列腺解剖的描述哪些正确（　　　）

    A. 位于膀胱颈和尿生殖膈之间　　　　　B. 周围有前列腺囊和鞘包裹

    C. 后方借直肠膀胱陷凹与直肠壶腹相邻　D. 射精管自底的后部穿入

    E. 尿道自底的前部穿入

30. 纤维性骨皮质缺损的特点包括（　　　）

    A. 有家庭发病倾向　　　　　　　　　　B. 病变常多发、对称性

    C. 呈囊状或片状皮质缺损区，有硬化边　D. 多于2～4年内自行消失

    E. 多见于6～15岁儿童，男多于女

31. 囊状肺动静脉瘘的典型X线表现为（　　　）
    A. 异常血管影　　　　　　　　　　B. 瘤囊搏动及大小可改变
    C. 按肺叶或肺段的多发葡萄状高密度阴影　　D. 肋骨下缘压迹
    E. 单发或多发结节状影

32. 关于肾上腺转移癌的描述，错误的是（　　　）
    A. MRI诊断准确性为36% ~ 45%
    B. MRI是发现肾上腺转移癌最有价值的方法
    C. 在MRI反相位图像上信号不减低
    D. 不是好发部位
    E. 临床上多伴有肾上腺皮、髓质功能异常表现

33. 肺隐球菌病的X线征象有（　　　）
    A. 肺门和纵隔淋巴结常增大　　　　B. 病灶可单发或多发
    C. 病灶呈斑片状、圆形或结节炎性浸润　　D. 晚期病变可有播散
    E. 病灶的边缘比较模糊

34. 眼眶平片示眼眶普遍性增大，常见下列（　　　）
    A. 视神经胶质瘤　　　B. 泪腺肿瘤　　　C. 眶内炎性假瘤
    D. 眶内血管瘤　　　　E. 以上都不是

35. 在泌尿系统MRI检查中，其图像特点有（　　　）
    A. MRI图像软组织分辨率高
    B. MRU可以显示扩张的肾盂及输尿管
    C. 病变的信号特点取决于病变组织的性质及结构
    D. T1WI像上肾脏皮、髓质可以分辨
    E. T2WI像上膀胱壁可有化学位移伪影

36. 以下哪种骨骼兼有膜内骨化和软骨内骨化（　　　）
    A. 指骨　　　　　　　B. 下颌骨　　　　C. 颅盖骨
    D. 锁骨　　　　　　　E. 股骨

37. 肝海绵状血管瘤的影像学表现中，包括哪些（　　　）
    A. 早出晚归征　　　　B. 灯泡征　　　　C. 星状瘢痕征
    D. 抱球征　　　　　　E. 树上挂果征

38. 恶性嗜铬细胞瘤的CT表现是（　　　）
    A. 瘤体大，不规则分叶状，密度不均
    B. 合并甲状腺髓样癌的 II 型嗜铬细胞瘤
    C. 侵及邻近器官
    D. 肝转移及附近淋巴结转移
    E. 包埋附近腹主动脉、下腔静脉、肾静脉

39. 脑裂、脑沟和脑回发育畸形包括（　　　）
    A. 脑沟回异位　　　　B. 脑裂畸形　　　　C. 前脑无裂畸形

D. 无脑回畸形　　　　　E. 多小脑回畸形

40. Warthin瘤的待征性信号为（　　　）

A. T2WI病灶呈高信号　　　　　　　　B. T2WI病灶呈等信号

C. 质子像病灶为高信号　　　　　　　　D. T1WI病灶呈高信号

E. T1WI病灶呈低信号

41. 肺结核病可以见到的空洞为（　　　）

A. 偏心性空洞　　　　B. 虫蚀样空洞　　　　C. 厚壁空洞

D. 洞薄壁空洞　　　　E. 空洞内有球形内容物

42. 脑脓肿CT表现分哪几期（　　　）

A. 化脓期　　　　　　B. 急性脑炎早期　　　　C. 病灶吸收期

D. 包膜形成期　　　　E. 急性脑炎晚期

43. 关于子宫肌瘤的MRI检查，论述正确的是（　　　）

A. MRI能发现小于3mm的子宫肌瘤

B. 子宫肌瘤的主要影像学检查是USG和MRI，MRI是最敏感的方法

C. 较大的子宫肌瘤发生囊变在T2WI上可见高信号影

D. Gd-DTPA增强检查，肌瘤可呈不均匀强化

E. 典型的子宫肌瘤T2WI上呈明显均一低信号，边界清晰

44. 引起肝脓肿常见的细菌为（　　　）

A. 肠炎杆菌　　　　　B. 绿脓杆菌　　　　　C. 金黄色葡萄球菌

D. 大肠杆菌　　　　　E. 变形杆菌

45. 关于慢性单纯型化脓性中耳乳突炎，下列描述正确的是（　　　）

A. 气房间隔骨质增生　　　　　　　　　B. 气房外围骨质明显增生

C. 锤骨或砧骨部分骨质吸收破坏　　　　D. 乳突气房透亮度减低

E. 又称咽鼓管鼓室型

46. 下列对于椎管关节描述正确的有（　　　）

A. 脊神经根后根大于前根

B. 腰髓神经根大于颈髓神经根

C. 脊神经根后根小于前根

D. 扫描层面位于椎间孔上部，可以显示脊神经根

E. 扫描层面位于椎间孔下部，可以显示脊神经根

47. 关于脑内动静脉畸形诊断要点，正确的是（　　　）

A. 同一部位反复出血　　　　　　　　　B. 脑水肿、占位征象明显

C. 斑点样钙化　　　　　　　　　　　　D. 青年人脑出血

E. 增强扫描可见到增粗、迂曲血管影

48. 下列哪些为肾上腺功能亢进性病变（　　　）

A. 肾上腺型阿狄森病（adrenal Addison disease）

B. 库欣综合征（Cushing综合征）

C. 原发醛固酮增多症（Conn综合征）

D. 嗜铬细胞瘤           E. 原发性肾上腺增生

49. MRI应用于心脏大血管成像的优势有哪些（     ）

    A. MRI为三维成像，可进行任意平面断层扫描

    B. 无需任何对比剂即可成像

    C. 心脏电影可动态显示心脏内结构运动，并可对心功能进行更加全面而准确的评估

    D. 属无创性检查，无放射性辐射损伤，安全性高

    E. MRA对冠脉的显示优于CTA和DSA

50. 以下有关鼻及鼻窦息肉的描述，正确的是（     ）

    A. 窦腔浑浊、密度增高           B. 多见于筛窦和上颌窦

    C. 单侧多见                   D. 过敏性息肉主要见于后鼻孔

    E. 后鼻孔息肉以感染为主

51. 以下征象中可见于急性骨髓炎的有（     ）

    A. Codman's三角         B. 骨质破坏           C. 骨质硬化

    D. 软组织肿块          E. 死骨

52. 下列关于乳腺癌的X线征象，哪些是正确的（     ）

    A. 成簇的细粒样钙化           B. 肿块呈毛刺状

    C. 肿块边缘，周围见晕圈征       D. 皮肤呈橘皮样改变

    E. 乳头凹陷

53. 下列脑包虫病影像学征象描述，正确的是（     ）

    A. 脑包虫的密度与脑脊液相似或略高

    B. 脑内边界清楚锐利的类圆形巨大囊性病变

    C. 阻塞脑脊液循环路径时，可见脑室扩大

    D. 无水肿，有明显占位效应，囊壁明显强化

    E. 囊壁钙化呈完整或不完全的环状高密度带

54. 肺放线菌病的特点包括（     ）

    A. 胸腔积液                  B. 肺门淋巴结钙化

    C. 心包积液                  D. 可穿透胸壁形成窦道

    E. 沿肋骨处有骨膜增生或骨质缺损

55. 有关MRS在评价胶质瘤中的价值，正确的是（     ）

    A. Cho升高的程度与肿瘤的恶性程度无关

    B. Cho升高的程度与肿瘤的恶性程度有关

    C. 胶质瘤内部可见Lac峰

    D. 胶质瘤周围水肿的Cho值未见异常

    E. 胶质瘤周围水肿的Cho值可见升高

56. 卵巢癌的MRI表现有哪些（     ）

    A. 实性肿瘤区可见坏死灶，在T2WI为高信号

B. 囊壁在T1WI、T2WI像上均为高信号

C. T1WI像上呈中等信号，T2WI像上呈不均匀高信号

D. 常伴腹水和淋巴结转移

E. 盆腔内不规则肿块，与子宫分界不清

57. 关于鼻咽癌的CT征象，下述哪项说法正确（　　　）

　　A. 鼻咽侧壁增厚、软组织肿块　　　　B. 鼻咽腔变形、不对称

　　C. 颅底骨质无破坏　　　　　　　　　D. 咽周软组织及间隙改变

　　E. 鼻窦炎症

58. 下述关于乳腺纤维腺瘤的CT表现中，描述正确的有（　　　）

　　A. 多数肿瘤边缘可呈分叶状　　　　　B. 平扫表现为圆形或椭圆形高密度影

　　C. 当其周围有低密度围绕时边界清晰　D. 平扫可清晰显示肿瘤内的钙化

　　E. 伴有钙化的纤维腺瘤CT值可达40~50Hu

59. 下列描述符合鼻腔内翻性乳头状瘤的是（　　　）

　　A. 鼻腔黏膜被覆上皮增生，并呈实心团块或窦道样长入黏膜间质内

　　B. 肿瘤呈息肉样、白色或淡红色　　　C. 瘤巢基底膜完整

　　D. 切面可见迂回曲折的白色条纹　　　E. 瘤细胞分化较差，核分裂常见

60. 心包上隐窝与气管前淋巴的鉴别要点包括（　　　）

　　A. 典型可成水样密度　　　　　　　　B. 位于气管前间隙

　　C. 贴近升主动脉后壁　　　　　　　　D. 增强扫描有强化

　　E. 位置在右肺动脉上方

**案例分析题**

（61~66题共用以下案例）

男，33岁。主因过量饮酒后中上腹疼痛，同时伴恶心呕吐1小时入院。

61. 从临床表现你考虑哪些疾病？（　　　）

　　A. 急性胃炎　　　　　B. 消化性溃疡　　　　　C. 慢性胆囊炎

　　D. 急性胆囊炎　　　　E. 急性胰腺炎

62. 你认为应做首先做哪种影像检查？（　　　）

　　A. X线数字减影血管造影　　　　　　　　　　　B. CT

　　C. US　　　　　　　　D. MRI　　　　　　　　E. ECT

63. 患者所做检查图像如下，你考虑何种疾病？（　　　）

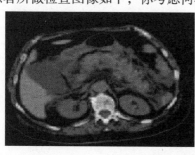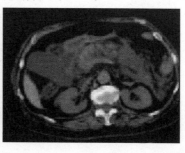

    A. 腹膜炎症　　　　　　B. 急性胰腺炎　　　　　C. 腹膜后脂肪瘤

    D. 平滑肌肉瘤　　　　　E. 腹膜后脂肪肉瘤

64. 你的诊断依据是哪些？（　　　　）

    A. 胰腺外形增大密度不均，边缘模糊，与周围组织分界不清

    B. 胰腺周围有少量水样低密度影

    C. 胰体外形缩小，密度不均呈团块影

    D. 肾周筋膜增厚

    E. 患者过量饮酒，伴上腹疼痛、恶心呕吐1小时

65. 你认为还应做哪些检查？（　　　　）

    A. 胃淀粉酶测定　　　　　　B. 实验室检查：血白细胞、血尿淀粉酶

    C. 血糖测定　　　　　　　　D. 心肌酶测定

    E. AFP与CEA

66. 该病出现的并发症有哪些？（　　　　）

    A. 局部常见脓肿、假囊肿、腹水等

    B. 局部可出现软组织肿块

    C. 早期多为休克、后期以感染性并发症为突出

    D. 腹部可见腹壁静脉曲张

    E. 出现全身性黄疸

（67～71题共用以下案例）

    患者女，54岁，无症状，常规体检透视时发现左上肺阴影。既往无结核病史。体格检查阴性。CT结果如下图。

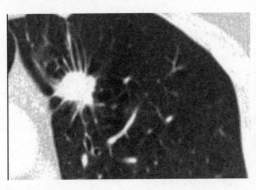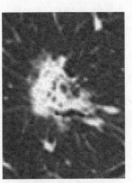

67. 本病例可见的征象包括（　　　　）

    A. 钙化　　　　　　　B. 含气支气管征　　　　C. 分叶征

    D. 毛刺征　　　　　　E. 胸膜凹陷征　　　　　F. 空泡征

68. 该例最可能诊断为（　　　　）

    A. 肺腺瘤　　　　　　B. 结核球　　　　　　　C. 尘肺（硅沉着病）

    D. 肺错构瘤　　　　　E. 肺结核瘢痕　　　　　F. 周围型肺癌

69. 最易出现分叶状边缘的肺癌类型是（　　　）

    A. 肺类癌　　　　　　B. 鳞癌　　　　　　　　C. 腺癌

    D. 肺泡癌　　　　　　E. 未分化癌　　　　　　F. 转移性肿瘤

70. 易出现空洞的肺癌类型是（　　　）

    A. 腺癌　　　　　　　B. 鳞癌　　　　　　　　C. 肺泡癌

    D. 转移性肿瘤　　　　E. 肺类癌　　　　　　　F. 未分化癌

71. 局限性阻塞性肺气肿最常见的病因是（　　　）

    A. 支气管囊肿　　　　B. 支气管哮喘　　　　　C. 大叶性肺炎

    D. 慢性支气管炎　　　E. 支气管扩张　　　　　F. 支气管肺癌

（72～77题共用以下案例）

男性，2岁，正常足月分娩，自1岁后头逐渐增大，颅内压增高，PE：双下肢肌张力增强。

72. 根据上述资料，你认为适合做那种检查（　　　）

    A. IVP　　　　　　　B. US　　　　　　　　C. ECT

    D. CT　　　　　　　E. MRI

73. 患者行MRI检查图像如下：综合病史，你首先考虑患者患何种病（　　　）

    A. 血管畸形　　　　　B. 室管膜瘤　　　　　　C. 脉络丛乳头状瘤

    D. 脉络丛乳头状癌　　E. 黄色肉芽肿

74. 你的诊断依据是哪些（　　　）

    A. 有交通性脑积水表现　　　　　B. 发生于侧脑室内囊性肿块

    C. 病变区无钙化　　　　　　　　D. 囊性肿块

    E. 内有多个结节

75. 引起颅内压增高的原因是（　　　）

    A. 自一岁后头逐渐增大　　　　　B. 脑梗塞

    C. 由肿瘤所致脑脊液生成过剩　　D. 肿瘤阻塞造成脑脊液循环障碍

    E. 合并脑出血

76. 本病应与哪些疾病鉴别（　　　）

    A. 黄色肉芽肿　　　　B. 脑室内脑膜瘤　　　　C. 血管畸形

    D. 室管膜瘤　　　　　E. 胶质瘤

77. 下列哪些因素与本病有关（　　　　）

    A. 瘤内偶见钙化或骨化　　　　　　　B. 肿瘤起源于脉络丛上皮细胞

    C. 恶变常见　　　　　　　　　　　　D. 儿童好发于侧脑室和第三脑室

    E. 成人好发于第四脑室

（78～80题共用以下案例）

患者女，52岁，颈部不适2年，MRI检查结果如右图。

78. 观察所给出的MRI影像，对病变定位、定

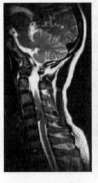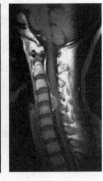

    性诊断有意义的征象包括（　　　）

    A. 病变上下方蛛网膜下腔增宽

    B. 病变水平脊髓受压变细

    C. 脊髓向健侧移位

    D. 病变与脊髓关系不清晰

    E. 未见病变向椎间孔延伸

    F. 病变明显均匀强化

    G. 矢状位示病变周围蛛网膜下腔无变化

79. 病变的定性诊断为（　　　）

    A. 神经纤维瘤　　　　B. 脊膜瘤　　　　　　C. 神经鞘瘤

    D. 血管瘤　　　　　　E. 表皮样囊肿　　　　F. 转移瘤

80. 关于脊膜瘤，正确的是（　　　）

    A. 发病率占髓硬膜下肿瘤的第2位　　　B. 有完整包膜

    C. 瘤体内可见钙化　　　　　　　　　　D. 可以跨硬膜生长

    E. 均匀中等至明显强化　　　　　　　　F. 好发于女性

（81～86题共用以下案例）

患者女，25岁，闭经1年，双眼视力下降3个月。

81. 为明确诊断，需要做的检查是（　　　）

    A. 头颅平片　　　　　　B. 腹部B超　　　　　　C. 血泌乳素水平

    D. CT平扫　　　　　　　E. MRI平扫　　　　　　F. CT增强

    G. MRI增强

82. 临床拟诊为（提示实验室检查泌乳素显著升高），MRI表现如下图。（　　　）

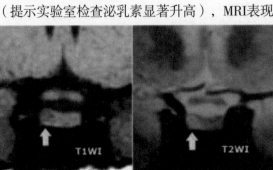

A. Rathke囊肿　　　　　B. 垂体微腺瘤　　　　　C. 生殖细胞瘤

D. 颅咽管瘤　　　　　　E. 脑膜瘤　　　　　　　F. 蛛网膜囊肿

G. 动脉瘤

83. 关于该病的描述，正确的是（　　　　）

A. 病变常推压海绵窦

B. 是颅内仅次于胶质瘤和脑膜瘤的第3位常见肿瘤

C. 瘤体直径<10mm者为垂体微腺瘤

D. 垂体腺癌占垂体腺瘤的比例<1%

E. 病变为良性，但影像学表现可为侵袭性

F. 垂体柄移位和局部鞍底下陷是诊断垂体微腺瘤的依据

G. 垂体微腺瘤延迟强化程度高于正常垂体

84. 头颅侧位片，正常蝶鞍形态为（　　　　）

A. 双鞍底形　　　　　　B. 圆形　　　　　　　　C. 桥形

D. 幼稚形　　　　　　　E. 卵圆形　　　　　　　F. 生理扁平形

85. 最适于该病诊段的影像学检查方法是（　　　　）

A. 侧位蝶鞍点片　　　　B. 平扫MRI　　　　　　C. 增强MRI

D. 增强CT　　　　　　　E. 动态增强CT　　　　　F. 动态增强MRI

86. 对于侵袭性垂体腺瘤，描述错误的是（　　　　）

A. 压迫或包绕颈内动脉可视为对海绵窦的侵犯

B. 细胞多形性和细胞核的多形性与肿瘤的侵袭性无关

C. 手术时肉眼发现肿瘤侵犯了硬脑膜

D. 很少出现瘤卒中

E. 病变可侵犯颅底骨质结构，常需与脊索瘤、鼻咽癌鉴别

F. 发生率为30%～35%

（87～91题共用以下案例）

患者，男，65岁，因肉眼血尿2周就诊。无明确原因肉眼全程血尿，无腰痛、下肢水肿，实验室检查：血常规正常，尿常规镜检满视野红细胞，X线平片无异常征象。

87. 根据上述资料，还应该做哪些检查（　　　　）

A. US　　　　　　　　　B. IVP　　　　　　　　　C. DSA

D. ECT　　　　　　　　E. CT　　　　　　　　　　F. MRI

88. 患者行IVP及CT检查，图像如下，应考虑患何种疾病（　　　　）

A. 膀胱横纹肌肉瘤　　　B. 膀胱息肉　　　　　C. 膀胱癌

D. 膀胱憩室　　　　　　E. 膀胱平滑肌肉瘤　　F. 膀胱结核

89. 诊断依据是哪些（　　　）

A. 老年人

B. 临床上全程无痛性血尿

C. IVP左侧膀胱充盈缺损

D. CT膀胱邻近左输尿管息肉样、较宽基底、轮廓不规则肿块

E. 盆腔内淋巴结不肿大

F. 左侧输尿管扭曲、扩张

90. 诊断该病最敏感、最可靠的是哪些检查（　　　）

A. KUB　　　　　　　　B. IVP　　　　　　　C. US

D. MRI　　　　　　　　E. 膀胱镜检加活检　　F. CT

91. 本病应该与哪些疾病鉴别诊断（　　　）

A. 子宫肌瘤　　　　　　B. 输尿管肿瘤　　　　C. 膀胱结核

D. 膀胱息肉　　　　　　E. 前列腺增生　　　　F. 膀胱转移瘤

（92～97题共用以下案例）

男，17岁，在校学生，主因最近感到疲劳，无力1周，偶有咳嗽，无痰，否认外地旅游、居住史，无职业性粉尘接触。

92. 你认为首先需要进行哪些检查（　　　）

A. US　　　　　　　　　B. 化验血常规　　　　C. 拍胸部X平片

D. 透视　　　　　　　　E. MRI

93. 患者化验血常规WBC　$7.2 \times 10^9$/L；透视发现肺野透光度低，以左肺上叶明显，而后拍胸部X平片，图像如右：你认为可能哪种疾病（　　　）

A. 过敏性肺炎　　　　　B. 结节病

C. 粟粒性肺结核　　　　D. 肺转移瘤

E. 尘肺

94. 还应该做哪些检查？（　　　）

A. CT　　　　　　　　　B. 化验血沉　　　　　C. 痰检

D. 结核菌素实验　　　　E. 抗核抗体检查

95. 诊断该病的诊断要点该有哪些？（　　　）

A. 两侧胸腔积液

B. 在校学生，无外地旅游、居住史，无职业性粉尘接触

C. 透视所见

D. 临床上表现为：最近感到疲劳，无力一周，偶有咳嗽，无痰

E. 胸片：两肺内弥漫分布小结节影，具备大小一致，密度均匀，形态一致的特点

96. 若患者合并吐浓痰，高热，你认为可能合并哪些疾病（　　　）

    A. 大叶性肺炎　　　　　B. 支气管肺泡癌　　　　　　　C. 细支气管肺炎

    D. 脓胸　　　　　E. 肺脓肿

97. 还需要做哪些检查（　　　）

    A. 化验室检查：血常规、血沉　　　　B. 复查胸部X平片

    C. 必要时CT检查　　　　D. 不能诊断时可以试行肺穿刺

    E. 痰检加药敏试验

（98～100题共用以下案例）

患者女，35岁，右大腿疼痛半年有余，行右股骨干X线平片、CT和MRI检查，结果见下图。

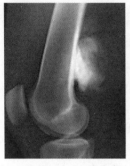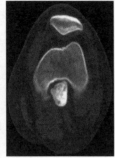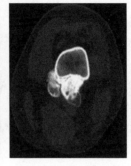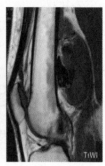

98. 影像学征象包括（　　　）

    A. MRI的T1WI中肿块骨化区表面可见覆盖中等信号的帽状区

    B. MRI增强扫描"帽状区"明显强化

    C. MRI像显示病变起自骨髓腔

    D. 病变明显强化

    E. CT图像显示肿块起自右股骨后份，其间有"蒂"相连接，对股骨后部呈包绕状，可见与股骨间的透亮线影

    F. X线侧位片显示股骨干大范围骨破坏伴软组织肿块，呈广泛的骨化

99. 该病例的鉴别诊断应包括（　　　）

    A. 骨膜型骨肉瘤　　　　B. 骨旁型骨肉瘤　　　　C. 皮质旁型软骨肉瘤

    D. 骨软骨瘤恶变　　　　E. 骨化性肌炎　　　　F. 骨软骨瘤

100. 有关骨旁型骨肉瘤的描述，正确的是（　　　）

    A. 生长过程中一般无骨膜反应

    B. 生长过程中一般出现明显骨膜反应

    C. 此型病变多属高度恶性

    D. 此型病变多属低度恶性

    E. 瘤体与骨皮质间可见裂隙样透亮影并有"蒂"连于其间，逐渐包绕骨干生长，对诊断有提示意义

    F. 可侵犯骨髓腔

# 七、模拟试卷参考答案

## 一、放射医学"三基"培训考试模拟试卷（一）参考答案

**A1型题**

1. C  2. C  3. A  4. E  5. E  6. D  7. A  8. A  9. A  10. D

11. D  12. C  13. D  14. D  15. A  16. D  17. E  18. A  19. E  20. E

21. B  22. B  23. B  24. B  25. C  26. A  27. B  28. C  29. B  30. E

31. A  32. E  33. B  34. D  35. E  36. E  37. B  38. C  39. E  40. D

41. A  42. E  43. A  44. E  45. E

**A3/A4型题**

46. A  47. C  48. C  49. D  50. B  51. D  52. C  53. B  54. D  55. C

56. D  57. A  58. C  59. B  60. E

**X型题**

61. CD  62. ACDE  63. ACDE  64. ABCDE  65. CDE  66. ABCDE  67. ABCDE

68. BCE  69. ACDE  70. ABDE  71. ABCDE  72. ACD  73. BC  74. BCD

75. ABCD  76. ABC  77. ABE  78. ABCE  79. ABCE  80. CDE

**案例分析题**

81. D  82. B  83. B  84. BCDE  85. ABDE  86. B  87. BCDE  88. ADE  89. E

90. ACDE  91. BCDE  92. BE  93. AB  94. C  95. ABD  96. E  97. BCD

98. ABCD  99. D  100. D

## 二、放射医学"三基"培训考试模拟试卷（二）参考答案

**A1型题**

1. E  2. B  3. B  4. A  5. D  6. C  7. E  8. D  9. E  10. E

11. B  12. E  13. B  14. B  15. C  16. E  17. A  18. A  19. D  20. B

21. D  22. C  23. B  24. E  25. C  26. E  27. A  28. B  29. D  30. C

31. C  32. B  33. C  34. D  35. C  36. D  37. A  38. E  39. D  40. C

41. C  42. D  43. C  44. A  45. D

**A3/A4型题**

46. C  47. A  48. C  49. A  50. E  51. B  52. E  53. D  54. A  55. D

56. C  57. B  58. D  59. A  60. D

**X型题**

61. ABCE  62. BCDE  63. ABCD  64. ABCD  65. BC

66. ABCE  67. BCD  68. ABCE  69. ABCD  70. BCD

71. ABCD  72. DE  73. BCD  74. ABCDE  75. ABCDE

76. ACE  77. ABDE  78. BCD  79. ACE  80. CDE

案例分析题

81. B　82. F　83. DE　84. ADE　85. D　86. C　87. BE　88. B　89. B
90. ABCD　91. A　92. D　93. ABCDE　94. ABCEFG　95. CD　96. D　97. ABDE
98. D　99. E　100. ABDE

## 三、放射科执业医师资格考试模拟试卷参考答案

A1型题

1. E　2. C　3. D　4. A　5. A　6. C　7. C　8. A　9. B　10. E
11. B　12. D　13. D　14. B　15. A　16. B　17. E　18. B　19. A　20. D
21. A　22. B　23. B　24. E　25. A　26. A　27. E　28. D　29. C　30. D
31. D　32. C　33. B　34. B　35. D　36. B　37. C　38. E　39. E　40. C
41. A　42. C　43. D　44. E　45. C　46. C　47. D　48. E　49. B　50. D
51. A　52. C　53. D　54. E　55. B　56. D　57. C　58. A　59. D　60. B

A3/A4型题

61. B　62. C　63. C　64. D　65. B　66. B　67. B　68. E　69. C　70. A
71. C　72. D　73. B　74. C　75. E　76. D　77. E　78. E　79. B　80. C

案例分析题

81. A　82. C　83. ABCDFG　84. E　85. AB　86. E　87. ABC　88. AB　89. C
90. ABDE　91. D　92. DF　93. CF　94. ABCE　95. F　96. ABCD　97. B　98. C
99. B　100. DF

## 四、晋升放射科主治医师考试模拟试卷参考答案

A1型题

1. B　2. D　3. E　4. D　5. C　6. C　7. B　8. E　9. D　10. C
11. E　12. B　13. C　14. A　15. E　16. C　17. A　18. C　19. B　20. B
21. B　22. E　23. D　24. E　25. E　26. D　27. A　28. A　29. B　30. D
31. A　32. B　33. C　34. A　35. B　36. E　37. D　38. C　39. E　40. A
41. A　42. D　43. D　44. B　45. C　46. D　47. C　48. E　49. A　50. D

A3/A4型题

51. B　52. C　53. D　54. D　55. B　56. B　57. D　58. A　59. A　60. B
61. C　62. D　63. B　64. A　65. C　66. B　67. C　68. E　69. D　70. C
71. B　72. D　73. A　74. E　75. C　76. C　77. E　78. B　79. A　80. D

案例分析题

81. A　82. ABCD　83. B　84. ABD　85. ABD　86. C　87. BCDEF　88. B　89. B
90. ABCDE　91. ACD　92. A　93. ABCDEF　94. ACF　95. BC　96. A　97. AEH
98. ABE　99. E　100. B

## 五、晋升放射科副主任医师考试模拟试卷参考答案

A1型题

1. C  2. D  3. B  4. D  5. A  6. D  7. E  8. B  9. C  10. B

11. D  12. E  13. D  14. A  15. C  16. B  17. C  18. E  19. D  20. E

21. D  22. C  23. A  24. B  25. E  26. C  27. A  28. D  29. B  30. E

31. E  32. D  33. C  34. A  35. B  36. A  37. C  38. B  39. C  40. D

A3/A4型题

41. B  42. B  43. D  44. C  45. D  46. A  47. C  48. C  49. E  50. B

51. D  52. A  53. D  54. C  55. B  56. E  57. E  58. A  59. B  60. D

X型题

61. BCDE  62. ACDE  63. ABCD  64. ABCDE  65. ABCD

66. ADE  67. BCE  68. ABDE  69. ABCDE  70. BCDE

71. BCE  72. BCDE  73. ABCD  74. ABDE  75. ABCD

76. ABCDE  77. BCE  78. ABCE  79. ABCDE  80. BDE

案例分析题

81. ADEF  82. C  83. BDEF  84. B  85. ABCDF  86~88: 86. C  87. BCDE

88. ABCDF  89. D  90. A  91. ABCDEFGH  92. F  93. D  94. E  95. ABDE

96. CDF  97. B  98. F  99. D  100. CDE

## 六、晋升放射科主任医师考试模拟试卷参考答案

X型题

1. ACE  2. ACDE  3. ABCD  4. AC  5. BC

6. DE  7. ABD  8. ABDE  9. ABCE  10. BCE

11. ACDE  12. ABCE  13. BCDE  14. BCD  15. BCD

16. ABCDE  17. BE  18. ACDE  19. ABCE  20. CD

21. CE  22. ABCE  23. ABDE  24. BCDE  25. BE

26. ABCDE  27. ABCDE  28. ACD  29. ABDE  30. ABCDE

31. ABDE  32. ADE  33. BCD  34. ABCD  35. ABCDE

36. BD  37. ABDE  38. ACDE  39. ABCDE  40. ACD

41. BCDE  42. ABDE  43. ABCDE  44. CD  45. ABCDE

46. BCD  47. ACDE  48. BCDE  49. ABCD  50. ABE

51. BCE  52. ABDE  53. ABCE  54. ACDE  55. BCE

56. ACDE  57. ABDE  58. BCDE  59. ABCD  60. ACE

案例分析题

61. BDE  62. C  63. B  64. ABDE  65. BC  66. AC  67. BCDE  68. F  69. C

70. B  71. F  72. DE  73. C  74. ABCDE  75. CD  76. BD  77. ABDE
78. ABCEF  79. B  80. ABCDEF  81. CEG  82. B  83. BCDEG  84. BDEF
85. F  86. D  87. ABEF  88. C  89. ABCD  90. E  91. BCD  92. BCD  93. C
94. ABCD  95. BCDE  96. CE  97. ABCDE  98. ABDE  99. ABCDEF
100. ADEF

（刘建滨　毛志群　刘　芳　张　亭）

# 八、放射医学考试大纲

## （适用专业放射医学（中级）专业代码344）

### 第一章　X线成像基础

①—基本知识；②—相关专业知识；③—专业知识

| 单元 | 细目 | 要点 | 要求 | 科目 |
|------|------|------|------|------|
| 一、X线成像的基本原理 | 1.X线的产生 | X线产生的条件 | 了解 | ① |
| | 2.X线的特性 | 一般特性 | 掌握 | ① |
| | 3.X线成像的基本原理 | （1）X线成像的基本条件<br>（2）不同组织结构的特点<br>（3）不同密度组织与X线成像的关系<br>（4）不同厚度组织与X线成像的关系 | 掌握 | ① |
| | 4.X线图像的特点 | （1）灰阶图像<br>（2）重叠图像<br>（3）锥形式X线束对图像的影响 | 掌握 | ① |
| 二、X线检查技术 | 1.普通检查 | （1）荧光透视<br>（2）X线摄影 | 掌握 | ① |
| | 2.特殊检查 | （1）体层摄影<br>（2）软线摄影<br>（3）高电压摄影 | 熟悉 | ① |
| | 3.造影检查 | 见对比剂节 | 熟悉 | ① |
| | 4.X线检查方法的选择 | 选择的方法和步骤 | 熟悉 | ① |
| 三、X线分析与诊断 | 观察方法顺序 | （1）观察X线片的方法与步骤<br>（2）诊断原则 | 掌握 | ① |
| 四、X线检查中防护 | X线检查中防护 | （1）X线防护的意义<br>（2）X线防护的方法和措施 | 了解 | ① |

### 第二章　数字X线成像基础

| 单元 | 细目 | 要点 | 要求 | 科目 |
|------|------|------|------|------|
| 数字X线成像及应用 | 1.CR原理及临床应用 | （1）CR成像原理<br>（2）CR的图像处理<br>（3）CR的优缺点<br>（4）CR的临床应用 | 了解 | ① |
| | 2.DR原理及临床应用 | （1）DR成像原理<br>（2）DR的优缺点 | 了解 | ① |

### 第三章　CT成像基础

| 单元 | 细目 | 要点 | 要求 | 科目 |
|------|------|------|------|------|
| 一、CT成像原理与设备 | 1.CT的成像原理与方式 | （1）数字成像<br>（2）CT扫描模式<br>①断层扫描<br>②螺旋扫描 | 了解 | ① |

| 单元 | 细目 | 要点 | 要求 | 科目 |
|---|---|---|---|---|
| 一、CT 成像原理与设备 | 2.CT 设备 | （1）扫描部分<br>（2）计算机部分<br>（3）图像显示及存储部分<br>（4）操作控制部分 | 了解 | ① |
| | 3. 多层螺旋 CT | （1）原理与构造特点<br>（2）优势 | 掌握 | ① |
| | 4. 电子束 CT | （1）原理与构造特点<br>（2）应用特点 | 了解 | ① |
| 二、CT 图像特点 | 1. 与常规 X 线摄影比较的优势 | （1）断层显示解剖<br>（2）高软组织分辨力<br>（3）建立了数字化标准 | 熟悉 | ① |
| | 2.CT 值 | （1）概念<br>（2）应用 | 掌握 | ① |
| | 3. 窗口技术 | （1）概念<br>（2）应用 | 掌握 | ① |
| 三、CT 基本概念 | 1. 像素与体素 | （1）概念<br>（2）意义 | 掌握 | ① |
| | 2. 准直宽度与层厚 | （1）概念<br>（2）应用 | 掌握 | ① |
| | 3. 矩阵与像素 | （1）概念<br>（2）应用 | 掌握 | ① |
| | 4. 螺距 | （1）定义<br>（2）应用 | 掌握 | ① |
| | 5. 重建间隔 | （1）定义<br>（2）应用 | 熟悉 | ① |
| 四、常规扫描技术 | 1. 各部位扫描常规 | （1）颅脑<br>（2）头颈部<br>（3）胸部<br>（4）上腹部<br>（5）泌尿生殖系统<br>（6）骨关节系统 | 掌握 | ① |
| | 2. 高分辨力扫描 | （1）定义<br>（2）应用 | 掌握 | ① |
| | 3. 靶扫描 | （1）定义<br>（2）应用 | 熟悉 | ① |
| | 4. 增强扫描 | （1）常规增强<br>（2）时相扫描<br>（3）小剂量试验<br>（4）CT 值监测激发扫描 | 熟悉 | ① |
| 五、特殊扫描 | 1. 血管成像扫描 | （1）动脉成像<br>（2）静脉成像<br>（3）冠状动脉成像 | 了解 | ① |
| | 2. 灌注扫描 | （1）方法<br>（2）临床应用 | 了解 | ① |

| 单元 | 细目 | 要点 | 要求 | 科目 |
|---|---|---|---|---|
| 五、特殊扫描 | 3.CT 椎管（脑池）造影 | （1）方法<br>（2）临床应用 | 了解 | ① |
| | 4. 胃肠充气扫描 | （1）方法<br>（2）临床应用 | 了解 | ① |
| | 5.CT 透视 | （1）概念与方法<br>（2）临床应用 | 了解 | ① |
| 六、图像后处理 | 1. 多方位重组 | （1）概念与方法<br>（2）临床应用 | 熟悉 | ① |
| | 2. 表面遮蔽显示 | （1）概念与方法<br>（2）临床应用 | 熟悉 | ① |
| | 3. 最大密度投影 | （1）概念与方法<br>（2）临床应用 | 熟悉 | ① |
| | 4. 容积演示 | （1）概念与方法<br>（2）临床应用 | 熟悉 | ① |
| | 5. 仿真内窥镜 | （1）概念与方法<br>（2）临床应用 | 了解 | ① |
| 七、影响图像质量的因素 | 1. 分辨力 | （1）空间分辨力与部分容积效应<br>（2）密度分辨力 | 掌握 | ① |
| | 2. 噪声 | （1）定义<br>（2）降低噪声的措施 | 熟悉 | ① |
| | 3. 伪影 | （1）病人因素<br>（2）设备因素 | 了解 | ① |
| 八、CT 分析与临床应用 | 1.CT 分析与诊断 | （1）病灶的检出<br>（2）病灶性质的分析 | 掌握 | ① |
| | 2.CT 的临床应用 | （1）中枢神经<br>（2）头颈部<br>（3）胸部<br>（4）心血管<br>（5）腹部及盆腔<br>（6）骨骼肌肉系统 | 熟悉 | ① |

## 第四章 MRI 成像基础

| 单元 | 细目 | 要点 | 要求 | 科目 |
|---|---|---|---|---|
| 一、MRI 成像基本原理与设备 | 1.MRI 技术的产生与基本原理 | （1）MRI 技术的产生与基本原理<br>（2）质子的纵向磁化<br>（3）质子的进动频率和 Larmor 公式<br>（4）磁共振现象<br>（5）质子的弛豫和弛豫时间<br>（6）MR 信号的产生与 MR 图像<br>（7）脉冲序列与信号加权 | 掌握 | ① |
| | 2.MRI 设备 | （1）主磁体类型<br>（2）梯度线圈<br>（3）射频系统<br>（4）其他系统 | 掌握 | ① |

续表

| 单元 | 细目 | 要点 | 要求 | 科目 |
|---|---|---|---|---|
| 二、MRI 图像特点 | 1. 多参数成像 | （1）T1WI<br>（2）T2WI<br>（3）PDWI<br>（4）几种组织的信号强度 | 了解 | ① |
| | 2. 多方位成像 | 轴冠矢及任意斜层面 | 了解 | ① |
| | 3. 流动效应 | 流空现象 | 了解 | ① |
| 三、MRI 检查技术 | 1. 脉冲序列 | （1）SE 序列<br>（2）梯度回波序列 | 掌握 | ① |
| | 2. 脂肪抑制 | 抑制脂肪的高信号与鉴别价值 | 了解 | ① |
| | 3. 磁共振血管成像（MRA） | （1）TOF<br>（2）PC<br>（3）3D-CE-MRA | 了解 | ① |
| | 4. 水成像 | （1）MRI 胰胆管造影<br>（2）MRI 尿路造影<br>（3）MRI 脊髓造影<br>（4）MRI 涎腺造影<br>（5）MRI 内耳造影 | 熟悉 | ① |
| | 5. 功能成像 | （1）弥散成像<br>（2）灌注成像<br>（3）血氧水平依赖成像<br>（4）MRI 波谱 | 熟悉 | ① |
| | 6.MRI 安全性 | （1）磁场强度的安全性<br>（2）MRI 的禁忌证<br>（3）早期妊娠妇女安全问题 | 掌握 | ① |
| | 7.MRI 的主要优点 | （1）无电离损伤<br>（2）软组织分辨力高<br>（3）多参数成像<br>（4）多方位成像<br>（5）可行生化代谢功能研究 | 掌握 | ① |
| | 8.MRI 的主要限度 | （1）设备昂贵检查费用较高<br>（2）特殊患者检查受限（如带起搏器者）<br>（3）钙化显示差<br>（4）质子含量少的器官（如肺）成像效果差 | 掌握 | ① |

## 第五章　影像诊断用对比剂

| 单元 | 细目 | 要点 | 要求 | 科目 |
|---|---|---|---|---|
| 一、X 线对比剂 | 1.X 线对比剂的增强机制与引入方式 | （1）增强机制<br>（2）直接引入法<br>（3）间接引入法 | 掌握 | ① |

| 单元 | 细目 | 要点 | 要求 | 科目 |
|---|---|---|---|---|
| 一、X 线对比剂 | 2. X 线对比剂的种类及特点 | （1）阴性对比剂<br>（2）阳性对比剂 | 掌握 | ① |
| | 3. 碘对比剂副反应及其处理 | （1）发生机制<br>（2）表现<br>（3）高危因素<br>（4）预防<br>（5）处理 | 掌握 | ① |
| 二、MRI 对比剂 | 1. MRI 对比剂增强的机制 | 增强机制 | 熟悉 | ① |
| | 2. MRI 对比剂的种类及特点 | （1）生物分布性<br>（2）磁特性 | 熟悉 | ① |
| | 3. MRI 对比剂的应用 | | 熟悉 | ① |

## 第六章　介入放射学

| 单元 | 细目 | 要点 | 要求 | 科目 |
|---|---|---|---|---|
| 一、总论 | 1. 介入放射学 | （1）定义与分类<br>（2）经导管栓塞术<br>（3）PTA<br>（4）经导管药物灌注治疗 | 掌握 | ① |
| | 2. 化疗药物 | （1）MMC<br>（2）CDDP<br>（3）ADM<br>（4）5-FU | 熟悉 | ① |
| | 3. 栓塞材料 | （1）明胶海绵<br>（2）PVA<br>（3）NBCA<br>（4）无水乙醇<br>（5）螺圈<br>（6）可脱性球囊 | 掌握 | ① |
| | 4. DSA | （1）优点<br>（2）限度 | 掌握 | ① |
| | 5. 非血管性介入操作导向设备 | （1）透视<br>（2）超声<br>（3）CT | 了解 | ① |
| 二、胸部 | 1. 肺癌 | （1）支气管动脉造影表现<br>（2）适应证<br>（3）禁忌证<br>（4）并发症 | 掌握 | ① |
| | 2. 肺栓塞 | （1）介入治疗方法<br>（2）下腔静脉滤器植入适应证及并发症 | 熟悉 | ① |
| | 3. 食道癌 | 内支架置入术的适应证及并发症 | 熟悉 | ① |
| 三、消化 | 1. 消化道出血 | （1）灌注药物治疗的适应证及灌注药物 | 了解 | ① |

| 单元 | 细目 | 要点 | 要求 | 科目 |
|---|---|---|---|---|
| 三、消化 | | （2）栓塞治疗的并发症 | | |
| | 2. 胃肠道狭窄 | 介入治疗的适应证、禁忌证、并发症 | 熟悉 | ① |
| | 3. 肝外伤 | （1）急诊肝动脉造影适应证<br>（2）介入治疗的适应证 | 熟悉 | ① |
| | 4. 原发性肝细胞癌 | （1）HCC 血管造影表现<br>（2）介入治疗方法的选择<br>（3）TEA 适应证及禁忌证<br>（4）TEA 并发症 | 掌握 | ① |
| | 5. 肝血管瘤 | （1）介入治疗的适应证及禁忌证<br>（2）并发症 | 熟悉 | ① |
| | 6. 胆道引流术 | （1）PTCD 的操作方法与步骤<br>（2）PTCD 并发症 | 熟悉 | ① |
| | 7. 胰腺癌 | （1）适应证<br>（2）禁忌证 | 熟悉 | ① |
| | 8. 胃癌 | （1）胃动脉内化学治疗、栓塞的特点<br>（2）介入治疗适应证、禁忌证 | 熟悉 | ① |
| | 9. 脾功能亢进 | （1）介入治疗的适应证<br>（2）介入治疗的禁忌证<br>（3）介入治疗的并发症 | 熟悉 | ① |
| 四、泌尿生殖 | 1. 肾囊肿 | （1）穿刺适应证<br>（2）硬化剂治疗禁忌证<br>（3）并发症 | 了解 | ① |
| | 2. 经皮穿刺肾造瘘术 | | 熟悉 | ① |
| | 3. 肾癌 | （1）介入治疗技术<br>（2）常用栓塞方法<br>（3）并发症 | 熟悉 | ① |
| | 4. 前列腺肥大 | （1）介入治疗适应证<br>（2）介入治疗禁忌证 | 熟悉 | ① |
| | 5. 精索静脉曲张 | （1）临床特点<br>（2）精索内静脉变异<br>（3）介入治疗并发症 | 熟悉 | ① |
| | 6. 膀胱癌 | （1）介入治疗方法<br>（2）适应证 | 熟悉 | ① |
| 五、腹部血管性病变 | 1. 布－加氏综合征 | （1）定义<br>（2）造影方法及表现<br>（3）介入治疗的适应证及禁忌证<br>（4）介入治疗的并发症 | 了解 | ① |
| | 2. 肾动脉狭窄 | （1）适应证<br>（2）禁忌证<br>（3）内支架置入适应证<br>（4）内支架置入禁忌证 | 了解 | ① |
| | 3. 门静脉高压症 | （1）介入治疗方法<br>（2）适应证 | 熟悉 | ① |

续表

| 单元 | 细目 | 要点 | 要求 | 科目 |
|---|---|---|---|---|
| 五、腹部血管性病变 | | （3）禁忌证<br>（4）并发症 | | |
| | 4. 腹主动脉狭窄 | 介入治疗适应证、禁忌证 | 熟悉 | ① |
| | 5. 髂动脉狭窄 | （1）PTA 适应证<br>（2）PTA 禁忌证<br>（3）内支架置入适应证<br>（4）内支架置入禁忌证 | 熟悉 | ① |
| 六、骨骼肌肉系统 | 1. 经皮活检 | （1）适应证及禁忌证<br>（2）影像学导向仪器<br>（3）临床价值 | 了解 | ① |
| | 2. 恶性肿瘤的动脉灌注化疗 | （1）禁忌证<br>（2）禁忌证<br>（3）毒性反应及治疗 | 了解 | ① |
| | 3. 经导管血管栓塞术 | （1）适应证<br>（2）禁忌证<br>（3）并发症 | 熟悉 | ① |
| | 4. 椎间盘突出症 | （1）定义<br>（2）介入治疗方法<br>（3）介入治疗适应证及禁忌证 | 熟悉 | ① |

## 第七章　影像解剖

| 单元 | 细目 | 要点 | 要求 | 科目 |
|---|---|---|---|---|
| 一、神经系统影像解剖 | 1. 颅脑 X 线解剖 | （1）颅骨组成<br>（2）头颅外形和大小<br>（3）颅内生理性钙化<br>（4）颅盖骨 X 线解剖<br>（5）颅底 X 线解剖<br>（6）新生儿颅骨解剖<br>（7）眼眶 X 线解剖<br>（8）鼻腔和鼻窦 X 线解剖<br>（9）下颌骨和颞下颌关节 X 线解剖 | 掌握 | ① |
| | 2. 颅脑断面解剖 | （1）横断面解剖<br>（2）矢状面解剖<br>（3）冠面解剖 | 掌握 | ① |
| | 3. 脊柱脊髓 X 线解剖 | （1）颈椎 X 线解剖<br>（2）胸椎 X 线解剖<br>（3）腰椎 X 线解剖<br>（4）骶尾椎 X 线解剖 | 掌握 | ① |
| | 4. 脊柱脊髓断面解剖 | （1）横断面解剖<br>（2）矢状面解剖<br>（3）冠状面解剖 | 掌握 | ① |

| 单元 | 细目 | 要点 | 要求 | 科目 |
|---|---|---|---|---|
| 二、骨骼系统影像解剖 | 1. 骨关节 X 线解剖 | （1）骨的数目、外形和分类<br>（2）肩关节的构成和 X 线解剖<br>（3）肘关节的构成和 X 线解剖<br>（4）腕关节的构成和 X 线解剖<br>（5）髋关节的构成和 X 线解剖<br>（6）膝关节的构成和 X 线解剖<br>（7）踝关节的构成和 X 线解剖 | 掌握 | ① |
|  | 2. 骨关节断面解剖 | （1）横断面解剖<br>（2）矢状面解剖<br>（3）冠面解剖 | 掌握 | ① |
| 三、胸部影像解剖 | 1. 胸壁大体解剖 | （1）骨骼<br>（2）软组织 | 掌握 | ① |
|  | 2. 胸膜横膈 X 线解剖 | （1）胸膜腔 X 线解剖<br>（2）横膈 X 线解剖 | 掌握 | ① |
|  | 3. 肺影像解剖 | （1）肺大体解剖<br>（2）肺 X 线解剖<br>（3）肺门 X 线解剖<br>（4）肺横断面解剖<br>（5）肺门横断面解剖 | 掌握 | ① |
|  | 4. 纵隔影像解剖 | （1）纵隔九分法概念<br>（2）纵隔大体和 X 线解剖<br>（3）纵隔横断面解剖 | 掌握 | ① |
|  | 5. 心脏影像解剖 | （1）心脏大体解剖<br>（2）心脏 X 线解剖<br>（3）冠状动脉 X 线解剖<br>（4）冠状静脉 X 线解剖<br>（5）心脏横断面解剖 | 掌握 | ① |
| 四、腹盆部影像解剖 | 1. 消化道影像解剖 | （1）咽及食管 X 线解剖<br>（2）胃 CT 解剖<br>（3）胃解剖<br>（4）十二指肠 X 线解剖<br>（5）空回肠 X 线解剖<br>（6）结肠和直肠 X 线解剖 | 掌握 | ① |
|  | 2. 肝胆胰脾肾上腺影像解剖 | （1）肝胆胰脾肾上腺 X 线解剖<br>（2）肝胆胰脾肾上腺横断面解剖 | 掌握 | ① |
|  | 3. 泌尿生殖系统影像解剖 | （1）泌尿生殖系统 X 线解剖<br>（2）泌尿生殖系统横断面解剖 | 掌握 | ① |
|  | 4. 腹膜腔和腹膜后间隙解剖 | （1）腹膜腔大体解剖<br>（2）腹膜后间隙横断面解剖 | 掌握 | ① |

续表

| 单元 | 细目 | 要点 | 要求 | 科目 |
|------|------|------|------|------|
| 四、腹盆部影像解剖 | 5. 腹盆部血管解剖 | （1）腹腔动脉造影解剖<br>（2）肠系膜上动脉造影解剖<br>（3）肠系膜下动脉造影解剖<br>（4）门静脉造影解剖<br>（5）肾动脉造影解剖<br>（6）髂动脉造影解剖 | 掌握 | ① |

## 第八章　神经系统及头颈部

| 单元 | 细目 | 要点 | 要求 | 科目 |
|------|------|------|------|------|
| 一、中枢神经系统基本病变的影像学表现 | 1. 颅脑基本病变的影像学表现 | （1）颅脑平片<br>（2）DSA<br>（3）颅脑 CT<br>（4）颅脑 MRI | 掌握 | ③ |
| | 2. 脊髓基本病变的影像学表现 | （1）脊椎平片<br>（2）脊髓造影<br>（3）脊椎 CT<br>（4）脊髓 MRI | 掌握 | ③ |
| 二、脑血管病 | 1. 脑梗死 | （1）病因病理<br>（2）临床表现<br>（3）CT 表现<br>（4）鉴别诊断及比较影像学 | 掌握 | ②<br>②<br>③<br>③ |
| | 2. 脑实质出血 | （1）病因病理<br>（2）临床表现<br>（3）CT 表现 | 掌握 | ②<br>②<br>③ |
| | 3. 蛛网膜下腔出血 | （1）病因病理<br>（2）临床表现<br>（3）CT 表现 | 掌握 | ②<br>②<br>③ |
| | 4. 脑室内出血 | （1）病因病理<br>（2）临床表现<br>（3）CT 表现 | 熟悉 | ②<br>②<br>③ |
| | 5. 烟雾病 | （1）病因病理<br>（2）临床表现<br>（3）影像学表现 | 熟悉 | ②<br>②<br>③ |
| | 6. 颅内动脉瘤 | （1）病因病理<br>（2）临床表现<br>（3）影像学表现<br>（4）鉴别诊断 | 掌握 | ②<br>②<br>③<br>③ |
| | 7. 海绵状血管瘤 | （1）病因病理<br>（2）临床表现<br>（3）影像学表现<br>（4）鉴别诊断 | 掌握 | ②<br>②<br>③<br>③ |
| | 8. 动静脉畸形 | （1）病因病理<br>（2）临床表现<br>（3）影像学表现 | 掌握 | ②<br>②<br>③ |

| 单元 | 细目 | 要点 | 要求 | 科目 |
|---|---|---|---|---|
| 三、脑先天发育畸形 | 1. 颅裂畸形伴脑膜膨出及脑膜脑膨出 | （1）病因病理<br>（2）临床表现<br>（3）影像学表现 | 掌握 | ②<br>②<br>③ |
| | 2. 胼胝体发育不良 | （1）病因病理<br>（2）临床表现<br>（3）影像学表现<br>（4）鉴别诊断 | 掌握 | ②<br>②<br>③<br>③ |
| | 3. 先天性第四脑室中、侧孔闭锁综合征 | （1）病因病理<br>（2）临床表现<br>（3）影像学表现<br>（4）鉴别诊断 | 掌握 | ②<br>②<br>③<br>③ |
| | 4. 脑裂畸形 | （1）病因病理<br>（2）临床表现<br>（3）影像学表现<br>（4）鉴别诊断 | 掌握 | ②<br>②<br>③<br>③ |
| | 5. 灰质异位 | （1）病因病理<br>（2）临床表现<br>（3）影像学表现<br>（4）鉴别诊断 | 掌握 | ②<br>②<br>③<br>③ |
| | 6. 蛛网膜囊肿 | （1）病因病理<br>（2）临床表现<br>（3）影像学表现<br>（4）鉴别诊断 | 掌握 | ②<br>②<br>③<br>③ |
| | 7. 结节性硬化 | （1）病因病理<br>（2）临床表现<br>（3）影像学表现<br>（4）鉴别诊断 | 了解 | ②<br>②<br>③<br>③ |
| | 8. 颅面血管瘤病 | （1）病因病理<br>（2）临床表现<br>（3）影像学表现<br>（4）鉴别诊断 | 掌握 | ②<br>②<br>③<br>③ |
| | 9. 神经纤维瘤病 | （1）病因病理<br>（2）临床表现<br>（3）影像学表现<br>（4）鉴别诊断 | 掌握 | ②<br>②<br>③<br>③ |
| 四、颅脑肿瘤 | 1. 星形细胞瘤 | （1）病因病理<br>（2）临床表现<br>（3）影像学表现<br>（4）鉴别诊断 | 掌握 | ②<br>②<br>③<br>③ |
| | 2. 多形性胶质母细胞瘤 | （1）病因病理<br>（2）临床表现<br>（3）影像学表现 | 了解 | ②<br>②<br>③ |

续表

| 单元 | 细目 | 要点 | 要求 | 科目 |
|---|---|---|---|---|
| 四、颅脑肿瘤 | 3. 少枝胶质细胞瘤 | （1）病因病理 | 了解 | ② |
| | | （2）临床表现 | | ② |
| | | （3）影像学表现 | | ③ |
| | | （4）鉴别诊断 | | ③ |
| | 4. 室管膜瘤 | （1）病因病理 | 掌握 | ② |
| | | （2）临床表现 | | ② |
| | | （3）影像学表现 | | ③ |
| | | （4）鉴别诊断 | | ③ |
| | 5. 髓母细胞瘤 | （1）病因病理 | 掌握 | ② |
| | | （2）临床表现 | | ② |
| | | （3）影像学表现 | | ③ |
| | 6. 成血管母细胞瘤（血管网状细胞瘤） | （1）病因病理 | 掌握 | ② |
| | | （2）临床表现 | | ② |
| | | （3）影像学表现 | | ③ |
| | | （4）鉴别诊断 | | ③ |
| | 7. 脑膜瘤 | （1）病因病理 | 掌握 | ② |
| | | （2）临床表现 | | ② |
| | | （3）影像学表现 | | ③ |
| | | （4）鉴别诊断 | | ③ |
| | 8. 听神经瘤 | （1）病因病理 | 掌握 | ② |
| | | （2）临床表现 | | ② |
| | | （3）影像学表现 | | ③ |
| | | （4）鉴别诊断 | | ③ |
| | 9. 三叉神经瘤 | （1）病因病理 | 了解 | ② |
| | | （2）临床表现 | | ② |
| | | （3）影像学表现 | | ③ |
| | | （4）鉴别诊断 | | ③ |
| | 10. 垂体腺瘤 | （1）病因病理 | 掌握 | ② |
| | | （2）临床表现 | | ② |
| | | （3）影像学表现 | | ③ |
| | | （4）鉴别诊断 | | ③ |
| | 11. 颅咽管瘤 | （1）病因病理 | 了解 | ② |
| | | （2）临床表现 | | ② |
| | | （3）影像学表现 | | ③ |
| | | （4）鉴别诊断 | | ③ |
| | 12. 脊索瘤 | （1）病因病理 | 掌握 | ② |
| | | （2）临床表现 | | ② |
| | | （3）影像学表现 | | ③ |
| | | （4）鉴别诊断 | | ③ |
| | 13. 胆脂瘤 | （1）病因病理 | 掌握 | ② |
| | | （2）临床表现 | | ② |
| | | （3）影像学表现 | | ③ |
| | | （4）鉴别诊断 | | ③ |

续表

| 单元 | 细目 | 要点 | 要求 | 科目 |
|---|---|---|---|---|
| 四、颅脑肿瘤 | 14. 皮样囊肿 | （1）病因病理<br>（2）临床表现<br>（3）影像学表现 | 掌握 | ②<br>②<br>③ |
| | 15. 畸胎瘤 | （1）病因病理<br>（2）临床表现<br>（3）影像学表现 | 了解 | ②<br>②<br>③ |
| | 16. 脑转移瘤 | （1）病因病理<br>（2）临床表现<br>（3）影像学表现<br>（4）鉴别诊断 | 掌握 | ②<br>②<br>③<br>③ |
| 五、颅脑外伤 | 1. 硬膜下血肿 | （1）病因病理<br>（2）临床表现<br>（3）影像学表现 | 掌握 | ②<br>②<br>③ |
| | 2. 硬膜外血肿 | （1）病因病理<br>（2）临床表现<br>（3）影像学表现 | 掌握 | ②<br>②<br>③ |
| | 3. 脑实质损伤 | （1）脑内血肿<br>（2）水肿及肿胀 | 掌握 | ③<br>③ |
| 六、颅内感染 | 1. 化脓性脑膜炎 | 影像学表现 | 掌握 | ③ |
| | 2. 脑脓肿 | （1）病因病理<br>（2）临床表现<br>（3）影像学表现<br>（4）鉴别诊断 | 掌握 | ②<br>②<br>③<br>③ |
| | 3. 颅内结核 | （1）结核性脑膜炎的 CT 表现<br>（2）结核瘤的特征性 CT 表现 | 掌握 | ③<br>③ |
| | 4. 脑囊虫病 | （1）病因病理<br>（2）临床表现<br>（3）影像学表现<br>（4）鉴别诊断 | 掌握 | ②<br>②<br>③<br>③ |
| 七、脑白质病变 | 1. 多发性硬化 | （1）病因病理<br>（2）临床表现<br>（3）影像学表现 | 了解 | ②<br>②<br>③ |
| | 2. 肾上腺营养不良性脑白质病 | 影像学表现 | 了解 | ③ |
| | 3. 甲状旁腺功能低下 | 影像学表现 | 了解 | ③ |
| 八、椎管内病变 | 1. 髓内肿瘤 | （1）X 线椎管造影表现<br>（2）常见髓内肿瘤的病因病理、临床表现 | 掌握 | ③<br>② |

| 单元 | 细目 | 要点 | 要求 | 科目 |
|---|---|---|---|---|
| 八、椎管内病变 | 1. 髓内肿瘤 | （3）影像学表现及鉴别诊断 | | ③ |
| | 2. 髓外硬膜内肿瘤 | （1）X线椎管造影表现 | 掌握 | ③ |
| | | （2）常见髓外硬膜内肿瘤的病因病理、临床表现 | | ② |
| | | （3）影像学表现及鉴别诊断 | | ③ |
| | 3. 硬膜外肿瘤 | （1）X线椎管造影表现 | 掌握 | ③ |
| | | （2）常见硬膜外肿瘤的病因病理、临床表现 | | ② |
| | | （3）影像学表现及鉴别诊断 | | ③ |
| | 4. 脊髓空洞症 | （1）病因病理 | 掌握 | ② |
| | | （2）临床表现 | | ② |
| | | （3）影像学表现 | | ③ |
| 九、眼眶 | 1. 检查技术 | （1）X线平片 | 掌握 | ③ |
| | | （2）X线造影 | | ③ |
| | | （3）CT | | ③ |
| | 2. 眶内炎性假瘤 | （1）病因病理 | 掌握 | ② |
| | | （2）临床表现 | | ② |
| | | （3）影像学表现 | | ③ |
| | | （4）鉴别诊断 | | ③ |
| | 3. 眼型Grave病 | （1）病因病理 | 掌握 | ② |
| | | （2）临床表现 | | ② |
| | | （3）影像学表现 | | ③ |
| | | （4）鉴别诊断 | | ③ |
| | 4. 脉络膜黑色素瘤 | （1）病因病理 | 掌握 | ② |
| | | （2）临床表现 | | ② |
| | | （3）影像学表现 | | ③ |
| | 5. 视网膜母细胞瘤 | （1）病因病理 | 掌握 | ② |
| | | （2）临床表现 | | ② |
| | | （3）影像学表现 | | ③ |
| | | （4）鉴别诊断 | | ③ |
| | 6. 视神经胶质瘤 | （1）病因病理 | 掌握 | ② |
| | | （2）临床表现 | | ② |
| | | （3）影像学表现 | | ③ |
| | | （4）鉴别诊断 | | ③ |
| | 7. 视神经脑膜瘤 | （1）病因病理 | 掌握 | ② |
| | | （2）临床表现 | | ② |
| | | （3）影像学表现 | | ③ |
| | | （4）鉴别诊断 | | ③ |
| | 8. 海绵状血管瘤 | （1）病因病理 | 掌握 | ② |
| | | （2）临床表现 | | ② |
| | | （3）影像学表现 | | ③ |
| | | （4）鉴别诊断 | | ③ |

| 单元 | 细目 | 要点 | 要求 | 科目 |
|---|---|---|---|---|
| 九、眼眶 | 9. 泪腺混合瘤 | （1）病因病理<br>（2）临床表现<br>（3）影像学表现<br>（4）鉴别诊断 | 掌握 | ②<br>②<br>③<br>③ |
| | 10. 颈动脉海绵窦瘘 | （1）病因病理<br>（2）临床表现<br>（3）影像学表现<br>（4）鉴别诊断 | 掌握 | ②<br>②<br>③<br>③ |
| | 11. 眼部异物 | （1）病因病理<br>（2）临床表现<br>（3）影像学表现<br>（4）鉴别诊断 | 掌握 | ②<br>②<br>③<br>③ |
| 十、耳与颞骨 | 1. 检查技术 | （1）X 线摄影<br>（2）CT 检查 | 掌握 | ③<br>③ |
| | 2. 正常表现 | （1）X 线表现<br>（2）CT 表现 | 掌握 | ③<br>③ |
| | 3. 急性化脓性中耳乳突炎 | （1）病因病理<br>（2）临床表现<br>（3）影像学表现 | 掌握 | ②<br>②<br>③ |
| | 4. 慢性化脓性中耳乳突炎 | （1）病因病理<br>（2）临床表现<br>（3）影像学表现 | 掌握 | ②<br>②<br>③ |
| | 5. 继发性胆脂瘤 | （1）病因病理<br>（2）临床表现<br>（3）影像学表现 | 掌握 | ②<br>②<br>③ |
| | 6. 颞骨及耳先天畸形 | （1）病因病理<br>（2）临床表现 | 了解 | ②<br>② |
| | 7. 颞骨外伤 | （1）临床表现<br>（2）影像学表现 | 掌握 | ②<br>③ |
| 十一、鼻与鼻窦 | 1. 检查技术 | （1）X 线检查<br>（2）CT 检查 | 掌握 | ③<br>③ |
| | 2. 急性化脓性鼻窦炎 | （1）病因病理<br>（2）临床表现<br>（3）影像学表现 | 掌握 | ②<br>②<br>③ |
| | 3. 慢性化脓性鼻窦炎 | （1）病因病理<br>（2）临床表现<br>（3）影像学表现 | 掌握 | ②<br>②<br>③ |
| | 4. 鼻腔和鼻窦息肉 | （1）病因病理<br>（2）临床表现<br>（3）影像学表现 | 掌握 | ②<br>②<br>③ |
| | 5. 真菌性鼻窦炎 | （1）病因病理<br>（2）临床表现<br>（3）影像学表现 | 了解 | ②<br>②<br>③ |

续表

| 单元 | 细目 | 要点 | 要求 | 科目 |
|------|------|------|------|------|
| 十一、鼻与鼻窦 | 6. 鼻和鼻窦炎的并发症 | （1）临床表现 | 掌握 | ② |
| | | （2）影像学表现 | | ③ |
| | 7. 鼻窦黏液囊肿 | （1）病因病理 | 掌握 | ② |
| | | （2）临床表现 | | ② |
| | | （3）影像学表现 | | ③ |
| | 8. 鼻窦黏膜下囊肿 | （1）病因病理 | 掌握 | ② |
| | | （2）临床表现 | | ② |
| | | （3）影像学表现 | | ③ |
| | 9. 牙源性囊肿 | （1）病因病理 | 掌握 | ② |
| | | （2）临床表现 | | ② |
| | | （3）影像学表现 | | ③ |
| | 10. 鼻和鼻窦恶性肿瘤 | （1）病因病理 | 掌握 | ② |
| | | （2）临床表现 | | ② |
| | | （3）影像学表现 | | ③ |
| | 11. 骨瘤 | （1）病因病理 | 掌握 | ② |
| | | （2）临床表现 | | ② |
| | | （3）影像学表现 | | ③ |
| 十二、咽与喉 | 1. 检查技术 | （1）X线检查 | 掌握 | ③ |
| | | （2）CT检查 | | ③ |
| | 2. 腺样体增生 | （1）病因病理 | 掌握 | ② |
| | | （2）临床表现 | | ② |
| | | （3）影像学表现 | | ③ |
| | | （4）鉴别诊断 | | ③ |
| | 3. 咽部脓肿 | （1）病因病理 | 掌握 | ② |
| | | （2）临床表现 | | ② |
| | | （3）影像学表现 | | ③ |
| | | （4）鉴别诊断 | | ③ |
| | 4. 鼻咽纤维血管瘤 | （1）病因病理 | 掌握 | ② |
| | | （2）临床表现 | | ② |
| | | （3）影像学表现 | | ③ |
| | | （4）鉴别诊断 | | ③ |
| | 5. 鼻咽癌 | （1）病因病理 | 掌握 | ② |
| | | （2）临床表现 | | ② |
| | | （3）影像学表现 | | ③ |
| | | （4）鉴别诊断 | | ③ |
| | 6. 喉癌 | （1）病因病理 | 掌握 | ② |
| | | （2）临床表现 | | ② |
| | | （3）影像学表现 | | ③ |
| | | （4）鉴别诊断 | | ③ |
| 十三、涎腺 | 1. 正常解剖 | （1）腮腺 | 掌握 | ① |
| | | （2）颌下腺 | | ① |
| | | （3）舌下腺 | | ① |
| | 2. X线检查方法 | （1）X线平片检查 | 掌握 | ③ |
| | | （2）涎腺造影检查 | | ③ |

| 单元 | 细目 | 要点 | 要求 | 科目 |
|---|---|---|---|---|
| 十三、涎腺 | 3. 慢性化脓性涎腺炎 | （1）病因病理<br>（2）临床表现<br>（3）影像学表现 | 了解 | ②<br>②<br>③ |
| | 4. 涎腺良性肿瘤 | （1）病因病理<br>（2）临床表现<br>（3）影像学表现 | 了解 | ②<br>②<br>③ |
| | 5. 涎腺恶性肿瘤 | （1）病因病理<br>（2）临床表现<br>（3）影像学表现 | 掌握 | ②<br>②<br>③ |

## 第九章　胸部

**肺、纵隔、胸壁**

| 单元 | 细目 | 要点 | 要求 | 科目 |
|---|---|---|---|---|
| 一、基本病变影像学表现 | 支气管阻塞、肺部、肺门病变及胸膜、胸壁、纵隔基本病变 | （1）病因病理<br>（2）影像学表现<br>（3）鉴别诊断及比较影像学 | 掌握 | ②<br>③<br>③ |
| 二、气管和支气管病变 | 1. 先天性支气管囊肿 | （1）病因病理<br>（2）临床表现<br>（3）影像学表现<br>（4）鉴别诊断及比较影像学 | 熟悉 | ②<br>②<br>③<br>③ |
| | 2. 支气管扩张 | （1）病因病理<br>（2）临床表现<br>（3）影像学表现 | 掌握 | ②<br>②<br>③ |
| | 3. 慢性支气管炎 | （1）病因病理<br>（2）临床表现<br>（3）影像学表现 | 掌握 | ②<br>②<br>③ |
| 三、肺先天性疾病 | 1. 肺不发育和发育不全 | （1）病理<br>（2）临床表现<br>（3）影像学表现 | 了解 | ②<br>②<br>③ |
| | 2. 肺隔离症 | （1）病因病理<br>（2）临床表现<br>（3）影像学表现 | 熟悉 | ②<br>②<br>③ |
| | 3. 肺动静脉瘘 | （1）病因病理<br>（2）临床表现<br>（3）影像学表现 | 了解 | ②<br>②<br>③ |
| 四、肺炎 | 1. 大叶性肺炎 | （1）病因病理<br>（2）临床表现<br>（3）影像学表现 | 掌握 | ②<br>②<br>③ |
| | 2. 支气管肺炎 | （1）病因病理<br>（2）临床表现<br>（3）影像学表现 | 掌握 | ②<br>②<br>③ |

| 单元 | 细目 | 要点 | 要求 | 科目 |
|---|---|---|---|---|
| 四、肺炎 | 3. 病毒性肺炎 | (1) 病因病理 | 熟悉 | ② |
| | | (2) 临床表现 | | ② |
| | | (3) 影像学表现 | | ③ |
| | 4. 支原体肺炎 | (1) 病因病理 | 熟悉 | ② |
| | | (2) 临床表现 | | ② |
| | | (3) 影像学表现 | | ③ |
| | 5. 过敏性肺炎 | (1) 病因病理 | 了解 | ② |
| | | (2) 临床表现 | | ② |
| | | (3) 影像学表现 | | ③ |
| | 6. 真菌感染 | (1) 病因病理 | 了解 | ② |
| | | (2) 临床表现 | | ② |
| | | (3) 影像学表现 | | ③ |
| | 7. 肺脓肿 | (1) 病因病理 | 掌握 | ② |
| | | (2) 临床表现 | | ② |
| | | (3) 影像学表现 | | ③ |
| | | (4) 鉴别诊断及比较影像学 | | ③ |
| | 8. 局灶机化性肺炎 | (1) 病因病理 | 了解 | ② |
| | | (2) 临床表现 | | ② |
| | | (3) 影像学表现 | | ③ |
| | 9. 炎性假瘤 | (1) 病因病理 | 熟悉 | ② |
| | | (2) 临床表现 | | ② |
| | | (3) 影像学表现 | | ③ |
| | | (4) 鉴别诊断及比较影像学 | | ③ |
| 五、肺结核 | 1. 结核病的基础与相关知识 | (1) 结核病的新分类法、分期 | 掌握 | ② |
| | | (2) 临床特征、治疗原则 | | ② |
| | | (3) 基本影像学表现 | | ③ |
| | 2. 原发性肺结核 | 影像学表现 | 掌握 | ③ |
| | 3. 血行播散性肺结核 | 影像学表现 | 掌握 | ③ |
| | 4. 继发性肺结核 | 影像学表现 | 掌握 | ③ |
| | 5. 结核性胸膜炎 | 影像学表现 | 掌握 | ③ |
| 六、肺肿瘤 | 1. 支气管肺癌 | (1) 病因病理 | 掌握 | ② |
| | | (2) 临床表现 | | ② |
| | | (3) 肺癌的 TNM 分期 | | ② |
| | | (4) 中央型肺癌的影像学表现 | | ③ |
| | | (5) 周围型肺癌的影像学表现 | | ③ |
| | | (6) 鉴别诊断 | | ③ |
| | 2. 转移瘤 | (1) 临床表现 | 熟悉 | ② |
| | | (2) 病理改变 | | ② |
| | | (3) 影像学表现 | | ③ |
| | 3. 其他恶性肿瘤 | (1) 类癌的影像学表现 | 了解 | ③ |
| | | (2) 肉瘤的影像学表现 | | ③ |
| | | (3) 淋巴瘤的影像学表现 | | ③ |

| 单元 | 细目 | 要点 | 要求 | 科目 |
|---|---|---|---|---|
| 七、原因不明性肺疾病 | 结节病 | （1）病因病理 | 熟悉 | ② |
| | | （2）临床表现 | | ② |
| | | （3）影像学表现 | | ③ |
| | | （4）鉴别诊断 | | ③ |
| 八、尘肺 | 1. 矽肺 | X线表现 | 掌握 | ③ |
| | 2. 石棉肺 | 影像学表现 | 了解 | ③ |
| 九、胸壁及胸膜病变 | 1. 常见胸壁肿瘤 | 影像、MRI表现 | 掌握 | ③ |
| | 2. 胸膜间皮瘤 | 影像学表现 | 掌握 | ③ |
| | 3. 胸膜转移瘤 | （1）病理特点 | 熟悉 | ② |
| | | （2）临床表现 | | ② |
| | | （3）影像学表现 | | ③ |
| | | （4）鉴别诊断 | | ③ |
| 十、纵隔肿瘤 | 1. 胸腺瘤 | 影像学表现 | 掌握 | ③ |
| | 2. 畸胎类肿瘤 | 影像学表现 | 掌握 | ③ |
| | 3. 神经源性肿瘤 | 影像学表现 | 掌握 | ③ |

**心脏与大血管**

| 单元 | 细目 | 要点 | 要求 | 科目 |
|---|---|---|---|---|
| 一、心脏大血管基本病变 | 1. 心脏外形及各房室增大 | （1）病因、病理 | 掌握 | ② |
| | | （2）影像学表现 | | ③ |
| | 2. 胸部大血管异常 | （1）病因、病理 | 掌握 | ② |
| | | （2）影像学表现 | | ③ |
| | 3. 肺循环异常 | （1）病因、病理 | 掌握 | ② |
| | | （2）影像学表现 | | ③ |
| 二、先天性心脏大血管疾病 | 1. 房间隔缺损 | （1）病因、病理 | 掌握 | ② |
| | | （2）临床表现 | | ② |
| | | （3）影像学表现 | | ③ |
| | | （4）鉴别诊断与比较影像学 | | ③ |
| | 2. 室间隔缺损 | （1）病因、病理 | 掌握 | ② |
| | | （2）临床表现 | | ② |
| | | （3）影像学表现 | | ③ |
| | | （4）鉴别诊断与比较影像学 | | ③ |
| | 3. 动脉导管未闭 | （1）病因、病理 | 掌握 | ② |
| | | （2）临床表现 | | ② |
| | | （3）影像学表现 | | ③ |
| | | （4）鉴别诊断与比较影像学 | | ③ |
| | 4. 先天性肺动脉狭窄 | （1）病因、病理 | 掌握 | ② |
| | | （2）临床表现 | | ② |
| | | （3）影像学表现 | | ③ |
| | | （4）鉴别诊断与比较影像学 | | ③ |
| | 5. 法洛四联症 | （1）病因、病理 | 掌握 | ② |
| | | （2）临床表现 | | ② |
| | | （3）影像学表现 | | ③ |
| | | （4）鉴别诊断与比较影像学 | | ③ |

| 单元 | 细目 | 要点 | 要求 | 科目 |
|---|---|---|---|---|
| 二、先天性心脏大血管疾病 | 6. 大动脉错位 | (1) 病因、病理 | 了解 | ② |
| | | (2) 临床表现 | | ② |
| | | (3) 影像学表现 | | ③ |
| | | (4) 鉴别诊断与比较影像学 | | ③ |
| | 7. 肺静脉畸形连接 | (1) 病因、病理 | 了解 | ② |
| | | (2) 临床表现 | | ② |
| | | (3) 影像学表现 | | ③ |
| | | (4) 鉴别诊断与比较影像学 | | ③ |
| | 8. 三尖瓣下移畸形 | (1) 病因、病理 | 了解 | ② |
| | | (2) 临床表现 | | ② |
| | | (3) 影像学表现 | | ③ |
| | | (4) 别诊断与比较影像学 | | ③ |
| | 9. 先天性主动脉窦瘤破裂 | (1) 病因、病理 | 了解 | ② |
| | | (2) 临床表现 | | ② |
| | | (3) 影像学表现 | | ③ |
| | | (4) 鉴别诊断与比较影像学 | | ③ |
| | 10. 先天性主动脉缩窄 | (1) 病因、病理 | 熟悉 | ② |
| | | (2) 临床表现 | | ② |
| | | (3) 影像学表现 | | ③ |
| | | (4) 鉴别诊断与比较影像学 | | ③ |
| | 11. 先天性主动脉弓及头臂动脉畸形 | (1) 病因、病理 | 熟悉 | ② |
| | | (2) 临床表现 | | ② |
| | | (3) 影像学表现 | | ③ |
| | | (4) 鉴别诊断与比较影像学 | | ③ |
| 三、获得性心脏病 | 1. 风湿性心脏病（MS、MI、AS、AI、TS、TI） | (1) 病因、病理 | 掌握 | ② |
| | | (2) 临床表现 | | ② |
| | | (3) 影像学表现 | | ③ |
| | | (4) 鉴别诊断与比较影像学 | | ③ |
| | 2. 冠状动脉粥样硬化性心脏病 | (1) 病因、病理 | 熟悉 | ② |
| | | (2) 临床表现 | | ② |
| | | (3) 影像学表现 | | ③ |
| | | (4) 鉴别诊断与比较影像学 | | ③ |
| | 3. 高血压性心脏病 | (1) 病因、病理 | 熟悉 | ② |
| | | (2) 临床表现 | | ② |
| | | (3) 影像学表现 | | ③ |
| | | (4) 鉴别诊断与比较影像学 | | ③ |
| | 4. 肺源性心脏病 | (1) 病因、病理 | 熟悉 | ② |
| | | (2) 临床表现 | | ② |
| | | (3) 影像学表现 | | ③ |
| | | (4) 鉴别诊断 | | ③ |
| | 5. 心肌病 | (1) 分类、病理 | 熟悉 | ② |
| | | (2) 临床表现 | | ② |
| | | (3) 影像学表现 | | ③ |
| | | (4) 鉴别诊断与比较影像学 | | ③ |
| | 6. 心脏肿瘤 | (1) 病因、病理 | 熟悉 | ② |

| 单元 | 细目 | 要点 | 要求 | 科目 |
|---|---|---|---|---|
| 三、获得性心脏病 | 6. 心脏肿瘤 | （2）临床表现 |  | ② |
|  |  | （3）影像学表现 |  | ③ |
|  |  | （4）鉴别诊断与比较影像学 |  | ③ |
| 四、心包疾病 | 1. 心包积液 | （1）分类、病理 | 掌握 | ② |
|  |  | （2）临床表现 |  | ② |
|  |  | （3）影像学表现 |  | ③ |
|  |  | （4）鉴别诊断与比较影像学 |  | ③ |
|  | 2. 缩窄性心包炎 | （1）病因、病理 | 掌握 | ② |
|  |  | （2）临床表现 |  | ② |
|  |  | （3）影像学表现 |  | ③ |
|  |  | （4）鉴别诊断与比较影像学 |  | ③ |
|  | 3. 心包囊肿 | （1）病因、病理 | 了解 | ② |
|  |  | （2）临床表现 |  | ② |
|  |  | （3）影像学表现 |  | ③ |
|  |  | （4）鉴别诊断与比较影像学 |  | ③ |
| 五、大血管疾病 | 1. 胸主动脉瘤 | （1）病因、病理 | 掌握 | ② |
|  |  | （2）临床表现 |  | ② |
|  |  | （3）影像学表现 |  | ③ |
|  |  | （4）鉴别诊断与比较影像学 |  | ③ |
|  | 2. 主动脉夹层 | （1）病因、病理 | 掌握 | ② |
|  |  | （2）临床表现 |  | ② |
|  |  | （3）影像学表现 |  | ③ |
|  |  | （4）鉴别诊断与比较影像学 |  | ③ |
|  | 3. 大动脉炎 | （1）病因、病理 | 熟悉 | ② |
|  |  | （2）临床表现 |  | ② |
|  |  | （3）影像学表现 |  | ③ |
|  |  | （4）鉴别诊断与比较影像学 |  | ③ |

## 第十章　消化系统

消化道

| 单元 | 细目 | 要点 | 要求 | 科目 |
|---|---|---|---|---|
| 一、消化道基本病变 | 1. 轮廓改变 | （1）病因、病理 | 掌握 | ② |
|  |  | （2）X 线表现 |  | ③ |
|  | 2. 黏膜及黏膜皱襞改变 | （1）病因、病理 | 掌握 | ② |
|  |  | （2）X 线表现 |  | ③ |
|  | 3. 管腔、位置、可动性及功能改变 | （1）病因、病理 | 掌握 | ② |
|  |  | （2）X 线表现 |  | ③ |
| 二、食管疾病 | 1. 食管静脉曲张 | （1）病因、病理 | 掌握 | ② |
|  |  | （2）临床表现 |  | ② |
|  |  | （3）X 线表现 |  | ③ |
|  |  | （4）鉴别诊断 |  | ③ |
|  | 2. 食管贲门失弛缓症 | （1）病因、病理 | 掌握 | ② |
|  |  | （2）临床表现 |  | ② |
|  |  | （3）X 线表现 |  | ③ |

| 单元 | 细目 | 要点 | 要求 | 科目 |
|---|---|---|---|---|
| 二、食管疾病 | 2. 食管贲门失弛缓症 | （4）鉴别诊断 | | ③ |
| | 3. 食管癌 | （1）病因、病理 | 掌握 | ② |
| | | （2）临床表现 | | ② |
| | | （3）影像学表现 | | ③ |
| | | （4）鉴别诊断与比较影像学 | | ③ |
| | 4. 食管平滑肌瘤 | （1）病因、病理 | 掌握 | ② |
| | | （2）临床表现 | | ② |
| | | （3）影像学表现 | | ③ |
| | | （4）鉴别诊断 | | ③ |
| | 5. 食管异物 | （1）病因、病理 | 了解 | ② |
| | | （2）临床表现 | | ② |
| | | （3）X 线表现 | | ③ |
| | | （4）鉴别诊断 | | ③ |
| 三、胃肠疾病 | 1. 胃炎（慢性胃炎、糜烂性胃炎） | （1）病因、病理 | 熟悉 | ② |
| | | （2）临床表现 | | ② |
| | | （3）X 线表现 | | ③ |
| | | （4）鉴别诊断 | | ③ |
| | 2. 溃疡病（胃、十二指肠） | （1）病因、病理 | 掌握 | ② |
| | | （2）临床表现 | | ② |
| | | （3）X 线表现 | | ③ |
| | | （4）鉴别诊断与比较影像学 | | ③ |
| | 3. 胃癌 | （1）病因、病理 | 掌握 | ② |
| | | （2）临床表现 | | ② |
| | | （3）影像学表现 | | ③ |
| | | （4）鉴别诊断与比较影像学 | | ③ |
| | 4. 残胃癌 | （1）病因、病理 | 熟悉 | ② |
| | | （2）临床表现 | | ② |
| | | （3）影像学表现 | | ③ |
| | | （4）鉴别诊断 | | ③ |
| | 5. 十二指肠憩室 | （1）病因、病理 | 熟悉 | ② |
| | | （2）临床表现 | | ② |
| | | （3）影像学表现 | | ③ |
| | | （4）鉴别诊断 | | ③ |
| | 6. 肠结核 | （1）病因、病理 | 熟悉 | ② |
| | | （2）临床表现 | | ② |
| | | （3）影像学表现 | | ③ |
| | | （4）鉴别诊断 | | ③ |
| | 7. Crohn 病 | （1）病因、病理 | 熟悉 | ② |
| | | （2）临床表现 | | ② |
| | | （3）影像学表现 | | ③ |
| | | （4）鉴别诊断 | | ③ |
| | 8. 肠梗阻（小肠、结肠） | （1）病因、病理 | 掌握 | ② |
| | | （2）临床表现 | | ② |
| | | （3）影像学表现 | | ③ |

| 单元 | 细目 | 要点 | 要求 | 科目 |
|---|---|---|---|---|
| 三、胃肠疾病 | 8. 肠梗阻<br>（小肠、结肠） | （4）鉴别诊断与比较影像学 | | ③ |
| | 9. 先天性巨结肠 | （1）病因、病理<br>（2）临床表现<br>（3）X线表现<br>（4）鉴别诊断与比较影像学 | 熟悉 | ②<br>②<br>③<br>③ |
| | 10. 结肠癌 | （1）病因、病理<br>（2）临床表现<br>（3）影像学表现<br>（4）鉴别诊断与比较影像学 | 掌握 | ②<br>②<br>③<br>③ |
| | 11. 结肠息肉 | （1）病因、病理<br>（2）临床表现<br>（3）X线表现<br>（4）鉴别诊断与比较影像学 | 了解 | ②<br>②<br>③<br>③ |
| | 12. 溃疡性结肠炎 | （1）病因、病理<br>（2）临床表现<br>（3）X线表现<br>（4）鉴别诊断与比较影像学 | 了解 | ②<br>②<br>③<br>③ |

肝脏

| 单元 | 细目 | 要点 | 要求 | 科目 |
|---|---|---|---|---|
| 一、肝良性肿瘤 | 1. 肝海绵状血管瘤 | （1）病因病理<br>（2）临床表现<br>（3）影像学表现<br>（4）鉴别诊断及比较影像学 | 掌握 | ②<br>②<br>③<br>③ |
| | 2. 肝细胞腺瘤 | （1）病因病理<br>（2）临床表现<br>（3）影像学表现<br>（4）鉴别诊断及比较影像学 | 熟悉 | ②<br>②<br>③<br>③ |
| | 3. 肝囊腺瘤 | （1）病因病理<br>（2）临床表现<br>（3）影像学表现 | 了解 | ②<br>②<br>③ |
| 二、肝恶性肿瘤 | 1. 原发性肝细胞癌 | （1）病因病理及分类<br>（2）临床表现<br>（3）影像学表现<br>（4）鉴别诊断及比较影像学 | 掌握 | ②<br>②<br>③<br>③ |
| | 2. 胆管细胞癌 | （1）病因病理<br>（2）临床表现<br>（3）影像学表现<br>（4）鉴别诊断及比较影像学 | 掌握 | ②<br>②<br>③<br>③ |
| | 3. 胆管细胞囊腺癌 | （1）病因病理<br>（2）临床表现<br>（3）影像学表现 | 了解 | ②<br>②<br>③ |

续表

| 单元 | 细目 | 要点 | 要求 | 科目 |
|---|---|---|---|---|
| 二、肝恶性肿瘤 | 4. 肝转移瘤 | (1) 病因病理 | 掌握 | ② |
| | | (2) 临床表现 | | ② |
| | | (3) 影像学表现 | | ③ |
| | | (4) 鉴别诊断及比较影像学 | | ③ |
| 三、弥漫性肝病 | 1. 肝硬化 | (1) 病因病理 | 掌握 | ② |
| | | (2) 临床表现 | | ② |
| | | (3) 影像学表现 | | ③ |
| | | (4) 鉴别诊断及比较影像学 | | ③ |
| | 2. 脂肪肝 | (1) 病因病理 | 熟悉 | ② |
| | | (2) 临床表现 | | ② |
| | | (3) 影像学表现 | | ③ |
| 四、肝脓肿 | 1. 细菌性肝脓肿 | (1) 病因病理 | 掌握 | ② |
| | | (2) 临床表现 | | ② |
| | | (3) 影像学表现 | | ③ |
| | | (4) 鉴别诊断及比较影像学 | | ③ |
| | 2. 阿米巴性肝脓肿 | (1) 病因病理 | 了解 | ② |
| | | (2) 临床表现 | | ② |
| | | (3) 影像学表现 | | ③ |
| | | (4) 鉴别诊断及比较影像学 | | ③ |
| 五、其他肝病 | 1. Budd-Chiari 综合征 | (1) 病因病理 | 熟悉 | ② |
| | | (2) 临床表现 | | ② |
| | | (3) 影像学表现 | | ③ |
| | | (4) 鉴别诊断及比较影像学 | | ③ |
| | 2. 慢性血吸虫肝病 | (1) 病因病理 | 了解 | ② |
| | | (2) 临床表现 | | ② |
| | | (3) 影像学表现 | | ③ |
| | | (4) 鉴别诊断 | | ③ |
| | 3. 肝包虫病 | (1) 病因病理 | 了解 | ② |
| | | (2) 临床表现 | | ② |
| | | (3) 影像学表现 | | ③ |
| | 4. 肝局灶性结节增生 | (1) 病因病理 | 掌握 | ② |
| | | (2) 临床表现 | | ② |
| | | (3) 影像学表现 | | ③ |
| | | (4) 鉴别诊断及比较影像学 | | ③ |
| | 5. 单纯性肝囊肿 | (1) 病因病理 | 掌握 | ② |
| | | (2) 临床表现 | | ② |
| | | (3) 影像学表现 | | ③ |
| | | (4) 鉴别诊断及比较影像学 | | ③ |
| 六、胆系结石症 | 1. 胆囊结石 | (1) 病因病理 | 掌握 | ② |
| | | (2) 临床表现 | | ② |
| | | (3) 影像学表现 | | ③ |

| 单元 | 细目 | 要点 | 要求 | 科目 |
|---|---|---|---|---|
| 六、胆系结石症 | 2. 肝内胆管结石 | （1）病因病理 | 掌握 | ② |
| | | （2）临床表现 | | ② |
| | | （3）影像学表现 | | ③ |
| | 3. 肝外胆管结石 | （1）病因病理 | 掌握 | ② |
| | | （2）临床表现 | | ② |
| | | （3）影像学表现 | | ③ |
| 七、胆囊炎 | 1. 急性胆囊炎 | （1）病因病理 | 掌握 | ② |
| | | （2）临床表现 | | ② |
| | | （3）影像学表现 | | ③ |
| | 2. 慢性胆囊炎 | （1）病因病理 | 掌握 | ② |
| | | （2）临床表现 | | ② |
| | | （3）影像学表现 | | ③ |
| 八、胆系肿瘤 | 1. 胆囊癌 | （1）病因病理 | 掌握 | ② |
| | | （2）临床表现 | | ② |
| | | （3）影像学表现 | | ③ |
| | | （4）鉴别诊断及比较影像学 | | ③ |
| | 2. 胆管癌 | （1）病因病理 | 掌握 | ② |
| | | （2）临床表现 | | ② |
| | | （3）影像学表现 | | ③ |
| | | （4）鉴别诊断及比较影像学 | | ③ |
| 九、胆系其他病变 | 1. 胆囊息肉和腺瘤 | （1）病因病理 | 了解 | ② |
| | | （2）临床表现 | | ② |
| | | （3）影像学表现 | | ③ |
| | | （4）鉴别诊断 | | ③ |
| | 2. 胆囊腺肌增生症 | （1）病因病理 | 了解 | ② |
| | | （2）临床表现 | | ② |
| | | （3）影像学表现 | | ③ |
| | | （4）鉴别诊断 | | ③ |
| | 3. 胆总管囊肿 | （1）病因病理 | 掌握 | ② |
| | | （2）临床表现 | | ② |
| | | （3）影像学表现 | | ③ |
| | 4. 胆道梗阻 | （1）病因病理 | 掌握 | ② |
| | | （2）临床表现 | | ② |
| | | （3）影像学表现 | | ③ |
| 十、胰腺炎 | 1. 急性胰腺炎 | （1）病因病理 | 掌握 | ② |
| | | （2）临床表现、治疗原则 | | ② |
| | | （3）影像学表现 | | ③ |
| | | （4）鉴别诊断及比较影像学 | | ③ |
| | 2. 慢性胰腺炎 | （1）病因病理 | 掌握 | ② |
| | | （2）临床表现 | | ② |
| | | （3）影像学表现 | | ③ |
| | | （4）鉴别诊断及比较影像学 | | ③ |

| 单元 | 细目 | 要点 | 要求 | 科目 |
|---|---|---|---|---|
| 十一、胰腺肿瘤 | 1. 胰腺癌 | （1）病因病理 | 掌握 | ② |
| | | （2）临床表现 | | ② |
| | | （3）影像学表现 | | ③ |
| | | （4）鉴别诊断及比较影像学 | | ③ |
| | 2. 胰腺囊性肿瘤 | （1）病因病理 | 了解 | ② |
| | | （2）临床表现 | | ② |
| | | （3）影像学表现 | | ③ |
| | | （4）鉴别诊断及比较影像学 | | ③ |
| | 3. 胰岛细胞瘤 | （1）病因病理 | 熟悉 | ② |
| | | （2）临床表现 | | ② |
| | | （3）影像学表现 | | ③ |
| | | （4）鉴别诊断及比较影像学 | | ③ |
| 十二、胰腺先天异常 | 1. 环状胰腺 | （1）病因病理 | 了解 | ② |
| | | （2）临床表现 | | ② |
| | | （3）影像学表现 | | ③ |
| | 2. 异位胰腺 | （1）病因病理 | 了解 | ② |
| | | （2）临床表现 | | ② |
| | | （3）影像学表现 | | ③ |
| 十三、脾脏病变 | 1. 脾增大 | （1）病因病理 | 熟悉 | ② |
| | | （2）临床表现 | | ② |
| | | （3）影像学表现 | | ③ |
| | | （4）鉴别诊断 | | ③ |
| | 2. 脾脏原发恶性肿瘤 | （1）病因病理 | 熟悉 | ② |
| | | （2）临床表现 | | ② |
| | | （3）影像学表现 | | ③ |
| | 3. 脾转移瘤 | （1）病因病理 | 熟悉 | ② |
| | | （2）临床表现 | | ② |
| | | （3）影像学表现 | | ③ |
| | 4. 脾血管瘤 | （1）病因病理 | 熟悉 | ② |
| | | （2）临床表现 | | ② |
| | | （3）影像学表现 | | ③ |
| | 5. 脾脓肿 | （1）病因病理 | 熟悉 | ② |
| | | （2）临床表现 | | ② |
| | | （3）影像学表现 | | ③ |
| | 6. 脾梗死 | （1）病因病理 | 掌握 | ② |
| | | （2）临床表现 | | ② |
| | | （3）影像学表现 | | ③ |
| | | （4）鉴别诊断 | | ③ |

### 第十一章　泌尿生殖系统

| 单元 | 细目 | 要点 | 要求 | 科目 |
|---|---|---|---|---|
| 一、肾先天发育异常和正常变异 | 1. 肾缺如 | （1）病因及病理<br>（2）影像学表现<br>（3）鉴别诊断及比较影像学 | 掌握 | ②<br>③<br>③ |
| | 2. 异位肾 | （1）病因及病理<br>（2）影像学表现<br>（3）鉴别诊断及比较影像学 | 掌握 | ②<br>③<br>③ |
| | 3. 肾发育不全 | （1）病因及病理<br>（2）影像学表现<br>（3）鉴别诊断及比较影像学 | 掌握 | ②<br>③<br>③ |
| | 4. 肾盂输尿管重复畸形 | （1）病因及病理<br>（2）影像学表现<br>（3）鉴别诊断及比较影像学 | 掌握 | ②<br>③<br>③ |
| | 5. 马蹄肾 | （1）病因及病理<br>（2）影像学表现<br>（3）鉴别诊断及比较影像学 | 掌握 | ②<br>③<br>③ |
| 二、肾囊性病变 | 1. 肾单纯性囊肿 | （1）病因和病理<br>（2）临床表现<br>（3）影像学表现<br>（4）鉴别诊断和比较影像学 | 掌握 | ②<br>②<br>③<br>③ |
| | 2. 多囊肾 | （1）病因和病理<br>（2）临床表现<br>（3）影像学表现<br>（4）鉴别诊断和比较影像学 | 掌握 | ②<br>②<br>③<br>③ |
| 三、肾良性肿瘤 | 1. 肾血管平滑肌脂肪瘤 | （1）病因和病理<br>（2）临床表现<br>（3）影像学表现<br>（4）鉴别诊断和比较影像学 | 掌握 | ②<br>②<br>③<br>③ |
| | 2. 肾腺瘤 | （1）病因和病理<br>（2）影像学表现<br>（3）鉴别诊断和比较影像学 | 掌握 | ②<br>③<br>③ |
| 四、肾恶性肿瘤 | 1. 肾癌 | （1）病因和病理<br>（2）临床表现<br>（3）影像学表现<br>（4）鉴别诊断和比较影像学 | 掌握 | ②<br>②<br>③<br>③ |
| | 2. 肾盂癌 | （1）病因和病理<br>（2）临床表现<br>（3）影像学表现<br>（4）鉴别诊断和比较影像学 | 掌握 | ②<br>②<br>③<br>③ |
| | 3. 肾母细胞瘤 | （1）病因和病理<br>（2）临床表现<br>（3）影像学表现<br>（4）鉴别诊断和比较影像学 | 掌握 | ②<br>②<br>③<br>③ |

| 单元 | 细目 | 要点 | 要求 | 科目 |
|---|---|---|---|---|
| 四、肾恶性肿瘤 | 4. 肾转移瘤 | （1）病因和病理 | 熟悉 | ② |
| | | （2）临床表现 | | ② |
| | | （3）影像学表现 | | ③ |
| | | （4）鉴别诊断和比较影像学 | | ③ |
| 五、肾血管性病变 | 1. 肾动脉狭窄 | （1）病因和病理 | 掌握 | ② |
| | | （2）临床表现 | | ② |
| | | （3）影像学表现 | | ③ |
| | | （4）鉴别诊断和比较影像学 | | ③ |
| | 2. 肾梗死 | （1）病因和病理 | 熟悉 | ② |
| | | （2）临床表现 | | ② |
| | | （3）影像学表现 | | ③ |
| | | （4）鉴别诊断和比较影像学 | | ③ |
| 六、肾感染性病变 | 1. 急性肾盂肾炎 | （1）病因和病理 | 了解 | ② |
| | | （2）临床表现 | | ② |
| | | （3）影像学表现 | | ③ |
| | 2. 慢性肾盂肾炎 | （1）病因和病理 | 了解 | ② |
| | | （2）临床表现 | | ② |
| | | （3）影像学表现 | | ③ |
| | | （4）鉴别诊断和比较影像学 | | ③ |
| | 3. 肾脓肿 | （1）病因和病理 | 熟悉 | ② |
| | | （2）临床表现 | | ② |
| | | （3）影像学表现 | | ③ |
| | | （4）鉴别诊断和比较影像学 | | ③ |
| | 4. 肾周脓肿 | （1）病因和病理 | 了解 | ② |
| | | （2）临床表现 | | ② |
| | | （3）影像学表现 | | ③ |
| | 5. 肾结核 | （1）病因和病理 | 掌握 | ② |
| | | （2）临床表现 | | ② |
| | | （3）影像学表现 | | ③ |
| | | （4）鉴别诊断和比较影像学 | | ③ |
| 七、其他肾疾病 | 1. 肾结石 | （1）病因和病理 | 掌握 | ② |
| | | （2）影像学表现 | | ③ |
| | | （3）鉴别诊断及比较影像学 | | ③ |
| | 2. 肾外伤 | （1）分类 | 熟悉 | ② |
| | | （2）临床表现 | | ② |
| | | （3）影像学表现 | | ③ |
| 八、输尿管囊性病变 | 输尿管囊肿 | （1）病因和病理 | 熟悉 | ② |
| | | （2）影像学表现 | | ③ |
| | | （3）鉴别诊断及比较影像学 | | ③ |
| 九、输尿管恶性肿瘤 | 输尿管癌 | （1）病因和病理 | 熟悉 | ② |
| | | （2）临床表现 | | ② |
| | | （3）影像学表现 | | ③ |
| | | （4）鉴别诊断和比较影像学 | | ③ |

| 单元 | 细目 | 要点 | 要求 | 科目 |
|---|---|---|---|---|
| 十、输尿管感染性病变 | 输尿管结核 | （1）病因和病理<br>（2）临床表现<br>（3）影像学表现<br>（4）比较影像学 | 掌握 | ②<br>②<br>③<br>③ |
| 十一、其他输尿管疾病 | 输尿管结石 | （1）病因和病理<br>（2）临床表现<br>（3）影像学表现<br>（4）鉴别诊断和比较影像学 | 掌握 | ②<br>②<br>③<br>③ |
| 十二、膀胱先天发育异常 | 先天性发育异常 | （1）分类<br>（2）影像学表现 | 了解 | ②<br>③ |
| 十三、膀胱良性肿瘤 | 1. 乳头状瘤 | （1）病因和病理<br>（2）临床表现<br>（3）影像学表现<br>（4）鉴别诊断和比较影像学 | 掌握 | ②<br>②<br>③<br>③ |
| | 2. 嗜铬细胞瘤 | （1）病因和病理<br>（2）临床表现<br>（3）影像学表现<br>（4）鉴别诊断和比较影像学 | 熟悉 | ②<br>②<br>③<br>③ |
| 十四、膀胱恶性肿瘤 | 膀胱癌 | （1）病因和病理<br>（2）临床表现<br>（3）影像学表现<br>（4）鉴别诊断和比较影像学 | 掌握 | ②<br>②<br>③<br>③ |
| 十五、膀胱感染性病变 | 1. 膀胱炎 | （1）病因和病理<br>（2）临床表现<br>（3）影像学表现<br>（4）鉴别诊断和比较影像学 | 掌握 | ②<br>②<br>③<br>③ |
| | 2. 膀胱结核 | （1）病因和病理<br>（2）临床表现<br>（3）影像学表现<br>（4）鉴别诊断和比较影像学 | 掌握 | ②<br>②<br>③<br>③ |
| 十六、其他膀胱疾病 | 膀胱结石 | （1）病因和病理<br>（2）临床表现<br>（3）影像学表现<br>（4）鉴别诊断和比较影像学 | 掌握 | ②<br>②<br>③<br>③ |
| 十七、肾上腺囊性病变 | 肾上腺囊肿 | （1）病因和病理<br>（2）临床表现<br>（3）影像学表现<br>（4）鉴别诊断和比较影像学 | 掌握 | ②<br>②<br>③<br>③ |
| 十八、肾上腺良性肿瘤 | 1. 肾上腺腺瘤 | （1）病因和病理<br>（2）临床表现<br>（3）影像学表现<br>（4）鉴别诊断和比较影像学 | 掌握 | ②<br>②<br>③<br>③ |

| 单元 | 细目 | 要点 | 要求 | 科目 |
|---|---|---|---|---|
| 十八、肾上腺良性肿瘤 | 2. 嗜铬细胞瘤 | （1）病因和病理 | 掌握 | ② |
| | | （2）临床表现 | | ② |
| | | （3）影像学表现 | | ③ |
| | | （4）鉴别诊断和比较影像学 | | ③ |
| | 3. 肾上腺髓样脂肪瘤 | （1）病因和病理 | 熟悉 | ② |
| | | （2）临床表现 | | ② |
| | | （3）影像学表现 | | ③ |
| | | （4）鉴别诊断和比较影像学 | | ③ |
| 十九、肾上腺恶性肿瘤 | 1. 肾上腺皮质腺癌 | （1）病因和病理 | 掌握 | ② |
| | | （2）临床表现 | | ② |
| | | （3）影像学表现 | | ③ |
| | | （4）鉴别诊断和比较影像学 | | ③ |
| | 2. 肾上腺转移瘤 | （1）病因和病理 | 掌握 | ② |
| | | （2）临床表现 | | ② |
| | | （3）影像学表现 | | ③ |
| 二十、肾上腺感染性病变 | 肾上腺结核 | （1）病因和病理 | 掌握 | ② |
| | | （2）临床表现 | | ② |
| | | （3）影像学表现 | | ③ |
| 二十一、其他肾上腺疾病 | 肾上腺增生 | （1）病因和病理 | 掌握 | ② |
| | | （2）临床表现 | | ② |
| | | （3）影像学表现 | | ③ |
| 二十二、腹膜后恶性肿瘤 | 1. 脂肪肉瘤 | （1）病因和病理 | 熟悉 | ② |
| | | （2）临床表现 | | ② |
| | | （3）影像学表现 | | ③ |
| | 2. 平滑肌肉瘤 | （1）病因和病理 | 熟悉 | ② |
| | | （2）临床表现 | | ② |
| | | （3）影像学表现 | | ③ |
| 二十三、其他腹膜后疾病 | 腹膜后纤维化 | （1）病因和病理 | 熟悉 | ② |
| | | （2）临床表现 | | ② |
| | | （3）影像学表现 | | ③ |
| 二十四、前列腺恶性肿瘤 | 前列腺癌 | （1）病因和病理 | 掌握 | ② |
| | | （2）临床表现 | | ② |
| | | （3）影像学表现 | | ③ |
| | | （4）比较影像学 | | ③ |
| 二十五、前列腺感染性病变 | 1. 前列腺炎 | （1）病因和病理 | 熟悉 | ② |
| | | （2）临床表现 | | ② |
| | | （3）影像学表现 | | ③ |
| | | （4）鉴别诊断和比较影像学 | | ③ |
| | 2. 前列腺脓肿 | （1）病因和病理 | 熟悉 | ② |
| | | （2）临床表现 | | ② |
| | | （3）影像学表现 | | ③ |
| 二十六、其他前列腺疾病 | 前列腺增生 | （1）病因和病理 | 掌握 | ② |
| | | （2）临床表现 | | ② |
| | | （3）影像学表现 | | ③ |
| | | （4）鉴别诊断 | | ③ |

续表

| 单元 | 细目 | 要点 | 要求 | 科目 |
|---|---|---|---|---|
| 二十七、子宫先天发育异常 | 子宫先天畸形 | （1）分类<br>（2）影像学表现 | 了解 | ②<br>③ |
| 二十八、子宫良性肿瘤 | 子宫肌瘤 | （1）病因和病理<br>（2）临床表现<br>（3）影像学表现<br>（4）鉴别诊断和比较影像学 | 掌握 | ②<br>②<br>③<br>③ |
| 二十九、子宫恶性肿瘤 | 1. 子宫体癌 | （1）病因和病理<br>（2）临床表现<br>（3）影像学表现<br>（4）鉴别诊断和比较影像学 | 掌握 | ②<br>②<br>③<br>③ |
| | 2. 宫颈癌 | （1）病因和病理<br>（2）临床表现<br>（3）影像学表现<br>（4）比较影像学 | 掌握 | ②<br>②<br>③<br>③ |
| 三十、卵巢囊性病变 | 卵巢囊肿 | （1）病因和病理<br>（2）临床表现<br>（3）影像学表现 | 掌握 | ②<br>②<br>③ |
| 三十一、卵巢良性肿瘤 | 卵巢囊腺瘤 | （1）病因和病理<br>（2）临床表现<br>（3）影像学表现 | 掌握 | ②<br>②<br>③ |
| 三十二、卵巢恶性肿瘤 | 卵巢癌 | （1）病因和病理<br>（2）临床表现<br>（3）影像学表现<br>（4）鉴别诊断和比较影像学 | 掌握 | ②<br>②<br>③<br>③ |

## 第十二章　骨与关节

| 单元 | 细目 | 要点 | 要求 | 科目 |
|---|---|---|---|---|
| 一、骨关节总论 | 1. 骨骼基本病变 | （1）病因病理<br>（2）临床表现<br>（3）影像学表现<br>（4）鉴别诊断及比较影像学 | 掌握 | ②<br>②<br>③<br>③ |
| | 2. 关节基本病变 | （1）病因病理<br>（2）影像学表现 | 掌握 | ②<br>③ |
| | 3. 软组织基本病变 | （1）病因<br>（2）影像学表现 | 熟悉 | ②<br>③ |
| 二、骨创伤 | 1. 创伤性骨折 | （1）病因病理<br>（2）影像学表现 | 掌握 | ②<br>③ |
| | 2. 骨骺骨折 | （1）病因<br>（2）影像学表现<br>（3）鉴别诊断及比较影像学 | 掌握 | ②<br>③<br>③ |
| | 3. 疲劳骨折 | （1）病因<br>（2）影像学表现<br>（3）鉴别诊断及比较影像学 | 掌握 | ②<br>③<br>③ |

续表

| 单元 | 细目 | 要点 | 要求 | 科目 |
|------|------|------|------|------|
| 二、骨创伤 | 4. 病理性骨折 | （1）病因 | 掌握 | ② |
| | | （2）影像学表现 | | ③ |
| | | （3）鉴别诊断及比较影像学 | | ③ |
| | 5. 容易漏诊的骨折 | （1）肋骨骨折 | 掌握 | ③ |
| | | （2）儿童长骨两端的撕脱骨折 | | ③ |
| | | （3）骨骺分离 | | ③ |
| | | （4）股骨颈嵌插骨折 | | ③ |
| | 6. 关节脱位 | （1）病因及病理 | 掌握 | ② |
| | | （2）临床表现 | | ② |
| | | （3）影像学表现 | | ③ |
| | | （4）鉴别诊断及比较影像学 | | ③ |
| 三、骨关节化脓性感染 | 1. 急性化脓性骨髓炎 | （1）病因 | 掌握 | ② |
| | | （2）影像学表现 | | ③ |
| | 2. 慢性化脓性骨髓炎 | （1）病因 | 掌握 | ② |
| | | （2）临床表现 | | ② |
| | | （3）影像学表现 | | ③ |
| | 3. 慢性硬化性骨髓炎 | （1）病因病理 | 掌握 | ② |
| | | （2）临床表现 | | ② |
| | | （3）影像学表现 | | ③ |
| | 4. 慢性骨脓肿 | （1）病因病理 | 掌握 | ② |
| | | （2）临床表现 | | ② |
| | | （3）影像学表现 | | ③ |
| | 5. 化脓性关节炎 | （1）病因病理 | 掌握 | ② |
| | | （2）临床表现 | | ② |
| | | （3）影像学表现 | | ③ |
| 四、骨关节结核 | 1. 概论 | （1）病因病理 | 掌握 | ② |
| | | （2）临床表现 | | ② |
| | | （3）影像学表现 | | ③ |
| | 2. 脊柱结核 | （1）病因病理 | 掌握 | ② |
| | | （2）临床表现 | | ② |
| | | （3）影像学表现 | | ③ |
| | | （4）鉴别诊断及比较影像学 | | ③ |
| | 3. 短管骨结核 | （1）病理 | 熟悉 | ② |
| | | （2）临床表现 | | ② |
| | | （3）影像学表现 | | ③ |
| | 4. 长骨结核 | （1）病理 | 熟悉 | ② |
| | | （2）临床表现 | | ② |
| | | （3）影像学表现 | | ③ |
| | 5. 关节结核 | （1）病因及病理 | 掌握 | ② |
| | | （2）临床表现 | | ② |
| | | （3）影像学表现 | | ③ |
| | | （4）鉴别诊断及比较影像学 | | ③ |

| 单元 | 细目 | 要点 | 要求 | 科目 |
|---|---|---|---|---|
| 五、骨肿瘤与肿瘤样病变概论 | 基础知识 | （1）影像学的作用 | 掌握 | ② |
| | | （2）发病年龄 | | ② |
| | | （3）发病率 | | ② |
| | | （4）发病部位 | | ② |
| | | （5）临床表现 | | ② |
| | | （6）良恶性鉴别 | | ③ |
| 六、良性骨肿瘤 | 1. 骨软骨瘤 | （1）病理 | 掌握 | ② |
| | | （2）临床表现 | | ② |
| | | （3）影像学表现 | | ③ |
| | 2. 骨巨细胞瘤 | （1）病理 | 掌握 | ② |
| | | （2）临床表现 | | ② |
| | | （3）影像学表现 | | ③ |
| | 3. 非骨化性纤维瘤 | （1）病理 | 掌握 | ② |
| | | （2）临床表现 | | ② |
| | | （3）影像学表现 | | ③ |
| | 4. 软骨瘤 | （1）病理 | 熟悉 | ② |
| | | （2）临床表现 | | ② |
| | | （3）影像学表现 | | ③ |
| | 5. 骨瘤 | （1）病理 | 熟悉 | ② |
| | | （2）临床表现 | | ② |
| | | （3）影像学表现 | | ③ |
| | 6. 骨样骨瘤 | （1）病理 | 掌握 | ② |
| | | （2）临床表现 | | ② |
| | | （3）影像学表现 | | ③ |
| 七、恶性骨肿瘤 | 1. 骨转移瘤 | （1）病理 | 掌握 | ② |
| | | （2）临床表现 | | ② |
| | | （3）影像学表现 | | ③ |
| | 2. 骨肉瘤 | （1）病理 | 掌握 | ② |
| | | （2）临床表现 | | ② |
| | | （3）影像学表现 | | ③ |
| | | （4）鉴别诊断及比较影像学 | | ③ |
| | 3. 软骨肉瘤 | （1）病理 | 掌握 | ② |
| | | （2）临床表现 | | ② |
| | | （3）影像学表现 | | ③ |
| | 4. 骨髓瘤 | （1）病理 | 熟悉 | ② |
| | | （2）临床表现 | | ② |
| | | （3）影像学表现 | | ③ |
| | | （4）鉴别诊断及比较影像学 | | ③ |
| | 5. 脊索瘤 | （1）病理 | 了解 | ② |
| | | （2）临床表现 | | ② |
| | | （3）影像学表现 | | ③ |
| | | （4）鉴别诊断及比较影像学 | | ③ |
| | 6. 尤文肉瘤 | （1）病因及病理 | 熟悉 | ② |
| | | （2）临床表现 | | ② |
| | | （3）影像学表现 | | ③ |

| 单元 | 细目 | 要点 | 要求 | 科目 |
|---|---|---|---|---|
| 八、骨肿瘤样病变 | 1. 骨纤维异常增殖症 | （1）病因及病理 | 掌握 | ② |
| | | （2）临床表现 | | ② |
| | | （3）影像学表现 | | ③ |
| | 2. 骨囊肿 | （1）病因及病理 | 熟悉 | ② |
| | | （2）临床表现 | | ② |
| | | （3）影像学表现 | | ③ |
| | 3. 骨嗜酸性肉芽肿 | （1）病因及病理 | 熟悉 | ② |
| | | （2）临床表现 | | ② |
| | | （3）影像学表现 | | ③ |
| | 4. 动脉瘤样骨囊肿 | （1）病因及病理 | 了解 | ② |
| | | （2）临床表现 | | ② |
| | | （3）影像学表现 | | ③ |
| 九、慢性关节病 | 1. 类风湿性关节炎 | （1）病因及病理 | 掌握 | ② |
| | | （2）临床表现 | | ② |
| | | （3）影像学表现 | | ③ |
| | | （4）鉴别诊断及比较影像学 | | ③ |
| | 2. 强直性脊柱炎 | （1）病因及病理 | 掌握 | ② |
| | | （2）临床表现 | | ② |
| | | （3）影像学表现 | | ③ |
| | | （4）鉴别诊断及比较影像学 | | ③ |
| | 3. 退行性骨关节病 | （1）病因及病理 | 掌握 | ② |
| | | （2）临床表现 | | ② |
| | | （3）影像学表现 | | ③ |
| | | （4）鉴别诊断及比较影像学 | | ③ |
| | 4. 色素沉着绒毛结节性滑膜炎 | （1）病因及病理 | 熟悉 | ② |
| | | （2）临床表现 | | ② |
| | | （3）影像学表现 | | ③ |
| | | （4）鉴别诊断及比较影像学 | | ③ |
| 十、骨缺血性疾病 | 1. 概述 | （1）病因及病理 | 熟悉 | ② |
| | | （2）临床表现 | | ② |
| | | （3）影像学表现 | | ③ |
| | | （4）鉴别诊断及比较影像学 | | ③ |
| | 2. 股骨头缺血坏死 | （1）概述 | 掌握 | ② |
| | | （2）影像学表现 | | ③ |
| | 3. 腕月骨缺血坏死 | （1）病因及病理 | 熟悉 | ② |
| | | （2）临床表现 | | ② |
| | | （3）影像学表现 | | ③ |
| | 4. 足舟骨缺血坏死 | （1）病因及病理 | 了解 | ② |
| | | （2）临床表现 | | ② |
| | | （3）影像学表现 | | ③ |
| | 5. 椎体骺板缺血坏死 | （1）病因及病理 | 了解 | ② |
| | | （2）临床表现 | | ② |
| | | （3）影像学表现 | | ③ |

| 单元 | 细目 | 要点 | 要求 | 科目 |
|------|------|------|------|------|
| 十一、脊柱 | 1. 脊椎退行性变 | （1）病理 | 掌握 | ② |
| | | （2）临床表现 | | ② |
| | | （3）影像学表现 | | ③ |
| | 2. 椎体滑脱症 | （1）病因及病理 | 熟悉 | ② |
| | | （2）临床表现 | | ② |
| | | （3）影像学表现 | | ③ |
| | 3. 寰枢椎脱位 | （1）病因 | 掌握 | ② |
| | | （2）临床表现 | | ② |
| | | （3）影像学表现 | | ③ |
| | 4. 椎管狭窄 | （1）病因及病理 | 掌握 | ② |
| | | （2）影像学表现 | | ③ |
| | 5. 椎间盘突出 | （1）病因及病理 | 掌握 | ② |
| | | （2）临床表现 | | ② |
| | | （3）影像学表现 | | ③ |
| | | （4）鉴别诊断及比较影像学 | | ③ |
| 十二、代谢性骨病 | 1. 佝偻病 | （1）病因及病理 | 掌握 | ② |
| | | （2）临床表现 | | ② |
| | | （3）影像学表现 | | ③ |
| | 2. 痛风 | （1）病因及病理 | 掌握 | ② |
| | | （2）临床表现 | | ② |
| | | （3）影像学表现 | | ③ |
| | | （4）鉴别诊断及比较影像学 | | ③ |
| 十三、内分泌骨病 | 甲状旁腺功能亢进 | （1）病因及病理 | 掌握 | ② |
| | | （2）临床表现 | | ② |
| | | （3）影像学表现 | | ③ |
| | | （4）鉴别诊断及比较影像学 | | ③ |

## 医疗机构从业人员行为规范与医学伦理学

| 单元 | 细目 | 要求 | 科目 |
|------|------|------|------|
| 一、医疗机构从业人员行为规范 | 1. 医疗机构从业人员基本行为规范 | 掌握 | ① |
| | 2. 医师行为规范 | 掌握 | |
| 二、医学伦理道德 | 1. 医患关系 | 熟悉 | |
| | 2. 医疗行为中的伦理道德 | | |
| | 3. 医学伦理道德的评价和监督 | | |

专业实践能力

| 脏器、系统 | 单元 | 细目 |
|---|---|---|
| 一、神经系统及头颈部 | 1. 中枢神经系统基本病变 | (1) 颅脑基本病变 |
| | | (2) 脊髓基本病变 |
| | 2. 脑血管病 | (1) 脑梗死 |
| | | (2) 脑实质出血 |
| | | (3) 蛛网膜下腔出血 |
| | | (4) 脑室内出血 |
| | | (5) 烟雾病 |
| | | (6) 颅内动脉瘤 |
| | | (7) 海绵状血管瘤 |
| | | (8) 动静脉畸形 |
| | 3. 脑先天发育畸形 | (1) 颅裂畸形伴脑膜膨出及脑膜脑膨出 |
| | | (2) 胼胝体发育不良 |
| | | (3) 蛛网膜囊肿 |
| | | (4) 结节性硬化 |
| | | (5) 颅面血管瘤病 |
| | | (6) 神经纤维瘤病 |
| | 4. 颅脑肿瘤 | (1) 星形细胞瘤 |
| | | (2) 多形性胶质母细胞瘤 |
| | | (3) 少枝胶质细胞瘤 |
| | | (4) 室管膜瘤 |
| | | (5) 髓母细胞瘤 |
| | | (6) 成血管母细胞瘤（血管网状细胞瘤） |
| | | (7) 脑膜瘤 |
| | | (8) 听神经瘤 |
| | | (9) 三叉神经瘤 |
| | | (10) 垂体腺瘤 |
| | | (11) 颅咽管瘤 |
| | | (12) 脊索瘤 |

| 脏器、系统 | 单元 | 细目 |
|---|---|---|
| 一、神经系统及头颈部 | 4. 颅脑肿瘤 | （13）胆脂瘤 |
| | | （14）皮样囊肿 |
| | | （15）畸胎瘤 |
| | | （16）脑转移瘤 |
| | 5. 颅脑外伤 | （1）硬膜下血肿 |
| | | （2）硬膜外血肿 |
| | | （3）脑实质损伤 |
| | 6. 颅内感染 | （1）化脓性脑膜炎 |
| | | （2）脑脓肿 |
| | | （3）颅内结核 |
| | | （4）脑囊虫病 |
| | 7. 脑白质病变 | （1）多发性硬化 |
| | | （2）肾上腺营养不良性脑白质病 |
| | 8. 椎管内病变 | （1）髓内肿瘤 |
| | | （2）髓外硬膜内肿瘤 |
| | | （3）硬膜外肿瘤 |
| | | （4）脊髓空洞症 |
| | 9. 眼眶 | （1）眶内炎性假瘤 |
| | | （2）眼型 Grave 病 |
| | | （3）脉络膜黑色素瘤 |
| | | （4）视网膜母细胞瘤 |
| | | （5）视神经胶质瘤 |
| | | （6）视神经脑膜瘤 |
| | | （7）海绵状血管瘤 |
| | | （8）泪腺混合瘤 |
| | | （9）颈动脉海绵窦瘘 |
| | | （10）眼部异物 |
| | 10. 耳与颞骨 | （1）急性化脓性中耳乳突炎 |
| | | （2）慢性化脓性中耳乳突炎 |
| | | （3）继发性胆脂瘤 |

续表

| 脏器、系统 | 单元 | 细目 |
|---|---|---|
| 一、神经系统及头颈部 | 10. 耳与颞骨 | （4）颞骨外伤 |
| | 11. 鼻与鼻窦 | （1）急性化脓性鼻窦炎 |
| | | （2）慢性化脓性鼻窦炎 |
| | | （3）鼻腔和鼻窦息肉 |
| | | （4）真菌性鼻窦炎 |
| | | （5）鼻窦黏液囊肿 |
| | | （6）鼻窦黏膜下囊肿 |
| | | （7）牙源性囊肿 |
| | | （8）骨瘤 |
| | 12. 咽与喉 | （1）咽部脓肿 |
| | | （2）鼻咽纤维血管瘤 |
| | | （3）鼻咽癌 |
| | | （4）喉癌 |
| | 13. 涎腺 | （1）慢性化脓性涎腺炎 |
| | | （2）涎腺良性肿瘤 |
| | | （3）涎腺恶性肿瘤 |
| 二、肺、纵隔、胸壁 | 1. 基本病变影像学表现 | 支气管阻塞、肺不张、肺实变、肺门病变及胸膜、胸壁、纵隔基本病变 |
| | 2. 气管和支气管病变 | （1）先天性支气管囊肿 |
| | | （2）支气管扩张 |
| | | （3）慢性支气管炎 |
| | 3. 肺先天性疾病 | （1）肺不发育和发育不全 |
| | | （2）肺隔离症 |
| | | （3）肺动静脉瘘 |
| | 4. 肺炎 | （1）大叶性肺炎 |
| | | （2）支气管肺炎 |
| | | （3）病毒性肺炎 |
| | | （4）支原体肺炎 |
| | | （5）真菌感染 |
| | | （6）肺脓肿 |

| 脏器、系统 | 单元 | 细目 |
|---|---|---|
| 二、肺、纵隔、胸壁 | 4. 肺炎 | （7）局灶机化性肺炎 |
| | | （8）炎性假瘤 |
| | 5. 肺结核 | （1）结核病概论 |
| | | （2）原发性肺结核 |
| | | （3）血行播散性肺结核 |
| | | （4）继发性肺结核 |
| | | （5）结核性胸膜炎 |
| | 6. 肺肿瘤 | （1）中心型肺癌 |
| | | （2）周围型肺癌 |
| | | （3）转移瘤 |
| | 7. 原因不明性肺疾病 | 结节病 |
| | 8. 尘肺 | （1）矽肺 |
| | | （2）石棉肺 |
| | 9. 胸膜病变 | （1）胸膜间皮瘤 |
| | | （2）胸膜转移瘤 |
| | 10. 纵隔肿瘤 | （1）胸腺瘤 |
| | | （2）畸胎类肿瘤 |
| | | （3）神经源性肿瘤 |
| 三、心脏与大血管 | 1. 心脏大血管基本病变 | （1）心脏外形及各房室增大 |
| | | （2）胸部大血管异常 |
| | | （3）肺循环异常 |
| | 2. 先天性心脏大血管疾病 | （1）房间隔缺损 |
| | | （2）室间隔缺损 |
| | | （3）动脉导管未闭 |
| | | （4）先天性肺动脉狭窄 |
| | | （5）法洛四联症 |
| | | （6）大动脉错位 |
| | | （7）先天性主动脉缩窄 |
| | 3. 获得性心脏病 | （1）风湿性心脏病（MS、MI AS、AI、TS、TI） |

| 脏器、系统 | 单元 | 细目 |
|---|---|---|
| 三、心脏与大血管 | 3. 获得性心脏病 | （2）冠状动脉粥样硬化性心脏病 |
| | | （3）肺源性心脏病 |
| | | （4）心肌病 |
| | 4. 心包疾病 | （1）心包积液 |
| | | （2）缩窄性心包炎 |
| | | （3）心包囊肿 |
| | 5. 大血管疾病 | （1）胸主动脉瘤 |
| | | （2）主动脉夹层 |
| 四、消化道 | 1. 消化道基本病变 | （1）轮廓改变 |
| | | （2）黏膜及黏膜皱襞改变 |
| | | （3）管腔、位置、可动性及功能改变 |
| | 2. 食管疾病 | （1）食管静脉曲张 |
| | | （2）食管贲门失弛缓症 |
| | | （3）食管癌 |
| | | （4）食管平滑肌瘤 |
| | | （5）食管异物 |
| | 3. 胃肠疾病 | （1）胃炎（慢性胃炎、糜烂性胃炎） |
| | | （2）溃疡病（胃、十二指肠） |
| | | （3）胃癌 |
| | | （4）残胃癌 |
| | | （5）十二指肠憩室 |
| | | （6）肠结核 |
| | | （7）Crohn 病 |
| | | （8）肠梗阻（小肠、结肠） |
| | | （9）先天性巨结肠 |
| | | （10）结肠癌 |
| | | （11）结肠息肉 |
| | | （12）溃疡性结肠炎 |
| 五、肝、胆、胰、脾 | 1. 肝良性肿瘤 | 肝血管瘤 |
| | 2. 肝恶性肿瘤 | （1）原发性肝细胞癌 |

| 脏器、系统 | 单元 | 细目 |
|---|---|---|
| 五、肝、胆、胰、脾 | 2. 肝恶性肿瘤 | （2）胆管细胞癌 |
| | | （3）肝转移瘤 |
| | 3. 弥漫性肝病 | （1）肝硬化 |
| | | （2）脂肪肝 |
| | 4, 肝脓肿 | （1）细菌性肝脓肿 |
| | | （2）阿米巴性肝脓肿 |
| | 5. 其他肝病 | （1）Budd-Chiari 综合征 |
| | | （2）慢性血吸虫肝病 |
| | | （3）肝包虫病 |
| | | （4）肝局灶性结节增生 |
| | | （5）单纯性肝囊肿 |
| | 6. 胆结石症 | （1）胆囊结石 |
| | | （2）肝内胆管结石 |
| | | （3）肝外胆管结石 |
| | 7. 胆囊炎 | （1）急性胆囊炎 |
| | | （2）慢性胆囊炎 |
| | 8. 胆系肿瘤 | （1）胆囊癌 |
| | | （2）胆管癌 |
| | 9. 胆系其他病变 | （1）胆囊息肉和腺瘤 |
| | | （2）胆囊腺肌增生症 |
| | | （3）胆总管囊肿 |
| | | （4）胆道梗阻 |
| | 10. 胰腺炎 | （1）急性胰腺炎 |
| | | （2）慢性胰腺炎 |
| | 11. 胰腺肿瘤 | （1）胰腺癌 |
| | | （2）胰腺囊性肿瘤 |
| | | （3）胰岛细胞瘤 |
| | 12. 胰腺先天异常 | （1）环状胰腺 |
| | | （2）异位胰腺 |

续表

| 脏器、系统 | 单元 | 细目 |
|---|---|---|
| 五、肝、胆、胰、脾 | 13. 脾脏病变 | （1）脾增大 |
| | | （2）脾脏原发恶性肿瘤 |
| | | （3）脾转移瘤 |
| | | （4）脾血管瘤 |
| | | （5）脾脓肿 |
| | | （6）脾梗死 |
| 六、泌尿生殖系统 | 1. 肾先天发育异常和正常变异 | （1）肾缺如 |
| | | （2）异位肾 |
| | | （3）肾发育不全 |
| | | （4）肾盂输尿管重复畸形 |
| | | （5）马蹄肾 |
| | 2. 肾囊性病变 | （1）肾单纯性囊肿 |
| | | （2）多囊肾 |
| | 3. 肾良性肿瘤 | （1）肾血管平滑肌脂肪瘤 |
| | | （2）肾腺瘤 |
| | 4. 肾恶性肿瘤 | （1）肾癌 |
| | | （2）肾盂癌 |
| | | （3）肾母细胞瘤 |
| | | （4）肾转移瘤 |
| | 5. 肾血管性病变 | （1）肾动脉狭窄 |
| | | （2）肾梗死 |
| | 6. 肾感染性病变 | （1）急性肾盂肾炎 |
| | | （2）慢性肾盂肾炎 |
| | | （3）肾脓肿 |
| | | （4）肾周脓肿 |
| | | （5）肾结核 |
| | 7. 其他肾疾病 | （1）肾结石 |
| | | （2）肾外伤 |
| | 8. 输尿管囊性病变 | 输尿管囊肿 |
| | 9. 输尿管恶性肿瘤 | 输尿管癌 |

| 脏器、系统 | 单元 | 细目 |
|---|---|---|
| 六、泌尿生殖系统 | 10. 输尿管感染性病变 | 输尿管结核 |
| | 11. 其他输尿管疾病 | 输尿管结石 |
| | 12. 膀胱先天发育异常 | 先天性发育异常 |
| | 13. 膀胱良性肿瘤 | （1）乳头状瘤<br>（2）嗜铬细胞瘤 |
| | 14. 膀胱恶性肿瘤 | 膀胱癌 |
| | 15. 膀胱感染性病变 | 膀胱炎<br>膀胱结核 |
| | 16. 其他膀胱疾病 | 膀胱结石 |
| | 17. 肾上腺囊性病变 | 肾上腺囊肿 |
| | 18. 肾上腺良性肿瘤 | （1）肾上腺腺瘤<br>（2）嗜铬细胞瘤<br>（3）肾上腺髓样脂肪瘤 |
| | 19. 肾上腺恶性肿瘤 | （1）肾上腺皮质腺癌<br>（2）肾上腺转移瘤 |
| | 20. 肾上腺感染性病变 | 肾上腺结核 |
| | 21. 其他肾上腺疾病 | 肾上腺增生 |
| | 22. 腹膜后恶性肿瘤 | （1）脂肪肉瘤<br>（2）平滑肌肉瘤 |
| | 23. 其他腹膜后疾病 | 腹膜后纤维化 |
| | 24. 前列腺恶性肿瘤 | 前列腺癌 |
| | 25. 前列腺感染性病变 | （1）前列腺炎<br>（2）前列腺脓肿 |
| | 26. 其他前列腺疾病 | 前列腺增生 |
| | 27. 子宫先天发育异常 | 子宫先天畸形 |
| | 28. 子宫良性肿瘤 | 子宫肌瘤 |
| | 29. 子宫恶性肿瘤 | （1）子宫体癌 |
| | | （2）宫颈癌 |
| | 30. 卵巢囊性病变 | 卵巢囊肿 |
| | 31. 卵巢良性肿瘤 | 卵巢囊腺瘤 |

续表

| 脏器、系统 | 单元 | 细目 |
|---|---|---|
| 六、泌尿生殖系统 | 32. 卵巢恶性肿瘤 | 卵巢癌 |
| 七、骨与关节 | 1. 骨关节总论 | （1）骨骼基本病变 |
|  |  | （2）关节基本病变 |
|  |  | （3）软组织基本病变 |
|  | 2. 骨创伤 | （1）创伤性骨折 |
|  |  | （2）骨骺骨折 |
|  |  | （3）疲劳骨折 |
|  |  | （4）病理性骨折 |
|  |  | （5）关节脱位 |
|  | 3. 骨关节化脓性感染 | （1）急性化脓性骨髓炎 |
|  |  | （2）慢性化脓性骨髓炎 |
|  |  | （3）慢性硬化性骨髓炎 |
|  |  | （4）慢性骨脓肿 |
|  |  | （5）化脓性关节炎 |
|  | 4. 骨关节结核 | （1）概论 |
|  |  | （2）脊柱结核 |
|  |  | （3）短管骨结核 |
|  |  | （4）长骨结核 |
|  |  | （5）关节结核 |
|  | 5. 骨肿瘤与肿瘤样病变概论 | 基础知识 |
|  | 6. 良性骨肿瘤 | （1）骨软骨瘤 |
|  |  | （2）骨巨细胞瘤 |
|  |  | （3）非骨化性纤维瘤 |
|  |  | （4）软骨瘤 |
|  |  | （5）骨瘤 |
|  |  | （6）骨样骨瘤 |
|  | 7. 恶性骨肿瘤 | （1）骨转移瘤 |
|  |  | （2）骨肉瘤 |
|  |  | （3）软骨肉瘤 |
|  |  | （4）骨髓瘤 |

| 脏器、系统 | 单元 | 细目 |
|---|---|---|
| 七、骨与关节 | 7. 恶性骨肿瘤 | （5）脊索瘤<br>（6）尤文瘤 |
| | 8. 骨肿瘤样病变 | （1）骨纤维异常增殖症<br>（2）骨囊肿<br>（3）骨嗜酸性肉芽肿<br>（4）动脉瘤样骨囊肿 |
| | 9. 慢性关节病 | （1）类风湿性关节炎<br>（2）强直性脊柱炎<br>（3）退行性骨关节病<br>（4）色素沉着绒毛结节性滑膜炎 |
| | 10. 骨缺血性疾病 | （1）概述<br>（2）股骨头缺血坏死<br>（3）腕月骨缺血坏死 |
| | 11. 脊柱 | （1）脊椎退行性变<br>（2）椎体滑脱症<br>（3）寰枢椎脱位<br>（4）椎管狭窄<br>（5）椎间盘突出 |
| | 12. 代谢性骨病 | （1）佝偻病<br>（2）痛风 |
| | 13. 内分泌骨病 | 甲状旁腺功能亢进 |

引自：全国卫生专业技术资格考试用书编写专业委员会；2019全国卫生专业技术资格考试指导放射医学（中级）.北京.人民卫生出版社，2019.

# 参考文献

[1] 高剑波，王滨. 医学影像诊断学 [M]. 北京：人民卫生出版社, 2016.

[2] 郭启勇，王振华. 放射影像学 [M]. 北京：人民卫生出版社, 2015.

[3] 余建明，曾勇明. 医学影像检查技术学 [M]. 北京：人民卫生出版社, 2016.

[4] 韩萍，于春水. 医学影像检查技术学 [M]. 北京：人民卫生出版社, 2016.

[5] 杜凡，江卫中. X 线诊断手册 [M]. 北京：人民军医出版社, 2013.

[6] 全冠民，张继. 中枢神经系统 CT 与 MRI 影像解读 [M]. 北京：人民卫生出版社, 2017.

[7] 王道清. 医学影像学 [M]. 西安：第四军医大学出版社, 2013.

[8] 刘林祥. 放射医学技术（士）模拟试卷 [M]. 北京：人民卫生出版社, 2018.

[9] 全国卫生专业技术资格考试用书编写专家委员会. 2018 年全国卫生专业技术资格考试指导医学 [M]. 北京：人民卫生出版社, 2017.

[10] 刘林祥. 2018 放射医学技术精选习题集 [M]. 北京：人民卫生出版社, 2018.

[11] 卫生专业技术资格考试命题研究组放射医学技术（师）考点解读及冲刺模拟试卷 [M]. 南京：江苏凤凰科学技术出版社, 2018.

[12] 刘林祥. 放射医学技术（师）模拟试卷 [M]. 北京：人民卫生出版社, 2018.

[13] 唐陶富，廖伟雄，罗天蔚. X 线检查与诊断技术 [M]. 北京：人民卫生出版社, 2015.

[14] 唐陶富，徐秀芳. CT 检查与诊断技术 [M]. 北京：人民卫生出版社, 2015.

[15] 邓世勇，薛敏娜. MRI 检查诊断技术 [M]. 北京：人民卫生出版社, 2015.

[16] 余建明. 实用医学影像技术 [M]. 北京：人民卫生出版社, 2015.

[17] 谭力强. 实用临床医学影像学 [M]. 北京：科学技术文献出版社, 2017.

[18] 刘林祥. 放射医学技术精选习题集 [M]. 北京：人民卫生出版社, 2019.